# 现代营养治疗

总主编　齐玉梅

主　编　郭长江　田洪赋　白　鑫

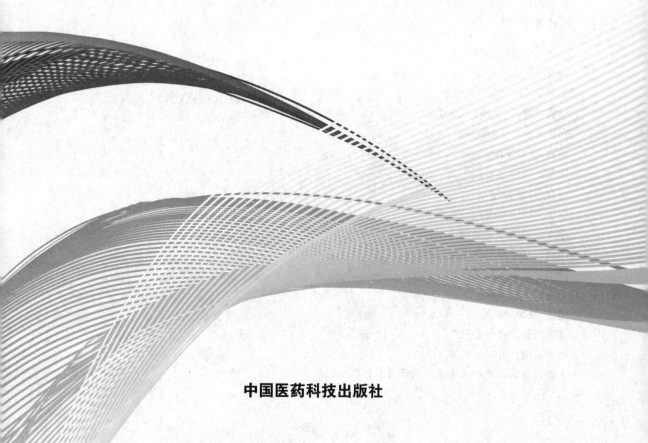

中国医药科技出版社

## 内 容 提 要

本书为一本普及推广营养治疗的概念和基本知识的应用图书。该书包括基础营养篇、营养篇及附录。基础篇中介绍营养学等相关基础知识；营养篇中介绍相关疾病的概述、营养代谢特点、营养评价和医学营养治疗；附录中有临床营养科建设与管理指南等文件。本书适合于医疗机构管理人员和营养专业人员及大众读者参考。

**图书在版编目（CIP）数据**

现代营养治疗／郭长江，田洪赋，白鑫主编．—北京：中国医药科技出版社，2016.8
ISBN 978-7-5067-8575-4

Ⅰ．①现… Ⅱ．①郭… ②田… ③白… Ⅲ．①临床营养－食物疗法 Ⅳ.
①R459.3

中国版本图书馆 CIP 数据核字（2016）第 165108 号

美术编辑　陈君杞
版式设计　张　璐

出版　中国医药科技出版社
地址　北京市海淀区文慧园北路甲 22 号
邮编　100082
电话　发行：010-62227427　邮购：010-62236938
网址　www.cmstp.com
规格　787×1092mm ¹⁄₁₆
印张　35½
字数　776 千字
版次　2016 年 8 月第 1 版
印次　2018 年 6 月第 2 次印刷
印刷　三河市百盛印装有限公司
经销　全国各地新华书店
书号　ISBN 978-7-5067-8575-4
定价　**120.00 元**

# 编 委 会

# 序

　　随着生命科学与医疗技术的飞速发展，营养在医学领域的重要性已得到医患双方的公认。其涉及的内容已走出传统的膳食治疗范畴而涵盖肠内肠外营养及营养补充的应用。营养失衡不只限于营养缺失病的各种表现，而营养过多导致慢性非传染性疾病更成为医学界关注的热点。在这些疾病的前期采取营养干预或在治疗过程中应用适宜的营养措施则可防止疾病的发生或减轻并发症的危害。由此可见，营养早已发展为防治结合的新型分支学科。

　　在营养科学的基础研究方面，近年来，研究者对一些已知营养素的生理功能有不少新的发现，以至膳食营养素参考摄入量与居民膳食指南须及时更新；这样既将抗氧化、免疫调节、基因表达等最新成果结合到膳食营养的实践中去，又为公众营养科普知识提供令人信服的科学依据。

　　天津市卫生行政部门一向重视临床营养工作，率先在国内卫生职工医学院及高等医专开设临床营养专业，还将全国医学院校本科、硕士、博士研究生补充到临床营养一线，使目前在各医院营养科工作的骨干较好地接上以前经大学家政系毕业、有丰富经验的老营养师的班。她们从自身的体会感到有责任将所获得的经验传承给年轻同志。于是在原市卫生局白鑫同志编写组织运作下，完成《现代营养治疗》一书的编著工作。

　　我相信本书的出版发行必将有助于提高各医院临床医护人员、营养专业人员及社区保健人员对营养学的认识，促进医疗与预防工作的发展，并对健康人群、患者及其家属进行营养科普教育，为增强全民健康素质、降低营养相关疾病发生的风险而做出重要贡献。

中国营养学会第二届理事长

顾景范

二〇一三年元月七日

# 前　言

　　营养治疗是临床综合治疗的基础。随着医学科学的发展，营养专业知识和专业技能在老一辈医学工作者的带领下取得了长足的进步，它在疾病救治中的作用越来越被人们所重视。营养治疗不但可以缩短患者住院时间，降低医疗成本，更具有显著的社会效益和经济效益。

　　临床营养是研究疾病状态下物质代谢的改变，以及合理提供能量和各种营养素，以调整内环境的稳定、增强体内的合成代谢、提高机体免疫力、促进疾病恢复的过程。因此，患者入住医院的开始，就应该伴随着营养治疗的开始。通过个体的营养体格检查、膳食调查、人体测量、营养生化指标检测、静息能量消耗、人体成分等进行综合分析，针对疾病状态做出营养代谢诊断，并制订其个体化的营养治疗方案。根据疾病的代谢状态及胃肠道功能选择肠外营养、肠内营养、膳食营养。无论选择何种营养供给途径、选择何种制剂或食物，均应统一能量、营养素的量化应用，同时将肠外营养、肠内营养、膳食营养进行量化配制。精准的量化应用，科学规范的配制才能达到临床营养治疗的效果。这是临床营养治疗工作的核心。当然，营养治疗的实施还需要专业化的人才队伍（包括营养医、护、技师），以及完善的功能区设施、设备的配备、建设和质量控制（包括肠外营养配制室、肠内营养配制室、医疗膳食配制室、营养代谢室及营养门诊）等。

　　为普及推广营养治疗的概念和基本知识，更好地为新开展营养工作的专业人员及临床一线的医师、护士提供学习应用参考，我们组织了具有临床营养工作实践经验的营养专业人员，完成《现代营养治疗》的编纂工作。希望该书的出版进一步促进临床营养工作的进步和发展。

　　该书包括基础营养篇、临床营养篇及附录。基础营养篇中包括医学、营养学等相关基础知识；临床营养篇中介绍相关疾病的概述、营养代谢特点、营养评价和医学营养治疗；附录中有临床营养科建设与管理指南等文件，便于临床营养专业人员和大众参考，另附营养医师、临床医师常用的参考资料。

　　本书在编写过程中得到有关单位的大力支持和帮助。

　　该书编纂人员经验不足，若有遗漏、不妥之处，期待广大读者批评指正。

齐玉梅

二○一五年七月十七日

# 目　录

## 上篇　基础营养

# 下篇　临床营养

# 附　录

基础营养

# 第一章　人体需要的能量和营养素

机体的正常生长、发育、生殖过程及健康的维持离不开能量和各种营养素。营养素（nutrient）包括蛋白质、脂类、碳水化合物、维生素、矿物质和水六大类。有人将膳食纤维列为第七类营养素，但是，其本质上属于碳水化合物。人类膳食中还含有其他许多功能未明的成分，有待于进一步研究。机体所需的能量来源于蛋白质、脂类、碳水化合物三大产能营养素在体内的氧化分解过程。由于人类每日对蛋白质、脂类、碳水化合物摄入量较大，所以称之为宏量营养素（macronutrient），因人类对维生素与矿物质需要量较小，故称之为微量营养素（micronutrient）。凡在人体内总重量大于体重的0.01%的矿物质称为常量元素，而总重量小于体重的0.01%的矿物质则称为微量元素。各种营养素在体内都有其独特的生理生化功能，如碳水化合物、脂类与蛋白质可氧化分解产生机体所需能量，并参与器官组织的构成，维生素与矿物质作为许多酶的辅助因子参与代谢调控等。一些营养素之间还存在复杂的相互作用，任何一种营养素摄入不足或过多均对机体产生不良影响。

## 第一节　能　　量

人类每日均需要能量（energy）以进行工作、生活，以及满足生长、发育、生殖等的需要。机体能量来源于蛋白质、脂类、碳水化合物在体内的氧化代谢过程，因此，上述三种营养素又称为产能营养素、能量营养素或热源质。

### 一、能量的单位与来源

以往能量一般以卡（calorie）或千卡（kilocalorie, kcal）表示，1 kcal指将1000 g水的温度由15℃升高到16℃所需要的能量。现在能量通用单位为焦耳（joule, J），1J能量指用1牛顿力把1 kg物体移动1 m所需要的能量，两种能量单位换算关系如下：

$$1 \text{ kcal} = 4.184 \text{ kJ} \qquad\qquad 1 \text{ kJ} = 0.239 \text{ kcal}$$

$$1000 \text{ kcal} = 4.184 \text{ MJ} \qquad\qquad 1 \text{ MJ} = 239 \text{ kcal}$$

理论上，三种产能营养素每克氧化后产生能量分别为17.15、39.54、23.64 kJ，由于消化吸收及氧化不完全等因素影响，三种产能营养素实际上在体内每克产生能量分别为16.7 kJ（4.0 kcal）、36.7 kJ（9.0 kcal）、16.7 kJ（4.0 kcal）。另外，作为简单的碳水化合物之一，酒类中的乙醇在体内氧化产生的能量较高，每克可产生29.3 kJ能量（7.0 kcal），但乙醇在体内氧化产生的能量只以热的形式出现，并向外界散发，不能用于机体做功，故又称为"空热"。

### 二、能量的消耗与测定

机体的能量消耗主要包括维持基础代谢、从事体力活动及食物热效应三方面，处于生长发育的机体，还应考虑生长发育所需要的能量。

基础代谢（basal metabolism）指机体在清醒、静卧、空腹放松状态下，气温20℃时维持基本生命活动，如体温、脉搏、呼吸、心跳、各器官组织和细胞基本功能所需要的能量，它受高级神经活动、内分泌系统、外界气候条件、体重、体表面积、性别、年龄等因素影响。基础代谢可用气体代谢法测定，或根据体表面积按下列公式计算。

基础代谢（kJ）= 体表面积（$m^2$）×基础代谢率[kJ/（$m^2 \cdot h$）]×24（h）

我国成年男子体表面积按下列公式计算：

体表面积（$m^2$）= 0.00659×身高（cm）+ 0.0126×体重（kg）- 0.1603

基础代谢率可由表1-1查得。

表1-1 我国正常人基础代谢率平均值 [kJ/（$m^2 \cdot h$）]

| 年龄（岁） | 11~15 | 16~17 | 18~19 | 20~30 | 31~40 | 41~50 | >50 |
|---|---|---|---|---|---|---|---|
| 男 | 195.5 | 193.4 | 166.2 | 158.7 | 158.6 | 154.1 | 149.1 |
| 女 | 172.5 | 181.7 | 154.1 | 146.5 | 146.4 | 142.4 | 138.6 |

除了基础代谢之外，体力活动（physical activity）是影响机体能量消耗的主要因素。体力活动所消耗的能量与体力活动强度、持续时间及熟练程度有关。人类体力活动种类很多，一般分为职业活动、社会活动、家务活动和休闲活动等，按能量消耗分为轻、中、重体力活动（表1-2），某些日常生活活动的能量消耗见表1-3。

表1-2 建议的我国成年人活动水平分级

| 活动水平 | 职业工作与时间分配 | 工作内容举例 |
|---|---|---|
| 轻 | 75%时间坐或站立<br>25%时间站着活动 | 办公室工作、修理电器钟表、售货员、酒店服务员、化学实验操作、讲课等 |
| 中 | 25%时间坐或站立<br>75%时间特殊职业活动 | 学生日常活动、机动车驾驶、电工安装、车床操作、金工切割等 |
| 重 | 40%时间坐或站立<br>60%时间特殊职业活动 | 非机械化农业劳动、炼钢、舞蹈、体育运动、装卸、采矿等 |

表1-3 某些日常生活活动能量消耗[kJ/（$m^2 \cdot h$）]

| 活动 | 能量消耗 | 活动 | 能量消耗 |
|---|---|---|---|
| 睡眠 | 2.736 | 看报 | 3.481 |
| 午睡 | 3.192 | 上下楼 | 18.518 |
| 坐位休息 | 3.628 | 洗衣服 | 26.967 |
| 站位休息 | 3.690 | 洗手 | 5.777 |
| 走路 | 11.234 | 上下坡 | 26.966 |
| 跑步 | 28.602 | 乘坐汽车 | 4.820 |
| 整理床铺 | 8.841 | 拖地板 | 11.698 |
| 穿脱衣服 | 7.012 | 室内上课 | 3.770 |

食物热效应（thermic effect of food，TEF）又称食物特殊动力作用（specific dynamic action，SDA），指摄入食物而引起能量代谢额外增加的现象，主要原因是由于机体对食物中营养素进行消化、吸收、代谢转化等，需要额外消耗能量，同时引起体温升高并散发能量。蛋白质的热效应最强，相当于其本身所产生能量的30%；碳水化合物为6%；脂肪为4%；

普通混合膳食的热效应约为基础代谢所需要能量的10%。

机体能量消耗测定方法包括直接测热法和间接测热法。间接测热法又包括呼吸计法、双标水法、生活观察法及能量平衡观察法。实际工作中以生活观察法最为常用，一般现场工作时，记录被测对象一日生活和工作中各种动作和持续时间，然后查能量消耗表计算一日能量消耗，此法又称为时间活动法。

### 三、能量需要量

成年人每日能量推荐摄入量（RNI）按体力活动强度而定。能量摄入不足，引起饥饿，导致体力与工作效率的下降；能量摄入过多，引起肥胖及相关慢性疾病如高血压、心脏病、糖尿病等发病率的升高。中国营养学会推荐的我国成年男性轻、中、重度体力活动每日能量需要量分别为 9.41、10.88、12.55MJ（2250、2600、3000 kcal/d），成年女性分别为 7.53、8.79、10.04MJ（1800、2100、2400 kcal/d）。

# 第二节　蛋　白　质

蛋白质（protein）是由氨基酸（amino acid）组成的高分子化合物，含有碳、氢、氧、氮、硫、磷等元素。由于碳水化合物和脂类中不含氮，所以，蛋白质是机体氮的唯一来源。

### 一、蛋白质生理功能

蛋白质是构成生物组织的重要成分。成年人体内蛋白质含量约为16.3%。机体内许多重要生理活性物质本质上就是蛋白质，如参与氧运输的血红蛋白、具有催化作用的酶蛋白、维持机体体液免疫功能的免疫球蛋白等；当食物中其他两种产能营养素供应不足时，体内组织中蛋白质或由食物提供的蛋白质分解产生氨基酸，再进一步氧化分解产生能量，以满足机体的能量需要。

### 二、必需氨基酸

氨基酸为组成蛋白质的基本单位，人体内有20余种，其中9种为人体不能合成或合成量较少的氨基酸，必须由食物提供，称之为必需氨基酸（essential amino acids），其余氨基酸称为非必需氨基酸。成年人必需氨基酸种类及其估计需要量见表1-4。

表1-4　成年人必需氨基酸种类及其估计需要量

| 种　　类 | 需要量[mg/(kg·d)] |
| --- | --- |
| 组氨酸 | 8~12 |
| 异亮氨酸 | 10 |
| 亮氨酸 | 14 |
| 赖氨酸 | 12 |
| 蛋氨酸 + 半胱氨酸* | 13 |
| 苯丙氨酸 + 酪氨酸* | 14 |
| 苏氨酸 | 7 |
| 色氨酸 | 3.5 |
| 缬氨酸 | 10 |

*半胱氨酸、酪氨酸在体内可替代或节省部分蛋氨酸、苯丙氨酸，故称为条件或半必需氨基酸。

近年来的研究表明，一些氨基酸具有特殊的生理作用。例如精氨酸具有免疫促进作用，牛磺酸与视网膜、大脑发育和功能有关，谷氨酰胺在创伤状况下具有维持肠道黏膜屏障完整性和增强免疫功能的作用。因此，精氨酸、牛磺酸、谷氨酰胺等也被称之为条件必需氨基酸。

### 三、食物蛋白质营养价值评价

食物蛋白质营养价值是由食物蛋白质含量及其质量两个方面决定。食物蛋白质含量一般采用凯氏（KJeldahl）定氮法测定食物含氮量，再乘以换算系数 6.25（食物蛋白质含氮量一般为 16%）即为蛋白质含量。食物蛋白质质量一般从食物蛋白质消化、吸收利用率及其氨基酸组成进行评价。食物蛋白质表观、真消化率由下列两公式计算：

$$表观蛋白质消化率（\%）=\frac{I-F}{I}\times100\%$$

$$真蛋白质消化率（\%）=\frac{I-(F-F_k)}{I}\times100\%$$

式中，$I$ 为从食物中摄入的氮；$F$ 为粪中排出的氮；$F_k$ 为喂无蛋白质饲料时粪中排出的内源性代谢氮。

食物蛋白质利用率采用生物价、蛋白质净利用率与功效比值进行评价，具体计算公式如下：

$$生物价=\frac{氮储留量}{氮吸收量}\times100=\frac{I-(F-F_k)-(U-U_m)}{I-(F-F_k)}\times100$$

$$蛋白质净利用率=生物价\times消化率=\frac{I-(F-F_k)-(U-U_m)}{I}\times100$$

式中，$I$、$F$、$F_k$ 意义同上；$U$、$U_m$ 分别为尿排出的氮和喂无蛋白质饲料时尿中排出的内源性代谢氮。

$$蛋白质功效比值=\frac{动物体重增加克数}{摄入蛋白质克数}$$

食物氨基酸组成可通过氨基酸分析得出，一般采用与参考蛋白质比较得出待评食物蛋白质的氨基酸评分（amino acid score，AAS）。参考蛋白质采用 FAO/WHO 专家委员会制定的"暂定氨基酸计分模式"（表 1-5）。一般氨基酸评分最低的一种氨基酸分即为该食物蛋白质的氨基酸评分，该氨基酸则为该食物蛋白质的第一限制氨基酸，如谷类蛋白质的第一限制氨基酸为赖氨酸。氨基酸评分计算公式如下：

$$氨基酸评分（AAS）=\frac{被测蛋白质每克氮（或蛋白质）中氨基酸量（mg）}{理想模式或参考蛋白质中每克氮（或蛋白质）中氨基酸量（mg）}$$

两种或两种以上食物蛋白质混合食用时，由于相互间氨基酸组成取长补短，从而使混合蛋白质的生物价有所提高，此现象称之为蛋白质的互补作用（complementary action）。如谷类蛋白与大豆蛋白混合食用时，大豆蛋白富含的赖氨酸可以弥补谷类蛋白中赖氨酸含量的不足，从而提高了生物价。

表 1 – 5 FAO/WHO 制定的氨基酸计分模式（1973 年）

| 氨基酸 | 含量（mg/g 蛋白质） |
|---|---|
| 异亮氨酸 | 40 |
| 亮氨酸 | 70 |
| 赖氨酸 | 55 |
| 蛋氨酸 + 半胱氨酸 | 35 |
| 苯丙氨酸 + 酪氨酸 | 60 |
| 苏氨酸 | 40 |
| 色氨酸 | 10 |
| 缬氨酸 | 50 |

## 四、蛋白质的来源与供给量

蛋白质按食物来源分为植物性蛋白质与动物性蛋白质两大类。植物性蛋白质除了豆类蛋白质以外营养价值均较低，而豆类蛋白质与动物性蛋白质营养价值均较高，因此又称之为优质蛋白质。日常生活中，蛋类、奶类及各种瘦肉类所含蛋白质是食物蛋白质良好来源。蛋白质摄入不足将引起蛋白质能量营养不良，处于生长发育阶段的儿童对之尤其敏感。蛋白质摄入过多同样对机体有害：因为大量蛋白质进入体内后代谢产生含氮代谢产物，需要由肾脏排出，从而增加了肾脏的负担；蛋白质摄入过多还将增加尿钙排出，造成体内钙质丢失；此外，蛋白质摄入过多往往伴有动物性食物摄入的增加，造成饱和脂肪和胆固醇摄入过多。

人体蛋白质需要量是通过要因加减法或氮平衡法研究得出，在此基础上制定蛋白质供给量。中国营养学会建议我国成年男性蛋白质每日推荐摄入量（RNI）为 65 g，成年女性为 55 g。

# 第三节 脂 类

脂类（lipids）是由细胞合成的一组非均一的有机化合物，微溶或不溶于水，溶于醇、醚、氯仿及其他脂溶剂，包括中性脂肪和类脂。中性脂肪即三酰甘油（又称甘油三酯），类脂又分为磷脂、鞘脂、糖脂、类固醇及固醇。

## 一、脂类的生理功能

脂类在体内以三酰甘油形式储存，需要时动员氧化提供能量，人体在休息状态下，60% 的能量来源于体内脂肪；脂肪酸与类脂则参与构成机体组织（如生物膜）。此外，脂类还具有促进脂溶性维生素吸收、提供必需脂肪酸、节约蛋白质、维持体温、保护脏器，以及增加菜肴色、香、味等作用。胆固醇是体内合成胆汁酸和类固醇激素的原料，由于胆固醇摄入过多与人类高脂血症、动脉粥样硬化、冠心病等有关，因此，人们一般多关注胆固醇的危害。近年来研究发现，脂肪组织还具有内分泌作用，分泌如瘦素、肿瘤坏死因子、白细胞介素 6 与 8 等因子。

## 二、脂肪酸与必需脂肪酸

三酰甘油中的脂肪酸按链的长短分为长链脂肪酸（14 碳以上）、中链脂肪酸（8～12碳）、短链脂肪酸（6 碳以下），按有无不饱和键分为饱和脂肪酸和不饱和脂肪酸，不饱和脂肪酸根据不饱和键数目又分为单不饱和脂肪酸和多不饱和脂肪酸，根据不饱和键的位置又分为 n-3、n-6、n-7、n-9 系列或 ω-3、ω-6、ω-7、ω-9 系列脂肪酸，根据氢原子在不饱和键的同侧或两侧又分为顺式不饱和脂肪酸和反式不饱和脂肪酸。动物性脂肪含的脂肪酸主要是饱和脂肪酸，植物性脂肪含的脂肪酸主要是不饱和脂肪酸。常见食用油脂中含有的脂肪酸见表 1-6。

体内不能合成的脂肪酸为必需脂肪酸，必须由食物提供。以往认为亚油酸、亚麻酸、花生四烯酸为机体必需脂肪酸，但是，近年来认为花生四烯酸不是真正的必需脂肪酸，因为体内可通过亚油酸代谢合成花生四烯酸。必需脂肪酸与胆固醇代谢有关，为细胞膜磷脂的主要成分，是前列腺素合成的前体，也与精子形成有关。

人造奶油是用植物油经氢化饱和后制得，其中一些不饱和脂肪酸的结构由顺式转变为反式，产生反式脂肪酸。有研究表明，反式脂肪酸不仅可以使血中低密度脂蛋白（LDL）水平升高，同时还降低高密度脂蛋白（HDL）水平，从而增加心血管疾病发生的风险。

大量研究表明，鱼油富含的二十碳五烯酸（$C_{20:5}$, eicosapentaenoic, EPA）和二十二碳六烯酸（$C_{22:6}$, docosahexaenoic, DHA）在体内具有重要的生理功能，除了与视网膜和脑发育有关外，还具有舒张血管、抑制血小板聚集和免疫调节作用，临床应用已取得一定效果。

表 1-6　常见食用油脂中主要脂肪酸的组成（%）

| 名称 | 饱和脂肪酸 | 不饱和脂肪酸 | | | 其他脂肪酸 |
|---|---|---|---|---|---|
| | | 油酸（$C_{18:1}$） | 亚油酸（$C_{18:2}$） | 亚麻酸（$C_{18:3}$） | |
| 可可油 | 93 | 6 | 1 | | |
| 椰子油 | 92 | 0 | 6 | 2 | |
| 橄榄油 | 10 | 83 | 7 | | |
| 菜子油 | 3 | 20 | 16 | 9 | 42 |
| 花生油 | 19 | 41 | 38 | 0.4 | 1 |
| 茶油 | 10 | 79 | 10 | 1 | 1 |
| 葵花籽油 | 14 | 19 | 63 | 5 | |
| 豆油 | 16 | 22 | 52 | 7 | 3 |
| 棉籽油 | 24 | 25 | 44 | 0.4 | 3 |
| 芝麻油 | 15 | 38 | 46 | 0.3 | 1 |
| 玉米油 | 15 | 27 | 56 | 0.6 | 1 |
| 棕榈油 | 42 | 44 | 12 | | |
| 猪油 | 43 | 44 | 9 | 3 | |
| 牛油 | 62 | 29 | 2 | 1 | 7 |
| 羊油 | 57 | 33 | 3 | 2 | 3 |
| 黄油 | 56 | 32 | 4 | 1.3 | 4 |

### 三、脂类的来源与供给量

脂类主要来源于动物性食物与植物油、油料作物的种子等。必需脂肪酸的最好食物来源是植物油类。必需脂肪酸缺乏可引起皮炎、皮肤干燥脱屑、湿疹、生长发育不良、肝脏损伤等；必需脂肪酸摄入过多有可能引起体内的过氧化物产生增加，产生危害。由于脂肪，尤其是动物性脂肪摄入过高将引起肥胖、高脂血症、心血管疾病等慢性疾病，中国营养学会建议我国成年人每日摄入脂肪所产生的能量应占总能量的 20%～30%，饱和脂肪不得超过总脂肪摄入量的 10%，亚油酸、α-亚麻酸分别占总能量的 4.0%、0.60%，胆固醇每日摄入量不超过 300 mg。

# 第四节 碳水化合物

碳水化合物（carbohydrate）又称糖类，是由碳、氢、氧组成的一大类化合物。其按结构分为单糖、双糖、寡糖和多糖。常见的单糖有葡萄糖、果糖、半乳糖等；双糖由二分子单糖脱去一分子水缩合而成，常见的双糖有蔗糖、麦芽糖、乳糖、海藻糖等；寡糖是指由 3～10 个单糖构成的小分子多糖，如棉子糖、水苏糖等；多糖是指由 10 个以上单糖以直链或支链形式缩合而成，包括淀粉、糖原和纤维等。淀粉主要存在于谷类、薯类和豆类中，次级代谢产物为糊精；有部分淀粉进入肠内后，不能被消化酶降解消化，被称之为抗性淀粉；糖原也称为动物淀粉，在肝脏和肌肉中合成，是体内能量储存形式之一；纤维主要存在于植物细胞壁中，体内的淀粉酶不能将其消化，分为可溶性纤维（如果胶和树胶等）和不可溶性纤维（包括纤维素、半纤维素、木质素等）。

### 一、碳水化合物的生理功能

碳水化合物在体内氧化释放能量较快，是体内主要的能源物质，部分以糖原的形式储存。当膳食中碳水化合物供应不足时，体内蛋白质和脂肪动员分解，严重时引起负氮平衡、酮血症和酮尿症等，影响机体生理功能，因此，碳水化合物具有节约蛋白质、抗生酮作用。此外，碳水化合物以糖脂、糖蛋白、核糖等形式参与机体组织构成。简单的糖类如葡萄糖、蔗糖等还具有一定的甜度，可以用来改善食物的风味。膳食纤维具有吸水、结合胆酸、刺激消化液分泌和肠蠕动、抑制腐生菌生长、促进益生菌繁殖、产生丁酸类物质等作用，有助于预防便秘、肠道肿瘤、高脂血症等。

### 二、碳水化合物的来源与供给量

膳食碳水化合物主要来源于含淀粉丰富的食物，如谷类、薯类及豆类；单糖、双糖主要来源于蔗糖、糖果、甜食、含糖饮料和蜂蜜等。中国营养学会建议我国居民每日摄入的碳水化合物产生的能量应占总能量的 50%～65%，添加糖不超过总能量 10%，推荐的膳食纤维每日摄入量为 25 g。

# 第五节 维 生 素

维生素为维持机体正常代谢和生理功能所必需的一类有机化合物的总称，它们在体内不能产生能量，也不是组织构成成分，大部分不能在机体内自身合成，也不能大量储存于体内，必须从膳食中摄取，机体对其需要量较小，但是，一旦缺乏将导致缺乏病的产生。维生素分为脂溶性与水溶性两大类。脂溶性维生素包括维生素 A、维生素 D、维生素 E、维生素 K，水溶性维生素包括维生素 $B_1$（硫胺素）、维生素 $B_2$（核黄素）、维生素 $B_6$（吡哆醇）、维生素 PP（烟酸或尼克酸）、维生素 $B_{12}$、叶酸、生物素、泛酸、肌醇、胆碱及维生素 C（抗坏血酸）等。

## 一、维生素 A 与胡萝卜素

维生素 A 由一个 β 紫罗酮环和一个含共轭双键的侧链组成，包括已形成的维生素 A（preformed vitamin A）和维生素 A 原（provitamin A）及其代谢产物。类维生素 A（retinoids）是指视黄醇（retinol）及其代谢产物以及合成的类似物，在动物体内具有视黄醇生物活性的类维生素 A 称为已形成的维生素 A，包括视黄醇、视黄醛、视黄酸和视黄基酯复合物。植物中不含有已形成的维生素 A，而含有类胡萝卜素，已经发现的类胡萝卜素有 600 多种，其中约十分之一类胡萝卜素可在机体内转变为视黄醇和视黄醛，这部分类胡萝卜素称为维生素 A 原。其中，以 β 胡萝卜素活性最高，一分子 β 胡萝卜素理论上可分解成为二分子维生素 A，由于消化吸收的原因，实际上 6 μg β 胡萝卜素仅相当于 1 μg 视黄醇；其他维生素 A 原类胡萝卜素 12 μg 才能产生 1 μg 视黄醇活性。

维生素 A 一般以视黄基酯形式存在于食物中，在肠腔内水解为视黄醇，进入肠黏膜细胞后又迅速酯化，与乳糜微粒结合后经淋巴系统输入血液，最后大部分进入肝脏储存。维生素 A 转运到外周组织需要视黄醇结合蛋白参与，因此，机体蛋白质营养不良时，肝脏视黄醇结合蛋白合成减少，维生素 A 运输障碍，机体表现维生素 A 缺乏症状与体征。β 胡萝卜素在肠黏膜细胞内分解成视黄醛，再还原为视黄醇，经酯化后进入淋巴系统，以维生素 A 形式发挥作用。

维生素 A 与暗适应功能密切相关。视网膜锥状细胞与杆状细胞所含感光物质为视紫蓝质和视紫红质，两者区别在于视蛋白不同，而辅基均为 11-顺-视黄醛。视紫红质经光照射后，11-顺-视黄醛异构成全反式视黄醛，并与视蛋白分离，此时若进入暗处，则因对光敏感的视紫红质消失，不能视物；在异构酶作用下，全反式视黄醛又转化为 11-顺-视黄醛，后者在暗环境中重新与视蛋白结合形成视紫红质，因此，暗光下视觉又重新恢复，此过程称之为暗适应过程。若体内维生素 A 不足，则视紫红质再生慢而不完全，暗适应恢复时间延长，严重时出现夜盲症；维生素 A 除了与暗适应有关外，还与上皮组织的完整性有关，维生素 A 严重缺乏时将导致干眼病的发生；维生素 A 尚与造血功能、免疫功能、骨骼发育及生殖功能等有关，维生素 A 缺乏的儿童生长停滞、发育迟缓，容易发生呼吸道和消化道的感染；一些实验研究发现维生素 A 还具有抗氧化、抑制肿瘤生长的作用。作为维生素 A 的前体胡萝卜素除了具有维生素 A 活性外，本身还具有淬灭单线态氧、预防自由基损伤的作用。

长期或短期摄入过量维生素 A 均可导致头疼、呕吐、复视、脱发、黏膜干燥、脱屑、骨髓异常和肝脏损害等中毒现象。胡萝卜素过量摄入后，除引起皮肤颜色变化外，无其他明显中毒症状。由于体内维生素 A 包括来源于动物性食物的维生素 A 和来源于植物性食物的胡萝卜素等，因此，考虑维生素 A 供给量时一般以视黄醇活性当量（RAE）计算，代替过去使用的国际单位（IU）和视黄醇当量（RE）。

$$视黄醇当量（\mu g\ RAE）=1\mu g\ 维生素\ A$$
$$=2\mu g\ 补充剂中\ \beta\ 胡萝卜素$$
$$=12\mu g\ 食物中\ \beta\ 胡萝卜素$$
$$=24\mu g\ 食物中其他维生素\ A\ 原类胡萝卜素$$
$$=3.33\ IU\ 维生素\ A$$

中国营养学会建议我国成年男性维生素 A 推荐摄入量（RNI）为 $800\mu g\ RAE$，女性为 $700\mu g\ RAE$。维生素 A 最好的来源是动物肝脏、鱼肝油、鱼卵、奶油、禽蛋等；植物性食物主要提供维生素 A 原类胡萝卜素，主要分布于深绿色或红黄色的蔬菜与水果之中。

## 二、维生素 D

维生素 D 为类固醇类化合物，主要包括维生素 $D_3$ 与维生素 $D_2$。维生素 $D_3$（胆钙化醇，cholecalciferol）可由皮肤中 7-脱氢胆固醇经紫外线照射形成，因此，维生素 $D_3$ 又被认为是体内的激素之一；维生素 $D_2$（麦角钙化醇，ergocalciferol）由植物体内麦角固醇经紫外线照射形成，进入体内代谢后只有维生素 $D_3$ 的 1/3 活性。维生素 D 化学性质比较稳定，在中性和碱性溶液中耐热，不易被氧化，但在酸性溶液中则逐渐分解。

膳食维生素 $D_3$ 进入体内后，在肝脏经 25-羟化酶催化转变为 25-羟基维生素 $D_3$，再经肾脏 1-羟化酶催化转变为 1,25-二羟基维生素 $D_3$，此即为维生素 $D_3$ 的活化形式。1,25-二羟基维生素 $D_3$ 进入小肠黏膜细胞，与细胞膜特异性受体结合，诱导产生钙结合蛋白，从而促进钙吸收转运入血，维持血钙水平的稳定。此外，1,25-二羟基维生素 $D_3$ 还促进骨组织钙化及肾小管对钙、磷的重吸收。婴幼儿维生素 D 缺乏可引起佝偻病；成年人维生素 D 缺乏可引起骨质疏松症和骨质软化症。维生素 D 过量可引起中毒，表现为厌食、恶心、呕吐、头痛、多尿、烦渴、血钙和尿钙增高，严重时肾、心、血管及其他软组织出现钙沉着，甚至发生器官钙化。

含维生素 $D_3$ 丰富的食物有海水鱼、动物肝脏、禽蛋及鱼肝油制剂等。维生素 D 的量可用 IU 或 $\mu g$ 表示，它们换算关系如下：

$$1\ IU\ 维生素\ D_3=0.025\mu g\ 维生素\ D_3$$
$$1\mu g\ 维生素\ D_3=40\ IU\ 维生素\ D_3$$

由于维生素 D 既可来源于膳食，又可由皮肤合成，因此，较难估计膳食维生素 D 的摄入量。中国营养学会建议我国成年男女维生素 D 推荐摄入量（RNI）为 $10\mu g$。

## 三、维生素 E

维生素 E 包括生育酚（tocopherol）与生育三烯酚（tocotrienol）两大类。每大类又分为 $\alpha$、$\beta$、$\gamma$、$\delta$ 四种异构体，其中，$\alpha$-生育酚活性最大。$\alpha$-生育酚为黄色油状液体，溶于脂溶剂，对热、酸稳定，不耐碱，可缓慢氧化破坏，油炸时维生素 E 活性明显降低。$\alpha$-生育酚有两种来源，即天然生育酚（d-$\alpha$-生育酚或 RRR-$\alpha$-生育酚）和人工合成生育酚(dl-$\alpha$-生育酚或全消旋 $\alpha$-生育酚)，人工合成生育酚活性只有天然生育酚的 74%。

维生素 E 的主要功能为抗氧化作用。在各种应激条件下，体内自由基产生过多，对组织产生氧化损伤，维生素 E 主要存在于细胞膜脂质中，可以保护不饱和脂肪酸免受自由基攻击；维生素 E 对血小板黏附力和聚集作用也有调节作用。大鼠及其他动物维生素 E 缺乏时可发生肌萎缩、心肌坏死、神经元退化、不育症等；婴儿维生素 E 缺乏可出现水肿、网状细胞增多症及血小板增多症；成年人维生素 E 缺乏可出现溶血性贫血；维生素 E 缺乏还可使脂褐素生成增加，因此，维生素 E 具有预防衰老的作用；维生素 E 还具有降低血浆胆固醇水平的作用。有关维生素 E 过量摄入对人体的毒性作用报道很少。

维生素 E 的良好来源为麦胚油、棉子油、玉米油、花生油、芝麻油及坚果和种子等，吸收进入体内后，主要与脂蛋白结合转运，大部分储存于脂肪细胞内。维生素 E 活性可用 α-生育酚当量（α-tocopherol equivalence，α-TE）来表示，1 mg α-TE 相当于 1 mg RRR -α-生育酚活性。维生素 E 活性又可用国际单位（IU）表示，1 IU 维生素 E 等于 1 mg dl-α-生育酚乙酸酯活性，各种维生素 E 的换算关系如下：

$$1\,IU\ 维生素\ E = 0.67\,mg\ d-\alpha-生育酚$$
$$= 0.74\,mg\ d-\alpha-生育酚乙酸酯$$
$$1\,mg\ d-\alpha-生育酚 = 1.1\,mg\ d-\alpha-生育酚乙酸酯$$
$$1\,mg\ dl-\alpha-生育酚 = 1.1\,mg\ dl-\alpha-生育酚乙酸酯$$
$$1\,mg\ dl-\alpha-生育酚 = 1.1\,IU\ 维生素\ E$$

中国营养学会建议我国成年男女每日维生素 E 适宜摄入量（AI）为 14 mg α-TE。有人建议维生素 E 摄入量应根据膳食能量摄入或膳食多不饱和脂肪酸摄入量而定，每摄入 1 g 多不饱和脂肪酸时应摄入 0.4 mg 维生素 E。

### 四、维生素 K

维生素 K 是具有叶绿醌生物活性的一类物质，包括 $K_1$、$K_2$、$K_3$、$K_4$ 等几种形式。其中 $K_1$、$K_2$ 是天然存在的，属于脂溶性维生素，即从绿色植物中提取的维生素 $K_1$ 和肠道细菌（如大肠埃希菌）合成的维生素 $K_2$，而 $K_3$、$K_4$ 是通过人工合成的，属于水溶性的维生素。所有维生素 K 的化学性质都较稳定，能耐酸、耐热，正常烹调中损失较少，但对光敏感，也易被碱和紫外线破坏分解。

膳食中维生素 K 都是脂溶性的，所以主要由小肠吸收进入淋巴系统，其吸收需要胆汁协助。在正常情况下维生素 K 吸收率为 40%～70%。人工合成的水溶性维生素 K 更有利于人体吸收，已广泛应用于临床。维生素 K 是谷氨酸 γ 羧化反应的辅助因子，参与肝脏四种凝血蛋白（凝血酶原、凝血因子Ⅶ、Ⅸ及Ⅹ）的合成，维生素 K 缺乏后影响上述凝血因子的 γ-羧化过程，导致这几种凝血因子合成减少，出现凝血迟缓和出血病症；维生素 K 缺乏还可引起平滑肌张力及收缩减弱，影响一些激素的代谢，如延缓糖皮质激素在肝中的分解，并可通过影响骨钙素和基质 Gla 蛋白的羧化过程，增加骨折发生的风险。

由于猪肝、鸡蛋、绿色蔬菜中维生素 K 含量丰富，加上肠道中一些细菌可合成维生素 K，因此，人类一般不会缺乏维生素 K。中国营养学会建议我国成年男女每日维生素 K 适宜摄入量（AI）为 80 μg。

### 五、维生素 $B_1$

维生素 $B_1$（thiamine）是由嘧啶与噻唑化合而成的水溶性化合物，又称硫胺素、抗神经炎因子、抗脚气病因子，耐酸、耐热、不耐碱。

维生素 $B_1$ 在小肠中可被迅速吸收，在肠黏膜细胞中磷酸化，分别转变为单磷酸硫胺素（thiamine monophosphate，TMP）、二磷酸硫胺素（thiamine diphosphate，TDP）、硫胺素焦磷酸（thiamine pyrophosphate，TPP）和三磷酸硫胺素（thiamine triphosphate，TTP），在体内四种形式可相互转化，组织中以硫胺素焦磷酸含量最为丰富，占80%，作为羧化酶和转酮醇酶辅酶发挥作用，参与 $\alpha$-酮酸氧化脱羧反应及磷酸戊糖途径。此外，维生素 $B_1$ 对胆碱酯酶活性也有影响。人类缺乏维生素 $B_1$ 可发生脚气病（beriberi）。维生素 $B_1$ 长期过量摄入一般无毒性作用，可随尿大量排出，仅有少数人出现胃肠功能紊乱。

维生素 $B_1$ 广泛存在于各种食物之中。我国居民以谷类为主食，谷类食物为维生素 $B_1$ 主要来源。若谷类食物加工过细、淘洗过度或加碱处理将引起维生素 $B_1$ 的损失。由于维生素 $B_1$ 与碳水化合物的代谢密切相关，因此，一般认为维生素 $B_1$ 供给量应与能量摄入成正比。中国营养学会建议我国成年男性维生素 $B_1$ 推荐摄入量（RNI）为1.4mg，女性为1.2mg。

## 六、核黄素

核黄素（riboflavin）又称维生素 $B_2$，由异咯嗪加核糖醇侧链组成，在中性或酸性溶液中对热较稳定，但在碱性溶液中不耐热，光照下由于紫外线的作用而很快被破坏，降解为无活性的光黄素。尽管核黄素为水溶性维生素之一，但是，常温下100ml水中只能溶解12mg核黄素。

膳食中大部分核黄素以黄素单核苷酸（flavin mononucleotide，FMN）和黄素腺嘌呤二核苷酸（flavin adenine dinucleotide，FAD）形式与蛋白质结合存在，进入胃肠道后，FMN和FAD与蛋白质分离，并水解成游离核黄素，游离核黄素在小肠内吸收，大部分在肠黏膜细胞内磷酸化，进入体内后以FMN和FAD两种辅酶形式在生物氧化过程中起递氢体作用，参与能量的生成；核黄素以辅酶形式还参与色氨酸转变为烟酸、维生素 $B_6$ 转变为磷酸吡哆醛的过程；核黄素以FAD作为谷胱甘肽还原酶的辅酶还参与体内还原型谷胱甘肽水平的维持，发挥抗氧化功能；核黄素以FAD与细胞色素P450结合，参与体内药物代谢。人类核黄素缺乏后表现为以口角炎、唇炎、舌炎和阴囊皮炎为特征的"口腔生殖系统综合征"；儿童核黄素缺乏还可引起贫血。由于机体对核黄素吸收能力有限，因此，过量摄入核黄素不产生明显毒性作用。

核黄素主要来源为各种动物性食物，以动物内脏、蛋类和奶类中含量较丰富，其次为豆类和绿叶蔬菜。中国营养学会建议我国成年男性核黄素推荐摄入量（RNI）为1.4mg，女性为1.2mg。

## 七、烟酸

烟酸（nicotinic acid）又名尼克酸、维生素PP、抗癞皮病维生素，为吡啶-3-羧酸衍生物，在体内另外一种形式为烟酰胺，是一种性质稳定的水溶性维生素。

烟酸在体内以辅酶Ⅰ（nicotinamide adenine dinucleotide，NAD）、辅酶Ⅱ（nicotinamide adenine dinucleotide phosphate，NADP）形式作为脱氢酶的辅酶，参与生物氧化过程；烟酸以NAD形式还参与蛋白质核糖基化过程，与DNA复制、修复和细胞分化有关。此外，烟酸是葡萄糖耐量因子组分。大剂量烟酸还能降低血三酰甘油与胆固醇水平。人类烟酸缺乏可发生癞皮病；大剂量摄入可产生血管扩张症状，如颜面潮红、头晕眼花及胃肠道反应、肝功能异常、葡萄糖耐量变化等副作用。

烟酸广泛存在于动物内脏和植物性食物中。玉米中烟酸多为结合型，影响吸收利用，碱处理后，结合型烟酸转变为游离型烟酸。色氨酸在体内可转变为烟酸，60 mg 色氨酸可转变为 1 mg 烟酸。由于色氨酸可转变为烟酸，因此，计算烟酸摄入量时采用烟酸当量（nicotinic equivalence，NE）表示，即 NE（mg）＝烟酸（mg）＋1/60 色氨酸（mg）。中国营养学会建议我国成年男性烟酸推荐摄入量（RNI）为 15 mg NE，女性为 12 mg NE。

## 八、维生素 B₆

维生素 B₆ 包括吡哆醇（pyridoxin，PN）、吡哆醛（pyridoxal，PL）、吡哆胺（pyridoxamine，PM）三种形式，基本结构为 2-甲基-3-羟基-5-羟甲基吡啶，溶于水与乙醇，对热稳定，但易被碱和紫外线破坏分解。

膳食中维生素 B₆ 多以 5'-磷酸盐形式存在，吸收比较缓慢，水解为维生素 B₆ 后由小肠吸收较快，吸收后大部分储存于肌肉，以磷酸化辅酶（主要为磷酸吡哆醛）形式参与转氨、脱氨、脱羧、转硫等反应，在氨基酸合成与分解代谢中发挥重要作用；磷酸吡哆醛是丝氨酸羟甲基转氨酶的辅酶，参与一碳单位和维生素 B₁₂、叶酸的代谢；磷酸吡哆醛还是 δ-氨基-酮戊酸合成酶的辅酶，参与血红素合成。此外，维生素 B₆ 还参与肝脏糖原转化、花生四烯酸及胆固醇的合成与转运。人类缺乏维生素 B₆ 后出现皮炎、贫血及一些神经精神症状。大剂量摄入维生素 B₆ 可出现步态不稳、共济失调、四肢麻木等症状。

含维生素 B₆ 丰富的食物主要有蛋黄、肉、鱼、奶、全谷、豆类等，一般膳食情况下不易发生缺乏。中国营养学会建议我国成年男女维生素 B₆ 推荐摄入量（RNI）为 1.4 mg。

## 九、叶酸

叶酸（folic acid）是含有蝶酰谷氨酸结构的一类化合物的统称，微溶于水，不溶于乙醇、乙醚及其他有机溶剂。叶酸钠盐易溶于水，但在水溶液中易被光解破坏，分解成蝶啶和氨基苯甲酰谷氨酸盐，在酸性溶液中对热不稳定，而在中性和碱性溶液中十分稳定。食物中叶酸经烹调后损失率可高达 50%～90%。

膳食中叶酸多以蝶酰谷氨酸形式存在，必须在空肠黏膜水解成单谷氨酸叶酸才能以主动转运方式吸收。膳食中抗坏血酸、葡萄糖和锌可促进叶酸吸收，酒精、抗癫痫药物和口服避孕药则抑制叶酸的吸收。人体内叶酸主要以 5-甲基四氢叶酸形式存在，其中的一半储存于肝脏。

叶酸在体内的活性形式是四氢叶酸，它是体内重要生化反应中一碳单位的运载体。或者可以说，四氢叶酸是一碳单位转移酶系的辅酶，在嘌呤、胸腺嘧啶和肌酐-5-磷酸的合成、甘氨酸与丝氨酸相互转化、组氨酸向谷氨酸转化及同型半胱氨酸向蛋氨酸转化过程中充当一碳单位的载体。叶酸缺乏后首先影响细胞增殖速度较快的组织，如造血系统，导致巨幼红细胞贫血；叶酸缺乏还可引起同型半胱氨酸向胱氨酸转化出现障碍，发生高同型半胱氨酸血症；孕妇孕早期缺乏叶酸将导致胎儿神经管畸形，同时，引起胎儿在宫内发育迟缓、早产及新生儿低体重等。服用大剂量叶酸亦可产生毒副作用，包括引起胎儿发育迟缓、干扰抗惊厥药物的效果等。

叶酸广泛存在于动植物食物中，良好来源有肝、肾、鸡蛋、豆类、绿叶蔬菜、水果等。

由于食物中叶酸和膳食补充剂中的叶酸生物利用率不同，因此，计算叶酸摄入量时采用膳食叶酸当量（dietary folate equivalent，DFE）表示。其计算公式如下：

$$DFE（\mu g）=膳食叶酸（\mu g）+1.7 \times 叶酸补充剂（\mu g）$$

中国营养学会建议我国成年男女叶酸推荐摄入量（RNI）为 400 $\mu g$ DFE。

### 十、维生素C

维生素 C（ascorbic acid）又称抗坏血酸，是一种含有 6 个碳原子的酸性多羟基化合物，其中，2、3 碳原子上的羟基易被氧化成为酮基，形成脱氢抗坏血酸，一定条件下接受氢又还原为抗坏血酸。抗坏血酸溶于水，稍溶于丙酮与低级醇类，结晶状态下稳定，受潮、遇热、光照、碱性溶液中或有过渡态金属离子如铁、铜离子存在的条件下极不稳定。

很多动物体内可由葡萄糖合成抗坏血酸。人、猴和豚鼠体内不能合成抗坏血酸，因此，需要由食物供应。进入体内的抗坏血酸由小肠以主动转运形式吸收，脱氢抗坏血酸吸收速度快于抗坏血酸，脱氢抗坏血酸进入体内后可转化为抗坏血酸，转化过程中需要消耗还原型谷胱甘肽。

抗坏血酸在体内作为抗氧化剂发挥作用，可以直接清除多种自由基；抗坏血酸在体内尚作为羟化酶辅酶参与脯氨酸、赖氨酸等的羟化，与胶原、5-羟色胺、去甲肾上腺素、胆汁酸、肉碱、抗体等的合成有关；抗坏血酸在胃中还具有阻断亚硝胺生成、在肠道促进铁的吸收的作用。人类缺乏抗坏血酸可发生坏血病；经常大量摄入抗坏血酸有可能促进泌尿道结石的形成，并造成对抗坏血酸的依赖性。

含抗坏血酸丰富的食物主要为新鲜蔬菜、水果，洗切过度或烹调时间太长可破坏相当部分的抗坏血酸。中国营养学会建议我国成年男女抗坏血酸推荐摄入量（RNI）为 100 mg。

# 第六节　矿　物　质

人体组织中除碳、氢、氧、氮以外的其他元素统称为矿物质，亦称无机盐或灰分，人体不能自我合成，必须由膳食和饮水中摄取。其中，占体重 0.01% 以上的矿物质称为常量元素，如钙、磷、钾、钠、氯、镁、硫等，占体重 0.01% 以下的矿物质称为微量元素。1995 年 FAO/WHO 将所发现的微量元素分为三类：第一类为人体必需，包括碘、锌、铁、铜、硒、钼、铬、钴；第二类为人体可能必需，有锰、硅、镍、硼、钒；第三类为具有潜在毒性但低剂量可能具有作用，包括氟、铅、镉、汞、砷、铝、锂、锡。

### 一、钙

钙（calcium）是机体组成中含量最多的无机元素，总量为 1.0 ~ 1.5 kg。进入体内的钙主要由小肠上段吸收，1,25-二羟基维生素 $D_3$ 诱导肠黏膜细胞合成钙结合蛋白，促进钙的吸收；某些氨基酸、乳糖的存在及适宜的钙磷比例 1:（1 ~ 2）有利于钙的吸收；植物性食物所含的植酸、草酸与钙形成不溶性钙盐，影响钙的吸收。此外，脂肪、膳食纤维等也不利于钙的吸收；膳食蛋白质摄入过多，可增加肾小球滤过率，减少肾小管对钙的重吸收，使钙排出增加。

钙在体内 99% 集中在骨骼与牙齿，主要以羟磷灰石及磷酸钙形式存在；钙还具有调节神经肌肉兴奋性与心脏搏动的作用，对血液凝固过程、酸碱平衡也有影响；钙对一些酶如腺苷酸环化酶、鸟苷酸环化酶、磷酸二酯酶、酪氨酸羟化酶等的活性也有调节作用。机体主要通过内分泌系统的甲状旁腺激素和降钙素及 1,25 –二羟基维生素 $D_3$ 调节钙平衡，当钙摄入严重不足或体内钙发生丢失时，机体可通过调节机制使骨脱矿化以保持人体血钙的相对稳定。婴幼儿缺钙可导致佝偻病，成年人缺钙可导致骨质疏松与骨质软化，长期摄入高钙可引起便秘，增加尿路结石的危险，影响其他矿物质的吸收，严重时造成肾功能损害。

钙是我国居民最易缺乏的营养素。乳类及乳制品含钙量高，吸收利用也好；海带、虾皮含钙量也很高；蔬菜、大豆和油料种子也含一定量的钙。但是，影响钙吸收的因素较多。中国营养学会建议我国成年男女钙推荐摄入量（RNI）为 800 mg。

## 二、铁

成年体内含铁（iron）4 ~ 5 g。70% 的铁存在于血红蛋白、肌红蛋白、血红素酶类（如细胞色素氧化酶、过氧化物酶、过氧化氢酶等）、辅助因子及运载铁中，称之为功能性铁，其余30% 的铁作为体内的储存铁，主要以铁蛋白和含铁血黄素形式分布于肝、脾和骨髓中，需要时释放入血，与运铁蛋白结合后转运到外周组织。

食物中的铁分为血红素铁和非血红素铁。血红素铁主要存在于动物性食物中，可与血红蛋白和肌红蛋白中的原卟啉结合，不受植酸和草酸影响，直接由肠黏膜上皮细胞吸收，因此，血红素铁吸收率较高；非血红素铁主要存在于植物性食物中，吸收前必须与结合的有机物分离，并且大部分为三价铁，进入胃中后由胃酸还原成二价亚铁离子，再与维生素C、某些糖及氨基酸形成络合物，由十二指肠与空肠吸收，非血红素铁吸收受植酸和草酸等的影响，因此，吸收率（3% ~ 5%）较低。

铁在体内参与组成血红蛋白、肌红蛋白，与氧的运输密切相关；铁还作为一些酶的辅助因子，如过氧化物酶、过氧化氢酶、细胞色素氧化酶等；铁还参与维持正常免疫功能。人类缺铁可导致缺铁性贫血，多见于婴幼儿、孕妇及乳母；短时期内口服大量铁盐或长期服用过量铁剂均可引起铁中毒。急性中毒出现上腹不适或疼痛、恶心呕吐、柏油样便等表现，严重者出现呕血、面部发绀、昏睡或精神烦躁；慢性中毒表现为皮肤呈灰色或棕黑色，消化道功能紊乱，伴有肝脾肿大及肝功能异常。

铁广泛存在于各种食物中，但其吸收率差别很大，动物性食物优于植物性食物。中国营养学会建议我国成年男性铁推荐摄入量（RNI）为 12 mg，女性为 20 mg。

## 三、锌

成年人体内含锌（zinc）2 ~ 3 g。锌分布于人体所有的组织器官，以肝、肾、肌肉、视网膜、前列腺内含量较高，血液中75% ~ 88% 的锌分布于红细胞内。

食物中锌进入体内后主要在十二指肠及小肠近端吸收，吸收量受肠黏膜细胞含锌量的调节，缺锌时吸收率升高。锌在体内作为辅助因子，参与多种酶的构成，体内约有 200 多种含锌酶，如 RNA 多聚酶、DNA 多聚酶、逆转录酶、超氧化物歧化酶、苹果酸脱氢酶、碱性磷酸酶、乳酸脱氢酶等，与 DNA 合成、RNA 转录、翻译、蛋白质的合成、生长发育、能量代谢、抗氧化功能有关；锌与维生素 A 代谢、免疫功能、创伤愈合也有密切关系。人类锌缺乏主要表现为食欲不振、生长停滞、性幼稚型、自发性味觉减退和创伤愈合不良等。

锌中毒比较少见，急性中毒表现为呕吐、腹痛、腹泻、厌食等，慢性中毒表现为顽固性贫血、食欲不振及体弱乏力等。

海产品是锌的良好来源，奶类和蛋类次之，蔬菜、水果含锌较少，植酸、鞣酸和纤维素可影响锌的吸收，铁也可抑制锌的吸收。中国营养学会建议我国成年男性锌推荐摄入量（RNI）为12.5mg，女性为7.5mg。

## 四、碘

碘（iodine）在成人体内的含量为20～50mg。其中，8～12mg分布于甲状腺组织中。食物与水中的碘进入胃肠道后转化为碘化物迅速吸收。进入人体后，碘参与甲状腺激素的合成，甲状腺激素为人体内重要的激素，具有促进生物氧化、蛋白质合成、神经系统发育、调节水盐代谢等作用。人类缺碘后，成年人出现甲状腺肿，婴幼儿出现克汀病（又称呆小症），克汀病严重影响婴幼儿的生长与智力发育；碘摄入过多也可发生甲状腺肿，急性碘中毒时出现恶心、呕吐、咽部水肿，甚至晕厥、窒息。

海产品如海带、紫菜等含碘丰富，远离海洋的内陆山区土壤和空气含碘较少，需要经常食用含碘丰富的海产品。国家规定我国市售的食盐必须加碘，已取得了良好的干预效果。另外，特殊人群如孕妇、老年人必要时应遵医嘱服用碘油丸补碘。中国营养学会建议我国成年人碘推荐摄入量（RNI）为120μg。

## 五、硒

硒（selenium）在体内作为辅助因子，参与多种酶的构成，如谷胱甘肽过氧化物酶、脱碘酶等，外周组织、血液中尚存在一些功能不明的硒蛋白。硒在体内通过谷胱甘肽过氧化物酶发挥抗氧化等作用，硒还具有拮抗重金属毒性、保护视觉、抑制肿瘤等作用。我国学者首先提出了人类克山病的发生与硒缺乏有关。另外，缺硒与大骨节病的发生也有关系，缺硒尚可影响机体免疫功能与抗氧化功能。硒摄入过多可造成硒中毒，急性中毒患者表现为头晕、头痛、流泪、胸闷、气短和呼吸困难，慢性中毒患者表现为脱发、脱甲、皮肤充血溃烂和四肢麻痹等。

海产品、动物肝脏、肾脏及肉类是硒的良好来源，蔬菜、水果含硒甚微，谷类硒含量依赖于其生长土壤中硒含量。中国营养学会建议我国成年男女推荐硒摄入量（RNI）为60μg。

# 第七节 水

水是一切生命必需的物质，但是，由于大多数状况下没有缺水情况发生，因此，水的营养问题没有引起足够重视。水是体内含量最多的成分。成年男子含水量约为体重的59%，女子为50%；体内含水量与年龄有关，年龄越小，含水量越多，胚胎含水量可达体重的98%。水在体内分布于细胞内外，细胞内水分占2/3，细胞外水分占1/3，体内各器官中血液水分最多，脂肪组织水分最少。体内水来源于饮水、食物中的水及体内代谢内生水。通常正常人每日约饮水1200ml，食物含水约1000ml，代谢内生水约300ml。体内水的排出主要是通过肾脏，约占60%，其次是经肺、皮肤和粪便，每日人体水平衡维持在2500ml

左右。

水在体内的主要功能是组成体液、润滑或滋润各种组织器官，同时，水又是营养物质的载体、代谢产物的溶剂，直接参加各种物质代谢过程，包括转运、转化及排泄等。此外，水尚具有调节体温的作用，通过蒸发或出汗过程，维持体温的恒定。

水摄入不足或丢失，可引起体内失水。若失水达体重2%时，产生口渴、尿少等症状；失水达体重10%时，可出现烦躁、眼球内陷、皮肤失去弹性、全身无力、体温与脉搏增加、血压下降等表现；失水超过体重20%时，将导致死亡。水摄入过多，超过肾脏排泄能力，可引起体内水中毒，这种情况可见于肾脏疾病、充血性心力衰竭等，临床表现为渐进性精神迟钝、恍惚、昏迷、惊厥等，严重时将导致死亡。

水的需要量受代谢状况、年龄、体力活动、环境温度、膳食等因素的影响，因此，水的需要量变化较大。美国曾提出成年人水的需要量为1ml/kcal，考虑到活动、出汗、环境等因素的变化及发生水中毒的危险性极小，推荐的水需要量可增加到1.5ml/kcal。中国营养学会建议在温和气候条件下，我国轻体力活动水平成年男性适宜饮水量（AI）为1.7L，女性1.5L。

# 第八节　膳食纤维

膳食纤维是指食物中含有的一类"非淀粉多糖"，包括纤维素、半纤维素、树胶、果胶、木质素等，按化学提取时产生的结果，膳食纤维素又分为可溶性和不可溶性两类。近年来研究的"抗性淀粉"也是膳食纤维的一种。由于人体内没有水解膳食纤维的酶，所以膳食纤维不能消化吸收，故在营养学上一直不受重视。近20年来，大量流行病学调查证明了它们在维持人体健康过程中的重要性。其主要作用体现在如下几个方面。

1. 降低餐后血糖，减少胰岛素的释放，对2型糖尿病有一定的控制作用。

2. 促进肠蠕动，预防肛肠疾病。

3. 降低血胆固醇水平，有助于预防动脉粥样硬化和胆石症。

4. 有助于预防一些癌症，如降低大肠癌、乳腺癌、胰腺癌等发病的危险性。

5. 通过增加食物体积，减少能量摄入，有助于预防肥胖。

因饮食习惯的不同，膳食纤维的摄入量差异较大。膳食纤维摄入量不宜过高，长期摄入过多的食物纤维会影响一些维生素和微量元素的吸收。膳食纤维主要来源于植物性食物，植物成熟程度越高，其纤维含量越多。为增加膳食纤维的摄入量，一般提倡适当增加粗粮、蔬菜与水果的摄入。中国营养学会建议我国居民膳食纤维适宜摄入量（AI）为25g。

（郭长江　蒲玲玲）

# 第二章  特殊人群的营养需要

人类生命过程是一个连续的过程，一般将其分为婴儿、幼儿、学龄前、学龄及青少年期，以及经成年的一段时期后进入老年前期和老年期。其中，除了成年人群以外的人群又称为特殊人群。同一年龄组人群中尽管存在个体差异，但是，其生理上包括营养需要方面尚有一定的共同规律可循。由于不同年龄组人群所处的生理状态、生活方式等诸多方面的不同，必然导致其营养需要上的差异。因此，不同人群的营养需要是营养学中的重要研究内容之一。

## 第一节  婴  幼  儿

营养是维持生命与促进生长发育的物质基础。婴幼儿（0~3岁）生长发育迅速，是一生中身心健康成长的重要时期，合理营养将为一生的体能和智能的发展打下良好基础，而且对于某些成年或老年疾病（如肥胖、心血管疾病、某些肿瘤等）的发生也具有预防作用。

### 一、婴幼儿的生理特点

**1. 生长发育**

婴儿期指从出生到1周岁以前。婴儿期是人类生命生长发育的第一高峰期。婴儿的生长发育首先表现为体重的增加。半岁以内的婴儿体重平均每月增加0.6kg，半岁至1岁的婴儿体重平均每月增加0.5kg。身长是反映骨骼系统生长的重要指标，婴儿期内身长平均增长25cm，1周岁时将增加至出生时的1.5倍。

幼儿期指从1周岁到3周岁以前。幼儿生长发育虽没有婴儿迅猛，但比成年人旺盛，体重每年增加约2kg，身长第二年增加11~13cm，第三年增加8~9cm。在此期间，幼儿智力发育较快，语言、思维能力增强。

**2. 消化吸收**

婴幼儿胃肠道及泌尿系统尚处于发育阶段，功能不够完善，对食物的消化、吸收和代谢产物的排泄均受到一定限制。婴幼儿出生时口腔窄小，唾液腺至出生后3~4个月才逐渐发育完全，同时唾液内淀粉酶也逐渐增加。婴幼儿一般6个月左右开始按一定顺序长出乳牙，至出生后20~28个月出完乳牙。婴幼儿胃容量较小，出生时为25~50ml，1岁以后可增加至300~500ml。婴幼儿肠管总长度约为身长的6倍，但胃肠消化酶的分泌及蠕动能力远不如成年人。

### 二、婴幼儿的营养需要

婴幼儿一方面生长发育十分迅速，代谢旺盛，需要足够的营养供给，另一方面，由于消化吸收功能尚不完善，对营养素的吸收利用受到一定限制。因此，如果喂养不当，容易造成消化功能紊乱，导致营养不良的发生，影响机体生长发育。

**1. 能量**

婴幼儿的能量消耗包括基础代谢、食物热效应、日常活动的能量消耗、排泄能量和生长发育过程中消耗的能量（又称能量储存）。婴儿期每日需要的总能量中，基础代谢能量消耗约占60%，食物热效应能量消耗占5%～10%；排泄能量指未被消化吸收的能量，主要由少量不被消化吸收的蛋白质和脂肪组成，随粪便或尿液排出，约占基础代谢能量消耗的10%；婴儿活动较少，包括啼哭、喝奶及简单的四肢活动等，因此日常活动的能量消耗较小；能量储存为婴幼儿特有，用于生长发育时合成自身组织，与生长的速度呈正比，出生后几个月内，能量储存占摄入能量的1/4～1/3，每日每千克体重需要62.8～82.7 kJ，1周岁时需要20.9～62.8 kJ，以后逐渐下降。

能量摄入不足时，将导致婴幼儿生长发育迟缓、消瘦、抵抗力下降，严重时危及生命；能量摄入过多时，将导致婴幼儿肥胖。

**2. 蛋白质**

婴幼儿需要足够的优质蛋白质以满足其对氨基酸的需要。膳食蛋白质供给不足时，婴幼儿表现为生长发育迟缓或停滞、消化吸收障碍、肝功能异常、抵抗力下降、消瘦、腹泻、贫血、水肿等蛋白质营养不良的表现；由于婴幼儿消化功能和肾功能等尚不成熟，因此，过量蛋白质的摄入也会产生不利影响，如便秘、肠胃不适、口臭、舌苔增厚等现象。

**3. 脂肪**

脂肪是体内重要的能量来源。脂肪摄入太少，会导致必需脂肪酸的缺乏；摄入太多，会影响蛋白质和碳水化合物的摄入，并影响钙的吸收。中国营养学会推荐的婴幼儿每日膳食中脂肪产生的能量占总能量的适宜比例：6个月以内为48%，6个月至1岁为40%，1～3岁为35%。

**4. 碳水化合物**

碳水化合物在提供婴幼儿能量的同时，尚具有节约蛋白质的作用。早期给婴幼儿添加适量富含淀粉的食品，可以刺激淀粉酶的分泌；但是，供给过量的碳水化合物，则会在肠腔内产生发酵，生成大量短链脂肪酸，刺激肠蠕动，引起腹泻。

**5. 矿物质**

一些矿物质对于婴幼儿生长发育十分重要，婴幼儿容易缺乏的矿物质有以下几种。

（1）钙　婴儿出生时体内钙含量占体重的0.8%，到成年时增加为体重的1.5%～2.0%，表明生长发育过程中需要外界提供的钙。母乳喂养的婴儿一般不会引起缺钙。

（2）铁　铁摄入不足导致婴幼儿缺铁性贫血，同时影响婴幼儿行为和智力的发育，严重贫血时将导致婴幼儿死亡。婴儿出生后体内有一定量的铁储备，可维持3～4个月的需要。由于母乳含铁不多，婴儿在4～6个月后即需要从膳食中补充铁。

（3）锌　锌对于维持机体免疫功能、细胞分化及味觉形成等均有十分重要的作用。婴幼儿缺锌后的主要表现为食欲不振、生长停滞、味觉异常或异食癖、认知行为改变等。

**6. 维生素**

几乎所有维生素的缺乏都会影响婴幼儿的生长发育，其中关系最为密切的有如下几种。

（1）维生素 A　婴幼儿缺乏维生素 A 时将会影响体重的增长，并出现上皮组织角化、干燥、夜盲症、干眼病、免疫功能低下等；但是，过量摄入维生素 A 时可以引起中毒，表现为呕吐、头痛、皮疹、昏睡等症状。

（2）维生素 D　婴幼儿维生素 D 缺乏将导致佝偻病，我国婴幼儿佝偻病发病率一直较高，主要原因是膳食中维生素 D 含量较低。因此，应适当给婴幼儿补充维生素 D，并多晒太阳。但是，长期大量摄入维生素 D 会引起中毒。

（3）其他　B 族维生素中的硫胺素、核黄素和尼克酸对于婴幼儿的生长发育十分重要，其需要量与能量需要量呈正比。此外，人工喂养的婴幼儿还应注意维生素 E、维生素 C 的补充。

婴幼儿时期常见维生素的膳食摄入量详见附录 3。

### 三、婴幼儿的合理喂养

#### 1. 母乳喂养

母乳是婴儿最理想的天然食品。对于出生后头几个月内的婴儿，母乳能提供所需要的全部营养素，包括水分。不仅如此，母乳的质与量还能随着婴儿的生长发育不断变化，以适应婴儿的营养要求。母乳可分为初乳（产后 12 日内）、过渡乳（产后 13 日至 1 个月）、成熟乳（产后 2~9 个月）和晚乳（产后 10~20 个月）。初乳含蛋白较多，并含有多种免疫成分，可保护新生儿的呼吸道和消化道黏膜免受感染。

母乳含优质蛋白，其乳清蛋白含量高达 60%，能形成较软的乳凝块，易于消化吸收。牛奶中的蛋白质主要是酪蛋白，含乳清蛋白仅约 22%，不如母乳易消化吸收。母乳中还含有丰富的免疫物质，如各种免疫球蛋白、免疫细胞、溶菌酶、乳铁蛋白等。所以母乳喂养的孩子比较强壮，在 6 个月内很少生病。

母乳中含有丰富的乳糖，适合婴儿需要，并含双歧因子，可以促进肠道有益菌双歧杆菌的生长，抑制肠道致病菌的生长繁殖，改善肠功能，使婴儿不至于发生消化不良或便秘。

母乳中的脂肪比牛奶中的颗粒小，易于消化吸收，且比牛奶含有更多的不饱和脂肪酸，对婴儿的脑及视网膜发育非常重要，并能预防婴儿湿疹。

母乳中还含有多种维生素，如维生素 A、维生素 B、维生素 C、维生素 E 含量均高于牛奶。母乳中矿物质总量少于牛奶，这对婴儿尚不成熟的肾排泄功能是很合适的。母乳中含钙量少于牛奶，但钙磷比例合适，较牛奶中的钙容易吸收。母乳含锌亦丰富，且较牛奶中的锌易于吸收，母乳喂养的婴儿少有缺锌症状。

母乳中还含有促进婴儿脑发育的牛磺酸，在大脑快速发育的婴儿时期，牛磺酸缺乏时将影响婴儿的智力发育。所以对婴儿来说，母乳是营养最全面、最适合的天然食品。另外，母乳温度适宜、哺喂方便、经济。

一般而言，一个健康母亲的乳量就能供给一个婴儿的营养，每个母亲必须要尽可能地亲自哺喂孩子，特别是 6 个月之前，不应该有乳汁而放弃喂养，那将会使孩子失去很多宝贵难得的营养物质。如果开始乳汁较少，通过婴儿吸吮不断刺激，也可使乳汁分泌逐渐增多，且在喂奶过程中也可观察孩子的状况，进行情感交流，增进母子感情，对婴儿认知能力的发育有促进作用，对母亲产后子宫的复原也有好处。

#### 2. 婴儿辅食添加

随着婴儿的不断长大，奶类食品已逐渐不能满足婴儿生长发育的营养要求，需要逐渐过渡到成人饮食，所以适时添加半流质食物、软食、固体食物，使婴儿逐渐能适应各类食物、吸取更丰富的营养，是非常必要的，也可为断奶做准备。所以无论是母乳喂养儿还是人工喂养儿均要及时添加辅食。

一般来说，在婴儿4个月时可以添加辅食，因为此时婴儿唾液分泌量增加，淀粉酶也增多，胃容量比出生时增大，胃肠功能逐渐完善。婴儿6个月左右开始出牙，可以逐渐增加一些固体类食物。在婴儿6个月以后，慢慢地减少奶类，增加辅食，锻炼婴儿的咀嚼能力，从食物营养成分上补充奶类的不足，这样，婴儿在断奶时就不会因为食物性质的突然改变引起胃肠功能紊乱，影响正常生长发育。

添加辅食应按婴儿的月龄和消化能力逐步添加，过早添加会导致消化不良，添加过晚可致婴儿营养缺乏，均对孩子不利。开始可先加泥糊样食品，如烂粥等，每添加一种食物要观察三四日到一周，待小儿习惯后再加另一种。如果孩子拒食，不要勉强，可以过几日再喂。添加辅食要循序渐进、由少到多、由稀到稠、由软到硬、由一种到多种。添加辅食最好在吃奶前，因婴儿在饥饿时可能容易接受新食品。在孩子生病或天气炎热时，最好不加，待情况好转后再逐步添加。每添加一种新的食物，要注意婴儿的消化情况，大便性质有无异常，如有异常应暂缓添加，待情况正常后，再从少量开始。添加的食物要新鲜、卫生、味道好，用具要清洁卫生，最好现吃现做，要蒸煮，不要煎炸，6个月前不放盐。也可用市售的断奶食品，但来源要可靠。

添加辅食的具体方法如下。婴儿出生15日至1个月应添加维生素D，以每日400 IU维生素D为宜，因母乳或牛奶中维生素D含量少，添加维生素D对于预防小儿佝偻病是非常必要的。婴儿1~3个月可喂果汁、菜汁，从每日1~2汤匙开始，逐渐增多。人工喂养儿需要更多的水分，可以从生后半个月起就添加。婴儿4~6个月时体内贮铁已耗尽，应加含铁的辅食和淀粉类食物，如烂粥、蛋黄、菜泥，食物中可加少许油，蛋黄可从1/4个开始逐渐增多。6个月时小儿开始出牙，可增加饼干、馒头片等。7~9个月的婴儿除喂以上食物外，可加烂面、鱼泥、肝泥、豆腐、肉末，可将这些食物加入粥、面中喂食。婴儿10~12个月可吃蛋羹、软饭、碎菜、碎肉、馄饨、小包子等。按照以上的方法，待婴儿吃辅食逐渐增多时就可以代替一次喂奶，这样到1岁时就将辅食变为主食，白天吃三次饭，早、晚各吃一次奶。并准备断奶，断奶后仍应继续饮用牛奶或其他奶制品。

### 3. 幼儿的喂养

（1）按照2~3岁幼儿的营养要求和平衡膳食的原则，每日可以提供如下食物：谷物200g、蔬菜水果类250g、肉类50g、蛋类1/2~1个、奶及奶制品350 ml、豆类25g、油类约25g。

（2）原则上要定时定量，除三餐外，可酌情加餐，每日可进食5~6次。

（3）注意优质蛋白质的供给，如瘦肉、鱼类、牛奶、鸡蛋等及豆类及其制品。油脂类要相对多些，以提供能量及必需脂肪酸。

（4）应提供维生素和矿物质含量丰富的食物，如新鲜黄绿色蔬菜（如西红柿、胡萝卜、油菜）和柑橘、苹果等水果。

（5）注意烹调方法，食物要细软，易于消化，注意色、香、味，以提高孩子的食欲，不要吃过甜、过咸、太油腻的食物。

（6）注意膳食平衡，不要养成挑食、偏食的不良习惯，以免导致某些营养素的缺乏。

（7）注意饮食卫生，烹调用具和餐具要清洁，不吃不新鲜及过期食物。小儿可自己进食，但要有大人的关照，要养成饭前便后洗手的习惯，并注意口腔卫生。

# 第二节 学龄前儿童

一般将3~6周岁幼儿称为学龄前儿童。与婴幼儿相比，此时期儿童生长发育速度减慢，神经系统继续发育。

## 一、学龄前儿童的生理特点与营养需要

学龄前儿童咀嚼和消化功能逐渐增强，饮食接近成年人。但是，学龄前儿童胃容量仍较小，为600~700 ml。中国营养学会推荐的3~6岁中等身体活动水平学龄前儿童膳食能量需要量应为男性5.23~5.86 MJ，女性5.02~5.44 MJ；蛋白质推荐摄入量30 g；脂肪所提供的能量应占每日能量的20%~30%；适量矿物质钙、铁、锌、硒、碘和维生素A、维生素B、维生素C、维生素D、维生素E、烟酸等。

## 二、学龄前儿童的合理膳食

（1）养成不挑食、不偏食、不暴饮暴食的习惯。以谷类为主食，每日摄入150~200 g，少吃或不吃糖。

（2）注意提供优质蛋白，如瘦肉、蛋、大豆等，养成喝奶的习惯。除一日三餐外，可以加餐1~2次。可少量吃零食，以补正餐之不足，但不宜太多，更不能养成爱吃零食的习惯而忽略正餐。

（3）食物要新鲜，注意每日有蔬菜、水果的摄入，避免或少吃煎炸、腌制及熏制食品，也不要吃刺激性酸辣食物，少用调味品。

（4）注意饮食卫生，饭前便后要洗手，以免感染寄生虫病，也不要一边吃一边玩，特别是花生米、瓜子等，易呛入气管，引起气管阻塞，危及生命。

# 第三节 学龄儿童

学龄儿童是指6~12岁进入小学阶段的儿童。在此期间儿童仍然保持稳步的生长发育。除了生殖系统外，其他组织器官，包括脑的发育已逐渐接近成年人水平，独立活动能力增强，可以接受大部分成年饮食。

## 一、学龄儿童的生理特点与营养需要

学龄儿童主要时间在学校度过，有些营养问题与学龄前儿童类似，如缺铁性贫血、维生素A缺乏、B族维生素不足等。此外，看电视时间过长、体力活动减少，加上能量摄入过多导致超重和肥胖等问题比较突出。中国营养学会推荐的中等身体活动水平学龄儿童膳食营养素参考摄入量中能量需要量男性6.69~9.83 MJ，女性6.07~8.58 MJ；蛋白质推荐摄入量男性35~60 g，女性35~55 g；脂肪所提供的能量应占每日能量的20%~30%；适量矿物质钙、铁、锌、硒、碘和维生素A、维生素B、维生素C、维生素D、维生素E、烟酸等。

## 二、学龄儿童的合理膳食

一般而言，学龄男童进食量不应低于父亲，女童则不低于母亲，保证吃好早餐，以免影响上午学习效率。每日至少应喝300ml 牛奶，吃1～2个鸡蛋及其他动物性食品（如鱼、禽或瘦肉）100～150g，供给谷类与豆类食品300～500g，以及一定量的新鲜蔬菜、水果。此外，学龄儿童应在老师和家长的协助下，继续培养良好的生活习惯和卫生习惯，少吃零食和甜食，同时应积极参加户外活动。

# 第四节 青 少 年

青少年是指12～18岁阶段，包括少年期和青春发育期，相当于初中和高中学龄期。

## 一、青少年的生理特点

一般而言，12岁是青春期的开始。女性略早一些，11～12岁开始，一直至17～18岁；男性则从13～14岁开始至18～20岁，人生的第二个生长高峰就出现在这个时期，身高每年增加5～7cm，体重每年增加4～5kg。此时，不仅体格发育速度加快，而且，生殖系统迅速发育，第二性征初步出现，加上活动量大、学习负担重，对营养的需要超过了成年人。

## 二、青少年的营养需要

青少年生长发育迅速，对能量及各种营养素的需要也随之增加。女性青少年由于出现月经初潮，铁丢失增加。中国营养学会推荐的中等身体活动水平青少年膳食营养素参考摄入量中能量需要量，男性9.83～11.92 MJ，女性8.58～9.62 MJ；蛋白质推荐摄入量男性65～75g，女性55～60g；脂肪所提供的能量应占每日能量的20%～30%；适量矿物质钙、铁、锌、硒、碘和维生素 A、维生素 B、维生素 C、维生素 D、维生素 E、烟酸等。

## 三、青少年的合理膳食

（1）摄入足够的主食，满足青少年对能量的需要，每日需要400～500g谷类食品。建议多选择粗粮，以增加 B 族维生素的摄入。

（2）保证优质蛋白质的供给，每日应不低于200～250g，奶300ml 以上，使来源于动物性食物和大豆的蛋白质超过50%。

（3）每日提供不少于500g的新鲜蔬菜和水果。其中，绿叶蔬菜不少于300g。新鲜蔬菜和水果是维生素 C、胡萝卜素及矿物质的良好来源。

（4）避免暴饮暴食或盲目节食，预防肥胖或厌食，鼓励参加各种体育锻炼活动，保持能量摄入和消耗的平衡。

# 第五节 孕 妇

孕妇妊娠期间一方面需要提供胎儿生长发育所必需的营养，同时也要满足自身的营养需要。因此，孕妇的合理营养对于胎儿生长和母体健康均十分重要。

## 一、孕妇的生理特点

### 1. 内分泌

怀孕以后，机体内分泌系统发生显著变化，表现为绒毛膜促性腺激素、绒毛膜生长素、雌激素、孕酮等分泌量增加。其主要作用是有利于子宫内膜、胎盘、乳房等组织器官的生长发育。

### 2. 基础代谢率

妊娠早期基础代谢率略有下降，妊娠中期则开始逐渐升高。妊娠晚期基础代谢率增高 15%～20%。

### 3. 体重

妊娠期间母体体重不断增加，尤其是在中晚期。体重增加主要来自两个方面：一是胎盘、羊水和胎儿；二是母体血液、子宫、乳腺等。

### 4. 血液

妊娠妇女自怀孕 6～8 周开始，血容量出现增长，一直维持到分娩。血容量增长包括血浆容积和红细胞数量的增加，而且，血浆容积的增加大于红细胞数量的增加，与妊娠前比较，血浆容积增加 45%～50%，红细胞数量增加 15%～20%。由于二者增加比例的不同，血液出现稀释现象。

### 5. 肾脏

由于妊娠期间需要同时排出母体和胎儿所产生的代谢产物，导致肾脏负担的加重，表现为肾血浆流量、肾小球滤过率显著增加，尿中尿素、尿酸、肌酸、肌酐等的排泄增多，同时，由于肾小管吸收能力没有相应提高，尿中葡萄糖、氨基酸、水溶性维生素的排出量也增加。

### 6. 消化

怀孕以后消化功能出现了下降，如胃肠平滑肌张力下降、消化液分泌减少、胃排空时间延长、肠蠕动减弱等，出现恶心、呕吐、反酸、便秘、消化不良等妊娠反应。但是，妊娠以后对某些营养素的吸收却有所增强，如对钙、铁、叶酸、维生素 $B_{12}$ 等的吸收都较妊娠前有所增加。

## 二、孕妇的营养需要

由于需要同时满足母体和胎儿的营养需要，妊娠前后的营养需要变化较大，主要表现在如下几个方面。

### 1. 能量

妊娠期间需要增加能量供给，以满足母体相关组织的增长与代谢变化、胎儿的生长发育等需要。但是，过多增加能量供给对孕妇并无益处。中国营养学会推荐自妊娠 4 个月开始，孕中期每日需要增加能量摄入 1.26 MJ，孕晚期需增加 1.88MJ。

### 2. 蛋白质

胎儿的生长发育需要足够的蛋白质，同时，妊娠母体也需要蛋白质，以满足子宫、胎盘、乳房发育的需要。中国营养学会推荐孕中期每日需要增加蛋白质 10 g，孕晚期需增加

25g，其中优质蛋白摄入至少在 1/3 以上。

**3. 矿物质**

（1）钙 孕妇钙摄入不足将影响到胎儿的骨骼和牙齿的发育，此时，孕妇体内的骨钙将被动员，以满足胎儿的需要，严重时造成孕妇骨质软化，影响分娩。

（2）铁 妊娠期间缺铁性贫血是常见的营养素缺乏病之一，我国孕妇缺铁性贫血平均发生率约为 30%，因此，妊娠期间补铁十分重要。

（3）锌 妊娠期间锌的营养状况直接影响到胎儿的生长发育，充足的锌供给有利于预防先天性出生缺陷，胎盘以主动转运的方式，从母体将锌提供给胎儿。

（4）碘 妊娠期间缺碘可能导致胎儿甲状腺功能低下，从而引起以严重的智力低下和生长发育迟缓为主要表现的呆小症。

**4. 维生素**

（1）叶酸 妊娠期间缺乏叶酸，影响到红细胞的成熟，造成巨幼红细胞贫血。近年来的研究表明，妊娠早期缺乏叶酸将导致胎儿出现神经管畸形。

（2）维生素 $B_{12}$ 妊娠期间缺乏维生素 $B_{12}$，也会发生巨幼红细胞贫血和胎儿神经系统受损。

（3）维生素 $B_1$ 妊娠期间母体缺乏维生素 $B_1$ 后可能没有明显的临床表现，但是，胎儿出生后有可能发生先天性脚气病。

（4）维生素 A 妊娠期间缺乏维生素 A 可能引起胎儿早产、发育迟缓及低体重。但是，维生素 A 摄入过多可以引起中毒及先天性畸形发生的可能。

（5）维生素 D 妊娠期间缺乏维生素 D 可导致母体骨质软化、胎儿骨骼和牙齿发育不良，新生儿出现手足抽搐和低钙血症；过量补充维生素 D 将导致中毒。

### 三、孕妇的合理膳食

（1）孕期要注意吃多种多样营养丰富的食物，要多吃富含铁的食物，如瘦肉、鱼类、菠菜等，多吃新鲜蔬菜、水果和海产品以提供维生素和矿物质。此外，还要多吃奶制品和豆制品。避免偏食，也不要暴饮暴食，以免造成肥胖，导致妊娠中毒或难产。

（2）妊娠各期的饮食应有差别。怀孕前 3 个月，胎儿生长较慢，孕妇营养需要与平时差不多，摄入的营养素可以不增加或少量增加。但要注意改善膳食的质量，可适当加优质蛋白，如鸡蛋、牛奶、鱼类，若有早孕反应，可以少量多餐。怀孕 4～7 个月胎儿生长加快，孕妇食欲一般较好，对营养素的需要量明显增加，除一日三餐外下午可加一餐，要多吃富含多种营养素的食物，如瘦肉、猪肝、海产品、奶类和豆制品等，还需多吃新鲜黄、绿色蔬菜和水果，主食要米面杂粮搭配。怀孕晚期是胎儿生长最快的阶段，除提供胎儿生长发育所需的营养素外，还要贮存一些营养素，这时可继续前一阶段的营养原则，主要是增加蛋白质和钙、铁等的摄入，可选食体积小而营养价值高的食物，如肉、蛋、鱼、奶、蔬菜、水果，少吃能量密度高的食物，如糕点、甜食，每日盐量应少于 5g，以免出现水肿。餐次可每日 4～5 次。

（3）注意饮食卫生。不洁的食物可引起食物中毒、菌痢等胃肠道疾病。有些受到化学污染的食品还可诱发胎儿畸形。

（4）不要吃刺激性食物。浓茶、咖啡、酒、辛辣食品可引起大便干燥，又可刺激引起子宫收缩，所以妊娠晚期要避免摄入以上食品。吸烟与饮酒可能对胎儿健康有害，亦应禁止。

# 第六节 乳 母

乳母在哺乳期间，乳汁分泌量持续增加，每日可从500 ml到2000 ml左右，所以乳母在哺乳期的营养需要大于妊娠期的营养需要。乳母的营养供给是保证乳汁质量与数量的物质基础。

## 一、乳母的生理特点

随着胎儿的娩出，产妇便进入以自身乳汁哺育婴儿的哺乳期。哺乳有利于母体生殖器官及其他有关器官组织的恢复。同时，母体内分泌系统发生显著变化，表现为雌激素、孕激素、胎盘生乳素水平急剧下降，催乳素持续升高，以促进乳汁的分泌。此外，婴儿吸吮乳头的过程，也进一步促进乳汁的分泌。

## 二、乳母的营养需要

### 1. 能量

乳母由于需要合成和分泌乳汁，因此对能量的需要有所增加。一般情况下，每产生100 ml乳汁需要消耗能量约为356 kJ。中国营养学会推荐哺乳期应增加2.09 MJ能量的摄入。

### 2. 蛋白质

人乳中蛋白质含量约为1.2 g/100 ml，按前6个月平均每日泌乳量750~800 ml计算，则需要合成分泌9.0~9.6 g蛋白质，相当于每日需要摄入12.8~13.7 g膳食蛋白质。考虑膳食蛋白质的质量问题，中国营养学会推荐乳母每日应多摄入25 g蛋白质。

### 3. 脂肪

乳汁中脂肪成分受膳食脂肪组成的显著影响，摄入动物脂肪较多时，乳汁中饱和脂肪酸含量增加。中国营养学会推荐乳母每日摄入脂肪所提供的能量应占总能量的20%~30%。

### 4. 矿物质

人乳中的主要矿物质（钙、磷、镁、钾、钠）的浓度一般不受膳食的影响。微量元素中，碘与硒的膳食摄入量与乳汁含量呈正比。中国营养学会推荐乳母每日增加钙200 mg，铁4 mg，碘、锌、硒每日分别增加120 μg、4.5 mg、18 μg。

### 5. 维生素

脂溶性维生素中只有维生素A能少量通过乳腺，因此，增加乳母维生素A的摄入可以提高乳汁中维生素A的含量。中国营养学会推荐乳母每日应增加维生素A 600 μg RAE。由于维生素D几乎不能通过乳腺，因此，乳母无需增加维生素D的摄入。

水溶性维生素中大多数能够自由通过乳腺，但是，乳腺具有自动调节乳汁中水溶性维生素含量的作用，水溶性维生素含量达到一定水平后不再继续升高。中国营养学会推荐乳母维生素B$_1$、维生素B$_2$、维生素B$_{12}$、维生素C、叶酸、烟酸的每日推荐摄入量（RNI）分别增加0.3 mg、0.3 mg、0.8 μg、50 mg、150 μg、3 mg NE，维生素B$_6$、泛酸、胆碱、生物素分别增加0.3 mg、2.0 mg、120 mg、10 μg。

### 三、乳母的合理膳食

（1）注意保证优质蛋白质的摄入，如鱼、禽、肉及动物内脏、蛋、奶及豆制品，每日要比平日多吃100～150g。主食可供给能量，哺乳期间要比平日多吃些，注意增加品种，适当吃些粗粮。

（2）膳食中要有适量的脂肪，脂肪不只是提供能量，还可以提供脂肪酸，与婴儿大脑发育密切相关。

（3）保证足够矿物质的供给。为预防乳母贫血，应多吃含铁丰富的食物，如瘦肉、血豆腐、肝等。还要多吃些含钙丰富的食物，如牛奶、豆类、芝麻酱等。因母乳中钙的含量（34 mg/100ml）是比较稳定的，若膳食钙供给不足，就要动用母体骨骼中的钙，以维持母乳中钙的恒定，这样就可能导致乳母缺钙。另外，还要多吃些海产品，如海带、紫菜等，可提供钙和碘。

（4）提供适量的维生素。维生素 A、维生素 D、维生素 $B_1$、维生素 $B_2$ 是我国日常膳食中容易缺乏的几种维生素，应多吃新鲜深绿色、黄红色蔬菜及水果，可提供维生素 A 前体 β 胡萝卜素，多进行户外活动，通过接受光照可补充维生素 D，瘦肉、蛋、肝、粗粮、蘑菇可提供 B 族维生素，新鲜水果含维生素 C 较多，特别是鲜枣、山楂、猕猴桃等。

（5）增加水分的摄入。因为乳汁中大部分是水，每日应增加一定量流质食物的摄入，可增加乳量，如鱼汤、排骨汤等。

（6）应不吃或少吃刺激性食物及饮料，如辣椒、大蒜、酒、咖啡等。注意饮食卫生和乳头卫生，远离污染环境，保持乐观情绪，注意适当休息。

# 第七节 老 年

随着人类寿命的不断延长，人类社会正在逐渐进入老龄化社会。据专家估计，到2050年，全世界60岁以上老年人将上升至20亿，有人形象地将之称为"银发浪潮"。我国第五次人口调查结果也显示，我国60岁以上老年人口呈上升趋势，到2050年老年人口的比例估计将达29.8%。老年人群是一个特殊的弱势人群，有着许多特殊的营养需要，合理的营养将有助于延缓衰老、预防疾病。

## 一、老年人的生理特点

### 1. 代谢功能降低

与中年人相比，老年人基础代谢下降15%～20%，而且合成代谢降低，分解代谢增高，细胞功能下降。同时，老年人胰岛素分泌减少，组织对胰岛素的敏感性降低，可导致葡萄糖耐量的下降。

### 2. 体内成分改变

随着年龄的增长，体内脂肪组织逐渐增加，细胞内水分减少，肌肉组织萎缩，脂肪分布呈向心性分布的改变。另外，妇女在绝经以后，由于雌激素分泌减少，骨密度降低，出现骨质疏松症状。

**3. 消化系统功能减退**

老年人消化系统功能减退表现在如下几个方面：一是由于牙齿的脱落，影响了对食物的咀嚼；二是由于味蕾、舌乳头和神经末梢的改变，使味觉和嗅觉功能减退；三是胃酸、内因子和胃蛋白酶分泌减少，使蛋白质、矿物质和维生素的生物利用率下降；四是胃肠蠕动减慢，胃排空时间延长，容易引起便秘；五是胆汁分泌减少，使脂肪消化受到影响。

**4. 免疫功能下降**

老年人胸腺萎缩，T淋巴细胞减少，导致免疫功能下降，对感染性疾病的抵抗力明显降低。

**5. 抗氧化功能下降**

随着年龄的增长，体内抗氧化物质含量减少，抗氧化酶功能减弱，导致氧化损伤的加重，主要表现为老年人体内脂质氧化产物丙二醛（malondialdehyde，MDA）含量增加，以及组织内大量脂褐素的沉积。另外，氧化损伤可以造成基因突变、酶活性下降，进而加速了衰老过程。

## 二、老年人的营养需要

**1. 能量**

老年人基础代谢下降、体力活动减少和体内脂肪组织比例增加，对能量的需要相对减少，若能量摄入过多，将引起肥胖。中国营养学会推荐的65岁老人中等身体活动水平能量需要量男性9.83 MJ，女性8.16 MJ，80岁以后分别为9.20、7.32 MJ。

**2. 蛋白质**

老年人对蛋白质吸收利用率下降，体内蛋白质合成能力减弱，容易出现负氮平衡，同时，老年人肝肾功能下降，摄入过多的蛋白质将增加肝肾负担。中国营养学会推荐的65岁以上老人中等身体活动水平膳食蛋白质摄入量男性65 g，女性55 g。

**3. 脂肪**

老年人对脂肪的消化能力降低，因此，脂肪摄入不宜过多。摄入的脂肪所提供的能量应占总能量的20% ~ 30%，其中，饱和脂肪酸所提供的能量应小于总能量的10%。

**4. 碳水化合物**

老年人糖耐量下降，过多摄入的碳水化合物将在体内转变为脂肪，引起肥胖、高脂血症等。因此，老年人摄入的碳水化合物应占总能量的50% ~ 65%为宜，而且，老年人应降低甜食或食糖的摄入，增加多糖，包括膳食纤维的摄入，以预防便秘。

**5. 矿物质**

与其他人群相比，老年人对钙、铁的需要比较突出。

（1）钙　老年人由于胃酸分泌减少、活性维生素D合成能力下降，对钙的吸收能力减弱，因此，老年人容易发生钙摄入不足或缺乏，导致骨质疏松的发生；同时，过多补钙会引起高钙血症、肾结石等。中国营养学会推荐老年人每日钙的摄入量为1000 mg。

（2）铁　老年人对铁的吸收利用能力下降，加上造血功能减退，容易出现缺铁性贫血。但是，铁摄入过多对健康也有不利影响，如铁在体内通过诱导脂质过氧化导致细胞膜损伤，增加动脉粥样硬化和心肌损伤发生的危险。中国营养学会推荐老年人每日铁的摄入量为

12 mg。

**6. 维生素**

一些调查结果显示，老年人容易缺乏维生素 A、维生素 D、维生素 $B_{12}$、叶酸等。维生素 A 与视觉功能、上皮组织、免疫功能均有密切关系；维生素 D 则与钙吸收有关；维生素 $B_{12}$、叶酸缺乏与老年性痴呆发生相关，同时，同型半胱氨酸的代谢需要维生素 $B_6$、维生素 $B_{12}$、叶酸的参与。

## 三、老年人的合理膳食

（1）注意食物多样化，保证老年人从膳食中获得足够的各种营养素，以达到平衡膳食的目的。

（2）食物要粗细搭配，易于消化。食物过细、过精会影响膳食纤维的摄入，不利于便秘的预防。

（3）保证每日新鲜蔬菜、水果的摄入。

（4）注意合理的烹调，使食物具有一定的色、香、味等，增加食欲。少吃或不吃荤油、肥肉、油炸食品等。

（5）积极参加适度的体力活动，保持能量平衡，以维持理想体重。

（郭长江　高蔚娜）

# 第三章  特殊环境条件下的营养需要

特殊环境包括高温、低温、高原环境等，人体进入特殊环境后生理功能发生一系列适应性变化，同时营养代谢也发生显著变化，人体的营养需要也有所变化，出现功能性代偿过程。如果饮食未能作出相应调整，有可能发生营养代谢紊乱和营养不良，导致人体习服能力下降，严重时甚至无法生存于特殊环境；反之，如能及时调整饮食，保持良好的营养状况，则可促进人体对于特殊环境的习服。

## 第一节  高温环境

### 一、高温环境特点与分布

通常把35℃以上的生活环境和32℃以上的劳动环境统称为高温环境，可分为湿热型和干热型高温环境。在我国，湿热型高温环境包括长江以南与东南沿海的福建、广东、海南、广西、浙江、台湾、江苏南部、云南南部和西南部海拔在1500米以下的谷地，干热型高温环境分布于新疆、青海、宁夏、甘肃、内蒙古、陕西及东北地区，含沙漠地带。目前，湿热型高温环境对人体影响的研究较多。

### 二、高温环境对人体营养代谢的影响

机体处于高温环境时受到高温和热辐射的影响，体温调节、水盐代谢、消化系统、循环系统等均出现功能变化，机体蛋白质分解代谢增强，能量消耗增加，大量出汗引起体内水分、钠、钾等丢失，水溶性维生素也随汗液排出；同时，出现食欲下降，消化吸收功能降低。因此，高温环境首先应考虑补充水分和无机盐，补充量可根据作业人员的主观感觉和体重变化，采用特制的混合盐片或饮料更为有效，水溶性维生素摄入也应相应增加。此外，能量和优质蛋白质也应尽可能有所增加。

### 三、高温环境下的营养供给

#### （一）能量

高温和劳动强度均可使机体能量消耗增加。高温下基础代谢率增加5%～10%，高温作业人员总能量代谢相应增加10%～40%。因此，有必要增加高温作业者的能量供给量。鉴于人在高温下食欲较差，一般认为以增加10%能量较为适宜。

#### （二）蛋白质

高温作业人员排出的氮量较非高温作业者高30%，故高温作业者蛋白质供给量应增加。

考虑到蛋白质具有较强的食物生热效应，可增加机体的热应激反应，并且蛋白质摄入过高会加重肾脏负担。因此，高温作业者食物中蛋白质含量以占总能量的14%为宜，优质蛋白含量应适当增加。

### （三）脂肪

有关高温作业人员脂肪需要量问题研究不多。近年来多数学者认为，高温作业人员应少吃高脂食品，膳食脂肪应占总能量的18%左右。

### （四）碳水化合物

碳水化合物在体内氧化释放能量较快，是体内最主要、最经济的能源物质。碳水化合物供应充足，具有节约蛋白质、抗生酮作用。碳水化合物可以促进机体热适应，提高机体对热的耐受性，而且对高温作业人员的水盐代谢有调节作用。我国学者建议，碳水化合物供给量不应低于总能量的58%。

### （五）维生素

研究表明，高温作业人员补充维生素 $B_1$、维生素 $B_2$、泛酸、维生素 C 等可以有效缓解体重下降、口渴、倦怠、食欲不振、恶心、眩晕、手指发抖、气喘、头晕等常见症状，提高耐热能力。高温作业人员维生素的供给量以增加水溶性维生素为主。维生素 C 每日应为150～200mg，维生素 $B_1$ 为2.5～3.0mg，维生素 $B_2$ 应在常温作业的基础上增加1.5～2.5mg。维生素 A 供给量也应高于常温作业者，每日供给量为1500μg RAE。

### （六）矿物质

环境温度越高，人体出汗也越多，可造成电解质大量丢失，严重时可导致水盐代谢障碍，因此需要及时补充各种矿物质。氯化钠的供给量应视出汗量而定：如果全天出汗量 <3L，食盐需要量为15g；若出汗量在3～5L，食盐需要量为15～20g；若出汗量 >5L，食盐需要量为20～25g。钙的供给量高于常温作业者，每人每日1000mg。铁的供给量在常温作业的基础上增加10%～20%。锌的供给量不应低于15mg。通过汗液丢失的微量元素还有铜、铬、锰、镍、碘、钴等，具体建议的供给量尚不一致，有待进一步研究，但至少不应低于中国居民膳食营养素参考摄入量或其他有关建议推荐量。

## 四、高温环境下的膳食原则

由于高温对消化系统功能有明显的抑制作用，因此，高温工作人员膳食原则不同于常温工作人员。一些调查发现，高温工作人员在夏季炎热期间食欲普遍下降，一般饭量减少10%～20%；有些地区高温工作人员午餐量大，且富含脂肪的食物较多，又无午间休息，饭后立即劳动，不能保证胃肠道血液充分供给，不利于营养物质的消化和吸收。此外，由于出汗多，加之大量饮水冲淡了胃液，进一步降低了消化能力，较易引起胃肠道疾患。建议高温工作人员早餐应占总能量的35%，中餐占总能量的30%，晚餐占35%；主食不宜放在工作时间内进食，而应在下班1小时后进食，以避免高温对消化系统的不良影响。

为了提高高温作业人员的食欲，改善其消化吸收能力，应尽可能安排在凉爽的环境中就餐，最好进餐前入浴，以解除高温刺激；并准备足够的凉汤或饮料供餐前饮用（温度不应低于10℃），以解除因渴觉中枢兴奋而引起摄食中枢抑制；同时，选用能促进消化液分泌和促进食欲的调味品,如葱、姜、醋等,合理配制菜谱,改进烹调方法,以增进食欲,避免食物太油腻,保证营养素充分摄入。另外,应尽量增加新鲜蔬菜、水果的供应,补充人体必需的矿物质和具有抗氧化作用的维生素及天然植物化学物。

# 第二节　低温环境

## 一、低温环境的特点与分布

环境温度持续在10℃以下相当时间即为低温环境,分为干寒地区、高寒地区和湿寒地区。在我国,干寒地区包括东北、华北和西北地区,青藏高原属高寒地区,华东、西南和华南地区为湿寒地区。

## 二、低温环境对人体营养代谢的影响

在寒冷条件下,机体为了保持体温,必须增加产热。其热平衡调节机制是寒冷刺激甲状腺功能增强,甲状腺素分泌增加,使体内物质氧化代谢所产生的能量主要以热的形式向体外散发,而不是产生ATP,这种氧化与磷酸化脱节的现象称为氧化磷酸化解偶联;同时,在低温条件下组织细胞内三羧酸循环和呼吸链酶类的活力增强,机体氧化产热能力增强;也有研究发现在寒冷条件下机体的去甲肾上腺素和肾上腺素的分泌增加,氧摄取量增加。上述这些因素均可增加机体的产热量。因此,低温环境条件下基础代谢明显升高。

寒冷使机体能量消耗增加、体重下降,其中体脂减少最明显,而体脂消耗是脂肪动员的结果。脂肪动员使大量的游离脂肪酸进入血液循环,进而进入能量代谢器官氧化供能。有报道观察正常人在-10℃低温下活动时的氧耗量和呼吸交换率,认为冷暴露时总的能量消耗增加归因于脂肪利用率的增加,并且脂肪利用率增加随冷暴露时间的延长而速度加快。一般认为机体在低温条件下的代谢特点是优先利用脂肪,因此,高脂膳食对寒冷环境下的生存十分有益,补充脂肪可提高机体的抗寒能力,亦可提高大脑的工作效率。从居住的气候条件和膳食组成的营养调查结果来看,寒区居民脂肪摄入量较高,这反映了机体的实际需要与代谢适应性变化。因为在低温下高脂肪膳食较高糖膳食更有助于保持体温的恒定。

低温可影响机体对维生素的需要,在对低温未形成适应的条件下,各种维生素的需要量都显著提高。实验表明:适应寒冷的动物组织中抗坏血酸的浓度升高;在寒冷环境下习服机能失调的动物,补充高能量饲料和抗坏血酸可消除失调;我国东北地区居民的维生素C饱和试验显示,使机体达到饱和所需的维生素C要高于温热带居民。机体在低温环境下对其他一些维生素的需要量也增加。例如,增加维生素A、维生素$B_1$、维生素$B_2$等的摄入有助于冷习服。此外,寒区环境下机体对钙、钠等矿物质的需要量也有所增加。

## 三、低温环境下的营养供给

机体在低温条件下,由于发生应激反应和其他额外消耗,能量和各种营养素的需要量都有适当的提高;但是低温程度不同、人体对低温的习服程度不同,以及生理、生活和劳动状况差异对能量和各种营养素的需要量均将产生影响,究竟应该提高多少,尚有争议。

### （一）能量

一般情况下可按基础代谢提高10%~15%，结合野外活动多少、居住条件、服装保温好坏，以及对气候条件习服适应程度而适当调节。

### （二）产能营养素

在确定能量供给量的前提下，还应考虑适宜的蛋白质、脂肪和碳水化合物的生热比例。低温条件下与常温不同的是，碳水化合物的生热比例应适当降低，蛋白质正常或略高，脂肪所占的比例适当提高。膳食中必须提供足够的蛋白质来维持肌肉功能，以保证完成大强度作业或劳动，因此蛋白质供热比例适宜范围为11%~15%。脂肪是寒冷环境下重要的能源物质，适当增加脂肪的供应可有效提高机体的耐寒能力，短期食入高脂膳食不会导致脂代谢紊乱。我国专家建议冬季寒冷地区膳食脂肪供给量可提高到25%~35%。对于低温尚未习服者，应保持碳水化合物比例，脂肪所占比例不宜过高，以免发生高脂血症及酮尿。颤抖是寒冷环境下维持体温的重要方法，其能量来源是碳水化合物，如果膳食不能提供足够的碳水化合物，将会导致机体蛋白分解和对寒冷耐受力的下降。

### （三）维生素

低温条件下机体对维生素的需要量增加，有人估计较常温条件高30%~50%。抗氧化维生素C、维生素E可提高人体耐寒能力，维生素E还能提高机体对寒冷的习服程度。我国专家建议在低温条件下进行中等强度作业人员每日供给维生素A 5000IU（1500μg RAE）、维生素$B_1$ 2 mg、维生素$B_2$ 2.5 mg、烟酸15~25 mg、维生素$B_6$ 2 mg、维生素C 100 mg。寒冷地区户外活动及日照时间相对减少，容易导致体内维生素D合成不足，每日还应补充10μg维生素D。

### （四）矿物质

寒冷地区人体矿物质容易缺乏，主要原因是：①蔬菜、水果等供应不足，用冰雪水作为饮用水，矿物质来源减少；②机体代谢需要增多，如钠泵产热及气候习服过程中血钙、钠、镁、锌等下降；③矿物质排泄增加，如低温下多尿，钠及其他矿物质损失较多。在寒冷环境中最容易缺乏的矿物质是钙和钠。由于钙来源不足，日照时间短，维生素D作用受限，使得缺钙成为寒冷地区普遍存在的营养问题。食盐对于寒冷地区的居民有特殊意义，摄入较多食盐可以使机体产热增强。调查显示，寒带地区居民食盐摄入量相当于温带居民的2倍，但未发现血压有显著升高，因此低温环境下需适量增加食盐供给量。其他矿物元素也应有针对性地加以补充。

## 四、低温环境下的膳食原则

在低温环境下，应注意合理膳食，避免不良的饮食习惯。在有条件的情况下，肉类多选用羊肉、牛肉、狗肉或鸡肉，蔬菜宜多选用大葱、辣椒、生姜等，尽量增加水果的供给。冷饭菜对胃肠道有不良刺激，影响食物的消化与吸收，因此，应采取一切措施保证日常的热食供应，并注意足量饮水。此外，根据工作的具体安排，在从事高强度工作的情况下，可以考虑安排一日四餐，即早餐25%、间餐15%、午餐35%、晚餐25%；对于在野外执行任务的人员，可以适当增加一些具有生热作用的小吃食品，如糖果、饼干等。

# 第三节　高原环境

## 一、高原环境的特点与分布

医学上一般称海拔 3000 米以上地区为高原地区，在我国泛指西藏和青海、甘肃、新疆南部及四川、云南西北部。

## 二、高原环境对人体营养代谢的影响

由平原进入高原的初期，尤其是 4000 米以上的高原时，机体的消化系统与心血管、呼吸、神经等系统一样，也发生剧烈变化，主要表现为胃肠蠕动功能紊乱、胃液分泌减少、胃蛋白酶活性下降、胃排空时间延长、胃肠胀气、胆囊收缩减弱等，出现恶心、呕吐、腹泻、腹痛、腹胀、消化不良、食欲不振等症状。由于消化系统功能的变化，食物的消化吸收过程必然受到影响。动物实验的结果显示，随着海拔高度的增加，食物中各种营养素的消化吸收率也随之下降；初入高原人群的营养调查结果也表明，由于胃肠功能的变化，每日各种食物的摄入量明显减少，导致各种营养素摄入减少，容易发生营养缺乏病，直接影响机体对高原环境的习服能力。

进入高原环境后，由于大气中氧气的减少，糖代谢变化表现为无氧酵解加强，血中乳酸含量升高，血糖下降，糖原分解加强，有研究报道高原人群对葡萄糖的利用能力明显高于平原人群；脂类代谢变化表现为脂肪氧化不全，血中三酰甘油和游离脂肪酸的含量升高，体内酮体生成相应增加；蛋白质代谢变化为蛋白质分解代谢加强，出现负氮平衡，血浆游离氨基酸水平下降，非必需氨基酸水平下降的幅度大于必需氨基酸水平的下降幅度，而肝脏中游离氨基酸水平反而升高，尤其是必需氨基酸。

高原环境对维生素代谢也有显著影响。大鼠实验结果表明，海拔高度和停留时间对大鼠体内一些维生素的代谢均有显著影响。在模拟海拔 4000~8000 米高度的条件下，随着高度的增加，血清全血谷胱甘肽还原酶活性系数（BGR-AC）、红细胞转酮醇酶 TPP 效应逐步升高，血清维生素 E 水平逐步下降；停留时间对 BGR-AC、TPP 效应、维生素 E 水平的影响与高度的影响相仿；急性缺氧大鼠尿中维生素 $B_1$、维生素 $B_2$ 排出也显著增加。高原环境下体内抗氧化维生素代谢的变化与体内自由基生成增加有关。

进入高原环境的初期，水代谢一般呈负平衡状态，电解质代谢发生紊乱，体液由细胞外进入细胞内，导致细胞水肿。高原人体试验发现血清 K、Cl 含量升高，尿中 K、Cl 排出量下降，其他元素的变化往往不如 K、Cl 的变化明显。高原环境对微量元素代谢也有影响。大鼠实验结果表明，随着海拔高度的增加，血清中 Zn、Fe 水平呈下降趋势，而 Cu、Mn 水平呈升高趋势。

## 三、高原环境下的营养供给

### （一）能量

人处于高原时，由于基础代谢率的提高，加上气温低、呼吸加快等原因，能量消耗明显高于平原。印度研究结果显示在 4107 m 高度，温度 4℃ 时能量需要增加 32%；美国研究结果表明进入 4300 m 高度后第五天的能量消耗增加 3% ~ 15%，第九天时增加 17% ~ 35%。我国专家建议高原能量供给量轻体力劳动为 2800 ~ 3300 kcal，中等体力劳动为 3300 ~ 3800 kcal，重体力劳动为 3800 ~ 4400 kcal，比相应的平原劳动者高出 10%。

### （二）产能营养素

能量来源于三大产能营养素，即蛋白质、脂肪和碳水化合物。有关三大产能营养素构成适宜比例的研究一直是高原营养研究中的热点问题之一。早期前苏联学者认为应掌握"高糖、低脂、不滥用蛋白质"的原则，适宜比例应为 1∶(0.7 ~ 0.8)∶4，主要原因是脂肪氧化需要更多的氧气，而高糖有助于肺泡氧张力的增加和脑功能的改善；但是，后来的一些研究表明，上述原则可能仅仅适用于初入高原的急性缺氧期，对于居住高原一年以上者，或者对高原产生适应者，无必要过分强调上述高糖低脂的膳食原则，适当增加脂肪和蛋白质的供给，往往可以增加菜肴的美味，促进食欲。因此，对于慢性缺氧者，或者已经习服者，三大产能营养素适宜比例可与平原无区别，以 1∶1 ~ 1∶5 为宜，分别占摄入总能量的 12% ~ 15%、25% ~ 30%、55% ~ 65%。

### （三）维生素

高原环境下一些维生素的需要量也增加，尤其是维生素 $B_2$、维生素 C 的需要量显著高于平原。有关研究结果显示，高原成年人维生素 $B_2$ 每日需要量可达 1.58 mg，维生素 C 的每日需要量可达 80 mg，而且，初入高原者的维生素 $B_2$ 需要量高于久居高原者，为 1.80 mg。另外，一些补充多种维生素的营养干预研究结果也表明，大剂量多种维生素对改善机体能量代谢与心脏功能、增加体能、提高抗氧化能力均具有较好的效果。

### （四）矿物质

高原环境下一些矿物质的需要量也增加，尤其是铁与锌的需要量显著高于平原。铁需要量的增加是由于进入高原后，造血机能亢进，机体需要增加铁的摄入，以满足合成血红蛋白的需要。其他大多数矿物质需要量的变化尚缺乏详细研究资料。

## 四、高原环境下的膳食原则

应尽量增加高原人群蔬菜、水果、豆类及其制品、海带、动物内脏、鱼类等食物的供给，使食物多样化，提高优质蛋白质的摄入，同时增加机体所需的维生素和钙、铁、锌的摄入。

由于高海拔气压低，应使用高压锅蒸煮主食，但不应使用高压锅蒸煮叶类蔬菜，以避免维生素的大量损失。注意对饮管人员进行营养卫生知识的教育培训，掌握科学的烹调方法，使饭菜色、香、味、形俱佳，增加饭菜可口性。有条件时可服用复合营养素制剂，以满足人体特殊营养需要。针对初入高原的人员，为了尽快习服高原环境，可采取少吃多餐的方式，以增加食物的摄入量，有条件时可在正餐之间适当增加一些小吃类食品，如糖果、饼干等休闲食品。

（郭长江　高蔚娜）

# 第四章 各类食物的营养价值

食物是人类获取能量及营养素的物质基础，一般包括植物类食物（谷类、薯类、豆类及其制品、蔬菜水果类等）、动物类食物（畜禽鱼类、奶及奶制品、蛋类等）。另外，还包括保健食品和营养强化食品等。

食物的营养价值是指食物中所含能量和营养素满足人体营养需要的程度。营养价值的高低取决于食物中所含营养素种类是否齐全、数量是否充足、比例是否适宜，以及被人体消化吸收的程度等。不同食物营养价值不同；即使是同一种食物，也会因为遗传因素、环境因素、烹调加工方式不同而有所差异。

判定一种食物营养价值高低，首先应对其所含营养素的种类和数量进行测定和分析。一般认为，食物中所含营养素的种类和比例越接近人体需要，其营养价值就越高。常用营养质量指数（index of nutrition quality，INQ）作为评价食物营养价值的指标。INQ 为营养素密度与能量密度之比。所谓营养素密度是指被评价食物中某营养素含量与该营养素供给量标准之比，能量密度是指被评价食物所产生的能量与能量供给量标准之比。INQ≥1，表明被评价食物中该营养素营养价值高；INQ＜1，表示被评价食物在能量达到供给量标准时，该营养素含量未达到供给量要求，故营养价值较低。其次，营养素的质与量同等重要，质的优劣主要体现在食物可被消化、营养素可被吸收和利用的程度。例如，谷类是人类蛋白质的主要来源之一，但赖氨酸的含量较低，使得谷类食物蛋白质的生物学价值偏低。

食物的营养价值是相对的，不同的食物有各自不同的特点，自然界中几乎没有一种食物完全可以满足机体任一阶段生长发育的要求。研究和评定各类食物的营养价值，合理利用食物，对于改善人类营养状况具有十分重要的意义。

## 第一节 植物类食物

### 一、谷类食物

谷类是主要粮食作物，品种繁多，据统计多达 4 万种以上。广义上的谷物应包括稻米、小麦、玉米、小米、大麦、青稞、高粱、薏米、燕麦、荞麦、莜麦、糜子等。

#### （一）谷类的结构和营养素分布

各种谷类种子除形态大小不一外，其结构基本相似，都是由谷皮、胚乳、胚芽三个主要部分组成，分别占谷粒重量的 13%～15%、83%～87% 和 2%～3%。谷粒中营养素呈不均衡分布。

谷皮（bran）为谷粒的外壳，主要由纤维素、半纤维素等组成，含有较高灰分和脂肪。糊粉层介于谷皮和胚乳间，含有较多的磷和丰富的 B 族维生素及矿物质，但在碾磨加工时，易与谷皮同时脱落而混入糠麸中。

胚乳（endosperm）是谷类的主要部分，含大量淀粉和一定量的蛋白质。靠近胚乳周围部分蛋白质含量较高，越向胚乳中心，含量越低。

胚芽（embryo）位于谷粒的一端，富含脂肪、蛋白质、矿物质、B族维生素和维生素 E。

### （二）谷类营养成分

**1. 蛋白质**

谷类蛋白质含量一般在 7.5%～15%，主要由谷蛋白（glutelin）、醇溶蛋白（prolamin）组成，还含有少量的白蛋白（albumin）和球蛋白（globulin）。谷类是我国居民膳食蛋白质的重要来源，但因其必需氨基酸赖氨酸、苏氨酸、色氨酸、苯丙氨酸和蛋氨酸含量偏低，使其营养价值降低。可以采用氨基酸强化、蛋白质互补和遗传育种等方法提高谷类蛋白质的营养价值。

**2. 碳水化合物**

谷类碳水化合物主要是淀粉，含量在 70% 以上。其次为糊精、戊聚糖、葡萄糖和果糖等。淀粉是人类最理想、最经济的能量来源。淀粉分支链淀粉和直链淀粉。直链淀粉和支链淀粉相比，易溶于水，较黏稠，易消化，且使血糖升高的幅度较小。

**3. 脂类**

谷类属于低脂肪食物，除了燕麦、莜麦等少数品种脂肪含量大于7%外，其他谷类食物脂肪含量多在 1%～3%，主要集中在糊粉层和胚芽。

**4. 矿物质**

谷类含矿物质为 1.5%～3%，主要是磷和钙，多以植酸盐形式存在，消化吸收较差。

**5. 维生素**

谷类是膳食 B 族维生素的重要来源，包括维生素 $B_1$、维生素 $B_2$、维生素 $B_6$、尼克酸、叶酸、泛酸、生物素等。部分谷物含有维生素 E 及少量的胡萝卜素。玉米中的尼克酸为结合型，需经过适当加工变成游离型尼克酸后才能被吸收利用。谷类食物不含维生素 A、维生素 D 和维生素 C。

### （三）加工方式对谷类营养价值的影响

谷类加工有制米和制粉两种。由于谷类所含营养素分布不均衡，蛋白质、脂肪、矿物质、维生素多分布在谷粒的周围和胚芽内，胚乳中心减少，因此加工精度与谷类营养素的保留程度有密切关系。加工精度越高，糊粉层和胚芽损失越多，营养损失越大，尤以 B 族维生素损失显著。加工粗糙时营养损失减少，但感官性状差且消化吸收率也相应降低。而且由于植酸和纤维素含量较多，还会影响其他营养素的吸收，如植酸与钙、铁、锌等螯合形成植酸盐，不能被机体利用。采取营养强化等措施可以弥补加工精白米面所造成的营养损失。

## 二、薯类食物

薯类包括马铃薯、甘薯、木薯、山药、豆薯等，是为人类提供淀粉的主要食物之一。马铃薯、甘薯、木薯被称为世界三大薯类。

### （一）薯类的营养成分

薯类的淀粉含量较高，为8%～29%，脱水后可超过谷物，因此在某些地区作为主食食用。薯类富含膳食纤维，可以预防便秘。薯类蛋白质含量为1%～3%，因其含赖氨酸较高可与谷类配合食用，提高谷类营养价值。薯类脂肪含量均小于1%，主要是不饱和脂肪酸。薯类含有一定的维生素和矿物质。如马铃薯的维生素C含量较高，且不容易受烹调的破坏，是冬季膳食维生素C的重要来源，红心红薯富含胡萝卜素，马铃薯和芋头的含钾量较高，芋头的含氟量较高，有防龋齿的作用。

### （二）薯类中的特殊成分

薯类含有各种植物化学物。马铃薯中酚类化合物含量较高，多为酚酸物质，包括水溶性的绿原酸、咖啡酸、没食子酸和原儿茶酸，马铃薯中绿原酸的含量可达其鲜质量的0.45%。山药块茎主要含山药多糖（包括黏液质和糖蛋白）、胆甾醇、麦角甾醇、油菜甾醇、β-谷甾醇、多酚氧化酶、植酸、皂苷等多种活性成分。这些化学成分是山药营养价值和生物活性作用的物质基础。红薯含有脱氢表雄甾酮，能有效抑制乳腺癌和结肠癌。

## 三、豆类及其制品

豆类按营养成分不同分为两大类：一类是大豆，含有较多的蛋白质和脂肪，而碳水化合物相对较少，如黄豆、黑豆与青豆，作为一种优质蛋白质来源，我国居民食用大豆已有数千年历史；另一类是除大豆以外的其他杂豆，含有较多的碳水化合物、中等量的蛋白质和少量的脂肪，如绿豆、豌豆、小豆、蚕豆、芸豆等。

### （一）大豆的营养价值

#### 1. 大豆的营养成分

大豆含有35%～40%的蛋白质，是植物性食品中含蛋白质最多的食品。大豆蛋白质的氨基酸组成接近人体需要，仅含硫氨基酸略低，具有较高的营养价值，而且富含谷类蛋白较为缺乏的赖氨酸，是与谷类蛋白质互补的天然理想食品，故大豆蛋白为优质蛋白。

大豆含有15%～20%的脂肪，其中不饱和脂肪酸占85%，且以亚油酸最多，高达50%以上，还含有1.64%的磷脂和丰富的维生素E，是优质食用油的来源。

大豆中含25%～30%的碳水化合物，其中只有一半是可供利用的淀粉、阿拉伯糖、半乳聚糖和蔗糖，而另一半是人体不能消化吸收的棉子糖和水苏糖，在肠道细菌作用下，发酵产生二氧化碳和氨，可引起腹胀。

每100g大豆中钙的含量为200～300mg，铁6～10mg，钾1276mg，还富含磷、锌等矿物质，是植物性食物中矿物质的良好来源。此外，大豆中还富含维生素$B_1$、维生素$B_2$、维生素E等。

#### 2. 大豆中的抗营养因素

大豆中存在一些抗营养因素。所谓抗营养因素是指存在于天然食品中，影响某些营养素的吸收利用，对人体健康和食物质量产生不良影响的因素。为充分发挥大豆的营养作用，需要合理处理这些抗营养因素。需要指出的是，对抗营养因素的认识也不是绝对的，随着研究的不断深入，人们发现一些抗营养因素在某些特殊情况下也发挥重要的保健作用。

（1）蛋白酶抑制剂（protease inhibitor）　存在于大豆等作物中，能抑制胰蛋白酶、糜蛋白酶、胃蛋白酶等13种蛋白酶的活性，影响人体对蛋白质的消化吸收，对动物生长有抑制作用。常采用加热处理的方法破坏其活性。

（2）豆腥味 大豆中含有脂肪氧化酶，能促进不饱和脂肪酸氧化分解，形成小分子的醛、醇、酮等挥发性物质，产生豆腥味和苦涩味，可通过加热、微波照射、有机溶剂萃取等方法去除。

（3）胀气因子（flatus – producing factor） 是指占大豆碳水化合物一半的水苏糖和棉子糖。人体缺乏其水解酶，二者不通过消化吸收直接到达大肠，在微生物作用下产气，引起腹胀。大豆加工成豆制品时胀气因子可被去除，它们有利于肠道双歧杆菌的生长繁殖，对调整肠道菌群有益。

（4）植酸 大豆中含1%～3%的植酸，它们是很强的金属螯合剂，可与锌、铁、钙、镁、铜等螯合而影响其吸收利用。

（5）植物红细胞凝集素（phyto – hematoagglutinin，PHA） 能凝集人和动物红细胞，可引起头晕、头痛、恶心、呕吐、腹痛、腹泻等症状，可影响动物生长，加热即被破坏。

（6）皂苷和异黄酮 是大豆中存在的主要植物化学物。最近的研究表明，他们对机体健康所起的作用要大于其不良影响。

## （二）其他豆类的营养价值

其他豆类主要有豌豆、蚕豆、绿豆、红豆、芸豆等。蛋白质含量约为20%，脂肪含量1%～2%，碳水化合物含量50%～60%，其他营养素含量近似大豆，见表4–1。

表4–1 常见豆类营养成分含量（以每100g可食部计）

| 食物名称 | 水分 (%) | 蛋白质 (g) | 脂肪 (g) | 碳水化合物 (g) | 维生素 | | | | 矿物质 | | |
| --- | --- | --- | --- | --- | --- | --- | --- | --- | --- | --- | --- |
| | | | | | A ($\mu$gRE) | $B_1$ (mg) | $B_2$ (mg) | 叶酸 ($\mu$g) | 钙 (mg) | 磷 (mg) | 铁 (mg) |
| 大豆 | 10.2 | 35.0 | 16.0 | 34.2 | 37 | 0.41 | 0.20 | 130.2 | 191 | 465 | 8.2 |
| 青豆 | 9.5 | 34.5 | 16.0 | 35.4 | 132 | 0.41 | 0.18 | 28.1 | 200 | 395 | 8.4 |
| 豆腐 | 82.8 | 8.1 | 3.7 | 4.2 | — | 0.04 | 0.03 | — | 164 | 119 | 1.9 |
| 豆浆 | 96.4 | 1.8 | 0.7 | 1.1 | 15 | 0.02 | 0.02 | 46.1 | 10 | 30 | 1.0 |
| 绿豆 | 12.3 | 21.6 | 0.8 | 62.0 | 22 | 0.25 | 0.11 | 393.0 | 81 | 337 | 6.5 |
| 小豆 | 12.6 | 20.2 | 0.6 | 63.4 | 13 | 0.16 | 0.11 | 87.9 | 74 | 305 | 7.4 |
| 芸豆 | 11.1 | 21.4 | 1.3 | 62.5 | 30 | 0.18 | 0.09 | 10.3 | 176 | 218 | 5.4 |
| 蚕豆 | 13.2 | 21.6 | 1.0 | 61.5 | | 0.09 | 0.13 | 21.5 | 31 | 418 | 8.2 |
| 豇豆 | 10.9 | 19.3 | 1.2 | 65.6 | 10 | 0.16 | 0.08 | 66.0 | 40 | 344 | 7.1 |
| 豌豆 | 10.4 | 20.3 | 1.1 | 65.8 | 42 | 0.49 | 0.14 | 113.7 | 97 | 259 | 4.9 |

## （三）豆制品的营养价值

豆制品主要包括豆腐及其制品、豆芽和豆苗等，后者也被看作蔬菜。

天然大豆有厚实的细胞壁及各种抗营养因素，影响其营养价值的发挥。如干炒大豆蛋白质消化率只有50%左右，整粒煮食大豆也仅为65%；而制成各种豆制品的消化率可高达92%～94%。

豆类加工成豆芽，除含有原有营养成分外，在发芽过程中经各种水解酶的作用，可使营养成分发生改变，有利于机体吸收利用。如植酸降解，更多的钙、磷、铁等矿物元素释放出来，增加矿物元素利用率；棉籽糖、水苏糖分解，使胀气因子被清除；产生维生素 C、维生素 $B_{12}$ 等新的营养素。豆苗中维生素 C、胡萝卜素和叶酸含量都高于豆芽，在新鲜蔬菜缺乏时，二者可作为维生素 C 等营养素的良好来源。

### （四）豆类中的天然活性成分

#### 1. 大豆异黄酮（soybean isoflavones）

大豆异黄酮属于多酚类物质的一种，组成单体主要有染料木黄酮、大豆黄素和黄豆黄素，天然状态下多以 β - 葡萄糖苷结合形式存在。在大豆中的含量为 0.1% ~ 0.4%，其他豆类及制品也含有较多的大豆异黄酮。豆类食物是大豆异黄酮的唯一膳食来源，蒸煮等加工方式不易使大豆异黄酮破坏，烘烤则会使染料木黄酮和大豆黄素分别丢失 21% 和 15%。大豆异黄酮具有非常广泛的生物学作用，如抗氧化、抗肿瘤、雌激素样作用、免疫调节、降血脂、抗病毒、抗辐射等作用，作为一种功能食品成分，大豆异黄酮在许多国家已经得到广泛应用。

#### 2. 大豆皂苷（soya saponin）

由萜类同系物（皂苷元）与糖缩合形成的一类化合物，为五环三萜类皂苷，经酸水解后，其水溶性组分主要为糖类，如葡萄糖、半乳糖、木糖、鼠李糖、阿拉伯糖和葡萄糖醛酸等，皂苷元与糖结合构成多种皂苷，为大豆皂苷 A1、A2 和大豆皂苷 Ⅰ、Ⅱ、Ⅲ。纯皂苷是一种白色粉末，具有苦和辛辣味，对于人体黏膜具有刺激性，能引起局部充血、水肿和出血性炎症。

大豆皂苷具有溶血作用，这是其被视为抗营养因子的原因之一，同时也说明它具有抗血栓作用。大豆皂苷还具有降血脂作用，可保护心脑血管功能。其他作用包括抗突变和抑制肿瘤生长、抗氧化、免疫调节、抗病毒作用等。

## 四、蔬菜类

蔬菜分为根菜类（如萝卜、胡萝卜）、鲜豆类（如菜豆、豆芽）、茄果、瓜菜类（如番茄、黄瓜）、葱蒜类（如大蒜、洋葱）、嫩茎、叶、花菜类（如大白菜、油菜、菜花）、水生蔬菜类（如菱角、藕）、野生蔬菜类（如香椿、蕨菜）。蔬菜有深色和浅色之分。深色蔬菜中维生素含量一般超过浅色蔬菜，它们是胡萝卜素、维生素 $B_2$、维生素 C 和叶酸、矿物质（钙、磷、钾、镁、铁）、膳食纤维和天然抗氧化物的重要来源。

### （一）蔬菜的营养成分

蔬菜的营养成分受种类、种植条件、气候的影响，也受收获前的成熟程度、收获后储存条件的影响。

#### 1. 蛋白质与脂类

多数蔬菜蛋白质含量较低，一般不超过 2%，鲜豆类平均可达 4%，脂肪含量也较低，一般不超过 0.5%。

#### 2. 碳水化合物

蔬菜的碳水化合物含量在 4% 左右，含糖较多的蔬菜有胡萝卜、番茄、南瓜和甜薯。蔬菜所含的纤维素、半纤维素、木质素是人类膳食纤维的主要来源，在体内不参与代谢，但可促进肠蠕动而利于通便，减少胆固醇吸收，有益于健康，其含量在 1%～3%，叶菜类和茎类蔬菜中含有较多的纤维素和半纤维素，而瓜茄类则含果胶较多。

**3. 维生素**

新鲜蔬菜是胡萝卜素、维生素 $B_2$、维生素 C 及叶酸的重要来源。维生素 C 一般在代谢旺盛的叶、花、茎内含量丰富。一般深绿颜色的蔬菜维生素 C 含量较浅色蔬菜高，叶菜中的含量较瓜菜高，嫩叶比老叶高，如芥菜、苦瓜、雪里红、柿子椒等含维生素 C 丰富。胡萝卜素在绿色、黄色或红色蔬菜中含量较多，如胡萝卜、南瓜等含量丰富。绿叶蔬菜里维生素 $B_2$ 和叶酸含量较高。

**4. 矿物质**

蔬菜富含钾、钙、磷、铁、钠、镁、铜等多种矿物质，是膳食中矿物质的主要来源，对维持体内酸碱平衡起重要作用。蔬菜是钾的重要来源，其次是铁、钙。绿叶蔬菜一般含钙、铁比较丰富，如雪里红、油菜、苋菜、菠菜等。

常见蔬菜营养成分含量可见表 4 – 2。

**表 4 – 2　常见蔬菜营养成分含量（以每 100 g 可食部计）**

| 食物名称 | 水分（%） | 蛋白质（g） | 脂肪（g） | 碳水化合物（g） | 维生素 | | | | | 矿物质 | | | |
|---|---|---|---|---|---|---|---|---|---|---|---|---|---|
| | | | | | A（μgRE） | $B_1$（mg） | $B_2$（mg） | C（mg） | 叶酸（μg） | 钙（mg） | 磷（mg） | 钾（mg） | 铁（mg） |
| 胡萝卜 | 87.4 | 1.4 | 0.2 | 10.2 | 668 | 0.04 | 0.04 | 16 | 4.8 | 32 | 16 | 193 | 0.5 |
| 绿豆芽 | 94.6 | 2.1 | 0.1 | 2.9 | 3 | 0.05 | 0.06 | 6 | 6.1 | 9 | 37 | 68 | 0.6 |
| 番茄 | 94.4 | 0.9 | 0.2 | 4.0 | 92 | 0.03 | 0.03 | 19 | 5.6 | 10 | 23 | 163 | 0.4 |
| 辣椒 | 14.6 | 15 | 12.0 | 52.7 | — | 0.53 | 0.16 | — | 19.4 | 12 | 298 | 1085 | 6.0 |
| 黄瓜 | 95.8 | 0.8 | 0.2 | 2.9 | 15 | 0.02 | 0.03 | 9 | 2.1 | 24 | 24 | 102 | 0.5 |
| 大葱 | 91.0 | 1.7 | 0.3 | 6.5 | 10 | 0.03 | 0.05 | 17 | 11.5 | 29 | 38 | 144 | 0.7 |
| 大白菜 | 94.6 | 1.5 | 0.1 | 3.2 | 20 | 0.04 | 0.05 | 31 | 5.3 | 50 | 31 | — | 0.7 |
| 油菜 | 92.9 | 1.8 | 0.5 | 3.8 | 103 | 0.04 | 0.11 | 36 | 103.9 | 108 | 39 | 210 | 1.2 |
| 芹菜 | 94.2 | 0.8 | 0.2 | 3.9 | 10 | 0.01 | 0.08 | 12 | 29.8 | 48 | 39 | 154 | 0.9 |
| 藕 | 80.5 | 1.9 | 0.2 | 16.4 | 3 | 0.09 | 0.03 | 44 | 10.3 | 39 | 58 | 243 | 1.4 |

**（二）蔬菜中的特殊成分**

**1. 蔬菜中的植物化学物**

蔬菜含有的植物化学物主要有类胡萝卜素、植物固醇、皂苷、芥子油苷、多酚、蛋白酶抑制剂、单萜类、植物雌激素、有机硫化物、植酸等。根茎类中的胡萝卜、萝卜、大头菜等的类胡萝卜素含量丰富，平均含量为 48.2 mg/kg，卷心菜含有硫代葡萄糖苷，经水解后能产生挥发性芥子油，具有促进消化吸收的作用。甘蓝类（结球甘蓝、球茎甘蓝、花椰菜、抱子甘蓝、青花菜）、芥菜类（榨菜、雪里红、结球芥菜）和白菜（大白菜、小白菜）等含有芥子油苷。葱蒜类含有丰富的含硫化合物及一定量的类黄酮、洋葱油树脂、苯丙酚类和甾体皂苷类等，洋葱中黄酮类化合物含量为 592.3～913.2 mg/kg，其中紫皮洋葱的含量最高，大蒜中主要的活性物质是大蒜素，新鲜大蒜中的含量可达 4 g/kg。水生蔬菜如藕、茭白、慈姑、荸荠、菱角等含有萜类、黄酮类物质，藕节中含有一定量的三萜类成分。茄果类中的番茄含有丰富的番茄红素和β胡萝卜素，辣椒中含有辣椒素和辣椒红色素，茄子含有黄酮类和芦丁。瓜类蔬菜含有皂苷、类胡萝卜素和黄酮类，苦瓜中含有多种活性成分，如皂苷、甾醇类和黄酮类，但主要是苦瓜皂苷。南瓜中含有丰富的类胡萝卜素，同时还含有南瓜多糖。

### 2. 蔬菜中的抗营养成分

蔬菜中含有影响营养素吸收的抗营养因子，如皂苷、蛋白酶抑制剂、草酸等。蔬菜中的草酸是一种有机酸，不仅影响本身的钙、铁吸收，而且还影响其他食物中的钙、铁吸收。含草酸高的蔬菜有菠菜、苋菜、鲜竹笋、折耳菜、大雍菜等。草酸加热易挥发，可先在开水中烫一下，去除部分草酸，以利于钙和铁的吸收。

## 五、水果类

水果分为仁果类（如苹果、梨）、核果类（如桃、杏、枣）、浆果类（如葡萄、草莓）、柑橘类（如橙、柑橘）、亚热带和热带水果（如香蕉、荔枝）、瓜果类（如西瓜、哈密瓜）。

### （一）水果的营养成分

水果的营养成分受种类、种植条件、气候、收获前的成熟程度、收获后储存条件的影响。常见水果营养成分含量可见表4-3。

表4-3 常见水果营养成分含量（以每100g可食部计）

| 食物名称 | 水分（%） | 蛋白质（g） | 脂肪（g） | 碳水化合物（g） | 维生素 A（μgRE） | 维生素 B$_1$（mg） | 维生素 B$_2$（mg） | 维生素 C（mg） | 叶酸（μg） | 钙（mg） | 磷（mg） | 钾（mg） | 铁（mg） |
|---|---|---|---|---|---|---|---|---|---|---|---|---|---|
| 桃 | 86.4 | 0.9 | 0.1 | 12.2 | 3 | 0.01 | 0.03 | 7 | 3.0 | 6 | 20 | 166 | 0.8 |
| 葡萄 | 88.7 | 0.5 | 0.2 | 10.3 | 8 | 0.04 | 0.02 | 25 | 9.9 | 5 | 13 | 104 | 0.4 |
| 蜜橘 | 88.2 | 0.8 | 0.4 | 10.3 | 277 | 0.05 | 0.04 | 19 | 52.9 | 19 | 18 | 177 | 0.2 |
| 荔枝 | 81.9 | 0.9 | 0.2 | 16.6 | 2 | 0.10 | 0.04 | 41 | 4.1 | 2 | 24 | 151 | 0.4 |
| 西瓜 | 93.3 | 0.6 | 0.1 | 5.8 | 75 | 0.02 | 0.03 | 6 | 4.0 | 8 | 9 | 87 | 0.3 |

### 1. 蛋白质与脂类

水果蛋白质含量一般不超过2%。脂肪含量一般不超过0.5%。

### 2. 碳水化合物

水果是碳水化合物的重要来源。水果含糖较蔬菜多，但因其种类和品种不同，含糖的种类和数量有较大差异。如苹果和梨以果糖为主，桃、李、柑橘以蔗糖为主，葡萄、草莓则以葡萄糖和果糖为主。水果含有丰富的果胶，果胶不被机体消化吸收，能促进肠蠕动，调节胃肠消化功能，促进有毒有害物质排泄。

### 3. 维生素

水果是胡萝卜素和维生素C的重要来源。维生素C在新鲜水果中含量较丰富，如新鲜的枣、草莓、柑橘、猕猴桃。芒果、柑橘、杏等含胡萝卜素较多。

### 4. 矿物质

水果含有人体所需的各种矿物质，如钾、钠、钙、镁、磷、铁、锌、铜等，以钾、钙、镁、磷含量较多，是膳食中矿物质的主要来源，对维持体内酸碱平衡起重要作用。

### （二）水果中的特殊成分

**1. 水果中的植物化学物**

不同种类水果含的植物化学物不同。浆果类富含花青素、类胡萝卜素和多酚类化合物；柑橘类富含类胡萝卜素和黄酮类物质；核果类主要含多酚类化合物，如樱桃主要含花青素、各种花色素、褪黑素、槲皮素等；仁果类主要含有黄酮类物质，如 1 个苹果中含有类黄酮约 30 mg 以上；瓜果类含有类胡萝卜素，如西瓜主要为番茄红素，哈密瓜主要为胡萝卜素。

**2. 水果中的有机酸**

水果中含有多种有机酸，所以呈现酸味，其中枸橼酸、酒石酸、苹果酸相对较多，还含有少量苯甲酸、水杨酸、琥珀酸和草酸等。枸橼酸为柑橘类水果所含的主要有机酸，仁果类及核果类含苹果酸较多，葡萄主要含酒石酸。在同一种水果中往往多种有机酸同时存在，如苹果中除了主要含苹果酸外，还含有少量的草酸和枸橼酸。水果中含有的类黄酮物质是天然抗氧化物质，其抗氧化活性甚至比抗氧化维生素还要强，它们具有保护心脑血管、预防肿瘤和老年痴呆等作用，还可以保护维生素 A、维生素 C、维生素 E 等不被氧化破坏。

## 六、坚果类

坚果是指多种富含油脂的种子类食物，如花生、瓜子、核桃、腰果、松子、杏仁、开心果等。其特点是高热能、高脂肪，所含脂肪中不饱和脂肪酸的含量较高，同时富含维生素 E，对预防营养相关慢性病有益。

**1. 蛋白质**

坚果的蛋白质含量一般为 12% ~ 25%，但某些氨基酸含量较低，从而影响其蛋白质的生物价值，如核桃蛋白质蛋氨酸和赖氨酸含量不足。

**2. 脂肪**

坚果中油脂含量可达 44% ~ 70%，以不饱和脂肪酸为主。如 100 克花生仁脂肪含量为 44.3 克，其中不饱和脂肪酸为 32.6 克。

**3. 碳水化合物**

坚果的碳水化合物含量依种类不同而异，较高的是栗子为 77.2%，其他较低，如核桃 19.1%，杏仁 23.9%，花生仁 21.7%。

**4. 矿物质**

坚果中矿物质含量也很丰富，如核桃、榛子、栗子含有丰富的钾、钙、锌、铁等矿物质，榛子的这些矿物质含量要高于核桃、花生等其他坚果，所以是矿物质的极佳膳食来源。

**5. 维生素**

坚果含有丰富的维生素 E，如核桃、葵花籽、花生。坚果还含有大量的 B 族维生素，如葵花籽仁和花生仁中维生素 $B_1$ 含量分别为 1.89 mg/100 g 和 0.72 mg/100 g，是常见食物中含量较高的，葵花籽仁中维生素 $B_6$ 含量高达 1.25 mg/100 g，核桃仁为 0.73 mg/100 g。

## 七、菌藻类

菌类又称真菌食物，包括蘑菇、香菇、平菇、木耳等，具有高蛋白、低脂肪的特点。藻类系海洋生或海边生植物，含有丰富的蛋白质和 B 族维生素，根据生活习性不同分为浮游藻类和底栖藻类两大类。由于这两类食物都含有丰富的蛋白质，所以习惯上常将其放在一起。

## （一）菌藻的营养成分

菌藻类新鲜时蛋白质含量不高，多在2%左右，晒干后蛋白质含量可达20%以上，必需氨基酸含量较高且组成较均衡。菌藻的脂肪含量很低，新鲜时多在1%以下。碳水化合物含量新鲜时较低，不超10%，晒干后多在50%以上。菌藻的矿物质和维生素含量很丰富，如蘑菇干的胡萝卜素可达1640μg/100g，干木耳的钙含量达247mg/100g，铁含量达97.4mg/100g。

## （二）菌藻中的特殊成分

食用菌含有丰富的多糖，如香菇多糖、金针菇多糖、木耳多糖等，香菇还含有一定量的硫化物和三萜类化合物，其中硫化物是其风味的重要组成部分。蘑菇、香菇和银耳等菌藻中的多糖物质具有提高人体免疫力和抗肿瘤作用。螺旋藻富含多糖和其他生理活性物质，促进机体免疫器官的生长，提高机体非特异性细胞免疫功能和特异性体液免疫功能。螺旋藻还含有丰富的叶绿素（含量为8～20mg/g），保证了铁质的吸收。

# 第二节　动物类食物

## 一、畜、禽类

畜、禽肉是人类膳食中的重要组成成分，是优质蛋白质、脂类、矿物质及维生素的重要来源，是营养价值较高的食物。

## （一）畜肉类营养价值

畜肉类是指猪、牛、羊等牲畜的肌肉、内脏及其制品，主要提供蛋白质、脂肪、矿物质和维生素。动物因其种类、年龄、肥瘦程度，以及部位的不同营养素分布有一定差异。肥瘦不同的肉中脂肪和蛋白质变动较大，内脏、蛋白质、维生素、矿物质和胆固醇含量较高。畜肉类食物营养素（表4-4）含量丰富，消化吸收率也高。

表4-4　常见畜肉类食物营养成分含量（以每100g可食部计）

| 种类 | 蛋白质<br>（g） | 脂肪<br>（g） | 胆固醇<br>（mg） | 钙<br>（mg） | 铁<br>（mg） | 维生素 | | |
| --- | --- | --- | --- | --- | --- | --- | --- | --- |
| | | | | | | A<br>（μgRE） | $B_1$<br>（mg） | $B_2$<br>（mg） |
| 瘦猪肉 | 20.3 | 6.26 | 79 | 6 | 3.0 | 44 | 0.54 | 0.10 |
| 猪心 | 16.6 | 5.3 | 151 | 12 | 4.3 | 13 | 0.19 | 0.48 |
| 猪肝 | 19.3 | 3.8 | 288 | 6 | 22.6 | 4972 | 0.21 | 2.08 |
| 猪肾 | 15.4 | 3.2 | 354 | 12 | 6.1 | 41 | 0.31 | 1.14 |
| 猪脑 | 10.8 | 9.8 | 2571 | 30 | 1.9 | — | 0.11 | 0.19 |
| 瘦牛肉 | 20.2 | 2.3 | 58 | 9 | 2.8 | 6 | 0.07 | 0.13 |
| 牛心 | 15.4 | 3.5 | 115 | 4 | 5.9 | 17 | 0.26 | 0.39 |
| 牛肝 | 19.8 | 3.9 | 297 | 4 | 6.6 | 20220 | 0.16 | 1.30 |
| 牛脑 | 12.5 | 11.0 | 2447 | 6 | 4.7 | — | 0.15 | 0.25 |
| 瘦羊肉 | 20.5 | 3.9 | 60 | 9 | 3.9 | 11 | 0.15 | 0.16 |
| 羊肝 | 17.9 | 3.6 | 349 | 8 | 7.5 | 20972 | 0.21 | 0.75 |

**1. 蛋白质**

畜肉蛋白质含量为 10%～20%，按蛋白质在肌肉组织中存在部位不同分为肌浆蛋白质（占 20%～30%）、肌原纤维蛋白质（占 40%～60%）、间质蛋白（占 10%～20%）。畜肉类蛋白质含有丰富的必需氨基酸，并且在种类和比例上接近人体需要，易于消化吸收，属于优质蛋白质。存在于结缔组织中的间质蛋白，主要是胶原蛋白和弹性蛋白，其必需氨基酸组成不平衡，色氨酸、酪氨酸、蛋氨酸含量很少，蛋白质的利用率低。畜肉中含有可溶于水的含氮浸出物，包括肌凝蛋白原、肌肽、肌酸、肌酐、嘌呤、尿素和氨基酸等，使肉汤具有鲜味，成年动物含量较幼年动物高。

**2. 脂肪**

畜肉的脂肪含量因牲畜的肥瘦程度及部位有较大差异。如猪里脊肉含脂肪 7.9%，猪硬肋 54.4%～57.1%，猪小排 25.3%～32.7%，牛五花肉含脂肪 5.4%，牛腩含脂肪 29.3%，牛里脊肉（牛柳）含脂肪 5.0%，羊肉脂肪含量较低，2%～7%。畜肉内脏脂肪含量一般低于 5%。

畜肉类脂肪以饱和脂肪酸为主，熔点较高，主要成分是三酰甘油，少量卵磷脂、胆固醇和游离脂肪酸。动物内脏胆固醇含量较高，一般为瘦肉的 4～5 倍。脑组织胆固醇含量非常高，如猪脑 2574 mg/100 g，牛脑 2447 mg/100 g。

**3. 碳水化合物**

畜肉中的碳水化合物以糖原形式存在于肌肉和肝脏中，含量极少。宰杀后，由于酶的分解作用糖原含量逐渐减少，乳酸增多，pH 值下降。乳酸具有杀菌作用，在畜肉后熟过程中发挥重要作用。

**4. 矿物质**

畜肉矿物质总含量占 0.8%～1.2%，其中钙含量低，含铁、磷较多，铁以血红素铁的形式存在，生物利用率高，是膳食铁的良好来源。

**5. 维生素**

畜类食物中含有丰富的脂溶性维生素，是人体维生素 A 和维生素 D 的主要来源。畜肉中还含有较多的 B 族维生素，如维生素 $B_1$、维生素 $B_2$、维生素 $B_{12}$ 和叶酸等。肝脏是含维生素最丰富的器官。

**（二）禽肉类的营养价值**

禽肉类包括鸡、鸭、鹅、鸽、鹌鹑等的肌肉、内脏及其制品。

禽肉的营养价值（表 4-5）与畜肉相似，不同在于脂肪含量较少且熔点较低，含有 20% 的亚油酸，易于消化吸收。禽肉蛋白质的氨基酸组成接近人体需要，含量约为 20%，质地较畜肉细腻且含氮浸出物多，故禽肉炖汤的味道较畜肉鲜美。

表 4-5 常见禽肉类食物营养成分含量（以每 100 g 可食部计）

| 种类 | 蛋白质（g） | 脂肪（g） | 胆固醇（mg） | 钙（mg） | 铁（mg） | 维生素 | | |
|------|------|------|------|------|------|------|------|------|
| | | | | | | 维生素 A（μgRE） | 维生素 $B_1$（mg） | 维生素 $B_2$（mg） |
| 鸡 | 19.3 | 9.4 | 106 | 9 | 1.4 | 48 | 0.05 | 0.09 |
| 鸡肝 | 16.6 | 4.8 | 356 | 7 | 12.0 | 10410 | 0.33 | 1.10 |

| 种类 | 蛋白质<br>（g） | 脂肪<br>（g） | 胆固醇<br>（mg） | 钙<br>（mg） | 铁<br>（mg） | 维生素 | | |
| --- | --- | --- | --- | --- | --- | --- | --- | --- |
| | | | | | | 维生素<br>A（μgRE） | 维生素<br>B$_1$（mg） | 维生素<br>B$_2$（mg） |
| 鸡肫 | 19.2 | 2.8 | 174 | 7 | 4.4 | 36 | 0.04 | 0.09 |
| 鸭 | 15.5 | 19.7 | 94 | 6 | 2.2 | 52 | 0.08 | 0.22 |
| 鸭肝 | 14.5 | 7.5 | 341 | 18 | 23.1 | 1.40 | 0.26 | 1.05 |
| 鸭肫 | 17.9 | 1.3 | 135 | 12 | 4.3 | 6 | 0.04 | 0.15 |
| 鹅 | 17.9 | 19.9 | 74 | 4 | 3.8 | 42 | 0.07 | 0.23 |

## 二、鱼类

鱼类可分为淡水鱼（如鲤鱼、鲫鱼、青鱼、草鱼、鳊鱼）和海水鱼（如大黄鱼、小黄鱼、带鱼）两大类，营养成分大致相同。

### （一）蛋白质

鱼类蛋白质含量一般在 15%～25%，肌纤维细短，间质蛋白少，组织柔软细嫩，较畜禽肉更易消化吸收，其营养价值与畜禽肉近似。氨基酸组成中，色氨酸含量偏低。鱼类结缔组织和软骨中的含氮浸出物主要是胶原蛋白和黏蛋白，是鱼汤冷却后形成凝胶的主要物质。

### （二）脂肪

鱼类脂肪含量较低，一般为 1%～3%。鱼类脂肪在肌肉中含量很少，主要分布在皮下和内脏器官周围。鱼类脂肪多由不饱和脂肪酸组成（占 80%），熔点低，常温下为液态，消化吸收率达 95%。鱼类脂肪中含有长链多不饱和脂肪酸，如二十碳五烯酸（EPA）和二十二碳六烯酸（DHA），具有降低血脂和防治动脉粥样硬化的作用。鱼类胆固醇含量一般为 100 mg/100 g，鱼子中胆固醇含量可达鱼肉的 4～10 倍。

### （三）矿物质

鱼类矿物质含量为 1%～2%。钙的含量较畜肉高，与蛋白质结合在一起，有利于消化和吸收，是钙的良好来源。海产鱼类含碘丰富。除此之外，鱼类还含有丰富的磷、钠、钾、镁、铁等多种矿物元素。

### （四）维生素

鱼类是维生素 B$_2$ 的良好来源，海鱼肝脏含有丰富的维生素 A、维生素 D。一些鱼类含有硫胺素酶，生鱼在存放过程中硫胺素可能遭到破坏，加热可以破坏此酶。

## 三、奶及奶制品

奶类是一种营养成分齐全、组成比例适宜、易消化吸收、营养价值高的天然食品，能满足初生幼仔生长发育的全部需要。乳类食品中牛奶最普遍，适合母乳不足的婴儿、营养不良患者、老年人和体弱者。

### （一）奶类的营养价值

奶类是由水、脂肪、蛋白质、乳糖、矿物质、维生素等组成的复杂乳胶体，奶味温和，具有由低分子化合物如丙酮、乙醛、短链脂肪酸和内酯形成特有的香味。牛奶的比重（$D_4^{20}$）平均为1.032，比重大小与奶中固体物质含量有关。奶的各种成分除脂肪含量变动较大外，其他成分基本是稳定的，故比重可作为评价鲜奶的简易指标。除牛奶外，还有羊奶和马奶，营养素构成相近。

**1. 蛋白质**

牛奶中蛋白质含量平均为3.0%，由79.6%的酪蛋白、11.5%的乳清蛋白和3.3%的乳球蛋白组成。酪蛋白与钙、磷结合形成胶粒，在正常奶的酸度（pH 6.6）下以胶体状态存在，当酸度增加、pH达到4.6时，酪蛋白会形成沉淀。乳清蛋白对热不稳定，受热发生凝固，对酪蛋白具有保护作用。乳球蛋白与机体免疫有关。奶蛋白消化吸收率为87%~89%，生物学价值为85，属优质蛋白。牛奶中蛋白质含量较人乳高，而且酪蛋白与乳清蛋白的构成与人乳相反，一般利用乳清蛋白改变其构成比，使之近似母乳蛋白质的构成。

**2. 脂肪**

乳脂肪含量约为3.0%，以微粒状的脂肪球分散在乳浆中，吸收率达97%。乳脂肪中脂肪酸组成复杂，短链脂肪酸（如丁酸、己酸、辛酸）含量较高，是乳脂肪风味良好及易消化的原因。油酸占30%，亚油酸和亚麻酸分别占5.3%和2.1%，此外还含有少量的卵磷脂、胆固醇。

**3. 碳水化合物**

牛奶中碳水化合物主要为乳糖，有调节胃酸、促进胃肠蠕动和促进消化液分泌的作用，还能促进钙的吸收和肠道乳酸杆菌繁殖，抑制腐败菌的生长，抑制龋齿发生。乳糖酶可将乳糖分解为葡萄糖和半乳糖，动物出生后，消化道中乳糖酶含量很高，随后逐渐减少。有些人消化道中乳糖酶缺乏，饮用大量牛奶后发生腹泻、腹痛等症状，称为乳糖不耐受症。我国儿童乳糖酶缺乏发生率约为87%，乳糖不耐受发生率约为30%。乳糖不耐受者可以采用适当方法食用牛奶，如少量多次、同时食入乳糖酶或谷类食品，以及饮用酸奶或其他奶制品。

**4. 矿物质**

牛奶中矿物质含量为0.7%~0.75%，主要为钙、磷、镁、钾、钠、硫等，特别是钙的含量丰富且容易吸收，是钙的良好来源。铁不能经过乳腺进入乳汁，所以奶类铁含量很低，用牛奶喂养婴儿时应注意铁的补充。

**5. 维生素**

奶中含有人体所需的各种维生素，其含量与奶牛的饲养方式有关。放牧期牛奶中维生素A、维生素D、胡萝卜素和维生素C含量明显高于棚内饲养。

**（二）奶制品的营养价值**

奶制品包括巴氏杀菌乳（消毒牛乳）、奶粉、炼乳、酸奶、奶油、奶酪等。

**1. 巴氏杀菌乳**

将新鲜牛奶经过过滤、加热杀菌后分装出售的饮用奶，除维生素$B_1$和维生素C有损失外，营养价值与新鲜牛奶差别不大。

**2. 奶粉**

分为全脂奶粉（whole milk powder）、脱脂奶粉（skimmed milk powder）和调制奶粉

(formula milk power)。全脂奶粉是将鲜奶消毒后除去70%~80%的水分，采用喷雾干燥法加工成雾状颗粒，使产品溶解性能良好，对蛋白质性质、奶的色香味及其他营养成分影响较小，适合普通人群。脱脂奶粉的生产工艺同全脂奶粉，但原料奶需经过脱脂过程，脂溶性维生素有损失，适合于腹泻的婴儿及要求低脂膳食的人群。调制奶粉通常指母乳化奶粉，以牛奶为基础，按照人乳模式加以调制，使各种营养素的含量和比例接近母乳。针对不同人群推出的孕妇奶粉、中老年奶粉等也属于调制奶粉。

**3. 酸奶**

酸奶是一种发酵制品，消毒鲜奶接种乳酸杆菌或双歧杆菌，30℃经4~6小时培养发酵而成，乳糖变为乳酸，蛋白质凝固，脂肪部分水解，形成独特的风味。酸奶营养丰富且易消化吸收，还可刺激胃酸分泌；乳酸杆菌和双歧杆菌为肠道益生菌，可抑制肠道腐败菌繁殖，对机体健康有重要作用。酸奶特别适合于乳糖不耐受者、消化系统功能不良的婴幼儿及老年人。

**4. 炼乳**

炼乳依其在加工中是否加蔗糖分为甜炼乳和淡炼乳两种。甜炼乳在牛奶中加入15%~16%蔗糖，然后浓缩到原体积的40%。含糖量高，保质期长，适合野外工作者。淡炼乳是将牛奶浓缩到原体积1/3后装罐密封，经加热灭菌后制成具有良好保存性的乳制品，除维生素$B_1$有损失，其营养价值与鲜奶几乎相同，适合于喂养婴儿。

**5. 奶油**

由牛奶中分离的脂肪制成的产品，一般含脂肪80%~83%，含水量低于16%，主要用于佐餐和面包、糕点制作。

**6. 奶酪**

也称干酪，指原料乳经消毒后，再用乳酸菌发酵的产品，产品富含蛋白质、脂肪，维生素A、核黄素、维生素E、钙、磷、铁等含量也较鲜奶丰富。

## 四、蛋类

蛋类主要指鸡、鸭、鹅、鹌鹑、火鸡等的蛋。各种蛋的结构和营养价值基本相似，其中食用最普遍的是鸡蛋，主要提供优质的蛋白质。蛋类制品主要有皮蛋、咸蛋、糟蛋、冰蛋、干全蛋粉、干蛋白粉、干蛋黄粉等。

### （一）蛋的结构

各种蛋类都是由蛋壳、蛋清和蛋黄三部分组成。以鸡蛋为例，每只鸡蛋重量约50g，蛋壳占11%，由96%的碳酸钙、2%的碳酸镁、2%的蛋白质组成。蛋壳厚300~340μm，布满直径为15~65μm的细孔，表面覆以一层厚约10μm的胶质薄膜，在壳的内面紧贴一层厚约70μm的间质膜。在蛋的钝端间质膜分离成一气室。蛋壳的颜色因鸡的品种而异，由白到棕色，与蛋的营养价值无关。蛋清占57%，包括两部分，即外层的稀蛋清和包在蛋黄周围胶冻样的稠蛋清。蛋黄占32%，表面包围有蛋黄膜，由两条韧带将蛋黄固定在蛋的中央。

### （二）蛋的营养价值

蛋类蛋白质含量约为12.8%。蛋清中蛋白质为胶状水溶液，由卵白蛋白、卵胶黏蛋白、卵球蛋白等组成；蛋黄中蛋白质主要是卵黄磷蛋白和卵黄球蛋白。鸡蛋蛋白含有人体所需的各种氨基酸，而且氨基酸组成模式与合成人体组织蛋白质所需模式相近，易消化吸收，其生物学价值达95，是最理想的优质蛋白质之一。在评价食物蛋白质营养价值时，常以鸡蛋蛋白质作为参考蛋白。

蛋类含糖较少，蛋清中主要含有甘露醇和半乳糖，蛋黄中主要含葡萄糖，多以与蛋白质结合形式存在。

蛋类脂肪主要存在于蛋黄内，呈乳融状，大部分为中性脂肪，还有一定量的卵磷脂和胆固醇。

钙、磷、铁等矿物质和维生素 A、维生素 D、维生素 $B_1$ 及维生素 $B_2$ 多集中在蛋黄内。铁含量虽然较高，但与卵黄磷蛋白结合，吸收率不高，仅为 3%。维生素 D 的含量随季节、饲料组成和所受光照时间不同而有一定变化。生蛋清中含有抗生物素和抗胰蛋白酶因子，前者可妨碍生物素的吸收，后者会抑制胰蛋白酶的活力，但经加热后，这两种成分可被破坏。因此，蛋类不宜生吃。

（郭长江　蒲玲玲　张雅楠）

# 第三节　食　盐

食盐，又名盐巴，是海水或盐井、盐池、盐泉中的盐水经煎晒而成的结晶，无色或白色。

它是一种调料，香味有很强的渗透力，能提出各种原料中的鲜味，调制出许多类型的香味，有"百味之王"的美称。食盐也是人体必需的矿物质，它不仅是调味品而且还具有很多医疗保健功效。目前市场上所销售的食盐，种类繁多，居民在选用时应了解食盐的相关内容再加以选择。

### 1. 食盐的组成成分

食盐的主要化学成分是氯化钠（化学式 NaCl），食盐中氯化钠是一种离子型化合物，其分子式见图 4-1。

溶于水后以 $Na^+$ 和 $Cl^-$ 形式存在。在食盐中含量为 99%，常见的杂质有氯化镁（$MgCl_2$）、硫酸镁（$MgSO_4$）、硫酸钠（$Na_2SO_4$）、硫酸钙（$CaSO_4$）及不溶物质等。成人体内所含钠离子的总量约为 60 g，其中 80% 存在于细胞外液，即在血浆和细胞间液中。氯离子也主要存在于细胞外液，起着各

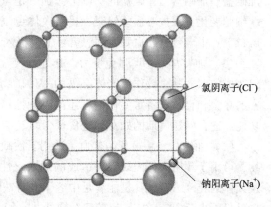

图 4-1　氯化钠的分子结构

种生理学作用。许多细胞中都有氯离子通道，它主要负责控制静止期细胞的膜电位及细胞体积。在膜系统中，特殊神经元里的氯离子可以调控甘氨酸和 δ-氨基丁酸的作用。氯离子还与维持血液中的酸碱平衡有关。钠离子可调节细胞内外液动态平衡、维持酸碱平衡、正常血压和神经肌肉应激性等。

### 2. 食盐的物理、化学性质

食盐为白色立方晶体或细小的晶体粉末，比重为2.165，熔点801℃，沸点1442℃，相对密度为2.165 g/cm³，味咸；溶于水或甘油，难溶于乙醇，不溶于盐酸；水溶液中性，不导电。吸湿性强，若空气湿度逾70%，会产生潮解；但若空气湿度过低，就会产生干缩和结块的现象。所以食盐要保存在干燥的密封容器中。在水中的溶解度随着温度的升高略有增大。氯化钠大量存在于海水和天然盐湖中，通过浓缩结晶海水或盐湖和盐井水来制取。可生产碳酸钠、氯气、盐酸、氢氧化钠、氯酸盐、次氯酸盐、漂白粉及金属钠等，是重要的化工原料。可用于供盐析肥皂和鞣制皮革等。可用于食品调味和腌鱼肉蔬菜；高度精制的氯化钠可用来制生理盐水，用于临床治疗，如失钠、失水、失血等情况。

### 3. 食盐咸味的由来

咸味是人类生活中不可缺少的，咸味是中性盐所显示的味，而不是某一种离子$Na^+$或$Cl^-$单独作用的结果。只有$NaCl$才能产生纯粹的咸味，苹果酸钠盐及葡萄糖酸钠亦有咸味，可作无盐酱油的咸味料，供肾脏病等患者作为限制摄取食盐的调味料。

### 4. 食盐的种类

食盐的分类标准众多。从原料来源分类，可分为海盐、湖盐、井矿盐三种，又称为原盐；按生产方法划分，可以把食盐分为真空蒸发制盐、平锅制盐、日晒盐和粉碎盐四种类，又称为精盐；按用途和纯度分为普通食用盐、餐桌盐、加碘盐、肠衣盐、药用盐、健康盐、味精盐、畜牧盐、防雪盐、营养盐等。下面着重介绍几种营养盐类。

（1）雪花盐——补充多种矿物质。雪花盐含有多种人体所必需的微量元素，除钠离子、氯离子外，还富含钾离子、镁离子、钙离子，与其他添加型矿物质盐相比，有纯天然的特点；由于海水的组成成分与人体体液有较多类似之处，故相比于非海盐类产品，雪花盐具有营养成分易吸收的特点。雪花盐颗粒细腻、疏松，能够快速溶解，适合于拌凉菜时使用。

（2）加硒盐——预防心血管病。中老年人、心血管疾病患者、饭量小的人，可以选择加硒盐。加硒盐是在碘盐的基础上添加一定量的亚硒酸钠制成的。硒元素具有抗氧化、延缓细胞老化、保护心血管健康、提高人体免疫力等功能。同时，硒还是人体内有害金属的解毒剂。中老年、心血管疾病患者可适量摄入。

（3）加锌盐——增强免疫力。其是以碘盐为原料，添加了一定量的硫酸锌或葡萄糖酸锌制成的营养盐。锌作为人体必需的一种矿物质，对人体的生长发育、细胞再生、维持正常的味觉和食欲起着重要作用，还能维护性器官的正常功能，增进皮肤健康，并增强免疫功能。适合妊娠后期的妇女、进食量少的老年人、学龄儿童等人群。

（4）加铁盐——可预防贫血。适用于铁缺乏人群。强化铁盐添加了一定量的含铁化合物，可用于预防人体因缺铁而造成的铁缺乏性贫血，提高儿童的学习注意力、记忆力，以及人体的免疫力，尤其是能满足中老年人对铁的需要。加铁盐的铁含量为600~1000 mg/kg，含碘量不少于40 mg/kg。比较适合婴幼儿、妇女及中老年等缺铁性贫血类特殊人群食用。

（5）加钙盐——预防骨质疏松。加钙盐是在普通碘盐的基础上按比例加入钙的化合物而制成的，适于各种需要补钙的人群，可预防骨质疏松、动脉硬化，调节其他矿物质的平衡，以及促进酶活化等。

（6）核黄素盐——预防口腔溃疡。核黄素盐即维生素盐，适合经常患口腔溃疡的人。这类人群的体内可能缺乏维生素$B_2$，吃点维生素盐，可以改善这一情况。

（7）低钠盐——预防高血压。普通碘盐中主要成分氯化钠的含量高达 95% 以上，钠离子能增强人体血管表面张力，造成人体血流加快、血压升高。低钠盐的氯化钠含量降低到 65% 以下，添加了一定量的氯化钾和硫酸镁，可调整人体钠、钾、镁离子的平衡。刚开始使用低钠盐时，会觉得味道不够咸，这时可用葱、姜、蒜等香辛料来提味，以减少用盐量。主要供患有高血压等需要限制钠盐的特殊人群食用。

（8）加碘盐——预防碘缺乏病。家用盐以碘盐居多。碘是合成甲状腺激素的重要原料，而甲状腺激素影响着机体的生产、发育和代谢，大脑是它的第一靶器官。在胚胎期、婴幼儿期缺碘，将导致患者终生不同程度的智力障碍。世界卫生组织将碘缺乏危害简称为 IDD，它是目前导致人类智力发育落后的最主要原因。现已证实，人脑的发育大部分是在胚胎期和婴幼儿期完成的。在智力发育全过程中，如果碘摄入不足，就会在生长发育过程中产生一系列障碍；即使轻微缺碘，也会引起智力的轻度落后，并持续终生；而严重的缺碘会对儿童的体格发育造成障碍，即身材矮小、性发育迟缓、智商低下，并可造成早产、死胎、先天畸形、聋、哑、痴呆等，更为常见的为地方性甲状腺肿（即"粗脖子病"）和地方性克汀病，这些损害统称为"碘缺乏病"。食用加碘盐对预防碘缺乏病有一定作用。地球上碘的分布特点是——陆地少、海洋多。容易造成碘缺乏疾病流行的自然地理因素，包括远离海洋、山高坡陡、土地贫瘠、植被稀少、降雨集中和水土流失等。在中国，除上海以外的全国各省市、自治区都有不同程度的碘缺乏，人们在日常生活中需要适量食用加碘食盐以预防疾病的流行。

营养盐本身是很好的，选择营养盐必须根据其营养成分与人体必需营养素的合理构成来决定，每个人体内的微量元素的含量是不一样的，具体缺少哪种微量元素，还是应提前做微量元素的检测，以作为选择食用营养盐的参考。否则，很有可能造成微量元素中毒的后果。

### 5. 国外食盐产品

赛尔特盐：是法国的布列塔尼海岸，大西洋海水日晒蒸发的天然湿盐。这种盐含有丰富的微量元素，是用木耙以赛尔特方法采收的，不允许有金属接触的盐。

法国海盐：是从大西洋海水中得到的，与大多数的美国不同，法国海盐通常没有精致的，因而能够保留海水中的微量元素。常用于沙拉、新鲜蔬菜和烤肉的调味。

灰盐：一般是在法国的沿海城市出产，是一种没有精制的盐。这种盐也是用传统的赛尔特方法来采收的。近几年，灰盐已经在烹调界取得了主流的地位，并且很多人认为它的盐质质量是最好的。

意大利海盐：是由沿西西里岛地中海的海水制得的，含有丰富的矿物质，如碘、氟、镁、钾，并且含氯化钠低。这种盐有很好的味道而没有很重的盐味。

夏威夷海盐：添加了天然元素"Alaea"，从而增加了碘的含量的食用盐，呈桃红色，它比其他盐多一种醇香。

冒烟盐：是美国的一种新型盐，含百分之百天然冒烟调料的盐结晶，可在有火的木头上冒烟。其用途广大，尤其适合用于烧烤。

### 6. 食盐的生理作用

主要成分是氯化钠，是人体内钠离子和氯离子的主要来源，也有维持人体正常生理功能，调节血液渗透压，刺激唾液分泌，参与胃酸形成，促进消化酶活动的作用。无盐饮食会导致头晕、恶心、食欲减退、四肢无力、血压下降、心律不齐，人体生长发育会受限，易患感冒发热、脱发、便秘等症，严重影响健康。但过多摄入食盐会导致心血管病、高血压及其他疾病，原因是一旦人体摄取的钠、钾、钙、镁等离子处于极不平衡的状态，导致人体功能病变。钠离子和氯离子的生理功能如下。

（1）维持细胞外液的渗透压　$Na^+$ 和 $Cl^-$ 是维持细胞外液渗透压的主要离子，$K^+$ 和 $HPO_4^-$ 是维持细胞内液渗透压的主要离子。在细胞外液的阳离子总量中，$Na^+$ 占 90% 以上，在阴离子总量中，$Cl^-$ 占 70% 左右。人体细胞外液中的钠与细胞内液中钾含量的平衡，是细胞内外水分与渗透压恒定的根本条件。如体内钠含量过多，就会吸收大量的水分，以保持一定的渗透压，细胞外液的容量增多，形成水肿，并可造成心脏负荷过重。当机体丢失钠过多时，细胞外液的钠与渗透压下降，但由于细胞内钾构成的渗透压未变，故水进入细胞，细胞内液钾被稀释，而细胞外液容量减少，这些改变可能促使血压下降。所以，食盐在维持渗透压方面起着重要作用，影响着人体内水液的动向。

（2）参与体内酸碱平衡的调节　由 $Na^+$ 和 $HCO_3^-$ 形成的碳酸氢钠，在血液中有缓冲作用。$Cl^-$ 与 $HCO_3^-$ 在血浆和血红细胞之间也有一种平衡，当 $HCO_3^-$ 从血红细胞渗透出来的时候，血红细胞中阴离子减少，$Cl^-$ 就进入血红细胞中，以维持电性的平衡。反之，也是这样。

（3）氯离子在体内参与胃酸的生成　胃液呈强酸性，pH 为 0.9～1.5，它的主要成分有胃蛋白酶、盐酸和黏液。胃体腺中的壁细胞能够分泌盐酸。壁细胞把 $HCO_3^-$ 输入血液，而分泌出 $H^+$ 输入胃液。这时 $Cl^-$ 从血液中经壁细胞进入胃液，以保持电性平衡。这样强的盐酸在胃里为什么能够不侵蚀胃壁呢？因为胃体腺里有一种黏液细胞，分泌出来的黏液在胃黏膜表面形成一层 1～1.5mm 厚的黏液层，这黏液层常被称为胃黏膜的屏障，在酸的侵袭下，胃黏膜不致被消化酶所消化而形成溃疡。但饮酒会削弱胃黏膜的屏障作用，往往增加引起胃溃疡的可能性。

此外，食盐在维持神经和肌肉的正常兴奋性上也有作用。当细胞外液大量损失（如流血过多、出汗过多）或食物里缺乏食盐时，体内钠离子的含量减少，钾离子从细胞进入血液，会发生血液变浓、尿少、皮肤变黄等病症。人体对食盐的需要量一般为每人每日 3～5 g。由于生活习惯和口味不同，实际食盐的摄入量因人因地有较大差别，我国一般人每日约进食食盐 10～15 g。

**7. 食盐的饮食禁忌**

宜食人群：食盐适宜急性胃肠炎、呕吐腹泻者，炎夏中暑多汗烦渴、咽喉肿痛、口腔发炎、齿龈出血者，以及胃酸缺乏引起消化不良、大便干结和习惯性便秘者食用。

忌食人群：咳嗽消渴、水肿患者不宜食用；而高血压、肾脏病、心血管疾病患者应限制摄入量，最好用代盐（氯化钾）或无盐酱油代替食盐以促进食欲。

**8. 食盐的摄入量**

大量的研究实验表明，机体 >5 g/d 的食盐摄入与高血压、心血管疾病等的发病率呈正相关。2012 年，WHO 推出新的膳食指南，即食盐摄入量应 <5 g/d。而有调查显示，中国南方地区食盐摄入量为 8～9 g/d，北方地区食盐摄入量达到 12～18 g/d，这都远远超过了 WHO 的推荐摄入量，故国内限盐举措势在必行。

### 9. 食盐与疾病的关系

急性过量食用食盐（35～40 g/d）可引起急性中毒，出现水肿、血压上升、血浆胆固醇升高、脂肪清除率下降及胃黏膜上皮细胞破裂等。

长期摄入较高量的食盐，可增高血压、增加心血管疾病和癌肿发生的危险性。

（1）升高血压 研究证实，钠盐摄入过多是高血压的重要危险因素之一。在我国北方地区的高血压患者中盐敏感者为58%，高血压家族史阳性青少年中40%为盐敏感者。全球52个地区参加的 Intersalt Study 项目结果表明，钠与伴随年龄增加的血压上升之间显著相关。生命早期，钠的摄入对成年后血压有影响，在出生后第25周时，高盐组的收缩压（SBP）比正常组高2.1 mmHg。15年后，正常盐组的 SBP 和舒张压（DBP）分别比高盐组低3.6 mmHg 和2.2 mmHg。对1658名4～18岁英国人群的分析结果表明，调整性别、BMI 和膳食钾摄入后，每增加1 g/d 盐，SBP 和 DBP 可分别上升0.4 mmHg 与0.6 mmHg。膳食钠摄入增加可引起血浆钠浓度升高，导致左心室肥厚和狭窄，内皮细胞变硬而影响其可塑性。钠抑制 $Na-K$ 泵，引起细胞内钠浓度增加，导致血管平滑肌去极化和钙内流，同时可改变 $Na^+-Ca^{2+}$ 交换，致细胞内钙浓度增加，心血管平滑肌收缩，使血压升高。盐可损害盐敏感者血管内皮细胞一氧化氮合酶（eNOS）活性，引起 NO 降低，而 NO 是内皮舒张因子（EDRF），故血管收缩，血压升高。2003～2005年在我国北方6个农村地区开展的盐敏感多中心遗传流行病学研究提示，钠摄入量对钠敏感者的血压影响更大。高盐膳食是高血压的一个独立风险因子。对32项共2635名成年人的研究进行 Meta 分析表明，减少钠摄入后，高血压者的 SBP/DBP 分别降低4.8/2.5 mmHg，在非高血压者中分别降低2.3/1.4 mmHg。限盐期为4周或以上的20项高血压患者的研究（n=802）和11项非高血压患者的研究（n=2220）的 Meta 分析可见，高血压者24小时尿钠平均减少78 mmol，SBP/DBP 可分别下降5.06/2.70 mmHg，正常血压者的24小时尿钠平均减少了74 mmol，SBP/DBP 则分别下降2.03/0.99 mmHg。尿钠减少与血压之间显著相关。故适量减少盐的摄入，对高血压者可降低其血压，而对非高血压者可预防高血压的发生。WHO 在6项 RCT 研究、3项非 RCT 研究和1项队列研究中（对照研究1299名2～15岁儿童，队列研究596名）发现，减少钠摄入对儿童有降低血压的作用。胎儿和婴儿期环境暴露对心血管疾病的影响可能比成年暴露更重要，因系统和器官的程序化发生在生命早期。故儿童限盐后血压降低，对预防成年高血压具有重要意义。

（2）增加脑卒中及心血管病的风险 吃盐多不仅可以升高血压，同时还能使血浆胆固醇升高，有促进动脉粥样硬化的作用。高血压是心血管病的最主要危险因素，62%的脑卒中及49%的冠心病均与其有关。研究显示，高盐摄入可使脑卒中相对风险增加23%，心血管病相对风险增加14%，每增加50 mmol/d 盐可增加脑卒中发病率6%。前瞻性研究中通过尿钠计算的结果表明，钠摄入量与冠心病、心血管病和总死亡率的危险比分别为1.51、1.45及1.26。对3126位经18个月或36～48个月膳食限钠和相关健康教育的35～54岁高血压患者进行10年的跟踪研究，表明干预组心血管病发生率比对照组的下降25%。

（3）致胃癌和结肠癌的危险性 高浓度食盐可破坏胃黏膜，诱发胃癌。氯化钠在实验动物中被证实为胃部肿瘤的促进因子，高浓度盐腌食品可增加胃癌和结肠癌的危险性。对包括19个队列的13项研究的 Meta 分析结果显示，盐腌食物中钠的摄入可增加胃癌与结肠癌的相对危险比分别为1.35与1.14。韩国一项30～80岁的2248129人的队列研究结果表明，盐增加胃癌的危险，对总人群的相对危险比为 1. 10。在我国进行的一项病例对照研究中可见，膳食钠作为一个独立因素增加胃癌的危险性。

（4）易患感冒　多吃盐的人易患感冒。因为高浓度食盐能抑制呼吸道细胞的活性，抑制其抗病能力；同时还可减少唾液，使口腔内溶菌酶减少，增加病毒和病菌在上呼吸道感染的机会。

（5）加快骨钙丢失　多吃盐易患骨质疏松症。动物实验表明，给小兔喂食高盐饲料 12 个月后，其骨密度降低 50%。

此外，更有研究表明高盐饮食是终末期肾衰竭的危险因素。

**10. 食盐的应用**

中国的饮食习惯决定了国内食盐高消耗的现象。值得注意的是，食盐不仅仅是我们日常做菜加入的颗粒盐，"无形盐类"遍布在我们食用的食品内。酱油、鸡精、火腿肠、腌制咸菜、油炸食品、零食等等，因此，控盐不只是要控制食盐的摄入，还要控制各种调味品中钠离子的总量。

（1）早餐喝牛奶或豆浆等，同时吃些面包或馒头一类面食，完全不加盐。

（2）午餐或晚餐吃些甘薯，既可减少食盐摄入量，又能增加钾的摄入量。

（3）食物加工烹调时，尽量少加食盐，为了提味，可少加些糖、醋或辣味。

（4）不吃或少吃咸菜和含盐量多的食品，如腌肉制品等。

（5）食盐的使用中需注意的问题：

①及时食用。购买和食用加碘盐时，由于碘盐中的碘酸钾在热、光、风、湿的条件下都会分解挥发，因此食盐要少量购买，及时食用。

②忌高温。在炒菜做汤时忌高温时放碘盐。数据显示，炒菜爆锅时加入碘盐，碘的食用率仅为 10%，中间加入食用率为 60%，出锅时加入食用率为 90%，凉拌菜中加入碘盐，食用率可达到 100%。

③密封保存。碘盐长时间与阳光、空气接触，就会加快碘的挥发，因此要存放于避光密封性强的容器，并用后盖严。

④忌加醋。碘跟酸性物质结合后会被破坏。据测试，炒菜时如果同时加醋，碘的食用率即下降 40% ~60%。另外，碘盐遇酸性菜（如酸菜等），食用率也会下降。

⑤适当多吃豆类、蔬菜和水果等含钾多的食物。豆类、干豆类含钾量最多；谷类中的荞麦和小米的钾含量较高；蔬菜中可选芋头、竹笋、土豆、荸荠、油菜、芹菜、小白菜、番茄等，水果中可选大枣、山楂、香蕉、苹果等。此外，瘦肉、鱼类、奶类含钾量也较多。

在正常状况下（出汗不多、无腹泻），摄入的钠约 98% 从尿液排出，据此可用平衡试验或测定尿钠排出量来评价机体的钠含量。钠摄入量很高时，机体钠仍维持在基础水平，从尿排出的钠接近其摄入量。故可检测尿钠含量间接评价个体食盐的摄入水平。其中，24 小时尿钠排出量正常值在 87 ~ 260 mmol（2000 ~ 6000 mg），血清钠正常值在 136 ~ 146 mmol/L 之间。

**11. 关于食盐的医学保健作用**

（1）口腔保健　南北朝梁代陶弘景的《名医别录》中，就有记载食盐具有清火、凉血、解毒的作用。按照中医的理论，食盐味咸，入肾，齿为骨之余，肾又主骨，所以，食盐能稳固牙齿。

现代中医学也赞同用食盐保健口腔。可每日早晚用温的淡盐水漱口，牙齿疼痛或牙龈出血时，可直接将食盐撒在疼痛处和出血处，起到消炎止痛、解毒凉血的作用。也可用湿牙刷蘸些食盐，在吃过东西后刷牙，以促进整个口腔的健康和卫生。但需注意的是，用后要以清水把口腔漱干净，减少盐的额外摄入。

（2）护肤美容　食盐洗脸清洁度较高，有很好的去黑头、清透毛孔的作用。除敏感肤质外，经常使用食盐洗脸有很好的提亮肤色的作用；食盐有杀菌消肿的作用，用食盐洗脸沐浴可以祛痘，尤其是对背部的痘痘非常有效；以指腹沾少许盐，在痘痕处或皮肤凹凸部位螺旋状按摩，再取充分的盐敷在所需部位，稍后清洗干净；用水把盐打湿敷在脸上按摩可去除角质和黑斑，稍后清洗干净。此外，还可以用于头发及头皮的清洁，之后均需用净水清洗。

（3）洗眼明目　遇上刮风的天气，外出归来后，可用温水冲一杯淡盐水，以棉棒蘸取擦拭内外眼角，达到洗眼明目、去除污物的目的。

（4）去除异味　盐的杀菌消炎作用，可去除异味。此法可用在身体上，如脚、腋下，亦可用于厨房清洁，如菜板清洗等。

**12. 选择食用盐的原则**

（1）食用盐属于国家专营管理，需求者应严格遵守有关规定。

（2）选择时，注意观看外包装袋上的标签应标注产品名称、配料表、净含量、制造或经销商的名称和地址、生产日期、储藏方法、质量等级，各种标志要规范、齐全，并贴有防伪"碘盐标志"。

（3）看色泽　食用盐产品感观应为白色，呈透明或半透明状，劣质食盐的色泽灰暗或呈黄褐色（硫酸钙或杂质过多），无明显的与盐无关的外来异物，颗粒均匀，干燥，流动性好。

（4）尝咸味　纯净的食盐应有正常的咸味，而含钙、镁等水溶性杂质过大时，盐的咸味会稍带苦、涩味，含沙等杂质时会有牙碜的感觉。

（5）甲状腺功能亢进患者、甲状腺炎症患者等极少数人不宜食用碘盐，生活在高碘地区的居民，因治疗疾病，不宜食用碘盐的，应到当地盐业公司购买非碘食盐。

（6）将盐撒在淀粉或切开的土豆上。盐变成紫色的是碘盐，颜色越深含碘量越高；如果不变色，说明不含碘。

**13. 食盐的存放条件**

首先，食盐忌暴露放置。空气的相对湿度超过75%时，即为空气的潮湿状态，食盐在此潮湿环境中则容易潮解，并开始溶化。与之相反，若空气过于干燥，食盐本身有正常的含水量，会导致因其内部水分蒸发而干缩，使食盐易结块。尤其是碘盐，内含碘酸钾易分解，在潮湿、干热、通风的情况下，碘即游离而升华，如加上日光的照射则更加速此反应，时间越久，碘损失越多。所以食盐应放置在有盖的盛器内。

其次，食盐忌被水分或其他液态调味料浸染。食盐若被浸染，应尽快将其浸染的部分盐分拣出来，以免在保存过程出现潮解，降低食盐的食用价值。

最后，存放食盐忌选金属容器。因食盐的化学成分为氯化钠，易发生化学上的原电池反应，使金属盛器被腐蚀，盐分受影响。所以盛放盐的容器应选用带盖的缸、罐等陶瓷盛器，或有保护层的电镀金属盛器等。另外，保存食盐的缸、罐等不要放在灶台上，否则会使碘分离，降低其含碘量，影响碘盐的质量。做菜时加放碘盐要在菜肴成熟时放入，否则同样会因加热使碘升华而损失。

**14. 食盐的生产和制作工艺**

精制盐厂的主要生产流程分为卤水净化、蒸发、洗涤、离心脱水、加碘、干燥、灌装7个过程。其中蒸发和加碘是关键工序。蒸发的能源为饱和蒸汽，通过对卤水进行加热，使卤水沸腾，水分蒸发后析出盐。盐浆通过洗涤以后进入离心机进行脱水，脱水以后的盐含水量在3%左右，再经过加碘进入干燥系统进行干燥，最终成品盐的水分达到0.3%左右，氯化钠含量在99.1%以上，与碘混合均匀后进行灌装。

目前国内加碘量共有3个标准，分别为20、25和30 ppm。根据天津市卫生部门对天津居民的普查情况看，我们大部分群众还是缺碘的，因此天津市加碘标准执行国家标准的高限30 ppm的标准，即碘含量的波动范围在21～39。由于精制盐厂采用了国内先进的自动加碘装置，通过严格的生产过程管理，碘含量波动较小，平均在5 ppm之内。

经过人类加工制作形成的盐为人工盐。因为自然盐的数量不够，或某地缺少自然盐的资源，人工加工生产盐成为必然选择。在中国，加工生产的盐主要是海盐、井矿盐、湖盐。

（1）海盐 以海水（含沿海地下卤水）为原料晒制成的盐。

我国的海盐生产，一般采用日晒法，也叫"滩晒法"，就是利用滨海滩涂，筑坝开辟盐田，通过纳潮扬水，吸引海水灌池，经过日照蒸发变成卤水。当卤水浓度蒸发达到25波美度时，析出氯化钠，即为原盐。日晒法生产原盐，具有节约能源、成本较低的优点，但是受地理及气候影响，不可能所有的海岸滩涂都能修筑盐田、所有的季节都能晒盐。气候干燥，日照长久，蒸发量大，盐的产量就高；反之，产量就低。日晒法生产原盐，其工艺流程一般分为纳潮、制卤、结晶、收盐四大工序。

①纳潮。就是利用潮汐运动把外海高盐度的海水推向近海时提取制盐原料。目前，采用的纳潮方式有两种，一是自然纳潮，二是动力纳潮。自然纳潮是在涨潮时让海水沿引潮沟自然流入；动力纳潮一般采用轴流泵将海水引入，其特点是不受自然条件限制。

②制卤。制卤是在面积广阔的蒸发池内进行的，根据每日蒸发量，适当掌握蒸发池走水深度，使卤水浓度逐步提高，最后浓缩成饱和卤。

③结晶。海水在不断蒸发浓缩过程中，各种盐类浓度不断增大，当盐类浓度达到饱和时，盐就以晶体形式析出，在过饱和溶液中不断维持溶液过饱和度，晶体就能继续生长。

④收盐。将已成的盐，利用人工或机械收起堆坨。

（2）井矿盐 井矿盐资源分为埋藏在地下的固体石盐和液体卤水。

井矿盐是采用打井的方式，开采埋藏在地下几十米乃至几千米的固体石盐或液体卤水，并通过一定生产工艺精制而成。井矿盐生产主要分为采卤和制盐两个环节，不同的矿型采用不同的采卤方法。提取天然卤的方法有提捞法、气举法、抽油采卤、深井潜卤泵、自喷采卤等方法。在岩盐型矿区大多采用钻井水溶开采方法，有的采用单井对流法，有的采用双井水力压裂法。

①对流法。此法是目前国内外开采岩盐矿床比较普遍采用的方法之一，机械化程度较高，成本较低。它利用了岩盐矿具有溶解于水的特点进行开采。具体方法是：打一口井到盐层，下两层套管，外层套管用油井水泥固定好，从其中一层管注入水，溶解盐层，由另一根管子把卤水抽上来。

②压裂法。此法是在地面打两口钻井，下入套管，将井管与井壁封固，从一口井压入高压水，在盐层形成通道，溶解盐层，形成饱和卤水，由另一口井压出地面，交付生产。

制盐是在厂区进行的。人们将在蓄卤池净化后的卤水输入罐中，利用蒸汽加热，使水分不断蒸发。卤水经过蒸发后即成为半盐水的盐浆，再经离心机脱水，输入沸腾床干燥即为成品盐。如果卤水含芒硝较多，可采用冷冻母液或热法提出芒硝；如果卤水含石膏较多，则提出石膏以保证盐品质量。

（3）湖盐　湖盐是第四纪以来可溶盐分聚于成盐盆地，矿化水经过浓缩，盐类矿物逐渐沉积而形成的现代矿床。大多数盐湖如新疆的玛纳斯盐湖、艾比湖等，都属于这一类。我国湖盐矿藏分布广、储量大，是世界上多盐湖的国家之一，已发现面积大于1平方公里的盐湖上千个，主要分海、新疆、内蒙古、西藏等地。

湖盐分为原生盐和再生盐，主要采用采掘法或滩晒法。以采掘而言，有些湖经过长期蒸发，盐沉淀湖底，不需经过加工即可直接捞取。如柴达木盆地的盐湖，历经数千万年变化，形成了干湖，其盐露于表面。这一类盐目前以采盐机或采盐船进行生产，它的工艺流程大致是：剥离覆盖物→采盐→管道输送（或汽车输送）→洗涤→脱水→皮带机输送→成品盐入坨。滩晒法与海盐生产工艺相类似。

目前，国内海盐生产以长芦盐区和山东盐区为主，长芦盐区以海水为原料，山东盐区以地下卤水为原料。长芦盐区汉沽盐场场区产盐历史悠久，据史料记载可追溯到公元九二五年（后唐同光三年）。新中国成立前名"芦台场"，所产原盐白润透明、品质纯正，自古闻名，曾被誉为"芦台玉砂"，名列贡盐。20世纪80年代末，汉沽盐场建成了国内最先进的海盐生产系统，质量稳居国内先进水平。进入21世纪，经过几代科技工作者的努力，研制成功独特的精制盐生产技术，产品以天然、无添加、突出海盐品质为特点，享誉海内外。

2014年汉沽盐场开发了自然食用盐产品。以天然海水为原料，采用真空制盐技术，除按国家规定加碘外不添加任何物质，产品富含人体所需钙、镁、钾等有益元素，补充人体所需的微量元素，实现钾、钠、镁平衡。其海盐品质更加显著，生产工艺为国内首创。此外，汉沽盐场所产低钠盐是以海水精制盐和海水食用氯化钾而成，在研发中独树一帜。

（李祯祥　魏立营　齐玉梅）

57

# 第五章　中医基础营养

## 第一节　概　述

### 一、中医营养治疗学的主要特点

#### （一）整体恒动，辨证养疗

中医营养治疗学认为人体是一个整体，人与自然息息相关、密切联系，人体受社会、生存环境影响。这种机体自身整体性思想及其与内外环境的统一性，称之为整体观念。人体自身是一个整体，人与自然是不可分割的统一体，人与社会是一个整体。

恒动，即不停顿的运动、变化和发展之意。中医营养治疗学认为疾病过程是一个不断运动变化的过程，人体发生疾病后所出现的一切病理变化都是机体脏腑气化运动失常的结果。中医营养治疗通过扶正祛邪、调整机体的气血阴阳，使之达到动态平衡。

所谓"辨证养疗"是指将"四诊"搜集来的资料、症状和体征，在中医营养治疗学理论指导下，通过比较、分析和综合，辨清机体生命活动的性质、发展阶段，以及正邪之间的关系等，再针对其制订相应的养疗原则与方法。

#### （二）药食一体，养疗结合

药食一体包含"药食同源""药食同功""药食同理"三个方面的含义。药食同源指中药与食物来源一致；药食同功指食物和药物一样具有防治疾病，促进机体康复，保持健康的作用；药食同理指食物和药物的施用原理相同。

中医营养治疗学一贯主张不单纯依靠药物治疗疾病，应养疗结合。药膳是养疗结合的典型，它将药治和食疗结合起来，既可强身健体，预防疾病，又可治疗疾病。食物与药物相结合，药借食力，食助药功，相得益彰。

#### （三）调理脏腑，重视脾胃

脏腑之间、脏腑与机体之间是一个统一的整体。中医营养治疗学注重协调脏腑之间、整体与局部之间的关系，保持和恢复机体相互间的生理平衡。在五脏六腑的调理中，尤其重视固护脾胃。

脾胃为后天之本，气血生化之源，是饮食在人体内消化、腐熟、吸收的重要脏腑。机体生命活动需要的营养，均依赖脾胃供给。脾胃强弱是决定人之寿夭的重要因素。《景岳全书·脾胃》就认为"土气为万物之源，胃气为养生之主。胃强则强，胃弱则弱，有胃则生，无胃则死，是以养生家当以脾胃为先"。

## 二、中医营养治疗学的基本原则

在运用药食养疗时，必须根据中医营养治疗学理论，遵循一定养疗原则。正如《本草求真》中所言："食物入口，等于药之治病同为一理，合则于人脏腑有益，而可去病卫生；不合则于人脏腑有损，而即增病促死。"

### （一）预防为主

预防为主就是采取积极地措施，预防疾病的发生与发展。中医营养治疗学"预防"包括未病先防、既病防变和瘥后防复三重含义。

"未病先防"指在疾病发生之前，做好各种预防工作，以防止疾病的发生。疾病的发生有内因、外因的不同。中医更重视内因，特别强调人体内在的抗病能力，即所谓"正气存内，邪不可干"。意即要保持身体健康，就必须增强体质及抗病能力，才能健康长寿。

"既病防变"包含两方面含义：一是疾病一旦发生，就应当积极治疗，使疾病尽快痊愈；二是根据疾病发展的动态性，把握疾病的发展、变化规律，掌握主动权，防止疾病进一步转变、恶化。

"瘥后防复"指在疾病初愈后，要采取措施，防止复发。临床疾病复发的原因较多，在饮食方面最常见的为"食复"，即由饮食失调引起的旧病复发。因此，疾病初愈后的营养治疗一定要固护脾胃之气。宜选择相宜的补益之品或营养丰富又易消化的食物。

### （二）谨和五味

谨和五味是指合理调配饮食五味，使得气味和谐，以满足人体精气化生的需要。五味，狭义即酸、甘、辛、苦、咸五种味道，广义常泛指各种食物。故"谨和五味"包含了调和五味、平衡膳食两种含义。

调和五味，指在饮食时五味不能偏嗜。《素问·至真要大论篇》指出："五味入胃，各归其所喜，酸先入肝，苦先入心，甘先入脾，辛先入肺，咸先入肾。久而增气，物化之常也。"说明五味分别对五脏产生特定的联系和亲和作用。通常讲，药食入何脏，即对该脏发挥有益的养生作用。

平衡膳食指根据身体需要，完善现有的饮食结构。只有全面的饮食，适量的营养，才能保证生长发育和健康长寿的需要。故需注意碳水化合物、蛋白质、脂肪、维生素、矿物质等营养素的搭配，调整粮食、果蔬、动物性食物的比例，进而调整各种营养素之间的吸收和利用比例，以达到合理营养的目的。

五味调和才能对五脏起到全面的养疗作用，从而使五脏之间的功能保持平衡协调。

### （三）遵循配伍

为了增强药食的效用或减轻部分药食的不良作用，将不同功效的药食搭配起来应用，这种搭配关系，中医营养治疗学称之为药食配伍。药食配伍包括单行、相须、相使、相畏、相杀、相恶、相反等七种情况。其中，"单行"指单味药物或食物的使用，其余六种均是论及配伍关系的，它是组方配膳的基础。配伍关系基本上分为协同和拮抗两方面。药食的协同配伍包括"相须"和"相使"，拮抗配伍包括"相畏""相杀""相恶"和"相反"。

"相须"配伍指同类药食相互配伍使用，起到相互加强功效的作用。

"相使"配伍指以一类药食为主，另一类药食为辅，使主要药食功效得以加强。

"相畏"配伍指一种药食的不良作用能被另一种药食减轻或消除。

"相杀"配伍指一种药食能减轻或消除另一种药食的不良作用。

"相恶"配伍指一种药食能减弱另一种药食的功效。

"相反"配伍指两种药食合用，可能产生不良作用，形成配伍禁忌。

上述六个方面，其变化可以概括为四项，即在配伍应用情况下：①有些药食因产生协同作用而增加疗效，是养疗时要充分利用的；②有些药食可能互相拮抗、抵消、削弱原有功效，在使用时要注意避免；③有些药食能减轻或消除另一种药食的不良作用，在使用时要合理运用；④一些药食因互相作用而产生或增强毒副作用，属于配伍禁忌，要避免应用。

### （四）三因制宜

由于时间有四季、昼夜之更替，地有东、西、南、北、中之分布，人有性别、年龄、体质的不同，因此，中医营养治疗学要遵循三因制宜，即因时、因地、因人制宜的原则。

因时制宜，是根据季节时间的特点及其与机体脏腑、气血、阴阳的密切关系选用适宜药食。一般来讲：春夏季节，气候由温渐热，阳气升发，人体腠理疏松开泄，不宜过用辛温发散，以免开泄太过，耗伤气阴；而秋冬季节，气候由凉变寒，阴盛阳衰，人体腠理致密，阳气内敛，当慎用寒凉药食，以防伤阳。故春季万物萌发，宜选疏泄清散的药食，可食葱、豉以助阳升散；夏季阳盛，宜选解暑生津的药食，宜多食绿豆、西瓜等甘酸清润之品以清热、祛暑、养津，应少食辛甘燥烈之品以免伤阴；秋季气候干燥，宜选滋阴润肺的药食，多食芝麻、蜂蜜等滋润之品以润燥，宜少食辛燥之品；冬季寒冷，机体阴盛，宜选温阳散寒的药食，如羊肉、狗肉等温补之品以护阳气。

因地制宜，是根据所处的不同地理环境合理选择膳食。在不同地域长期生活的人们，其生活、工作环境，生活习惯与方式各不相同，其生理活动与病理变化亦各有特点，因而在养疗时要因地制宜。

因人制宜，是根据人的性别、年龄、体质等选择膳食。性别不同，男女生理各有特点，中医营养治疗学应注意性别的区别。人体气血盛衰随年龄而变化，中医营养治疗学还应根据年龄特征而配置膳食。另外，在诸多影响疾病发展的因素中，体质因素尤为重要。同一致病因素或同一种疾病，由于患者体质各异，其临床证候类型则有阴阳、表里、寒热、虚实之不同，所以中医营养治疗学也要根据体质而因人制宜。

### （五）轻者治之以食，重者药食并用

利用食物性味方面的偏性，能够有针对性地用于某些病证的治疗或辅助治疗，调整阴阳，使之趋于平衡，有助于防治疾病、促进机体康复、保持健康。食物偏性小于药物，养疗方大多作用平和，施用于人体，作用较缓，且安全性高。《医学衷中参西录》中言到："患者服之，不但疗病，并可充饥，不但充饥，更可适口。用之对症，病自渐愈，即不对症，亦无他患。"因此，对于养生保健、预防疾病或治疗一些病情较浅的疾病，可以饮食调养为主，通过调理机体阴阳平衡，扶正祛邪而取效。但对于起病急、传变快、病情重、病势凶猛的疾病，应在专业人士的指导下使用药物治疗，食疗只可作为辅助方法，切勿本末倒置，以致贻误病机。

# 第二节　食物的选择

## 一、根据寒、热、温、凉选择食物

食物，按照中医学四气五味理论大多可分为寒、热、温、凉四性（性又称为气，是古代通用沿袭至今的名词，所以四性也称四气），以及介于四性之间无明显偏颇的平性，但通常只是将食物的四性分为温热和寒凉两大类。

### （一）寒凉食物

偏于寒凉的食物大多具有滋阴、清热、生津、泻火、凉血、解毒、潜阳等作用，可以保护人体阴液，减轻或消除热性病证。如甘蔗、藕、梨、荸荠、番茄、西瓜、橙、白萝卜、丝瓜、冬瓜、银耳、苹果、柚等。

### （二）温热食物

偏于温热的食物大多具有温经、散寒、助阳、活血、通络等作用，可以扶助人体阳气，改善寒性体质，减轻或消除寒性疾病与瘀血等。如羊肉、狗肉、生姜、桑葚、小茴香、大葱、辣椒。

### （三）平性食物

平性食物的作用缓和，无明显副作用，应用范围较广，可用于治疗神疲乏力、大便稀溏、水肿、小便不利、带下量多等。如鲤鱼肉、乌贼肉、茯苓、薏苡仁、莲子、芡实、赤小豆、白扁豆、山药、豇豆、黑豆、木耳、百合、花椰菜、马铃薯、鹌鹑蛋、香菇、猴头菇、胡萝卜、大白菜、无花果等。

## 二、根据五味选择食物

按照中医学基本理论，所有的食物均可分为酸（涩）、苦、甘、辛、咸、淡六大类，但习惯上仍称为五味。不同味的食物具有不同的作用。一般情况下，中医食疗多采用甘味、淡味食物，咸味和酸味食物次之，辛味食物再次，苦味食物用得最少。

### （一）甘味食物

甘味食物具有补虚和中、健脾养胃、缓急止痛等功效，用于预防和治疗亚健康状态，以及脾胃虚弱、气血不足、运化无力等所导致的疾病。如用山药补中益气、大枣健脾补血、甘蔗补阴生津、狗肉温肾助阳等。

### （二）淡味食物

淡味食物具有健脾渗湿、利尿消肿等功效，多用于水肿、小便不利、脾胃虚弱等病证。如用生薏苡仁健脾止泻。其他淡味食物还有白扁豆、莲子、芡实、山药、冬瓜、茯苓、葫芦、荠菜、南瓜等。

### （三）咸味食物

咸味食物具有泻下软坚作用，用于治疗肿瘤、癥瘕积聚、便秘等。如海带、海藻、海蜇、紫菜、淡菜、海虾、海参等。

### (四) 酸 (涩) 味食物

酸（涩）味食物具有收敛固涩、生津止泻、涩精止遗等功效，用于肝气升发太过、虚汗、久泻久痢、遗精、带下过多等滑脱之证，如乌梅、五味子、橘子、苹果、葡萄、酸枣、芡实、银杏等。

### (五) 辛味食物

辛味食物具有发散、行气、化湿、开胃的作用，多用于表证、气滞血瘀、纳呆厌食或食欲不振、水肿、痰湿内停、肢体沉重等。如大葱、生姜、芫荽（即香菜）、荆芥、薄荷、藿香、橘皮、薤白、洋葱、大蒜、花椒、胡椒、桂皮等。

### (六) 苦味食物

苦味食物具有清热燥湿、泻下通便、止咳平喘等功效，用于热性体质或热证、肿瘤、咳喘、大便秘结等。如金银花、菊花、鱼腥草、苦瓜、百合、香椿叶、藏青果、芦笋、莲子心、蒲公英等。

## 三、根据脏腑功能偏颇选择食物

中医食疗根据脏腑功能偏颇选择相应的食物或协助药物调节脏腑功能，纠正人体阴阳气血的盛衰，阴平阳秘，恢复健康。

如肝血不足所致的视物模糊、羞明流泪等，可用猪肝、羊肝等补肝以明目；胃火盛，消谷善饥，可食石膏豆腐羹以泻胃火；外感风寒，肺失宣肃的恶寒、发热、鼻塞、喷嚏、流清涕或咳嗽等，可用酸辣汤（芫荽、大葱、生姜、胡椒）疏散风寒，宣肺降逆；肺肾气虚所致的慢性支气管炎，可用四仁鸡子粥（薏苡仁、甜杏仁、核桃仁、花生仁、鸡蛋）来温补肺肾、止咳平喘，疗效甚好。

## 四、根据同气相求理论选择动物食物

对于脏腑功能失调，可根据同气相求理论选择"血肉有情之品"的动物脏器，"以脏补脏"，调补脏腑功能，强壮身体。这在防治脏腑疾病中有着药物或其他食物所不能替代的特殊作用。中医学"以脏补脏"的理论具有一定的科学性。研究表明，动物脏器在生化特性和成分结构上有许多与人体相似之处。

我国第一部药物学专著《神农本草经》中就记载了羚羊角、狗阴茎、牛髓、熊胆等十余种动物脏器。唐代药王孙思邈发现动物内脏和人类内脏无论是组织、形态还是功能都十分相似，提出了"以脏治脏"和"以脏补脏"的观点，奠定了脏器疗法的理论基础。中医食疗常用动物的肝脏来养肝明目，用动物的心脏补养心血、安神定志，用动物的肾脏来补肾益精等。脏器疗法简便易行，疗效可靠。

## 五、辨证施食

中医食疗是根据不同疾病或亚健康状态的临床表现及现代医学检查结果，辨别阴阳属性、区分寒热及病变脏腑等，来选择适宜的饮食进行调治的，即辨证施食。

# 第三节 膳食和食疗禁忌

不同食物均有各自的特性或偏性，因此在防治疾病时应根据辨证施食的原则有针对性地选择营养与功效显著的食物，如果应用不恰当或滥用，不但于治疗疾病无补，而且可产生不良反应。汉代张仲景《金匮要略·禽兽鱼虫禁忌并治篇》中告诫："所食之味，有与病相宜，有与身有害，若得宜则补体，害则成疾。"故用相宜食物治病养病，称为食疗或食养，而不相宜食物则应禁之，称之为禁口或忌口。因此，中医食疗应重视各种食物禁忌及不同疾病的食物禁忌。

## 一、食物禁忌

食物禁忌，习称食忌，忌口，指在某种情况下某些食物不能食用，否则会导致身体出现偏差，甚至引起病变。食疗学认为不同食物性能（偏性）有差异，尽管都有可食性和营养功能，但在防治疾病时，是有一定范围的。如果滥用即可产生不良反应和副作用，如《金匮要略·禽兽鱼虫禁忌并治篇》曾指出："所食之味，有与病相宜，有与身有害，若得宜则益体，害则成疾，以此致危，例皆难疗。"食物禁忌有如下几项。

（1）病中禁忌 指患有某种疾病，某些食物在此期间不宜食用。如：久患疮疡、皮肤疾患者不宜食发物，如公鸡、鲤鱼及辛辣之品；阴虚热盛者应忌辛辣动火之品；虚寒泄泻者应忌生冷、寒凉之品。一般来说，患病期间凡属生冷、黏腻腥臭及不易消化之物均应避免食用。

（2）配伍禁忌 一般情况下，食物都可以单独使用，有时为了矫味或提高某方面的作用，常常将不同食物搭配起来食用，其中有些食物不宜在一起配合应用，即所谓配伍禁忌。据文献记载，柿子忌螃蟹，葱忌蜂蜜，鳖鱼忌苋菜。关于食物配伍禁忌，《金匮要略》及历代本草著作中都有不少记载，但古人对某些食物禁忌经验性成分较多，应辨证分析看待，也有必要运用现代科学技术作进一步研究。

（3）胎产禁忌 妇女胎前、生产饮食应有不同。妊娠期由于胎儿生长发育的需要，机体的阴血相对不足，而阳气则偏盛，因此凡辛热温燥之物不宜食用，即所谓"产前宜凉"。若有妊娠恶阻者，则更应忌用油腻、腥臭及不易消化的食物。产后随着胎儿的娩出，气血均受到不同程度的损伤，机体常呈虚寒状态，同时多兼见瘀血内停，此时凡属寒凉、酸收、辛酸之品均宜禁食，故有"产后宜温"之说。

（4）时令禁忌 四季气候交替，人类必须顺应自然规律而不可悖。春夏阳气旺盛，万物生机盎然，应尽量少食温燥发物，如春夏之际忌食狗肉，少食羊肉；秋季气候干燥，万物肃杀，人们常常出现口干舌燥、鼻出血，此时应尽量少食辛热食物，多食含水分较多的水果；冬季严寒应少食甘寒伤胃的食物，宜进食温热性食物。

（5）质变腐烂禁忌 食物必须干净卫生，无霉变腐烂，否则不堪入食。有些食物还必须新鲜，如土豆发芽不能食。更有些食物必须是活的，如鳝鱼、河虾、螃蟹等，否则即发生质变，应忌食。

（6）偏食当忌 五味各有所偏，适时适量搭配食物益于身体，过食易致弊，如：经常食用猪肉易发胖、多痰；偏食鱼易出现火旺证，所以有"肉生痰，鱼生火"之说。食物品种应多样化，也就是前面所说的平衡膳食的原则。

## 二、药食同用禁忌

中医食疗中常将食物与药物、调料一起应用，是取药物之性，用食物之味，食借药力，药助食威，二者相辅相成，相得益彰，突出药食同源的优势，发挥中医特色，以防治疾病或改善亚健康状态，强身健体，延年益寿。但部分食物与药物同用会降低中药原有的疗效，甚至产生毒副作用，如人参与萝卜、茶叶，鲫鱼与厚朴，海藻与甘草等。

## 三、四时进食禁忌

一年四季，春夏秋冬，气候交替，周而复始。人类为了适应自然的变化，必须"顺四时而适寒暑"。《素问·移精变气论篇》中载："动作以避寒，阴居以避暑。"《素问·四气调神大论篇》指出"春夏养阳，秋冬养阴"的四时顺养原则。根据中医学理论，四时进食应考虑五脏功能。忽思慧在《饮膳正要》中说："春气温，宜食麦以凉之，不可一于温也，禁温饮食及热衣服。夏气热，宜食菽（绿豆）以寒之，不可一于热也，禁温饮食、饱食、湿地濡衣服。秋气燥，宜食麻（芝麻）以润其燥，禁寒饮食、寒衣服。冬气寒，宜食黍以热性治其寒，宜热饮食、温炙衣服。"

早春时节，乍暖还寒，要少吃黄瓜、冬瓜、茄子、绿豆芽等寒性食物，多吃些葱、姜、蒜、韭菜、芥菜等温性食物，以补阳散寒使春阳上升。暮春气温日渐升高，应以清淡饮食为主，在适当进食优质蛋白类食物及蔬果同时，可饮用绿豆汤、酸梅汤、绿茶等，不宜进食羊肉、狗肉、麻辣火锅及辣椒、花椒、胡椒等大辛大热之品，以防邪热化火，变成疮、痈、疖肿等疾病。

夏日炎热，宜食用绿豆、金银花、西瓜、梨等清热养阴之品，忌食狗肉、羊肉、辣椒等辛温之品。

秋天气候干燥，易伤肺金，故忌辛辣、干燥的食物及炒货等。

冬天气候寒冷，寒邪易伤肾阳，因此不宜过食生冷瓜果及冷性或偏寒凉性的食物，宜进食温热性的食物，如核桃、羊肉等。

## 四、病中禁忌

病中禁忌是指在患病的过程中不宜食用或禁用的食物。阳虚忌寒凉，阴虚忌温燥。如：寒性病患者，应忌食寒凉、生冷食物等；热性病患者，应忌食温燥、伤阴食物及忌烟、酒等；失眠患者，忌喝浓茶、咖啡类易兴奋的饮品；水肿患者，忌咸食；消渴患者，忌食糖及含糖量高的食物等；脑血管病、心脏病、高血压患者，应忌食肥肉、脂肪含量高的食物及动物内脏等；黄疸胁痛者，应忌食动物脂肪、辛辣食物及烟、酒等；皮肤病患者，应忌食鱼、虾、蟹等腥膻发物及辛辣刺激性食物等；动脉硬化、高血压患者，忌吃人参；慢性支气管炎、支气管哮喘、肺气肿患者，尤其是肺功能不全者，切忌睡前喝酒，否则会在睡眠中出现呼吸不规律甚至呼吸停止等，导致生命危险；眼疾者忌吃大蒜；高热患者忌食鸡蛋等。

## 五、胎产禁忌

妇女产前产后应注意饮食结构的调整。

**（一）妊娠产前产后应注意饮食结构的调整**

妊娠期往往阴血偏虚，阳气偏盛，故应忌食辣椒、狗肉、干姜、白酒等辛热温燥之物，即"产前宜凉"。妊娠恶阻者，应避免进食有腥臭味和油腻不易消化之品。忌食有可能导致流产的螃蟹、海带、甲鱼等水产品，螃蟹性偏寒凉，有活血祛瘀之功，尤其是蟹爪，有明显的致流产作用；海带有软坚散结的功效；甲鱼则具有较强的通血络、散瘀块的作用，因而有致流产之弊。忌食寒性滑利的木耳、山楂、荸荠、马齿苋、薏苡仁等。现代研究表明，薏苡仁、马齿苋可以促进子宫收缩，有诱发流产的可能。忌食山楂，因其有活血化瘀的作用，同时又可以收缩子宫，有致流产的可能。忌食羊肉、狗肉、鹿肉、公鸡肉、麻雀、海马、芫荽、荔枝、龙眼、杏仁等热性食物，否则违背"产前宜凉"的药食原则。

另外，过量摄入维生素 A 可导致早产和胎儿发育不健全；含咖啡因的饮品会影响胎儿的骨骼成长，甚至有出现手指、脚趾畸形的可能，也会增加流产、早产、婴儿体重过轻的概率；喝酒会导致胎儿畸形等；饮料、糖、薯片等高糖、高脂肪食物可增加患妊娠期糖尿病、妊娠期高血压的机会。因此，应适量食用上述食物。

**（二）产后饮食原则**

产后气血亏虚应以滋阴养血为主，食用既富含营养又易消化吸收的食物。

（1）产后多虚多瘀，应禁食生冷、寒凉之品。生冷多伤胃，寒凉则血凝，恶露不下，会引起产后腹痛、身痛等诸多疾病。产后失血伤津，多阴虚内热，故应忌食葱、姜、蒜、辣椒等辛辣大热的食物。如果进食辛辣的食物，不仅容易引起便秘、痔疮等，而且能通过乳汁影响婴儿的胃肠功能。

（2）产后饮食不宜大补。产后滋补过量易患肥胖症，从而引发多种疾病。产妇肥胖还可以导致乳汁中脂肪含量增多，引起婴儿肥胖或腹泻。

（3）蔬菜、水果不可少。新鲜的蔬菜和水果不仅可以补充维生素 C 和膳食纤维，而且可以促进食欲，帮助消化及排便，防止产后便秘的发生。

（4）食疗宜对症，不可自行乱补。如乳汁不足或缺乳可用通草、猪蹄等通经下乳；产后腹痛、便秘可酌加当归、桃仁、黄酒以活血化瘀，润肠通便。

总之，坚持膳食平衡原则，食物品种多样化，饮食应规律而有节制，才能保持身体健康。

# 第四节　中医常用食物分类

## 一、补气类

大枣、百合、花生、猪肺、牛肺、羊肺、黄芪、党参、粟米（又称谷子、稞子）、豇豆（又称饭豆、长豆）、牛骨髓、栗子、冬虫夏草、鸭肉、粳米、番薯（俗称甘薯山芋、红薯）、白扁豆、牛肚、鲫鱼、樱桃、菱角、莲子肉、干姜、茴香、人参、猪肉、牛奶、桑葚、银耳、海参、藕、黑芝麻、牡蛎肉、南瓜、甘蓝、香菇、马铃薯、无花果、荔枝、牛肉、石首鱼、鲳鱼、青鱼、泥鳅、带鱼、扁豆、山药。食疗方有荔枝核桃仁粥、黄芪炖鸡、蒸鳝鱼猪肉、枇杷叶糯米粽、山药汤圆、半夏人参饼。（《圣济总录》）

## 二、补血类

枸杞子、牛肝、鸡蛋、西洋参、鸡肉、鲢鱼、小红枣、酸枣、胡萝卜、松子、荔枝、龙眼肉、红糖、桑葚、黑芝麻、猪瘦肉、火腿、羊肝、甲鱼、海参、干贝、乌骨鸡、阿胶、菠菜等；可搭配补气食物，如山药、香菇、鸡肉、大枣等。食疗方有山药炒猪肝、当归生姜炖羊肉、松子玉米、桂圆桑葚汤、蜜饯鲜桑葚、椒盐火腿、酱醋羊肝、糖渍加味红枣等。

## 三、补阳类

核桃仁、黑枣、荔枝干、韭菜、鹿肉、羊肉、狗肉、牛鞭、狗鞭、海参、海虾、淡菜、鳗鱼、雀肉、雀脑、鹌鹑、鲈鱼、鲢鱼、洋葱等。菜肴中可添加温性的调料，如干姜、花椒、肉桂、茴香、丁香等。食疗方有核桃仁粥、羊肉丸汤、白鸽红枣饭、麻雀肉饼、韭菜炒鲜虾等。

## 四、补阴类

梨、西瓜、黄瓜、大白菜、甘蔗、百合、鲜藕、马兰头、黑木耳、银耳、山药、松子、鸭、甲鱼、乌鱼、燕窝、猪肉皮、鸡蛋黄、牛乳、小麦、大麦、黑大豆、燕窝、猪肉、蜂蜜、番茄、胡萝卜、白木耳、黑芝麻（白芝麻）、苹果、葡萄、莲子、藕、龟肉（龟甲胶）、鳖肉（鳖甲胶）等。食疗方有秋梨白藕汁饮、冰糖五果羹、兔肝菠菜汤、桂圆参蜜膏等。

（田洪赋 李艳玲 孙志慧）

# 第六章 营养缺乏病

营养缺乏病（nutritional deficiency disease）指由于营养素摄入不足或吸收利用障碍等原因而在临床上引起各种表现的疾病，如蛋白质能量营养不良（protein – energy malnutrition, PEM）。以往常与营养不良（malnutrition）混用，但营养不良还应包括营养过多（overnutrition），营养过多与一些慢性疾病相关。故营养不良是营养素缺乏、过多或不平衡的总称。

根据原因，营养缺乏病可分为原发性和继发性。原发性由食物摄入不足引起，主要见于经济落后的国家和地区，以婴儿和儿童发病为主。我国随着经济的发展，原发性营养缺乏病已显著减少。现在常见原发性营养缺乏病不是因为食物摄入不足引起，而是对营养科学知识了解不足而出现的偏食、挑食，导致营养缺乏病的发生。继发性由各种疾病引起，儿童和成人均可发生。

## 第一节 概 述

目前，营养缺乏病在发展中国家仍然是对人民健康的主要威胁之一。蛋白质能量营养不良和维生素 A 缺乏、地方性甲状腺肿、缺铁性贫血等是常见的营养缺乏病。即使在发达国家，缺铁性贫血和其他微量元素缺乏也并不少见。

### 一、营养缺乏病的病因

营养缺乏病的病因可以分为以下几种。

**1. 营养素的摄入不足**

最常见的原因是食物摄入不足，可以是原发的，也可以是继发的。原发性食物摄入不足常见于经济落后的国家和地区，尤其受灾害或战争等社会因素的影响。营养素摄入不足还见于偏食和挑食引起的某些营养素缺乏，某些地区、某些人群的习惯性偏食甚至可导致某种营养缺乏病的流行。另外，食物因加工烹调不合理而破坏营养素，虽其食物摄入量并不少，但亦可发生某些营养素的缺乏。如：水溶性维生素缺乏中，食用精白米面和丢弃米汤常是 B 族维生素缺乏病发生的主要原因；蔬菜先切后洗，烫漂捞挤将使大部分维生素 C 遭受破坏等。

食物摄入不足的继发性原因是食欲缺乏、昏迷、精神失常或神经性厌食、口腔及颌面手术后、食管癌等疾病。在这些疾病中常采用鼻饲或静脉营养补给措施，补给量不能满足患者需要时，会发生营养缺乏病。

**2. 营养素的消化吸收不良**

见于各种胃肠道疾病，如各种慢性腹泻、小肠吸收不良综合征、胃肠道手术后、慢性胰腺炎等。营养素之间的不平衡也是造成吸收不良的因素。吸烟和饮酒可能影响维生素的摄入和吸收，并干扰维生素 C、维生素 $B_{12}$、叶酸和 β 胡萝卜素的吸收后代谢。降低胆固醇的膳食或不能被吸收的脂肪代用品可能干扰脂溶性维生素的吸收。

**3. 营养素的利用障碍**

疾病易引起营养素的利用率下降，常见的是肝脏疾病使营养素的利用率或储备能力下降。肝硬化时常合并维生素 A、维生素 $B_6$、维生素 $B_{12}$、叶酸的储存减少而出现缺乏，蛋白质的合成障碍。尿毒症时肾脏不能使 25-羟胆骨化醇转变为活性形式的维生素 D，导致肠道钙吸收障碍。

有些药物是营养素的拮抗剂，在使用时可抑制营养素的功用。如：抗肿瘤药脱氧吡哆醇是维生素 $B_6$ 的同系物，能抑制需要维生素 $B_6$ 的酶系；高剂量的异烟肼或肼屈嗪可拮抗维生素 $B_6$ 的作用，引起维生素 $B_6$ 的缺乏。

**4. 营养素的消耗增加**

长期发热、代谢机能亢进、各种癌症及其他消耗性疾病如糖尿病、结核病均明显地增加体内各种物质的消耗。创伤、大手术、大面积烧伤等促使组织分解代谢加剧的情况使大量氮从尿中及创面丢失，代谢率也显著增加。消化道瘘、肾病也是蛋白质损耗较大并容易发生营养缺乏的疾病。放疗或化疗造成的营养素损耗及蛋白质合成障碍，如不及时补给以满足需要，常使患者变得虚弱而不能坚持治疗，影响治疗效果。寄生虫疾病在不发达国家比较普遍，营养缺乏的原因与寄生虫感染引起的营养素损耗增加有关。长期的慢性失血也是应该及时治疗以防止导致营养缺乏病。

**5. 营养素的需要增加**

在人体处于生长发育旺盛期及妊娠、授乳等生理时期，或者出现一些消耗性疾病时，营养需要量有明显的增加。如细胞分裂时核酸合成增加，其中叶酸是必不可少的营养素，因而在妊娠的初期必须增加叶酸需要量以适应胎儿组织生长发育的需要。到妊娠后期胎儿成熟，体内要有一定的营养素储备，此时母体对蛋白质的需要量必然增加，如营养供给不足则使胎儿生长缓慢，骨骼或脑的成熟过程可能发生障碍。乳母为了保证乳汁的分泌量和其营养成分，各种营养素的需要量都有明显增加。此时如果有营养素吸收不良、利用减少和损耗增加的情况，则更易发生营养缺乏病。

## 二、营养缺乏病的表现

营养缺乏病的发病，按其程度和时间可分为轻度、中度和重度，以及急性、亚急性和慢性。其病理变化则经历了储存不足、生化病变、功能变化和形态改变四个阶段，到了形态改变阶段，往往会形成一些不可逆的病变，从而使病程再进一步恶化。在功能变化阶段以前，患者主诉或体检不易发现明显的异常，因此属于亚临床缺乏。近年来，由于检验方法的进步，许多亚临床缺乏都可用实验室手段加以证实，从而对营养缺乏病进行早期诊断、早期治疗。所谓生化病变也从营养素及其代谢物在生理体液中含量变化发展到包括生化功能反应在内的变化。由于营养素的生化功能不断地被发现，因此亚临床缺乏在疾病治疗过程中的影响已超出营养缺乏病本身的范畴，而扩大到了其他疾病的辅助治疗方面。

营养缺乏病的临床表现与人体对营养需要量的适应性有关。长期处于低营养供给水平，人体对营养素的需要可产生一定适应性，即可以降低其最低需要量和延迟缺乏症状的出现。反之，如长期处于高营养供给水平，则一旦降低，虽未达到最低需要量之下，亦易出现缺乏，这是反对使用过高剂量维生素的理由之一。在多数综合性营养缺乏中，蛋白质能量缺乏是主要的表现，此时因代谢缓慢，维生素的需要也相对减少，缺乏症状并不明显。如果蛋白质能量的供给达到需要，缺乏消失，则由于代谢恢复正常，维生素的需要量也应相应增加，否则即可出现维生素缺乏症状。因而在判断营养缺乏病的临床表现时，需注意到综合性和适应性的特点。

各种营养素缺乏病的表现在有关章节分别叙述，总体而言有如下一些共性影响。

**1. 生长发育不良**

不论婴幼儿或学龄前儿童或青少年，营养缺乏都影响到生长发育；孕妇则影响到胎儿的生长发育，可表现为智力和体力两方面的影响。

**2. 代谢调节异常**

营养缺乏影响到身体内生物活性物质的功能和合成，人体内的重要酶类和激素合成需要多种营养素，或作为辅酶，营养缺乏导致这些物质合成减少或功能紊乱，异常的代谢是许多临床表现的内在原因。

**3. 抗感染能力下降**

已证明许多营养素同人体的免疫功能有关。人体营养不良时对感染的抵抗能力明显下降，在贫困地区，营养缺乏和感染成为相互影响的因素，形成了恶性循环。

**4. 组织的再生和恢复延缓**

营养缺乏时机体代谢率下降，手术后的创面愈合、综合治疗后的康复时间的延长都反映了营养缺乏的程度。

**5. 较易发生合并症，病死率增加**

营养缺乏作为原发性疾病的临床指标之一，也是预测合并症和病死率的一个指标。营养缺乏如果不及时纠正，必将导致很多合并症的发生，从而使原发疾病更加难以处理。患者对疾病治疗措施的反应能力低下，使死亡率增加。

### 三、营养缺乏病诊断

营养缺乏的诊断依赖于膳食史、体格检查、生化检查和治疗试验。

#### （一）膳食史

了解膳食摄食情况可初步确定患者是否存在食物摄入不足，而食物摄入不足是营养缺乏的最基本病因之一。常用的方法有膳食称量法和24小时膳食回顾法。称量法较为精确，但工作繁琐，大多用于集体营养调查。回顾法对于有经验的营养医师更为实用。

#### （二）体格检查

体检包括人体测量、症状检查和生化检查。

**1. 人体测量**

人体测量包括：长度测量，如身高（长）、坐高、腿长；周径测量，如上臂围、上臂肌围、头围、胸围、腹围；厚度，如特定部位的皮褶厚度；宽度测量，如肩宽、骨盆宽；体重等。

**2. 生化检查**

利用多种生化检查可测定蛋白质、脂肪、维生素及微量元素的营养状况和免疫功能。

由于营养素在组织及体液中浓度的下降，细胞功能的降低及营养素依赖酶活力的下降等的出现均早于临床或亚临床症状，故生化及实验室检查对及早发现营养缺乏的种类和程度有重要意义。它能提供客观的营养状态评价，不受主观因素的影响，并且可确定存在哪一种营养素的缺乏，这两点是人体测量及膳食调查等方法所不具备的优势。

### 四、营养缺乏病的治疗试验

当临床症状难以确定诊断，而生化检查一时无条件进行者，可采用治疗试验。让患者接受某种营养素的补充，观察其临床症状有无好转。但现在生化检查应用已比较普遍，治疗试验一般不再作为主要的诊断手段。

### 五、营养缺乏病的治疗原则

（1）营养缺乏病的治疗应针对病因。继发性缺乏应注意主要病因的治疗；原发性缺乏也要考虑解除影响摄入不足的因素，为补充食物或营养创造条件。营养治疗要成为整体治疗方案的组成部分，与其他治疗措施相辅相成，相互促进和补充。

（2）营养缺乏病治疗所采用的补充剂量要适宜。不必要使用过高的治疗量或维持量，尤其对于有毒性副作用的营养素更应注意。对于不同年龄、不同情况的患者，要区别对待。最好是根据临床症状和生化检查结果来决定。

（3）营养缺乏病治疗时不能只考虑主要缺乏的营养素，而应全面从营养素之间的相互关系来考虑治疗方案，以期达到患者恢复到具有合理营养状况的健康水平。例如蛋白质营养不良的治疗同时，除补充蛋白质外，还应相应补充能量和维生素，否则蛋白质不能有效的利用。

（4）营养缺乏病的治疗应循序渐进，开始时能量按实际体重计算 125.5 kJ(30kcal)/(kg·d)，其中蛋白质 0.8 g/(kg·d)。病情稳定后逐渐增加。不宜突然用高能量高蛋白质膳食治疗重度蛋白质能量营养不良。因机体长期缺乏后，肠胃道和其他器官的功能都处在萎缩和减低状态，不能适应一时的超负荷。避免发生或加重腹胀、腹泻，甚至肠穿孔或诱发心力衰竭。

（5）营养缺乏病的治疗一般应充分利用食物，配制适合于疾病特点的治疗膳食。当患者摄食困难或神志不清，才考虑匀浆膳、营养素或要素膳的应用。当肠内营养仍不能满足需要时，才考虑静脉营养。在患者病情好转以后，尽早恢复正常的膳食治疗。

（6）营养缺乏病的治疗因见效缓慢，一般需坚持较长的一段时间。效果应以患者营养状况的全面恢复，临床与亚临床症候消失，抵抗能力增强等客观指标为依据。

# 第二节　蛋白质能量营养不良

蛋白质和/或能量供给不足，不能满足机体维持正常的生理功能时就会发生蛋白质能量营养不良（protein-energy malnutrltion，PEM 或 protein calorie malnutrition，PCM）。PEM 是临床上最常见的营养缺乏病。

## 一、PEM 的分类

能量与蛋白质缺乏常同时存在，但有时以一种缺乏为主，严重时在临床上呈现两种症候群，而轻度时则难以区分。

（1）水肿型或恶性营养不良（kwashiorkor） 主要是蛋白质缺乏。

（2）干瘦型（marasmus） 主要是能量缺乏。

（3）混合型（marasmic kwashiorkor） 是慢性能量缺乏与慢性或急性蛋白质缺乏后的混合表现。

按病情区分，即轻度、中度和重度，主要以人体测量为依据。

按病程则又可分为急性、亚急性和慢性，也是采用人体测量法以评定营养状况。

## 二、病理生理变化

### 1. 能量动用与消耗

能量摄入减少后首先是减少消耗，如减少体力活动以达到能量平衡。如仍不能满足消耗，则动用体内脂肪储备，出现体重减轻。能量不足更严重时，皮下脂肪显著减少，肌肉蛋白质分解代谢加强，丙氨酸用于糖原异生，于是瘦体组织丢失，肌肉消瘦，但内脏蛋白质仍保存较长时间，尤其是干瘦患者。血糖先维持正常，主要利用糖原异生的氨基酸与来自脂肪的甘油，在严重的 PEM 或合并严重的感染时血糖下降。

干瘦患者，身体组成改变首先导致单位体重的基础代谢率增高，至严重阶段才下降。水肿患者，内脏蛋白质的损耗引起内脏细胞功能降低，减少了氧耗，故单位体重的基础代谢率降低。

### 2. 蛋白质分解与合成

正常条件下，体内75%的游离氨基酸再循环，重新合成蛋白质，25%用于分解。饥饿早期，蛋白质摄入减少时肌肉组织分解呈相对增加，氨基酸向血液内释放增多，因此总氮或氨基酸的周转并没有太多降低，而是适应性地将90%～95%再利用于合成蛋白质，但由于缺乏能量，生糖氨基酸被肝脏异生糖大量消耗。肌肉可直接氧化支链氨基酸而获得能量，而支链氨基酸降解过程中脱下的氨基，在肌肉中又被用于丙氨酸合成。葡萄糖-丙氨酸（G-Ala）循环加强，导致肌肉组织消耗。饥饿后期，分解代谢相对减低，尿素合成与尿氮排出相对下降。但能量继续缺乏，蛋白质缺乏进一步加重时，蛋白质合成降低，血管外液中白蛋白流向血管内，以维持血清白蛋白浓度。当蛋白质损耗更严重，血清白蛋白降低，血管内渗透压下降，水分流向血管外间隙，于是形成了水肿。

创伤所引起的蛋白质分解代谢反应与饥饿所引起的后果有所不同，饥饿时氮的损失较低，而创伤后氮的损失较多。饥饿引起的机体代谢改变是机体损伤后血浆游离氨基酸谱变化的原因之一，但损伤后机体分解代谢过程增加，而饥饿是合成代谢减弱，二者表现类似，呈负氮平衡，但机制却不相同。

### 3. 内分泌变化

PEM 时的激素变化总结有以下几点。

（1）血糖与游离氨基酸降低使胰岛素分泌下降，高血糖素与去甲肾上腺素增高，后者又进一步降低胰岛素分泌。

（2）低血浆氨基酸刺激生长激素分泌，减低生长调节素（somatomedin）活力，生长激素与去甲肾上腺素减少尿素合成，有利于氨基酸再循环。

（3）代谢应激刺激去甲肾上腺素释放与糖皮质激素分泌，它们与生长激素的脂解作用增加了血浆非酯化脂肪酸，增强对周围胰岛素作用的抗性。

（4）血中低胰岛素与高皮质醇进一步减少了生长调节素的分泌。

（5）5′-单脱碘酶的活性降低减少了甲状腺素合成，使生热作用与氧耗均减低，以节约能量。

（6）下丘脑垂体轴与肾上腺髓质的功能仍保留，以备对付应激条件时的内分泌与代谢反应。PEM形成水肿或干瘦，取决于肾上腺皮质功能的不同反应。

**4. 水和电解质变化**

PEM体内有液体的潴留，血管外体液间隙的扩大是体液增加的主要原因。水肿患者血管内液/总体液比值减小，肌肉、肝脏、皮肤的总含水量（g/100 g瘦体重）增高。

（1）水肿　血清白蛋白降低是水肿发生的重要原因。抗利尿激素（ADH）也是水肿发生的重要因素，患者因肝脏功能的改变，减弱对ADH的灭活，并释放铁蛋白进入血液而促进抗利尿作用。醛固酮分泌的增加也是水肿发生的原因。

（2）钾　PEM患者的总体钾含量降低是由于肌肉蛋白质的减少和细胞内钾的丢失。胰岛素使细胞内能源物质减少，降低了ATP和磷酸肌酸的可利用度，导致细胞钠、钾的交换发生变化，即钾的丢失和细胞内钠的增加。代谢平衡实验表明，恢复初期钾/氮在体内积留的比值大于正常值（3:1），说明体内钾的缺乏。PEM患者组织中钾含量为252～302mmol/kg瘦体组织，而恢复时则可至330mmol/kg瘦体组织。

（3）钠　PEM患者的总体钠含量增加，肌肉、脑、红细胞中的钠均比正常人高。当钠进入细胞，血浆钠含量减少，渗透压降低，引起水肿。每消耗1mol ATP时，有2个$K^+$进入细胞，3个$Na^+$排出细胞。PEM时，ATP减少，钠钾泵不能正常运转而造成钠在细胞内的积留。

（4）镁　PEM患者的肌肉中镁含量减少20%～30%，而脑、心、肝、肾组织中的镁/氮比值在正常范围内。红细胞内镁明显降低，甚至在临床症状消失后，仍不能恢复到正常水平。镁大部分存在于细胞内，故瘦组织丢失引起镁的下降。

**5. 血液学与氧运送变化**

严重PEM常伴有血红素与红细胞的下降，但这是组织氧需要的适应现象。患者瘦组织的减少与体力活动减低导致氧需要下降。同时膳食中氨基酸的减少也引起生血作用下降，以节约氨基酸合成更需要的体蛋白。只要氧运送的能力足以满足组织需要，就认为是适应现象而非贫血。当膳食治疗改善了组织合成，瘦组织与体力活动，造血功能将增加对氧的需要。如铁、叶酸、维生素C不足，则将发生功能性贫血与组织缺氧。故在严重PEM的治疗过程中，只有等能量与蛋白质摄入增加，瘦组织得到改善后，才有网状细胞和血红素提高的反应。因严重PEM患者可能体内仍有一定铁储备，故在对急性缺氧的反应中仍保留了产生红细胞生成素（erythropoietin）和网状细胞的能力。如果患者同时合并有膳食中铁或叶酸的缺乏，或有慢性失血如钩虫感染，则可以发生严重的贫血。

**6. 胃肠道、心、肾功能**

在限制蛋白质或能量摄取时，肠的重量、绒毛长度、蛋白质和DNA含量、细胞分裂、细胞迁移、双糖酶和二肽酶含量均有下降，这些改变可能是机体对食物摄取量不足的适应性反应。PEM患者也有类似的适应性改变。严重病例有时出现肠道适应的破坏，对氨基酸、脂肪、糖类、脂溶性维生素吸收不良。肠道在适应低营养素摄取阶段，几乎无储备机能，所以一旦大量食物负荷则发生吸收障碍。小肠易受细菌感染而并发肠炎，加重营养不良。肠蠕动减弱和胃酸分泌减少等都适合细菌在肠内的繁殖。细菌的过量繁殖可促进尿素通过小肠再循环，提高结合胆盐的解离、甘氨酸/牛磺酸和脱氧胆盐/胆盐的比值。细菌内毒素能损害细胞膜，影响白细胞膜对钠通透性的调节。

乳糖耐量因小肠黏膜缺少乳糖酶而受到影响。水肿型患者空肠黏膜缺少蔗糖酶、麦芽糖酶，所以摄取牛乳后易发生腹泻，大便量增加；单糖吸收能力也受到障碍，所以摄取葡萄糖、蔗糖后都可出现腹泻。吸收功能常随治疗得到恢复，但肠的形态学变化，需要较长的时间才能恢复。

严重 PEM 患者，心排血量减少，心率缓慢，循环时间延长，外周血流量减少，心电图无特异性改变，X 线摄影心脏缩小，尸检可见心脏重量明显减轻，充血性心力衰竭可能是死亡原因。贫血、氧耗量降低等对干瘦患者的心脏也可产生不良的影响。当治疗时，心排血量比正常有增加现象。

严重病例肾小球滤过率和肾血浆流量减少，由于肾小管功能的障碍，可出现氨基酸尿症、磷酸尿症、尿浓缩障碍及酸负荷后的排出量下降等。PEM 患者均有肾功能障碍，在水肿的发生中，肾功能障碍并非主要原因。

**7. 免疫功能**

严重 PEM 患者的胸腺萎缩，T 淋巴细胞明显缺乏，脾脏与淋巴结的 T 淋巴细胞也同样缺乏。这可能是由于白介素 1 活力下降的缘故。补体成分及调理素活性也均降低。吞噬作用、趋化作用与细胞内杀伤作用亦均受损。脾脏与淋巴结的 B 淋巴细胞及血中 B 淋巴细胞与免疫球蛋白相对正常，但分泌型 IgA 生成不足。这些变化的最终结果是导致易感染及发生严重的并发症。给予营养治疗后，免疫功能可以得到恢复。

**8. 神经系统**

婴幼儿患严重 PEM 可减慢脑发育、神经髓鞘化、神经递质生成与神经传导速度。但这些改变与远期功能如智力和行为的关系尚不肯定。因为还有许多其他因素会影响到智力和行为。

## 三、临床表现

轻、中度 PEM 的主要表现就是体重下降，皮下脂肪组织减少。儿童慢性 PEM 表现为身材矮小、发育不良，体力活动与能量消耗减低，免疫功能、胃肠功能与行为可能改变；非特异性的表现包括不好动、淡漠、经常腹泻等。成人则表现为身体组成的改变，男女的体脂分别降低 12% 与 20%，体力活动的能力持续下降，尤其是体力活动后极易疲劳且恢复慢。孕妇如营养不良，则导致低体重儿出生。生化指标变化不太一致，如蛋白质摄入低，可有肌酐、尿素氮、羟脯氨酸排出量低，血浆氨基酸谱改变，支链氨基酸下降，血清运铁蛋白（transferrin）与白蛋白轻微减低，周围血淋巴细胞数也减低。

重度 PEM 的临床表现典型者可分干瘦和恶性营养不良两类，混合型就二者兼有。一般来说混合型较常见。

干瘦型由于能量严重不足所致，特征性表现不多。患者淡漠、嗜睡、低体温、低血压、缓脉的程度较蛋白质营养不良轻。胃纳差，低体重，显著的肌肉消耗，消瘦，但无浮肿。皮肤弹性差，干燥，无皮炎。头发纤细松稀，干燥易脱落，失去固有光泽。儿童明显矮小，消瘦，严重者为"皮包骨"（skin and bones），皮下脂肪消失；双颊凹陷（因脂肪垫消失），呈猴腮状，体弱无力，颓靡不振，易哭闹；内脏器官萎缩，淋巴结易扪到。脱水、酸中毒及电解质紊乱常为死亡原因。尸检可见周身组织器官萎缩，未见水肿和脂肪肝的发生。

水肿型由于严重蛋白质缺乏所致，周身水肿为其特征，一般较少见。儿童身高可正常，体脂未减少，肌肉松弛，两腮似满月（moon - face），眼睑肿胀，身体低垂部水肿。主要表现为淡漠、嗜睡、厌食、动作缓慢。四肢、面目、会阴皮肤干燥，伴有色素沉着，角化过度，呈鱼鳞状。头发稀疏，干燥无光泽，质脆易折断。低体温、低血压、低体重，因有全身水肿，有时体重可正常。心动过缓，肝大，可有胸水、腹水，四肢消瘦，水肿，轻度贫血，可同时伴有维生素缺乏。尸检可见周身水肿、内脏及肌肉萎缩、严重脂肪肝、红骨髓萎缩等。

## 四、诊断

PEM 由于病程和临床类型不同，有时诊断比较困难。急性严重病例临床症状明显，根据病史、症状和体征一般可以做出初步诊断，而慢性轻度病例，临床症状多不明显和典型，故常需综合方法进行诊断。

水肿型与干瘦型的临床特点见表 6 - 1。

表 6 - 1　蛋白质能量营养不良类型及特点

| | 干瘦型 | 水肿型 |
|---|---|---|
| 基本原因 | 能量摄入不足 | 蛋白摄入不足 + 应激 |
| 发展所需时间 | 数月 ~ 数年 | 数周至数月 |
| 临床特点 | 饥饿状态，干瘦<br>体重/身高 < 80% 标准体重<br>三头肌皮褶厚度 < 3 mm<br>上臂肌围 < 15 mm | 人体测量指标可正常<br>毛发易拔脱<br>水肿 |
| 实验室指标 | 血浆白蛋白 > 2.8 g/L | 血浆白蛋白 < 2.8 g/L<br>血浆转铁球蛋白 < 150 ng/L<br>淋巴细胞 < $1.2 \times 10^9$/L<br>迟发性皮肤超敏反应（-） |
| 临床过程 | — | 较好的耐受氧化应激<br>伤口愈合差<br>免疫力下降<br>感染及其他并发症多 |
| 病死率 | 低（除非原发病致死） | 高 |

### 1. 人体测量

（1）身高别体重　营养状况与 PEM 的最好人体测量方法是以身高别体重（weight for heisht）作为近期营养状况的指标，以年龄别身高（heigh for age）作为以往营养状况的指标。年龄别身高不足可能说明早年曾有过短期的生长不良或年龄稍大时较长期的生长不良。以体质指数（BMI）做 PEM 诊断，11 ~ 13 岁以 BMI < 15.0，14 ~ 17 岁以 BMI < 16.5 为标

准；重度 PEM 分别以 BMI < 13.0 和 < 14 为标准。

（2）年龄别体重　用年龄别体重（weight for age）诊断 PEM 的缺点是无法区分近期 PEM 或以往 PEM。然而在公共营养研究中仍可作为人群中 PEM 程度的分级指标，即 Ⅰ级为理想年龄的体重的 75% ~ 90%，Ⅱ级为 60% ~ 74%，Ⅲ级 < 60%。

（3）肱三头肌皮褶厚度、上臂围，见表 6 - 2。

表 6 - 2　营养指标的正常值和营养不良时的数值

| 检查项目 | 正常值 | 营养不良 | | |
|---|---|---|---|---|
| | | 轻度 | 中度 | 重度 |
| 肱三头肌皮褶厚度 | 男 > 10mm | 40% ~ 50% * | 30% ~ 39% * | < 30% * |
| | 女 > 13mm | | | |
| 上臂肌围 | 男 > 20.2cm | 40% ~ 50% * | 30% ~ 39% * | < 30% * |
| | 女 > 18.6cm | | | |
| 肌酐/身高指数 | > 1 | 60% ~ 80% * | 40% ~ 59% * | < 40% * |
| 白蛋白 | 35 g/L | 28 ~ 34 g/L | 21 ~ 27 g/L | < 21 g/L |
| 转铁蛋白 | 2.5 ~ 2.0 g/L | 1.8 ~ 2.0 g/L | 1.6 ~ 1.8 g/L | < 1.6 g/L |
| 淋巴细胞总数 | > 2000 | 1200 ~ 2000 | 900 ~ 1200 | < 900 |
| 免疫皮肤试验 | + | + | + | - |
| 氮平衡测试 | ± 1 g | - 5 ~ - 10 g | - 10 ~ - 15 g | > - 15 g |

* 相当于正常值的百分率

**2. 临床检查**

头发、口颊黏膜、皮肤、甲状腺、指甲等检查可有助于判断营养缺乏的种类和程度。

**3. 生化检查**

PEM 时体内物质代谢发生变化，引起体内生化指标的改变，可作为诊断依据。两类 PEM 的生化改变不同，以恶性营养不良较重。

（1）血浆蛋白营养缺乏时，血浆总蛋白含量有变化，但不如白蛋白与前白蛋白灵敏。水肿型患者血清载脂蛋白减少。但铜蓝蛋白在诊断上的意义尚待探讨，注意血浆蛋白的下降往往是由疾病本身引起的，并不一定同营养不良有关。

（2）血清游离氨基酸水肿患者改变明显，缬氨酸、亮氨酸、异亮氨酸、苏氨酸、蛋氨酸等必需氨基酸含量下降，甘氨酸、精氨酸等非必需氨基酸无改变或升高，所以甘氨酸 + 精氨酸 + 谷氨酸 + 牛磺酸/缬氨酸 + 亮氨酸 + 异亮氨酸 + 蛋氨酸比值升高，而干瘦型改变不明显。能量控制实验结果表明，当儿童摄取蛋白质低于 1 g/kg 体重时，即可出现氨基酸比值的上升，所以氨基酸比值的改变有助于判断蛋白质的营养状况和鉴别两类蛋白质能量营养不良。氨基酸比值 > 2.1 示蛋白质摄入低，比值 > 3.5 表示食物中供给蛋白质严重缺乏。氨基酸比值与体重/年龄及羟脯氨酸指数相关。氨基酸比值改变在营养缺乏早期比血浆蛋白和白蛋白的改变灵敏，但易受食物影响。当给以充足食物后，临床症状和其他指标虽未恢复正常，但氨基酸比值很快转为正常而出现假正常结果，应予注意。

（3）淋巴细胞总数，即周围血液中淋巴细胞总数，白细胞总数 × 淋巴细胞百分率，正常值范围 $(0.8 ~ 4) × 10^9/L$。

（4）细胞免疫状态的测定。营养不良能影响机体的细胞免疫功能。可用抗原如结核菌素、白色念珠菌抗原、腮腺炎病毒、链球菌激酶—链球菌脱氧核糖核酸酶、植物血凝素等各 0.1ml 分别同时作皮内注射，24 ~ 28 小时后观察反应。营养不良的患者往往反应低下，皮肤风团很小（小于 5mm），风团大于 5mm 者为阳性。皮肤实验中有两项阳性反应者，表示细胞免疫有反应性。

（5）氮平衡试验。常用于营养治疗过程中观察患者的蛋白质摄入是否足够和了解分解代谢的演变。氮平衡和能量的摄入密切相关。氮负平衡既可由蛋白质摄入不足引起，也可因能量摄入不足造成。24 小时摄入氮量 = 蛋白质摄入量（g）÷6.25。因此临床上计算：氮平衡 = 24 小时摄入氮量 − 24 小时总氮丧失量，24 小时总氮丧失量 = 24 小时尿中尿素氮 + 3.5（粪氮、体表氮和非尿素氮）。尿素氮在尿中的丢失每日不超过 20 ~ 30g，提示每日有 600 ~ 900g 的无脂组织降解，故当患者有大量尿素氮丢失时，须尽早考虑营养支持，否则将造成重要器官的严重损害。

（6）尿肌酐—身高指数。蛋白质能量营养不良患者，肌肉消瘦，肌酸减少。24 小时尿中肌酐排出量亦发生相应的改变，但尿中肌酐排出量常受年龄、身高等的影响，所以可用肌酐 − 身高指数 =（24 小时尿中肌酐/相同身高正常儿童尿中肌酐）进行评价。此指数在身高 64.8 ~ 138.6cm 之间比较稳定，浮肿型为 0.24 ~ 0.75，混合型为 0.33 ~ 0.85。

（7）3–甲基组氨酸排出量。3–甲基组氨酸是组氨酸构成肌纤维蛋白的多肽前体后甲基化而形成的物质。测定 3–甲基组氨酸可反映肌纤维蛋白转换率及肌肉的情况。体重下降的儿童，肌肉减少，转换率下降，尿中 3–甲基组氨酸排出量减少。成人饥饿 20 天，尿中排出量可减少 40%，比肌酐的改变明显。

## 五、治疗

为减少死亡，加速恢复，应根据病情分为三阶段进行治疗：①急救期；②营养恢复期；③营养补充期。

**1. 急救期的治疗**

（1）患者一般抵抗力下降，易合并肺炎和败血症。合并感染常是严重 PEM 的直接死亡原因。应及早发现和治疗。对继发性 PEM 应针对原发病进行治疗。

（2）调整水、电解质平衡。如有水、电解质紊乱存在，应首先纠正。临床上一些患者并非死于饥饿而是死于治疗时的并发症和电解质紊乱。对严重 PEM 患者用常规方法判断有无失水常很困难，可根据口干、唇、舌干燥，低血压，肢冷等加以考虑。液体补充应保证患者有足够的尿量，儿童至少 200ml/24h，成人 500ml/24h。世界卫生组织推荐口服补盐溶液，每升含氯化钠 3.5g、碳酸氢钠 2.5g、氯化钾 1.5g、葡萄糖 20g。Torun 推荐的儿童口服液组成见表 6 – 3。

表 6 – 3　重度 PEM 儿童口服液组成

| 成　　分 | 浓　　度 | |
| --- | --- | --- |
| | mmol/L | mg/L |
| 葡萄糖 | 125 | 2250 |
| 钠 | 45 | 103.5 |
| 钾 | 40 | 156.4 |
| 氯化物 | 70 | 248.5 |

续表

| 成　分 | 浓　度 | |
| --- | --- | --- |
| | mmol/L | mg/L |
| 柠檬酸盐 | 7 | 1450 |
| 镁 | 3 | 72.9 |
| 锌 | 0.3 | 19.62 |
| 铜 | 0.04 | 2.54 |
| 渗透压 | 300 | |

采用鼻胃管给予口服液时，按 3~4ml/kg 体重滴注。如 4 小时内未见改善，即改用静脉输注；如呕吐停止，脱水好转则改为口服，如 2 小时内能耐受口服，则撤去鼻胃管。

采用管饲饮食时：一般由牛奶、豆浆、鸡蛋、蔗糖配制，具体含量见表6-4。

表6-4　管饲饮食配方

| 食物 | 量（ml或g） | 蛋白（g） | 脂肪（g） | 糖（g） | 能量 kJ（kcal） |
| --- | --- | --- | --- | --- | --- |
| 牛奶 | 750 | 24.75 | 31.5 | 38.25 | 2240（535.6） |
| 豆浆 | 250 | 6.25 | 2.75 | 3.25 | 263（62.8） |
| 鸡蛋 | 200（4个） | 23.6 | 30.20 | 2.6 | 1576（376.6） |
| 蔗糖 | 90 | 0.36 | 0 | 87 | 1463（349.4） |
| 合计 | 1290 | 54.96 | 64.45 | 131.10 | 5542（1324.4） |

除以上配置外，有许多配方营养素、要素饮食，或按人体需要量或疾病需要配方，使用方便，已成品化生产，配置方便，使用安全，很少出现并发症。一般 1ml 溶液含有能量 4.18kJ（1kcal），浓度为25%。

要素饮食配方举例：

| | | |
| --- | --- | --- |
| 碳水化合物(g) | 葡萄糖 | 212 |
| 结晶氨基酸(g) | | 20 |
| 氮　　（g） | | 3.3 |
| 脂肪　（g） | | 0.87 |
| 能量　kJ(kcal) | | 4186（1000） |
| 钠　　（mmol） | | 55 |
| 钾　　（mmol） | | 30 |
| 氯　　（mmol） | | 75 |
| 镁　　（mmol） | | 3.55 |
| 钙　　（mmol） | | 11 |
| 容量　（ml） | | 1000 |

要素饮食不需消化，在上消化道中几乎完全吸收。开始使用时从低浓度起，液体温度保持在40℃左右，缓慢滴注。患者适应后增加浓度。

当反复呕吐或持续腹胀，以及有严重脱水和低血容与休克时，应静脉输液。根据病情、化验结果调整液体组成、输液量和速度。每小时评估患者状况，直至恢复口服治疗。

儿童的肠外营养方案如下。

①肠外营养液的组成。

葡萄糖是营养液中最主要的非蛋白能量来源，与其他营养素无配伍禁忌。临床可选择有5%、10%、25%、50%的葡萄糖溶液。不用外源性胰岛素时，输注速度由 $3 \sim 4 \, mg/(kg \cdot min)$ 开始，根据耐受情况逐渐增至 $6 \sim 7 \, mg/(kg \cdot min)$。使用外源性胰岛素时输注速率可达 $9 \, mg/(kg \cdot min)$。

脂肪乳剂为另一主要的非蛋白能量来源，可提供必需脂肪酸和较高的能量，溶液为中性等渗液，和葡萄糖、氨基酸一起使用可降低液体的总渗透压。最好选用中/长链脂肪 (1:1) 乳剂。使用剂量 $0.5 \sim 1.0 \, g/(kg \cdot d)$ 开始，每 $1 \sim 2$ 日增加 $0.5 \, g/kg$，总量不超过 $3.5 \sim 4.0 \, g/(kg \cdot d)$。儿童对脂肪乳剂的最大承受速率为 $1 ml/(kg \cdot min)$。

氨基酸是氮的主要来源。首次用量为 $0.5 \sim 1.0 \, g/(kg \cdot d)$，以后每日可增加 $0.5 \, g/kg$，最大剂量为 $2.5 \sim 3.5 \, g/(kg \cdot d)$。

患儿所需的其他电解质按生理需要量供给，微量元素及维生素分别有特殊制剂提供。

②实施原则。

逐渐增加输入种类及浓度。开始两天只输入氨基酸及葡萄糖、电解质；氨基酸起始量为 $0.5 \sim 1.0 \, g/(kg \cdot d)$，葡萄糖起始速率为 $3 \sim 4 \, mg/(kg \cdot min)$。缓慢增加，明确可耐受氨基酸、葡萄糖后，即可开始使用脂肪乳剂。非蛋白热量中糖与脂肪的比例为 $(60 \sim 70) : (30 \sim 40)$。

有严重低血蛋白、无尿、低血容、循环衰竭的患者应每 1 小时或 2 小时给予 10 ml 血浆/kg，然后每 1 小时或 2 小时给以 2 份 5% 葡萄糖溶液与 1 份等渗盐水的混合液 20 ml/kg，可使血浆蛋白增加 $5 \sim 10 \, g/L$，防止血管内水分移出。

有低血钙和手足抽搐症时，应给予钙输液，如葡萄糖酸钙 $0.5 \sim 1 \, g/h$，同时 $12 \sim 24$ 小时肌内注射 50% 硫酸镁溶液 1 ml，至低血钙症状不再发作。

老年人 PEM 的营养治疗：应首先纠正水和电解质平衡紊乱、抗感染、抗心力衰竭，然后方能制订营养支持方案；在营养支持的方式上，首选饮食，大约 10% 的老年患者可以通过饮食的自行调整纠正营养不良。有时因某种原因在向老年人提供适量的氮入量后，只能提供低热量，正氮平衡难以达到，在无禁忌证的情况下，可以注射小剂量的生长激素如 $0.15 \, IU/(kg \cdot d)$，连续 1 周或 10 天。注意老年人的脏器功能，以调整营养配方。

（3）抗心力衰竭。心力衰竭多见于水肿患者，主要由于心脏功能障碍和水肿消退时液体大量进入血循环，而肾不能及时排出，血容量增大，加重心脏负荷所致。心力衰竭发生前，患者常有肝脏肿大、颈静脉怒张，出现第三心音及背部捻发音等体征。一旦周围循环衰竭，即出现虚脱，治疗时可用利尿剂、氧气及其他支持疗法。因儿童对洋地黄类药物敏感，最好不使用。

**2. 恢复期的治疗**

当急救期治疗实施时，应尽快恢复体内营养素的损耗，最好先口服或鼻饲液体膳（包括各种配方营养素），每日等份 $6 \sim 12$ 次，每次小量，开始时摄入少量能量和蛋白质，以后每 2 或 3 日再逐渐增加。儿童每日需至少 335 kJ（80kcal）$/(kg \cdot d)$，但不高于 418 kJ（100kcal）$/(kg \cdot d)$。年龄较大的儿童和成人开始时按年龄的平均能量与蛋白质需要量给予，然后逐渐增加，第 7 日可达到 1.5 倍能量需要量，$3 \sim 4$ 倍蛋白质需要量。食欲好转时，可用高能量密度、高蛋白质、易消化的固体食物。干瘦型患者在 $1 \sim 2$ 周后需更高的能量，应增加膳食的能量密度。

膳食必须每日补充 5~8 mmol 钾和 0.5~1 mmol 镁（1~2 mEq）/kg、150~300 μmol 锌、40~50 μmol 铜、15 mmol（600 mg）钙。营养补充开始 1 周后才给予铁（1~2 mmol），过早给铁不会有生血反应，反而促进细菌生长及产生自由基反应。此外，应补充 1.5 mg 或 5000 IU 维生素 A、叶酸 0.3 mg 和其他维生素与微量元素，剂量要高于正常人的营养供给量。

表 6-5 列出儿童 PEM 患者恢复期营养补充方案的配制。

**表6-5　儿童恢复期营养补充方案**

| 营养补充第几日 | 基本膳水比例 | 加蔗糖（g/100 ml） | 加油（ml/100 ml） | 100 ml 供给 | |
|---|---|---|---|---|---|
| | | | | 蛋白质（g） | 能量（kcal） |
| 1 | 1+2 | 10 | – | 1~1.3 | 85~90 |
| 3 | 1+1 | 10 | – | 1.5~2 | 110~115 |
| 5 | 3+1 | 5 | – | 2.3~3 | 120~130 |
| 7 | 不稀释 | – | – | 3~4 | 135~145 |
| 干瘦型 | | | | | |
| 12 | 不稀释 | – | 3 | 3~4 | 160~170 |
| 17 | 不稀释 | – | 6 | 3~4 | 185~195 |
| 22 | 不稀释 | – | 9 | 3~4 | 210~220 |

上述补充营养开始时体重无变化或略下降，因水肿消退，排尿增加。5~15 天后有一个快速体重增加过程，干瘦型慢于恶性营养不良。在儿童，增长速度可达正常儿童的 10~15 倍。

**3. 补充期的治疗**

患儿经 2~3 周治疗后已能摄食，没有重大并发症，体重开始增加。此时应继续加强营养补充，并配合心理和体力的锻炼，对一些较小的合并症如腹泻、寄生虫等进行治疗。

当水肿消退，食欲恢复，体重增长时，常用食物可逐步替代液体膳。儿童应至少摄食 3~4 g 蛋白质和 500~625 kJ（120~150 kcal）/（kg·d）。为达到这一水平，食物的能量密度需增加，鼓励少量多餐，选择易消化的鱼类、奶类等，必要时可应用配方营养素作为正常餐后的补充，以满足患者能量需要。

在加强营养补充的同时，应逐渐开始体力活动，儿童可选择游玩，成人可进行体育活动等，逐渐锻炼心肺功能。这样也有利于身高的增长和瘦体组织的积累。

轻度腹泻不影响营养恢复与补充，在营养状况改善后自行消失，但持续的腹泻可引发新的 PEM，需针对病因进行治疗，如感染、肠道寄生虫、上消化道菌丛过多而使食物发酵，对食物成分不耐受等。

经过治疗后，可以应用体格检查、生化检查等指标对患者进行营养评价，以使营养治疗达到预期的目标。

**4. 并发症的治疗**

低血糖：常见于消瘦型患者。血糖低于 300 mg/L，且伴有临床症状时，在采完血样供血糖测定后，应静脉注射 50% 葡萄糖溶液 10ml 予以治疗，缺糖症状一般可以迅速得到纠正。如神志仍然不清，可重复注射一次，危险症状消除后，头 24 小时内可每小时供给加葡萄糖的饮食一次，并于头 12 小时每 4 小时测定血糖一次，观察恢复情况。一般低血糖患者采用少量多餐的方法（每 2 小时一次）可以得到纠正。

低体温：严重消瘦型患者伴有低体温时，病死率较高。低体温主要由于能量不足、体温调节机能障碍、环境温度低及合并败血症（肛温常低于35℃）所致。治疗方法要保持环境温度（30℃~33℃），特别夜间温度不能降低，以暖水袋或其他方法包裹身体，可防止体温丢失。每如摄取含葡萄糖饮食一次，严重病例每15分钟测定肛温一次。

贫血：是常见的临床症状。轻度贫血（Hb > 60 g/L）可口服铁剂（硫酸亚铁150 mg/d，分服）和维生素C；中度贫血（Hb 40~60 g/L）可以口服铁剂，如血清白蛋白在20 g/L以下时，亦可根据体重注射铁剂；严重贫血（Hb < 40 g/L）可以输血，消瘦型患者的剂量为10~20 ml/kg；水肿型患者除因贫血出现虚脱或心力衰竭外，不宜输血。

此外，呼吸道、泌尿系统、消化道感染、中耳炎、乳糖耐受不良等，应同时予以治疗。

## 六、预后

蛋白质能量营养不良的预后因病因、病程及严重程度和治疗的早晚而不同。绝大多数病例的病程为可逆的，经过治疗可获痊愈，无后遗症。但智力发育是否受到影响尚难肯定。对于儿童而言，身高和体重容易恢复，但仍矮小，会在成年期影响其最大工作能力。许多严重营养不良的儿童会遗留行为及精神上的问题，影响创造性及社交行为。

重度PEM的病死率与治疗有关。过去50年，世界的中位病死率在20%~30%，在水肿患者最高可达40%~60%。治疗及时则可降低病死率至4%~6%。

## 七、预防

主要包括供应合理的营养，注意卫生及早期治疗等综合预防措施。

**1. 供应合理的营养**

供应合理的营养，保证身体的需要是预防各类人员蛋白质能量营养不良的关键。主要有：①发展农业和食品生产，供应优质食物和蛋白质；②研究制订各地区、各民族和各种生理及劳动条件下的能量和蛋白质需要量，作为提供合理营养的科学依据；③宣传营养知识，提高全民族摄取合理的营养和采用科学烹调方法的自觉性；④孕妇、乳母、婴儿及特殊体力劳动者应按生理需要要求，摄取足够的食物和营养。鼓励母亲以母乳喂养婴儿，发展婴儿断奶食品；⑤研究住院各类患者营养需要量及食品或营养补充剂，医生在治疗时，应注意充足能量和蛋白质的供应，必要时采用肠外营养或经肠营养以补充患者所需要的营养素。

**2. 注意卫生**

加强卫生，减少发病诱因，是预防措施中不可忽略的环节：①改善环境，注意个人卫生，防止急、慢性传染病的发生；②加强食品卫生管理，防止胃肠道的传染病；③防止寄生虫病的发生。

**3. 早期治疗**

早期发现、早期治疗是消灭蛋白质能量营养不良的重要措施：①通过营养调查，发现问题，及时采取预防措施；②医院门诊、卫生防疫单位，注意发现亚临床患者，并给予治疗；③急慢性传染病、胃肠道疾病及其他外科和手术后的患者，应及早注意营养支持，防止缺乏症的发生或发展。

**4. 普及营养教育**

改变不良的生活方式和饮食习惯。

# 第三节　必需脂肪酸缺乏

## 一、病理生理变化与临床表现

### 1. 皮肤症状与失水

皮肤症状是由于细胞膜构造及功能失常所致。毛细血管通透性及脆性增加，红细胞脆性增加，易发生渗透性溶血、线粒体异常肿胀。皮肤出现干燥、脱屑、肥厚、鳞皮，毛发稀疏，发生红色斑疹或丘疹。

### 2. 生长发育速率降低

由于线粒体功能失常，导致代谢率增高，而致能量不足，因而婴儿生长迟缓。缺乏必需脂肪酸的动物的生长仅是正常的60% ~ 80%。

### 3. 胃肠道、肝肾功能异常

因肠道黏膜细胞分泌脂肪微粒的能力降低，而致肠黏膜细胞中充满脂肪，导致腹泻。肝脏释放极低密度脂蛋白的能力也降低，脂肪在肝中存积而形成脂肪肝。肾脏有退行性变化。

### 4. 血小板功能失常

由于前列腺素合成受影响，血小板黏附性增加，易于聚集。

### 5. 易感染

用缺少EFA的奶制品喂养的婴儿，易于感染。

### 6. 血脂及体脂组成异常

略。

## 二、诊断

一般认为血浆中血清三碘甲状腺素/血清四碘甲状腺素大于0.4表示有必需脂肪酸缺乏。结合临床症状与膳食史可诊断。

## 三、治疗

使用EFA治疗必需脂肪酸缺乏病。可口服长链脂肪酸或静脉输入脂肪乳剂，亚油酸所供能量需超过总能量的2%。

## 四、预防

EFA主要食物来源是植物油，应注意适量补充。避免医源性的必需脂肪酸缺乏病，对长期肠外营养的患者需使用脂肪乳剂。鼓励母乳喂养，对于无法母乳喂养的婴儿，应供给富含EFA的配方奶。

# 第四节　脂溶性维生素缺乏

## 一、维生素A缺乏

### 1. 病理生理改变与临床表现

维生素A是构成视觉细胞内感光物质的成分，维生素A缺乏时，对弱光敏感度降低，表现为暗适应能力下降、夜盲、结膜干燥及干眼病，出现毕脱氏斑，进而角膜软化穿孔而致失明。维生素 A 缺乏导致皮肤角化如鱼鳞癣、毛囊角化、蛇皮癣等，在上臂和大腿外侧为常见。动物实验显示，维生素 A 缺乏时还可出现味觉减退、恶心、前庭障碍、颅内压增高、畸形、不育等现象。

维生素 A 缺乏可使机体细胞免疫功能降低，同时呼吸道或消化道感染又能加重维生素 A 缺乏。维生素 A 水平与外周血 T 细胞百分数和淋巴细胞转化率间呈显著正相关。维生素 A 缺乏引起中性细胞杀菌活性、吞噬细胞的吞噬作用、自然杀伤细胞介导的细胞毒性的紊乱，使抵抗力下降。维生素 A 缺乏使上皮屏障受损。

维生素 A 缺乏往往与缺铁性贫血同时存在。对维生素 A 缺乏的人群补充维生素 A，即使在铁摄入不变的情况下，铁的营养状况亦有所改善。动物实验显示，维生素 A 可能有改善铁吸收和促进贮存铁转运，增强造血系统功能的作用。

维生素 A 缺乏时，影响雄性动物精索上皮产生精母细胞、雌性阴道上皮周期变化，也影响胎盘上皮，使胚胎形成受阻。维生素 A 缺乏还引起诸如催化黄体酮前体形成所需要的酶的活性降低，使肾上腺、生殖腺及胎盘中类固醇的产生减少，可能是影响生殖功能的原因。

维生素 A 对于维持骨质正常代谢起着重要作用。维生素 A 缺乏可使破骨细胞数目减少，成骨细胞的功能失控，导致骨膜骨质过度增生，骨髓腔变小。

**2. 诊断**

（1）临床检查

①缺乏时眼部症状和皮肤症状出现较晚，须结合生化检查与其他疾病鉴别。

②视觉功能检查

暗适应试验：其方法是双目经强光漂白后，于暗中观察极微弱的光源，观察到光源的时间即为暗适应恢复时间。维生素 A 缺乏的人其暗适应时间比正常人延长。

生理盲点测定：是反映维生素 A 缺乏的一个比较灵敏的指标。维生素 A 缺乏者，其生理盲点扩大，此法曾在营养调查中应用。

视网膜电流图：当光线照于视网膜上时，有电位差变化，将这些变化记录于图上，成为视网膜电流图。当大鼠缺乏维生素 A 时，视网膜电流的阈值改变而且 b 波变小。其改变要比暗适应变化晚。

眼结膜印迹细胞学检查：用醋酸纤维膜按在眼结膜上取样，以过碘酸 Schiff 试剂及苏木精染色，根据上皮细胞、球状细胞和黏蛋白的大小、形态区分维生素 A 的营养状况，是一项简便适用于儿童和青少年维生素 A 营养状况的指标。

（2）生化检查

①血清视黄醇浓度　反映近期膳食维生素 A 的摄入量和维生素 A 由肝脏的释出量，是评价维生素 A 营养状况的常用指标。现国际公认血浆维生素 A 测定采用高效液相法，以此为"金标准"。WHO 推荐的标准为：血浆维生素 A < 0.7 μmol/L（20 μg/dl）为缺乏，0.7 ~ 1.4 μmol/L（20 - 40 μg/dl）为亚临床缺乏。

②视黄醇结合蛋白　是维生素 A 在体内转运的载体蛋白，其合成及释出受维生素 A 的调节，可用于评价维生素 A 营养状况。正常成人血浆 RBP 含量为 40 ~ 90 mg/L（1.9 ~ 4.28 μmol/L），正常学龄前儿童为 25 ~ 35 mg/L（1.19 ~ 1.6 μmol/L）。

③肝脏维生素 A 贮存量测定 Sauberlich 曾提出肝脏维生素 A 含量在营养状况良好时应为 $20 \mu g/g$，边缘缺乏为 $10 \sim 20 \mu g/g$，缺乏为 $5 \sim 10 \mu g/g$，严重缺乏为 $< 5 \mu g/g$。现有相对剂量反应法、维生素 A 耐量曲线法等。

**3. 预防及治疗**

平时多食富含维生素 A 的食物以预防维生素 A 缺乏。维生素 A 的主要食物来源为动物食品，其中含量最丰富的为肝、鱼肝油、乳制品、肾和鸡蛋。维生素 A 的前体胡萝卜素广泛存在于绿色及黄色的水果蔬菜中，如菠菜、胡萝卜、南瓜、芒果、杏、木瓜等。玉米、小米和白薯中都含有丰富的胡萝卜素，但含胡萝卜素最丰富的为红棕榈油。

发生严重维生素 A 缺乏时，每日口服 20 万 IU 维生素 A 制剂，服用 2 日，$7 \sim 10$ 日后再服用一次即可见效。

## 二、维生素 D 缺乏

**1. 病理生理改变**

维生素 D 缺乏时肠钙吸收和运转能力下降，造成血钙降低。常伴有低磷血症，血磷降低影响中枢神经系统调节功能，抑制生物氧化过程，导致慢性酸中毒，加重脑皮层调节功能障碍。维生素 D 缺乏对生长发育中的骨骼或已经发育成熟的骨骼均会产生深刻影响，不仅骨基质不能钙化，骨基质的有机成分亦减少，水分增多。

**2. 临床表现**

流行病学资料表明，维生素 D 缺乏病主要发生在气温偏低、日光照射不足并缺乏食物维生素 D 来源的地区人群中，特别在幼儿、家务劳动妇女和老年人中更为多见。

（1）小儿佝偻病 维生素 D 缺乏性佝偻病临床表现主要为骨骼的改变、肌肉松弛，以及非特异性的精神神经症状。重症佝偻病患者可影响消化系统、呼吸系统、循环系统及免疫系统，同时对小儿的智力发育也有影响。初期以精神神经症状为主，患儿不活泼、食欲缺乏、易激动、脾气乖张、睡眠不安、好哭、多汗。骨龄变化与年龄、生长速率及维生素 D 缺乏程度有关。用手指按在 $3 \sim 6$ 个月患儿的枕骨及顶骨部位，感觉颅骨内陷，随手放松而弹回，称乒乓球征。$8 \sim 9$ 个月以上的患儿头颅常呈方形，前囟大及闭合延迟，严重者 18 个月时前囟尚未闭合。两侧肋骨与肋软骨交界处膨大如珠子，称肋串珠。胸骨中部向前突出形似"鸡胸"，或下陷成"漏斗胸"，胸廓下缘向外翻起为"肋缘外翻"；脊柱后突、侧突；会站走的小儿两腿会形成向内或向外弯曲畸形，即"O"型或"X"型腿。患儿的肌肉韧带松弛无力，因腹部肌肉软弱而使腹部膨大，平卧时呈"蛙状腹"，因四肢肌肉无力，学会坐站走的年龄都较晚，因两腿无力容易跌跤。出牙较迟，牙齿不整齐，容易发生龋齿。大脑皮质功能异常，条件反射形成缓慢，患儿表情淡漠，语言发育迟缓，免疫力低下，易并发感染、贫血。

（2）成人骨质软化 发生于成年人，多见于妊娠多产的妇女及体弱多病的老年人，最常见的症状是骨痛、肌无力和骨压痛。因成人的骨骼每年仅有 5% 是新添加骨，必须经过相当时间才能形成矿化不足的新骨，引起骨质软化，故早期症状常不明显。随着骨软化加重，长期负重或活动时肌肉牵拉而引起骨畸形，或压力触及了骨膜的感觉神经终端引起明显的骨痛。开始或间断发生，冬春季明显，妊娠后期及哺乳期加剧。几个月或几年后渐变为持续性，并发展到严重、剧烈的全身骨痛，活动和行走时加重，可出现跛行和鸭步态，弯腰、梳头、翻身都感到困难。严重者骨质进一步软化，也可出现胸廓内陷，胸骨前凸，形成鸡胸，而影响心、肺功能。长期卧床、坐位可使颈椎变短，腰椎前凸，胸椎后凸，导致脊柱侧弯畸形、驼背，身高缩短。骨质变软长期负重，使骶岬下沉前凸，耻骨前突作鸟喙状，两髋臼内陷，耻骨弓成锐角，骨盆呈鸡心或三叶状畸形，可导致难产。肌无力也是一突出的症状，长期活动减少可发生失用性肌萎缩，更加重肌无力，这种骨质软化的患者，轻微外伤就会导致病理性骨折，特别是肋骨骨折，甚至发生后患者自己可能还不知道。

**3. 诊断**

通过检测血浆中 $25-(OH)D_3$ 水平评价维生素 D 营养状况。$25-(OH)D_3$ 是维生素 D 在血液中的主要存在形式，半衰期是 3 周，其浓度高低能特异地反映人体几周到几个月内维生素 D 的储存情况。血液中 $25-(OH)D_3$ 的正常范围为 $20\sim150\,nmol/L$，当 $25-(OH)D_3$ 低于 $20\,nmol/L$，维生素 D 明显缺乏。目前采用高效液相色谱法测定血浆中的 $25-(OH)D_3$，结果较准确可靠。

另外，血清钙磷乘积和血清碱性磷酸酶活性也被用于评价维生素 D 的营养水平，但这两个指标容易受影响，一般不认为是良好评价指标。

**4. 预防及治疗**

维生素 D 可通过日光浴和膳食两条途径获取。只要人体能坚持户外活动，经常接受充足的日光，这是人体获得充足的维生素 D 的最好来源，而无需由食物提供，亦不会发生缺乏。天然食物来源的维生素 D 不多，脂肪含量高的鱼肝油、海水鱼（如沙丁鱼）、动物内脏、蛋黄、奶油中相对较多。鱼肝油中的天然浓缩维生素 D 含量很高。

在缺少日光照射的情况下，适量补充维生素 D 很有必要。使用维生素 D 强化牛奶是人工喂养儿预防维生素 D 缺乏简便易行的方法。在没有维生素 A、维生素 D 强化牛奶供应的地区，小儿出生后 $1\sim2$ 周开始，直到 2 岁，可以在其食用的牛奶中每日滴加维生素 D 滴剂 $400\sim1000\,IU$，或在医师指导下采用间断补充大剂量维生素 D 预防佝偻病的发生。

## 三、维生素 E 缺乏

**1. 病理生理变化与临床表现**

维生素 E 吸收与肠道脂肪有关，影响脂肪吸收的因素也影响维生素 E 吸收。成年人较少发生维生素 E 缺乏，这是因为维生素 E 的组织储存相对较多，因而延长了它耗竭所需要的时间。某些人由于各种原因吸收膳食中脂肪的能力发生缺陷，如囊性纤维化、胆道闭锁及一些肝胆系统异常、脂肪转运异常等，可发生维生素 E 缺乏。

维生素 E 广泛存在于食物中，其缺乏主要见于疾病。长期维生素 E 缺乏者，血浆中维生素 E 浓度降低，能引起中枢及外周神经系统症状，能使红细胞受损，红细胞寿命缩短，出现溶血性贫血。低维生素 E 营养状况可能增加动脉粥样硬化、癌症、白内障及其他老年退行性病变的危险性。维生素 E 作为抗氧化剂可以阻断与衰老有关的自由基氧化反应。缺乏时，细胞会出现类似于组织衰老的脂褐质；同时，维生素 E 缺乏使皮肤弹性改变，性腺萎缩，机体免疫力降低。维生素 E 与精子的生成和生殖功能有关，但与性激素分泌无关。临床上常用维生素 E 治疗先兆流产和习惯性流产。

**2. 诊断**

（1）血清 α-生育酚水平 血清 α-生育酚浓度能直接反映人体维生素 E 的储存情况。血清生育酚浓度与血清总脂浓度密切相关。当血脂低时，血清 α-生育酚水平也降低，但维生素 E 可能不缺乏；当血脂高时，血清 α-生育酚水平虽然在正常范围内，但实际上机体维生素 E 可能缺乏，有人建议用单位浓度总血脂中的 α-生育酚水平来评价。

（2）红细胞溶血试验 当维生素 E 缺乏时，红细胞对 $H_2O_2$ 溶血作用的耐受能力下降。红细胞与 $2\% \sim 2.4\% H_2O_2$ 溶液保温后出现溶血，用此时测得的血红蛋白量占红细胞与蒸馏水保温后测得的血红蛋白量的百分比来反映维生素 E 的营养状况。维生素 E 水平正常者比值 $< 20\%$，偏低者为 $10\% \sim 20\%$，缺乏者为 $> 20\%$。

**3. 预防及治疗**

多食含量丰富的食物。含量丰富的食物有植物油、麦胚、向日葵、坚果、豆类；蛋类、绿叶蔬菜中含有一定量；鱼、肉类动物性食品、水果及其他蔬菜含量很少。

我国保健食品营养素补充剂量，维生素 E 控制在每日不超过 150 mg 为宜。在一些罕见的维生素 E 缺乏病例中，必须通过膳食或注射等治疗措施补充维生素 E。治疗剂量通常超过膳食参考摄入量，以 $100 \sim 200$ mg/（d·kg）。

## 四、维生素 K 缺乏

**1. 病理生理变化与临床表现**

由于维生素 K 来源丰富，且正常人体肠道的大肠埃希菌、乳酸菌等微生物也能合成维生素 K，并通过肠壁吸收入人体，故正常成人一般很少发生维生素 K 缺乏。最常见的维生素 K 缺乏是由于疾病或药物引起的继发结果。

缺乏维生素 K 会减少机体中凝血酶原的合成，从而导致出血时间延长，凝血时间延长，出血不止，即便是轻微的创伤或挫伤也可能引起血管破裂，出现皮下出血，以及肌肉、脑、胃肠道、腹腔、泌尿生殖系统等器官或组织的出血或尿血、贫血甚至死亡。如新生儿出血疾病，如吐血，肠道、脐带及包皮部位出血；成人不正常凝血，导致流鼻血、尿血、胃出血及瘀血等症状；低凝血酶原症，症状为血液凝固时间延长、皮下出血；小儿慢性肠炎。

**2. 诊断**

多见于 3 个月以内的婴儿，病变多有腹泻或服用广谱抗生素或磺胺类药物病史，常突然出现自发性出血，严重者可发生颅内出血。若应用维生素 K 治疗后，出血症状于 24 小时内迅速改善，凝血酶原时间恢复正常，即可诊断。

**3. 预防及治疗**

维生素 K 的天然形式有两种，绿色植物产生的维生素 $K_1$ 是叶绿体的正常组分，细菌和某些孢子形成的放线菌合成维生素 $K_2$。维生素 K 广泛分布于动物性和植物性食物中。平时多食用富含维生素 $K_1$ 的食物，如豆类、绿色蔬菜和油脂类食物，而水果和谷物中的含量较少。出现维生素 K 缺乏后，可用维生素 $K_1$ 5 mg 或维生素 $K_2$ 20 mg 肌内注射，每日 $1 \sim 2$ 次。饥饿、静脉营养或给予抗生素治疗的衰弱患者，他们的肠道维生素 K 合成减少。管饲与静脉营养的患者每日每 1000 kcal 应补给维生素 K $50 \sim 100$ μg。

# 第五节 水溶性维生素缺乏

## 一、维生素 C 缺乏

### 1. 病理生理变化与临床表现

人类和灵长类及豚鼠等体内缺乏维生素 C 生物合成过程中所需的葡萄糖酸内酯酶，故体内不能合成维生素 C，必须从膳食中摄入，否则会引起维生素 C 缺乏，重者造成维生素 C 缺乏病。维生素 C 缺乏的症状、体征的出现需要经过一定的阶段和过程。当血浆维生素 C 的水平降到 11.4 μmol/L（0.2 mg/dl）以下时，可出现维生素 C 缺乏的早期症状。当血浆维生素 C 接近零时，便出现明显的维生素 C 缺乏的临床表现。如果得不到维生素 C 补充，可发展成维生素 C 缺乏病，导致死亡。

（1）前驱症状　发病先兆，多有体重减轻、四肢无力、衰弱、肌肉及关节疼痛等症状。

（2）出血　患者全身任何部位出现大小不等和程度不同的出血点，但常见长骨骨膜下出血，尤其是在股骨下端和胫骨近段；牙龈黏膜下经常出血，绝大多数见于已经出牙或将出牙的小儿，在上门牙部位最为显著，牙龈呈紫红色，肿胀光滑而松脆，稍加按压便可溢血，如肿胀面积扩大，可遮盖牙齿，甚至表面有淤血堆积。偶有胃肠道、生殖道、尿道和脑膜出血，约 1/3 病儿的尿中出现红细胞。

（3）牙龈炎　牙龈可见出血、红肿，尤以牙龈尖端最为显著，稍加按压即可出血，并有溃疡和继发感染。

（4）骨质疏松　维生素 C 缺乏，胶原蛋白合成障碍，以致骨有机质形成不良而导致骨质疏松。在儿童常表现出一种突出的特征，即长骨端呈杆状畸形，关节活动时疼痛，患儿常使膝关节保持屈曲位。肋骨及肋软骨交界处明显突出呈串珠样，其角度比佝偻病串珠稍尖，在突起的内侧可扪及凹陷。佝偻病串珠则两侧对称，无内侧凹陷区。

### 2. 诊断

维生素 C 缺乏病的诊断主要依据膳食史、典型症状、体征、生化检验，还可进行治疗试验。

（1）维生素 C 缺乏病应与下列疾病相鉴别

①肢体肿痛　应与化脓性关节炎、骨髓炎、蜂窝组织炎、深部脓肿等鉴别；维生素 C 缺乏时骨膜下血肿需与肿瘤鉴别。

②肋串珠　维生素 C 缺乏患儿的肋软骨串珠呈尖刺状，而佝偻病的肋串珠呈圆钝形。

③出血症状　应与其他出血性疾病，如血小板减少性紫癜、过敏性紫癜、血友病、白血病、败血型流行性脑脊髓膜炎等鉴别。

（2）主要实验室检查指标

①血浆维生素 C 测定　反映维生素 C 的摄入情况，而不能反映体内维生素 C 的储存情况。空腹血浆中维生素 C 含量的评价标准（2,4-二硝基苯肼比色法）是 <0.4 mg/dl 为不足，0.4～0.8 mg/dl 为足够，>0.8 mg/dl 为充裕，1.4 mg/dl 为饱和。

②白细胞中维生素 C 含量的测定　反映组织中维生素 C 的储存情况，正常值为大于 113.6 μmol/$10^8$ 白细胞。

③尿中维生素 C 含量测定 24 小时尿维生素 C 含量测定（2,4-二硝基苯肼比色法）的评价标准：<7 mg/100ml 为不足，7～12 mg/100ml 为足够，>12 mg/100ml 为充裕。

④维生素 C 负荷试验 取维生素 C 按 10 mg/kg 以生理盐水配成 4% 的溶液，静脉注射，4 小时尿液中含量 >85 μmol/L，可排除坏血病。或口服维生素 C 500 mg，用 2,4-二硝基苯肼比色法测定总维生素 C，4 小时尿维生素 C 排出量 <5 mg 为不足，5～13 mg 为正常，大于 13 mg 为充裕。

（3）其他辅助检查

①毛细血管脆性试验

a. 压迫法 用两手拇指与食指在患者皮肤上用力夹紧 1 分钟，观察患者皮下有无出血点，并计数出血点的数目。

b. 正压法（量血压法） 按测血压的方式，水银柱升至 6.7 kPa（50 mmHg），维持压力 15 分钟，然后用直径为 60 mm 的橡皮圈印在受试者肘窝部，计数圈内出血点小于 5 个为正常，大于 8 个有诊断价值。

②X 线检查可见长骨干骺端临时钙化带变密、增厚，普遍性骨质稀疏，并可引起骨折及骨骺分离、移位。增生的骨骺盘向两旁凸出，形成骨刺，称为侧刺，为维生素 C 缺乏的特殊表现，具有诊断意义。骨骺中的骨化中心密度降低，呈毛玻璃样，骨小梁结构消失，周围呈细环状致密影，即本病典型的温伯格（Wimberger）环。此外，长骨骨骺区骨膜下出血，可使骨皮质与骨膜分离，干骺端可有血肿形成。小儿肋骨前端增宽，顶端圆突如压舌板状，易与佝偻病的肋骨杯状末端相区别。

**3. 治疗**

轻型维生素 C 缺乏患者每日维生素 C 200～300 mg，重症 300～500 mg，感染时剂量增加，分 3 次饭前或饭后服用。如患者不能口服或胃肠道吸收不良时，可予肌内或静脉注射，1 次/天，一般疗程 3 周左右，症状明显好转时，减至 50～100 mg，3 次/天口服。

保持口腔清洁，预防或治疗继发感染、止痛，有严重贫血者，可予输血，补给铁剂。重症病例如有骨膜下巨大血肿或有骨折，应予制动固定，不需手术治疗，用维生素 C 治疗后，血肿可渐消失，骨折能自愈，但需时往往 1 个月以上，如有骨骼错位，恢复较慢。

**4. 预防**

（1）选择维生素 C 含量丰富的食物，膳食中应有足够的新鲜蔬菜，特别是绿叶蔬菜，常吃水果。

（2）改善烹调方法，在蔬菜烹调时应先洗后切，切好就炒，尽量缩短在空气中的暴露时间。炒菜不用铜器。

（3）利用野菜、野果及维生素制剂。野菜野果中含有丰富的维生素 C，在新鲜蔬菜、水果供应困难的条件下，可以选用。

## 二、维生素 B₁ 缺乏

**1. 病理生理变化与临床表现**

（1）成人维生素 B₁ 缺乏病前驱症状为下肢软弱无力，有沉重感。肌肉酸痛，尤以腓肠肌明显。厌食、体重下降、消化不良和便秘。此外，可有头痛、失眠、不安、易怒、健忘等精神神经系统的症状。

神经系统有对称性周围神经炎，表现为运动和感觉均有障碍，踝及足有麻木和灼痛感。跟腱和膝反射异常，早期亢进，后期减弱，重者反射消失。腿伸、屈肌受累后可出现足和趾下垂。病程长者有肌肉萎缩、共济失调，出现异常步态。

循环系统有心悸、气促、心动过速和水肿。循环障碍者有端坐呼吸和发绀。常出现心界扩大，以右心明显。可出现收缩期杂音，舒张压多降低，故脉压增大。

湿型维生素 $B_1$ 缺乏病最显著的症状为水肿，可从下肢遍及全身。浆膜腔积液多发生于心包腔，胸及腹腔也可发生。

干型维生素 $B_1$ 缺乏病以神经症状为主。以水肿和心脏症状为主的称为脚气性心脏病。以中枢神经病变为主，而且病程较急，常伴有神经性脑病综合征的，称为 Wernick 脑病（Wernick encephalopathy）。以心力衰竭为主，伴有膈神经和喉返神经瘫痪症状，进展较快的也称为暴发型维生素 $B_1$ 缺乏病。

（2）婴儿多为急性发病。以神经系统为主者称脑型脚气病；出现心功能不全者称心型（冲心型）脚气病；以水肿症状显著者称水肿型脚气病。亦可数型症状同时出现。年长儿则以水肿和多发性周围神经炎为主要表现。

消化系统症状：以 3~6 个月婴儿最多见，多为母乳中维生素 $B_1$ 不足所致。常有厌食、呕吐、腹胀、腹泻或便秘、体重减轻等。

神经系统症状：婴儿可表现为神经麻痹和中枢神经系统症状。早期有烦躁、夜啼，因喉返神经麻痹所致声音嘶哑、甚至失音为本病的特征。继而，神志淡漠、喂食呛咳、吸乳无力、眼睑下垂、全身软弱无力、深浅反射减弱甚至消失，嗜睡，严重者惊厥、昏迷，可引起死亡。年长儿以多发性周围神经炎为主，先有双下肢对称性感觉异常、腓肠肌触痛，进而感觉减退，以至消失，病情进展可出现上行性弛缓性瘫痪。

心血管系统症状：婴幼儿常突发心力衰竭，多见于哺乳后或睡觉将醒时突然发生。表现为气促、烦躁、尖叫、呛咳、出冷汗、发绀、心率速，出现奔马律、心音低钝、心脏扩大、双肺布满湿啰音、肝肿大，重症迅速死亡。心电图呈低电压、S-T 段压低、T 波低平、倒置等改变。

水肿与浆液渗出：年长儿可于早期出现下肢踝部水肿，甚至延及全身或伴发心包、胸腔、腹腔积液。

**2. 诊断**

因临床表现复杂、多样化，且婴儿常突发重症，故必须尽早确诊，及时抢救。根据喂养史、乳母膳食史、临床表现，以及结合流行病史，可作出诊断。疑有本病者，应立即给予维生素 $B_1$ 试验性治疗。本病在治疗后迅速好转，可作为确诊的有力依据。测定血中维生素 $B_1$ 浓度可明确诊断，但由于测定技术复杂，临床不易推广。亦可采用维生素 $B_1$ 负荷试验，若尿中维生素 $B_1$ 排出量减少，可协助诊断。此外，检测全血丙酮酸和乳酸含量明显增高、红细胞转酮酶活性降低，均有助于诊断。

诊断时应注意与有类似症状的疾病相鉴别。如有呛咳、气急时与吸入性肺炎，初发症状有呕吐时与肥厚性幽门狭窄，脑型脚气病与中枢神经系统感染如脑炎、脑膜炎等，心脏型脚气病与引起急性心力衰竭的各种疾病如心内膜弹力纤维增生症、先天性心脏病等，周围性神经炎与多发性神经根炎、脊髓灰质炎等疾病相鉴别。若临床上符合维生素 $B_1$ 缺乏症，经维生素 $B_1$ 治疗后好转，但停药后复发，应考虑遗传性丙酮酸羧化酶缺陷所致的维生素 $B_1$

依赖症。

**3. 治疗**

病情轻或干型维生素 $B_1$ 缺乏病，可经口给予维生素 $B_1$，每日 3 次，5 mg/次。重者肌内或静脉注射维生素 $B_1$，每日 2 次，10 mg/次。到病情缓解后，可改为口服，每日 3 次，5 mg/次。暴发型维生素 $B_1$ 缺乏病首次静脉注射 20 mg，其后肌内注射 10 mg/4h，直至心力衰竭消失为止。随后可改为口服，每日 3 次，5 mg/次。

婴儿维生素 $B_1$ 缺乏病需立即治疗，在最初 5 日，肌内注射维生素 $B_1$ 10 mg/d。其后可改为口服，10 mg/d。假如婴儿吃母乳，对哺乳者应给维生素 $B_1$ 治疗，每日 2 次，10 mg/次，注射及口服均可。

本病常伴有其他 B 族维生素缺乏，应同时予以适当补充。由于肾上腺皮质激素能对抗维生素 $B_1$ 作用，过量叶酸及烟酸能影响维生素 $B_1$ 磷酸化作用，故在治疗时应予注意。

**4. 预防**

调整饮食结构。加工越细的米面，维生素 $B_1$ 含量越少。所以，要做到粗细搭配，多吃各种豆类等杂粮，比如小米、绿豆等食物中，都含有丰富的维生素 $B_1$，还应适当增加膳食中肉类的比例。

改进烹调方法。要提高食物中维生素 $B_1$ 的利用率和保存率。如捞饭的方法不好，要提倡不弃汁的蒸饭方法。由于面粉中的维生素 $B_1$ 在酸性环境中较稳定，而在碱性环境中容易被破坏，所以发面不宜加碱，应提倡使用鲜酵母发面。煮面条时，大约有 50% 的维生素 $B_1$ 会流失到面汤中，所以如果吃面条，要喝些汤，充分利用面汤中的营养素。由于高温油炸和加碱会破坏面团中的维生素 $B_1$，因此，应该少吃油条、油饼这些油炸食品。

治疗其他疾病时，注意维生素 $B_1$ 的供应。生长发育旺盛的儿童、孕妇及乳母应有充足的维生素 $B_1$ 的供给。

## 三、维生素 $B_2$ 缺乏

**1. 病理生理变化与临床表现**

维生素 $B_2$ 缺乏症的临床症状多为非特异性，但维生素 $B_2$ 缺乏所致的症状常有群体患病的特点，常见的临床症状有阴囊皮炎，口角糜烂，脂溢性皮炎，结膜充血及怕光、流泪等。维生素 $B_2$ 缺乏引起的皮肤、黏膜损伤的发生机制，可能是因为维生素 $B_2$ 缺乏可引起某些条件下维生素 $B_6$ 缺乏，两种维生素缺乏均可因影响皮肤胶原成熟过程而导致皮肤、黏膜受损。

（1）阴囊症状　阴囊瘙痒为初发的自觉症状，夜间尤为剧烈，重者影响睡眠。阴囊皮损大致分为三种类型。

红斑型：表现为阴囊两侧对称分布的片状红斑，大小不等，直径在 2~3 cm 或以上，红斑发亮，有黏着性灰白色鳞屑、痂皮，无皱纹、无浸润，略高出表面，故与周围皮肤分界清楚。病程较长者红斑呈暗红色。同样病变可见于包皮末端，即在龟头处包皮上有棕黑色而富黏着性厚痂，边缘明显而整齐。红斑型改变约占阴囊皮炎患者的 2/3。

湿疹型：其症状与一般湿疹无法区别。皮损的特点为干燥、脱屑、结痂并有浸润、肥厚，皱纹深。重的有渗液、糜烂、裂隙或化脓。以手摸之，其硬度似橡皮，边缘为弥漫性或局限性。皮损范围有的仅占阴囊的 1/3，有的累及阴囊和会阴。

丘疹型：皮损特点为散在或密集成群的绿豆至黄豆大的红色扁平丘疹，不对称地分布于阴囊两侧，上覆盖发亮鳞屑。少数表现为苔藓样皮损。

（2）口腔症状 包括唇干裂、口角炎、舌炎等。唇早期为红肿，纵裂纹加深，后则干燥、皱裂及色素沉着，主要见于下唇。有的唇内口腔黏膜有潜在性溃疡。口角有糜烂、裂隙和湿白斑，多为双侧对称，因有裂隙，张口则感疼痛，重者有出血。结痂和小脓疱也常发生。舌自觉疼痛，尤以进食酸、辣、热的食物为甚。重者全舌呈紫红色或红、紫相间的地图样改变。蕈状乳头充血肥大，先在舌尖部，后波及其他部位。丝状乳头充血者少见。重者伴有咽炎、喉炎、声嘶或吞咽困难。

（3）眼部症状 有球结膜充血，角膜周围血管形成并侵入角膜。角、结膜相连处可发生水疱。严重维生素 $B_2$ 缺乏时，角膜下部有溃疡，眼睑边缘糜烂及角膜混浊等。自觉怕光，流泪，有烧灼感。视觉模糊并容易疲劳。

（4）脂溢性皮炎 多见于皮脂分泌旺盛处，如鼻唇沟、下颌、两眉间、眼外眦及耳后，可见到脂性堆积物位于暗红色基底之上。

（5）神经症状 在四肢表现有周围神经症状，如感觉过敏、发冷、疼痛及对触觉、温度、振动与位置不敏感。

**2. 诊断**

维生素 $B_2$ 缺乏往往是伴随其他 B 族维生素缺乏共同存在的。根据膳食缺乏病史、临床表现和实验室检验结果，诊断并不困难。集体发生口腔 - 生殖器综合征时要特别注意本病的可能。

（1）实验室检查 常以测定尿中维生素 $B_2$ 排出量作为诊断依据。由于收集 24 小时尿液比较困难，目前常采用尿核黄素/肌酐测定和尿负荷试验两种方法。此外，红细胞谷胱甘肽还原酶（erythrocyte glutathion reductase，EGR）活性系数（activity coefficient，AC）测定因其灵敏、准确和简便的优点已广泛用于临床。

尿核黄素/肌酐测定：收集任意尿样，用每克肌酐相对量表示尿中维生素 $B_2$ 的排出量。结果 <27 μg/g 肌酐者为缺乏，27～79 μg/g 肌酐者为不足。

尿负荷试验：口服核黄素 5 mg 后，收集 4 小时尿液测定排出量。结果 <400 μg/4h 尿者为缺乏，400～799 μg/4h 尿者为不足。

红细胞谷胱甘肽还原酶（EGR）的活性系数测定：EGR 是一个以 FDA 为辅基的黄素蛋白，维生素 $B_2$ 缺乏时活性下降，如在体外把 FDA 加入含 EGR 的红细胞溶血液中，可使活性回升。回升后活性与原有活性的比值即为 EGR 的活性系数 AC。AC 值 >1.20 者为缺乏。

（2）其他辅助检查 可做局部皮肤细胞学检查。必要时做皮肤组织活检。

（3）诊断性治疗 由于维生素 $B_2$ 的临床症状缺乏特异性，故很难脱离实验而确诊为该病，但在一些缺乏实验条件的基层医疗单位，对疑有维生素 $B_2$ 缺乏的个体或群体，可试用维生素 $B_2$ 进行诊断性治疗，有效者可确诊。口服维生素 $B_2$ 剂量为 15～30mg/d，阴囊皮炎症状一般可在 1～2 周内缓解或消失，而口腔症状改善则需 2～4 周。

（4）鉴别诊断 应与阴囊湿疹及传染性口角炎鉴别，前者不并发舌炎及口角损害，维生素 $B_2$ 治疗不易收效。后者不并发阴囊炎。

**3. 治疗**

维生素 $B_2$（核黄素）制剂是治疗该病的有效药物，成人口服 5 mg/次，3 次/天，一般坚持服用至症状完全消失。经治疗后，阴囊瘙痒等自觉症状 3 日内便可减轻或消失，阴囊炎在 1~2 周内大多数可痊愈。口腔症状所需时间较长，一般需 2~4 周，如与烟酸或复合维生素 B 合用则效果更好。个别不能口服用药的病例，可改肌内注射，5~10mg/d。阴囊炎局部治疗亦很重要。局部干燥者，可涂抹保护性软膏；有渗液、流黄水者，可用 1% 硼酸液湿敷。对久治不愈的阴囊炎应考虑是否合并真菌感染。

**4. 预防**

平时注意选择含维生素 B$_2$ 丰富的食物，使膳食的摄入量达到推荐摄入量。进行营养科普知识教育，纠正偏食习惯是有效的预防措施。对易缺乏的特殊人群应给予强化食品进行预防。

## 四、维生素 B$_6$ 缺乏

**1. 病理生理变化与临床表现**

周围神经病：主要见于长期大量应用异烟肼的患者。以四肢远端感觉丧失、无力和腱反射减低为特点。患者主诉肢端烧灼样和痛性感觉障碍。

中枢神经症状：可表现为情绪抑郁、激越和意识混乱。婴儿缺乏维生素 B$_6$ 可出现惊厥和癫痫发作，严重者引起智能减退。猴饲以不含维生素 B$_6$ 的食物 5~6 个月，发现动物动脉内膜增生，酷似人类动脉粥样硬化的改变，此外，出现癫痫大、小发作及紫癜。

其他症状：可引起对称性皮炎、口角炎、尿道炎、贫血等症状。腹泻、贫血和癫痫发作是婴儿和儿童维生素 B$_6$ 缺乏的特征。

并发症：严重维生素 B$_6$ 缺乏时患者可出现激惹、虚弱、抑郁、头晕、生长不良、周围神经病变和癫痫发作，腹泻、贫血和癫痫发作是婴儿和儿童维生素 B$_6$ 缺乏的特征。

**2. 诊断**

维生素 B$_6$ 缺乏的诊断依据是根据病史、症状、体征和必要的实验室检查。后者包括直接法（血浆、血红细胞或尿中维生素 B$_6$ 水平及其代谢产物的测定）和间接法或功能测定法。

（1）实验室检查　直接测定血浆维生素 B$_6$ 水平，正常一般大于 40nmol/L。

测定维生素 B$_6$ 的代谢产物：最常用的是测定血浆中 5-磷酸吡哆醛（PLP），它与组织维生素 B$_6$ 的相关性好，但对摄入量的反应缓慢，约 10 日才能达到稳定状态。目前是评价维生素 B$_6$ 营养状况的最好指标，以血浆 PLP 大于 20nmol/L 为正常。但在评价时应考虑影响 PLP 浓度的各种因素，当蛋白质摄入增加、碱性磷酸酶活性升高、吸烟和年龄增长等都可使 PLP 水平下降。

测定尿中排泄的代谢产物 4-吡哆酸，如每日排泄少于 1.0 mg，常提示维生素 B$_6$ 缺乏。4-吡哆酸的排出量几乎能立即对膳食维生素 B$_6$ 摄入量反应，以大于 3 μmol/d 为适宜营养状态的指标。

红细胞天门冬氨基酸转氨酶（α-Erythrocyte aspartic acid transaminase，α-EAST）和丙氨酸转氨酶（α-Erythrocyte alanine transaminase，α-EALT）活性系数测定 α-EAST 和α-EALT经 PLP 活化已被广泛用于评价长期维生素 B$_6$ 营养状况。α-EAST 活性系数大于 1.6 和 α-EALT 活性系数大于 1.25 作为维生素 B$_6$ 缺乏的指征。此方法目前已取代了色氨酸负荷试验。

色氨酸降解产物的测定：色氨酸降解的主要途径是需要 PLP 依存的尿氨酸酶。给予 2 g

色氨酸口服剂量后，24 小时尿排出黄尿酸大于 65μmol，考虑维生素 $B_6$ 缺乏。

（2）其他辅助检查 脑电图常有快活动，可有棘波，也可呈高度失律。婴儿维生素 $B_6$ 依赖症示周期性高波幅棘波，偶见尖波。CT 或 MRI 发现轻度脑皮质萎缩。

（3）鉴别诊断 维生素 $B_6$ 缺乏应注意与其他病因导致的皮炎、舌炎、口腔炎、抑郁、头晕、生长不良、周围神经病变和癫痫发作，以及其他神经系统症状相鉴别。

**3. 治疗**

如与抑制吡哆醇代谢的拮抗药物（如异烟肼、环丝氨酸和青霉胺）有关的维生素 $B_6$ 缺乏则需要较大剂量（可能每日高达 100 mg）以改善周围神经病变。一般在开始服用维生素 $B_6$ 拮抗药物即同时服用维生素 $B_6$，以防止副作用发生。对于接受左旋多巴治疗的患者则禁忌用大剂量的维生素 $B_6$，因为大剂量维生素 $B_6$ 可影响左旋多巴的效能。对维生素 $B_6$ 依赖综合征如维生素 $B_6$ 依赖癫痫、维生素 $B_6$ 依赖贫血则需要大剂量维生素 $B_6$，通常使用的范围为 300～500 mg/d。

**4. 预防**

几乎所有的食物均含有维生素 $B_6$。维生素 $B_6$（吡哆醇）主要来自于植物性食物，吡哆醛和吡哆胺则来自动物性食物，特别以瘦肉、肝、蔬菜和所有粮食含量较多，应鼓励多吃。婴儿喂养应及早添加辅食。

## 五、烟酸缺乏

**1. 病理生理变化与临床表现**

患者在早期表现可不明显，往往有食欲减退、倦怠乏力、体重下降、腹痛不适、消化不良、容易兴奋、注意力不集中、失眠等非特异性症状。当病情进展时，可以出现较典型症状，表现为夏秋季日光照射时发作，有时也可因辐射及皮肤物理性损伤而诱发。

（1）皮肤 皮炎为本病最典型症状，常在肢体暴露部位对称出现，以手背、足背、腕、前臂、手指、踝部等最多，其次则为肢体受摩擦处。急性者皮损初起时颜色绯红发痒，甚似晒斑，但与周围皮肤有一清晰界线，边缘略高起，中心部病损较著；其后肤色迅速转变为红褐色，有明显水肿，可伴有疱疹及表皮破裂，形成渗出创面，易诱发继发性感染。病情好转时水肿及红色可渐退，痊愈时有大块脱皮，其后出现新生的粉红色皮肤增厚；也可变薄呈萎缩状，边缘有色素沉着。

慢性病例水肿较轻或不显著，但色素沉着更深，在易受磨损处如肘、指节、膝等部位的皮肤往往增厚，呈角化过度，肤色棕黑，与其周围不同，并有干燥、脱屑现象。另一表现为小腿前部及外侧有鱼鳞样皮肤变化，病变部位常有色素沉着。

（2）消化系统 以舌炎及腹泻最为显著。

①舌炎：早期舌尖及边缘充血发红，并有蕈状乳头增大。其后全舌、口腔黏膜、咽部及食管均可呈红肿状，上皮脱落，并有表浅溃疡，引起舌痛及进食下咽困难，唾液分泌增多。患病较久时舌乳头萎缩、全舌光滑干燥，常伴维生素 $B_2$ 缺乏的口角炎。

②腹泻：早期多患便秘，其后因肠壁、消化腺体、肠壁及黏膜、绒毛的萎缩和肠炎的发生常有腹泻，大便呈水样或糊状，量多而有恶臭，也可带血，如病变接近肛门可出现里急后重。腹泻往往严重和难治，可合并吸收障碍。

（3）神经精神系统 早期症状较轻，可有头昏、眼花、烦躁、焦虑、抑郁、健忘、失眠及感觉异常等表现。但本病与脚气病有所不同，本病多影响中枢神经系统，而后者以周围神经为主。

（4）其他 女性可有阴道炎及月经失调、闭经；男性排尿时有烧灼感，有时性欲减退。本病常与脚气病、维生素 $B_2$ 缺乏症及其他营养缺乏症同时存在。

烟酸缺乏的临床表现可用 4 个英文字母 d 来描述：即皮炎（dermatitis）、腹泻（diarrhea）、痴呆（dementia）和死亡（death）。

**2. 诊断**

（1）测定 N′-甲基烟酰胺和尿中 2-吡啶衍生物 N′-甲基烟酰胺尿排出量低于 0.8 mg/d 表明烟酸缺乏。N′-甲基-5-酰胺-2-吡啶与 N′-甲基烟酰胺之比为 1.3～2.0 被认为是正常；烟酸缺乏时，其比值小于 1.0。

（2）NAD（H）/NADP（H）比值 采用 HPLC 测定法，测定组织和血液中的 NAD（或 NADP）。烟酸营养不良时，NAD/NADP 比值下降。

**3. 治疗**

重症患者，尤其是严重腹泻和痴呆者应进行抢救，迅速纠正水与电解质紊乱，口服烟酰胺 200～300 mg/d，分 3～4 次吞服，直到急性症状消失，恢复正常饮食为止。若无法口服时，可肌内注射 50～100 mg 烟酸注射液，每日注射 3 次，3～4 日即可痊愈。舌炎应注意口腔卫生，腹泻时服止泻剂，有神经症状给安定药，并要注意预防继发感染。

**4. 预防**

应供给儿童、孕妇及乳母富含烟酸的食物，如肉、肝、肾等动物性食物，豆类、大米和小麦也含有丰富的烟酸和色氨酸（可转化为烟酸），而且多为游离型，易被人体吸收利用。

以玉米为主食的地区，在玉米加入 0.6% 碳酸氢钠（小苏打），可使结合型烟酸水解为游离型以利于吸收，或在玉米中加入 10% 的大豆，改善膳食蛋白质氨基酸的组成。此外，在烟酸缺乏病的流行区域，也可口服盐酸进行预防，剂量为婴儿每日 4 mg，其他儿童每日 6 mg。

## 六、叶酸缺乏

**1. 病理生理变化与临床表现**

（1）巨幼红细胞贫血 叶酸和维生素 $B_{12}$ 缺乏的临床表现基本相似，都可引起巨幼细胞性贫血、白细胞和血小板减少，以及消化道症状如食欲减退、腹胀、腹泻及舌炎等。以舌炎最为突出，舌质红、舌乳头萎缩、表面光滑，俗称"牛肉舌"，伴疼痛。维生素 $B_{12}$ 缺乏时常伴神经系统表现，如乏力、手足麻木、感觉障碍、行走困难等周围神经炎、亚急性或慢性脊髓后侧索联合变性表现，后者多见于恶性贫血，小儿和老年患者常出现精神症状，如无欲、嗜睡或精神错乱。叶酸缺乏可引起情感改变，补充叶酸即可消失。

（2）胎儿神经管畸形 临床试验表明，在受孕前给予含叶酸的营养补充剂进行干预，能有效地降低婴儿神经管畸形（脊柱裂和无脑儿）的发生风险。增加叶酸摄入量预防神经管畸形的机制至今还不明确，但可以肯定神经管畸形是由于复杂的基因和营养因素相互作用的结果。

（3）宫内生长迟缓 妊娠妇女体内的叶酸水平和婴儿的出生体重有显著相关。有报道妊娠妇女第 3 个月时血清和红细胞叶酸的水平（尤其是红细胞叶酸水平）可以作为新生儿出生体重的预测指标。同时孕妇的叶酸水平和流产、早产的发生率相关，叶酸水平高，发生率则低。

（4）心血管疾病 叶酸形成 5-甲基四氢叶酸后，将甲基转移至同型半胱氨酸上合成蛋氨酸。叶酸缺乏时蛋氨酸合成受阻，血中同型半胱氨酸增高，高浓度同型半胱氨酸对血管内皮细胞产生损害，并可激活血小板的黏附和聚集，成为心血管病的危险因素。因此，充足的叶酸摄入对心血管病发生有一定的预防作用。

**2. 诊断**

根据临床表现及实验室检查，即可确诊。

（1）实验室检查

血清叶酸含量：反映近期膳食叶酸摄入情况。小于 6.8 nmol/L（3 ng/ml）为缺乏。

红细胞叶酸含量：反映体内叶酸储存情况。小于 318 nmol/L（140 ng/ml）为缺乏。

（2）其他辅助检查

组氨酸负荷试验：在口服组氨酸负荷剂量 8 小时或 24 小时后，尿中亚胺甲基谷氨酸排出量增加，但此指标特异性差，应用不普遍。

血浆同型半胱氨酸测定：当受试者维生素 $B_6$ 和维生素 $B_{12}$ 营养适宜而叶酸缺乏时同型半胱氨酸水平增高。

**3. 治疗**

叶酸缺乏的治疗剂量是口服叶酸 100 μg/d，约一周内异常的白细胞与血小板可恢复正常。如合并其他抑制生血作用的疾病，或叶酸需要量增加时（如妊娠、高代谢、乙醇中毒、溶血性贫血），或叶酸吸收减低时，治疗剂量将增至 0.51 mg/d。剂量超过 1 mg/d 不会有更大疗效，而将从尿中排出。长期使用 1 mg/d 以上剂量将产生副作用。

正常的维持治疗量是 0.1 mg/d，1~4 个月后停止，膳食至少每日有一份新鲜水果或新鲜蔬菜。如代谢率增加，则维持剂量增加为 0.2~0.5 mg/d。

**4. 预防**

孕妇应自妊娠前一个月开始补充叶酸，每日 0.4 mg，直至孕早期 3 个月，以预防胎儿神经管畸形。合理膳食，避免酗酒。自然界中叶酸广泛存在于动物性和植物性食物中，如肉类、肝、肾、酵母、蘑菇、新鲜蔬菜（菠菜、莴苣、芦笋）、豆类和水果中，应多吃该类食物。

# 第六节 矿物质缺乏

## 一、钙缺乏

**1. 病理生理变化与临床表现**

钙缺乏主要影响骨骼和牙齿的正常结构和功能，严重时导致骨骼的病变，即儿童时期的佝偻病和成年后的骨质疏松症。

（1）骨骼、牙齿发育障碍 多见于儿童。儿童期生长发育旺盛，对钙的需要量较多。长期钙摄入不足，容易出现钙缺乏。婴幼儿钙缺乏常伴随蛋白质和维生素 D 缺乏。钙缺乏时，导致骨骼、牙齿发育不良与病变，出现骨钙化不良，新骨结构异常，引起生长迟缓和骨骼变形，严重者出现佝偻病。牙病变表现在牙齿钙化不全，发软，易患龋齿。

（2）手足搐搦症　婴儿钙缺乏时，血钙降低，导致神经肌肉兴奋性增高，使手足屈肌群痉挛、抽搐，严重时引起突发性痉挛，多见于喂养不当的婴儿。

（3）骨质软化与骨质疏松　成年人及中老年人膳食钙缺乏时，骨骼逐渐脱钙，可发生骨质软化和骨质疏松。骨质软化多发生于生育次数多、哺乳时间长的妇女。中年以后随年龄增长钙的丢失增加，女性绝经期后骨钙丢失加快，而男性一般在60岁以后，钙的丢失加速，易患骨质疏松。骨质疏松的主要危害是导致骨折，表现在前臂、股骨颈和脊柱压缩性骨折，骨折的并发症是导致老年人死亡病因之一。骨质疏松的直接病因是骨钙缺乏，而导致骨钙缺乏的原因与雌激素分泌减少、钙吸收不良、维生素D不足及缺乏日晒等密切相关。

**2. 诊断**

（1）生化指标　血钙浓度受人体内严格的调控常变化较小，不是反映机体钙水平的敏感指标；尿钙含量易受多种因素的影响，变异较大。目前认为，2小时尿羟脯氨酸/肌酐比值与膳食钙摄入量相关，可作为钙营养状况的评价指标之一。

（2）骨密度与骨矿物质测量　骨密度和骨矿物质含量直接反映机体钙营养状况，是反映钙储存量的可靠指标，不仅适用于生长发育期的儿童，而且适用对骨骼已稳定的成人和中老年人。

（3）钙平衡测量　是目前较实用的评价钙营养状况的方法。根据钙摄入量与排出量（粪钙＋尿钙＋汗液钙）的差值，计算正负平衡值。

**3. 预防及治疗**

合理安排膳食，适当摄入含钙丰富的食物。奶和奶制品是钙的最好食物来源，含量丰富，且吸收率高。豆类、坚果类，绿色蔬菜、各种瓜子也是钙的较好来源。少数食物如虾皮、海带、发菜、芝麻酱等含钙量特别高。影响钙吸收的因素很多，维生素D、适量的蛋白质、低磷膳食及体育锻炼均有利于钙的吸收；而食物中的植酸，如菠菜、竹笋、蕨菜等中的草酸、膳食纤维、咖啡等，则不利于钙的吸收。

维生素D缺乏性佝偻病治疗原则以口服维生素D补充为主，剂量为 $50 \sim 125\ \mu g$（$2000 \sim 5000\ IU$），持续 $4 \sim 6$ 周。

## 二、磷缺乏

**1. 病理生理变化与临床表现**

单纯母乳喂养早产儿时，可发生磷缺乏，出现佝偻病样骨骼异常。严重磷缺乏和磷耗竭时，可发生低磷血症，可出现厌食、感觉异常、肌无力、骨痛、骨软化与佝偻病，进一步发展能出现共济失调、精神错乱等。

**2. 诊断**

膳食摄入量直接影响血清无机磷的水平，测定血清无机磷水平，是评价磷营养状况的合理指标。婴儿血清无机磷范围为 $1.88 \sim 2.42\ mmol/L$，正常成人血清无机磷低限为 $0.87\ mmol/L$。

**3. 预防及治疗**

合理安排膳食，多摄入含磷丰富的食物。磷广泛存在于各类动植物食物中，如瘦肉、蛋类、鱼类、干酪、蛤蜊、动物肝、肾、鱼子中磷的含量都很高；干豆类、花生、坚果、海带、芝麻酱等食物中含量也很高；但粮谷中的磷多为植酸磷，吸收和利用率较低。

治疗：临床上低磷血症的纠正常在静脉溶液中添加磷 $10\ mmol/L$，可补充10%甘油磷酸钠 10 ml。

## 三、钠缺乏

### 1. 病理生理变化与临床表现

血钠过低时，渗透压降低，细胞水肿，早期症状不明显。当失钠达 0.5 mmol/kg 体重时，有疲倦、眩晕，直立时可发生昏厥，尿中氯化钠很少或缺失；当达到 0.75 mmol/kg 体重时，出现恶心、呕吐、心跳加速、脉细弱、血压下降、视力模糊；当缺乏至 1.25mmol/kg 体重时，可出现表情淡漠，昏迷、周围循环衰竭，严重可导致休克及急性衰竭死亡。

### 2. 诊断

血钠浓度低于 135 mmol/L，表明有低钠血症。

### 3. 营养预防与治疗

多食含钠丰富的食品。钠普遍存在于各种食物中，一般动物性食物钠含量高于植物性食物，但人体钠主要来源为食盐及加工食物过程中加入的钠或含钠化合物，以及酱油、盐渍或腌制食品、烟熏食品、酱咸菜类、发酵豆制品、咸味休闲食品等。

低钠血症出现时，应积极处理治病原因。应静脉输液，原则为输注速度先快后慢，总输入量应分次完成。

$$需补充的钠量(mmol) = [血钠正常值(mmol/L) - 血钠测得值(mmol/L)] × 体重(kg) × 0.6(女性为 0.5)$$

## 四、钾缺乏

### 1. 病理生理变化与临床表现

正常人体内钾下降 10% 时，一般无明显症状。当钾缺乏超过 10% 时：神经肌肉应激性降低，骨骼肌无力，出现软瘫；肋间肌、横膈肌无力，出现呼吸困难、缺氧和窒息；平滑肌无力致腹胀、肠梗阻和麻痹；心肌应激性增高，出现心动过速、心音低钝、心律失常，并可出现异位搏动和传导阻滞；同时肾脏、消化系统和神经系统亦会出现一系列症状。

### 2. 诊断

钾缺乏是指体内钾总量减少，当血清钾低于 3.5 mmol/L 时，称为低钾血症。

### 3. 预防与治疗

给予富含钾的食物。食物中含钾十分广泛，多种食物均含有钾，豆类、蔬菜和水果，如红豆、蚕豆、扁豆、黄豆、杏干、冬菇、竹笋、紫菜、香蕉等含有十分丰富的钾。

治疗：通过积极处理造成低钾血症的病因，较易纠正低钾血症。外科低钾血症常需经静脉补给，每日补氯化钾 3 ~ 6 g，常用钾剂为 10% 氯化钾。

## 五、镁缺乏

### 1. 病理生理变化与临床表现

缺镁早期表现常有厌食、恶心、呕吐、衰弱及淡漠。缺镁加重可有记忆力减退、精神紧张、易激动、神志不清、烦躁不安、手足搐搦。严重缺镁时，可有癫痫样发作。

另外，低镁血症时可引起心律失常。镁是激活 $Na^+$，$K^+$-ATP 酶必需的物质，缺镁可使心肌细胞失钾，在心电图可显示 PR 及 QT 间期延长，QRS 波增宽，ST 段下降，T 波增宽、低平或倒置，偶尔出现 U 波，与低钾血症相混淆，或与血钾、血钙改变有关。

**2. 诊断**

最简便的方法是测定血清镁。但缺镁的诊断有时比较困难，有时血清镁正常，仍不能否定低镁血症，因其受酸碱度、蛋白和其他因素变化的影响。

对有诱发因素而又出现低镁血症的一些患者，其症状很难与低钾血症区别，如在补钾后情况仍无改善时，应考虑有低镁血症。此外，遇有发生手足搐搦并怀疑与缺钙有关的患者，注射钙剂后，不能解除搐搦时，也应疑有镁缺乏。故在临床上必须结合病史综合分析。必要时，可做镁负荷试验，对确定镁缺乏的诊断有较大帮助。

**3. 预防及治疗**

中国营养学会提出的正常成年人镁适宜摄入量为 350 mg/d。

镁普遍存在于各种食物中，但含量差别很大。叶绿素是镁卟啉的螯合物，所以绿叶蔬菜是含镁丰富的食物；食物中粗粮、坚果也含有丰富的镁；肉类、淀粉类食物及牛奶中的镁含量中等；精制食品的镁含量一般较低。随着精制的、加工的食品摄入的增加，镁的摄入量呈减少趋势。总镁摄入量常取决于能量摄入量，所以青年人和成年男子镁的摄入量常高于妇女和老年人。

除了食物外，从饮水中也可以获得少量镁，水中镁的含量差异很大，故摄入量常难以估计，如硬水中常含有较高的镁盐，软水中含量相对较低。

治疗镁缺乏，可按 0.25 mmol/L 的剂量静脉补充镁盐（氯化镁或硫酸镁）。完全纠正镁缺乏需要较长时间，因此在解决症状后仍应每日补 25% 硫酸镁 5～10 ml，持续 1～3 周。

## 六、铁缺乏

**1. 病理生理变化与与临床表现**

铁缺乏是一个渐进的过程，当早期铁缺乏没有被发现和及时采取措施时，将继续加重，进一步发展为缺铁性贫血。铁缺乏分为三个阶段。

（1）贮存铁减少期 此时储存铁减少，甚至耗竭，表现在血清铁蛋白含量下降，但其他反应铁营养状况的指标仍在正常范围。

（2）红细胞生成减少期 除血清铁蛋白含量下降外，血清铁减少，总铁结合力上升，运铁蛋白饱和度下降，红细胞游离原卟啉浓度上升。

（3）缺铁性贫血期 除以上指标变化外，红细胞容积和血红蛋白含量下降。

铁缺乏后引起含铁酶减少或铁依赖酶活性降低，使细胞呼吸障碍，从而影响组织器官功能。

缺铁的幼儿易烦躁、易激惹，注意力不集中，抗感染性疾病能力下降；铁缺乏损害学龄儿童学习记忆力。

成人铁缺乏时容易疲劳、倦怠，工作效率和学习能力降低，机体处于亚健康状态；当血红蛋白低于正常值时，可出现缺铁性贫血的临床症状，表现为疲劳乏力、心悸、头晕、气短等，严重者出现面色苍白、口唇黏膜和结膜苍白、指甲薄脆、反甲、肝脾轻度肿大，长期严重的缺铁性贫血能危及生命。

**2. 诊断**

（1）ID ①血清铁蛋白 < 12 μg/L；②骨髓铁染色显示骨髓小粒可染铁消失，铁粒幼细胞少于15%；③血红蛋白及血清铁等指标尚正常。

（2）IDE ①ID的① + ②；②转铁蛋白饱和度 < 15%；③FEP/Hb > 45；④血红蛋白尚正常。

（3）IDA ①ID的① + ② + ③；②小细胞低色素性贫血：男性 Hb < 120 g/L，女性 Hb < 110 g/L，孕妇 Hb < 100 g/L；MCV < 80fL，MCH < 27 pg，MCHC < 32%。

**3. 预防及治疗**

通过健康教育，指导人们科学、合理的膳食，具有极其重要的作用，是最有效又最经济的预防措施。近年来有不少国家在高危人群中采用铁强化食品（主要是谷类食品）来预防缺铁的发生。试行的铁强化酱油、铁强化面粉等，都获得了一定的效果。对高危人群如婴幼儿、早产儿、孪生儿、妊娠妇女、胃切除者及反复献血者应预防铁缺乏，可使用口服铁剂。改进膳食习惯和生活方式，以增加铁的摄入和生物利用率，足量摄入参与红细胞生成的营养素，如维生素 A、维生素 B₂、叶酸、维生素 B₁₂等。

摄入富含铁的食物。铁在各类食物中，分布不均衡，吸收率相差很大，一般动物性食物中铁的含量和吸收率均较高，是铁的良好来源，主要为动物肝脏、动物全血和禽畜肉类。植物性食物中铁吸收率较动物性食物低，一般粮谷类、蔬菜及水果中含量不高，利用率也比较低。牛奶是贫铁食物，且吸收率不高，故缺铁性贫血动物模型常采用牛奶粉或其制品喂养。要有动物血、肝脏、鸡胗、牛肾、大豆、黑木耳、芝麻酱、瘦肉、红糖、蛋黄、猪肾、羊肾、干果等。

治疗首选口服铁剂，如硫酸亚铁 0.3 g，每日 3 次；或右旋糖酐铁 50 mg，每日 2 ~ 3 次。一般两个月后恢复正常，恢复正常后至少持续 4 ~ 6 个月。

## 七、锌缺乏

**1. 病理生理变化与临床表现**

（1）锌缺乏首先影响儿童的生长发育，主要表现在身高发育停滞，如未能及时纠正，进一步发展则导致侏儒。

（2）锌缺乏使性成熟延迟及第二性征发育不良。性成熟时间延长，如女性月经初潮时间较晚；第二性征发育不良；性功能减退，男性精子产生较少。

（3）锌缺乏使味觉减退，食欲不振，严重者出现异食癖。

（4）锌缺乏使皮肤干燥、粗糙、常有色素沉着、伤口不易愈合；头发干燥、枯黄；严重者出现肝脾肿大和贫血；孕妇缺锌还能导致胎儿畸形。

**2. 诊断**

长期以来，通过检测血清锌、白细胞锌、红细胞锌、发锌和唾液锌等进行锌的营养状况评价，但仅作为评价的参考。

**3. 预防及治疗**

多食含锌丰富的食物。食物中锌含量差别很大，吸收利用率也有很大差异。贝壳类海产品、红色肉类、动物内脏均为锌的良好来源。其中牡蛎含锌量最高；植物性食物豆类、谷类、蔬菜及水果含锌较低，加工过程导致锌损失，如小麦加工成精面粉大约能损失 80%

的锌，豆类制成罐头比新鲜大豆锌含量约减少60%。母乳中含锌量较高，应提倡母乳喂养婴儿。

青少年的生长发育十分迅速，各个器官逐渐发育成熟，思维活跃，记忆力最强，是一生中长身体、学知识的重要时期，故营养一定要供应充足。随着我国经济发展，人们生活水平已经有了很大改善，矿物质元素中的铁、钙等已经引起了人们的重视，但对于锌缺乏还没有足够的认识。

治疗通常口服易吸收的硫辛酸、醋酸锌和葡萄糖酸锌，剂量为 15 ~ 20 mg 锌，饭后服用。静脉给锌通用于胃肠外营养，成人剂量为 2.5 ~ 4.0 mg/d。

## 八、硒缺乏

**1. 病理生理变化与临床表现**

研究证实，硒缺乏是导致克山病的重要原因。硒缺乏于 1935 年在黑龙江省克山县首先发现，吉林、辽宁、甘肃、河北、河南、山西、山东、四川等地的部分农村均有该病的流行。易感人群为 2 ~ 6 岁的儿童和育龄妇女。主要表现为急性或慢性心功能不全，主要症状为心脏扩大、心功能失代偿、心力衰竭或心源性休克、心律失常，严重时可发生房室传导阻滞、期前收缩等。生化检查可见血浆硒浓度下降，红细胞谷胱甘肽过氧化物酶活力下降，硒蛋白 mRNA 的浓度也受硒缺乏的影响。急性患者可迅速死亡。

硒缺乏与大骨节病有关，用亚硒酸钠与维生素 E 治疗儿童早期大骨节病有显著疗效。硒具有保护软骨细胞作用，硒能改善大骨节病患者软骨蛋白多糖和胶原代谢，提高其代谢转化率，对坏死病变发挥补偿作用。

**2. 诊断**

（1）生化检测。通过测定全血、血浆、红细胞、发、尿、指（趾）甲等组织中的硒的含量，评价硒的营养状况。

（2）谷胱甘肽过氧化物酶活性测定。

**3. 预防及治疗**

食物硒含量受地质环境的影响，不同环境的土壤和水中含硒量相差较大，因而食物的含硒量也有很大差异。一般动物性食物，如肝、肾、肉类及海产品，硒含量较丰富，是硒的良好食物来源；谷类和其他种子的硒含量依赖它们生长土壤的硒含量，因环境的不同而差异较大。蔬菜和水果的含硒量甚微。

可采用亚硒酸钠进行预防治疗缺硒导致的心肌病，每日剂量为 50 ng；接受长期肠外营养患者发生缺硒并伴有肌肉疼痛，适量补充硒甲硫氨酸有效。

## 九、铜缺乏

**1. 病理生理变化与临床表现**

铜缺乏时，其在体内的相应功能受到影响。如铁的吸收、转运与贮存减少，血红蛋白合成降低；红细胞膜脆性增加，红细胞寿命缩短及可能发生低血色素小红细胞性贫血。另外，铜缺乏后胶原蛋白和弹性蛋白的交联难于形成，影响胶原结构，导致骨骼、皮肤、血管的正常结构改变，出现骨骼脆性增加、骨质疏松、血管张力减低、皮肤弹性减弱等。皮肤与毛发脱色，精神性运动障碍等。

**2. 诊断**

（1）血浆铜蓝蛋白水平　新生儿血浆铜蓝蛋白很低，以后逐渐增高，至 12 岁达成人水平，若 <150 mg/L 提示可能缺铜。

（2）血清铜浓度　小儿正常值 12 ~ 21 μmmol/L，若 <11 μmmol/L 提示可能缺铜。

（3）红细胞铜含量　正常值为 0.9 ~ 1.0 μg/L。

**3. 预防及治疗**

铜广泛存在于各种食物中，牡蛎、贝类海产品及坚果类是铜的良好来源；其次是动物肝、肾组织，谷类胚芽部分，豆类等。植物性食物中的铜含量受土壤中铜含量及加工方法的影响。奶类和蔬菜中铜含量最低。通常成年人每日可以从膳食中得到约 2.0 mg 的铜，基本上能满足人体需要。

铜剂治疗：1% 硫酸铜 2 ~ 3 mg/d（含元素铜 400 ~ 600 μg/d）。

## 十、碘缺乏

**1. 病理生理变化与临床表现**

碘缺乏时，甲状腺素合成、分泌不足，垂体促甲状腺激素代偿性分泌增多，刺激甲状腺增生、肥大，出现甲状腺肿。

妊娠期或哺乳期严重碘缺乏，导致胎儿与新生儿严重缺碘，引起小儿生长发育损伤，尤其表现在神经与肌肉，认知能力低下。发病情况与碘缺乏程度和时间长短有关。其中最为严重的是小儿克汀病（呆小病），患儿表现为生长停滞、发育不全、智力低下、聋或哑及身材矮小。由于碘缺乏常有地区性，故称为地方性甲状腺肿或地方性克汀病。

**2. 诊断**

（1）垂体 – 甲状腺轴系激素 $T_3$、$T_4$、$FT_4$ 下降，TSH 升高提示碘缺乏。

（2）尿碘　儿童尿碘 <100 μg/L，孕妇、乳母尿碘 100 μg/L，提示该人群碘营养不良。

**3. 预防及治疗**

多吃含碘丰富的食物可达到预防碘缺乏的目的。人体需要的碘主要来自食物，占每日摄入量的 80% ~ 90%，其次为饮水和含碘食盐。食物中碘含量的高低取决于地区土质背景含量，甲状腺肿流行地区食物中的碘含量常低于非流行地区的同类食物。海产品碘含量丰富，如海带、紫菜、淡菜、蛤干、干贝、海参、海蜇等；远离海洋的内陆山区或不易被海风吹到的地区食物碘含量比较低，平时应选用碘盐预防碘缺乏的发生。

碘缺乏导致甲状腺肿大可采用口服或注射碘化油治疗，推荐剂量为 1 ml/次，每 6 个月重复一次；也可采用甲状腺制剂进行治疗。

## 十一、铬缺乏

**1. 病理生理变化与临床表现**

铬缺乏时，出现葡萄糖耐量损害和高葡萄糖血症等，血清胆固醇增加，易患糖尿病和高脂血症。

**2. 诊断**

目前尚无统一的铬缺乏诊断标准。

**3. 预防与治疗**

多食富含铬的食物。食物中铬含量丰富的食物有牡蛎、啤酒酵母、干酵母、蛋黄、动物肝，其次为肉类、海产品、整粒粮食、豆类，乳类、水果、蔬菜中铬含量较低。粮食经加工精制后，铬含量明显降低。

目前尚无推荐的铬缺乏治疗方法。据临床报道，长期接受肠外营养出现明显铬缺乏症状后患者补充剂量为 150～350 μg 三价铬后有效。

## 十二、氟缺乏

**1. 病理生理变化与临床表现**

氟缺乏能影响牙齿和骨骼的正常结构与功能。由于牙釉质中不能形成氟磷灰石，容易被微生物、有机酸和酶侵蚀而发生龋齿。老年人氟缺乏，能影响钙磷利用，导致骨质疏松。氟对骨质疏松有一定的预防作用。

在低氟供水地区，龋齿和老年人骨质疏松症发病增加。

**2. 诊断**

正常成人全血氟约为 0.28 μg/g，尿氟为 1 mg/L。

**3. 营养预防及治疗**

人体每日摄入的氟大约 65% 来自饮用水，30% 来自食物。平时应注意多吃含氟丰富的食物。食用氟化物牙膏可以降低龋齿的发生率。一般情况下，动物性食物中氟含量高于植物性食品，海洋动物中氟含量高于淡水及陆地食品，鱼（鲱鱼 28.50 mg/kg）和茶叶（37.5～178.0 mg/kg）中氟含量很高。

目前尚无推荐的氟缺乏治疗方法。

（张明　林莹　张锦香　曹婧然）

下 篇

临床营养

# 第七章　营养风险筛查与营养状况评定

营养不良是临床实践中一个非常重要的问题。进行营养风险筛查与营养状况评定对于了解患者的营养状况十分重要。2002 年，欧洲学者提出营养风险的概念，认为营养风险不仅仅是发生营养不良的风险，还应包括因营养因素对患者结局，如感染相关并发症和住院时间等发生负面影响的风险。欧洲肠外肠内营养学会（ESPEN）对营养风险的定义是指"现存的或潜在的营养和代谢状况所导致的疾病或手术后出现相关的临床结局的可能性"，并建议应常规进行营养风险筛查。ESPEN 认为，营养风险筛查是"一个快速而简单的过程，通过筛查，若发现患者存在营养风险，即可制订营养支持计划。若患者存在营养风险但不能实施营养计划和不能确定患者是否存在营养风险时，需进一步进行营养状况评定，营养风险筛查是发现患者是否存在营养问题和是否需要进一步进行全面营养状况评定的过程"。ESPEN 认为，对存在营养风险或可能发生营养不良的患者进行临床营养支持，可能改善临床结局、缩短住院时间等，而不恰当应用营养支持，可导致不良后果。

目前，我国对营养风险（nutrition risk）的定义是"现有的或潜在的与营养有关的导致患者出现不良临床结局（如感染相关并发症发生率增高、住院时间延长、住院费用增加等）的风险"。营养风险筛查（nutrition risk screening）是由医护人员实施的简便筛查方法，用以决定是否需要制订或实施肠外肠内营养支持计划，或进行深入的营养状况评定，包括膳食调查、人体测量、体格检查、生化或实验室检查。

## 第一节　营养风险筛查

营养风险筛查的目的是预测是否因为营养因素而导致个体结局出现好或坏的可能性，预测营养支持是否影响了个体结局。营养风险筛查方法的质量可从预测效度、内容效度、信度及可操作性（即快速简易）等几个方面进行评价。2000 年 Jones 在 Medline 和 CINAHL 数据库中以关键词"nutritional screening""nutritional assessment methods"和"reliability, validity, nutrition"检索从 1975 ~ 2000 年 25 年来出版的所有论文，对文献中的 44 种营养风险筛查方法和营养风险评估工具进行了评估。研究结果发现，只有 17（39%）种营养风险筛查方法同时进行了信度和效度的检验，且大多数研究没有考虑到信效度检验所需的适当样本量。研究结果还提示，这 44 种营养筛查工具缺乏在应用、发展和评估方面的详细内容，而这些评估原则是该领域里高质量研究的保证。鉴于此，2002 年 6 月，欧洲肠外肠内营养学会（ESPEN）在 RCT 证据的基础上制订了适用于住院患者的营养风险筛查方法 NRS – 2002（nutritional risk screening 2002）。该方法基于 128 个临床随机对照研究，从 4 方面问题来评价住院患者是否处于营养风险及程度如何，是否需要进行营养支持及预后如何。这 4 个问题是：①原发疾病对营养状态影响的严重程度；②近期内（1 ~ 3 个月）体重的变化；③近 1

周饮食摄入量的变化；④体质指数（身高、体重）。通过床旁问诊和简便人体测量即可评定。同时，将年龄作为营养风险因素之一，70 岁以上判定营养风险程度为 1 分。

欧洲营养风险筛查方法（NRS‑2002）的目的是筛查住院患者是否存在营养不良及监测营养不良发展的风险。NRS‑2002 不仅包含了适用于社区人群营养风险筛查 MUST 方法的组成部分，还包含了能够反映营养需求量增加的疾病严重程度分级标准。NRS‑2002 包括初筛和最终筛查两个部分。初筛的 4 个问题能简单反映住院患者的营养状况，并能预测营养不良风险。这 4 个问题中的 1～3 可适用于所有对象，如社区人群、老人和儿童等，第 4 个问题用于住院患者的营养不良筛查，见表 7‑1。最终筛查是根据目前患者的营养状况和疾病损伤状况的风险而定，见表 7‑2。

**表 7‑1 NRS‑2002 的初筛表**

| 问题 | 是 | 否 |
|---|---|---|
| 1. 体质指数（BMI）＜20.5？ | | |
| 2. 最近 3 个月内患者的体重有丢失吗？ | | |
| 3. 最近 1 个星期内患者的膳食摄入有减少吗？ | | |
| 4. 患者的病情严重吗？（如，在重症监护中） | | |

［注］是：如果任何一个问题的答案为"是"，则按表 7‑2 进行最终筛查；否：如果所有问题的答案为"否"，每隔一周要重新进行筛查。如果患者被安排有大手术，则要考虑预防性的营养治疗计划以避免大手术伴随的风险。

**表 7‑2 NRS‑2002 的最终筛查表**

| 营养状况 | | | 疾病严重程度（≈需要量的增加） | | |
|---|---|---|---|---|---|
| 无 | 0 分 | 正常营养状态 | 无 | 0 分 | 正常营养状态 |
| 轻度 | 1 分 | 3 个月内体重丢失大于 5%；或前 1 周的食物摄入为正常食物需求的 50%～75% | 轻度 | 1 分 | 髋骨折、慢性疾病有急性并发症；肝硬化、慢性阻塞性疾病、长期血液透析、糖尿病、恶性肿瘤 |
| 中度 | 2 分 | 2 个月内体重丢失大于 5%；或者体重指数在 18.5～20.5，加上受损基本营养状况；或前 1 周的食物摄入为正常食物需求量的 25%～50% | 中度 | 2 分 | 腹部大手术、卒中、重度肺炎、血液系统恶化肿瘤 |
| 严重 | 3 分 | 1 个月内体重丢失大于 5%（3 个月内大于 15%）；或体重指数小于 18.5 加受损的基本营养状况；或前 1 周的食物摄入为正常食物需求的 0～25% | 严重 | 3 分 | 头部损伤、骨髓移植、重症监护的患者（APACHE＞10） |
| 分数 | | | 分数 | | |
| 年龄 | 如果年龄≥70 岁，在总分基础上加 1 分 = 年龄 – 调整分数 | | | | |

［注］分数≥3：说明患者存在营养风险，需要营养支持；分数＜3：患者需要每周重测，如果患者安排有重大手术，要考虑预防性的营养支持以避免联合风险状况。

## 二、儿科营养风险筛查

儿科营养风险筛查需在入院 24～48 小时内完成，并定期重复进行，一旦发现存在营养风险则需进行进一步更为详细的营养评估和干预。儿科临床常用的营养风险筛查工具为STRONGkids营养风险筛查工具。根据筛查结果，选择适宜的临床营养治疗方法与途径。

# 第二节　营养状况评定

营养状况评定是通过膳食调查、人体测量、体格检查、实验室检查及多项综合营养评价方法等手段，判定人体营养状况，确定营养不良的类型及程度，估计营养不良后果的危险性，并监测营养治疗的疗效。

## 一、膳食调查

膳食调查是通过调查摄入食物的数量和组成，来了解临床患者能量和各种营养素的摄取量。膳食调查的方法有多种，往往根据膳食调查目的和调查对象、条件、方法准确性、经费、时间等情况综合考虑。常用的方法有称重法、记账法、询问法、化学分析法及食物频率法等（适用于群体和个体研究）。

**1. 称重法**

称重法是称量被调查对象在规定时间内所食各种食物的重量，计算能量和各种营养素摄入量的方法。调查时间3~7日，不应包括重大节假日；调查时应注意不要随意改变调查对象的伙食习惯，所用衡器均需事先校准；调查时应称取各种食物消耗的毛重、可食部分生重、食物熟重及剩余食物重，计算各种食物生熟比，计算调查对象每日各种食物实际摄入量。此外，还应观察记录烹调方法。最后按照食物成分表或采用有关计算机软件对膳食质量进行评价。

称重法的优点是能准确反映调查对象的各种食物的摄取情况，也能看出一日三餐食物分配情况。除了适合个人外，本法还可用于家庭或团体的膳食调查。缺点是花费人力和时间较多，不适合大规模的营养调查。

**2. 记账法**

记账法适用于较长时间的调查，可以对调查对象连续一段时间登记各种食物消耗的毛重或生重，最后按照消耗的食物品种及数量计算出能量及各种营养素的摄入量，然后加以评价。记账法简便、快速，但不够精确。

**3. 询问法**

询问法适用于临床患者及营养咨询时个人膳食情况的调查，采用向调查对象进行启发式询问，被询问者回忆后答复，了解前一日或近三日摄入的食物品种和数量，必要时询问家属或其他有关人员，最后计算能量和各种营养素摄入量情况。本法比较粗略，不能十分精确地反映临床患者膳食营养情况。

**4. 化学分析法**

化学分析法是收集调查对象一日膳食中摄取的所有主副食品，通过实验室化学分析法来测定其能量和营养素含量。本法很准确，但是分析过程复杂，费用较高，一般不采用。

**5. 食物频率法**

食物频率法是估计被调查者在指定的一段时间内摄取某些食物的频率的一种方法。以问卷形式进行膳食调查，采用标准化的调查表，以调查个体经常性食物摄入种类，根据每日、每周、每月甚至每年所摄取各种食物的次数或食物种类来评价膳食营养状况。本法在实际应用时可分为定性、定量和半定量三类。食物频率法优点是方法简单、工作量较小，缺点是需要对过去摄入的食物进行回忆，不够准确，也不能提供每日之间的变异情况。

## 二、体格检查

体格检查包括人体测量、临床一般性体检及营养性疾病体征检查三个部分。人体测量主要测量体重、身高、皮褶厚度、肌围等指标，临床一般性体检重点检查有无影响营养状况的疾病存在，营养性疾病体征检查主要针对性发现一些营养缺乏病的体征。

专业人员可以通过人体测量对患者营养状态进行一定程度的评价。人体测量的内容主要包括身高（长）、体重、围度、皮褶厚度、握力等。

### 1. 身高（长）测量

【临床意义】

身高（长）（三岁以下儿童需要测量身长）增长与种族、遗传、营养、内分泌、运动和疾病等因素有关，但短期的疾病与营养波动不会明显影响身高。身高（长）测量一般应用于人群营养状况评价。临床住院患者，可以通过身高等的测量，间接计算体表面积，从而估算基础代谢率。

身高测量方法有直接测量法和间接测量法。间接测量法适用于不能站立者，临床有许多危重患者，如昏迷、类风湿关节炎等疾患。①上臂距：上臂向外侧伸出与身体呈90°角，测量一侧至另一侧最长指间距离。因上臂距与成熟期身高有关，年龄对上臂影响较少，可作个体因年龄身高变化的评价指标。②身体各部累积长度：用软尺测定腿、足跟、骨盆、脊柱和头颅的长度，各部分长度之和为身高估计值。③膝高：曲膝90°，测量从足跟底至膝部大腿表面的距离，用下述公式计算出身高。国外参考公式如下：

男性身高(cm) = 64.19 - [0.04 × 年龄(岁)] ÷ [2.02 × 膝高(cm)]

女性身高(cm) = 84.88 - [0.24 × 年龄(岁)] ÷ [1.83 × 膝高(cm)]

以下为国内推荐公式：

男性身高(cm) = 62.59 - [0.01 × 年龄(岁)] ÷ [2.09 × 膝高(cm)]

女性身高(cm) = 69.28 - [0.02 × 年龄(岁)] ÷ [1.50 × 膝高(cm)]

### 2. 体重

【临床意义】

体重（body weight, BW）为人体各器官、骨骼系统、体液的总重量。体重测量方法简单并易于准确测量，在青少年期是反映生长发育与营养状况的灵敏指标。体重是营养评价中最简单、直接而又可靠的指标。体重的改变是与机体能量和蛋白质的平衡改变相平行的。对患者而言，体重是反映其营养状况的直接参数，但它受机体水分多少的影响较大，对肥胖或水肿患者常不能反映真实体重和营养状态。体重的测定须保持时间、衣着、姿势等方面的一致，对医院患者应选择晨起空腹，排空大小便后，着内衣裤测定。体重的评定指标有以下几项。

（1）标准体重 也称为理想体重，我国常用标准体重多用 Broca 改良公式，即：

标准体重（kg）= 身高（cm）- 105

【评价标准】 实测体重占标准体重百分数 ±10% 为营养正常；> 10% ~20% 为过重；

> 20% 为肥胖；< 10% ~ 20% 为瘦弱；< 20% 为严重瘦弱。

也有用平田公式，即标准体重（kg）= ［身高（cm）- 100］× 0.9

【评价标准】　仍采用以上标准。但这些公式与我国的实际情况多有不符，故有必要制订符合我国实际情况的标准体重计算公式。

（2）体重比　包括实际体重与标准体重比和实际体重与平时体重比，前者反应肌蛋白消耗的情况，后者则提示能量营养状况。

① 实际体重与标准体重比

实际体重与标准体重比（%）=（实体体重 - 标准体重）÷ 同身高标准体重 × 100%

【评价标准】　相当于标准体重 ± 10% 为营养正常；超过 10% ~ 20% 为超重，> 20% 为肥胖；低于 10% ~ 20% 为瘦弱，低于 20% 为严重瘦弱。

②实际体重与平时体重比

实际体重与平时体重比（%）= 实际体重 ÷ 平时体重 × 100%

【评价标准】　实际体重为平时体重 85% ~ 95% 为轻度能量营养不良，75% ~ 85% 为中度能量营养不良，< 75% 为严重能量营养不良。

③相当于理想体重百分比

相当于理想体重百分比（%）= 实际体重 ÷ 同身高标准体重 × 100%

【评价标准】　> 90% 为无营养不良，80% ~ 90% 为轻度营养不良，60% ~ 80% 为中度营养不良，< 60% 为严重营养不良。> 200% 为病态肥胖，> 150% 为肥胖，> 120% 为超重。此项指标主要反映体内肌蛋白消耗的情况。

**3. 体质指数**

【临床意义】

体质指数（body mass index，BMI）被公认为是反映蛋白质能量营养不良及肥胖症的可靠指标。

【计算公式】

$$BMI = 体重（kg）/ 身高^2（m^2）$$

【评价标准】

WHO 建议 BMI < 18.5 为营养不良，18.5 ~ 25 为正常，25 ~ 29.9 为超重，一级肥胖 30.0 ~ 34.9，二级肥胖为 35.0 ~ 39.9，三级肥胖 ≥ 40.0。

我国成人判断超重和肥胖程度的界限值，BMI < 18.5 为体重过低，18.5 ~ 23.9 为体重正常，24.0 ~ 27.9 为超重，≥ 28 为肥胖。男性 BMI < 10，女性 BMI < 12，很少能够存活。BMI < 20 可能高度提示临床转归不佳和死亡。

但对于下述一些特定情况，测定体重时应加以注意。

（1）患者出现水肿、腹水等，引起细胞外液相对增加，并可掩盖化学物质及细胞内物质的丢失。

（2）患者出现巨大肿瘤或器官肥大等，可掩盖脂肪组织和肌肉组织的丢失。

（3）利尿剂的使用会造成体重丧失的假象。

（4）在短时间内出现能量摄入及钠量的显著改变，可导致体内糖原及体液的明显改变，从而影响体重。

（5）如果每日体重改变大于 0.5 kg，往往提示是体内水分改变的结果，而非真正的体重变化。在排除脂肪和水的变化后，体重改变实际上反映了 LBM 的变化。

（6）不同营养类型体内脂肪和蛋白质消耗比例不同，因而体重减少相同者，有的可能是蛋白质特别是内脏蛋白质消耗少，有的为蛋白质消耗多，从维持生命和修复功能而言，蛋白质的多少比体重改变更重要。所以不同类型营养不良患者，相同体重的减少对预后可产生不同影响。

**4. 围度**

围度测量包括上臂围、胸围、腰围、臀围等。

（1）上臂围（arm circumference，AC）

**【临床意义】**

上臂围可反映营养状况，且与体重密切相关。通过测定上臂紧张围与上臂松弛围，计算二者的差值，可反映肌肉的发育状况。一般差值越大说明肌肉发育状况越好，反之越小说明脂肪发育状况良好。上臂围可反映肌蛋白贮存和消耗程度，是快速而简便的评价指标，也能反映能量代谢的情况。

**【评价标准】**

我国男性上臂围平均为 27.5 cm。测量值 > 标准值 90% 为营养正常，80%~90% 为轻度营养不良，60%~80% 为中度营养不良，<60% 严重营养不良。

国外资料美国男性为 29.3 cm，女性为 28.5 cm。日本男性为 27.4 cm，女性为 25.8 cm。

（2）上臂肌围（arm muscle circumference，AMC）

**【临床意义】**

上臂肌围是反映肌蛋白量变化的良好指标。还反映体内蛋白储存情况，臂肌围和血清蛋白含量密切相关，在血清蛋白低于 28 g/L 的患者中，87% 患者臂肌围均缩小。臂肌围可作为患者营养状况好转或恶化的指标。

**【计算公式】**

上臂肌围（mm）= 上臂围（mm）- 0.314 × 三头肌皮褶厚度（mm）　　或

上臂肌围（cm）= 上臂围（cm）- 3.14 × 三头肌皮褶厚度（cm）

**【评价标准】**

我国男性上臂肌围平均为 25.3 cm，女性为 23.2 cm。测量值 > 标准值 90% 为营养正常，80%~90% 为轻度肌蛋白消耗，60%~80% 为中度肌蛋白消耗，<60% 为严重肌蛋白消耗。国外资料是美国男性为 25.3 cm，女性为 23.2 cm；日本男性为 24.8 cm，女性为 21.0 cm。

（3）上臂肌面积（arm muscle area，AMA）

**【临床意义】**

常用于患者自身对照，可以是患者在某一段时间内肌蛋白的变化；而蛋白质能量营养不良患者则可能在正常范围，故使用此指标时应考虑到这一因素。

**【计算公式】**

$$AMA（cm^2）= [AMC（cm）- 3.14TSF^*（cm）]^2/4\pi$$

男性：无骨 $AMA（cm^2）= [AMC（cm）- 3.14TSF^*（cm）]^2/4\pi - 10cm^2$

女性：无骨 $AMA（cm^2）= [AMC（cm）- 3.14TSF^*（cm）]^2/4\pi - 6.5cm^2$

\* TSF：三头肌皮褶厚度。

**【评价标准】**

（国内）AMA ≥ 4490 mm² （44.9 cm²），< 4490 mm² （44.9 cm²）为缺乏。

（4）胸围（bust circumference）

【临床意义】

胸围是胸廓的最大围度，可以表示胸廓大小和肌肉发育状况，是人体宽度和厚度最有代表性的指标，在一定程度上反映身体形态和呼吸器官的发育状况，同时也是评价幼儿生长发育水平的重要指标。随着年龄的增长，胸廓的横径增长迅速。1岁左右胸围与头围大致相等，12~21个月时胸围超过头围。胸围赶上头围的时间与小儿营养状况有密切的关系。

（5）腰围（waist circumference，WC）

【临床意义】

腰围在一定程度上反映腹部皮下脂肪厚度和营养状态，是间接反映人体脂肪状态的指标。在成人中WC是反映腹部脂肪分布的较好指标，但在肥胖儿童青少年中，表现中心性肥胖较少。男孩和女孩在成长和性成熟阶段可出现不同的脂肪堆积形式，其腰围是否能作为中心性肥胖的指标尚未得到证实。国际糖尿病联盟提出用腰围（WC）作为诊断代谢综合征的必需危险因子，并提供了不同地域人群的不同标准。

（6）臀围（hipline）

【临床意义】

臀围的大小，不仅可以反映出人的体型特点，同时，保持臀围和腰围的适当比例关系，对成年人体质和健康及其寿命有着重要意义。

（7）腰臀比（waist to hip ratio，WHR）

【临床意义】

腰臀比（WHR）是反映身体脂肪分布的一个简单指标，世界卫生组织通常用它来衡量人体是肥胖还是健康，保持臀围和腰围的适当比例关系，对成年人体质和健康及其寿命有着重要意义。许多研究已证明，该比值与心血管发病率有密切关系。

【计算公式】

$$腰臀比（WHR）=腰围（cm）/臀围（cm）$$

【评价标准】

标准的腰臀比为男性小于0.8，女性小于0.7。根据美国运动医学学会1997年推荐的标准，男WHR>0.95和女WHR>0.86就是具有心血管疾病危险性的腰臀比数据。

**5. 皮褶厚度（skinfold thickness）**

【临床意义】

皮褶厚度反映人体皮下脂肪的含量。它与全身脂肪含量具有一定的线性关系，可以通过测量不同部位皮褶厚度推算全身的脂肪含量，另外还反映人体皮下脂肪的分布情况。临床常用皮褶厚度估计皮下脂肪消耗情况，并作为评价能量缺乏程度或肥胖与否的指标。皮褶厚度的测量包括肱三头肌部、肱二头肌部、肩胛下角、髂前上部、髋部和腹部皮褶厚度。由于使用的皮褶厚度计不同，测量误差较大，一般要求在同一部位测定三次，取平均值。皮褶厚度测量受不同测量误差及肌肉量和年龄影响。因此，不能作为代谢患者预后的指标，但用于大规模人群调查时是较为理想的测量方法。

【评价标准】

三头肌皮褶厚度是最常用的评价脂肪贮备及消耗的良好指标。美国男性为12.5mm，女性为16.5mm；日本男性为8.3mm，女性为15.3mm。所测数据可和同年龄的正常值相比较。实测值占正常值 90% 以上为正常，80% ~ 90% 为轻度营养不良，60% ~ 80% 为中度营养不良，低于 60% 为重度营养不良。若 < 5 mm，表示无脂肪可测，体脂肪消耗殆尽。如果测得数值超过标准值 120% 以上，则为肥胖。我国目前尚无群体调查理想值，但可作为患者治疗前后对比参考值。

**6. 握力**

握力评价的是受试者肌肉静力的最大力量状况，主要反映前臂和手部肌肉的力量。因其与其他肌群的力量有关，所以也是反映肌肉总体力量的一个指标。测量握力，可反映患者上肢肌力情况，间接体现机体营养状况的变化。适用于患者肌力和营养状态变化的评价。连续监测，以评估患者骨骼肌肌力恢复情况。

近年来，随着体成分分析仪的使用和推广，临床上可以通过使用体成分分析的方法检测患者的体脂、瘦组织、水分等含量，实现对营养状况的快速评价。

营养缺乏病主要通过观察患者眼睛、皮肤、黏膜、头发、口腔、牙齿、舌头、甲状腺、下肢等部位，检查有关体征。一些常见的营养缺乏病的体征见表 7 – 3。

表 7 – 3 常见营养缺乏病的体征

| 部位 | 体征 | 意义 |
| --- | --- | --- |
| 全身 | 消瘦，贫血 | 能量、蛋白质、锌、铁、叶酸、维生素 $B_6$、维生素 $B_{12}$ 或维生素 C 不足或缺乏 |
| 皮肤 | 干燥，毛囊角化 | 维生素 A 不足或缺乏 |
| | 出血 | 维生素 C 或维生素 K 不足或缺乏 |
| | 癞皮病皮炎 | 尼克酸不足或缺乏 |
| | 阴囊皮炎 | 核黄素不足或缺乏 |
| 皮下组织 | 水肿，皮下脂肪减少 | 蛋白质、能量不足或缺乏 |
| 头发 | 无光泽、稀少 | 蛋白质、维生素 A 不足或缺乏 |
| 眼睛 | 毕托斑、结膜干燥、角膜干燥、软化 | 维生素 A 不足或缺乏 |
| 唇 | 唇炎、口角炎 | 核黄素不足或缺乏 |
| 舌 | 舌炎、舌猩红 | 核黄素、尼克酸不足或缺乏 |
| 齿龈 | 齿龈炎、松肿出血 | 维生素 C 不足或缺乏 |
| 甲状腺 | 肿大 | 碘不足或缺乏 |
| 骨骼 | 鸡胸、串状胸、"O" 或 "X" 形腿 | 钙或维生素 D 不足或缺乏 |
| 心脏 | 肥大、心动过速、心力衰竭 | 维生素 $B_1$ 不足或缺乏 |
| 神经系统 | 多发性神经炎 | 维生素 $B_1$ 不足或缺乏 |

## 三、实验室检查

实验室检查可以灵敏地反映机体营养状况，常用的样品有血、尿、粪、毛发、指甲、唾液等。

**1. 血浆蛋白**

血浆蛋白水平可反映机体蛋白质营养状况。最常用的指标包括白蛋白、前白蛋白、转铁蛋白、纤维素结合蛋白和视黄醇结合蛋白。

（1）白蛋白（albumin）

【临床意义】

白蛋白于肝细胞内合成，合成速度为每日120～270 mg/kg体重。白蛋白合成后进入血流，并分布于血管的内、外空间。在正常情况下，体内总的白蛋白池为3～5 g/kg体重，其中，30%～40%分布于血管内。血管外的白蛋白贮存于瘦体组织中，分布于皮肤、肌肉和内脏等。白蛋白的合成受很多因素的影响，在甲状腺功能减退、血浆皮质醇水平过高、出现肝实质性病变及生理上的应激状态下，白蛋白的合成速率下降。白蛋白的半衰期为14～20日，其每日代谢掉总量的6%～10%。白蛋白的主要代谢部位是肠道和血管内皮。

【评价标准】

35～50 g/L为正常，28～34 g/L为轻度不足，21～27 g/L为中度不足，<21 g/L为重度不足。

（2）前白蛋白（prealbumin，PA）

【临床意义】

主要由肝脏合成的一种糖蛋白，参与机体维生素A和甲状腺素的转运及调节，具有免疫增强活性和潜在的抗肿瘤效应。前白蛋白迅速的转化速率使得它能更加及时地反映营养状况和能量状况。在临床上常作为蛋白质能量营养不良的一个敏感指标。又因为前白蛋白可与甲状腺素结合球蛋白及视黄醇结合蛋白结合，而转运甲状腺素及维生素A，故又名甲状腺素结合前白蛋白。前白蛋白的分子量为54980，含氮量为16.7%。每日全身代谢池分解率为33.1%～39.5%。其生物半衰期短，约为1.9日，故与转铁蛋白和视黄醇结合蛋白共称为快速转换蛋白（RTP）

【评价标准】

0.2～0.4 g/L为正常，0.16～0.20 g/L为轻度不足，0.10～0.15 g/L为中度不足，<0.10 g/L为重度不足。

（3）转铁蛋白（transferrin，TFN）

【临床意义】

转铁蛋白为血清中结合并转运铁的β球蛋白。在高蛋白摄入后，TFN的血浆浓度上升较快。TFN的测定方法除放射免疫扩散法外，还可利用TFN与总铁结合力的回归方程计算。血清转铁蛋白测定可反映缺铁性贫血等多种疾病。增多见于缺铁性贫血、急性肝炎、急性炎症、口服避孕药、妊娠后期。减少见于肾病综合征、肝硬化、恶性肿瘤、溶血性贫血、营养不良时。

【评价标准】

2.0～4.0 g/L为正常，1.5～2.0 g/L为轻度不足，1.0～1.5 g/L为中度不足，<1.0 g/L为重度不足。

（4）视黄醇结合蛋白（retinol binding protein，RBP）

【临床意义】

RBP是一种低分子量的亲脂载体蛋白，属Lipocalin蛋白超家族成员。其功能是从肝脏转运维生素A至上皮组织，并能特异性地与视网膜上皮细胞结合，为视网膜提供维生素A。RBP广泛存在于人体血液、尿液及其他体液中。由于其相对分子质量小，为21000，半衰期仅为10～12小时，且与血清总胆红素、白蛋白、凝血酶原时间相关，故较PA有更高的敏感性。在肝脏、肾脏疾病的早期诊断和疗效观察中有重要临床意义，又因 RBP 可特异地反映机体的营养状态，因此也是一项诊断早期营养不良的敏感指标。

【评价标准】

0.027 ~ 0.076 g/L 为正常。

（5）纤维结合蛋白（fibronectin，FN）

【临床意义】

FN 为血浆 $\alpha_2$ 糖蛋白，主要在肝脏合成，存在于多种组织中，半衰期很短，4 ~ 24 小时。FN 在饥饿时降低，恢复营养支持后 5 日即可升高。血浆纤维结合蛋白含量持续降低多见于比较严重的疾病，如多器官功能衰竭，严重营养不良，广泛创伤、烧伤、手术及脓毒血症时，严重感染，重症肝炎，失代偿期肝硬化，肝癌转移等。作为肝功能评价指标，升高多见于急性肝炎、早期和代偿性肝硬化等。

【评价标准】

0.20 ~ 0.28 g/L 为正常。

**2. 血浆氨基酸谱**

在重度蛋白质能量营养不良时，血浆总氨基酸值明显下降。不同种类的氨基酸浓度下降并不一致。一般来说，必需氨基酸（essential amono acid，EAA）下降较非必需氨基酸（non - essential amino acid，NEAA）更为明显。在 EAA 中，缬氨酸、亮氨酸、异亮氨酸和甲硫氨酸的下降最多，而赖氨酸与苯丙氨酸下降相对较少。在 NEAA 中，大多数浓度不变，而酪氨酸和精氨酸出现明显下降。个别氨基酸（如胱氨酸等）浓度还可升高。

**3. 免疫功能评定**

细胞免疫功能在人体抗感染中起重要作用。蛋白质热量营养不良常伴有细胞免疫功能损害，这将增加患者术后感染率和死亡率。通常采用总淋巴细胞计数和皮肤迟发性超敏反应来评定细胞免疫功能。

（1）总淋巴细胞计数（total lymphocyte count，TLC）

【临床意义】

TLC 是评定细胞免疫功能的简易方法。Forse 等（1985）曾研究 TLC 作为营养评定指数的可靠性。他们利用多种同位素稀释法测定人体组成，同时测定 TLC。结果表明，TLC 与身体组成（以 Ke/TBW 表示）的回归系数较低（r = 0.12），95% 的可信限较宽。

【计算公式】

$$淋巴细胞数/L = 白细胞总数/L × 淋巴细胞\%$$

【评价标准】

正常值为 $(2.5 ~ 3.0) × 10^9/L$；$(1.8 ~ 1.5) × 10^9/L$ 为轻度营养不良；$(1.5 ~ 0.9) × 10^9/L$ 为中度营养不良；低于 $0.9 × 10^9/L$ 为重度营养不良。

（2）皮肤迟发性超敏反应（skin delayed hypersensitivity，SDH）

【临床意义】

自 20 世纪 70 年代以来，研究者发现营养不良患者的 SDH 反应异常，并于接受营养支持后立即恢复。因而建议以 SDH 作为营养状况，特别是细胞免疫功能判定的重要指标。

【评价标准】

若直径大于 5 mm 为正常。若直径小于 5 mm 时，表示细胞免疫功能不良，至少有重度蛋白质营养不良。

**4. 维生素、微量元素**

维生素是维持人体正常代谢和生理功能不可缺少的营养素。三大营养素成分的正常代谢及某些生化反应和生理功能的进行均需有维生素的参与。处于应激状态（手术、烧伤、败血症等）的危重患者，对维生素的需要量显著增加。微量元素是人体重要的微营养素，具有重要的生理生化功能。多种地方病及疑难病的发生发展均与微量元素失衡有关。因此微量元素在营养评价中受到越来越多的关注。

**5. 氮平衡（nitrogen balance，NB）**

NB 可反映摄入氮能否满足体内需要及体内蛋白质合成与分解代谢情况，有助于营养治疗效果判断，是评价蛋白质常用指标。（每日摄入氮量经体内利用后的剩余部分及体内代谢产生的氮，90%从尿中排出），其中主要排出形式是尿素，其余尿酸、肌酸酐、氨基酸及氨等称为非尿素氮，每日丢失量约2g，每日粪便氮丢失量为12mg/kg，汗及毛发等氮丢失为5mg/kg 体重。可利用公式计算：

$$氮平衡(g/d) = 蛋白质摄入量(g/d)/6.25 - (尿中尿素氮 + 3.5)$$

式中，3.5 为非尿素氮2g、粪氮1g 和皮肤丢失氮0.5g 之和。

创伤和某些严重疾病，尿中尿素氮和非尿素氮的排出量明显改变，此时应测尿总氮排出量，计算氮平衡。

$$氮平衡（g/d）= 蛋白质摄入量(g/d)/6.25 - (尿总氮 + 1.5)$$

如患者消化吸收功能紊乱，应使用下述公式：

$$氮平衡(g/d) = 蛋白质摄入量(g/d)/6.25 - (尿总氮 + 粪氮)$$

**6. 肌酐身高指数（creatinine height index，CHI）**

肌酐（creatinine）系肌肉中的磷酸肌酸经不可逆的非酶促反应，脱去磷酸转变而来。肌酐在肌肉中形成后进入血循环，最终由尿液排出。肌酐身高指数是衡量机体蛋白质水平的灵敏指标，其优点在于：①成人体内肌酸和磷酸肌酸的总含量较为恒定，每日经尿排出的肌酐量基本一致，正常男性为 1000～1800 mg/d，女性为 700～1000 mg/d。②运动和膳食的变化对尿中肌酐含量的影响甚微。曾有争论膳食中蛋白质水平是否会影响尿肌酐水平，但实验表明，膳食中除去蛋白质后，尿肌酐排出量需经过相当长的时间才出现下降，故在评定 24 小时尿肌酐时不必限制膳食蛋白质。③经 $K^{40}$ 计数测定，成人 24 小时尿肌酐排出量与瘦体组织（LBM）量一致。④在肝病等引起水肿等情况而严重影响体重测定时，因为CHI 不受此影响，故显得价值更大。

CHl 测定方法：连续保留 3 日 24 小时尿液，取肌酐平均值并与相同性别及身高的标准肌酐值比较，所得的百分比即为 CHl。

**【评价标准】**

CHI >90% 为正常；80%～90% 表示瘦体组织轻度缺乏；60%～80% 表示中度缺乏；小于60% 表示重度缺乏。

**7. 3-甲基组氨酸（3-methylhistidine，3-MH）**

肌肉中含有的多种甲基化氨基酸，可能参与 DNA 合成和染色质活动的调节，而 3-MH是其主要代表。它是骨骼肌分解代谢的产物，具有几乎完全以原型排出且周转（分解和重新合成）快的特点。目前常用来作为评价蛋白质分解代谢的指标，也是肌肉蛋白质减少的标志。3-MH 可以通过色谱仪测定，测定前 3 日应限制肉食。由于受到饮食、性别、年龄和创伤的影响，3-MH 的应用受到限制。

### 8. 血糖

血糖主要是指血液中的葡萄糖而言。血清葡萄糖经氧化为组织提供能量。血糖过高时可转变为肝糖原和脂肪储存，需要时脂肪与蛋白质也可转变为血糖。肝脏功能、胰岛素、内分泌激素和神经因素等均可影响血糖水平。对于进行肠外营养治疗的患者，检测血糖是非常重要，营养医师需根据血糖水平调整胰岛素用法和用量。

### 9. 血脂

血脂中的主要成分是三酰甘油和胆固醇。三酰甘油和胆固醇在血液内不能直接被转运，必须与特殊的蛋白质和极性类脂一起组成脂蛋白，才能在血液中运输，并进入组织细胞。脂蛋白绝大多数在肝脏内和小肠内合成，并主要经肝脏分解代谢。血脂代谢异常见于肝脏功能不全、长期高脂饮食、甲状腺功能减退、胆总管阻塞性疾病等。高脂血症与心脑血管疾病关系密切，且可导致脂肪肝等慢性代谢性疾病。

## 四、综合营养评价方法

### 1. 主观全面评定（subjective global assessment，SGA）

SGA 亦称全面临床评定（global clinical assessment，GCA），其特点是以详细的病史与临床检查为基础，省略人体测量和生化检查。其理论基础是，身体组成改变与进食改变，消化吸收功能的改变，肌肉的消耗，身体功能及活动能力的改变等相关联。在重度营养不良时，SGA 与人体组成评定方法（body composition assessment）有较好的相关性。SGA 的主要内容及评定标准见表 7 – 4。

表 7 – 4 SGA 的主要内容及评定标准

| 指标 | A 级 | B 级 | C 级 |
|---|---|---|---|
| 近期（2 周）体重改变 | 无/升高 | 减少 < 5% | 减少 >5% |
| 饮食改变 | 无 | 减少 | 不进食/低热量流食 |
| 胃肠道症状（持续 2 周） | 无/食欲不减 | 轻微恶心、呕吐 | 严重恶心、呕吐 |
| 活动能力改变 | 无/减退 | 能下床走动 | 卧床 |
| 应激反应 | 无/低度 | 中度 | 高度 |
| 肌肉消耗 | 无 | 轻度 | 重度 |
| 三头肌皮脂厚度 | 正常 | 轻度减少 | 重度减少 |
| 踝部水肿 | 无 | 轻度 | 重度 |

上述 8 项中，至少 5 项属于 C 级或 B 级者，可分别被定为重或中度营养不良

### 2. 微型营养评定（mini nutritional assessment，MNA）

评价内容包括四点。①人体测量（anthropometry）：包括身高、体重及体重丧失；②整体评定（global assessment）：包括生活类型、医疗及疾病状况（如消化功能状况等）；③膳食问卷（dietary questionnaire）：食欲、食物数量、餐次、营养素摄入量、有否摄食障碍等；④主观评定（sublective assessment）：对健康及营养状况的自我监测等。根据上述各项评分标准计分并相加。见表 7 – 5。

## 表 7-5 MNA 评价表

姓名_____ 性别_____ 年龄_____ 体重_____ kg 身高_____ cm

---

（一）人体学测量

1. 体质指数（kg/m²）□
   0 = BMI < 19    1 = BMI 19 ~ 21    2 = BMI 21 ~ 23    3 = BMI ≥ 23

2. 上臂肌围（cm）□
   0.0 = AMC < 21    0.5 = AMC 21 ~ 22    1.0 = AMC > 22

3. 小腿周径（cm）□
   0 = CC < 31    1 = CC ≥ 31

4. 近 3 个月来体重减少 □
   0 = 体重减少 > 3 kg    1 = 不知道    2 = 体重减少 1 ~ 3 kg    3 = 体重无减少

---

（二）整体评价

5. 生活自理 □
   0 = 否    1 = 是

6. 每日服用 3 种以上药物 □
   0 = 是    1 = 否

7. 近 3 个月来有心理疾患或急性疾病 □
   0 = 是    1 = 否

8. 活动能力 □
   0 = 卧床或坐椅子    1 = 能离床或离椅子但不能出门    2 = 能出门

9. 神经心理问题 □
   0 = 严重痴呆或抑郁    1 = 轻度痴呆    2 = 无心理问题

10. 皮肤溃疡 □
    0 = 是    1 = 否

---

（三）饮食评价

11. 每日几餐？ □
    0 = 1 餐    1 = 2 餐    2 = 3 餐

12. 蛋白质摄入的指标 □
    是否每日至少一次摄入牛奶、奶酪或酸奶？是否每周 2 次或以上摄入豆类或蛋类食品？是否每日摄入肉、鱼或禽类？
    0.0 = 0 ~ 1 个是    0.5 = 2 个是    1.0 = 3 个是

13. 每日 2 次或以上食用蔬菜或水果？ □
    0 = 否    1 = 是

14. 近 3 个月来是否因饮食、消化、咀嚼或吞咽困难致摄入减少 □
    0 = 严重食欲不振    1 = 中度食欲不振    2 = 轻度食欲不振

15. 每日饮水量（杯）□
    0.0 = < 3 杯    0.5 = < 3 ~ 5 杯    1.0 = > 5 杯

16. 进食情况
    0 = 进食需要别人帮助    1 = 进食不需要别人帮助    2 = 进食无困难

---

（四）自身评价

17. 是否自认为有营养问题 □
    0 = 严重营养不良    1 = 中度营养不良或不知道    2 = 轻度营养不良

18. 与同龄人相比较自身的营养状况 □
    0.0 = 不很好    0.5 = 不知道    1.0 = 一样好    2.0 = 更好

---

评价总分（16）：筛选总分（14）：总分（30）_____

MNA 评分分级标准：①若 MNA≥24，表示营养状况良好；②若 17≤MNA≤23.5，表示存在发生营养不良的危险；③若 MNA＜17，表示有确定的营养不良。该方法简便易行，可在 10 分钟内完成，且与传统的人体营养评定方法及人体组成评定方法有良好的线性相关性。

### 3. 简易微型营养评定（MNA－SF）

Rubenstein 提出的 MNA－SF 量表将 MNA 的 18 个问题减少到 6 个，见表 7－6。

**表 7－6 MNA－SF 评价表**

| 筛查内容 | 分值 |
|---|---|
| A 既往 3 个月内，是否因食欲下降、咀嚼或吞咽等消化问题导致食物摄入减少？<br>0＝严重的食欲减退　1＝中等程度食欲减退　2＝食欲减退 | |
| B 最近 3 个月内体重有否减轻？<br>0＝体重减轻超过 3 kg　1＝不清楚　2＝体重减轻 1～3 kg　3＝无体重下降 | |
| C 活动情况如何？<br>0＝卧床或长期坐着　1＝能离床或椅子，但不能外出　2＝能独立外出 | |
| D 在过去 3 个月内是否受过心理创伤或罹患急性疾病？<br>0＝是　1＝否 | |
| E 有否神经心理问题<br>0＝严重痴呆或抑郁　1＝轻度痴呆　2＝无心理问题 | |
| F BMI（kg/m²）是多少？<br>0＝小于 19　1＝19～21　2＝21～23　3＝大于或等于 23 | |
| 合计 | |

评分标准为：MNA－SF 值≥11，则为营养正常；若 MNA－SF 值＜11，则为营养不良。

### 4. 患者主观整体评估（PG－SGA）

患者主观整体评估（PG－SGA）方法目前被认为是最适用于肿瘤患者的评估工具。PG－SGA 由患者自我评估部分及医务人员评估部分两部分组成，具体内容包括体重、摄食情况、症状、活动和身体功能、疾病与营养需求的关系、代谢方面的需要、体格检查等 7 个方面。

（1）PG－SGA 评分工作表

**表 7－7 PG－SGA 评分工作表**

**工作表 1 体重丢失的评分**

评分使用 1 月体重数据，若无此数据则使用 6 月体重数据。使用以下分数积分，若过去 2 周内有体重丢失则额外增加 1 分。

| 1 月内体重丢失 | 分数 | 6 月内体重丢失 |
|---|---|---|
| 10% 或更大 | 4 | 20% 或更大 |
| 5%～9.9% | 3 | 10%～19.9% |
| 3%～4.9% | 2 | 6%～9.9% |
| 2%～2.9% | 1 | 2%～5.9% |
| 0～1.9% | 0 | 0～1.9% |

评分（Box 1）

117

**工作表 2　疾病和年龄的评分标准**

| 分类 | 分数 |
| --- | --- |
| cancer | 1 |
| AIDS | 1 |
| 肺性或心脏恶病质 | 1 |
| 褥疮、开放性伤口或瘘 | 1 |
| 创伤 | 1 |
| 年龄≥65 岁 | 1 |

评分（Box 5）

**工作表 3　代谢应激状态的评分**

| 应激状态 | 无（0） | 轻度（1） | 中度（2） | 高度（3） |
| --- | --- | --- | --- | --- |
| 发热 | 无 | 37.2~38.3℃ | 38.3~38.8℃ | ≥38.8℃ |
| 发热持续时间 | 无 | <72 小时 | 72 小时 | >72 小时 |
| 糖皮质激素用量<br>（泼尼松/d） | 无 | <10 mg | 10~30 mg | ≥30 mg |

评分（Box 6）

**工作表 4　体格检查**

| | 无消耗：0 | 轻度消耗：1 + | 中度消耗：2 + | 重度消耗：3 + |
| --- | --- | --- | --- | --- |
| **脂肪** | | | | |
| 眼窝脂肪垫 | 0 | 1 + | 2 + | 3 + |
| 三头肌皮褶厚度 | 0 | 1 + | 2 + | 3 + |
| 肋下脂肪 | 0 | 1 + | 2 + | 3 + |
| **肌肉** | | | | |
| 颞肌 | 0 | 1 + | 2 + | 3 + |
| 肩背部 | 0 | 1 + | 2 + | 3 + |
| 胸腹部 | 0 | 1 + | 2 + | 3 + |
| 四肢 | 0 | 1 + | 2 + | 3 + |
| **体液** | | | | |
| 踝部水肿 | 0 | 1 + | 2 + | 3 + |
| 骶部水肿 | 0 | 1 + | 2 + | 3 + |
| 腹水 | 0 | 1 + | 2 + | 3 + |
| 总体消耗的<br>主观评估 | 0 | 1 | 2 | 3 |

评分（Box 7）

**工作表 5　PG－SGA 整体评估分级**

| | A 级<br>营养良好 | B 级<br>中度或可疑营养不良 | C 级<br>严重营养不良 |
|---|---|---|---|
| 体重 | 无丢失或近期增加 | 1 月内丢失 5%（或 6 月 10%）或不稳定或不增加 | 1 月内 >5%（或 6 月 >10%）或不稳定或不增加 |
| 营养摄入 | 无不足或近期明显改善 | 确切地摄入减少 | 严重摄入不足 |
| 营养相关的症状 | 无或近期明显改善摄入充分 | 存在营养相关的症状 Box 3 | 存在营养相关的症状 Box 3 |
| 功能 | 无不足或近期明显改善 | 中度功能减退或近期加重 Box 4 | 严重功能减退或近期明显加重 Box 4 |
| 体格检查 | 无消耗或慢性消耗但近期有临床改善 | 轻至中度皮下脂肪和肌肉消耗 | 明显营养不良体征 如严重的皮下组织消耗、水肿 |

（2）PG－SGA 患者自评表

PG－SGA 设计中的 Box 1～4 由患者来完成，其中 Box 1 和 3 的积分为每项得分的累加，Box 2 和 4 的积分基于患者核查所得的最高分。

**表 7－8　PG－SGA 患者自评**

---

1. 体重（见工作表1）

　　我现在的体重是＿＿＿＿千克

　　我的身高是＿＿＿＿米

　　1 个月前我的体重是＿＿＿＿千克

　　6 个月前我的体重是＿＿＿＿千克

　　最近 2 周内我的体重：

　　□ 下降（1）　□ 无改变（0）　□ 增加（0）

　　　　　　　　　　　　　　Box 1 评分：＿＿＿

---

2. 膳食摄入（饭量）

　　与我的正常饮食相比，上个月的饭量：

　　□ 无改变（0）

　　□ 大于平常（0）

　　□ 小于平常（1）

　　我现在进食：

　　□ 普食但少于正常饭量（1）

　　□ 固体食物很少（2）

　　□ 流食（3）

　　□ 仅为营养添加剂（4）

　　□ 各种食物都很少（5）

　　□ 仅依赖管饲或静脉营养（6）

　　　　　　　　　　　　Box 2 评分：＿＿＿

---

3. 症状

　　最近 2 周我存在以下问题影响我的饭量：

　　□ 没有饮食问题（0）

　　□ 无食欲，不想吃饭（3）

　　□ 恶心（1）　　　□ 呕吐（3）

　　□ 便秘（1）　　　□ 腹泻（3）

　　□ 口腔疼痛（2）　□ 口腔干燥（1）

　　□ 味觉异常或无（1）□ 食物气味干扰（1）

　　□ 吞咽障碍（2）　□ 早饱（1）

　　□ 疼痛；部位?（3）

　　□ 其他＊＊（1）

　　＊＊例如：情绪低落，金钱或牙齿问题

　　　　　　　　　　　Box 3 评分：＿＿＿

---

4. 活动和功能

　　上个月我的总体活动情况是：

　　□ 正常，无限制（0）

　　□ 与平常相比稍差，但尚能正常活动（1）

　　□ 多数事情不能胜任，但卧床或坐着的时间不超过 12 小时（2）

　　□ 活动很少，一天多数时间卧床或坐着（3）

　　□ 卧床不起，很少下床（3）

　　　　　　　　　　　Box 4 评分：＿＿＿

---

Box 1～4 的合计评分（A）：＿＿＿＿＿

5. 疾病及其与营养需求的关系（见工作表2）

　　　所有相关诊断（详细说明）：

　　　原发疾病分期： Ⅰ Ⅱ Ⅲ Ⅳ 其他

　　　年龄

　　　　　　　　　　　　　　　　　　　　　　评分（B）：_____

6. 代谢需要量（见工作表3）

　　　　　　　　　　　　　　　　　　　　　　评分（C）：_____

7. 体格检查（见工作表4）

　　　　　　　　　　　　　　　　　　　　　　评分（D）：_____

---

总体评量（见工作表2）

A 级　营养良好

B 级　中度或可疑营养不良

C 级　严重营养不良

---

PG－SGA 总评分

　　　评分 A + B + C + D

---

营养支持的推荐方案

根据 PG－SGA 总评分确定相应的营养干预措施，其中包括对患者及家属的教育指导、针对症状的治疗手段如药物干预、恰当的营养支持。

0～1　此时无需干预，常规定期进行营养状况评分

2～3　有营养师、护士或临床医师对患者及家属的教育指导，并针对症状和实验室检查进行恰当的药物干预

4～8　需要营养干预及针对症状的治疗手段

≥9　迫切需要改善症状的治疗措施和恰当的营养支持

（齐玉梅　陈亚军　许晋）

# 第八章 医疗膳食

医疗膳食适应于疾病状态的膳食，是营养治疗的基础，是一种医疗行为，不是后勤保障、供给吃饭，是患者获取营养物质的主要途径。根据人体的基本营养需要和各种疾病的特殊治疗需要可分为基本膳食、称重膳食、试验膳食和代谢膳食。此外，儿科膳食有其特殊性，故本章还专门介绍了儿科膳食的特殊要求。

## 第一节 基本膳食

### 一、普食

普食是一种平衡膳食，但与健康人的膳食仍有不同。

**（一）适用对象**

主要适用于体温正常或接近正常、有咀嚼能力、消化功能正常、无特殊膳食要求、不需要对任何营养素加以限定的患者。

**（二）膳食原则**

（1）普食的配制 应符合中国居民膳食指南中平衡膳食的要求，各类食物种类齐全、搭配合理，既要满足患者的营养素需求又要防止过量。

（2）能量及主要营养素供给量 应符合成人轻体力活动的膳食参考摄入量，每日总能量为1800～2250kcal。蛋白质供能应占总能量的15%，为70～80g，其中动物性和大豆优质蛋白占蛋白质总量的1/3以上。脂肪供能占总能量的25%，碳水化合物供能占总能量的60%。

（3）膳食餐次 住院患者用餐时间为早餐7∶00～7∶30,午餐11∶30～12∶00,晚餐17∶30～18∶00。

（4）食物选择 每日膳食中应包括谷类、蔬菜、畜禽肉类及鱼虾类、蛋类、奶类、烹调油和基本调味品。根据住院患者能量和营养素的要求提供食物量为谷类250～400g，蔬菜300～500g，肉类食品100～175g，蛋类25～50g，奶类200g，大豆类25～50g（或等值豆制品），烹调油25～30g，盐6g。

（5）少用食物或禁忌食物 少用难消化、易胀气的食物，如韭菜、洋葱、大豆芽菜等。忌用易引发过敏反应的食物，或有强烈刺激性的食物和调味品，如辣椒、芥末、胡椒粉、咖喱等。尽量不用含防腐剂和色素的调味品。

（6）烹调方法 尽量减少营养素的流失，如含草酸丰富的菠菜、空心菜、小白菜等叶菜类要先焯后切，多用蒸、煮、焖、炖的方法，少用煎、炸的方法。

**（三）食谱举例**

早餐：牛奶（200 ml），鸡蛋（50 g），花卷（面粉 100 g），炝拌芹菜胡萝卜丝（芹菜 50 g，胡萝卜 50 g）

午餐：米饭（大米 150 g），红烧带鱼（带鱼 75 g），虾皮小白菜（小白菜 200 g，虾皮 5 g）

晚餐：馒头（面粉 100 g），酱鸡腿（鸡腿肉 75 g），素炒茄子丝（茄子 200 g），小米粥（小米 50 g）

烹调用油：30 g；食盐：6 g

该食谱总能量：2184 kcal。其中蛋白质 80.1 g，供能占总能量 15%；脂肪 60.1 g，供能占总能量 25%；碳水化合物 330.7 g，供能占总能量 60%。

## 二、软食

软食是使食物便于咀嚼，须注意应用适宜的烹调方法，比普食更易消化的平衡膳食，是介于普通膳食和半流质膳食之间的饮食，制作要求高于普通膳食。

**（一）适用对象**

适用于老年人、幼儿，或有牙齿疾病等存在咀嚼不便、不能进食大块食物的患者，以及体温略高、消化功能欠佳、疾病恢复期的患者。

**（二）膳食原则**

（1）软食仍是平衡膳食，其所提供的能量和营养素应基本达到患者的营养需求。软食提供的总能量为每日 1750～2100 kcal，蛋白质、脂肪、碳水化合物的供能比例与普食相同。

（2）食物要求 易咀嚼、易消化，应少用富含膳食纤维和动物肌纤维的食物，或经切碎、煮烂后食用。

（3）防止某些维生素和矿物质缺乏。由于软食中的蔬菜及肉类均需切碎、煮烂，容易丧失许多维生素和矿物质。因此，长期进食软食的患者，应注意补充这些营养素。

（4）软食每日 3～4 餐，除主餐三餐外，可增加一餐点心。

（5）食物选择 主食应以软米饭、馒头、面条、包子、饺子、馄饨、粥等易咀嚼的食物为主。畜禽肉类应选择细、嫩的瘦肉，切成小块，鱼应选择含刺少的品种。蛋类除用油煎炸外，其他烹调方法均可选用，如炒鸡蛋、蒸蛋羹、荷包蛋、煮蛋等。蔬菜类应选用含膳食纤维少的种类，如西红柿、茄子、南瓜、冬瓜、菜花、马铃薯、萝卜、嫩叶菜等，并去掉老叶和外皮，切成小块。奶类和豆制品也是良好的软食食材。

（6）少用食物或禁忌食物 不宜直接在菜肴中使用坚果类如花生仁、核桃、杏仁等，但可制成花生酱、杏仁酪、核桃酪后使用。不宜选用粗粮和整粒的豆类。其余少用、忌用食物同普食。

（7）烹调方法 软食制备应注意将食材切碎，采用适时的蒸、煮、焖、炖的方法，达到易咀嚼、易消化的目的。

**（三）食谱举例**

早餐：西红柿鸡蛋面汤（西红柿 150 g，鸡蛋 50 g，挂面 100 g）

午餐：软米饭（大米 125 g），虾仁炒冬瓜（虾仁 50 g，冬瓜 300 g），紫菜豆腐汤（南豆腐 50 g，干紫菜 5 g）

晚餐：包子（瘦猪肉 50 g，西葫芦 75 g，面粉 100 g），二米粥（大米 25 g，小米 25 g）

烹调用油：30 g；食盐：6 g

该食谱总能量：1927 kcal。其中蛋白质 68 g，供能占总能量 14%；脂肪 55 g，供能占总能量 26%；碳水化合物 290 g，供能占总能量 60%。

## 三、半流质膳食

半流质膳食介于软食与流质膳食之间，外观呈半流体状态，比软食更易消化，是限量、多餐次的膳食。

### （一）适用对象

半流质饮食主要适用于发热、身体虚弱者，或患有消化道疾病（如腹泻、消化不良）者，咀嚼或吞咽困难者及刚分娩后的产妇，口腔疾病和耳鼻喉术后患者。还作为某些外科手术前肠道准备阶段和术后过渡阶段的饮食。

### （二）膳食原则

（1）能量和营养素　半流质饮食所提供的全天能量，一般在 1500 ~ 1800 kcal，蛋白质 50 ~ 60 g，注意补充维生素和矿物质。

（2）摄入食物　须呈半流体状态，细软，植物纤维少，易于咀嚼吞咽，易消化吸收。

（3）餐次　半流质饮食所提供的食物稀薄，含水量较大，营养素的浓度受到限制。因此应增加餐次，尽量保证营养素摄入。通常每隔 2 ~ 3 小时一餐，每日 5 餐。

（4）食物选择　主食用精制米面做成粥、面条、云吞、小馒头、面包等。肉类选择细嫩的瘦肉或鱼虾，做成肉馅或肉糜。蛋类制作成蛋羹、蛋花。蔬菜应选择含膳食纤维少的品种，去掉老叶和外皮，切细碎。豆类制品可选择豆花、豆腐、豆腐丝等。慎用胀气食物，如牛奶、豆浆、过甜食品。

（5）烹调方法　采用适时的蒸、煮、焖、炖的烹调方法，不用煎、炸、烧、烤等方式。

### （三）食谱举例

早餐：米粥（大米 50 g），蒸鸡蛋羹（鸡蛋 50 g）

加餐：藕粉（30 g）

午餐：馄饨（瘦猪肉 50 g，面粉 75 g）

加餐：藕粉（30 g）

晚餐：鸡蛋面汤（油菜 50 g，圆白菜 50 g，鸡蛋 25 g，挂面 100 g）

加餐：酸奶（100 ml）

烹调用油：20 g；食盐：6 g

该食谱总能量：1519 kcal。其中蛋白质 55.9 g，供能占总能量 15%；脂肪 37.8 g，供能占总能量 22%；碳水化合物 239.0 g，供能占总能量 63%。

## 四、流质膳食

流质膳食呈液体状或在口腔可以融化为液体，通常分为普通流质、清流质、浓流质、冷流质。

## （一）适用对象

普通流质饮食多适用于极度衰弱、无力咀嚼食物患者，或高热、急性传染病、病情危重、术后患者等，还用于肠道手术的术前准备。一般腹部手术后，由静脉输液向全流质或半流质过渡之前宜先采用清流质。清流质也可作为急性腹泻和严重衰弱患者的初步口服食物；口腔手术，面、颈部术后宜进食浓流质；喉部术后 1～2 日宜进食冷流质。

## （二）膳食原则

1. 流质饮食所提供的能量及营养素均不足，每日总能量在 800 kcal 左右，清流质能量更低，浓流质最多可达 1000 kcal 左右，此膳食能量及营养成分均达不到平衡膳食要求。故只能短期应用。如果患者需要长期使用这种膳食，应该考虑辅以肠内制剂或匀浆膳。

2. 所用的流质食物均为液体状态，或进入口腔后即溶化成液体，不含固体块或渣，易吞咽，易消化，同时应口感适宜，以增进食欲。

3. 餐次，每日 6 餐，间隔 2～3 小时。每餐液体量不宜过多，200～300ml 为宜。

4. 食物选择

（1）普通流质　可选用各种肉汤、牛乳、浓米汤、蛋花汤、蒸嫩蛋羹、奶酪、酸奶、藕粉、豆浆、豆花、蔬菜汁、水果汁、煮果子水、果汁胶冻等。有时根据病情需要，忌用浓糖水、牛乳、豆浆等易胀气食物。

（2）清流质　是一种限制较严格的流质膳食，不含胀气食品，在结肠内残留最少的残渣，较普通流质膳食更为清淡。可选用去油肉汤、米汤、稀藕粉、杏仁露、过滤蔬菜汤、过滤果汁等。服用清流质膳食时，需通过静脉营养，同时进行供给液体及少量能量和电解质，以防身体脱水。

（3）浓流质　浓流质比较黏稠，多以吸管吸吮，常用浓藕粉、面糊、米糊、蒸嫩蛋羹、牛奶芝麻糊、土豆泥浓汤等。

（4）冷流质　选择凉性、无刺激性流质食物，防止引起伤口出血和咽喉刺激。一般选用冷牛乳、冷米汤、冷豆浆、冷嫩蛋羹、冷藕粉、冰激凌、冰砖、冷果汁、冷果汁胶冻等。其中奶油冰棍是扁桃体术后患者喜爱的食品，术后第一日可多用一些。对上消化道出血患者，一般于禁食后先用冷流质过渡。

5. 烹调方法。某些固体食物可先用高速搅拌机将其研碎、过筛，再用液体冲匀和制熟。肉汤、蔬菜汤、水果汤等也应过筛去除渣滓。

## （三）食谱举例（普通流质为例）

早餐：嫩蛋羹（鸡蛋 50 g），浓米汁（大米 25 g）

加餐：藕粉（藕粉 30 g）

午餐：鸡汤米糊（大米 50 g）

加餐：藕粉（藕粉 30 g）

晚餐：西红柿汁蛋花汤（西红柿 100 g，鸡蛋 25 g）

加餐：牛奶 200ml

烹调用油：5 g；食盐：2 g

该食谱总能量：752 kcal。其中蛋白质20.3 g，供能占总能量11%；脂肪19.0 g，供能占总能量23%；碳水化合物125.0 g，供能占总能量66%。

# 第二节 称重膳食

称重膳食是针对某些疾病而制作的，其膳食营养素组成与平衡膳食不同，通过定量增加或减少某些营养素的方法达到治疗疾病的目的。称重膳食种类很多，主要有低蛋白膳食，低脂膳食，低胆固醇膳食，低糖类膳食，高或低纤维膳食，限盐（钠）膳食，高或低钾膳食。

## 一、低蛋白质膳食

### （一）适用对象

适于急性肾炎、急慢性肾功能不全、肝昏迷或昏迷前期患者。

### （二）膳食原则

（1）低蛋白质供给量，每日供给蛋白质 0.6~0.8 g/kg。在蛋白质限量范围内要设法供给适当量的含优质蛋白较多的食品，如蛋、乳、瘦肉类等，目的是增加必需氨基酸的摄入量，避免营养不良，必要时应辅以麦淀粉饮食或肾病专用蛋白粉。

（2）应根据病情随时调整蛋白质的供应量。

（3）能量供给要充足。为了防止体内能量不足时消耗蛋白质供能，造成营养不良，应保证能量供给充足。如果进食量难以满足需要，应使用肠内或肠外营养制剂。

（4）应供给充足的矿物质和维生素。

（5）注意烹调方法，在食品制备方面注意色、香、味、形多样化，不提倡加色素以促进食欲。

### （三）食谱举例

早餐：牛奶（200ml），麦淀粉蒸饺（麦淀粉 75 g，瘦猪肉 25 g，白菜 100 g）

午餐：麦淀粉烙饼（麦淀粉 100 g），木须肉（瘦猪肉 25 g，鸡蛋 50 g，黄瓜 150 g，干木耳 3 g），虾皮冬瓜（虾皮 5 g，冬瓜 100 g）

晚餐：炒面（麦淀粉 100 g，鸡胸肉 50 g，胡萝卜 100 g），山药泥（山药 100 g）

烹调用油：30 g；食盐：6 g

该食谱总能量：1654 kcal。其中蛋白质 41.9 g，供能占总能量 10%；脂肪 48.1 g，供能占总能量 25%；碳水化合物 274.9 g，供能占总能量 65%。

## 二、低脂肪膳食

### （一）适用对象

适于急慢性胰腺炎、胆囊炎、胆结石、胆道阻塞、肥胖症、高脂血症、心血管疾病患者与脂肪吸收不良有关的其他疾病患者，如肠黏膜疾患、胃切除和短肠综合征等所引起的脂肪泻等患者。

### （二）膳食原则

1. 降低每日膳食中脂肪的供给量，一般平衡膳食中的脂肪供能占总能量的 20%~30%，一日平均供给量为 50 g 以下。低脂肪膳食要求降低脂肪的供给量，根据限制脂肪的严格程度分为三种：

（1）严格限脂肪膳食，脂肪总量（包括食物所含脂肪及烹调油）每日不超过15g。

（2）中度限脂肪膳食，脂肪总量（包括食物所含脂肪及烹调油）每日不超过30g。

（3）轻度限脂肪膳食，脂肪总量（包括食物所含脂肪及烹调油）每日不超过50g。

2. 食物选择：选用含脂肪少的食物，如低脂/脱脂奶、豆腐、豆腐干、豆浆、去皮去油的肉禽鱼类、新鲜蔬菜水果，减少烹调用油。

3. 烹调方法：可选用蒸、炖、煮、熬、烩、卤、拌等方法。

4. 少用和禁用的食物：油炸、油煎食物。食物应清淡，少刺激性，易于消化。

5. 脂肪泻可导致多种营养素的丢失，包括能量、必需氨基酸、脂溶性维生素A、维生素D、维生素E、维生素K，以及与游离脂肪酸共价结合随粪便排出体外的钙、铜、锌等元素，因此应注意进行必要的补充。

### （三）食谱举例

早餐：豆浆（250ml），馒头（面粉75g），炝拌黄瓜条（黄瓜100g），煮鸡蛋（鸡蛋50g）

午餐：米饭（大米150g），肉丝炒豆角丝（瘦猪肉50g，豆角150g，干木耳4g），西红柿蛋花汤（西红柿100g，鸡蛋10g）

晚餐：烙饼（面粉100g），香菇炒油菜（油菜150g，鲜香菇50g），红烧带鱼（带鱼75g），小米粥（小米25g）

烹调用油：15g；食盐：6g

该食谱总能量：1761kcal。其中蛋白质79g，供能占总能量18%；脂肪35.8g，供能占总能量18%；碳水化合物291.1g，供能占总能量64%。

## 三、低胆固醇膳食

### （一）适用对象

适于患有高胆固醇血症、高脂血症、冠心病者或有冠心病发病危险的人群。患有胰腺炎、胆道系统疾病者也应适当限制胆固醇的摄入。

### （二）膳食原则

（1）低脂饮食的基础上限制胆固醇摄入量在每日300mg以下。

（2）多选择含胆固醇少的食物，如低脂/脱脂奶、瘦肉、海参、豆类及其制品、新鲜蔬菜水果。少用或不用富含胆固醇的食物，如动物内脏（肝、肾、脑、心等）、牡蛎、海蟹、海虾、鱿鱼、沙丁鱼。

（3）增加有助于降低体内胆固醇的食物，如富含植物固醇的植物油、坚果、蔬菜、水果等，富含膳食纤维的全谷类食物、蔬菜、水果、豆类、海带。减少饱和脂肪酸的摄入，即动物油、动物肥肉、棕榈油、椰子油等。

（4）在限制胆固醇的同时要保证摄入充足的蛋白质，可用优质植物蛋白质（大豆及制品）代替部分动物性蛋白质。

### （三）食谱举例

早餐：豆浆（250ml），花卷（面粉75g），火腿（25g）

午餐：米饭（大米150g），熬鲫鱼（鲫鱼肉50g），西红柿炒土豆丝（西红柿100g，土豆100g），白菜豆腐汤（白菜50g，内酯豆腐50g）

晚餐：杂粮馎馎（面粉50g，荞麦面25g，玉米面25g），鸡丝炒豆芽菜（鸡胸肉50g，黄豆芽250g），黑米粥（黑米25g）

烹调用油：25g；食盐：6g

该食谱总能量：2029kcal。其中蛋白质88.3g，供能占总能量17%；脂肪49.9g，供能占总能量22%；碳水化合物306.8g，供能占总能量61%。

## 四、高膳食纤维膳食

### （一）适用对象

高膳食纤维膳食即多渣膳食，适用于功能性便秘、肥胖、糖尿病、肠道憩室病、心血管病患者。

### （二）膳食原则

（1）增加膳食中膳食纤维供给量，每日所供膳食纤维达20～35g。可以增加肠道蠕动，促进粪便排出；产生短链脂肪酸；吸收水分，使粪便软化利于排出，减轻结肠管腔内压力，改善憩室病症状；可与胆汁酸结合，增加粪便中胆汁酸的排出，有利于降低体内胆固醇水平。

（2）食物选择：主要有各类全谷物，如燕麦、荞麦、玉米、糙米、薯类、杂豆、坚果、菌藻类、新鲜蔬菜、水果、魔芋精粉等。

（3）高膳食纤维的不良反应，可能产生腹泻，并增加胃肠胀气，影响食物中如钙、镁、铁、锌及一些维生素的吸收和利用。如出现上述情况，应及时调整膳食。

### （三）食谱举例

早餐：牛奶冲燕麦片（牛奶200ml，燕麦片50g），煮鸡蛋（鸡蛋50g）

午餐：二米饭（大米75g，小米75g），虾仁炒茭白（虾仁50g，茭白150g，干木耳4g），拌菠菜（菠菜150g），小白菜豆腐汤（小白菜100g，内酯豆腐50g）

晚餐：杂粮馎馎（面粉30g，荞麦面30g，玉米面20g，黑米面20g），肉片炒笋片（瘦猪肉50g，鲜笋150g，胡萝卜50g），南瓜粥（南瓜50g）

烹调用油：25g；食盐：6g

该食谱总能量：2004kcal。其中蛋白质82.6g，供能占总能量16%；脂肪56.1g，供能占总能量25%；碳水化合物292.3g，供能占总能量59%；膳食纤维30.1g。

## 五、低膳食纤维膳食

### （一）适用对象

低膳食纤维膳食即少渣膳食，适用于各种急性肠炎、伤寒、痢疾、消化性溃疡及肠道肿瘤等，以及消化道小量出血、肠道手术前后、肠道或食管管腔狭窄及食管静脉曲张等。

### （二）膳食原则

（1）少用或禁用食物，如粗粮、整豆、坚果、蔬菜、水果等，以减少对肠道病灶及肠道蠕动的刺激，并减少粪便体积。

（2）注意食物制备方法，使之易于消化吸收，每次进食量不宜太多。

（3）如果同时有腹泻者应降低膳食中脂肪含量，因腹泻患者对脂肪的吸收能力减弱，易致脂肪泻。

### （三）食谱举例

早餐：牛奶200ml，煮鸡蛋（鸡蛋50g），馒头（富强粉100g）

午餐：花卷（富强粉125g），肉末炒西葫芦（瘦猪肉50g，去皮西葫芦200g）

晚餐：米饭（大米125g），余丸子冬瓜（鸡肉50g，冬瓜200g）

烹调用油：25g；食盐：6g

该食谱总能量：1855kcal。其中蛋白质77.4g，供能占总能量17%；脂肪48.4g，供能占总能量23%；碳水化合物277.5g，供能占总能量60%；膳食纤维10.3g。

## 六、限钠（盐）膳食

### （一）适用对象

适用于肝硬化腹水、高血压、缺血性心力衰竭、肾脏疾病、妊娠期高血压患者，以及使用肾上腺皮质激素治疗的患者。

### （二）膳食原则

1. 减少每日食物中钠的供给量。食盐是钠的主要来源，每克食盐含钠393mg，因此限钠实际是以限盐为主。

2. 根据限钠（盐）的严格程度可将限钠（盐）膳食分为三类。

（1）低盐膳食　全日钠供给量2000mg左右。饮食中忌用一切咸食，如咸菜、甜面酱、咸肉、腊肠及各种荤素食罐头等，但允许在烹制或食用时加食盐2~3g或酱油10~15ml。

（2）无盐膳食　全日钠供给量1000mg左右，除限制低盐膳食中的食盐和酱油外，其他同低盐膳食。

（3）低钠膳食　全日钠供给量控制在500mg内。除无盐膳食的要求外，还要限制一些含钠量高的蔬菜（每100g蔬菜含钠100mg以上），如油菜苔、芹菜、茴香，以及用食碱制作的发面蒸食等（但可用酵母代替食碱发酵）。

3. 膳食中钠的供给量应随病情变化及时调整。对于60岁以上的贮钠能力低下、心肌梗死、回肠切除手术后的患者等应根据24小时尿钠排出量、血钠、血压等临床指标来决定是否需要限钠。

4. 限制钠（盐）的同时，要改进烹调方法，满足患者的口感。可采用番茄汁、芝麻酱等调料以改善口味，或用原汁蒸、炖以保持食物本身的鲜美味道。此外，在配膳方法上，应注意菜肴的色、香、味，使之能引起食欲。

### （三）食谱举例（低钠膳食为例）

早餐：牛奶（200ml），烙饼（面粉75g），煮鸡蛋（鸡蛋50g）

午餐：米饭（大米125g），红烧鸡腿（鸡腿75g），拌黄瓜（黄瓜150g）

晚餐：米饭（米饭100g），肉丸洋葱烩土豆（瘦猪肉50g，洋葱100g，土豆150g），黑米粥（黑米25g）

烹调用油：30g；食盐：0g

该食谱总能量：1853kcal。其中蛋白质68.6g，供能占总能量15%；脂肪51.7g，供能占总能量25%；碳水化合物278.1g，供能占总能量60%；钠350mg。

## 七、高钾膳食

### (一) 适用对象

用于纠正低钾血症（血清钾＜3.5mmol/L），还用于防治高血压，预防由于服用利尿剂而引起的低钾血症。

### (二) 膳食原则

(1) 高钾膳食的钾含量应超过每日3120mg。钾是人体细胞内液的主要阳离子，有维持体内水、电解质平衡、渗透压，以及加强肌肉兴奋性和维持正常心律等方面的生理功能。

(2) 高钾膳食应多选择富含蛋白质的瘦肉、鱼、虾和豆类食品（低蛋白质饮食除外）、粗粮、鲜水果。土豆、芋头含钾丰富，可用其代替部分主食。由于钾多集中在果皮和肌肉中，故浓肉汤、菜汤和带皮鲜果汁饮料等也是钾的良好来源。

### (三) 食谱举例

早餐：豆浆（200ml），花卷（面粉70g），煮鸡蛋（鸡蛋25g），拌菠菜豆腐丝（菠菜100g，豆腐丝50g）

加餐：香蕉（100g）

午餐：豆饭（大米100g，红小豆25g），牛肉炖土豆海带（瘦牛肉50g，土豆150g，鲜海带100g），虾皮油菜汤（虾皮5g，油菜100g）

加餐：炒葵花子（30g）

晚餐：杂粮馒头（面粉50g，黑米面25g，玉米面25g），肉片炒红苋菜（瘦猪肉50g，红苋菜200g），小米粥（小米25g）

加餐：橙子（100g）

烹调用油：30g；食盐：6g

该食谱总能量：2204kcal。其中蛋白质90g，供能占总能量16%；脂肪60g，供能占总能量25%；碳水化合物326g，供能占总能量59%；钾3704mg。

## 八、低钾膳食

### (一) 适用对象

主要用于因肾脏排钾功能障碍而引起的高钾血症者（血清钾＞5.5mmol/L），还用于慢性肾上腺皮质功能减退者。

### (二) 膳食原则

(1) 低钾膳食的钾含量应低于每日1560~2340mg。

(2) 应选择含钾较低的食物，如精制米面、蛋类、藕粉、猪肠、鱼肚、海参等。将食物置于水中浸泡或水煮弃汤食用，以减少钾含量。应避免食用以钾代替钠的低钠食盐、无盐酱油。

### (三) 食谱举例

早餐：牛奶（200ml），荷叶饼夹荷包蛋（面粉100g，鸡蛋50g）

午餐：米饭（大米 125 g），土豆炖牛肉（牛肉 50 g，土豆 150 g），鸡蛋黄瓜汤（鸡蛋 25 g，去皮黄瓜 50 g）

晚餐：馒头（面粉 100 g），醋溜白菜（大白菜 200 g），小米粥（小米 25 g）

烹调用油：30 g；食盐：3 g

该食谱总能量：1976 kcal。其中蛋白质 75.34 g，供能占总能量 15%；脂肪 52.7 g，供能占总能量 24%；碳水化合物 300.0 g，供能占总能量 61%；钾 1491 mg。

## 九、低嘌呤膳食

### （一）适用对象

主要适用于急慢性痛风、高尿酸血症、尿酸性结石。

### （二）膳食原则

（1）限制食物嘌呤摄取量　痛风患者在关节炎急性发作时，每日嘌呤摄入不宜超过 150 mg。经治疗血尿酸长期保持在正常水平者可以适当增加，但高嘌呤食物也属于禁忌。

（2）合理选择食物　含有较多钠、钾、钙、镁等元素的食物，如蔬菜、马铃薯、甘薯、奶类等，可以增加尿酸的排泄。蔬菜除豆类（如豌豆、扁豆）、香菇、紫菜、菠菜不可大量食用外，其他均可食用；水果无禁忌；禁用动物内脏（肝、肾、脑）、蛤蜊、蟹类、鱼类、肉汤、鸡汤等含嘌呤高的食物。禁酒，尤其是啤酒。

（3）多饮水　若无心肺功能异常，每日饮水量应增加，无肾功能不全时宜多喝水，每日液体入量为 2000 ~ 3000 ml，使尿量达到 2000 ml 以上，起到促进尿酸排泄的作用。应以白开水、淡茶水、矿泉水、苏打水为宜。

（4）烹调方法　合理的烹调方法可减少食物中嘌呤的含量，如将肉类食品煮熟后弃汤食用。此外一些刺激性调味品，如芥末、辣椒、花椒等能兴奋自由神经，诱发痛风急性发作，应避免食用。

### （三）食谱举例（稳定期）

早餐：酸奶（200 ml），面包（面粉 75 g），煮鸡蛋（鸡蛋 50 g）

午餐：米饭（大米 100 g），鸡片炒西红柿圆白菜（鸡胸肉 50 g，西红柿 100 g，圆白菜 150 g）

晚餐：馒头（面粉 75 g），大米粥（大米 25 g），肉片炒芹菜（瘦猪肉 25 g，芹菜 200 g）

烹调用油：25 g；食盐：6 g

该食谱总能量：1590 kcal。蛋白质 61.2 g，供能占总能量 15%；脂肪 44.3 g，供能占总能量 25%；碳水化合物 236.7 g，供能占总能量 60%；嘌呤 183 mg。

# 第三节　试验膳食和代谢膳食

试验膳食是通过对膳食组成的特殊调整，限制或添加某种或某几种营养素，观察或测定机体对此的反应，并以此辅助临床诊断的一种医院膳食。代谢膳食是应试验要求而制备的一种准确称重膳食，用来诊断疾病、观察疗效或研究机体代谢反应等情况。

## 一、结肠镜检试验膳食

### (一) 适用对象

不明原因的便血或疑有肠道恶性病变者, 采用普通乙状结肠镜或 X 线钡餐灌肠检查后不能确诊时, 需进行结肠镜检查的患者。

### (二) 膳食原则

1. 目的是减少肠道存留的食物残渣, 便于检查肠道疾患。

2. 试验要求

(1) 检查前一日或两日进少油少渣半流食, 检查当日禁食或进清流食。

(2) 检查前一日晚 18:00 左右使用渗透性泻药 (如枸橼酸镁), 20:00 使用一次接触性泻药。

(3) 禁食牛奶、蔬菜、水果、豆类、肉类和煎炸食物。

## 二、胆囊造影试验膳食

### (一) 适用对象

慢性胆囊炎、胆石症, 疑有胆囊疾病者, 检查胆囊及胆管功能。

### (二) 膳食原则

1. 通过调节进餐时间和饮食中的油脂量, 达到控制胆汁排泄, 帮助造影剂 (碘剂) 发挥作用的目的。

2. 试验要求

(1) 检查前一日 午餐增加油煎鸡蛋 2 个, 使胆囊排空。于下午 6:30 进少油素食晚餐, 晚餐后半小时开始吃第一片药, 以后每隔 5 分钟吃一片药, 碘剂全部吃完后不能再进食, 只可少量喝水, 直至第二日。

(2) 检查当日 早餐禁食, 然后做胆囊造影。若显像明显, 吃油煎鸡蛋两个, 再做胆囊造影, 观察胆囊和胆管变化。

## 三、高脂肪试验膳食

### (一) 适用对象

用于脂肪泻或怀疑脂肪吸收不良的患者。

### (二) 膳食原则

(1) 给予定量的高脂肪膳食 3 日, 定量测定 24 小时粪脂排泄量, 并分析是否存在脂肪吸收不良。24 小时粪脂排泄量 (g) = 0.21 × 24 小时膳食脂肪摄入量 (g) + 2.93 (g)。如每日粪脂量超过 7 g 或脂肪吸收率低于 90%, 即可确定为脂肪泻或脂肪吸收不良。慢性胰腺炎每日粪脂量可大于 10 g, 腹腔疾病每日粪脂量可达 10 ~ 40 g。

(2) 试验要求:连续进食高脂肪膳食 3 日, 脂肪量为 100 g/d。必须对食谱中的各类食品称重, 计算其中脂肪含量, 以保证脂肪摄入量的准确。试验开始和结束时需用胭脂红等标记物, 以利粪便的收集。

### 四、内生肌酐试验膳食

#### （一）适用对象

用于配合检测内生肌酐清除率。内生肌酐清除率是临床上用于检测肾功能的一项指标。

#### （二）膳食原则

（1）肌酐系肌肉中的磷酸肌酸经不可逆的非酶促反应，脱去磷酸转变而来。肌酐在肌肉中形成后进入血液循环，最终由尿液排出。成人体内肌酐和磷酸肌酸的总含量较为恒定，每日经尿排出的肌酐量基本稳定，正常男性为 1000～1800 mg/d，女性为 700～1000 mg/d。肌酐主要通过肾小球滤过方式排出体外，不受肾小管重吸收的影响。因此，肌酐清除率可在一定程度上反映肾小球滤过功能。

（2）试验要求：试验共 3 日，前 2 日为准备期，最后 1 日为试验期。每日膳食中蛋白质总量限制在 40 g 以内。禁用各种肉类、鱼类、鸡鸭类、豆类、咖啡和茶等食物。可用牛奶、鸡蛋、谷类及其制品。蔬菜、水果可不限。鸡蛋每日不超过 1 个。由于谷类含蛋白质 7%～10%，故主食每日不超过 300 g。烹调用水及饮水均用蒸馏水。如患者有饥饿感，可增加糖藕粉、蔬菜、水果、果汁及植物油的用量。

### 五、潜血试验膳食

#### （一）适用对象

用于配合粪便潜血试验，常用于各种有消化道出血、消化道溃疡、肿瘤等迹象的患者，以诊断消化道有无出血。

#### （二）膳食原则

（1）按患者病情需要更改潜血试验膳食，如潜血半流质、潜血软食、潜血普食等。

（2）试验要求：试验共 3 日，膳食中主食不受限制，副食 3 日中禁食肉类、肝、动物血、蛋黄、绿叶蔬菜及其他含铁丰富的食物。可吃鸡蛋清、牛奶、豆制品、去皮的土豆、粉丝和白或黄色的蔬菜。

### 六、口服葡萄糖耐量试验膳食

#### （一）适用对象

疑有糖尿病者，糖耐量异常患者。

#### （二）膳食原则

1. 用高碳水化合物膳食来测验人体对葡萄糖的耐量。

2. 试验要求

（1）试验前 3 日停用一切影响糖代谢的药物，保证足够的能量，进食碳水化合物 150～300 g/d。

（2）试验前日晚餐后禁食 8 小时以上。

（3）试验当日将 75 g 无水葡萄糖(儿童按每千克标准体重 1.75 g 葡萄糖计算，总量≤75 g)，溶于 250 ml 温开水中，抽空腹血后，于 5 ~ 15 分钟内饮入。

（4）分别于 30、60、120 分钟取静脉血，检测血糖。

## 七、钙、磷代谢膳食

### （一）适用对象

用于疑似有甲状旁腺功能亢进患者，配合检查其甲状旁腺功能。

### （二）膳食原则

1. 分两个步骤　第一步低钙、正常磷膳食，第二步低蛋白、正常钙磷代谢膳食。每步试验共 5 日，前 3 日为适应期，后两日为试验期。

2. 试验要求

（1）低钙、正常磷膳食　每日膳食中钙量不超过 150 mg，磷 600 ~ 800 mg。应准确称量每种食物，根据食物成分表计算出钙、磷含量，除供给物外，不随意吃其他食物。收集试验期 24 小时尿，测定尿钙排出量。正常人进食该饮食后尿钙含量迅速减少，而甲状旁腺功能亢进者不减少，尿钙大于 150 mg/24h。

（2）低蛋白、正常钙磷代谢膳食　每日钙供给量 500 ~ 800 mg，磷 600 ~ 800 mg，蛋白质含量不超过 40 g，且忌用任何肉类、豆类、咖啡和茶等食物。最后 1 日测量空腹血肌酐和血磷及 24 小时尿肌酐和尿磷。正常人肾小管磷重吸收率在 80% 以上，而甲状旁腺功能亢进者将低于此值。

## 八、钾、钠代谢膳食

### （一）适用对象

用于辅助诊断醛固酮增多症。

### （二）膳食原则

（1）共进行 10 日，前 3 ~ 5 日为适应期，后 5 ~ 7 日为试验期。

（2）试验要求：每日膳食中钾含量约为 1950 mg，钠含量约为 3450 mg。应准确称量食物，并根据食物成分表计算其中钾、钠含量。除供给物外，不随意吃其他食物。适应期结束后测量血钾、钠、二氧化碳结合力及尿钾、钠、pH 值。然后口服螺内酯，每日 300 mg，分 5 次口服，于最后两日，再测上述指标，如血钾升高，症状缓解，可诊断为醛固酮增多症。

# 第四节　儿科膳食

住院患儿的膳食供应既要配合治疗、增进食欲和促进康复，又要满足该阶段小儿对能量和各种营养素的需要，以保证其正常的生长发育。为适应不同年龄阶段和疾病类型的需要，膳食可分成婴儿膳食、基本膳食和治疗膳食。

## 一、婴儿膳食

婴儿膳食是指给 0 ~ 1 岁哺乳期至未完全断奶婴儿提供的膳食，由于此阶段患儿的消化功能尚未发育完善，因此婴儿膳食应采用液体或泥糊状、细软、易咀嚼、易消化、易吸收的食物。

### （一）母乳喂养

母乳为婴儿的最佳食物，能提供生长发育所需要的能量和各种营养素，而且可以获得精神上的满足，患病婴儿只要无特殊禁忌情况仍应以母乳作为首选食物。

### （二）配方奶粉

配方奶粉是专为婴儿生产的替代母乳的婴儿奶粉，适用于因各种原因不能以母乳喂养的婴儿。建议购买正规厂家的合格产品。

（1）婴儿标准配方奶粉　适合无法以母乳喂养，胃肠道功能发育基本正常的足月新生儿，配方中能量一般为 $67 \sim 70\,kcal/100ml$，蛋白质 $1.5 \sim 2\,g/100ml$。

（2）早产儿配方奶粉　适合不满 34 周胎龄或体重小于 2 kg 的早产低体重新生儿，配方中能量一般为 $70 \sim 82\,kcal/100ml$，蛋白质 $2 \sim 2.3\,g/100ml$。

### （三）鲜牛奶

在没有条件获得婴儿配方奶粉时，鲜牛奶是婴儿最常见的代乳品。由于牛奶中的成分与母乳有一定的差别，为了避免引起消化不良，在喂养前，要对鲜牛奶进行调制。调制主要有稀释、加糖、煮沸三个方法：

**1. 稀释**

新生儿 2 周内可按 2∶1，即 2 份鲜牛奶加 1 份水。

新生儿 3 周内可按 3∶1，即 3 份鲜牛奶加 1 份水。

新生儿 4 周内可按 4∶1，即 4 份鲜牛奶加 1 份水。

满月后可用全奶。

**2. 加糖**

一般 100 ml 稀释好的鲜牛奶加 $5 \sim 8\,g$ 糖（约半汤匙）。

**3. 煮沸**

一般采用"水浴法"，即将婴儿全天吃的奶按喂奶次数定量分装在奶瓶内盖好瓶盖，将奶瓶置于加冷水的锅中，水面稍高出奶面，煮沸 $3 \sim 5$ 分钟后取出，将奶瓶放在冷水中冷却即可，然后放冰箱中保存。喂时将奶瓶置热水杯中加热即可。

### （四）稀释配方奶粉

将配方奶按标准浓度配制后，再根据患儿消化道的不同耐受程度进行不同比例的稀释，适用于消化道功能不成熟的早产极低体重儿、在腹泻缓解早期不能耐受正常浓度配方奶渗透压患儿。

1∶1 稀释配方奶粉，即 1 份标准浓度配方奶粉加 1 份水。

2∶1 稀释配方奶粉，即 2 份标准浓度配方奶粉加 1 份水。

3∶1 稀释配方奶粉，即 3 份标准浓度配方奶粉加 1 份水。

### （五）婴儿治疗奶粉

**1. 去乳糖婴儿配方**

适用于慢性腹泻、肠道乳糖酶缺乏的乳糖不耐受患儿。

**2. 植物蛋白配方**

以大豆蛋白为基础配方，主要适用于 6 个月以上对牛奶蛋白过敏和肠道乳糖不耐受患儿。

**3. 水解蛋白或氨基酸型配方**

适用于肠道功能不全和对牛奶蛋白过敏的患儿。

**4. 特殊疾病配方**

适用于某些先天性代谢性疾病患儿，如苯丙酮尿症、甲基丙二酸尿症等专用配方乳。

### （六）脱脂牛奶

可用鲜奶煮沸后冷却，去除上层凝结的脂肪，或用脱脂奶粉冲调而成。适用于胰腺疾病、乳糜泻等脂肪消化不良的患儿。

### （七）酸牛奶

酸牛奶中的酪蛋白凝块减少，有利于消化，且可刺激消化液的分泌。婴儿摄入后可使胃内容物酸性增加，具有一定程度的抑菌作用，且可促进钙、铁、锌等元素的吸收。适用对象为腹泻情况好转的患儿，以利改善其肠道功能和营养状况。

### （八）特殊治疗配方

根据病情和治疗要求选择。

**1. 米汤**

能量密度极低，利于减轻肠道负担。通常食用的米汤大部分由白米粥中提取上层均质成分，亦可由市售婴儿米粉按 5% 比例配制冲调。适用对象为消化不良和胃肠道术后早期患儿。

**2. 焦米汤**

焦米汤是用焦米或焦米粉冲煮制成，淀粉一经加热成为糊精，易于消化。米炒焦后一部分变成炭，具有吸附作用。适用对象为腹泻初期患儿。

**3. 胡萝卜汤**

呈碱性，富含果胶，可促进肠道益生菌的生长，使大便成形，并有吸附细菌与毒素的作用。适用对象为严重消化不良患儿。

### （八）婴儿辅助食品

根据不同月龄婴儿的生长发育需要，设计给予合理的营养辅助食品，以补充能量、蛋白质、维生素、矿物质等的需要。

**1. 婴儿米粉**

适用于 3 个月以上婴儿的正常喂养，是纯淀粉食品，补充能量的不足。

**2. 菜/果汁**

适用于人工喂养 2~3 个月、母乳喂养 4~6 个月的婴儿，以补充一些维生素和矿物质。一般每次可以喝 20~30 ml。

**3. 婴儿营养粥**

适用于 6 月龄以后婴儿，即可根据生长发育和消化功能情况，添食相应的粥类。常用的婴儿营养粥配方见表 8-1。

**表8-1 常用婴儿辅食配方成分表**

| 品名 | 大米（g） | 荤菜（g） | 蔬菜（g） | 油脂（g） | 能量（kcal） |
|---|---|---|---|---|---|
| 蛋花粥 | 25 | 25 | — | 1 | 131 |
| 肉末菜粥 | 25 | 10 | 20 | 3 | 137 |
| 肝泥菜粥 | 25 | 10 | 20 | 3 | 135 |
| 鱼泥菜粥 | 25 | 25 | 20 | 3 | 144 |
| 豆花粥 | 25 | 25 | 20 | 3 | 143 |

以上各种奶类及辅食，是婴儿断奶前的治疗膳食，其食用时间、次数、每次奶量等应根据患儿的月龄、病情及胃肠功能等不同情况决定。一般每隔3~4小时喂一次，以满足营养需要、达到治疗目的为原则。婴儿辅食添加的食品种类和添加顺序见表8-2。婴儿食物转换见表8-3。

**表8-2 婴儿辅食食品种类和添加顺序**

| 月龄（月） | 添加的辅食食品 |
|---|---|
| 4~6 | 米糊、烂粥、蛋黄、无刺鱼泥、动物血、豆浆、嫩豆腐、菜汁（先）、果汁（后）、叶菜泥、水果泥、鱼肝油 |
| 7~9 | 稀粥、烂饭、饼干、面包、馒头、全蛋、无刺鱼、动物血、肝泥、黄豆制品、鱼肝油 |
| 10~12 | 稠粥、烂饭、蛋糕、碎菜稠粥、面条、馒头、面包、碎菜、水果、碎肉末、无刺鱼、动物血、肝、豆制品、鱼肝油 |

**表8-3 婴儿食物转换**

| 月龄（月） | 食物性状 | 餐次 | | 进食技能 |
|---|---|---|---|---|
| | | 主食 | 其他食物 | |
| 0~4 | 液状 | 6~8次奶 | | 吸吮 |
| 4~6 | 泥状食物 | 6次奶（停夜奶） | 逐渐1次 | 用勺喂 |
| 7~8 | 末状食物 | 3次奶 | 2餐粥 1次水果 | 用勺喂 学用杯 |
| 9~12 | 碎食物 指状食物 | 2~3次奶 | 2餐谷物 1次水果 | 抓食 自用勺 断奶瓶 |

## 二、儿科基本膳食

由于住院患儿的年龄跨度较大、病情各异，因此需要提供的能量和营养素也不同。根据目前我国医院营养工作的规模，为适应大多数病情需要，将基本膳食分为四种，即普食、软饭、半流质和流质。

### （一）普食

与正常儿童的膳食基本相同。

**1. 适用人群**

6岁以上，无发热症状，无咀嚼障碍，无消化道疾病，以及已处于恢复期、不需要膳食限制的患儿。

**2. 膳食原则**

（1）蛋白质和各种营养素的供给量符合儿童生长发育需要。

（2）每日蛋白质55～75g，能量1250～2050kcal。

（3）每次主餐的食物原料至少在三个品种以上，荤素搭配合理。

（4）每日的奶制品，以全奶为例，不少于150ml。

（5）每日4～5餐，在早、午之间和午、晚之间增加点心各一次。

（6）食物新鲜可口，增进食欲。

（7）接近儿童的饮食习惯及食量。

**3. 宜选食物**

一切用于正常膳食中的食物均可采用，食物品种逐量增加至10种以上。

**4. 禁用食物**

辛辣和强刺激性的调味品，不用过油、过硬、过粗的食物，以利于儿童消化。

**5. 食谱举例**

早餐：牛奶200ml，蛋糕50g

加餐：西红柿鸡蛋面汤（挂面25g，西红柿50g，鸡蛋50g）

午餐：花卷（面粉100g），小米粥（小米20g），鸡蛋炒菠菜（菠菜250g，鸡蛋50g）

加餐：苹果200g

晚餐：米饭（大米100g），肉末豆腐黄瓜片（肉末40g，豆腐25g，黄瓜200g）

烹调用油：30g；食盐：4g

该食谱总能量：1862kcal。其中蛋白质70.7g，供能占总能量15%；脂肪58.6g，供能占总能量28%；碳水化合物263.0g，供能占总能量57%。

## （二）软饭

介于半流质与普食之间的一种膳食。食物需进行切碎制软，与普食的主要区别是主食和菜肴要保持一定的软度。

**1. 适用人群**

2～5岁的幼儿，有咀嚼困难的较大患儿，无消化道疾病或症状较轻、开始进入恢复期的患儿。

**2. 膳食原则**

（1）主食应是烂饭、稠粥、面条、馄饨、面包之类。

（2）肉类切碎煮软，蛋类宜用蒸、炒方法烹调，忌用油炸。

（3）少纤维蔬菜类，切碎或制成泥，煮软。

（4）每日能量1250～1400kcal，每日4～5餐。

**3. 宜选食物**

基本与普食相同，但食物必须切碎、制软，不用油炸食物，易于消化，以适应较小幼儿的消化功能。所有食物皆需去骨刺，避免豆类、花生之类的颗粒状食物，以防意外。

**4. 禁用食物**

各种过硬的酱菜、硬壳果及刺激性强烈的调味品。

**5. 食谱举例**

早餐：咸饭（大米50g，冬瓜50g，猪肉末10g）

加餐：牛奶200ml

午餐：鸡蛋饼（面粉50g，鸡蛋50g，胡萝卜50g），小米粥（小米25g）

加餐：煮苹果100g，蛋糕50g

晚餐：小饺子（面粉50g，猪肉末25g，黄瓜50g）

加餐：牛奶200ml

烹调用油：15g；食盐：3g

该食谱总能量：1258kcal。其中蛋白质48.5g，供能占总能量15%；脂肪40.6g，供能占总能量29%；碳水化合物174.6g，供能占总能量56%。

### （三）半流质

是含有较多水分的半流体膳食，营养成分低于普食，较大儿童只能短期食用。

**1. 适用人群**

用于有发热症状、身体较弱、咀嚼不便的患儿，以及轻度消化道疾病和外科手术后的患儿。

**2. 膳食原则**

（1）食物煮烂，呈半流质状态，便于咀嚼、吞咽和消化。

（2）每日5~6餐，每餐容量在150~250ml。

（3）含极少量粗纤维，以利于肠道的消化。

（4）在患儿能耐受的情况下，尽量给予充足营养，能量和蛋白质等尽可能达到正常需要量。

**3. 宜选食物**

粮食类如各种粥、面、饼干、蛋糕、面包、馒头片等；荤菜如肉末、鸡末、鱼糜等；豆类食品如豆浆、豆腐、赤豆泥；蛋类如蒸蛋、蛋花等；水果如各种果汁、煮水果及软的鲜果等；蔬菜如各种菜泥、碎菜等。

**4. 禁用食物**

多粗纤维的蔬菜和水果及强刺激性的食物和调味品。

**5. 食谱举例**

早餐：大米粥（大米50g，鸡蛋50g，豆腐25g）

加餐：牛奶200ml

午餐：挂面50g，肉末50g，冬瓜100g

加餐：蛋糕50g

晚餐：大米粥（大米50g），肝泥25g，胡萝卜泥50g

加餐：酸奶100ml

烹调用油：15g；食盐：3g

该食谱总能量：1242kcal。其中蛋白质49.2g，供能占总能量16%；脂肪38.2g，供能占总能量28%；碳水化合物175.3g，供能占总能量56%。

## （四）流质

是一种液体或在口中可溶化成液体的膳食。所供应的能量和营养素不能满足需要，仅用于极短时期，通常建议不超过3～5日。

**1. 适用人群**

高热、极衰弱，仅能吞咽液体状食物的患儿；急性传染病、消化道损伤或炎症，以及食管有梗阻和吞咽有困难的患儿和外科手术后患儿。

**2. 膳食原则**

（1）少食多餐，每日6～8餐。

（2）每餐量不宜多，以减低每次餐后胃部负担。

（3）食物为少渣无刺激性。

**3. 宜选食物**

许多液体食物均可采用，如米汤、藕粉、牛奶、豆浆、蛋花汤、蒸蛋、赤豆泥/汤、果汁、鸡汁、肉汁、菜泥/汤等。

**4. 食谱举例**

早餐：米汤（米15g），糖10g

加餐：牛奶200ml，糖10g（腹部手术免用）

晚餐：蛋花汤（鸡蛋50g）

加餐：藕粉20g，橘子汁10g，糖10g

晚餐：蒸嫩鸡蛋羹（鸡蛋50g），过箩菜汤100ml

加餐：牛奶200ml，糖10g（腹部手术免用）

烹调用油：5g；食盐：2g

该食谱总能量：688kcal。其中蛋白质26.0g，供能占总能量15%；脂肪26.0g，供能占总能量34%；碳水化合物87.6g，供能占总能51%。

（齐玉梅 白鑫 杨军红）

# 第九章　肠内营养

肠内营养（enteral nutrition，EN）指经胃肠道用口服或管饲来提供可满足或补充代谢需要的营养基质及其他各种营养素的支持方式。肠内营养应包括特殊医学用途配方食品（人工合成）、匀浆膳（天然食物配置）、膳食营养（称重膳食、基本膳食）。膳食营养是临床营养治疗的组成部分，充分而有效地经口摄食属于基本医疗，对需要营养治疗而未给营养治疗被认为是渎职和有罪，已经被纳入西方医学伦理与法律之中。

肠内营养的作用更符合人体生理需要，提供安全、平衡、全面的各种营养素；当有食物通过肠道时，有助于改善门静脉系统循环，改进腹腔内有关器官尤其是肠道的血液灌注与氧的供给；维持消化系统正常生理功能，有利于蛋白质合成和代谢调节，避免从体循环释放含氮废气刺激肠黏膜细胞增殖，促进胃肠功能恢复；促进肠道激素与免疫球蛋白的释放；利于肠黏膜细胞的生长，改善肠黏膜的渗透性，维护肠黏膜屏障功能，减少肠道细菌移位。预防肠外营养、长期禁食所引起的淤胆、肝脏损害、肠道黏膜萎缩、各种代谢紊乱、导管败血症等问题；从整体治疗效果中，肠内营养促进重危患者营养状态的改善，是有重要意义的。

## 第一节　肠内营养制剂

肠内营养制剂目前成为国内关注的一个热门话题，国家卫生和计划生育委员会 2013 年 11 号公告公布了 GB 29922 - 2013《食品安全国家标准 特殊医学用途配方食品通则》，在我国，特殊医学用途配方食品也就是常说的"肠内营养制剂"。肠内营养制剂在我国已经有 40 年的使用历史，本章节仍按肠内营养制剂进行介绍。

### 一、分类

EN 制剂可根据组成分为非要素制剂、要素制剂、组件制剂和特殊治疗用制剂等四类。

#### （一）非要素制剂

以整蛋白或整蛋白游离物为氮源的肠内制剂，渗透压接近等渗，口感较好，易于口服，亦可管饲，使用方便，耐受性强，适用于胃肠道功能较好的患者。

**1. 匀浆制剂是采用天然食物经匀浆机加工后制成**

需经肠道消化后才能被人体吸收利用，适用于肠道功能正常的患者。其包括商品匀浆制剂和自制匀浆制剂两类。前者系无菌即用性均质液体，其成分明确，可通过细孔径鼻饲管喂养，使用较为方便，缺点在于营养素不易调整，价格较高；后者是选择多种食物混合配制而成的，包括主食、肉、乳、蛋、豆、菜、糖、油、盐等，含有动植物蛋白与脂肪、碳水化合物、矿物质和维生素，可根据实际情况调整营养成分，价格较低，制备方便灵活，但维生素和矿物质的含量不明确或差异较大，固体成分易沉降，浓度较高，不易通过细孔径鼻饲管，使用时应注意匀浆温度不宜过热、过冷，还要注意配制时的卫生及配置后的保存。

**2. 整蛋白为氮源的非要素制剂**

（1）含牛奶配方　该制剂的氮源为全奶、脱脂奶或酪蛋白，蛋白质生理价值高，口感较以分离大豆蛋白为氮源者为佳。但含有乳糖，不宜用于乳糖不耐受症患者和重症患者。

（2）不含乳糖配方　对于乳糖不耐受症患者，可考虑采用不含乳糖的肠内营养制剂。其氮源为可溶酪蛋白盐、大豆蛋白分离物或鸡蛋清固体。

（3）含膳食纤维配方　此类制剂包括添加水果、蔬菜的匀浆制剂和以大豆多糖纤维的形式添加膳食纤维的非要素制剂。此类制剂适用于葡萄糖不耐受、肾衰竭、结肠疾患、便秘或腹泻等患者。使用时应采用口径较大的输注管。

**（二）要素制剂**

以水解蛋白为氮源或氨基酸为氮源的肠内制剂。其特点是营养全面，无需消化即可直接吸收，成分明确，不含纤维，不含乳糖，但适口性差，适用于消化吸收功能较好的患者。

**（三）组件制剂**

营养素组件也称不完全营养制剂，是以某种或某类营养素为主的 EN 制剂。可对完全制剂进行补充或强化，以弥补完全制剂在适应个体差异方面的不足；亦可采用 2 种或 2 种以上组件制剂构成组件配方，以适合患者的特殊需要。组件制剂主要包括蛋白质、脂肪、糖类、维生素和矿物质组件。

**1. 蛋白质组件**

选用高生物价蛋白为原料，如牛奶、酪蛋白、乳清蛋白或大豆分解蛋白，但也有用蛋白质水解物或氨基酸混合物。整蛋白比氨基酸混合物、蛋白质混合物或蛋白质酶解物口味好，渗透压低，患者易接受，但组件膳黏度较高，管饲时须选择孔径较大硅胶管。蛋白质组件也可制成适用于肝性脑病或肾衰竭患者的饮食，也可配制成高蛋白质饮食用于超高代谢，或添加在流质中。

**2. 脂肪组件**

常用中链（MCT）及长链三酰甘油 C6～C11（LCT）2 种。若患者有明显消化吸收功能障碍，宜选用 MCT 配方较为有利，因其吸收不依赖胆盐或胰酶，可直接经过肠上皮进入门静脉系统，而不通过淋巴循环，如可可油，应用超过 3 周时，需补充 LCT，使所含的亚油酸提供总能量 3%；LCT 可选用红花油、大豆磷脂、玉米油等。

**3. 糖类组件**

有多种，如葡萄糖、液体玉米糖浆、固体玉米糖浆或麦芽糊精等。宜选用麦芽糊精及葡萄糖多聚体，其优点为不是很甜，渗透压不高，升高血糖和刺激胰岛素分泌的反应均较葡萄糖或蔗糖低。

**4. 其他营养素组件**

组件饮食所含营养素不齐全，尤其是矿物质及维生素基本不含或含量很低，故使用组件膳时注意添加这些微量营养素。

### （四）特殊治疗用要素制剂

**1. 肝功能衰竭用要素制剂**

目的是维持适当营养，有利于肝细胞再生和肝功能恢复，防止或减轻肝性脑病。

**2. 肾衰竭用要素制剂**

用于急性或慢性肾衰竭患者，供给 8 种必需氨基酸，可重新利用体内分解的尿素氮合成非必需氨基酸，这样既可减轻氮质血症，也可合成蛋白质。

**3. 创伤用要素膳制剂**

蛋白质及 BCAA 含量均较高，用于手术后、烧伤、多发性骨折、脓毒血症等高代谢患者。

**4. 肺疾病专用制剂**

肺疾病的专用制剂是：脂肪含量较高，产热比例达到41% ~ 55%；糖类含量低，产热比例降至27% ~ 39%，以降低 $CO_2$ 产生；蛋白质含量应足以维持瘦体组织（lean body mass，LBM）并满足合成代谢需要；热量密度达到 1.5 kcal/ml，用以限制液体摄入。

# 第二节 肠内营养应用

## 一、肠内营养适应证

### （一）摄食困难

**1. 经口进食困难**

因口腔、咽喉炎症或食管肿瘤手术后、烧伤、化学性损伤等造成咀嚼困难或吞咽困难者。

**2. 经口摄食不足**

因疾病导致营养素需要量增加而摄食不足，如大面积烧伤、创伤、脓毒血症、甲亢、艾滋病及癌症化疗、放疗患者。此外，又如厌食、蛋白质能量营养不良患者（protein - energy malnutrition，PEM）。

**3. 无法经口摄食**

因脑血管意外及吞咽反射丧失而不能吞咽、脑部外伤导致中枢神经系统紊乱、知觉丧失而不能吞咽者。

### （二）胃肠道疾病

**1. 短肠综合征**

术后适当阶段应采用或兼用 EN，以更有利于肠道的代偿性增生与适应。由肠外营养（PN）过渡到 EN 需根据胃肠功能恢复的程度，采用逐渐增加 EN 剂量的方式，能够完全满足机体营养素需要量时，方可停止 PN。

**2. 胃肠道瘘**

适用于所提供营养素不从瘘孔中流出的患者。高位的胃、十二指肠瘘可由空肠造口，直接由空肠给予要素制剂使瘘孔肠道完全休息，有利于瘘口愈合。对于近端有 100cm 以上功能良好的小肠的小肠瘘，可由胃内喂养。必要时可与 PN 结合应用。

### 3. 炎性肠道疾病

溃疡性结肠炎与克罗恩病在病情严重时应采用肠外营养，待病情逐渐缓解，小肠功能适当恢复且可以耐受要素制剂时，可通过缓慢、连续输注等渗的要素制剂，提供所需能量与蛋白质。EN 有利于防止肠管黏膜萎缩，改善肠黏膜屏障功能，防止菌群易位。

### 4. 患有吸收不良综合征

小肠憩室炎及各种疾病导致的顽固性腹泻，适当的 EN 有助于疾病的恢复和营养状况的改善。

### 5. 胰腺疾病

对于急性胰腺炎的患者应首选肠外营养，病情不严重的胰腺炎患者在麻痹性肠梗阻消退后，以及急性胰腺炎恢复期，采用适当的空肠喂养，可以有效减少胰腺外分泌并补充营养素。

### 6. 结肠手术与诊断准备

在进行结肠手术前肠道准备或进行结肠镜检查与放射性检查时，应用无渣 EN 制剂可降低菌群失调和感染，从而降低手术危险性，检查结果更准确，术后护理更方便。

### 7. 其他疾患

神经性厌食或胃瘫痪患者，EN 制剂有利于短期内营养不良状况的改善和胃轻瘫的恢复。

## （三）胃肠道外疾病

### 1. 手术前后营养治疗

择期手术的患者在术前两周进行 EN 支持，其代谢状况可得到改善，恢复适当的体重，增加血清白蛋白含量及补充体内的能量储备，以降低术后的并发症与死亡率，改善营养状况和免疫功能，提高手术耐受力，减少术后并发症。术后根据胃肠道恢复情况，可尽早小剂量开始进行肠内营养，防止术后细菌移位，促进胃肠功能恢复。

### 2. 肿瘤化疗、放疗辅助治疗

肿瘤的化疗和放疗均可产生多种不良反应，包括厌食、黏膜溃疡、恶心、呕吐、腹泻、味觉改变或肝损伤等导致营养摄入或利用不足而发生的营养不良，加重毒性反应。适当的 EN 有助于改善症状，提高患者耐受力。

### 3. 超高代谢

如严重烧伤、创伤、化脓感染、多发性骨折等急性期内代谢率增高，蛋白质大量丢失者，均可应用。

### 4. 肝功能衰竭

采用肝用特殊营养制剂，能纠正血浆氨基酸谱紊乱及补充蛋白质，改善营养状态。

### 5. 消化吸收不良

慢性胰腺功能不全及短肠综合征者，多有体重减轻、腹泻、脂肪痢、消化与吸收不良等，要素饮食可改善营养不良。对于短肠综合征可维持其健康，长期生存。

### 6. 慢性营养不良

肿瘤或慢性消耗性疾病可引起营养不良，多伴有食欲差，进食极少，补充肠内营养可增加机体抵抗力，尤其是肿瘤患者可增加对化疗或放疗耐受力。

**7. 肾衰竭**

采用肾用特殊营养制剂，可减轻氮质血症，又有助于合成体蛋白。

**8. 心血管疾病**

心脏病恶病质时，如经口摄入的能量不足1000kcal/d，则应肠内营养补充。如低于500kcal/d，则应采用肠外营养以维持其代谢需要。

## 二、肠内营养禁忌证

（1）急、慢性胰腺炎急性发作期。

（2）严重应激状态、麻痹性肠梗阻、上消化系统出血、顽固性呕吐、严重腹泻或腹膜炎的患者，均不宜给予肠内营养。

（3）小肠广泛切除后宜采用PN 6~8周，以后采用肠内营养并逐步增量。

（4）严重吸收不良综合征及衰弱的患者，在肠内营养以前，应给予一段时间的PN，以改善其小肠酶的活动力及黏膜细胞的状态。

（5）缺乏足够小肠吸收面积的空肠瘘的患者，不论在瘘的上端或下端喂养，均有困难，故不能贸然进行管饲，以免加重病情。

（6）先天性氨基酸代谢缺陷病的儿童不能采用一般的肠内营养。

（7）3个月以内的婴儿不能耐受高张液体肠内营养的喂养。应采用等张的婴儿肠内营养，使用时要注意可能产生的电解质紊乱，并补充足够的水分。一周岁以上的婴儿可应用肠内营养。

（8）完全性肠梗阻及胃肠蠕动严重减慢的患者。

（9）胃部分切除后的患者不能耐受高渗糖的肠内营养，因易产生倾倒综合征。有的患者只能耐受缓慢滴注。

（10）接受高剂量类固醇药物、症状明显的糖尿病患者不能耐受肠内营养的高糖负荷。

## 三、肠内营养并发症

### （一）胃肠道并发症

EN多采用鼻饲或胃、空肠造口管输入EN制剂，因此最常见的并发症是腹泻、恶心、呕吐、便秘。

**1. 腹泻**

（1）营养制剂选择不当　营养制剂中脂肪含量相差较大，低脂肪营养液脂肪提供能量仅占0.9%~2%，高脂肪营养液脂肪提供能量达9%~31%，前者仅供给必需脂肪酸，而后者除提供必需脂肪酸外，尚提供能量。对于脂肪吸收不良的患者，高脂肪较易致腹泻，因此，在选用EN制剂时应熟悉各种产品的营养素的质和量及渗透压。

（2）营养液高渗或滴速过快　高渗营养液进入肠腔后，肠黏膜吸收水分障碍，反向肠腔内分泌水分而致腹泻。应稀释后少量、缓慢输注，速度控制在40~50ml/h，24小时后再逐渐增量达到需要量。不要同时增加输液速度和营养液浓度，可先增加输注速度，然后逐渐增加浓度，这样可以减少腹痛、腹泻及水电解质失衡。通常情况下，EN制剂能量密度应控制在4.18kJ/ml（1kcal/ml）左右，不宜过高。

（3）营养液温度过低 营养液温度应维持在40℃左右，当低于室温时，则易发生腹泻，尤其是体弱的老年人。通常应在体外复温到室温后再输注入肠。

（4）严重营养不良、低蛋白血症 尤其血浆清蛋白低于30g/L时，因肠黏膜萎缩可导致腹泻，此种情况应低浓度、小剂量开始逐渐使患者适应，有的需1~2周才可达到完全EN的需要。

（5）医源性感染 危重患者长期应用抗生素致肠炎、腹泻，在此种情况下应用EN则会加重腹泻，应针对病因进行处理。

**2. 恶心、呕吐**

近20%肠内营养患者发生恶心和呕吐，增加了吸入性肺炎发生的风险。胃排空延迟是导致恶心和呕吐最常见的原因。胃排空受损的危险因素包括：慢性病史和特定生理状态（如糖尿病、迷走神经切断术、腹水或肌肉疾病）、急性疾病（如大范围创伤、腹部手术、胰腺炎或脊椎损伤）。胃排空延迟尤其多见于重症监护室患者。对于清醒患者，危险信号包括腹部不适或（和）感觉腹胀。

对恶心或呕吐的EN患者评估应该包括以下内容：

（1）如果处于化疗过程中，开始应用或优化使用止吐药或镇痛药。

（2）排除肠梗阻。

（3）回顾患者的用药情况，查找可引起恶心的药物。

（4）如果怀疑胃排空延迟，减慢输注速率和给予胃肠蠕动剂。

**3. 便秘**

便秘是由卧床不活动、肠道动力降低、水摄入减少（如高能量配方）、粪便阻塞或缺乏膳食纤维引起。肠道动力缺乏和脱水可导致粪便阻塞和腹胀。便秘应该明确与肠梗阻鉴别。充分饮水和应用含不溶性纤维的配方常可以解决便秘问题。持续便秘可能需要使用软化剂或肠道蠕动刺激剂。

**（二）代谢并发症**

营养液配方很难适应所有个体，危重、年老、意识障碍的患者有可能出现代谢并发症。常见的是脱水和高血糖症，但发病率明显低于肠外营养，预防及处理的关键是认真监测，及时纠正。

**1. 水和电解质平衡紊乱**

（1）脱水 水补充不足可出现高渗性脱水，寻找脱水原因，增加水分摄入。

（2）高血钾 营养液含钾过高，患者肾功能障碍，钾排出减少，出现高钾血症，更换营养配方。

（3）低血钾 应用利尿药、胃肠液丢失未额外补钾而发生低钾血症，及时纠正钾缺乏，并寻找原因。

（4）低血钠 营养液选择低钠，长期未补充钠盐、大量出汗，可发生低钠血症，更换配方，并限制液体。

（5）矿物质缺乏 多由长期应用EN、营养液选择不当或补充不及时，可引起铜、镁、钙等矿物质缺乏。

**2. 高血糖**

营养液渗透压高致高血糖，发生率达10%~30%。应减慢营养液输注速度或降低浓度，并应用胰岛素使血糖接近正常。

**3. 维生素缺乏**

配方中维生素 K 含量较低或缺乏，EN 时间长则易发生缺乏，可致凝血酶原时间延长。

### （三）感染并发症

**1. 营养液被污染**

营养液配制时未严格执行无菌操作可造成污染，配置后室温放置时间过长也可致细菌繁殖，导致在输注时带入细菌。通常配好后在室温下可保持 12 小时，若时间过长，营养液易受污染，应低温保存。

**2. 滴注容器或管道污染**

要求配制用容器严格进行灭菌处理，输液管道应无菌，每日更换，并定期进行细菌培养监测。

**3. 吸入性肺炎**

主要是幼儿和老人、呼吸困难者、吞咽反应迟钝及昏迷患者。对这些患者行 EN 时应严格监护，预防吸入性肺炎。基本原因是胃排空不良、胃潴留导致胃液连同输入营养液呃逆反流，致误吸所致。防止胃内容物潴留及反流是预防的基础，可采取以下措施。

（1）滴注营养液时始终使床头抬高 30°~45°。

（2）高渗营养液易在胃内潴留，开始时应稀释营养液，逐渐加量至全量，输注速度从 40 ml/h 逐渐增加到足量（80~100 ml/h）以满足机体需要。不要同时增加滴速和浓度，应逐步调整。

（3）及时检查及调整鼻饲管管端位置，鼻胃管有时因咳嗽、呃逆而卷曲，管端可返入食管，易致呕吐。应确保鼻饲管端经幽门进入十二指肠或幽门上端，高危患者应采取经胃或空肠造口置管，减少营养液潴留，降低吸入性肺炎的发生率。

（4）经常检查潴留情况，一旦潴留液超过 100 ml 应暂停输入 2~8 小时，证实胃潴留小于 100 ml 后以低浓度、较慢速度重新开始滴注，然后逐步调整。

### （四）置管并发症

**1. 经鼻胃管**

经鼻胃管长期放置后可致接触性的咽、食管、胃和十二指肠的黏膜坏死、溃疡和脓肿，如果预计需长期肠内营养，应该选择胃造口置管代替鼻胃管。

**2. 胃、空肠造瘘**

主要为造瘘口周围渗漏，提示导管失去功能、感染或孔径不合适。失去功能的导管应予以更换，如果发生感染需要进行药物治疗，甚至需要拔除导管。

### （五）并发症的预防

（1）开始管饲时，要使患者了解这是促进康复的暂时措施，使患者配合和乐于接受。

（2）保证管饲营养液的新鲜卫生。

（3）通常情况下，肠内营养制剂能量密度应控制在 4.18 kJ（1 kcal）/ml 左右，不宜过高。

（4）不要同时增加输液速度和营养液浓度，可先增加输入速度，然后逐渐增加浓度，这样可减少腹痛、腹泻及水电解质失衡。

（5）营养液渗透压不宜过高。

（6）间歇性管饲时，较适宜的输注速度是20～30分钟内输入400～600 ml，每次管饲前应检查胃潴留，如抽吸液达150 ml应停止管饲，抽出的潴留液应缓慢地注入胃内，减少胃液内有效成分及电解质丢失。

（7）注意防止脱水，特别是婴幼儿应增加水的摄入，过高的蛋白质和电解质浓度可致体液高渗而带来危害。

（8）十二指肠和空肠对输注的营养液容量和渗透压敏感性比胃高，营养液中能量含量必须逐步增加，输注要素制剂时更应注意。

（9）胃肠消化吸收功能极差时，可用单体成分明确的配方制剂，或使用多聚体营养配方。

（10）多不饱和脂肪酸提供的能量不足2%时，可发生必需脂肪酸缺乏，需增加脂肪输入。

（11）管饲患者若不进食和饮水，舌、口、咽易发生炎症，应注意口腔卫生及护理。

（12）输注黏稠配方营养液或碾成粉状药物时，细孔径鼻饲管易堵塞，可每2小时注入20 ml液体，冲去黏稠物以保持管道通畅。

## 四、肠内营养方法

对于营养不良或可能发生营养不良，而不能进食或不愿进食的患者及对于暂时或长期消化吸收功能障碍者，只要胃肠有一定功能，并能摄入食物，就可以用EN的方式补充营养。EN按照供给方式可分为口服和管饲两类。

### （一）口服

口服是指经口摄入EN制剂，可用于意识清醒，无口腔、咽喉疾病，但有一定程度消化吸收障碍或因疾病造成营养素缺乏，需进行营养治疗者。口服EN液可为非等渗液，口服剂量应能满足疾病状态下机体对营养素的需要，纠正营养素的缺乏。口服是最经济、最安全、最简便的提供全面营养的方法，且符合正常生理过程。

口服EN前提是患者意识清楚，咀嚼、吞咽正常者；消化功能正常或仅有轻微障碍者，都可经口摄入。即使摄入量很少，也对胃肠功能有促进作用。如患者食欲不佳，在经口膳食的基础上，必要时补充增进消化、促进合成代谢的药物。术后何时进食，采用何种饮食为宜，都应根据患者具体情况而定，一般原则是非腹部手术可以根据手术大小、麻醉方法，患者对麻醉反应决定进食时间和数量。

### （二）管饲

管饲EN又称为管喂营养，是指经鼻—胃、鼻—十二指肠、鼻—空肠置管或经食管、胃、空肠造口置管，输注EN制剂的方法，是临床营养最为主要的方法。适用于各种原因导致的不能经口进食、摄食不足或消化吸收功能严重受损者。管饲营养治疗时应注意数量由少到多、浓度由低到高、速度由慢到快，以减少胃肠反应。管喂饮食包括非要素饮食的流质饮食、匀浆饮食和要素饮食。进行管饲EN时需根据不同病情、性别、年龄及对管饲饮食耐受情况进行单独配制。应及时了解病情变化，修订饮食配方和营养治疗计划。管饲EN可长期使用，但应注意饮食中营养素的平衡。

管饲滴注分为一次性给予、间歇重力滴注和连续滴注3种方法。采用何种方法决定于饮食性质、喂养管类型与大小、管端位置及营养素需要量。采用质地软、管径小的喂养管，黏度大或混有研碎药品的饮食不适用。肠内喂养以连续滴注效果好，营养素吸收较好，大便次数及数量显著少于间歇输注，达到营养治疗目标量时间较快，胃肠不良反应较少。

一次性输注：适用于已由其他途径供给大部分营养素的患者，如由肠外向 EN 过度者，或补充特定营养素。用此法进行营养治疗时，输注剂量不宜过多，通常 100 ~ 250 ml/次，浓度也不宜过高。

间歇性输注：是将每日所需营养制剂分成若干次，每次限量输注的管饲方法。对于有大部分消化吸收功能的患者，每日可输注 4 ~ 6 次，类似于经口进食时的餐次，每次 250 ~ 300 ml。对于消化系统受损的患者，每日宜输注 6 ~ 8 次，先以每次 50 ~ 75 ml 的剂量输注，8 小时增至每次 100 ~ 125 ml，后增至每次 150 ~ 175 ml，24 小时后可增至每次 200 ~ 250 ml。初次输注时浓度不宜过高，剂量不宜过大，否则患者易出现胃潴留、腹胀等症状，递增速度也不宜过快。待患者适应后可逐渐增加营养液浓度和输注剂量，减少管饲次数，可到 5 ~ 6 次/日。

持续性输注：指将营养制剂持续 12 ~ 24 小时输注入患者体内。适用于危重症患者及十二指肠或空肠近端喂养的患者。输注速度可根据病情调整，初期宜缓慢，以使患者适应，多由 50 ml/h 开始，以 25 ml/h 递增，浓度由 5% 递增至 25%。

## 五、肠内营养监测

肠内营养在临床治疗过程中起着重要作用，及时监测非常关键，肠内营养时需监测的指标如下。

**1. 生命体征**

注意 EN 患者每日体温、脉搏及呼吸变化，及时发现有无不良反应和感染并发症。

**2. 每日出入量**

了解患者液体平衡，以指导调整每日静脉补液量。危重患者应详细记录，如 24 小时尿量和消化液量、发热患者汗液量、气管切开不显性丢失液量。

**3. 体重**

体重是评估营养状态的重要和常用指标，可每周测量体重 1 ~ 2 次。水代谢异常除外（如脱水或水肿因素）。

**4. 上臂肌围和三头肌皮褶厚度**

可反映全身骨骼肌量变化，每周测定 1 次。

**5. 血糖和尿糖**

糖尿病及严重应激状态患者，应及时调整供能营养素和胰岛素用量。

**6. 血清电解质**

包括血清钾、钠、氯、钙、镁、磷的浓度。当病情稳定时，可每周测 1 次。

**7. 血液常规检查**

包括红细胞计数、血红蛋白浓度，白细胞计数、分类及血小板计数。

**8. 肝肾功能**

包括血清总胆红素、直接胆红素、天冬氨酸转氨酶、丙氨酸转氨酶、碱性磷酸酶、谷氨酰转肽酶、尿素氮、肌酐等。

**9. 血脂分析**

包括血清总胆固醇、三酰甘油、低密度脂蛋白胆固醇、高密度脂蛋白胆固醇、载脂蛋白等，每周或每两周测 1 次。

**10. 氮平衡测定**

氮平衡为每日摄入氮量和排出氮量之差，可每日测算，并能算出连续时间内的变化。

**11. 血清蛋白质**

蛋白质特别是内脏蛋白代谢情况，可经血清蛋白质变化得到反映，可测定血清白蛋白、转铁蛋白、前白蛋白、视黄醇结合蛋白及纤维连接蛋白等。

**12. 血气分析**

了解体内酸碱平衡及紊乱情况，应加以严密监测。

## 六、肠内营养喂养要求

（1）必须严格执行操作前洗手制度。

（2）胃内喂养应采取坐位、半坐位或床头抬高 30°~45°，推注或输注结束后维持此体位 30 分钟。

（3）连续输注喂养患者在输注期间间隔 6~8 小时应冲洗喂养管；推注喂养患者间隔 4 小时冲洗喂养管。

（4）营养液的温度要适宜，以接近体温为宜（37~38℃）。

（5）胃内喂养开始时，每隔 3~4 小时检查胃残留物的体积，其量不应大于前 1 小时输注量的 2 倍。当肠内营养浓度与体积达到可满足需要及能耐受时，每日检查胃残留 1 次，其量不应大于 150 ml。如残留物过多，应停止输注数小时或降低速率。

（6）匀浆膳必须在严格无菌环境下制备，配好的营养液应置于 4℃的冰箱中保存，保存期不超过 24 小时。如果是连续滴注，常温下放置不超过 6 小时。

## 六、肠内营养液配制

肠内营养液的配制包括匀浆膳、空肠营养液及口服营养补充剂的配制。在审核处方时，主要审查处方中各种营养制剂或食物的种类、剂量及它们之间的配比是否符合基本要求。

### （一）肠内营养液的配制步骤

包括匀浆膳、空肠营养液及口服营养补充剂的称量配制。

（1）匀浆膳的配制 首先准备物品，包括原料出库及初加工，胶体磨、用具的清洗消毒，然后按照从食物、营养制剂的顺序称量，依次添加至胶体磨中用量杯加水研磨，分装后加热制熟，核对贴上标签后分发。

（2）空肠营养液的配制 在净化台中配制。准备营养制剂、量杯等物品；按照处方称量所用营养制剂，用量杯量取温开水，充分搅拌、混匀，制成所需体积的混悬液；过滤分装、核对后贴上标签分发。

（3）口服营养补充剂（粉剂）的配制 按照处方，分次精确称重各种肠内营养制剂，装入备用袋中，封订袋口，贴上标签分发。

（齐玉梅 张明 董淑珍 曹艳辉）

149

# 第十章 肠外营养

肠外营养（parenteral nutrition，PN）是指通过胃肠道以外途径（即静脉途径）提供营养支持的方式。作为主要和有效的营养治疗方法，近年来 PN 在临床得到较为广泛的应用。进行 PN 需要较为严格的技术和物质条件，有可能发生较为严重的并发症。

## 第一节 肠外营养制剂

### 一、葡萄糖制剂

葡萄糖最符合生理需要，经三羧酸循环和生物氧化生成 $CO_2$ 和 $H_2O$，可为大脑直接需要，能被所有器官利用，有些器官和组织只能以葡萄糖作为能源物质。葡萄糖是肠外营养主要能量来源之一，其代谢需依赖于胰岛素。

葡萄糖最符合人体生理要求，能被所有器官利用，特别是大脑、神经组织、肾髓质、红细胞等只能以其为能量物质。人体对葡萄糖代谢利用率以 300～400 g/d 为宜，因为超量后易致高血糖和糖尿，长期过量输入会转化成脂肪沉积在肝等内脏和组织。葡萄糖在体内的充分利用必须依赖胰岛素。正常人体分泌胰岛素功能良好，通常无需补充外源性胰岛素。但在严重创伤、感染等应激状态时，机体出现一系列内分泌变化和代谢紊乱，结果机体对输入葡萄糖的耐受性和利用率下降，故对处于应激状态的患者和糖尿病患者，输注葡萄糖液时应根据代谢情况增加外源性胰岛素。全合一 PN 中目前唯一使用葡萄糖作为碳水化合物来源。常用葡萄糖制剂浓度有 5%、10%、25%、50%。

### 二、氨基酸制剂

合成蛋白质需要 20 种氨基酸，只有氨基酸混合液才能提供理想肠外营养氮源，但需强调氨基酸的营养价值在于供给机体合成蛋白质及其他生物活性物质的氮源，而不是作为机体供能之用。

氨基酸液体模式必须合理，缺少一种氨基酸或其量不足，蛋白质合成就不能发生或只依这种不足的比例进行。输液中氨基酸不平衡，使血氨升高，扰乱血浆氨基酸分布，使蛋白质合成不能正常进行。肠外营养支持选择合理的氨基酸制剂是支持成功的主要环节。

#### （一）选择氨基酸制剂应考虑的问题

（1）氨基酸溶液的总氮量。

（2）八种必需氨基酸、两种半必需氨基酸及各种必需基酸之间的量符合国际公认模式，还要有多种非必需氨基酸和较高生物价。

（3）临床上干扰正常氨基酸谱小。

（4）尿中丢失量小。

（5）混合液中的碱性氨基酸以游离基或醋酸盐为宜或氯钠离子浓度平衡防止代谢性酸中毒。

### （二）常用氨基酸制剂种类

#### 1. 平衡氨基酸制剂

含有 8 种必需氨基酸、两种半必需氨基酸及甘氨酸。国内外氨基酸溶液多依据 FAO（世界粮农组织）、WHO 建议的氨基酸百分比，采用价值最好的人乳全蛋白和鸡蛋全蛋白的氨基酸组成模式配制。

#### 2. 疾病适用型氨基酸制剂

（1）肝病氨基酸制剂 严重肝功能不全患者普遍存在氨基酸代谢紊乱，如输入普通制剂易诱发肝昏迷。这种含多种氨基酸高支链氨基酸（branched chain amino acid，BCAA）制剂，既对肝性脑病有效，又可补充其他氨基酸以维持血氨基酸谱的平衡，且血芳香族氨基酸未见升高。

（2）肾病氨基酸制剂 这类制剂是 EAA 加上组氨酸等的特殊复合氨基酸溶液，其治疗作用主要有减少氮终末代谢产物生成、纠正钙磷代谢紊乱、改善营养状况等，对治疗肾衰竭有肯定疗效。

（3）严重创伤用氨基酸制剂 严重创伤后，体内分解代谢激素增加，加上众多体液因子作用，代谢出现严重紊乱。肌肉蛋白质分解代谢加速，血浆氨基酸总量下降，其中支链氨基酸浓度下降最为明显。许多研究结果显示，输注富含 BCAA 营养液对创伤患者治疗有益，因其能提高血 BCAA 浓度，减少蛋白质分解，增加肝蛋白质合成，纠正创伤后负氮平衡，其中以含 45% BCAA 的氨基酸混合液效果最佳。

#### 3. 特殊氨基酸制剂

谷氨酰胺（Glutamine，Gln）制剂：近年来已证明 Gln 是肠黏膜细胞和各种快速生长、分化细胞（如淋巴细胞）的主要能量来源，能促进肌肉蛋白质合成。Gln 对保护肠黏膜屏障功能、防止黏膜萎缩和由此所致的肠内细菌和毒素移位有重要作用。Gln 在水溶液中很不稳定，易分解出氨和焦谷氨酸，故普通氨基酸制剂中均不含 Gln。研究发现 Gln 二肽水溶液很稳定，常用甘氨酰-谷氨酰胺和丙氨酰-谷氨酰胺双肽制剂，进入体内后即迅速分解产生Gln。Gln 制剂因渗透压较高，单独输注需经中心静脉给药。

精氨酸制剂：精氨酸具有营养及免疫调节等多种生理与药理作用，从营养角度讲，它是半必需氨基酸，在创伤、感染等应激情况下，具有调节内分泌腺活性的作用，在药理剂量作用下，可促进胰岛素、生长激素、胰高血糖素、催乳素、生长抑素、胰多肽等的分泌。精氨酸调节蛋白质的作用可能是通过促进胰岛素和生长激素分泌而实现的。精氨酸在人体内参与鸟氨酸循环，促进尿素的形成，使人体内产生的氨，经鸟氨酸循环转变成无毒的尿素，由尿中排出，从而降低血氨浓度。

## 三、脂肪乳剂

脂肪的营养价值主要是提供能量、生物合成碳原子及必需脂肪酸。肠外营养使用的脂肪乳剂是将植物油，如大豆油、红花油、芝麻油等，加入乳化剂如卵黄磷脂、大豆磷脂等，等渗剂如甘油、山梨醇等，加水后经高压匀化器乳化成白色均匀乳状液体，与体内乳糜微粒相似，分布均匀，微粒平均直径约 $0.3\mu m$，性质稳定，输注后无明显毒性反应。

### （一）脂肪乳剂的特点

**1. 脂肪乳剂能量密度高**

每 1g 脂肪代谢后可供能 38～39 kJ（9.1～9.3 kcal），可用较小量输液提供较多能量，对限制液体摄入量的患者尤为适用。

**2. 渗透效应小**

10%、20% 及 30% 脂肪乳剂的渗透压分别为 300、350、310（mOsm/L），故可经外周静脉输注，极少发生血栓性静脉炎，并减少 PN 患者必须作中心静脉置管的问题。

**3. 供给必需脂肪酸**

供给人体自身不能合成的必需脂肪酸亚油酸和亚麻酸，用于防治单用碳水化合物供能时所致的必需脂肪酸缺乏症。

**4. 无利尿作用**

静脉输入后不会从尿和粪中排出，全部为机体所利用。

**5. 含有胆碱**

有足够的胆碱，可满足机体日常代谢需要。

**6. 改善氮平衡**

与氨基酸联合应用，可提高后者利用率，减少机体蛋白质消耗，改善负氮平衡。

**7. 疾病时利用率增高**

在创伤、手术后等应激状况下，脂肪的水解增加，利用率升高，而葡萄糖的利用率下降。

**8. 呼吸商低**

脂肪代谢后呼吸商为 0.7，低于碳水化合物的 1.0 和蛋白质的 0.8。故与后两者相比，脂肪乳剂氧化后产生 $CO_2$ 较少，可减轻呼吸负担。脂肪乳剂中的磷脂成分还是肺泡表面活性物质合成底物，故有利于呼吸衰竭患者肺功能改善。

脂肪乳剂安全、无毒，但应注意用法。单独输注时不宜太快。除复方脂溶性维生素外，不要将其他药物直接加入脂肪乳剂中，特别是高浓度电解质溶液，以免影响脂肪微粒稳定性。

### （二）脂肪乳剂的分类

临床上常根据脂肪乳剂中脂肪酸的种类及含量来进行选择。

（1）长链脂肪乳剂　长链脂肪乳剂含 12～18 个碳原子的长链三酰甘油，主要由大豆油、红花油制定，以卵磷脂为乳化剂，含少量甘油以调节渗透压。其不仅为机体提供了能量，也提供了大量生物膜和生物活性物质代谢所必需的不饱和脂肪酸，可以预防或纠正必需脂肪酸缺乏症。但是，近年来研究发现，长链脂肪乳中的亚油酸含量过高，抗氧化剂含量较低，在创伤、感染等高代谢状态时，可影响粒细胞活性，导致机体免疫功能受损，脂质过氧化增加，对机体有一定的损伤。

（2）中/长链脂肪乳剂　中/长链脂肪乳由 50% 的中链脂肪乳和 50% 的长链脂肪乳通过

物理混合而成，是一种新型的脂肪乳剂。其特点是快速提供能量，快速从血中被清除及良好的肝脏耐受性，尤其是MCT弥补了LCT肠外营养时需要肉毒碱进入线粒体的不足。中链三酰甘油（MCT）含6~8个碳原子，主要成分是辛酸、癸酸，存在于可可油、椰子油及其他果仁油中。MCT分子量较LCT小，水溶性较LCT高100倍左右，水解速度快而安全。在血液循环中，中链脂肪酸比长链脂肪酸更少与白蛋白结合，不易被酯化，MCT的血浆半衰期仅为LCT的一半。当肠外给予MCT时，MCT不在脂肪组织中储存，也较少发生肝脏脂肪浸润。中链脂肪酸穿过线粒体膜时较少依赖肉毒碱–酰基肉毒碱转移酶系统。中链脂肪酸在所有组织中较长链脂肪酸氧化更快、更完全、更彻底。此外，MCT的生酮作用要高于LCT。

由于MCT不含必需脂肪酸，以及纯MCT输注时有一定神经毒性作用，因此，目前临床上应用的中/长链脂肪乳剂是以两种形式存在：一种是将MCT和LCT按照1:1的重量比物理混合而成；另一种是将MCT和LCT在高温和催化剂的作用水解后酯化，在同一甘油分子的3个碳链上随机结合不同的中链脂肪酸和长链脂肪酸，形成结构型三酰甘油。临床实践证实，物理混合或结构型的中/长链脂肪乳剂较长链脂肪乳剂具有氧化更快、更完全，能够较快较彻底地从血中被清除，极少再酯化为脂肪储存起来等优点，更有利于改善氮平衡，对肝脏及免疫系统的影响小，因而在临床上应用日趋广泛。

（3）橄榄油脂肪乳剂　橄榄油脂肪乳剂由80%富含单不饱和脂肪酸的橄榄油和20%大豆油组成，同时富含大量具有生物活性的α–生育酚，可减少脂质过氧化的发生。临床实践证实，橄榄油脂肪乳剂具有良好的安全性和耐受性，可选择性调节免疫应答，维护机体免疫功能，减少炎症反应的发生，是临床上常用的新型脂肪乳剂。

（4）鱼油脂肪乳剂　近年来，鱼油脂肪乳剂已经走进临床。目前认为，在脂肪乳剂中添加鱼油，可保护组织微循环及机体免疫功能，减少炎症反应和血栓形成，改善自身免疫病等慢性病的治疗效果，将对创伤、早期败血症、肿瘤及危重患者带来益处。

（5）结构中/长链脂肪乳剂　临床使用的结构脂肪乳剂是先将长链三酰甘油和中链三酰甘油分解为甘油、中链脂肪酸和长链脂肪酸，然后使长链和中链脂肪酸随机结合于甘油骨架。根据两种脂肪酸在甘油骨架上的排列组合，可形成6种结构的三酰甘油，其中4种三酰甘油分子同时含有长链脂肪酸和中链脂肪酸。这种脂肪乳剂的均一性优于物理混合的中/长链脂肪乳剂，6种TG分子能够较好的混合，同时各种TG的代谢速度差异变小，有益于作为更稳定的能量来源。

（6）SMOF脂肪乳剂　最新SMOF是由大豆油（soybean）、中链三酰甘油（MCT）、橄榄油（olive oil）、鱼油（fish oil）及维生素E物理混合而成。这种新开发的脂肪乳依照国际健康协会（National Institutes of Health，NIH）在1999年推荐的比例配制，减少了ω–6脂肪酸的含量，增加了ω–3脂肪酸的含量，并提供大量的单不饱和脂肪酸。目前认为，这样的配方具有最佳的调节机体免疫功能的作用。

## 四、电解质、维生素制剂

### （一）电解质制剂

电解质（钠、钾、钙、镁、磷、氯）是体液和组织的重要组成部分，对维持机体水电解质和酸碱平衡，保持人体内环境稳定、维护各种酶活性和神经、肌肉的应激性及营养代谢的正常进行均有重要作用。因为患者病情不断改变，对电解质需要量变化较大，每日补给量需根据临床综合分析后确定。对危重患者除补给每日正常需要量外，尚应估计其以往丢失量和治疗当日还可能有的额外丢失量，必要时测定 24 小时尿中丢失量，并参考定期测定的血浆电解质浓度，估算并随时调整电解质补给量。

现有电解质制剂均为单一制剂。主要是各种浓度氯化钠、氯化钾、碳酸氢钠溶液及葡萄糖酸钙、氯化钙、磷制剂、硫酸镁及乳酸钠溶液等。

### （二）维生素制剂

人体所需维生素可分为脂溶性和水溶性两大类。水溶性维生素可从尿中排出。脂溶性维生素在体内有贮存，代谢时间较长，故输液补给量不应超过日常参考摄入量，过多给予脂溶性维生素可致中毒。静脉用复合维生素制剂有含 9 种水溶性维生素（维生素 $B_1$、维生素 $B_2$、维生素 $B_6$、维生素 $B_{12}$、维生素 H、维生素 PP、维生素 C、叶酸、泛酸），还有含脂溶性维生素 A、维生素 D、维生素 E、维生素 K 复合制剂，加入脂肪乳剂使用。

### （三）微量元素制剂

在生物体内元素含量占体重 0.01% 以下者称为微量元素。供成人使用的复方微量元素制剂内含 9 种微量元素（铬、铜、锰、钼、硒、锌、氟、铁及碘），每支含量为成人每日正常需要量。

# 第二节　肠外营养应用

## 一、肠外营养适应证

### 1. 肠外瘘

肠外瘘是主要术后并发症，也可由腹部外伤所致，少数是炎性肠管病变、肿瘤及放射性肠炎并发症。PN 是治疗肠外瘘重要措施之一，具有以下优点。

（1）水、电解质补充较方便，易于纠正机体内环境失衡。

（2）营养素经 PN 补充，可减少胃肠液分泌和瘘漏出的流量，有利于控制感染，促进瘘口自愈。

（3）能有效地维持机体营养状况，患者不必为改善营养状态而急于手术。

（4）改善患者营养状况，提高手术耐受性和手术成功率，降低手术并发症和死亡率。

### 2. 炎症性肠病

克罗恩病、溃疡性结肠炎、肠结核等炎症性肠病常因厌食、恶心、呕吐和腹泻，导致营养素摄入不足，还可因肠黏膜病变，肠内细菌过度繁殖，或因脓肿、瘘、瘢痕狭窄而手术切除肠襻而有不同程度短肠综合征，致维生素、矿物质及微量元素等各种营养素吸收不良。

营养治疗是治疗炎性肠病的重要手段。PN 主要能够减少肠蠕动和分泌，使肠得到充分休息，有利于肠黏膜修复、增生。急性期 PN 有助于控制炎症，缓解症状。

### 3. 重症胰腺炎

重症胰腺炎可发生系列代谢紊乱、胃肠功能障碍及全身多脏器功能损害。重症胰腺炎早期常需禁食和胃肠减压。此时，PN 除维持机体营养状况外，还可使肠道休息，改善肠功能，减少胰腺外分泌和胃肠液分泌量，有助于病变胰腺恢复。PN 尽管不能改变重症胰腺炎自然病程，但能支持患者渡过危险时期，已被公认为是重症胰腺炎时重要治疗措施。

**4. 大手术创伤围手术期营养治疗**

严重营养不良患者，尤其是严重创伤等应激状态危重患者，常不能耐受长时间营养缺乏，应及早进行营养治疗。术前营养治疗目的在于改善患者营养状况，提高其对手术创伤的承受能力，减少或避免术后并发症和降低死亡率。严重营养不良者，需大手术的营养不良患者，是术前 PN 营养治疗主要适应证。术后估计超过 7 日不能进食者、术后出现严重并发症患者，使营养需要量增加或禁食时间延长，需进行 PN 营养治疗。

**5. 严重营养不良肿瘤患者**

癌症患者营养不良发生率高，部分晚期癌症常有恶病质，合理有效的营养治疗，对大部分营养不良肿瘤患者有积极意义。对于进展期患者，尤其是中、晚期消化系统肿瘤患者，营养不良发生率较高或有营养不良倾向，常影响对手术或其他抗癌治疗的耐受性，增加术后并发症和死亡率，影响整体治疗效果，这些患者需要及时、合理地进行 PN 营养治疗。

## 二、肠外营养禁忌证

（1）胃肠功能正常，能获得足够营养者 当胃肠功能正常时，应充分加以利用。此时 PN 较 EN 无明显益处；相反，可能会致某些并发症。

（2）估计 PN 少于 5 日者 PN 通常需持续 7~10 日以上才能发挥其营养治疗作用，更短时间 PN 无明显益处，估计需 PN 少于 5 日时，不需用 PN。

（3）急症手术术前不宜强求 PN 某些原发病需急症手术，如急性化脓性胆管炎、严重创伤等，即使营养状况较差，也不宜强求术前 PN，以免延误对原发病治疗时机。

（4）临终或不可逆昏迷患者 对于某些临终或不可逆昏迷者，无需进行 PN。因为不能改变患者预后，也无法改善患者生活质量。应避免医药资源不必要的浪费。

## 三、肠外营养并发症

### （一）机械性并发症

主要指气胸、血胸、动脉损伤、神经损伤、胸导管损伤、空气栓塞等，这些并发症均与放置中心静脉导管有关，大多数发生在放置导管时。此外，与导管护理不当也有关。还包括导管拔除致并发症，主要累及心、肺及中枢神经系统，主要表现为头晕、晕厥、呼吸困难、面色发绀、呼吸循环衰竭，甚至死亡，虽少见，现已引起重视，对其最重要是预防和及时准确治疗，拔管必须和插管一样需要细致操作。

### （二）感染性并发症

主要指导管性败血症，是 PN 最常见、最严重的并发症。穿刺时没按严格无菌技术、导管护理不当、营养液配制过程或输注过程受污染致细菌快速繁殖、导管放置时间过长及本身异物反应作用和患者存在有感染病灶等，都是导管性败血症发生的原因。PN 时若出现寒战、高热，又无其他感染病灶时，应高度怀疑导管性败血症。

### （三）代谢性并发症

**1. 糖代谢紊乱**

（1）高血糖、高渗透压、非酮性昏迷 PN 输入大量葡萄糖，机体不能及时利用，使血糖骤增。应在输注 4 小时后密切监测血糖，以及时发现早期变化。

（2）低血糖　进行 PN 时体内胰岛素分泌相应增加。若突然中止 PN 输入，此时体内胰岛素水平仍较高，极易发生低血糖。当病情好转或因其他原因拟停用 PN 时，对某些有特殊糖代谢异常者，可用等渗葡萄糖液 500 ml 作为过渡，然后再完全停用 PN。

**2. 电解质缺乏**

危重患者机体电解质的消耗及丢失增加，可致电解质缺乏。实施 PN 时，对电解质需要量又相应增加。如补充不足，极易发生缺乏。低钾、低磷、低钙和低镁血症均可见，其中钾和磷与蛋白质合成和能量代谢密切相关，应及时补充。

**3. 微量元素缺乏**

禁食超过 1 个月者，可有微量元素缺乏，锌缺乏最常见，其次为铜和铬缺乏等。为此，凡长期 PN 者，应每日补充微量元素。

**4. 酸碱平衡紊乱**

早期氨基酸注射液产品中，含较多盐酸盐，如盐酸精氨酸、盐酸组氨酸等。输入这些溶液，可致高氯性酸中毒。

**5. 肝损害**

肝脏损害成人以肝脂肪变为主，PN 液中若糖和氮类比例失衡，使脂蛋白的合成下降，肝脏内三酰甘油输出减少，而大量在肝内堆积，从而导致肝脂肪变性。它的诱因众多，如长期禁食、过量葡萄糖输入、高剂量脂肪应用、长期大量地使用氨基酸制剂等。

## 四、肠外营养液输注方式

### （一）中心静脉途径

中心静脉系指上腔静脉和下腔静脉。通过不同部位周围静脉均可插入合适长度的导管至中心静脉部位。目前临床上常用的中心静脉置管途径有：锁骨下静脉置管、颈内静脉置管、股静脉置管、经外周穿刺置入中心静脉导管（peripherally inserted central catheter, PICC）。

**1. 锁骨下静脉穿刺置管**

经锁骨下区锁骨下静脉穿刺置管，此法在临床广泛应用。其优点为穿刺部位在锁骨下方胸壁，该处较平坦，便于准备术野皮肤和穿刺、置管操作；留置导管易于固定，不影响患者颈部和上肢活动；穿刺处敷料不跨越关节，便于置管后护理。

**2. 颈内静脉穿刺置管**

患者体位、穿刺区皮肤准备及操作同锁骨下静脉穿刺置管。

**3. 股静脉穿刺置管**

患者体位同高位大隐静脉切开置管。静脉穿刺和置管操作步骤参见锁骨下静脉穿刺置管。

**4. 经外周静脉置入中心静脉导管**

导管尖端位于上腔静脉，为患者提供中、长期的静脉输液治疗，一般可用 7 天至 1 年。PICC 适用于反复输液，如高渗性、黏稠性、刺激性药物等。此技术可避免药物对外周血管的刺激，可减轻反复静脉穿刺的痛苦，保护静脉血管，操作简单，便于护理。此外，置管前期的风险评估尤为重要。

应熟练地掌握经各种途径做静脉穿刺和静脉切开置管，不要片面强调某一进路置管成功率高，而只掌握该进路置管术。在操作中一定要注意患者体位和局部解剖标志与所穿静脉位置间关系，可选用适宜的置管方式。

### （二）外周静脉途径

经外周静脉行 PN 时，为使患者免受频繁穿刺静脉痛苦和减少机械刺激所致静脉炎和静脉血栓形成，可用塑套式静脉留置套管针。

## 五、肠外营养监测

肠外营养在临床治疗过程中起着重要作用。为减少并发症的出现，及时监测非常关键，肠内营养时需监测的指标如下。

**1. 生命体征**

注意 PN 患者每日体温、脉搏及呼吸变化，及时发现有无不良反应和感染并发症。

**2. 每日出入量**

了解患者液体平衡，以指导调整每日静脉补液量。危重患者应详细记录（如 24 小时尿量和消化液量、发热患者汗液量、气管切开不显性丢失液量）。

**3. 体重**

评估营养状态的重要和常用指标，可每周测量体重 1~2 次。水代谢异常除外（如脱水或水肿因素）。

**4. 上臂肌围和三头肌皮褶厚度**

可反映全身骨骼肌量变化，每周测定 1 次。

**5. 血糖和尿糖**

糖尿病及严重应激状态患者，应及时调整供能营养素和胰岛素用量。

**6. 血清电解质**

包括血清钾、钠、氯、钙、镁、磷的浓度。当病情稳定时，可每周测 1 次。

**7. 血液常规检查**

包括红细胞计数、血红蛋白浓度，白细胞计数、分类及血小板计数。

**8. 肝肾功能**

包括血清总胆红素、直接胆红素、天冬氨酸转氨酶、丙氨酸转氨酶、碱性磷酸酶，谷氨酰转肽酶、尿素氮、肌酐等。

**9. 血脂分析**

包括血清总胆固醇、三酰甘油、低密度脂蛋白胆固醇、高密度脂蛋白胆固醇、载脂蛋白等，每周或每两周测 1 次。

**10. 氮平衡测定**

氮平衡为每日摄入氮量和排出氮量之差，可每日测算，并能算出连续时间内的变化。

**11. 血清蛋白质**

蛋白质特别是内脏蛋白代谢情况，可经血清蛋白质变化得到反映，可测定血清白蛋白、转铁蛋白、前白蛋白、视黄醇结合蛋白及纤维连接蛋白等。

### 12. 血气分析

了解体内酸碱平衡及紊乱情况，应加以严密监测。

## 六、肠外营养液配制

肠外营养液在临床上的输入方式常见于单瓶输注、多瓶串输、工业化肠外营养袋、个体化全合一（all-in-one, AIO）营养液。传统多瓶输注时出现在某段时间中某种营养剂输入较多，而其他营养剂输入较少，或甚至未输入的不均匀现象，并且输注时需更换输液瓶和反复插入进气针。工业化生产的肠外营养袋，节省了配制所需的设备，简化了步骤，常温下保存时间较长，但其配方固定，不适用于疾病复杂多变的患者应用。为使输入的营养物质在体内获得更好的代谢、利用，减少污染等并发症的机会，肠外营养时应将各种营养制剂混合配制后输注，称为全合一营养液系统。AIO 的优点：

（1）全部营养素经混合后同时均匀地输入，有利于更好地代谢和利用。

（2）高渗葡萄糖和脂肪乳剂在 AIO 中均被稀释，会减少甚至避免单独输注时可能发生的不良反应和并发症。

（3）三升塑料袋壁薄质软，在大气挤压下随着液体排空逐渐闭合，不需要用进气针，成为全封闭输液系统，减少被污染和发生气栓的机会。

（4）基本上是"1 日 1 袋式"的输液方法，使用方便，减轻监护工作量。

（5）各种溶质在 AIO 中互相稀释，渗透压降低，通常可经体表静脉输注，增加经外周静脉行 PN 的机会。

肠外营养液所需的配制环境、无菌操作技术、配制顺序均有严格的要求。为确保混合营养液的安全性和有效性，目前主张不在肠外营养液中添加其他药物。

### （一）肠外营养液的配制步骤

肠外营养液的配制是将每一张处方中所需的营养素（如氨基酸、葡萄糖、脂肪、电解质、微量元素和维生素）在无菌条件下混合。肠外营养液通常指全合一。

配制的混合顺序：

（1）先将胰岛素加入葡萄糖或氨基酸溶液中；

（2）将微量元素（复方安达美）制剂加入氨基酸内；

（3）磷制剂加入氨基酸或葡萄糖中；

（4）电解质（钙、钠、钾等）分别加入葡萄糖溶液中；

（5）高渗葡萄糖或高渗盐水分别加入葡萄糖或空瓶；

（6）用脂溶性维生素溶解水溶性维生素（粉剂）后加入脂肪乳剂中。

将所有的安瓿药品按类分别加入葡萄糖、氨基酸溶液或空瓶中。取容量适宜的一次性静脉营养输液袋，检查静脉营养输液袋的无菌状态。将上述配好的药液经过滤管道滤至三升袋内，过滤顺序依次为氨基酸、葡萄糖溶液，最后为脂肪乳剂。在氨基酸、葡萄糖滤入混合过程中轻轻摇动并用肉眼检查袋中有无沉淀、变色等现象。确认无误后，最后将脂肪乳混入三升袋内。过滤过程中轻轻摇动三升袋，使药液充分混合，并注意观察有无沉淀。过滤完毕后，排净三升袋中的空气，关闭过滤管道开关，拔出过滤管道，盖上安全帽。贴上标签，注明科别、病区、床号、姓名、液体总量、主要电解质、胰岛素用量、配制时间、配制人员、需特殊的说明等，由传递窗口传出，分发至各病区。

### （二）AIO 的配伍禁忌

#### 1. 磷和钙制剂配伍

为供给机体钙和磷，常在营养液中加入磷酸钾盐或钠盐及葡萄糖酸钙或氯化钙，但磷酸盐的磷酸根可与 $Ca^{2+}$ 结合，形成不溶于水的磷酸钙而沉淀，从而可阻塞导管或终端过滤器滤膜，同时也减少供给机体的钙和磷量。

#### 2. 胰岛素

胰岛素在混合营养液中稳定，可与各种静脉营养制剂配伍混合。

### （三）AIO 的稳定性

#### 1. pH 和葡萄糖液

脂肪乳剂 pH 为 8 左右，当 AIO 中 pH 下降时，脂肪颗粒表面磷脂分子亲水端发生电离改变、负电位下降，以致脂粒间排斥力减弱。pH 降至 2.5 时，负电位完全消失，脂粒间排斥力为零，能量屏障消失，脂粒逐渐靠拢，磷脂膜变薄，机械屏障也解体，最终导致脂粒聚集和融合。当 pH 降至 5.0 以下时，脂肪乳剂即丧失其稳定性。葡萄糖液为酸性液体，pH 为 3.5 ~ 5.5，不能直接与脂肪乳剂混合，否则会因 pH 急速下降而破坏脂肪乳剂稳定性。

#### 2. 氨基酸液

氨基酸分子因其结构特点能接受或释放 $H^+$，形成正或负分子，因而具缓冲和调节 pH 作用。氨基酸量越多，缓冲能力越强，故 AIO 中应有较高浓度氨基酸，通常其液量不应低于葡萄糖液量。精氨酸和组氨酸为带正电荷的氨基酸分子，虽可降低脂粒表面负电位，但因其在氨基酸液中浓度均很低，故不致影响脂肪微粒的稳定性。

#### 3. 电解质

AIO 中的阳离子达一定浓度时，可中和脂粒表面的负电荷，降低其相互间排斥力，促使脂粒凝聚。当一价阳离子钠为 100 mmol/L，钾为 50 mmol/L 时，脂肪乳剂稳定性丧失；二价阳离子钙为 1.7 mmol/L，镁为 3.4 mmol/L 时，则会立即沉淀。故为保持 AIO 的稳定性，电解质含量应有所限制。

#### 4. 贮存温度和时间

随着温度升高，脂粒运动增加，相互碰冲机会增多，易发生凝聚。配好的 AIO 在室温条件下，24 小时内使用安全有效。

（齐玉梅　赵丽婷　杨辉　刘连云）

# 第十一章 消化系统疾病

胃肠和肝胆胰是消化系统重要组成部分，是容纳、消化食物，吸收营养素、排泄废物的器官。胃肠道病变损害了胃肠道的组织结构与消化、吸收功能，就会造成人体的营养素缺乏；肝脏是体内以代谢与解毒功能为主的一个重要器官，肝内的一切生物化学反应都需要肝细胞内各种酶系统参加；营养不良可影响消化系统各器官功能。在消化系统疾病的治疗过程中，针对病因治疗固然重要，而如何应用营养治疗以促进消化系统各器官结构和功能的恢复也是治疗该系统疾病的重要部分。

## 第一节 胃食管反流病

### 一、概述

#### （一）定义

胃食管反流病（gastroesophageal reflux disease，GERD）是指胃十二指肠内容物反流入食管引起烧心等症状，根据是否导致食管黏膜糜烂、溃疡，分为反流性食管炎（reflux esophagitis，RE）及非糜烂性反流病（nonerosive reflux disease，NERD）。

#### （二）病因及发病机制

该病是由多种因素造成的以食管下括约肌（LES）功能障碍为主的胃食管动力障碍性疾病，直接损伤因素是胃酸、胃蛋白酶及胆汁（非结合胆盐和胰酶）等反流物。食管裂孔疝、腹内压增高（如妊娠、肥胖、腹水、呕吐、负重劳动等）及长期胃内压增高（如胃扩张、胃排空延迟等），均可致 LES 功能结构受损；上述部分原因、某些激素（如缩胆囊素、胰高血糖素等）、食物（如高脂肪、巧克力等）、药物（如钙通道阻滞剂）等可引起 LES 功能障碍或一过性 LES 松弛延长；当食管的清除能力和黏膜屏障不足以抵抗反流物的损伤时，则可致病。

#### （三）临床表现

烧心和反流是本病最常见和典型的症状。还可引起胸痛，严重时可为剧烈刺痛，放射到后背、胸部、肩部、颈部、耳后。部分患者出现吞咽困难或胸骨后异物感。反流物刺激或损伤食管以外的组织或器官也会引起一些症状，如咽喉炎、慢性咳嗽和哮喘等。

### 二、营养代谢特点

胃食管反流病常在餐后出现，尤其在饱餐或进食高脂肪食物后或肥胖腹内压大者。部分患者可能因食管功能异常或食管狭窄出现吞咽困难，造成摄食困难，长期营养素摄入不足导致营养不良，出现蛋白质能量营养不良症状，如：肌肉蛋白质分解，机体处于负氮平衡；体重下降，脂肪组织和体细胞体积下降；半衰期较短的血清蛋白含量可能减少等。

## 三、营养评价

营养治疗前应首先对患者进行营养评价，内容如下。

（1）膳食调查　调查患者患病前后的饮食情况，包括餐次、膳食种类及摄入量、烹调方法、饮食习惯等。

（2）人体测量　身高、体重、围度、握力等。

（3）营养体格检查　皮肤改变、有无腹水或水肿。

（4）实验室检查　肝肾功能、血糖、血脂、电解质、血尿常规、维生素、微量元素、前白蛋白、视黄醇结合蛋白、纤维连接蛋白、转铁蛋白、24小时尿氮等。

## 四、医学营养治疗

### （一）治疗原则

根据患者营养评价结果及病情、经口进食情况等给予合理营养治疗。

**1. 营养治疗方式选择**

如急性期，为防止食物对食管黏膜炎性刺激，减少食管反流，可予以流质饮食。如出现严重的吞咽困难，必要时可予以肠外营养。经口进食不能满足机体需要量的75%时，应加用口服营养补充剂（ONS）。

**2. 能量和供能营养素的供给**

结合体力活动情况，能量目标量一般为理想体重的 $25 \sim 30\,kcal/(kg \cdot d)$。根据患者目前的体重，可逐步达到目标供给量。蛋白质、脂肪、碳水化合物供能比例分别为 15% ~ 20%、20% ~ 30%、50% ~ 65%；因蛋白质刺激胃泌素分泌，使下食管括约肌压力增加，可在上述范围内适当增加蛋白质摄入；脂肪可延缓胃排空，刺激胆囊收缩与分泌，降低下食管括约肌压力，可在上述范围内适当减少脂肪摄入。

**3. 食物选择**

可选择食物：粮食、肉类、蔬菜、水果、牛奶、蛋类等各类食物均可选择，注意合理搭配，营养素平衡。

禁忌食物：避免酸性饮料如巧克力、咖啡、可可、鲜柠檬汁、鲜橘子汁，以及浓郁调味品如辣椒、咖喱、胡椒粉、蒜、薄荷等的摄入，以免引起下食管括约肌压力降低。

**4. 烹调方式**

以煮、炖、汆、烩烹调方式为主，避免油煎、油炸等。

**5. 餐次**

一般正常每日三餐，必要时可调整为五餐或六餐。

**6. 其他**

肥胖使腹内压压力增加，加重食物反流，故肥胖者应减轻体重，维持健康体重；吃饭细嚼慢咽；避免餐后立即卧床和睡前进食；忌烟酒；及时治疗咳嗽、便秘，减少因腹压增加而诱发反流的机会。

### （二）治疗方案

#### 1. 肠外营养

一般无需进行肠外营养治疗。

#### 2. 肠内营养

若经口进食不足加用 ONS，可选择营养素种类齐全、营养素比例适宜的平衡型肠内营养制剂即可。根据进食量，每次 10～30 g，一日三次，粉剂每次可用 100～200 ml 温水冲开服用。

#### 3. 膳食营养

按照上述营养治疗原则，合理搭配和选择食物，使能量和营养素满足机体需求。

病例：患者男性，45 岁，身高 175 cm，体重 95 kg，轻体力活动，胃食管反流病，无吞咽困难及食管狭窄。

膳食医嘱：普食

食谱举例

早餐：馒头（面粉 100 g），牛奶 200 g，煮嫩鸡蛋 50 g

午餐：软米饭（大米 125 g），肉末烩豆腐碎菜叶（肉末 25 g，南豆腐 50 g，青菜叶 150 g），冬瓜鸡蛋汤（冬瓜 100 g，蛋花少许）

晚餐：花卷（面粉 75 g），鱼丸焖娃娃菜（鱼丸 50 g，娃娃菜 250 g），大米粥（大米 25 g）

烹调用油：30 g；食盐：6 g

该食谱总能量：1837 kcal。其中蛋白质 72.5 g，供能占总能量 15.8%；脂肪 54 g，供能占总能量 26.5%；碳水化合物 265.1 g，供能占总能量 57.7%。

# 第二节　胃　　炎

胃炎（gastritis）是胃黏膜对胃内各种刺激因素的炎症反应，生理性炎症是胃黏膜屏障的组成部分之一，但当炎症使胃黏膜屏障及胃腺结构受损，则可出现中上腹疼痛、消化不良、上消化道出血甚至癌变。根据其常见的病理生理和临床表现，胃炎可大致分为急性、慢性胃炎。

## 一、急性胃炎

### （一）概述

#### 1. 定义

急性胃炎也称糜烂性胃炎、出血性胃炎、急性胃黏膜病变，在胃镜下可见胃黏膜糜烂和出血。

#### 2. 病因及发病机制

常见病因有严重创伤、手术、多器官功能衰竭、败血症、精神紧张等应激因素，非甾体消炎药物（如阿司匹林、布诺芬）的应用，大量饮酒，十二指肠—胃反流均可导致胃黏膜微循环障碍、缺氧或修复障碍，导致胃黏膜损伤，出现胃黏膜糜烂或出血。

**3. 临床表现**

本病临床症状轻重不一，常有食欲减退、恶心、呕吐、上腹部疼痛，胃部出血常见，一般为少量、间歇性出血，可自止。重症可有呕血、黑便、脱水、酸中毒或休克；轻症患者可无症状，仅在胃镜检查时发现。门静脉高压性胃病应有门静脉高压或慢性肝病的症状和体征。

### （二）营养代谢特点

根据病情、症状不同，患者会出现食欲减退、恶心、呕吐，导致能量及各种营养素摄入不足，易造成低蛋白血症，呕吐严重还会造成脱水、电解质紊乱。

### （三）营养评价

营养治疗前应首先对患者进行营养评价，内容如下。

（1）膳食调查　调查患者患病前后的饮食情况，包括餐次、膳食种类及摄入量、烹调方法、饮食习惯等。

（2）人体测量　身高、体重、围度、握力等。

（3）营养体格检查　皮肤黏膜、眼睑改变，有无腹水或水肿等。

（4）实验室检查　肝肾功能、血糖、血脂、电解质、血尿常规、维生素、微量元素、前白蛋白、视黄醇结合蛋白、纤维连接蛋白、转铁蛋白、24小时尿氮等。

（5）人体成分分析　测定细胞内、外水分、蛋白质、骨骼肌含量等。

### （四）医学营养治疗

**1. 治疗原则**

根据患者营养评价结果及病情等制订合理营养治疗方案。在治疗过程中动态监测营养相关指标的变化。

（1）营养治疗方式选择　对于出血、大量呕吐及腹痛剧烈者，应暂禁食，可予以肠外营养治疗；随着症状缓解，一般24～48小时后可进食流质，如米汤、藕粉，逐步增加蛋羹，过渡到低脂少渣半流质，恢复期时进食软食、普食。在进食流质、半流质，甚至软食摄入量不足机体需要量的75%时，可加用口服营养补充剂。

（2）能量和供能营养素的供给　能量目标量一般为理想体重的25～30 kcal/（kg·d）。根据营养评价结果，可逐步达到目标供给量。蛋白质、脂肪、碳水化合物供能比例分别为15%～20%、20%～30%、50%～65%。

（3）食物选择

可选择食物：宜选择膳食纤维含量较少、易消化的蔬菜，如冬瓜、西葫芦、胡萝卜等，粮食类宜选择精细主食，限制粗粮的摄入。

禁忌食物：禁食富含膳食纤维的蔬菜；若伴有肠炎、腹泻、腹胀，应限制产气及含脂肪多的食物如牛奶、豆奶、蔗糖等；禁用各种酒及含酒精饮料、产气饮料及辛辣调味品，如汽水、辣椒、咖喱、胡椒粉、芥末等。

（4）烹调方式　以煮、炖、汆、烩烹调方式为主，避免油煎、油炸等，以减少脂肪用量。

（5）餐次　进食流质、半流质时每日5～6餐；恢复到软食、普食时，一般为正常三餐，必要时可调整为五餐或六餐。

**2. 治疗方案**

（1）肠外营养 除给予氨基酸、脂肪乳及碳水化合物三大供能营养物质外，还给予氯化钠和氯化钾、葡萄糖酸钙、硫酸镁、格利福斯、微量元素、水溶性维生素、脂溶性维生素等营养素，结合化验结果每日调整营养素和液体供给量。对于出血患者，注意血容量的补充及液体补给控制；对于大量呕吐、脱水患者，注意水和电解质的补充。

（2）肠内营养 经口摄入（包括流质、半流质、软食、普食）不足时，可加用 ONS，选择营养素种类齐全、营养素比例适宜的平衡型肠内营养制剂即可。根据进食量，每次 10～30g，一日三次，粉剂每次可用 100～200ml 温水冲开服用或加入到流质或半流质混匀食用。

（3）膳食营养

病例：患者男性，65 岁，身高 170cm，体重 70kg，轻体力活动，急性胃炎发作后 1 周。

膳食医嘱：半流质

食谱举例

早餐：馄饨（面粉 50g，猪肉 25g，白菜 50g）

加餐：咸饭（大米 50g，胡萝卜 50g，瘦猪肉末 25g）

午餐：鸡蛋挂面汤（挂面 50g，鸡蛋 50g，西红柿 150g）

加餐：二米稀饭（大米 25g，小米 25g）

晚餐：鸡茸咸饭（大米 50g，鸡肉末 25g，菠菜末 150g）

烹调用油：15g；食盐：6g

该食谱总能量 1282kcal。其中蛋白质 53.0g，供能占总能量 16%；脂肪 27.2g，供能占总能量 19%；碳水化合物 206.3g，供能占总能量 64%。

## 二、慢性胃炎

### （一）概述

**1. 定义**

慢性胃炎是由多种原因引起的胃黏膜慢性炎症，常有胃黏膜非糜烂性炎症改变，组织学以显著炎症细胞浸润、上皮增殖异常、胃腺萎缩及瘢痕形成为特点。

**2. 病因及发病机制**

幽门螺杆菌（Hp）感染为最常见原因。十二指肠—胃反流可导致胃黏膜慢性炎症，而年龄、胃黏膜营养因子缺乏是老年人胃黏膜功能降低的主要原因。胃镜下，慢性非萎缩性胃炎的黏膜呈红黄相间，或黏膜皱襞肿胀增粗；萎缩性胃炎的黏膜色泽变淡，皱襞变细而平坦，黏液减少、黏膜变薄，有时可见黏膜血管纹。

**3. 临床表现**

大多数患者无明显临床症状，表现为中上腹不适、饱胀、钝痛、烧灼痛等，也有食欲不振、嗳气、泛酸、恶心等消化不良症状。恶性贫血者常有全身衰弱、疲软无力、明显厌食、体重减轻、贫血，一般消化道症状较少。

### （二）营养代谢特点

该病患者中枢神经功能失调，长期服用对胃有刺激性药物，过多食用刺激性、粗糙食物，鼻腔、口咽部慢性感染灶的细菌或毒素进入胃内，长期刺激可致慢性胃炎。心力衰竭或门脉高压症可使胃长期处于瘀血状态，胃壁组织持续缺氧、营养障碍等。在胃酸缺乏时细菌易繁殖生长；易出现蛋白质和 B 族维生素缺乏。

### （三）营养评价

营养治疗前应首先对患者进行营养评价，内容如下。

（1）膳食调查　调查患者患病前后的饮食情况，包括餐次、膳食种类及摄入量、烹调方法、饮食习惯等。

（2）人体测量　身高、体重、围度、握力等。

（3）营养体格检查　皮肤黏膜、眼睑改变，有无腹水或水肿等。

（4）实验室检查　肝肾功能、血糖、血脂、电解质、血尿常规、维生素、微量元素、前白蛋白、视黄醇结合蛋白、纤维连接蛋白、转铁蛋白、24 小时尿氮等。

（5）人体成分分析　测定细胞内、外水分，蛋白质，骨骼肌含量等。

（6）代谢检测　通过间接能量消耗测定系统检测静息能量消耗及呼吸商，结合尿氮排出，分析蛋白质、脂肪、碳水化合物氧化率。

### （四）医学营养治疗

**1. 治疗原则**

根据患者营养评价结果制订合理营养治疗方案。在治疗过程中动态监测营养相关指标的变化。

（1）营养治疗方式选择　膳食营养是慢性胃炎治疗的重要措施，当经口摄入不足机体需要量的75%时，可加用 ONS。一般不必要采用肠外营养或管饲肠内营养。

（2）能量和供能营养素的供给　参考静息能量消耗测定（REE）的检测，考虑患者的体力活动情况，能量目标量一般为理想体重的 $25 \sim 35\,kcal/(kg \cdot d)$。蛋白质、脂肪、碳水化合物供能比例分别为 15%～20%、20%～30%、50%～65%。

（3）食物选择

可选择的食物：对贫血、营养不良患者，宜选择富含蛋白质及维生素 $B_{12}$ 的食物，如动物肝、贝类、蛋类、瘦肉等。萎缩性胃炎胃酸分泌不足者，可给酸性食物、浓肉汤、浓鱼汤及适量糖醋食物，以刺激胃酸分泌，帮助消化，增进食欲。

禁忌食物：避免对胃黏膜有损伤的刺激性食物，戒烟酒，避免食用生冷、酸辣、坚硬及过于粗糙的食物，如辣椒、浓咖啡、油炸食品、粗粮及凉拌菜等。浅表性胃炎胃酸过多者禁用酸性食物、浓肉汤、浓鸡汤及过多鲜美食品，以免胃酸分泌增加。

（4）烹调方式　以煮、炖、汆、烩烹调方式为主，避免油煎、油炸等，将食物制软、制烂，使其易于消化。

（5）餐次　一般正常每日三餐，必要时可调整为五餐或六餐。

（6）其他　饮食要规律，细嚼慢咽，饮食宜干稀搭配，以缓解胃部不适症状。晚餐勿过饱、过晚。

**2. 治疗方案**

（1）肠内营养　经口摄入不足 75% 时，可加用 ONS，选择营养素种类齐全的平衡型肠内营养制剂即可。根据进食量，每次 10～20 g，一日三次，粉剂每次可用 100～200 ml 温水冲开服用或加入到流质或半流质混匀食用。

（2）膳食营养

病例：患者女性，62岁，身高165 cm，体重55 kg，轻体力活动，浅表性胃炎两年。

膳食医嘱：软食

食谱举例

早餐：面包50 g，牛奶200 g，鸡蛋50 g，南瓜大米粥（大米50 g，南瓜50 g）

午餐：花卷（面粉75 g），肉末菜叶烩豆腐（肉末50 g，豆腐100 g，青菜叶200 g），红枣莲子粥（干红枣10 g，干莲子10 g，大米25 g）

晚餐：软米饭（大米75 g），蟹棒炒胡萝卜丝（蟹棒50 g，胡萝卜200 g），紫菜蛋花汤（紫菜10 g，蛋花少许）

烹调用油：每日26 g；食盐：6 g

该食谱总能量1747 kcal。其中蛋白质68.6 g，供能占总能量15.7%；脂肪50.6 g，供能占总能量26.1%；碳水化合物254.3 g，供能占总能量58.2%。

# 第三节　消化性溃疡

## 一、概述

### （一）定义

消化性溃疡（peptic ulcer，PU）是指胃肠道黏膜被自身消化而形成的溃疡，胃溃疡、十二指肠溃疡最为常见。本病可发生于任何年龄阶段。十二指肠溃疡多见于青壮年，而胃溃疡则多见于中老年，男性多于女性。

### （二）病因及发病机制

胃溃疡的发病机制以黏膜屏障功能降低为主要机制，十二指肠壶腹溃疡则以高胃酸分泌起主导作用。Hp感染是消化性溃疡的主要病因，部分患者有家族史，提示可能的遗传易感性。

### （三）临床表现

消化性溃疡主要症状为慢性上腹部疼痛，疼痛多具有规律性、周期性、季节性和长期性的特点。胃溃疡疼痛部位在剑突下或腹部中线偏左，十二指肠溃疡则在剑突下偏右，范围较局限。疼痛常为灼痛、隐痛、胀痛、饥饿感或剧痛等，能为抑酸或抗酸剂所缓解。

## 二、营养代谢特点

因该病病程较长，使蛋白质、脂肪、碳水化合物摄入受到限制，能量代谢长期处于负平衡状态，从而影响患者的营养状况和免疫功能，因进食少、消化能力弱，易发生营养不良；且因病情所需，改变饮食种类和烹调方法，使得维生素尤其是水溶性维生素的摄入不足，如不注意及时补充，易导致多种维生素缺乏。

## 三、营养评价

营养治疗前应首先对患者进行营养评价，内容如下。

（1）膳食调查 调查患者患病前后的饮食情况，包括餐次、膳食种类及摄入量、烹调方法、饮食习惯等，分析其饮食结构是否合理、能量及营养素摄入情况。

（2）人体测量 身高、体重、围度、握力等。

（3）营养体格检查 皮肤黏膜、眼睑改变，有无腹水或水肿等。

（4）实验室检查 肝肾功能、血糖、血脂、电解质、血尿常规、维生素、微量元素、前白蛋白、视黄醇结合蛋白、纤维连接蛋白、转铁蛋白、24 小时尿氮等。

（5）人体成分分析 测定细胞内、外水分，蛋白质、骨骼肌含量等。

（6）代谢检测 通过间接能量消耗测定系统检测静息能量消耗及呼吸商，结合尿氮排出，分析蛋白质、脂肪、碳水化合物氧化率。

## 四、医学营养治疗

### （一）治疗原则

胃和十二指肠溃疡发生部位和症状有所不同，但营养治疗原则相同。最终目的是减少和中和胃酸分泌，维持胃肠上皮组织的抵抗力，减轻患者不适感，促进溃疡愈合，恢复良好的营养状况，并防止复发。

**1. 营养治疗方式选择**

当消化性溃疡并发出血、穿孔、因幽门梗阻致剧烈呕吐时，需禁食水，可予以肠外营养。近年来，由于多种有效药物的出现和广泛应用，此类并发症已大大减少。膳食治疗是其主要治疗方法，急性发作期，予以流质，过渡到少渣半流质，逐渐恢复到软食。当经口摄入不能满足机体需要量的 75% 时，可加用 ONS。

**2. 能量和供能营养素的供给**

参考 REE 的检测，考虑患者的体力活动情况，能量目标量一般为理想体重的 25 ~ 35 kcal/（kg·d）。蛋白质有促进溃疡愈合的作用，但其消化产物多肽及氨基酸能刺激胃酸分泌，因此，蛋白质供给以满足需要为宜，按 1 g/（kg·d）供给，供能比例为 15% ~ 20%。脂肪能强烈刺激胆囊收缩素的分泌，此激素有延缓胃排空的作用，使食物在胃内停留时间过长，增加胃的负担，但脂肪可抑制胃酸分泌，故脂肪供给应适量，一般占总能量的 20% ~ 25%。碳水化合物作为能量的主要来源，供能比例为 55% ~ 65%，不宜多用精制双糖。

**3. 食物选择**

急性发作或出血刚停止时进食流质，可选择米汤、蒸蛋羹、稀藕粉、牛奶等，过渡到少渣半流质时，以极细软易消化的食物为主，禁食含粗纤维多的蔬菜和水果，到病情稳定、恢复期时进食软食，仍不宜进食油煎炸及含纤维多的食物，应避免过老、筋多的肉类以及未加工的干豆类、易刺激胃酸分泌的肉汁汤类、难消化的糯米、坚果等，可用含纤维较少的瓜菜和水果。禁用强烈调味品如辣椒、芥末、咖喱、黑胡椒，忌饮浓茶、咖啡、酒、可乐饮料、汽水等。

**4. 烹调方式**

以煮、炖、氽、烩烹调方式为主，避免油煎、油炸等，将食物切碎制软或成泥状，易于消化。

**5. 餐次**

流质、半流质饮食每日 5~6 餐。软食一般正常，每日三餐，必要时可调整为五餐或六餐。

**6. 其他**

养成良好的饮食习惯，每日三餐规律，定时定量，每餐进食不宜过饱。

### （二）治疗方案

**1. 肠内营养**

经口摄入不足机体需要量的 75% 时，可加用 ONS，选择营养素种类齐全的平衡型肠内营养制剂即可。根据进食量，每次 10~20g，一日三次，粉剂每次可用 100~200 ml 温水冲开服用或加入到流质或半流质混匀食用。

**2. 膳食营养**

病例：患者男性，58 岁，身高 172 cm，体重 70 kg，轻体力活动，胃溃疡病史 5 年，现稳定期。

膳食医嘱：软食

食谱举例

早餐：面包 100 g，蒸蛋羹（鸡蛋 50 g），大米粥（大米 25 g），牛奶 200 g

午餐：馒头（面粉 125 g），豆腐烩大白菜（豆腐 50 g，大白菜叶 200 g），清蒸鱼（鲫鱼 50 g）

晚餐：软米饭（大米 125 g），肉末炖西葫芦（肉末 50 g，西葫芦 150 g），素炒冬瓜（冬瓜 150 g）

烹调用油：25 g；食盐：6 g

该膳食总能量 1961 kcal。其中蛋白质 77.7 g，供能占总能量 15.8%；脂肪 53.4 g，供能占总能量 24.5%；碳水化合物 292.3，供能占总能量 58.7%。

# 第四节　炎症性肠病

炎症性肠病（inflammatory bowel disease，IBD）是一类多种病因引起的、异常免疫介导的肠道慢性及复发性炎症，有终生复发倾向。溃疡性结肠炎（ulcerative colitis，UC）和克罗恩病（Crohn disease，CD）是其主要疾病类型。

## 一、概述

### （一）溃疡性结肠炎

**1. 定义、病因及发病机制**

溃疡性结肠炎（UC）是原因不明的直肠和结肠的慢性炎症性疾病，病变主要累及直肠、乙状结肠，严重者病变涉及全结肠，甚至回肠末端。主要病变累及黏膜层，可深达黏膜下、肌层而形成溃疡，慢性复发有假息肉形成。发病年龄以青中年为多。由环境、遗传、感染和免疫多因素相互作用所致。

发病机制可概括为：环境因素作用于遗传易感者，在肠道菌群的参与下，启动了难以停止的、发作与缓解交替的肠道天然免疫及获得性免疫反应，导致肠黏膜屏障损伤、溃疡经久不愈、炎性增生等病理改变。

**2. 临床表现**

临床表现呈多样化，发病可缓发或突然发作，多数患者病情反复发作，活动期与缓解期常交替出现。肠道症状主要是腹痛、腹泻伴黏液脓血便。全身性表现有发热、乏力、食欲不振、消瘦、关节痛等。

**（二）克罗恩病**

**1. 定义、病因及发病机制**

克罗恩病（CD）是一种慢性炎症肉芽肿性疾病，多见于末段回肠和邻近结肠，但从口腔至肛门各段消化道均可受累，呈节段性或跳跃式分布。病因及发病机制尚未完全明确，与环境、遗传、感染和免疫多种因素有关，可能的发病机制参见溃疡性结肠炎。高发年龄为青壮年。

**2. 临床表现**

多数患者起病隐匿缓慢，病程迁延，活动期和缓解期交替出现。常见的胃肠道症状有腹痛，常为痉挛性，多发生在右下腹及脐周。呕吐可为肠痉挛引起的反射性呕吐，亦可继发于肠梗阻。还可见腹泻、腹部包块、瘘管形成和肠梗阻等，可伴有发热等全身表现，以及关节、皮肤、眼、口腔黏膜等肠外损害。

## 二、营养代谢特点

因病变部位发生在消化道，且病情易反复，造成营养物质摄入不足、吸收不良及肠道不同程度的丢失，加上感染、发热等分解代谢增加及药物的影响，患者极易出现消瘦、贫血、水与电解质紊乱、低蛋白血症、多种维生素及矿物质缺乏，导致严重的营养不良。约70%急性期IBD患者伴有体重减轻和低蛋白血症，还可伴有贫血、维生素（特别是维生素 D 和维生素 $B_{12}$）和微量元素缺乏。克罗恩病中伴随肌肉组织及体脂减少的营养不良较溃疡性结肠炎常见，但多见于急性期。IBD静止期能量和营养底物代谢基本正常，此时碳水化合物氧化分解增加而脂肪氧化分解减少，从而使能量得到储存。而在急性期，患者常同时伴有炎症反应和营养不良，导致能量消耗轻度增加，相应使脂肪氧化分解增加而碳水化合物氧化分解减少。

## 三、营养评价

营养治疗前应首先对患者进行营养评价，内容如下。

（1）膳食调查 调查患者患病前后的饮食情况，包括餐次、膳食种类及摄入量、烹调方法、饮食习惯等，分析能量及营养素摄入情况，评估机体当前的代谢能力。

（2）人体测量 身高、体重、围度、握力等。

（3）营养体格检查 皮肤黏膜、眼睑改变，有无腹水或水肿等。

（4）实验室检查 肝肾功能、血糖、血脂、电解质、血钙、血尿常规、维生素（A、E、D、$B_{12}$等）、叶酸、微量元素（铁、锌等）、前白蛋白、视黄醇结合蛋白、纤维连接蛋白、转铁蛋白、24小时尿氮、食物不耐受检测等。

（5）人体成分分析 测定细胞内、外水分，蛋白质、骨骼肌含量等。

（6）代谢检测 通过间接能量消耗测定系统检测静息能量消耗及呼吸商，结合尿氮排出，分析蛋白质、脂肪、碳水化合物氧化率。

## 四、医学营养治疗

### （一）治疗原则

IBD 营养治疗不但能够改善患者营养状况，提高生活质量，减少手术并发症，还能诱导和维持 CD 缓解，促进黏膜愈合，改善自然病程。根据营养评价分析患者的营养代谢能力，进行营养治疗，并在治疗过程中，动态监测上述营养相关指标及患者临床症状、体征等的变化。

**1. 营养治疗方式选择**

遵循"只要肠道有功能，就应该使用肠道，即使部分肠道有功能，也应该使用这部分肠道"的原则，首选肠内营养（EN）。

肠内营养。使用 EN 维持 CD 缓解时，可采用单一 EN（exclusive enteral nutrition，EEN）和部分 EN（partial enteral nutrition，PEN）。为提高患者的依从性，可采用 PEN 维持缓解，病情活动时转为 EEN。PEN 采用方法一般为在饮食基础上口服补充。若患者耐受量有限、依从性较差，可考虑管饲如鼻胃管、鼻肠管等。

肠外营养。需要营养支持治疗的患者在 EN 存在禁忌或无法到达目标量（<总能量需求的 60%）时，推荐使用 PN。

**2. 能量和供能营养素的供给**

根据间接能量测定仪测定的患者 REE，并结合患者的活动量来确定能量。无能量测定仪，缓解期成人 IBD 的每日总能量需求与普通人类似，可按照 $25 \sim 30 \, kcal/(kg \cdot d)$ 的标准。但活动期 IBD 的能量需求增加，高出缓解期 8% ~10%，并受许多因素影响，如体温每升高 1℃，REE 增加 10% ~15%，合并脓毒症时 REE 约增加 20%。蛋白质、脂肪、碳水化合物供能比例分别为 15% ~20%、20% ~30%、50% ~65%；在活动期、发热、感染时，可适当提高蛋白质的供给比例。

**3. 食物选择**

急性发病期经口进食可给予流质饮食，以免刺激肠黏膜，病情好转后，供给无刺激性少渣半流质饮食，逐步过渡到少渣软食。

可选择的食物：主食以精制米面为主。恢复期为补充肠内丢失的蛋白质和满足机体的需要，宜选用含蛋白质丰富的食物，如瘦肉、家禽、鱼类、蛋类及适量奶类。严重腹泻者宜提供煮过的牛奶、蒸发奶等。

禁忌食物：根据食物变应原筛查结果，在一段时间内忌食不耐受食物。此外，禁食产气、不易消化或有刺激性的食物、浓调味品。主食禁用粗粮。

**4. 烹调方式**

以煮、炖、汆、烩烹调方式为主，避免油煎、油炸等，必要时将食物切碎制软，使其易于消化。

**5. 餐次**

流质、半流质饮食每日 5 ~6 餐。软食一般正常每日三餐，必要时可调整为五餐或六餐。

### （二）治疗方案

#### 1. 肠外营养

按上述 IBD 患者的能量需求及供能营养素供给比例进行供给。脂肪乳剂可选择中长链脂肪乳或含有 ω-9 单不饱和脂肪酸（MUFA）的脂肪乳剂。此外，还应注意水、电解质、B 族维生素及铁和钙等矿物质的补充，特别是存在肠瘘的患者。

#### 2. 肠内营养

肠内营养制剂可选择整蛋白配方、低聚（短肽）配方或氨基酸单体（要素膳）配方。但不同个体、不同情况对不同配方的耐受性可能不同。肠功能不全患者建议使用要素膳或低聚配方，根据进食量，每次 10 ~ 40 g，一日三次，粉剂每次可用 100 ~ 200 ml 温水冲开服用或加入到流质或半流质混匀食用。IBD 活动期建议减少膳食纤维的摄入。补充谷氨酰胺可改善活动期 CD 的肠道通透性和形态，但不改善临床结局。益生菌可诱导和维持贮袋炎缓解。联合应用益生菌和益生元可能 UC 和 CD 有益。

#### 3. 膳食营养

病例：患者男性，35 岁，身高 175 cm，体重 60 kg，轻体力活动，溃疡性结肠炎病史 3 年，反复发作，现处于稳定期。

膳食医嘱：普食

食谱举例

早餐：小面包 75 g，煮鸡蛋 50 g，米粥（大米 25 g），酸奶 100 g

午餐：花卷（面粉 75 g），红烧鱼块（鲤鱼 75 g），炖冬瓜条（冬瓜 250 g），小米粥（小米 25 g）

晚餐：软米饭（大米 100 g），肉末炖豆腐（肉末 50 g，豆腐 100 g），西红柿炖土豆（西红柿 100 g，土豆 150 g），鸡蛋汤

烹调用油：25 g；食盐：6 g

该食谱总能量 1807 kcal。其中蛋白质 71.7 g，供能占总能量 15.8%；脂肪 51.2 g，供能占总能量 25.5%；碳水化合物 265.7 g，供能占总能量 58.7%。

# 第五节　慢性腹泻和便秘

## 一、慢性腹泻

### （一）概述

#### 1. 定义

腹泻是指排便次数增多（＞3 次/日），粪便量增加（＞200 g/d），粪便稀薄（含水量＞85%）。腹泻可分为急性和慢性两类，病程短于 3 周者为急性腹泻，超过 3 周或长期反复发作者为慢性腹泻，是临床上多种疾病的常见症状。

#### 2. 病因及发病机制

腹泻的病因比较复杂，主要可归类为胃部疾病（胃癌、萎缩性胃炎、胃－肠瘘管形成

等)、肠道疾病(感染性腹泻、非感染性腹泻、肠道肿瘤等)、肝胆胰疾病和全身疾病。其发病机制主要是在病理状态下,进入结肠的液体量超过结肠的吸收能力或(和)结肠的吸收容量减少时便产生腹泻。不少腹泻往往并非由单一机制引起,而是多种机制共同作用下发生的,简单概括为四种机制:渗透性腹泻、分泌性腹泻、渗出性腹泻、动力异常性腹泻。

### (二)营养代谢特点

腹泻病程较长,如禁食时间过久或长期能量摄入不足,常可引起营养不良和各种维生素缺乏。消化不良与营养不良可互为因果,往往造成恶性循环,导致不良后果。由于腹泻丢失体液和饮水不足,易导致不同程度脱水,水和电解质丧失的比例不同,从而引起体液渗透压的变化,即造成等渗、低渗或高渗性脱水,临床上以等渗性脱水最常见。由于腹泻、呕吐丢失大量钾及钾摄入不足,中、重度脱水患儿可有不同程度的低钾血症。

### (三)营养评价

营养治疗前应首先对患者进行营养评价,内容如下。

(1)膳食调查 调查患者患病前后的饮食情况,包括餐次、膳食种类及摄入量、烹调方法、饮食习惯等,分析能量及营养素摄入情况。

(2)人体测量 身高、体重、围度、握力等。

(3)营养体格检查 皮肤黏膜改变,有无脱水征等。

(4)实验室检查 肝肾功能、血糖、血脂、电解质、血钙、血尿常规、维生素、微量元素、前白蛋白、视黄醇结合蛋白、纤维连接蛋白、转铁蛋白、24小时尿氮等。

(5)人体成分分析 测定细胞内、外水分,蛋白质,骨骼肌含量等。

(6)代谢检测 通过间接能量消耗测定系统检测静息能量消耗及呼吸商,结合尿氮排出,分析蛋白质、脂肪、碳水化合物氧化率。

### (四)医学营养治疗

**1. 治疗原则**

慢性腹泻者肠道消化吸收能力较差,存在不同程度的营养不良。补充营养时不宜过急,应根据病情需要循序渐进提高营养摄入量,以适应肠道的消化能力。

(1)营养治疗方法的选择 根据病情供给半流质或软饭。当经口进食不能满足机体需要量的75%,可加用ONS。不能口服时,采用管饲,管饲不足可同时辅助肠外营养。

(2)能量和供能营养素的供给 参考REE的检测,考虑患者的体力活动情况。能量目标量一般为理想体重的$25 \sim 30 \, kcal/(kg \cdot d)$。蛋白质、脂肪、碳水化合物供能比例分别为15%~20%、20%~30%、55%~65%。慢性腹泻影响脂肪吸收,可适当降低脂肪的供给。

(3)食物选择

可选择的食物:选用易消化的谷类食物,如粥类、挂面、面包类及发酵的面食类。选用低脂易消化的高蛋白质食品,如鸡蛋、鱼、鸡肉、瘦肉、低脂牛奶等。可选用蔬菜的嫩叶或含纤维少的瓜类,如冬瓜、茄子、西红柿、胡萝卜等制软制烂。

禁忌食物:如粗粮、生冷瓜果、冷拌菜等,富含纤维的韭菜、芹菜、榨菜等;坚硬不易消化的肉类如火腿、香肠、腌肉等;刺激性食物如辣椒、烈酒、芥末、辣椒粉及肥肉、油酥点心等高脂肪食物。

(4)烹调方法 烹调时少用油。多用蒸、煮、汆、炖、烩等方法。有条件时可采用部

分中链脂肪 （MCT） 代替常用的长链脂肪。

（5）餐次 流质、半流质饮食每日 5～6 餐。软食一般正常每日三餐，必要时可调整为五餐或六餐。

**2. 治疗方案**

（1）肠内营养 是慢性腹泻患者的主要营养治疗方法。经口饮食基础使用 ONS，可根据病情、肠道功能采用整蛋白配方和短肽配方。根据进食量，每次 10～30 g，一日三次，粉剂每次可用 100～200 ml 温水冲开服用或加入到流质或半流质混匀食用。谷氨酰胺可调节肠道功能，益生菌和益生元能调节肠道菌群紊乱，它们的使用有助改善肠道功能。

（2）膳食营养

病例：患者女性，68 岁，身高 162 cm，体重 55 kg，轻体力活动，慢性腹泻反复发作，现处于恢复期。

膳食医嘱：软食

食谱举例

早餐：大米粥（大米 25 g），花卷（面粉 50 g），鸡蛋 50 g

午餐：软米饭（大米 100 g），汆丸子冬瓜（鸡肉 50 g，冬瓜 200 g）

晚餐：馒头（面粉 75 g），小米粥（小米 25 g），虾仁茄子（虾仁 50 g，茄子 200 g）

烹调用油：20 g；食盐：6 g

该食谱总能量 1437 kcal。其中蛋白质 52.3 g，供能占总能量 14.6%；脂肪 32.7 g，供能占总能量 20.4%；碳水化合物 233.0 g，供能占总能量 65%。

## 二、便秘

### （一）概述

**1. 定义**

便秘是指排便困难或费力、排便不畅、排便次数减少、粪便干结量少。

**2. 病因及发病机制**

便秘的病因可分为肠道病变、全身性疾病和神经系统性疾病、药物相关等。肠道病变包括胃肠道动力障碍、梗阻、肛门疾病等。

根据病因，便秘一般可分为以下几类。

（1）痉挛性便秘 因用泻剂、调味品或吸烟过多，过多摄入粗糙食物和饮用浓茶、咖啡和酒，致交感神经亢进，使肠壁痉挛，肌肉紧张并过分收缩，导致肠腔狭窄、大便不通而致。

（2）梗阻性便秘 因肿瘤或先天性疾病、扭转、术后狭窄、疝等使肠内容物滞留不能正常通过而致。

（3）无力性便秘 又称迟缓性便秘，是因排便动力缺乏，如横膈、腹壁或骨盆底部肌肉松弛无力及肠平滑肌衰弱使收缩和蠕动力减弱而致便秘。如多次妊娠、肥胖、年老体弱、久病及营养不良等均可导致肌肉松弛而致便秘。饮食长期缺乏膳食纤维及维生素 $B_1$，或因食欲差、进食量少，形成机械性或化学性刺激不足也可致便秘。长期坐位工作缺乏活动，精神过度紧张，忽视便意，使结肠应激性减退，粪便进入直肠不能引起便意及排便动作。

饮水不足，饮食中缺乏适量脂肪，滥用药物如泻药、麻醉药、抗胆碱能神经药、镇静药等，也可致便秘。

**3. 临床表现**

便秘的类型和病程长短不同，其临床表现也不尽相同。主要表现为每周排便少于 3 次，排便困难，每次排便时间长，排出粪便干结如羊粪且数量少，排便后仍有粪便未排尽的感觉，可有下腹胀痛，食欲减退，疲乏无力，头晕、烦躁、焦虑、失眠等症状。部分患者可因用力排坚硬粪块而伴肛门疼痛、肛裂、痔疮和肛乳头炎。常可在左下腹乙状结肠部位触及条索状块物。

### （二）营养代谢特点

长期便秘导致体内废物不能及时排出，蛋白质腐败作用后的代谢产物如吲哚、硫化氢等在肠内吸收可发生毒性反应，产生头痛、头晕、恶心、食欲不振、疲劳、腹胀等症状，导致食欲下降，各种营养素摄入不足。

### （三）营养评价

营养治疗前应首先对患者进行营养评价，内容如下。

（1）膳食调查 调查患者患病前后的饮食情况，包括餐次、膳食种类及摄入量、烹调方法、饮食习惯等，分析饮食结构是否合理，能量及营养素摄入情况，特别是膳食纤维的摄入。

（2）人体测量 身高、体重、围度、握力等。

（3）营养体格检查 皮肤改变、腹部包块等。

（4）实验室检查 肝肾功能、血糖、血脂、电解质、血钙、血尿常规、维生素、微量元素、前白蛋白、视黄醇结合蛋白、纤维连接蛋白、转铁蛋白、24 小时尿氮等。

（5）人体成分分析 测定细胞内、外水分，蛋白质、骨骼肌含量等。

（6）代谢检测 通过间接能量消耗测定系统检测静息能量消耗及呼吸商，结合尿氮排出，分析蛋白质、脂肪、碳水化合物氧化率。

### （四）医学营养治疗

**1. 治疗原则**

营养治疗应根据不同类型，给予适当的饮食。养成定时排便的习惯，避免经常服用泻药和灌肠，适当增加体力活动。

（1）能量和供能营养素的供给 一般能量供给可按 25 ~ 30 kcal/（kg·d），注意结合患者的年龄、身高、体重、体力活动情况、平常饮食摄入等情况进行调整。在排除炎症状态外，三大营养素可按正常水平供给，蛋白质、脂肪、碳水化合物供能比分别为 10% ~ 15%、20% ~ 30%、55% ~ 65%。

（2）食物选择

① 不同病因引起的便秘对食物选择的要求不同。

a. 痉挛性便秘：应适当减少膳食纤维的摄入。如症状严重时，可先进食低渣半流质，禁食蔬菜及水果，后随症状改善逐渐改为低渣软饭。脂肪润肠，脂肪酸促进肠蠕动，有利于排便，可在上述供给范围内适当增加脂肪。

b. 梗阻性便秘：若为器质性病变所致，应首先治疗疾病，去除病因，如直肠癌、结肠癌等。若为不完全性梗阻，可考虑给予清流质，此时饮食仅限于维持肠道功能，应以肠外营养作为供给能量的主要方式。

c. 无力性便秘：膳食纤维在肠道中不被消化吸收，但能吸收水分，增加粪便体积和重量，刺激肠道蠕动，促进粪便排出。中国居民膳食指南中推荐成人每日摄入膳食纤维 25～30g。宜适当增加膳食纤维的摄入，富含膳食纤维的食物包括粗粮及各种杂豆、带皮水果、新鲜蔬菜等。维生素 $B_1$ 不足可影响神经传导，减缓胃肠蠕动，不利于食物的消化、吸收和排泄，故应可选择富含维生素 $B_1$ 的食物，如麦麸、粗粮、蔬菜、豆类及其制品。易于产气的食物如洋葱、萝卜、蒜苗等也可促进肠蠕动加快，有利排便。

②禁忌食物：禁忌饮酒、浓茶、咖啡，食用辣椒、咖喱、胡椒粉等刺激性食物。

（3）烹调方法 烹调时少用油。多用蒸、煮、氽、炖、烩等方法。有条件时可采用部分中链脂肪（MCT）代替常用的长链脂肪。

（4）餐次 流质、半流质饮食每日 5～6 餐。软食一般正常每日三餐，必要时可调整为五餐或六餐。

（5）其他 每日清晨空腹饮温凉水或加入蜂蜜的凉开水，有助于排便。全天饮水1200ml左右，将水作为润滑剂软化粪便，可刺激肠蠕动，促进排便。运动可改善便秘，尤其对久病卧床、运动少的老年患者更有益。如站位可做原地高抬腿、深蹲起立、踢腿运动和转体运动。仰卧位，可轮流抬起一条腿或同时抬起双腿、两腿轮流屈伸等。快步行走和慢跑、腹式呼吸、腹部自我按摩都可促进肠管蠕动，有助于解除便秘。

**2. 治疗方案**

膳食营养：按照上述营养治疗原则，科学合理搭配和选择食物。

病例：患者男性，70 岁，身高 175cm，体重 69kg，轻体力活动，便秘，5～6 日一次大便，间断服用泻药。给予富含纤维膳食。

膳食医嘱：普食

食谱举例

早餐：全麦面包 50g，牛奶燕麦粥（燕麦 50g，牛奶 200g）

午餐：两面发糕（面粉 50g，玉米面 75g），肉末炖海带（猪肉末 75g，海带 150g），拌芹菜（芹菜 200g），红豆粥（红小豆 25g）

晚餐：麦仁米饭（麦仁 50g，大米 50g），红烧鸡块（鸡块 75g），拌豆芽菜（豆芽150g，胡萝卜 25g），虾皮菠菜汤（虾皮 5g，菠菜 100g）

烹调用油：20g；食盐：6g

该食谱总能量 1881kcal。其中蛋白质 73.2g，供能占总能量 15.6%；脂肪 52.5g，供能占总能量 25.1%；碳水化合物 281.8g，供能占总能量 59.3%；膳食纤维 27g。

# 第六节 非酒精性脂肪性肝病

## 一、概述

### （一）定义

非酒精性脂肪性肝病（non-alcoholic fatty liver disease，NAFLD）是指除外酒精和其他

明确肝损害因素所致的，以弥漫性肝细胞大泡性脂肪变为主要特征的临床病理综合征，包括单纯性脂肪性肝病，以及由其演变的脂肪性肝炎、脂肪性肝纤维化和肝硬化。

### （二）病因及发病机制

NAFLD 的病因较多，如肥胖、2 型糖尿病、高脂血症等单独或共同构成其致病因素，但是发病机制尚不明确，主要是"两次打击"学说可解释部分机制。第一次打击主要是肥胖、2 型糖尿病、高脂血症等伴随的胰岛素抵抗，引起肝细胞内脂质过量沉积，主要与以下几个环节有关。①脂质摄入异常：高脂饮食、高脂血症及外周脂肪组织动员增多，促使游离脂肪酸（FFA）输送入肝脏增多；②线粒体功能障碍，FFA 在肝细胞线粒体内氧化磷酸化和 β 氧化减少，转化为三酰甘油增多；③肝细胞合成 FFA 和三酰甘油增多；④极低密度脂蛋白（VLDL）合成不足或分泌减少，导致三酰甘油运出肝细胞减少。第二次打击是脂质过量沉积的肝细胞发生氧化应激和脂质过氧化，导致线粒体功能障碍、炎症介质发生，从而产生肝细胞的炎症坏死和纤维化。

### （三）临床表现

NAFLD 起病隐匿，常无症状。少数患者可有乏力、右上腹轻度不适、肝区隐痛或上腹胀痛等非特异症状。严重脂肪性肝炎可出现黄疸、食欲不振、恶心、呕吐等症状。

## 二、营养代谢特点

NAFLD 与代谢综合征及糖代谢异常/糖尿病密切伴随，可出现血脂、血糖代谢异常。部分患者会出现食欲减退、恶心、呕吐、腹胀、体重减轻或增加。50% 病例伴有各种维生素缺乏表现，如舌炎、口角炎、末梢神经炎、皮肤角化、皮下瘀斑等。

## 三、营养评价

营养治疗前应首先对患者进行营养评价，内容如下。

（1）膳食调查　调查患者患病前后的饮食情况，包括餐次、膳食种类及摄入量、烹调方法、饮食习惯（特别注意饮酒史）等，分析饮食结构是否合理，能量及营养素摄入情况。

（2）人体测量　身高、体重、围度、握力等。

（3）营养体格检查　皮肤改变、肝区触诊等。

（4）实验室检查　肝肾功能、血糖、血脂、电解质、血尿常规、维生素、微量元素、24 小时尿氮等。检测三酰甘油（TG）、高密度脂蛋白胆固醇（HDL - C）、空腹血糖，结合腹围、血压，评估代谢综合征和代谢紊乱状态。

（5）人体成分分析　测定瘦体组织、脂肪含量等。

（6）代谢检测　通过间接能量消耗测定系统检测静息能量消耗及呼吸商，结合尿氮排出，分析蛋白质、脂肪、碳水化合物氧化率。

## 四、医学营养治疗

### （一）治疗原则

NAFLD 的治疗包括消除病因，治疗原发病。除了避免引起肝损伤或引起脂肪肝的药物，同时采用其他药物治疗外，对超重或肥胖（腹型肥胖）的 NAFLD 患者，应该将以减轻体重为目的的生活方式治疗作为首选。应该鼓励和教育所有 NAFLD 患者控制饮食和增加运动，通过改变不良生活方式，减轻体重和改善胰岛素抵抗。

**1. 营养治疗方式选择**

主要通过膳食治疗，减少能量摄入。

**2. 能量和供能营养素的供给**

参考 REE 的检测结果，同时考虑患者的体力活动情况、年龄等因素确定能量供给。能量摄入的控制不能骤然剧减，以免患者出现不适症状。但是过多能量摄入使脂肪合成增多，加速脂肪肝病变，所以应适当控制能量。对体重正常者，轻体力劳动时每日可按每千克体重 0.13 MJ（30 kcal）供给，体重超重者为 0.08~0.11 MJ（20~25 kcal），使体重逐渐下降。最初 6 个月以内减肥目标为减轻目前体重的 5%~10%。每周体重下降不宜超过 1.6 kg，否则导致脂肪肝加重。蛋白质、脂肪、碳水化合物供能比分别为 10%~15%、20%~25%、55%~65%。可适当提高蛋白质摄入量，富含蛋白的食物可提供胆碱、蛋氨酸等，使脂肪变为脂蛋白，有利于将其顺利运出肝脏，防止脂肪浸润。脂肪适量，每日不超过 50 g。

**3. 食物选择**

可选择的食物：主食应粗细搭配，多食用蔬菜、水果和菌藻类，以保证足够数量的膳食纤维摄入，既可增加维生素、矿物质供给，又有利于代谢废物的排出，对调节血脂、血糖水平有良好作用。植物油不含胆固醇，所含谷固醇、豆固醇和必需脂肪酸有较好的降脂作用，可阻止或消除肝细胞的脂肪变性，对治疗 NAFLD 有益。故烹调油应使用植物油。

禁忌食物 禁忌精制碳水化合物，如蜂蜜、果汁、果酱、蜜饯等甜食和甜点心等富含简单糖的食物。对含胆固醇高的食物，如动物内脏、肥肉等应作适当限制。此外，忌刺激性食物，戒酒。

**4. 烹调方法**

多用蒸、煮、汆、炖、烩等方法，避免油煎、油炸。

**5. 餐次**

一般正常每日三餐，规律定时定量进餐。

**6. 其他**

强调饮食和运动治疗相结合。建议中等量有氧运动（如骑自行车、快速步行、游泳、跳舞等），每周 4 次以上，累计时间至少 150~250 分钟，运动后靶心率 >170 - 年龄。每周最好进行 2 次轻或中度阻力性肌肉运动（举哑铃、俯卧撑等），以获得更大程度的代谢改善。FBG >14~16 mmol/L、血糖波动较大、有糖尿病急性代谢并发症及心肾等器官严重并发症者不宜过度运动。

**（二）治疗方案**

膳食营养：是主要营养治疗方式，按照上述营养治疗原则，科学合理选择和搭配各类食物。

病例：患者男性，42 岁，身高 175 cm，体重 85 kg，轻体力活动，非酒精性脂肪性肝病。

膳食医嘱：低脂饮食

食谱举例

早餐：饽饽（面粉 50 g，玉米面 50 g），菜叶粥 25 g，茶鸡蛋 50 g

午餐：米饭（大米 100 g），莴笋烩豆腐（莴笋 150 g，豆腐 100 g），虾皮白菜汤（虾皮 5 g，白菜 100 g）

晚餐：花卷（面粉 125 g），炒盖菜（豆芽 100 g，菜叶 100 g，鸡肉 50 g），拌黄瓜（黄瓜 100 g）

烹调用油：28 g；食盐：6 g

该食谱总能量 1837 kcal。其中蛋白质 72.6 g，供能占总能量 15.8%；脂肪 45.7 g，供能占总能量 22.3%；碳水化合物 283.7 g，供能占总能量 61.9%。

# 第七节　肝　硬　化

## 一、概述

### （一）定义

肝硬化是由一种或多种原因引起的、以肝组织弥漫性纤维化、假小叶和再生结节为组织学特征的进行性慢性肝脏疾病。早期无明显症状，后期因肝脏变形硬化、肝小叶结构和血液循环途径显著改变，临床以门静脉高压和肝功能减退为特征，常并发上消化道出血、肝性脑病、继发感染等死亡。

### （二）病因及发病机制

在我国，目前引起肝硬化的病因以病毒性肝炎为主；在欧美国家，酒精性肝硬化占全部肝硬化的 50% ~ 90%。任何原因引起肝内、外胆道梗阻，持续胆汁淤积，皆可发展为胆汁性肝硬化。肝静脉和（或）下腔静脉阻塞、慢性心功能不全及缩窄性心包炎可致肝脏长期淤血，引起瘀血性肝硬化。长期服用损伤肝脏的药物及接触四氯化碳、砷等化学毒物、寄生虫感染、自身免疫性肝炎及累及肝脏的多种风湿性疾病都可进展为肝硬化。遗传和代谢性疾病如铜代谢紊乱、血色病，长期食物中营养不足或不均衡、多种慢性疾病导致消化吸收不良、肥胖或糖尿病等导致的脂肪肝都可发展为肝硬化。

肝硬化发展的基本特征是肝细胞坏死、结节状再生、弥漫性纤维组织增生、肝内血管增生、循环紊乱。各种病因导致肝细胞变性或坏死，若病因持续存在，再生的肝细胞难以恢复正常的肝结构，形成无规则的结节。

### （三）临床表现

肝硬化通常起病隐匿，病程发展缓慢。在肝功能代偿期，大部分患者无症状或症状较轻，可有腹部不适、乏力、食欲减退、消化不良和腹泻等症状。在失代偿期，其症状较明显，主要有肝功能减退和门静脉高压两类临床表现，可出现消化吸收不良，食欲减退、恶心、厌食，腹胀，餐后加重，皮肤、巩膜黄染，尿色深，皮肤黏膜出血倾向、不规则低热、低蛋白血症，腹水、腹壁静脉曲张、食管和胃底静脉曲张破裂出血、脾功能亢进等症状，严重者可发生肝性脑病。

## 二、营养代谢特点

肝硬化患者往往摄食减少，导致能量代谢呈现负平衡状态；肝脏蛋白质合成能力下降，致使血浆白蛋白水平降低，此外，还可出现特有的氨基酸代谢紊乱，表现为血浆芳香族氨基酸增加、支链氨基酸下降；由于糖耐量曲线的异常，患者易发生低血糖，影响对蛋白质的利用；肝硬化时内源性胆固醇合成减少，胆固醇酯含量减少，而胆汁酸合成及排泄可发生障碍，导致血胆汁酸水平升高；此外，肝硬化可导致维生素代谢障碍及水、电解质紊乱。

## 三、营养评价

营养治疗前应首先对患者进行营养评价，在营养治疗过程亦应对相关指标进行动态监测。内容包括以下六项。

（1）膳食调查　调查患者患病前后的饮食情况，包括餐次、膳食种类及摄入量、烹调方法、饮食习惯（特别注意饮酒史）等，分析饮食结构是否合理，能量及营养素摄入变化，评估机体当前的代谢能力。

（2）人体测量　身高、体重、围度、握力等。

（3）营养体格检查　皮肤改变、肝掌、蜘蛛痣，肝脏、脾脏触诊，有无腹水、水肿、腹壁静脉曲张等。

（4）实验室检查　肝肾功能、血糖、血脂、电解质、血钙镁磷、血尿常规、凝血常规、维生素、微量元素、前白蛋白、视黄醇结合蛋白、纤维连接蛋白、转铁蛋白、24 小时尿氮等。白蛋白和前白蛋白是评价肝功能常用的重要指标之一，易受外源性输注的影响，作为评价营养状态的指标，其敏感性和准确性受到一定影响。

（5）人体成分分析　细胞内、外水分含量，体细胞量、蛋白质、骨骼肌含量等。

（6）代谢检测　通过间接能量消耗测定系统检测静息能量消耗及呼吸商，结合尿氮排出，分析蛋白质、脂肪、碳水化合物氧化率。

## 四、医学营养治疗

### （一）治疗原则

肝硬化患者普遍存在肝功能不全和营养物质代谢障碍，实施营养治疗要促进机体内环境稳态和增强合成能力，以既能补充必要的营养物质，又不致加重机体代谢负担为原则。

**1. 营养治疗方式的选择**

对于肝功能处于代偿期或失代偿但不伴有并发症的患者，采用平衡膳食，适当辅以肠内营养制剂，即可满足患者营养需求。对于肝功能失代偿期伴有严重并发症（如肝硬化并发腹水、消化道出血、脑病、感染、肾病等）的患者，提倡以膳食营养为主，经口摄入不足可加用 ONS 或管饲。对肠内营养难以达到营养摄入目标的患者，可联用肠外营养。如果禁食超过 72 小时，须给予全肠外营养。

**2. 能量和供能营养素的供给**

一般认为，肝硬化患者的能量需求是基础代谢率的 1.3 倍。测定患者的 REE 可为能量供给提供依据。对于代偿期肝硬化患者能量供给量可按 104.5 ~ 146.3 kJ/(kg·d)[25 ~ 35 kcal/(kg·d)] 计算，合并营养不良时可酌情增加，合并肝性脑病时应减低能量供给。无肝性脑病的失代偿期肝硬化患者蛋白质的摄入量为 1.0 ~ 1.2 g/(kg·d)。肝昏迷前期，蛋白质的摄入量应降低为 0.5 ~ 0.6 g/(kg·d)；肝昏迷期可停止蛋白质供给；当肝性脑病得到良好治疗和控制后，蛋白质的摄入量逐渐增加至需要量。肝硬化患者若不存在严重的蛋白质不耐受指征，不需要限制优质蛋白质的摄入。膳食脂肪应根据患者的消化功能和食欲，每日脂肪提供 50 ~ 60 g，其中注意富含卵磷脂食物的摄入，若静脉用脂肪乳，用量不宜超过 1 g/（kg·d）。碳水化合物应占总能量的 55% ~ 65%，每日至少供给 100 ~ 150 g。

**3. 食物选择**

（1）可选择的食物 食物尽量新鲜，无霉变。无肝性脑病的肝硬化患者可选择富含优质蛋白质的食物，如瘦猪肉、鱼虾等；并发肝性脑病时，可适当选择植物蛋白食物，因为植物蛋白含蛋氨酸、苯丙氨酸、酪氨酸、色氨酸，比动物蛋白低，含纤维高，能调节肠道菌群，从而减少内源性氨的产生和吸收。动物性食品中乳类、蛋类产氨少于肉类，鱼肉和鸡肉含支链氨基酸比畜类肉多。可选择产氨量少的食物。肝硬化患者血清锌水平减低，尿锌排出增加，肝内锌含量降低，因此宜食用猪瘦肉、牛肉、羊肉、蛋类、鱼类等锌含量较高的食物。肝硬化患者常有镁离子缺乏，因此可选择绿叶蔬菜、豌豆、乳制品和谷类等含镁较高的食物。

（2）禁忌食物 尽量少用或不用辛辣、有刺激性的食品。含有食品添加剂的食物和附有残留农药的水果、蔬菜，都应避免食用，以免加重对肝脏的损害。对于有食管胃底静脉曲张的患者，避免一切生、硬、脆和粗糙的食物。

**4. 烹调方法**

多用蒸、煮、汆、炖、烩等方法，避免油煎、油炸。合并食管胃底静脉曲张的患者，食物需制作软烂。

**5. 餐次**

一般正常每日三餐。并发食管胃底静脉曲张破裂出血的患者行内镜止血治疗后进食流质、半流质，餐次可调整至 5 ~ 6 餐。

**（二）治疗方案**

**1. 肠外营养**

按上述能量及供能营养素供给要求进行供给，注意葡萄糖的输注不宜超过 3 ~ 3.5 mg/（kg·min），适当加用外源性胰岛素，糖：胰岛素为（4 ~ 6 g）：1U。支链氨基酸按占总氨基酸 25% ~ 35% 的比例供给。单纯支链氨基酸只能短期应用（在肝昏迷前期或肝昏迷期），在肝昏迷纠正后，应根据病情给予复方氨基酸。肝硬化患者对长链脂肪酸（LCT）的代谢清除率下降，而中链脂肪酸（MCT）在体内代谢迅速，清除速率较 LCT 快，且无需肉毒碱携带即可直接进入线粒体进行 β 氧化，对胆红素代谢干扰亦较小。因此，宜选择 MCT/ LCT 混合脂肪乳剂。此外，还要注意补充葡萄糖酸钙、硫酸镁、格利福斯、微量元素、水溶性维生素、脂溶性维生素、氯化钠和氯化钾等，结合化验结果每日调整营养素和液体供给量。

**2. 肠内营养**

当经口摄入不足时考虑肠内营养补充。一般建议经口补充，如果患者不能保持足够的口服摄入，推荐管饲，即使存在食管静脉曲张。由于存在腹水或静脉曲张，经皮胃镜下胃造口术（PEG）有较高的并发症风险，故不建议使用。可采用整蛋白质配方，富含支链氨基酸的配方适用于肠内营养期间出现肝性脑病的患者。适量的膳食纤维、益生菌、合生元、益生元的使用能调节肠道菌群，保护肠黏膜，维持肠道功能，有助于改善肝功能。经口补充 ONS，可根据进食量，每次 10 ~ 30 g，一日三次，粉剂每次可用 100 ~ 200 ml 温水冲开服用或加入到流质或半流质混匀食用。若进行管饲，一般每日给予4～6次肠内营养液，每隔4～6个小时推注一次，但注意保持夜间肠道休息。

**3. 膳食营养**

病例：患者男性，58岁，身高168cm，体重70kg，轻体力活动，失代偿期肝硬化，曾出现少量腹水，现处于稳定期。

膳食医嘱：肝胆软食

食谱举例

早餐：面包75g，鸡蛋50g，牛奶200g

午餐：软米饭（大米125g），红烧鸡肉丸（鸡肉50g），焖西葫芦200g，西红柿鸡蛋汤（西红柿50g，蛋花少许）

晚餐：花卷（面粉125g），肉末炖南瓜（瘦猪肉末25g，南瓜150g），菜叶豆腐（菜叶100g，豆腐50g）

烹调用油：30g；食盐：6g

该食谱总能量1842kcal。其中蛋白质72.8g，供能占总能量15.8%；脂肪56g，供能占总能量27.4%；碳水化合物261.6g，供能占总能量56.8%。

# 第八节 胰 腺 炎

## 一、急性胰腺炎

### （一）概述

**1. 定义**

急性胰腺炎是多种病因导致胰腺组织自身消化所致的胰腺水肿、出血及坏死等炎性损伤。按病理分为急性水肿型和急性出血坏死性胰腺炎两型。

**2. 病因及发病机制**

胆石症及胆道感染等是急性胰腺炎的主要病因。大量饮酒和暴饮暴食，特别是饱食大量含脂肪的饮食，胰腺肿瘤、胆管结石、胆石嵌顿在壶腹部、十二指肠壶腹肿瘤等造成胰管阻塞而使胰液排泄不畅亦可引起胰腺炎。各种致病因素导致胰管内高压，酶原被激活，大量活化的胰酶消化胰腺本身，炎症过程中参与的众多因素可以正反馈方式相互作用，使炎症逐级放大，向全身扩展，出现多器官炎性损伤及功能障碍。

**3. 临床表现**

轻症急性胰腺炎表现为急性腹痛，常较剧烈，多位于中左上腹，甚至全腹，病初可伴有恶心、呕吐，轻度发热。重症急性胰腺炎在上述症状基础上，腹痛持续不缓解、腹胀逐渐加重，可陆续出现低血压、休克，全腹膨隆，广泛压痛及反跳痛，移动性浊音阳性，肠鸣音少而弱甚至消失，呼吸困难，少尿、无尿，黄疸加深，上消化道出血，意识障碍，体温持续升高或不降等。中度重症急性胰腺炎临床表现介于轻症和重症急性胰腺炎之间，在常规治疗基础上，器官衰竭多在48小时内恢复，恢复期出现胰瘘或胰周脓肿等局部并发症。

## （二）营养代谢特点

急性应激状态下，机体代谢可高于正常水平的 20%～25%，分解代谢大于合成代谢，物质代谢呈负平衡；患者体重减轻，免疫防御能力减退，甚至全身衰竭。

**1. 能量**

由于摄入减少、分解增加，机体的分解代谢大于合成代谢，能量代谢呈现负平衡状态，致使患者体重减轻，抵抗力下降。

**2. 蛋白质**

患者全身代谢处于亢进状态，蛋白质分解加强，血浆蛋白含量减少，蛋白的周转率加速，支链氨基酸与芳香族氨基酸的比率降低。

**3. 脂肪**

由于胰腺组织的破坏，胰岛素分泌量的不足，促进脂肪分解的肾上腺素等激素分泌增加，致使脂肪动员和分解增强，血清游离脂肪酸和酮体增加。而游离脂肪酸会对胰腺造成直接损害。

**4. 碳水化合物**

由于应激反应，蛋白质分解增加，糖异生增强，患者多表现为高血糖。

**5. 矿物质和维生素**

血浆白蛋白水平下降，导致循环中与蛋白结合的钙减少，加上游离脂肪酸与钙结合等因素，加重低钙血症。因较长时间禁食和应激状态下的大量消耗，也会造成其他矿物质和维生素的缺乏，若不及时予以补充，会影响到机体的代谢功能。

## （三）营养评价

营养治疗前应首先对患者进行营养评价，在营养治疗过程亦应对相关指标进行动态监测。内容如下。

（1）膳食调查　调查患者患病前后的饮食情况，包括餐次、膳食种类及摄入量、烹调方法、饮食习惯（特别注意饮酒史）等，分析饮食结构是否合理，能量及营养素摄入变化。

（2）人体测量　身高、体重、围度、握力等。

（3）营养体格检查　皮肤黏膜改变、腹部触诊，有无移动性浊音、水肿，听诊肠鸣音等。

（4）实验室检查　肝肾功能、血糖、血脂、电解质、血钙、血尿常规、血尿淀粉酶、血气分析，血维生素、微量元素、前白蛋白、视黄醇结合蛋白、纤维连接蛋白、转铁蛋白、24 小时尿氮等。

（5）人体成分分析　细胞内、外水分含量，体细胞量、蛋白质、骨骼肌、脂肪含量等。

（6）代谢检测　通过间接能量消耗测定系统检测静息能量消耗及呼吸商，结合尿氮排出，分析蛋白质、脂肪、碳水化合物氧化率。

## （四）医学营养治疗

**1. 治疗原则**

饮食不慎是导致胰腺炎发作的重要诱因，故营养治疗对胰腺炎的预防和治疗十分重要。营养治疗的目的是抑制胰液的分泌，减轻胰腺的负担，避免胰腺的损害加重，促进胰腺恢复。根据营养评价分析患者的营养代谢能力，进行营养治疗，并在治疗过程中，动态监测上述营养相关指标及患者临床症状、体征等的变化。

（1）营养治疗方式的选择　急性水肿型胰腺炎发作初期，应严格禁食水。通常3～5日后，患者腹痛明显减轻、肠鸣音恢复、血淀粉酶降至正常时，可进食流质，病情稳定后可改为低脂半流质。急性出血坏死性胰腺炎主张采用阶段性营养治疗，即先肠外营养，后肠外与肠内营养并用，最后是完全肠内营养的过程，最终恢复经口进食，必要时加用ONS。在禁食期间，若5～7日内未见好，就需要进行肠外营养。一般在治疗7～10日病情稳定时，开始试行肠内营养较为合适。在肠功能恢复前，肠外营养供给应作为主要途径，肠内营养供给主要起维持肠道功能的作用。肠内营养供给多经空肠置管来实施。随着病情稳定，逐步过渡到经口进食。

（2）能量和供能营养素的供给　参考REE的检测，确定目标供给量。一般能量目标供给量为25～35 kcal/（kg·d），根据营养评估和代谢能力分析，能量供给逐步达到目标量。蛋白质按1.0～1.5 kcal/（kg·d）的量供给，占总能量的15%～20%。只要基础三酰甘油低于400 mg/dl（4.4 mmol/L）并且之前没有高脂血症病史，通常静注脂肪乳是安全的并且能够耐受。脂肪供给占总能量的20%～30%，碳水化合物供能比例占总能量的50%～60%。

（3）食物选择　胰腺炎患者因胰腺分泌减少造成代谢紊乱，饮食必须避免过多脂肪和刺激性食物，以利于胰腺的休息。在病情允许可进食时，应注意低脂，禁食脂肪含量高的食物如浓鸡汤、浓鱼汤、肉汤、牛奶、蛋黄等，禁忌刺激性的食物，如辣椒、咖啡、浓茶等，绝对禁酒。

（4）烹调方法　宜采用烧、煮、烩、卤、汆等方法，禁用油煎、炸、烙、烤等方法。

（5）餐次　进食流质、半流质时，一般为每日5～6餐。病情恢复期进食软食，可恢复正常一日三餐，必要时调整到每日5～6餐。

（6）其他　养成良好的生活习惯，每日规律进食，定时定量，切忌暴饮暴食。

**2. 治疗方案**

（1）肠外营养　根据营养评价结果，确定能量和营养素供给量，通常应当避免过度喂养。在肝功能异常时，应加入支链氨基酸，以减少肌肉分解，防止昏迷；肾功能异常时，氮源中注意增加必需氨基酸的供给。考虑应用谷氨酰胺（丙氨酰-谷氨酰胺二肽）。除了氨基酸、脂肪乳及碳水化合物三大供能营养物质的供给外，还应注意电解质钠钾、钙镁磷和水的供给。结合化验结果每日调整营养素和液体供给量。

（2）肠内营养　肠内营养液的浓度、剂量、速度应缓慢增加，直至患者适应。一般选用短肽或氨基酸型低脂肪配方。根据病情稳定情况可逐渐过渡到整蛋白配方。在肠内与肠外同时使用时，需整体考虑能量及营养素的供给。

（3）膳食营养

病例：患者男性，38岁，身高176 cm，体重70 kg，轻体力活动，急性胰腺炎，开始经口进食，由流质逐渐过渡到半流质。

①膳食医嘱：流质

食谱举例

早餐：清流米汁200 ml

加餐：藕粉25 g

午餐：清流米汁 200 ml

加餐：藕粉 25 g

晚餐：清流米汁 200 ml

加餐：藕粉 25 g

该食谱总能量：280 kcal。其中蛋白质 0.2 g，供能占总能量 0.3%；脂肪 0 g；碳水化合物 69.8 g，供能占总能量 99.7%。

②膳食医嘱：半流质

食谱举例

早餐：大米粥 300 ml（大米 50 g）

加餐：藕粉 25 g

午餐：蛋清番茄龙须面（龙须面 50 g，鸡蛋 25 g，番茄 50 g）

加餐：藕粉 25 g

晚餐：咸饭（大米 50 g，鸡蛋 25 g，胡萝卜 50 g）

加餐：藕粉 25 g

烹调油 5 g

该食谱总能量：743 kcal。其中蛋白质 15.9 g，供能占总能量 9%；脂肪 11 g，供能占总能量 13%；碳水化合物 144.3 g，供能占总能量 78%。

## 二、慢性胰腺炎

### （一）概述

**1. 定义**

慢性胰腺炎是指各种原因导致的胰腺局部、阶段性或弥漫性的慢性进展性炎症，导致胰腺组织和（或）胰腺功能的不可逆损害。

**2. 病因及发病机制**

它是由于多种病因或危险因素持续炎症反应，导致进行性的纤维化。主要病因为胆道系统疾病、自身免疫性疾病合并胰腺炎、酒精性急性胰腺炎转变的慢性胰腺炎。

**3. 临床表现**

主要表现为由发作性腹痛转变为持续性上腹痛，食欲减退、食后上腹饱感、消瘦、水肿等，由于胰腺 B 细胞破坏，半数患者可发生糖尿病。

### （二）营养代谢特点

**1. 消化不良和吸收障碍**

因胰腺慢性炎症胰腺日渐钙化、功能不全、消化酶合成和转运受阻，不足以应付代谢需求。当胰腺外分泌量低于正常 5% 以下时，即出现明显消化不良症状，最显著是对脂肪消化不良和吸收障碍，继而引起脂溶性维生素缺乏。

**2. 糖代谢异常**

后期胰岛细胞严重受损，患者常因 B 细胞分泌不足并发糖尿病或糖耐量异常，因这些患者还同时存在胰高血糖素缺乏，故即使应用小剂量胰岛素也可能诱发低血糖症。

### （三）营养评价

营养治疗前应首先对患者进行营养评价，内容如下。

（1）膳食调查　调查患者患病前后的饮食情况，包括餐次、膳食种类及摄入量、烹调方法、饮食习惯（特别注意饮酒史）等，分析能量及营养素摄入变化。

（2）人体测量　身高、体重、围度、握力等。

（3）营养体格检查　皮肤黏膜改变、腹部触诊、听诊肠鸣音等。

（4）实验室检查　肝肾功能、血糖、血脂、电解质、血钙、血尿常规、血尿淀粉酶、血气分析，血维生素、微量元素、前白蛋白、视黄醇结合蛋白、纤维连接蛋白、转铁蛋白，24小时尿氮等。

（5）人体成分分析　细胞内、外水分含量，体细胞量、蛋白质、骨骼肌、脂肪含量等。

（6）代谢检测　通过间接能量消耗测定系统检测静息能量消耗及呼吸商，结合尿氮排出，分析蛋白质、脂肪、碳水化合物氧化率。

### （四）医学营养治疗

**1. 治疗原则**

根据患者营养评价结果制订合理营养治疗方案。在治疗过程中动态监测营养相关指标的变化。合理的营养治疗可减轻轻中度胰腺炎的腹痛症状。

（1）营养治疗方式选择　膳食治疗、补充胰酶是慢性胰腺炎营养治疗的关键。当患者不能进食时（如由于胰头增大或胰腺假囊肿造成腹痛或幽门十二指肠狭窄），应经狭窄处放置空肠喂养管进行肠内营养。当胃排空障碍或患者需要胃肠减压而双腔导管又无法放置时应予静脉营养。

（2）能量和供能营养素的供给　根据营养评价结果，考虑患者年龄、体力活动等因素，参考REE的检测，确定目标供给量。一般能量目标供给量为25～35 kcal/（kg·d）。蛋白质、脂肪、碳水化合物供能比例分别为15%～20%、20%～25%，占总能量的50%～65%。限制脂肪摄入量，病情好转可供给40～50 g/d，以患者不出现脂肪泻和疼痛为限度。用MCT代替某些饮食脂肪可改善脂肪的吸收。

（3）食物选择　食物选择原则是富于营养、易于消化、少刺激性。宜选用含脂肪少、高生物价蛋白食物，如鸡蛋清、鸡肉、虾、鱼、豆腐、牛瘦肉等。蔬菜类可选用土豆、菠菜、胡萝卜、豇豆、莴苣、茼蒿、苦菜等。忌用化学性和机械性刺激的食物。对富含脂肪的肉类、干果、油料果仁、黄豆、油炸食物及油酥点心等均在禁食之列。忌用一切酒类和辛辣等刺激性食物及调料。

（4）烹调方法　烹调加工应使菜肴清淡、细碎、柔软，可采取蒸、煮、烩、熬、烧、炖等方法。

（5）餐次　一般为正常每日三餐，必要时可每日5～6餐，避免暴饮暴食。

**2. 治疗方案**

（1）肠外营养　按上述能量及营养素供给要求给予，注意电解质、矿物质、维生素尤其是脂溶性维生素的补充。

（2）肠内营养　可使用多聚肠内营养配方，一般患者耐受较好，只有少数患者需要寡聚配方。根据进食量，每次10～30 g，一日三次，粉剂每次可用100～200 ml温水冲开服用或加入到流质或半流质混匀食用。

（3）膳食营养

病例：患者女性，54 岁，身高 165 cm，体重 55 kg，轻体力活动，慢性胰腺炎恢复期。

膳食医嘱：低脂饮食

食谱举例

早餐：大米粥 300 ml，花卷（面粉 50 g），蛋羹 1 个（鸡蛋 50 g），红腐乳 20 g，榨菜 15 g

午餐：米饭（粳米 100 g），清蒸鱼（青鱼 25 g），猪肉粉丝菠菜（猪瘦肉 25 g，粉丝 25 g，菠菜 200 g）

晚餐：米饭（粳米 75 g），牛肉炖土豆（瘦牛肉 50 g，土豆 100 g），豆腐青菜（豆腐 50 g，青菜 150 g）

烹调油：30 g；盐 6 g

该食谱总能量：1715 kcal。其中蛋白质 68.6 g，供能占总能量 15.9%；脂肪 45.2 g，供能占总能量 23.7%；碳水化合物 258.9 g，供能占总能量 60.4%。

（赵丽婷　肖慧娟　何彦青）

# 第十二章　内分泌及代谢性疾病

## 第一节　糖　尿　病

### 一、概述

#### （一）定义

糖尿病（diabetes mellitus，DM）是一组以慢性高血糖为特征的代谢性疾病，是由于胰岛素分泌和（或）作用缺陷所引起。长期碳水化合物及脂肪、蛋白质代谢紊乱可引起多系统损害，导致眼、肾、神经、心脏、血管等组织器官慢性进行性病变、功能减退及衰竭；病情严重或应激时可发生急性代谢紊乱，如糖尿病酮症酸中毒、高渗高血糖综合征。

糖尿病分可分为 1 型糖尿病、2 型糖尿病、其他特殊类型糖尿病和妊娠期糖尿病。本章节主要介绍成人 2 型糖尿病的营养治疗。

#### （二）病因

2 型糖尿病是由遗传因素及环境因素共同作用而形成的多基因遗传性复杂病，目前对 2 型糖尿病的病因仍然认识不足。现有资料显示：遗传因素主要影响 B 细胞功能。环境因素包括年龄增长、不科学的生活方式、营养过剩、体力活动不足、子宫内环境及应激、化学毒物等。在遗传因素和上述环境因素共同作用下所引起的肥胖，特别是中心性肥胖，与胰岛素抵抗和 2 型糖尿病的发生密切相关。

#### （三）发病机制

2 型糖尿病的发病机制主要是胰岛素分泌不足和胰岛素抵抗。

**1. 胰岛素分泌不足**

在糖尿病发病过程中，线粒体功能异常、三羧酸循环碳的提供和消耗异常、营养不良等引起的 B 细胞数量减少等都可能是 B 细胞缺陷的先天因素；糖脂毒性、氧化应激、内质网应激等则可能是 B 细胞缺陷的始动因素；而始动因素、胰岛炎症、终末糖基化产物形成、胰岛脂肪及（或）淀粉样物质沉积等是 B 细胞的结构和功能进一步恶化。

**2. 胰岛素抵抗**

胰岛素抵抗的发生机制至今尚未阐明。目前主要有脂质超载和炎症两种论点，两者相互交叉，互为补充。2 型糖尿病早期存在胰岛素抵抗而 B 细胞可代偿性增加胰岛素分泌时，血糖可维持正常；当 B 细胞无法分泌足够的胰岛素以代偿胰岛素抵抗时，则会进展为糖调节受损和糖尿病。糖调节受损和糖尿病早期不需胰岛素治疗的阶段较长，部分患者可通过生活方式干预（包括饮食）使血糖得到控制。

### （四）临床表现

临床表现为多尿、多饮、多食、消瘦乏力（即三多一少）、皮肤瘙痒等症状。久病可引起多系统损害，出现心血管、肾脏、眼、神经等组织的慢性进行性病变，最终导致脏器功能缺陷或衰竭。病情严重或应激时可发生急性代谢异常，如酮症酸中毒、高渗性昏迷等，甚至威胁生命。有时可始终无症状，因健康体检或其他疾病就诊时发现高血糖。

## 二、营养代谢特点

胰岛素的主要生理功能是促进合成代谢、抑制分解代谢，它是体内唯一促进能源贮备和降低血糖的激素。一旦胰岛素不足或缺乏，或组织对胰岛素的生物反应性减低，可引起碳水化合物、脂肪、蛋白质、水与电解质等物质代谢紊乱。

**1. 能量代谢**

糖尿病患者体内因胰岛素缺乏，或胰岛素受体数目减少，组织对胰岛素不敏感，易发生能量代谢的紊乱。能量摄入过低，机体处于饥饿状态，易引发脂类代谢紊乱，产生过多的酮体，出现酮症；摄入能量过高易使体重增加，体内脂肪细胞增多、增大，导致胰岛素的敏感性下降，血糖增高。故应根据糖尿病患者的身高、体重、性别、年龄、活动状况等综合考虑确定合适的能量供给量。

**2. 碳水化合物代谢**

碳水化合物是主要能源物质和构成机体组织的重要成分。中枢神经系统几乎只能依靠葡萄糖供能。糖尿病患者胰岛素分泌不足或胰岛素抵抗，肝中葡萄糖激酶和糖原合成酶下降，肝糖原合成减少；碳酸化酶活性加强，糖原分解增加，糖异生作用也增强；转运脂肪组织和肌肉组织的葡萄糖减少，这些组织对糖的利用减少；肌肉中磷酸果糖激酶和肝组织中L-型丙酮酸激酶合成减少，糖酵解减弱，肌糖原合成减少而分解增加；还原型辅酶Ⅱ生成减少，磷酸戊糖途径减弱。这些糖代谢紊乱的结果是血糖增高、尿糖排出增多，引起多尿、多饮和多食。糖尿病患者过高摄入碳水化合物时，因调节血糖的机制失控，极易出现高血糖；但碳水化合物摄入不足时，体内需动员脂肪和蛋白质分解供能，易引起酮血症。

**3. 脂类代谢**

糖尿病患者因胰岛素分泌不足，体内脂肪分解加速，合成减弱，脂质代谢紊乱。由于肝糖原合成和贮存减少，在腺垂体和肾上腺激素调节下，脂肪自脂肪组织转入肝脏沉积，导致脂肪肝。由于糖代谢异常，大量葡萄糖从尿中丢失，引起能量供应不足，动员体脂分解，经β氧化而产生大量的乙酰辅酶A，同时又因糖酵解异常，草酰乙酸生成不足，乙酰辅酶A未能充分氧化而转化为大量酮体，再加上因胰岛素不足所致酮体氧化利用减慢，过多的酮体积聚而产生酮血症和酮尿。

乙酰辅酶A的增多促进肝脏胆固醇合成，形成高胆固醇血症，且常伴有高三酰甘油血症，游离脂肪酸、低密度脂蛋白、极低密度脂蛋白增高，形成高脂血症和高脂蛋白血症，成为引起糖尿病血管并发症的重要因素。高脂血症是糖尿病常见的并发症。

**4. 蛋白质代谢**

糖尿病患者蛋白质代谢常紊乱，尤其是未妥善控制，甚或酮症时，肌肉及肝中蛋白质合成减少而分解增多，成负氮平衡。胰岛素不足，糖异生作用增强，肝脏摄取血中生糖氨基酸（包括丙氨酸、甘氨酸、苏氨酸、丝氨酸和谷氨酸）转化成糖，使血糖进一步升高；生酮氨基酸（如亮氨酸、异亮氨酸、缬氨酸）脱氨生酮，使血酮升高。由于蛋白质代谢呈负氮平衡，患者消瘦，抵抗力减弱，易感染，伤口愈合不良。严重者血中含氮代谢废物增多，尿中尿素氮和有机酸浓度增高，干扰水和酸碱平衡，加重脱水和酸中毒。

**5. 维生素代谢**

糖尿病患者糖异生作用旺盛，B 族维生素消耗增多，如果供给不足，会进一步减弱糖酵解、有氧氧化和磷酸戊糖途径，加重糖代谢紊乱。

糖尿病患者葡萄糖和糖基化蛋白质易氧化而产生大量自由基，引发生物膜上磷脂成分中的多不饱和脂肪酸氧化形成过氧化脂质，导致细胞功能受损。而体内具有抗氧化作用的维生素 E、维生素 C、β 胡萝卜素能帮助消除积聚的自由基，防止生物膜的脂质过氧化，维生素 C 是谷胱甘肽过氧化物酶的辅酶，还有清除过氧化脂质的作用。因此，充足的维生素对调节机体的物质代谢有重要作用。

**6. 矿物质代谢**

糖尿病患者多尿会引发一些矿物质丢失，如锌、镁、钠、钾等。缺锌会引起胰岛素分泌减少，组织对胰岛素作用的抵抗性增强，但锌过多也会损害胰岛素分泌，导致葡萄糖耐量降低，并可加速老年糖尿病患者的下肢溃疡。低镁血症会引起 2 型糖尿病患者组织对胰岛素不敏感，并与并发视网膜病变和缺血性心脏病有关。葡萄糖和氨基酸经过细胞膜进入细胞合成糖原和蛋白质时，必须有适量的钾离子参与。如果钾缺乏时，糖、蛋白质的代谢将受到影响。胰岛素可以激活 $Na^+$，$K^+ - ATP$ 酶，从而促使 $K^+$ 从细胞外转移到细胞内，而且血 $K^+$ 水平升高本身还可以刺激胰岛素分泌。三价铬是葡萄糖耐量因子的组成成分，是胰岛素的辅助因素，有增强葡萄糖利用和促进葡萄糖转变为脂肪的作用。

## 三、营养评价

营养治疗前应首先对患者进行营养评价。

（1）膳食调查　详细调查患者餐次、膳食种类、摄入量、饮食习惯，包括水摄入量等，评估患者每日能量摄入量及蛋白质、脂肪和碳水化合物各占总能量的比例。

（2）能量代谢测定　患者应通过能量代谢测得实际的静息能量消耗值，为确定能量供给量提供参考依据。

（3）人体测量　如身高、体重等及人体成分分析。

（4）实验室检查　肝功能、肾功能、血糖、血脂、糖耐量试验、维生素、微量元素、快速反应蛋白、尿常规、尿蛋白定量、24 小时尿氮及尿肌酐等。

（5）体格检查　许多糖尿病患者可无任何异常体征，出现糖尿病肾病时可伴有水肿。

## 四、医学营养治疗

### （一）治疗原则

在糖尿病的综合治疗中（饮食治疗、健康教育与心理治疗、运动治疗、药物治疗、自我监测），医学营养治疗是所有糖尿病治疗的基础，是糖尿病自然病程任何阶段预防和控制糖尿病必不可少的措施。

**1. 能量、营养素供给与食物选择**

（1）合理控制总能量摄入 糖尿病营养治疗的首要原则。能量的供给根据病情、血糖、身高、体重、年龄、性别、活动量及有无并发症确定。能量摄入量（表12-1）以维持或接近正常（或理想）体重为宜。

理想体重的简单公式：身高(cm)-105=理想体重(kg)

理想体重±10%即为正常体重，超过20%为肥胖，低于20%为消瘦。体重是评价能量摄入量的基本指标，最好定期（每周一次）称体重，根据体重的变化及时调整能量供给量。

**表12-1 我国成年糖尿病患者常用能量供给量（kcal/kg）**

| 体型 | 劳动强度 | | | |
|------|------|------|------|------|
| | 卧床 | 轻体力 | 中等体力 | 重体力 |
| 消瘦 | 25~30 | 35 | 40 | 45~50 |
| 正常 | 20~25 | 30 | 35 | 40 |
| 肥胖 | 15 | 20~25 | 30 | 35 |

（2）保证碳水化合物的摄入 碳水化合物是能量的主要来源，若供给充足，可以减少体内脂肪和蛋白质的分解，预防酮血症。在合理控制总能量的基础上适当提高碳水化合物摄入量，有助于提高胰岛素的敏感性、刺激葡萄糖的利用、减少肝脏葡萄糖的产生。供给量占总能量的50%~60%为宜。

碳水化合物的类型、结构、成分、制作方法等可影响糖类的消化吸收率，以致餐后血糖的升高值也会不同，其影响程度可用血糖指数（glycemic index，GI）来衡量。GI是指食用含糖类50g的食物和相当量的标准食物（葡萄糖或白面包）后，体内血糖水平应答的比值（用百分数表示）。用以下公式表示：

$$GI = \frac{含50\,g\,CHO\,的试验食物餐后血糖应答}{50\,g\,参照物餐后血糖应答} \times 100\%$$

GI越低的食物对血糖的升高反应越小，一般规律是粗粮的血糖指数低于细粮，复合碳水化合物低于精制糖，多种食物混合低于单一食物。故糖尿病治疗膳食宜多用粗粮和复合碳水化合物，食物品种尽量多样化，高碳水化合物低蛋白质的食物，如马铃薯、芋头、藕、山药等，食用时应减少主食摄入量。少用富含精制糖的甜点，如蜂蜜、蔗糖、麦芽糖等纯糖食品。常见食物血糖指数见表12-2。

膳食纤维是一种不产能的多糖，按理化性质分为可溶性和非可溶性纤维，膳食纤维尤其可溶性膳食纤维有控制血糖上升幅度、改善糖耐量和降低血胆固醇的作用，可溶性纤维如水果中的果胶，海带、紫菜中的藻胶，豆中的胍胶和魔芋精粉等。建议膳食纤维供给量20~35g/d，包括可溶性和非可溶性。

**表12-2 食物的血糖指数**

| 食物 | GI | 食物 | GI |
|------|------|------|------|
| 小麦（整粒，煮） | 41.0 | 黄豆（浸泡、煮） | 18.0 |
| 大麦（整粒，煮） | 25.0 | 豆腐干 | 23.7 |
| 面条（小麦） | 81.6 | 绿豆 | 27.2 |
| 面条（全麦） | 37.0 | 蚕豆 | 16.9 |

| 食物 | GI | 食物 | GI |
|---|---|---|---|
| 面条（荞麦） | 59.3 | 扁豆 | 38.0 |
| 馒头（富强粉） | 88.1 | 四季豆 | 27 |
| 馒头（荞麦） | 66.7 | 甜菜 | 64 |
| 粗麦粉 | 65.0 | 胡萝卜 | 71 |
| 烙饼 | 79.6 | 南瓜 | 75 |
| 油条 | 74.9 | 山药 | 51 |
| 大米粥 | 69.4 | 芋头 | 47.7 |
| 大米饭 | 83.2 | 苹果 | 36.0 |
| 黑米饭 | 55.0 | 梨 | 36.0 |
| 黑米粥 | 42.3 | 桃 | 28 |
| 糯米饭 | 87.0 | 菠萝 | 66 |
| 玉米（甜、煮） | 55.0 | 西瓜 | 72 |
| 玉米（粗粉，煮粥） | 68 | 香蕉 | 30 |
| 小米粥 | 61.5 | 柑 | 43 |
| 蒸马铃薯 | 65 | 猕猴桃 | 52 |
| 烤马铃薯 | 60 | 菜花、芹菜、芦笋 | <15 |
| 用微波炉烤马铃薯 | 82.0 | 黄瓜、茄子、生菜 | <15 |
| 马铃薯泥 | 73 | 青椒、菠菜、西红柿 | <15 |
| 粉条 | 13.6 | 牛奶 | 27.6 |
| 山芋（红、煮） | 76.7 | 低脂奶粉 | 11.9 |
| 炸薯条 | 60.0 | 豆奶 | 19.0 |
| 藕粉 | 32.6 | | |

注：>75 为高 GI 食物；55~75 为中等 GI 食物；<55 为低 GI 食物。

（3）限制脂肪和胆固醇 膳食脂肪占总能量 20%~30%，其中饱和脂肪酸（S）占总能量 7%，单不饱和脂肪酸（M）可占总能量的 13%，多不饱和脂肪酸（P）占总能量 10%；S:P:M 的比值为 0.7:1:1.3。富含饱和脂肪酸的食物主要是动物油脂，如猪油、牛油、奶油，但鱼油除外；富含单不饱和脂肪酸的油脂有橄榄油、茶子油、花生油、各种坚果油等；而植物油一般富含多不饱和脂肪酸，如豆油、玉米油、葵花子油等，但椰子油和棕榈油除外。常见食物脂肪酸含量见表 12-3。

胆固醇摄入量应少于 300mg/d，合并高脂血症者，应低于 200mg/d。糖尿病患者应避免进食富含胆固醇的食物，如动物脑和肝、肾、肠等动物内脏，鱼子、虾子等食物。

表 12 – 3  食物中的脂肪酸含量（%）

| 食物 | S | P | M | 食物 | S | P | M |
|------|------|------|------|------|------|------|------|
| 牛肉 | 51.8 | 5.0 | 43.1 | 鸡油 | 25.9 | 26.0 | 45.8 |
| 羊肉 | 48.2 | 14.3 | 38.3 | 牛奶 | 515 | 8.4 | 39.3 |
| 猪肉 | 36.8 | 12.1 | 45.6 | 黄油 | 56.2 | 6.3 | 36.7 |
| 鸡肉 | 34.6 | 24.9 | 41.3 | 豆油 | 15.9 | 58.4 | 24.7 |
| 鸭肉 | 29.3 | 9.9 | 59.2 | 茶油 | 10.0 | 11.1 | 78.8 |
| 草鱼 | 27.0 | 23.6 | 39.4 | 花生油 | 18.5 | 38.3 | 40.8 |
| 带鱼 | 44.9 | 12.8 | 37.2 | 棕榈油 | 43.4 | 12.1 | 44.4 |
| 对虾 | 45.9 | 22.4 | 23.9 | 橄榄油 | 12.0 | 7.3 | 66.7 |
| 河虾 | 32.0 | 9.2 | 51.4 | 色拉油 | 14.4 | 41.2 | 45.1 |
| 鸡蛋 | 33.2 | 7.8 | 55.2 | 菜子油 | 13.2 | 24.8 | 58.8 |
| 牛油 | 61.8 | 4.5 | 34.0 | 菜子油特级 | 2.6 | 14.0 | 82.8 |
| 羊油 | 57.3 | 5.3 | 36.1 | | | | |
| 猪油 | 43.2 | 8.9 | 47.9 | | | | |

（4）适量的选用优质蛋白质　糖尿病患者糖异生作用增强，蛋白质消耗增加，易出现负氮平衡，此时应适当增加蛋白质供给量，成人 1.0 ~ 1.5 g/(kg·d)，占总能量的 12% ~ 20%。优质蛋白质至少占 33%，如瘦肉、鱼、乳、蛋、豆制品等。伴有肝、肾疾病时，应限制蛋白质摄入量，根据肝、肾功能损害程度而定。

（5）充足的维生素　糖尿病患者因主食和水果摄入量受限制，且体内物质代谢相对旺盛，高血糖的渗透性利尿作用易引起水溶性维生素随尿流失，较易发生维生素缺乏。建议每日 300 g 绿叶蔬菜、200 g 其他蔬菜，另增加 50 g 菌藻类如海带、紫菜、黑木耳、蘑菇等。血糖平稳时，可在两餐之间食用适量水果。

（6）合适的矿物质　保证矿物质的供给量满足机体的需要，适当增加钾、镁、钙、铬、锌等元素的供给。但应限制钠盐摄入，以防止和减轻高血压、高脂血症、动脉硬化和肾功能不全等并发症。

**2. 餐次**

一日三餐，定时、定量，可按早、午、晚各占 1/3，或 1/5、2/5、2/5 的能量比例分配。口服降糖药或注射胰岛素后易出现低血糖的患者，经调整药物或胰岛素仍不能改善低血糖症状者，可在三个正餐之间加餐 2 ~ 3 次。在每日总能量摄入量范围内，适当增加餐次有利于改善糖耐量和预防低血糖的发生。

**3. 烹调方法**

采用蒸、煮、氽、烩、炖、焖等。

**4. 其他**

空腹饮酒易导致低血糖，长期饮酒会损害肝脏，易引起高脂血症。平时不饮酒者不鼓励饮酒,有饮酒习惯的患者在病情稳定情况下不强调戒酒,但要控制饮用量,如每星期2次,每次葡萄酒100ml,啤酒200ml左右,不饮用烈性酒。并计入总能量。

#### (二) 治疗方案

**1. 肠外营养**

糖尿病患者多可经口进食即达到营养治疗作用,无需肠外营养。

**2. 肠内营养**

若患者经口饮食摄入量不能满足营养需要75%时可增加口服营养补充剂。若患者存在吞咽困难或无法经口进食时,可考虑经鼻胃管给予肠内营养治疗。

**3. 膳食营养**

糖尿病膳食是一种需要严格控制摄入量的饮食。应用食物成分表计算法按照食物成分表中各种食物营养素含量计算食谱内容的量。

(1) 制订食谱步骤

①根据患者身高、体重、年龄、性别、活动量,以及血糖、病情、有无并发症确定一日总能量;

②计算蛋白质、脂肪和碳水化合物三大营养素供给量;

③根据患者的饮食习惯及血糖情况,制订餐次及比例;

④根据食物成分表各种食物营养素值计算食物的用量,制订食谱。

病例:某患者,男,60岁,身高170cm,体重80kg,退休,散步、简单家务(轻体力劳动),平时一日三餐,饮食史:主食250g,肉类150g,鸡蛋70g,豆制品10g,牛奶偶尔饮用,蔬菜300g,坚果20g,植物油30g;患糖尿病3年,目前空腹血糖6.0mmol/L,餐后2小时血糖8.9mmol/L,胆固醇5.9mmol/L,三酰甘油2.4mmol/L,脂肪肝,无其他并发症,采用单纯膳食治疗。

膳食医嘱:糖尿病饮食

(2) 食谱举例

①确定一日总能量

a. 求出理想体重:理想体重 = 170 − 105 = 65 kg;

b. 体型评价:理想体重65kg,实际体重80kg,超重21%,属肥胖;

c. 计算一日能量供给量:轻体力活动肥胖者能量供给量为 20 ~ 25 kcal/(kg·d);患者既往饮食能量约1700 kcal/d,其中蛋白质16%、脂肪34%、碳水化合物50%;考虑暂时按25 kcal/(kg·d),逐渐降低能量供给,即65 kg×25 = 1625 kcal。

②计算蛋白质、脂肪和碳水化合物三大营养素供给量

a. 蛋白质供给量:1625 kcal ×15% ÷4 kcal = 244 kcal ÷4 kcal ≈61 g

b. 脂肪供给量:1625 kcal ×25% ÷9 kcal = 406 kcal ÷9 kcal ≈45 g

c. 碳水化合物供给量:1625 kcal ×60% ÷4 kcal = 975 kcal ÷4 kcal ≈244 g

③根据患者的饮食习惯及血糖情况,制订餐次及比例

根据患者的饮食习惯分三餐,餐次分配主要是主食分配:早餐1/5,午餐2/5,晚餐2/5。

④根据食物成分表各种食物营养素值计算食物的用量,制订食谱如下。

早餐：饽饽（面粉、玉米面各 25 g），牛奶 200 ml，鸡蛋 50 g

午餐：馒头（面粉 100 g），炒西葫芦肉片（西葫芦 250 g，猪肉里脊 50 g）

晚餐：米饭（稻米 100 g），拌豆干芹菜（豆干 30 g，芹菜 50 g），素炒西兰花（西兰花 200 g）

烹调用油：22 g；食盐：6 g

该食谱总能量：1622 kcal。其中蛋白质 62 g，供能占总能量 15%；脂肪 45 g，供能占总能量 25%；碳水化合物 242 g，供能占总能量 60%。

# 第二节　血脂异常

## 一、概述

### （一）定义

血脂异常（dyslipidemia）指血浆中脂质量和质的异常，通常指血浆中胆固醇和（或）三酰甘油（TG）升高，也包括高密度脂蛋白胆固醇降低。在血浆中，脂质不溶或微溶于水，与蛋白质结合以脂蛋白的形式存在，因此也表现为脂蛋白异常血症（dyslipoproteinemia）。血脂是指血浆中中性脂肪（三酰甘油和胆固醇）和类脂（磷脂、糖脂、固醇、类固醇）的总称。血浆脂蛋白主要包括乳糜微粒（chylomicron，CM）、极低密度脂蛋白（very - low - density lipoprotein，VLDL）、中间密度脂蛋白（intermediate - density lipoprotein，IDL）、低密度脂蛋白（low - density lipoprotein，LDL）和高密度脂蛋白（high - density lipoprotein，HDL）五大类。血脂异常较实用简易的临床分型如表 12 - 4 所示。

表 12 - 4　血脂异常的临床简易分型

| 分型 | TC | TG | 相当于 WHO 表型 |
| --- | --- | --- | --- |
| 高胆固醇血症 | ↑↑ | | Ⅱa |
| 高三酰甘油血症 | | ↑↑ | Ⅳ（Ⅰ） |
| 混合性高脂血症 | ↑↑ | ↑↑ | Ⅱb（Ⅲ，Ⅳ，Ⅴ） |

### （二）病因及发病机制

脂蛋白代谢过程复杂，脂质来源、脂蛋白合成、代谢过程关键酶异常或降解过程受体通路障碍等，均可导致血脂异常。

**1. 原发性血脂异常**

家族性脂蛋白异常血症是由于基因缺陷所致。Ⅰ型或Ⅴ型脂蛋白异常血症由家族性脂蛋白脂酶和家族性 ApoCⅡ缺乏症引起；家族性高胆固醇血症由于 LDL 受体缺陷影响 LDL 的分解代谢引起。大多数原发性高脂血症是由多个基因与环境因素，如不良的饮食习惯、运动不足、肥胖、年龄及吸烟等相互作用的结果。临床上发现血脂异常常与肥胖症、高血压、糖尿病等疾病相伴发生，其均与胰岛素抵抗相关，称为代谢综合征。

**2. 继发性血脂异常**

糖尿病、甲状腺功能减退症、库欣综合征、肝肾疾病等均可并发血脂异常；某些药物如噻嗪类利尿剂、大量使用糖皮质激素等均可引起血脂异常。

### （三）临床表现

血脂异常患者见于不同年龄、不同性别的人群。多数无明显症状，只在常规血液生化检查时发现。

**1. 动脉粥样硬化**

脂质在血管内皮下沉积引起动脉粥样硬化，进而引发心脑血管和周围血管病变。某些家族性血脂异常可于青春期前发生冠心病，甚至心肌梗死。严重的高胆固醇血症有时可出现游走性多关节炎。严重的高三酰甘油血症可引起急性胰腺炎。

**2. 黄色瘤、早发性角膜环和脂血症眼底改变**

由于脂质沉积可引起黄色瘤，多见于眼睑周围扁平黄色瘤。严重的高三酰甘油血症可引起脂血症眼底改变。早发性角膜环常见于 40 岁以下伴有血脂异常者。

## 二、营养代谢特点

血脂异常患者血中胆固醇或三酰甘油水平升高，或二者同时升高，抑或出现 HDL 降低、LDL 和 VLDL 升高。高三酰甘油血症时常同时伴有低 HDL – C 血症。三酰甘油升高与胰岛素抵抗之间存在非常密切的关系。大多数胰岛素抵抗患者合并有血浆三酰甘油水平升高。同样，部分三酰甘油升高患者同时有肥胖及血浆胰岛素水平升高，而三种情况并存常是由于胰岛素抵抗所致。更为重要的是，胰岛素抵抗也可引起 LDL 结构异常，若与三酰甘油升高同时存在时，血浆中 LDL 结构的改变更为明显，突出表现为小颗粒高密度 LDL 增加，具有很强的致动脉粥样硬化作用。

## 三、营养评价

营养治疗前应首先对患者进行营养评价，内容如下。

（1）膳食调查　调查患者患病前后的饮食情况，包括餐次、膳食种类及摄入量、烹调方法、饮食习惯等，分析其饮食结构是否合理、能量及营养素摄入情况。

（2）人体测量　身高、体重、围度、握力。

（3）营养体格检查　皮肤黏膜、眼睑改变，有无腹水或水肿等。

（4）实验室检查　肝肾功能、血糖、血脂、电解质、血尿常规、维生素、微量元素、前白蛋白、视黄醇结合蛋白、纤维连接蛋白、转铁蛋白、24 小时尿氮等。

（5）人体成分分析　测定细胞内、外水分，蛋白质、骨骼肌含量等。

（6）代谢检测　通过间接能量消耗测定系统检测静息能量消耗及呼吸商，结合尿氮排出，分析蛋白质、脂肪、碳水化合物氧化率。

## 四、医学营养治疗

### （一）治疗原则

**1. 能量及营养素供给**

降低能量摄入，维持或达到理想体重。每日能量供给 25～30 kcal/kg 理想体重。适当增加蛋白质，占总能量 15%～20%；由膳食中脂肪提供的能量占总能量的 15%～30%。SFA 的摄入是影响血浆 LDL 的主要因素，因此建议一般人群 SFA 的摄入量不超过总能量的

10%。对于 LDL 升高者，可进一步限制在 7% 或以下。PUFA 不能超过总能量的 10%。MU-FA 占总能量的 10%~15%。胆固醇摄入 < 300 mg/d；高血脂者，胆固醇摄入 < 200 mg/d。

**2. 食物选择**

（1）可选择食物　选择富含蛋白质的食物，尤其是豆类及其制品，还有瘦肉、去皮鸡鸭肉、鱼类等。保证一定量的新鲜蔬菜、瓜果，增加膳食纤维及多种维生素和矿物质的摄入。食用油选用植物油，不用动物油，少食黄油、奶油、椰子油、棕榈油及棕榈仁等，可选择富含 PUFA 的食物如植物油、坚果及海鱼、鱼油、亚麻及绿叶蔬菜，MUFA 主要食物来源有橄榄油、菜子油和茶油等。

（2）忌用食物　忌食蔗糖、果糖、甜点心及蜂蜜等含单糖食品。限制富含胆固醇的食物如动物内脏、鱼子、鱿鱼、墨鱼等。忌辛辣刺激性调味品，忌烟酒及浓茶。限制钠盐的摄入，不超过 6 g/d。

**3. 烹调方法**

采用少油的烹调方式，如蒸、煮、炖、汆、烩等方法，避免油煎、油炸等。

**4. 餐次**

一般正常每日三餐。规律进餐，定时定量。

**5. 其他**

适当增加体力活动，加强锻炼。

## （二）治疗方案

**1. 肠外营养**

患者多可经口进食即达到营养治疗作用，无需肠外营养。

**2. 肠内营养**

若患者经口饮食摄入量不能满足机体能量需要的 75% 时，可增加口服营养补充剂。

**3. 膳食营养**

病例：患者男性，38 岁，身高 175 cm，体重 95 kg，轻体力活动，腹型肥胖，高三酰甘油血症。

膳食医嘱：低脂饮食

食谱举例

早餐：玉米面发糕（玉米面 75 g），拌莴笋丝（莴笋 100 g），香葱豆腐干（豆腐干 50 g），脱脂牛奶 200 g

午餐：米饭（大米 100 g），西芹百合（西芹 100 g，百合 50 g），白萝卜炖排骨（白萝卜 100 g，排骨 50 g），菠菜豆腐汤（菠菜 100 g，豆腐 50 g）

加餐：苹果 300 g

晚餐：荞麦馒头（荞麦面 50 g，标准粉 50 g），西红柿炒圆白菜（西红柿 100 g，圆白菜 150 g），清炖鸡块（鸡肉 75 g）

烹调用油：25 g；食盐：6 g

该食谱总能量：1955 kcal。其中蛋白质 78.7 g，供能占总能量 16%；脂肪 47.5 g，供能占总能量 22%；碳水化合物 303.2 g，供能占总能量 62%。

# 第三节　甲状腺功能亢进症

## 一、概述

### （一）定义

甲状腺功能亢进症（hyperthyroidism）简称甲亢，指甲状腺呈现高功能状态，产生和释放过多的甲状腺激素所致的一组疾病。

### （二）病因及发病机制

甲亢病因包括弥漫性毒性甲状腺肿（graves disease）、结节性毒性甲状腺肿和甲状腺自主高功能腺瘤（plummer disease）等。甲亢的患病率为 1%，其中 80% 以上是 Graves 病引起。Graves 病为一自身免疫性疾病，具有遗传倾向，环境因素亦参与 Graves 病的发生，如细菌感染、性激素、应激等；患者血清中具有能与促甲状腺激素受体结合的抗体（thyroid stimulating hormone receptor antibody，TRAb），其中一些可以与甲状腺滤泡细胞上的促甲状腺激素（thyroid stimulating hormone，TSH）受体结合并使受体活化，刺激甲状腺的增长并产生过多的甲状腺激素。

### （三）临床表现

本病多见于女性，各年龄组均可发病，20～40 岁多见。多起病缓慢。典型表现为高代谢症群、甲状腺肿和眼征三方面。症状主要是易激动、烦躁失眠、心悸、乏力、怕热、多汗、消瘦、食欲亢进、大便次数增多或腹泻，女性月经稀少，多数患者有甲状腺肿大、突眼。

## 二、营养代谢特点

### （一）能量代谢

甲亢时由于甲状腺激素分泌过多，而促进三大营养物质代谢，加速氧化，基础代谢率异常增高。

### （二）蛋白质、脂肪和糖代谢

甲状腺分泌过多时，可引起蛋白质分解加速，致负氮平衡；促进脂肪氧化及分解，并可加速胆固醇合成，胆固醇转化为胆酸，使血胆固醇偏低；还可促进肠道对糖的吸收，刺激肝糖原及肌糖原的分解，故甲状腺亢进患者血糖有偏高倾向，但由于氧化加速而血糖升高并不明显，糖耐量降低，可加重或诱发糖尿病。

### （三）水盐代谢

大量甲状腺激素不但有利尿作用，还能够加速矿物质的排泄。钾的排泄较钠多，加上钾大量转入细胞内，常常并发低钾血症或合并周期性麻痹。甲状腺激素对破骨细胞和成骨细胞均有兴奋作用，使骨骼的更新率加快，导致骨质脱钙、骨质疏松症。

### （四）微量元素代谢

碘在体内主要被用于合成甲状腺激素。甲状腺激素从血液中摄取碘的能力很强，甲状腺中的浓度比血浆高 25 倍以上。甲亢时由于肠蠕动增强、锌吸收减少，同时汗液的丢失增加而引起低锌，并可能导致月经周期延长甚至闭经。

### （五）维生素代谢

甲状腺激素分泌过多时，组织中维生素 $B_1$、维生素 $B_2$、维生素 $B_{12}$ 和维生素 C 的含量均减少，维生素转化为辅酶的能力减弱。脂溶性维生素 A、维生素 D、维生素 E 在组织中含量也减少。

## 三、营养评价

营养治疗前应首先对患者进行营养评价，包括以下五项。

（1）膳食调查　患者可有食欲亢进史，可询问并评估患者餐次、膳食种类、摄入量、及饮食习惯等。

（2）能量代谢测定　甲亢患者基础代谢率增高，可通过能量代谢测得静息能量消耗值。

（3）实验室检查　肝肾功能、血脂、维生素、微量元素、快速反应蛋白、24 小时尿氮及尿肌酐等。

（4）营养体格检查　Graves 病多数患者有程度不等的甲状腺肿大，个别患者存在胫前黏液性水肿。

（5）人体测量　如身高、体重。患者可表现为消瘦或有体重减轻史。可进行人体成分分析测定细胞内、外水分，蛋白质、骨骼肌含量等。

## 四、医学营养治疗

### （一）治疗原则

**1. 能量及营养素供给**

适当增加能量、蛋白质、碳水化合物、维生素及钙磷的补充，纠正因代谢亢进引起的消耗，改善全身营养状况，防止营养不良的发生。能量较正常人增加 30% ~75%，必须结合患者的饮食史、静息能量消耗测定值而定。蛋白质应占总能量 15% ~20%，1.2 ~2.0 g/（kg·d），并保证优质蛋白质的摄入。碳水化合物占总能量 55% ~65%，以促进补充肝糖原的合成、增强心肌和骨骼肌的工作能力。增加富含钙、磷的食物摄入。适当增加钾的摄入。维生素尤其 B 族维生素和维生素 A、维生素 D 和维生素 C 注意补充。忌用富含碘的食物。

**2. 食物选择**

（1）可选择食物　各种主食；蛋白质含量高的食物如瘦肉、蛋类、牛奶、豆制品等；各种新鲜水果和蔬菜，尤其颜色较深蔬菜和水果。

含维生素 C 较丰富的食物为新鲜蔬菜与水果，如青菜、韭菜、雪里红、柿子椒等。柑橘、红果、柚子、枣等含量也较高，一些野生蔬菜和水果如野葱、刺梨、野酸枣、沙棘等维生素 C 的含量也较丰富。

（2）禁忌食物　忌食海带、紫菜、发菜等；调料类禁食碘盐、碘酱油及海鲜类调料如蚝油、海虾酱等。中药牡蛎、昆布、海藻、丹参等也应忌用。也应慎用各种含碘的造影剂。忌用辛辣食品，如辣椒、花椒等；忌用过于油腻食物如肥肉、油煎油炸食物等。

**3. 烹调方法**

采用蒸、煮、汆、烩、炖、焖等。

**4. 餐次**

一日三餐。但为避免一餐摄食量过大，必要时除正常三餐外另增加2~3次加餐。

**（二）治疗方案**

**1. 肠外营养**

甲亢患者多经口进食即可满足机体营养需要，不需肠外营养。

**2. 肠内营养**

若患者经口饮食摄入量不能满足机体营养需要的75%可增加口服营养补充剂。

**3. 膳食营养**

若存在甲亢危象，可改流质及半流质饮食。待甲亢危象控制后过渡至普通饮食。

病例：患者女性，28岁，身高165cm，体重65kg，诊断为甲状腺功能亢进症，轻体力活动，无其他并发症。

膳食医嘱：低碘饮食

食谱举例

早餐：牛奶200g，鸡蛋50g，花卷（面粉75g），拌芹菜（芹菜50g）

加餐：苹果150g

午餐：米饭（大米125g），鸡丁黄瓜（鸡肉75g，黄瓜200g）

加餐：橘子150g

晚餐：馒头（面粉125g），红烧鲤鱼100g，素炒油麦菜（油麦菜200g），冬瓜汤（冬瓜50g）

烹调用油：35g；无碘食盐：6g

该食谱总能量：2165kcal。其中蛋白质82g，供能占总能量15%；脂肪61g，供能占总能量25%；碳水化合物322g，供能占总能量60%。

# 第四节　甲状腺功能减退症

## 一、概述

**（一）定义**

甲状腺功能减退症（hypothyroidism），简称甲减，是由各种原因导致的低甲状腺激素血症或甲状腺激素抵抗而引起的全身性低代谢综合征。95%以上为原发性，绝大多数系由自身免疫性甲状腺炎、甲状腺放射性碘治疗或甲状腺手术导致。

**（二）病因及发病机制**

甲状腺体本身病变引起的甲减占全部甲减的95%以上，且绝大多数系由自身免疫性甲状腺炎、甲状腺放射性碘治疗或甲状腺手术导致。甲减可分为甲状腺激素缺乏、促甲状腺激素缺乏和末梢组织对甲状腺激素不应症三大类。

**（三）临床表现**

临床表现以代谢率减低和交感神经兴奋性下降为主，病情轻的早期患者可以没有特异症状。典型患者畏寒、乏力、厌食、手足肿胀感、嗜睡、记忆力减退、少汗、关节疼痛、体重增加、便秘，女性月经紊乱，或者月经过多、不孕、黏液性水肿。

## 二、营养代谢特点

甲状腺功能低下时，基础代谢率降低，能量消耗减少；蛋白质的合成速率和分解速率均减低，通常处于正氮平衡状态；血浆胆固醇合成速度虽然不快，但是排出速度缓慢，因而容易出现高三酰甘油和高胆固醇血症，这在原发性甲减时更加明显。葡萄糖吸收延缓，糖异生过程受抑制，主要为葡萄糖—乳酸循环—丙氨酸循环。

甲状腺激素不足影响红细胞生成素的合成，而使骨髓造血功能减低，还有月经过多、铁吸收障碍等。缺碘可使甲状腺激素合成不足，从而反馈性抑制促甲状腺激素分泌，致使甲状腺增生肥大。

## 三、营养评价

营养治疗前应首先对患者进行营养评价，包括以下五项。

（1）膳食调查　患者可有厌食、饮食摄入减少史；详细询问进餐次数、膳食种类、摄入量及饮食习惯并评估营养素摄入情况。

（2）能量代谢测定　患者基础代谢率降低，能量消耗减少，可通过能量代谢测得静息能量消耗值。

（3）实验室检查　肝肾功能、血脂、维生素、微量元素、快速反应蛋白、24小时尿氮等。

（4）营养体格检查　患者可有表情呆滞、反应迟钝、声音嘶哑、听力障碍，面色苍白、颜面（或）眼睑水肿、唇厚舌大，皮肤干燥、粗糙、脱皮屑、毛发稀疏干燥、水肿等表现，少数患者可出现胫前黏液性水肿。

（5）人体测量　如身高、体重等，可进行人体成分分析测定。

## 四、医学营养治疗

### （一）治疗原则

#### 1. 能量及营养素供给

甲减患者由于基础能量消耗减少，可适当降低能量摄入，每日能量供给 25～35 kcal/kg 理想体重，具体结合患者的饮食史、静息能量消耗测定值而定。每日摄入蛋白质不低于60 g，以维持人体蛋白质平衡。每日脂肪供能量占总能量约25%，并限制富含胆固醇食物的摄入。适量增加食物碘摄入。贫血者应补充富含铁质食物，选用富含维生素 B₁₂、叶酸的食物。在平衡膳食的基础上增加钙和维生素 D 的供给量。忌食各种促甲状腺肿大的食物。

#### 2. 食物选择

（1）可选择食物　各类主食；各类富含蛋白质的食物，包括瘦肉、鸡蛋、牛奶、豆类及其制品等；富含维生素 C 的食物，包括西红柿、柿子椒、各种绿叶蔬菜、各种新鲜水果；富含叶酸的食物，包括动物内脏、绿色新鲜蔬菜、花生米、豆类及其制品；富含维生素 B₁₂的食物，包括动物的内脏和肉类、面粉、蛋黄等；富含钙的食物，包括牛奶及奶制品、瘦肉、豆制品等。富含碘食物，如海带、紫菜，碘强化食物如碘蛋或碘强化面包，调料类可以选用碘盐、碘酱油、蚝油、海虾酱等。

（2）禁忌食物　忌食各种促甲状腺肿大的食物，如卷心菜、白菜、油菜等食物内含有一定量促甲状腺肿大的物质。忌用辛辣食品，如辣椒、花椒等；忌用过于油腻食物，如肥肉、油煎油炸食物等。

**3. 烹调方法**

采用蒸、煮、氽、烩、炖、焖等。炒菜时应注意碘盐不宜直接放入沸油中，以免碘挥发而降低碘浓度。

**4. 餐次**

一日三餐。必要时加餐。

**（二）治疗方案**

**1. 肠外营养**

甲减患者多经口进食即可满足机体营养需要，无需肠外营养。

**2. 肠内营养**

甲减患者一般进食普通饮食即可。经口饮食摄入量不能满足机体营养需要的75%时，可增加口服营养补充剂。

**3. 膳食营养**

病例：患者女性，28岁，身高162cm，体重60kg，诊断为甲状腺功能减退症，轻体力活动，无其他并发症。

膳食医嘱：普通膳食

食谱举例

早餐：牛奶200g，馒头（面粉50g），拌豆皮黄瓜（豆皮15g，黄瓜100g）

午餐：米饭（大米75g），鸡片炒香芹（鸡肉75g，香芹200g），紫菜汤（干紫菜5g）

加餐：苹果100g

晚餐：花卷（面粉75g），海带汤（干海带10g），溜鱼片（草鱼75g），素炒荷兰豆200g

加餐：香蕉100g

烹调用油：25g；食盐：6g

该食谱总能量：1602kcal。其中蛋白质63.5g，供能占总能量15%；脂肪45.9g，供能占总能量25%；碳水化合物233.8g，供能占总能量60%。

# 第五节　高尿酸血症

## 一、概述

### （一）定义

高尿酸血症（hyperuicemia）是嘌呤代谢障碍引起的代谢性疾病。临床上分为原发性和继发性两大类，原发性高尿酸血症多由先天性嘌呤代谢异常所致，常与肥胖、糖脂代谢紊乱、动脉粥样硬化、冠心病和高血压等聚集发生，后者则由某些系统性疾病或者药物引起。

体温在37℃时，血中尿酸饱和度为420μmol/L（7mg/dl），如血尿酸长时间持续超过这个饱和点则称为高尿酸血症。

### （二）病因及发病机制

病因及发病机制不清。血尿酸水平的高低受种族、饮食习惯、区域、年龄及体表面积等多重因素影响。

正常人体内尿酸池平均为1200mg，每日产生约750mg，排出500～1000mg。正常人每日产生的尿酸与排泄的尿酸量维持在平衡状态，此时血尿酸保持稳定水平。如尿酸产生增加，或肾排泄尿酸不足即可产生高尿酸血症。尿酸生成增多主要由酶的缺陷所致，主要有磷酸核糖焦磷酸合成酶、磷酸核糖焦磷酸酰基转移酶、次黄嘌呤—鸟嘌呤磷酸核糖转移酶、黄嘌呤氧化酶等，其中前三种酶缺陷证实为X伴性连锁遗传。尿酸排泄障碍包括肾小球滤过减少、肾小管重吸收增多、肾小管分泌减少及尿酸盐（monosodium urate，MSU）结晶沉积。80%～90%的高尿酸血症具有尿酸排泄障碍，且以肾小管分泌减少最为重要。原发性高尿酸血症需建立在排除其他疾病基础之上；继发者则主要由于肾脏疾病致尿酸排泄减少，骨髓增生性疾病致尿酸生成增多，某些药物抑制尿酸的排泄等多种原因所致。

### （三）临床表现

高尿酸血症仅有波动性或持续性高尿酸血症，从血尿酸增高至症状出现的时间可长达数年至数十年，有些可终身不出现症状，但随年龄增长痛风的患病率增加，并与高尿酸血症的水平和持续时间有关。亦可出现急性痛风性关节炎期、慢性痛风性关节炎期等痛风临床表现。

## 二、营养代谢特点

过多能量、蛋白及嘌呤的摄入可通过腺苷三磷酸（ATP）分解加速。ATP分解可形成腺苷二磷酸、腺苷一磷酸、一磷酸次黄嘌呤核苷酸、一磷酸黄嘌呤核苷酸等，最后在黄嘌呤氧化酶作用下生成尿酸。有研究表明大量饮酒可使参与机体氧化还原反应的重要辅酶烟酰胺腺嘌呤二核苷酸（NADH）大量消耗，使ATP生成障碍，而加速其分解，使血尿酸升高。B族维生素和维生素C可促进组织沉积的尿酸盐溶解。

## 三、营养评价

营养治疗前应首先对患者进行营养评价，包括以下五项。

（1）实验室检查　定期监测尿酸水平，控制尿酸在正常范围；监测肝功能、血脂、尿素、肌酐、维生素、微量元素、快速反应蛋白、24小时尿氮等。

（2）膳食调查　详细询问进餐次数、膳食种类、摄入量及饮食习惯，评估营养素摄入情况。

（3）人体测量　身高、体重等，可进行人体成分分析测定。

（4）营养体格检查　单纯的高尿酸血症患者体格检查可无异常；高尿酸血症发展为痛风急性期患者可有关节的红、肿、热、痛和功能障碍，尤其第1趾跖关节常见。

（5）能量代谢测定　可通过能量代谢测得静息能量消耗值。

## 四、医学营养治疗

### （一）治疗原则

#### 1. 能量及营养素供给

限制总能量，以维持或达到理想体重为宜。超重的高尿酸血症患者，如欲减轻体重应循序渐进，切忌减得过快，促进急性痛风性关节炎的发作。能量给予按标准体重计算，25~30 kcal/（kg·d）。碳水化合物应充足，防止组织分解及产生酮体，占总能量的55%~65%。限制脂肪摄入，占总能量的25%，高脂肪导致肥胖，还影响尿酸排出。适宜量的蛋白质约1 g/（kg·d）。充足的维生素和矿物质，尤其应注意供给 B 族维生素及维生素 C 丰富的食物，摄入富含矿物质和维生素的蔬菜和水果。合并高血压或肾病，应限制钠盐摄入，钠盐2~5 g/d。控制高嘌呤食物的摄入。供给充足的水分，每日饮入不少于2000 ml，促使尿酸排出体外。

#### 2. 食物选择

（1）可选择食物　可进食嘌呤含量很少或不含嘌呤的食物，高尿酸血症但无痛风急性期症状可适量选用嘌呤含量较少的食物，具体见表12-5。

表12-5　三类食物中嘌呤含量

| 分类 | 嘌呤含量 | 举例 |
| --- | --- | --- |
| 第一类 | 很少或不含嘌呤的食物（每100 g 食物含嘌呤 <50 mg） | 油脂类，水果类，富强粉，精白米，南瓜，山芋，土豆，玉米，芹菜，黄瓜，茄子，卷心菜，西葫芦，甘蓝，莴苣，胡萝卜，苦瓜，番茄，萝卜，猪血，海蜇皮，海参，干果类，奶类，蛋类，咖啡，可可 |
| 第二类 | 嘌呤含量较少的食物（每100 g 食物含嘌呤 50~100 mg） | 粗粮，麦麸，麦片，芸豆，青豆，鲜豌豆，豆制品，菠菜，蘑菇，芦笋，菜花<br>大比目鱼，金枪鱼，鲑鱼，鲥鱼，鳕鱼，梭鱼，鳝鱼，虾蟹，牛肉，火腿，羊肉，鸡肉，鸭肉 |
| 第三类 | 嘌呤含量较高的食物（每100 g 食品含嘌呤 150~1000 mg） | 白带鱼，鲢鱼，鲱鱼，鲈鱼，鲭鱼，凤尾鱼，沙丁鱼，小鱼干，贝类，猪肝，牛肝，牛肾，猪小肠，脑，胰脏，浓肉汤，鸡汤，酵母粉 |

（2）禁忌食物　高尿酸血症伴有痛风急性期症状时，禁食第二类和第三类食物。忌用辛辣食品，如辣椒、花椒等；忌用过于油腻食物如肥肉、油煎油炸食物等。

#### 3. 烹调方法

采用蒸、煮、氽、烩、炖、焖等。

#### 4. 餐次

一日三餐。必要时加餐。

### （二）治疗方案

#### 1. 肠外营养

高尿酸血症患者多可经口进食即达到营养治疗作用，无需肠外营养。

#### 2. 肠内营养

若患者经口饮食摄入量不能满足机体营养需要75%时可增加口服营养补充剂。

**3. 膳食营养**

病例：患者女性，50岁，身高165 cm，体重80 kg，轻体力活动，查血尿酸水平为525 μmol/L，无其他并发症。

膳食医嘱：低嘌呤饮食

食谱举例

早餐：牛奶200 g，发糕（玉米面50 g），拌芹菜（芹菜50 g）

加餐：苹果100 g

午餐：二米饭（大米75 g，黑米25 g），里脊炒芥蓝（猪里脊50 g，芥蓝100 g），香菜拌茄子（香菜10 g，茄子100 g），西红柿蛋汤（西红柿50 g，鸡蛋25 g）

加餐：西瓜200 g

晚餐：馒头（面粉100 g），鸡腿50 g，素炒油麦菜（100 g），冬瓜汤（冬瓜100 g）

烹调用油：25 g；食盐：6 g

该食谱总能量：1637 kcal。其中蛋白质62 g，供能占总能量15.2%；脂肪47 g，供能占总能量25.8%；碳水化合物240 g，供能占总能量59.0%。

# 第六节 神经性厌食

## 一、概述

### （一）定义

神经性厌食症，是以节食造成食欲减退，体重减轻，甚至厌食为特征的进食障碍，同时也是患者自己有意造成的并极力维持这种状态的一种心理生理障碍，常引起营养不良，代谢和内分泌障碍及躯体功能紊乱。多见于青少年，发病年龄多在13~25岁，若不及时治疗，可导致严重的营养不良和极度衰竭。

### （二）病因及发病机制

病因迄今尚未完全弄清楚。患者的神经系统、消化系统及内分泌系统均无原发性器质改变。中枢神经系统与摄食有关的部位（下丘脑）是否存在着分子水平的变化，抑或完全是心因性障碍则都还不能肯定。目前多认为，神经性厌食的发病是生物学易感素质与社会及心理因素综合作用的结果。患者开始并非厌食，而是由一种病态心理所支配，为了追求苗条，担心肥胖，于是采用主动节食，或诱发呕吐，或服用泻药，或过度运动等方法导致体重下降过快，往往使体重降低至标准的25%以上，以致出现病态。

### （三）临床表现

明显的厌食是本病的首见症状，每日进食量较发病前减少2/3以上，患者消瘦，体重下降超过20%；由于长期的进食过少，患者可出现营养不良及低代谢症状，常因低血糖出现恶心、头晕、乏力，有时晕厥；因脂肪代谢障碍出现皮肤干燥、苍白、弹性差、皮下脂肪菲薄；因低蛋白血症出现皮肤水肿等极度营养不良表现；除此之外，还常伴有严重的内分泌功能紊乱，已有月经的女孩，可出现继发性闭经。多数病例尚能支持一般室内活动、能上学念书等，但容易疲乏无力，少数病例精神抑郁、反应淡漠，虽然已极度消瘦，但仍不思饮食。

## 二、营养代谢特点

饮食摄入的减少、体重（特别是瘦体质）的下降使基础能量消耗减少。长期饥饿使机体胰岛素水平下降，机体所需葡萄糖来自糖异生。由于脂肪酸不能被转化为葡萄糖，因此在肝脏和肾脏中进行的糖异生过程需要肌肉组织不断地提供氨基酸前体、脂肪组织提供的甘油，以及肌肉无氧糖酵解提供的乳酸盐。在整个氨基酸的糖异生中，氨基酸被转化为尿素排除，导致负氮平衡的出现，随后糖异生过程减慢，机体通过主动降低代谢速率和大脑逐渐适应利用酮体作为大部分的能量来源，使机体对葡萄糖的需要减少，肌肉分解下降。

## 三、营养评价

营养治疗前应首先对患者进行营养评价，包括以下五项。

（1）膳食调查 餐次、膳食种类、摄入量、烹调方法、饮食习惯。

（2）人体测量 身高、体重、围度、握力；可进行人体成分分析准确评估患者肌肉等身体组分情况。

（3）营养体格检查 严重者可有头发稀疏、皮肤干燥、苍白、弹性差、皮下脂肪菲薄等。

（4）实验室检查 肝肾功能、血糖血脂、电解质、血尿常规、维生素、微量元素、快速反应蛋白、24 小时尿氮等。

（5）能量代谢测定。

## 四、医学营养治疗

### （一）治疗原则

**1. 能量及营养素供给**

能量供给根据患者平日饮食能量和耐受情况而定，从低能量开始，逐渐递增，避免发生过度喂养综合征。蛋白质的供给也应逐渐增加，且以优质蛋白为主，蛋白质供能占能量的 15%～20%。脂肪占总能量比例不超过 30%，减轻胃肠不适。充足的维生素和矿物质。

**2. 食物选择**

（1）可选择食物 开始进食时饮食应以清淡、少油腻、易消化为主，主食可选择软馒头、花卷、软米饭等；富含蛋白质食物可选择鸡蛋、鸡瘦肉、鱼肉等；蔬菜可选择含膳食纤维较少如冬瓜、西葫芦等。

（2）禁忌食物 忌用辛辣食品，如辣椒、花椒等；忌用过于油腻食物如肥肉、油煎油炸食物等。避免选用胀气食物，如干豆、坚果、生萝卜等。

**3. 烹调方法**

采用蒸、煮、氽、炖、焖等。

**4. 餐次**

一日三餐，必要时加醋。由于患者长期不能正常进食造成胃肠蠕动减弱、消化酶活性受到抑制等原因，要注意循序渐进逐渐增加饮食量，以保证营养摄入量能满足机体需要。切勿操之过急，否则患者容易出现上腹饱胀感而停止进食。

**5. 其他**

可让患者记录营养摄入情况，内容应包括每日进食的时间、食物名称及量。纠正不良的进食行为，与患者协商制订食谱，最好有家庭其他成员参加，共同关爱患者，利于患者治疗。

### （二）治疗方案

**1. 肠外营养**

对于严重营养不良甚至危及生命者，可以采用肠外营养治疗。肠外营养给予量需根据患者的临床症状、生化指标及营养代谢状况、耐受情况综合考虑给予。但是肠外营养只适于短期使用，不能长期作为营养供给的唯一途径。应逐步过渡至肠外营养与肠内营养联合应用，并逐渐减少肠外营养供给量，增加肠内营养供给量，继而停用肠外营养，改为完全肠内营养。肠外营养治疗中除给予氨基酸、脂肪乳及碳水化合物三大供能营养物质外，还给予葡萄糖酸钙、微量元素、水溶性维生素、脂溶性维生素、格利福斯、硫酸镁、氯化钠和氯化钾等营养素，结合化验结果每日调整营养素和液体供给量。

**2. 肠内营养**

对于重度营养不良患者，进行经肠或经口营养治疗时应注意循序渐进，一次摄入过多可能发生过度喂养综合征，而带来极其不利的影响。经口饮食摄入量不能满足机体需要的75%时可增加口服营养补充剂（ONS）。

**3. 膳食营养**

患者若胃肠道耐受可，可完全经口摄入。

病例：患者女性，28 岁，身高 165 cm，体重 45 kg，轻体力活动，神经性厌食症，无其他并发症。

膳食医嘱：普通膳食

食谱举例

早餐：牛奶 200 g，面包（面粉 50 g），煮鸡蛋 50 g

加餐：苹果 100 g

午餐：软馒头（面粉 50 g），山药鱼片汤（鱼肉 50 g，鲜山药 50 g），素炒鸡毛菜（鸡毛菜 150 g）

加餐：香蕉 100 g

晚餐：软米饭（大米 50 g），小米粥（小米 25 g），素烧五彩丝（香菇丝 20 g，胡萝卜丝 10 g，香干丝 50 g，莴笋丝 150 g，玉兰片丝 20 g）

烹调用油：24 g；食盐：6 g

该食谱总能量：1410 kcal。其中蛋白质 54.0 g，供能占总能量 15.3%；脂肪 40.4 g，供能比总能量 25.8%；碳水化合物 201.6 g，供能占总能量 58.9%。

# 第七节　单纯性肥胖

## 一、概述

### （一）定义

肥胖症指体内脂肪堆积过多和（或）分布异常、体重增加，是遗传因素、环境因素等多种因素相互作用所引起的慢性代谢性疾病。无内分泌疾病或找不出引起肥胖的特殊病因的肥胖症为单纯性肥胖。单纯性肥胖占肥胖症总人数的 95% 以上。肥胖儿童中约 99% 以上属于单纯性肥胖。

目前临床常用界定肥胖标准：体内脂肪量占体重百分率男性超过 20%，女性超过 30%；体重指数超过 28 kg/m² ；实测体重超过标准体重［标准体重（cm）＝身高－105（成年男性）或（身高－100）×0.85（成年女性）或身高－100（身高不满 150 cm 者）］的 20% 以上。

### (二) 病因及发病机制

肥胖症是一种遗传因素、环境因素及生活方式（如社会、行为、文化、膳食、活动量和心理因素）等多因素引起的复杂疾病，不能简单地用单一因素来解释肥胖的病因。脂肪的积聚是由于摄入的能量超过消耗的能量，即多食或消耗减少，或两者兼有，均可引起肥胖。其中，进食过多、不良进食行为（如不吃早餐、经常吃快餐、进食速度快、喜吃零食、晚上进食等）、运动不足是肥胖发生的主要原因。另外，单纯性肥胖具有遗传倾向，肥胖者的基因可能存在多种变异或缺陷。遗传因素对肥胖形成的作用占 20% ~ 40%。

### (三) 临床表现

肥胖症可见于任何年龄，多有进食过多和（或）运动不足病史。常有肥胖家族史。轻度肥胖症多无症状。中重度肥胖症可引起气急、关节痛、肌肉酸痛、体力活动减少及焦虑、忧郁等。临床上肥胖症、血脂异常、脂肪肝、高血压、冠心病、糖耐量异常或糖尿病等疾病常同时发生，即代谢综合征。肥胖症及其一系列慢性伴随病、并发症严重影响患者健康、正常生活及工作能力和寿命。

## 二、营养代谢特点

正常人全身脂肪细胞数为 (25 ~ 50)×10⁹ 个，皮下脂肪细胞平均直径为 67 ~ 98 μm，每一个脂肪细胞含脂肪量约 0.6 μg。一般认为脂肪细胞数目的逐渐增多与年龄增长及脂肪堆积程度有关。很多儿童时期开始肥胖的人，成年后体内脂肪细胞的数目就会明显增多；而缓慢持续的肥胖则既有脂肪细胞的肥大又有脂肪细胞数量的增多，一个肥胖者的全身脂肪细胞可比正常人体内脂肪细胞增加 3 倍以上。

部分肥胖者会有空腹血浆胰岛素水平升高及餐后高胰岛素血症，而血糖正常，这可能是糖过量摄取的代偿反应。但随着病情发展而不能有效代偿时，便逐渐出现糖耐量下降、高胰岛素血症和高血糖，导致糖尿病的发生。肥胖者一般均具有较高的胰高血糖素水平，且肥胖程度越高胰高血糖素水平越高，可能是对葡萄糖耐受性障碍和高胰岛素血症的反应。

肥胖患者体内均存在不同程度的脂肪代谢紊乱，表现为脂肪合成过多、血清三酰甘油及胆固醇含量升高、对脂类的代谢能力减弱等。肥胖者体内多种参与脂代谢调节的激素或酶发生变化，如较低的生长激素水平、高胰岛素血症、低血浆脂蛋白酯酶活性等，将共同加重了体内脂代谢紊乱。并出现血浆游离脂肪酸浓度过高、胆汁代谢异常，易于发生胆石症、高血压、动脉粥样硬化和冠心病等。

肥胖患者蛋白质代谢基本正常。与正常体重的人相比，在进食低能量膳食时，不易促销负氮平衡，即蛋白质分解代谢率较低，这可能与肥胖患者机体脂肪库有关。

肥胖患者机体组织中，脂肪所占比重较大。由于脂肪组织含水量远远少于其他组织，因此，肥胖者全身含水量低于正常体重者。正常体重者含水量约为50%以上（细胞内水分占30%，细胞外水分占20%），而肥胖者仅为30%以下。

## 三、营养评价

营养治疗前应首先对患者进行营养评价，包括以下五项。

（1）膳食调查　餐次、膳食种类、摄入量、烹调方法、饮食习惯。

（2）人体测量　身高、体重、围度、握力，定期进行人体成分分析测定。

（3）营养体格检查。

（4）实验室检查　肝肾功能、血糖血脂、电解质、血尿常规、维生素、微量元素、快速反应蛋白、24小时尿氮等。

（5）能量代谢测定。

## 四、医学营养治疗

### （一）治疗原则

**1. 能量及营养素供给**

轻度肥胖的成年患者，每日能量减少125~250kcal，每月减重0.5~1.0kg；中度以上的成年肥胖者每日能量可减少500~1000kcal，每周减少体重0.5~1.0kg。减少能量应循序渐进，不能过快，每日能量不低于1000kcal。在限制能量的范围内，合理安排蛋白质、脂肪、碳水化合物的摄入量，保证矿物质和维生素的供给充足。蛋白质供热比占15%~20%或1.0g/（kg·d），优质蛋白占50%以上。减肥中不提倡完全素食。限制脂肪入量，供能比应低于30%，其中饱和脂肪应低于7%，控制烹调用油在10~20g/d。碳水化合物的摄入量可适当减少，一般占总能量的50%~55%，应以复杂碳水化合物为主。因受摄入量的能量限制，常常会出现维生素和矿物质摄入不足的问题，可选择富含维生素和矿物质的食物。

**2. 食物选择**

（1）可选择食物　各种主食均可选择，可增加粗粮如糙米、粗面摄入；富含蛋白质食物可选择各种瘦肉、鱼、豆、奶、蛋类。蔬菜可多选择黄绿色的蔬菜。

（2）禁忌食物　忌食油腻如纯肥肉、猪牛羊油、椰子油、棕榈油等，以及各类油炸、油煎的食品；忌食富含精制糖的各种糕点、饮料、零食和酒类。

**3. 烹调方法**

食物应以蒸、煮、炖、拌、卤、烩等少油烹调方法为主，以减少用油量。为了减少水在体内的潴留，同时应限制食盐、酱油、味精的摄入。忌食零食、甜食、饮料和酒。食盐摄入量不宜超过6g/d。

**4. 餐次**

一日三餐，一定要吃早餐。

**5. 其他**

进餐时不可看电视、阅读报纸等；吃饭细嚼慢咽，能够延长进餐时间，达到饱腹作用；控制饮食应结合运动减体重，提倡采用有氧中、低强度运动，如走路、骑车、爬山、打球、慢跑、跳舞、游泳等。

## (二) 治疗方案

### 1. 肠外营养

肥胖患者经口饮食治疗即可,不需肠外营养。

### 2. 肠内营养

对于不能经口进食者,可选择经鼻置胃管给予匀浆治疗。

### 3. 膳食营养

病例:患者女性,28 岁,身高 160 cm,体重 80 kg,肥胖体型,轻体力活动,无其他并发症。

膳食医嘱:普通膳食

食谱举例

早餐:低脂牛奶 200 g,馒头(标准粉 50 g),拌芹菜(芹菜 50 g),煮鸡蛋 50 g

加餐:柑橘 100 g

午餐:燕麦米饭(大米 50 g,燕麦 25 g),清蒸鱼(鲤鱼 100 g),砂锅白菜菌菇(白菜 200 g,菌菇 50 g)

晚餐:玉米面发糕(玉米面 75 g),黄瓜拌豆腐丝(黄瓜 125 g,豆腐丝 50 g),冬瓜汤(冬瓜 75 g)

加餐:苹果 100 g

烹调用油:20 g;食盐:6 g

该食谱总能量:1338 kcal。其中蛋白质 63.1 g,供能占总能量 19%;脂肪 40.1 g,供能占总能量 27%;碳水化合物 175.1 g,供能占总能量 54%。

(胡若梅 韩明明)

# 第十三章　循环系统疾病

循环系统疾病又称为心血管疾病，主要包括心脏、血管和调节血液循环的神经内分泌系统相关的疾病，其中尤以心脏病最多见，一般都是与动脉粥样硬化有关。心血管疾病是常见病，其发病受遗传因素和环境因素共同影响。外在环境如营养、饮酒、吸烟、体力活动及情绪等因素与心血管病关系密切，在各种外在环境因素中，营养因素的影响排在首位。

# 第一节　高　血　压

## 一、概述

### （一）定义

高血压是常见的心血管疾病，可分为原发性和继发性两大类。原发性高血压（primary hypertension）是以体循环动脉压升高为主要临床表现的心血管综合征，通常简称高血压。高血压定义为未使用降压药的情况下收缩压≥140 mmHg 和（或）舒张压≥90 mmHg。据血压水平，将高血压进一步分为 1～3 级，见表 13-1。继发性高血压是指由某些确定的疾病或病因引起的血压升高，约占所有高血压的 5%。原发性疾病治愈好后高血压症状就会消失。

表 13-1　血压水平分类及定义（单位 mmHg）

| 分类 | 收缩压 | | 舒张压 |
|---|---|---|---|
| 正常血压 | <120 | 和 | <80 |
| 正常高值血压 | 120～139 | 和（或） | 80～89 |
| 高血压 | ≥140 | 和（或） | ≥90 |
| 1 级高血压（轻度） | 140～159 | 和（或） | 90～99 |
| 2 级高血压（中度） | 160～179 | 和（或） | 100～109 |
| 3 级高血压（重度） | ≥180 | 和（或） | ≥110 |
| 单纯收缩期高血压 | ≥140 | 和 | <90 |

注：当收缩压和舒张压分属于不同分级时，以较高的级别作为标准。

### （二）病因

#### 1. 原发性高血压

原发性高血压的病因为多因素，尤其是遗传和环境因素交互作用的结果。与高血压发病的有关因素如下。

（1）遗传因素　高血压有明显的家族遗传性。父母均有高血压，子女发病概率达46%。约 60% 的高血压患者有家族史。

（2）环境因素　主要有饮食、精神应激及吸烟等。不同地区人群血压水平和高血压患病率与钠盐平均摄入量显著正相关。钾摄入量与血压呈负相关。高蛋白摄入属于升压因素。饮食中饱和脂肪酸或饱和脂肪酸/多不饱和脂肪酸比值较高也属于升压因素。饮酒量与血压也呈线性相关。脑力劳动者高血压患病率超过体力劳动者，从事精神紧张度高的工作人员发生高血压的可能性大。另外，吸烟也可使血压升高。

（3）其他因素　①体重：体重增加是血压升高的重要危险因素。腹型肥胖者更易发生高血压。②药物：服避孕药妇女血压升高发生率及程度与服药时间长短有关。麻黄素、肾上腺皮质激素、甘草等可使血压升高。③睡眠呼吸暂停低通气综合征。

**2. 继发性高血压**

继发性高血压的主要原发病包括：肾脏疾病、内分泌疾病、心血管疾病、颅脑病变及其他妊娠高血压、红细胞增多症、药物等。

**（三）发病机制**

**1. 神经机制**

各种因素作用于大脑皮质下神经中枢，进而释放去甲肾上腺素、肾上腺素、多巴胺、5-羟色胺、血管加压素等神经递质，使交感神经系统活性亢进，血浆儿茶酚胺浓度升高，阻力小动脉收缩增强而导致血压增高。

**2. 肾脏机制**

各种原因引起肾性水、钠潴留，增加心排血量，通过全身血流自身调节使外周血管阻力和血压升高，启动压力-利尿钠机制再将潴留的水、钠排泄出去。也可能通过排钠激素分泌释放增加，在排泄水、钠同时使外周血管阻力增高而使血压升高。

**3. 其他机制**

另外还有肾素-血管紧张素-醛固酮系统激活机制、血管机制、胰岛素抵抗机制等。

**（四）临床表现**

高血压的常见症状有头晕、头痛、颈项板紧、疲劳、心悸等，也可出现视力模糊、鼻出血等，典型的高血压头痛在血压下降后即可消失。突然发生的严重头晕与眩晕，要注意可能与脑血管病或降压过度、直立性低血压有关。还可出现胸闷、气短、心绞痛、多尿等受累器官的症状。

## 二、营养代谢特点

高血压患者多伴有肥胖，易出现糖耐量减低、高胰岛素血症、胰岛素受体缺陷，导致胰岛素抵抗及糖脂代谢异常。

## 三、营养评价

营养治疗前应首先对患者进行营养评价，内容如下。

（1）膳食调查　调查患者患病前后的饮食情况，包括餐次、膳食种类及摄入量、烹调方法、饮食习惯等，分析其饮食结构是否合理、能量及营养素摄入情况。

（2）人体测量　身高、体重、围度、握力等。

（3）营养体格检查　皮肤黏膜、眼睑改变，有无腹水或水肿等。

（4）实验室检查 肝肾功能、血糖、血脂、电解质、血尿常规、维生素、微量元素、前白蛋白、视黄醇结合蛋白、纤维连接蛋白、转铁蛋白、24小时尿氮等。

（5）人体成分分析 测定细胞内、外水分，蛋白质、骨骼肌含量等。

（6）代谢检测 通过间接能量消耗测定系统检测静息能量消耗及呼吸商，结合尿氮排出，分析蛋白质、脂肪、碳水化合物氧化率。

## 四、医学营养治疗

### （一）治疗原则

生活方式干预是高血压治疗的基础，营养治疗是其中的关键。限制总能量供给，避免肥胖。

**1. 营养治疗方式的选择**

主要是合理膳食营养。

**2. 能量和供能营养素的供给**

总能量可根据患者的理想体重，每千克给予 20～25 kcal，或每日能量摄入比平时减少500～1000 kcal（2.1～4.2 MJ）。能量减少可采取循序渐进的方式。膳食做到营养平衡，在能量限制的范围内，合理安排三大产能营养素的比例。每日蛋白质供给量为 1 g/（kg·d），其中植物蛋白应占 50%，最好用大豆蛋白，因其有降脂作用。适当增加单不饱和脂肪酸和多不饱和脂肪酸的摄入。

**3. 食物选择**

限钠。高血压患者可根据病情给予不同程度的限钠膳食。对大多数高血压患者，建议食盐控制在 2～5 g/d（即普通啤酒瓶盖去掉胶垫后，一平盖食盐约为 5 g），对血压较高或合并心衰者摄盐量应更严格限制，每日用盐量以 1～2 g 为宜。除食盐外，还要考虑其他钠的来源：包括用盐腌制的食物，如咸鱼、咸蛋、腊肉、酱菜等；食物本身所含的钠；加工时添加的钠，如味精、发酵粉、食用碱。要注意监测血钠水平，以调整食物搭配。

钾能对抗钠引起的高血压，补钾对高血压及正常血压者有降压作用。建议每日摄钾量为 90 mmol（相当于 3510 mg 钾）。在日常膳食中可增加富含钾的食物，如豆类、花生、土豆、西红柿，香蕉、枣、桃、橘子，瘦肉、鱼、禽肉类等。适当增加海产品摄入，如海带、紫菜、海鱼等。据研究报告，每日膳食钙摄入 800～1000 mg，可防止血压升高。奶和奶制品是钙的主要来源，其含钙量丰富，吸收率也高。发酵的酸奶更有利于钙的吸收。每日300～500 g 蔬菜和 200～400 g 水果，如芹菜、洋葱、大蒜、胡萝卜、花菜、黄花菜、龙须菜、西葫芦、茄子、西红柿、荠菜、莼菜、菠菜等蔬菜，山楂、西瓜、香蕉、柿子、苹果、桃、梨、橘子等水果，以保证摄入适量的膳食纤维，推荐每日 25～35 g。适当吃鱼，海鱼含有不饱和脂肪酸，可降低血浆胆固醇，还可延长血小板的凝聚，抑制血栓形成。

限制食用动物内脏、肥肉、鸡蛋黄、松花蛋等；减少辛辣有刺激性的调味品，以及浓咖啡和浓茶的摄入。

**4. 烹调方法**

注意采用少油的烹调方式，如蒸、煮、炖、汆、烩等方法，避免油煎、油炸等。

**5. 餐次**

一般正常每日三餐。

**6. 其他**

养成良好的饮食习惯，如定时定量、细嚼慢咽等。此外，还要进行适量的体力活动，如骑自行车、快步走等。戒烟、限酒。

### （二）治疗方案

膳食营养：按照上述营养治疗原则，科学合理选择和搭配各类食物。

病例：患者男性，48 岁，身高 170 cm，体重 85 kg，轻体力活动，高血压 5 年。

膳食医嘱：低脂低盐饮食

食谱举例

早餐：花卷（面粉 75 g），脱脂牛奶 200 g，黄豆拌菠菜（黄豆 25 g，菠菜 150 g）

午餐：米饭（大米 100 g），芹菜豆腐干（芹菜 150 g，豆腐干 50 g），肉丝海带汤（海带 50 g，肉丝 25 g）

加餐：苹果 200 g

晚餐：窝窝头（玉米面 100 g），清蒸平鱼（鱼 50 g），素炒小白菜（小白菜 200 g）

烹调用油：30 g；食盐：2 g

该食谱总能量 1851 kcal。其中蛋白质 73.7 g，供能占总能量 15.9%；脂肪 47.1 g，供能占总能量 22.9%；碳水化合物 274.1 g，供能占总能量 61.2%。

# 第二节　冠状动脉粥样硬化性心脏病

## 一、概述

### （一）定义

冠状动脉粥样硬化性心脏病（coronary atherosclerotic heart disease）指冠状动脉发生粥样硬化引起管腔狭窄或闭塞，导致心肌缺血缺氧而引起的心脏病，简称冠心病（coronary heart disease，CHD）。近年根据发病特点和治疗原则分为两类：慢性冠脉病也称慢性心肌缺血综合征和急性冠状动脉综合征。前者包括稳定型心绞痛、缺血性心肌病和隐匿性冠心病等；后者包括不稳定型心绞痛、非 ST 段抬高型心肌梗死和 ST 段抬高型心肌梗死。

### （二）病因

冠心病的发病与多种危险因素有关。

**1. 血压**

血压升高对冠心病发病的作用是连续增高的，血压正常偏高者与正常者相比，冠心病的发病危险显著增高，是冠心病发病的重要危险因素。

**2. 血清胆固醇水平**

血清总胆固醇或 LDL－C 增高是冠心病发病的另一危险因素。LDL 是导致冠状动脉粥样硬化的最重要的脂蛋白。冠心病的病理改变是动脉粥样硬化，硬化斑块从动脉壁上隆起，导致冠脉狭窄、心肌供血不足。高密度脂蛋白胆固醇水平过低也会促使冠心病的发病。HDL 可以将动脉壁泡沫细胞中的胆固醇带到肝脏，从而防止硬化斑块的形成，是冠心病的保护因素。因此 HDL－C 过低已被证明是冠心病的独立危险因素。

**3. 吸烟、超重、肥胖**

研究显示，吸烟者比不吸烟者冠心病发病的相对危险增加2.2倍，吸烟可引起冠状动脉痉挛，还可使血浆纤维蛋白原升高，促进血栓形成，增加动脉闭塞的危险。超重和肥胖也是冠心病的独立危险因素。其中以腹部肥胖为主的向心性肥胖对冠心病的发病危险性更大。

**4. 糖尿病**

糖尿病是冠心病的危险因素，糖尿病患者往往伴有一系列脂质代谢异常，使冠心病的危险大大增加。

**（三）发病机制**

当冠脉的供血与心肌的需血发生矛盾，冠脉血流不能满足心肌的需要时，就会引起心肌缺血缺氧。冠状动脉存在固定狭窄或部分闭塞的基础上发生需氧量增加时会引起心绞痛。在劳力、情绪激动、饱食等情况下，心脏负荷加重，心率加快、心肌耗氧量增加，而冠脉的供血不能相应增加以满足心肌需要时，即可引起心绞痛。不稳定粥样硬化斑块破裂或糜烂基础上血小板聚集、血栓形成、冠脉挛缩等导致急性或亚急性心肌供氧减少和缺血加重。若心肌严重的持续性缺血会导致心肌坏死。

**（四）临床表现**

稳定型心绞痛的临床症状主要表现为发作性胸痛。在胸骨体后，波及心前区，常放射至左肩、左臂内侧达无名指和小指，或至颈、咽或下颌部。呈压迫性、发闷或紧缩性，也可有烧灼感，但不像针刺或刀扎样锐性痛。偶伴濒死恐惧感。有些患者仅有胸闷不适而非痛。心绞痛常可有体力劳动或情绪激动诱发。饱食、寒冷、吸烟等亦可诱发。一般持续数分钟至十分钟，多为3~5分钟，很少超过半小时。在停止诱发因素后症状可缓解。舌下含服硝酸甘油等硝酸酯类药物也能在几分钟内缓解。

不稳定心绞痛患者胸部不适的症状和稳定型心绞痛相似，程度更重，持续时间更长，可达数十分钟，胸痛在休息时可发生。发作时常伴有新的相关症状，如恶心、出汗、呕吐、心悸或呼吸困难。休息或含服硝酸甘油症状不可完全缓解。

ST段抬高型心肌梗死的临床表现与梗死面积、部位、冠脉侧支循环有关。主要表现如下。①先兆症状：多数人在发病前一周内有先兆症状。表现为原有的心绞痛发作频繁或疼痛加剧，发作时间延长。以往无心绞痛者可突然出现频繁的心绞痛，休息或含硝酸甘油不能缓解。②疼痛：胸痛是发生心肌梗死时最突出的症状，表现为持久的胸骨后剧烈疼痛，可持续半小时至数小时以上，服硝酸甘油不能缓解；伴随疼痛常有烦躁不安、出汗、恐惧或有濒死感。③其他症状：下壁心肌梗死使横膈受刺激时可表现为剑突下或有上腹剧痛，伴有恶心、呕吐、腹胀等；大多数患者发病第二天起体温升高，约38℃，常于一周内恢复正常；心律失常；低血压和休克；心力衰竭等。

## 二、营养代谢特点

日常能量、脂肪及胆固醇摄入过量等营养问题与冠心病的发病密切相关。能量摄入过多，饮食脂肪摄入量与动脉粥样硬化的发病率和死亡率成正比，脂肪的过量摄入是导致冠心病发生的重要因素。冠心病的发病与高血压、肥胖、糖尿病、高脂血症等疾病密切相关。

因此与高血压、高脂血症等相关的营养因素，冠心病患者同样需要引起注意。

进食大量含高脂肪、高能量的食物后，血脂浓度突然升高，导致血黏稠度增加，血小板聚集性增高。在冠状动脉狭窄的基础上形成血栓，引起急性心肌梗死。吸烟和大量饮酒可通过诱发冠状动脉痉挛及心肌耗氧量增加而发生急性心肌梗死。

心肌组织根据缺血程度不同，发生相应的能量代谢变化：轻度缺血时，心肌细胞能量代谢无明显变化；中度缺血时，心肌细胞糖酵解加速，脂肪酸氧化代谢增强，葡萄糖的氧化磷酸化受到抑制；心肌组织严重缺血或无血流供应时，糖酵解产生的三磷酸腺苷（ATP）成为维持心肌细胞存活唯一的能量来源。中重度心肌缺血时，糖的氧化磷酸化和无氧酵解不匹配，脂肪酸氧化增强，导致游离脂肪酸堆积、细胞内出现酸中毒等代谢紊乱，引起心肌细胞损伤或死亡。心肌缺血早期发生的代谢改变使心肌收缩力降低、ATP 生成减少的同时，也降低了心肌对氧的需求，有助于保持缺血条件下心肌细胞的完整性。缺血后期，严重的细胞内酸中毒将会抑制催化糖酵解反应的酶活性，所以这一反应只在缺血早期发生。长时间的心肌缺血使细胞内 pH 值进一步下降，降低心肌细胞顺应性。由于细胞内酸中毒加剧，葡萄糖无氧酵解途径受到抑制，心肌细胞内乳酸、ATP 和磷酸肌酸含量减少。细胞内外离子浓度稳态被破坏，细胞内 $K^+$ 降低，$Na^+$、$Ca^{2+}$ 升高；细胞内 $Ca^{2+}$ 重分布，线粒体内 $Ca^{2+}$ 浓度增加，线粒体功能抑制；随后，心肌痉挛僵硬，收缩、舒张功能受损，最终导致心肌坏死。

## 三、营养评价

营养治疗前应首先对患者进行营养评价，内容如下。

（1）膳食调查　调查患者患病前后的饮食情况，包括餐次、膳食种类及摄入量、烹调方法、饮食习惯等，分析其饮食结构是否合理、能量及营养素摄入情况。

（2）人体测量　身高、体重、围度、握力等。

（3）营养体格检查　皮肤黏膜、眼睑改变等。

（4）实验室检查　肝肾功能、心肌酶、血糖、血脂、电解质、血钙镁磷、血尿常规、维生素、微量元素、前白蛋白、视黄醇结合蛋白、纤维连接蛋白、转铁蛋白、24 小时尿氮等。

（5）人体成分分析　测定细胞内、外水分，蛋白质、骨骼肌含量等。注意有心脏支架植入者禁忌。

（6）代谢检测　通过间接能量消耗测定系统检测静息能量消耗及呼吸商，结合尿氮排出，分析蛋白质、脂肪、碳水化合物氧化率。

## 四、医学营养治疗

### （一）治疗原则

根据患者营养评价结果及病情等，评估其代谢能力，制订合理营养治疗方案。在治疗过程中动态监测营养相关指标的变化。

**1. 营养治疗方式选择**

心绞痛、缺血性心肌病等以膳食治疗为主，经口摄入不足时加用 ONS。急性心肌梗死为心脏疾病严重类型，及时进行抢救是治疗成功的关键。其营养治疗应随病情轻重及病期早晚而改变。经口进食仍是首选，可加经口肠内营养补充。当患者进行机械通气辅助呼吸治疗时，需进行管饲肠内营养。必要时联用肠外营养。

**2. 能量和供能营养素的供给**

目标能量供给可参考 REE 测定结果，注意结合心脏功能，能量摄入不宜过高，以减轻心脏负担。一般目标能量为 20~30 kcal/（kg·d）。在疾病不同时期可根据营养评价结果进行调整，逐步达到目标量。如急性心肌梗死初期，以流质为主，每日能量 2.1~3.6 MJ（500~800 kcal）；病情好转后，改为低脂半流质，总能量 4.2~6.3 MJ（1000~1500 kcal）；病情稳定后，患者逐渐恢复活动，可逐渐增加食物或进软食达到目标量。蛋白质、脂肪、碳水化合物供能比例分别为 15%~20%、20%~30%、50%~65%。脂肪限制在 40 g/d 以内，伴有肥胖者应控制能量和碳水化合物。

**3. 食物选择**

流质饮食时，以米汤、藕粉等为主，不宜进食豆浆、牛奶等胀气流质；半流质饮食时，可选用鱼类、鸡蛋清、瘦肉末、碎嫩蔬菜及水果，面条、面片、馄饨、面包、米粉、粥、低脂奶等。病情稳定进食软食或普食，可适当选择瘦猪肉、去皮禽肉、新鲜淡水鱼及海鱼、牛奶、豆类及其制品，各种新鲜蔬菜水果。烹调油以植物油为主。

忌吃或少吃各种黄油面包、饼干、糕点、油条、油饼等多油食品，含钠盐罐头食品、香肠、咸肉、腊肉、咸鱼、熏鱼、腌制菜，奶油、汽水、啤酒、浓肉汤等，禁用刺激性调味品。

**4. 烹调方法**

以蒸、煮、炖、汆、烩烹调方式为主，避免油煎、油炸等。

**5. 餐次**

流质、半流质每日 5~6 餐。普食、软食一般为正常三餐，必要时可增加餐次。

**6. 其他**

规律进餐，定时定量，避免饱餐；膳食不宜过冷过热；保持大便通畅，排便不可用力过猛。

**（二）治疗方案**

**1. 肠外营养**

肠外营养治疗中除给予氨基酸、脂肪乳及碳水化合物三大供能营养物质外，还应注意葡萄糖酸钙、硫酸镁、格利福斯、微量元素、水溶性维生素、脂溶性维生素、氯化钠和氯化钾等营养素的供给，尤其注意控制液体量，结合化验结果每日调整营养素和液体供给量。

**2. 肠内营养**

经口补充营养制剂可选择整蛋白或短肽型配方，可根据心功能的状况来定。极少急性心肌梗死危重患者需要管饲营养，多为鼻胃管喂养，早期肠内供给仅维持肠道功能，肠外营养仍是主要营养供给途径。

**3. 膳食营养**

急性心肌梗死急性期 1~3 日，一般流质饮食；病情好转后可渐改为半流质饮食；病情稳定、恢复期，可进食软食、普食，增加食物种类及量的摄入，合理搭配各类食物。

病例：患者男性，68 岁，身高 170 cm，体重 70 kg，轻体力活动，急性心肌梗死第 5 日，进食半流质。

膳食医嘱：半流质

食谱举例

早餐：二米粥（大米 25 g，小米 25 g），蒸鸡蛋羹（鸡蛋 50 g）

加餐：藕粉 25，苹果泥 100 g

午餐：面汤（挂面 50 g），肉末西葫芦（西葫芦 100 g，瘦猪肉末 25 g），炒茄丝（茄子 100 g）

加餐：馄饨（面粉 25 g，瘦猪肉末 25 g）

晚餐：大米粥（大米 50 g），冬瓜鸡肉丸（冬瓜 150 g，鸡肉 30 g）

烹调用油：15 g；食盐：3 g

该食谱总能量 1149 kcal。其中蛋白质 42.9 g，供能比占总能量 15%；脂肪 26.3 g（20.6%）；碳水化合物 184.7 g（64.4%）

该患者急性心肌梗死进入恢复期，进食软食。

膳食医嘱：低盐低脂软食

食谱举例

早餐：花卷（面粉 75 g），豆浆 250 ml，鸡蛋 50 g，拌黄瓜 50 g

午餐：米饭（大米 100 g），鸡肉丸小白菜（鸡肉 25 g，小白菜 150 g），香菇油菜（香菇 50 g，油菜 100 g）

加餐：苹果 150 g

晚餐：白面发糕（面粉 75 g），豆腐烧大白菜（豆腐 50 g，大白菜 200 g），清蒸鱼（草鱼 50 g）

烹调用油：28 g；食盐：3 g

该食谱总能量 1569 kcal。其中蛋白质 63.6 g（16.2%），脂肪 45.6 g（26.1%），碳水化合物 227.1 g（57.7%）

# 第三节　心力衰竭

## 一、概述

### （一）定义

心力衰竭是由各种心脏结构或功能性疾病引起心肌收缩能力减弱，从而使心脏的血液输出量减少，不足以满足机体组织代谢的需要，并由此产生一系列症状和体征。主要表现为呼吸困难、体力活动受限和体液潴留。主要分为慢性心力衰竭和急性心力衰竭。

### （二）病因及发病机制

主要由原发性心肌损害和心脏长期容量和（或）压力负荷过重引起。缺血性心肌损害，如冠心病心肌缺血及心梗是引起心衰最常见的原因之一。心肌炎、心肌病及心肌代谢障碍性疾病引起的心肌损害均可导致心力衰竭。高血压、主动脉瓣狭窄、肺动脉高压和心脏瓣膜关闭不全、血液反流、慢性贫血、甲状腺功能亢进等可引起心脏压力负荷（后负荷）和容量负荷（前负荷）过重的疾病，均可导致心脏由心肌结构、功能发生改变，超过一定限度后而出现失代偿导致心力衰竭。

感染、心律失常、血容量增加、过度体力消耗或情绪激动等疾病可由基础心脏病的患者诱发心衰。

**（三）临床表现**

1. 慢性心力衰竭在临床上以左心衰竭较为常见，以肺循环淤血及心排血量降低为主要表现。主要表现为：

（1）不同程度的呼吸困难　劳力性呼吸困难，是左心衰最早出现的症状。随着心衰程度的加重，较少的活动量即可引起呼吸困难；当肺淤血达到一定程度时，患者不能平卧，以高枕卧位和半卧位甚至端坐位时呼吸困难可好转；夜间阵发性呼吸困难：患者入睡后可因憋气而惊醒，端坐休息后可缓解；急性肺水肿：是左心衰竭呼吸困难最严重的形式。

（2）咳嗽、咳痰、咯血　多为白色浆液性泡沫状痰，常于夜间发生。急性左心衰可见粉红色泡沫痰。

（3）器官、组织灌注不足引起的症状　乏力、疲倦、头晕、少尿及肾功能不全等症状。

2. 慢性右心衰竭以体循环淤血为主要表现。主要表现为消化道症状，腹胀、食欲不振、恶心、呕吐。劳力性呼吸困难也是右心衰的症状。

3. 急性心力衰竭主要表现为突发的严重的呼吸困难。呼吸急促，常在 30 ~ 40 次/分，常伴大汗、烦躁、面色灰白、咳粉红色泡沫痰，甚至发展到神志模糊及休克。

## 二、营养代谢特点

心力衰竭引起的营养问题主要表现为能量消耗增加，可能与交感神经系统的代偿性兴奋或呼吸困难有关。能量摄入不足、厌食是慢性充血性心力衰竭患者发生营养不良的主要原因，这与肠壁水肿致胃肠运动减弱、恶心及低钠饮食有关；肠壁水肿可致肠道营养吸收不良，能量储备减少；充血性心力衰竭患者的体力活动较少，致瘦体重减少。缺氧致血管舒缩功能长期失调，组织氧供不足、水钠潴留致全身组织水肿，使内脏蛋白合成减少。

## 三、营养评价

营养治疗前应首先对患者进行营养评价，内容如下。

（1）膳食调查　调查患者患病前后的饮食情况，包括餐次、膳食种类及摄入量、烹调方法、饮食习惯等，分析其饮食结构是否合理、能量及营养素摄入情况。

（2）人体测量　身高、体重、围度、握力。

（3）营养体格检查　皮肤黏膜、眼睑改变等。

（4）实验室检查　肝肾功能、心肌酶、血糖、血脂、电解质、血钙镁磷、血尿常规、维生素、微量元素、前白蛋白、视黄醇结合蛋白、纤维连接蛋白、转铁蛋白、24 小时尿氮等。

（5）人体成分分析　测定细胞内、外水分，蛋白质、骨骼肌含量等。注意有心脏支架植入者禁忌。

（6）代谢检测　通过间接能量消耗测定系统检测静息能量消耗及呼吸商，结合尿氮排出，分析蛋白质、脂肪、碳水化合物氧化率。

## 四、医学营养治疗

### （一）治疗原则

根据患者营养评价结果，判断其代谢能力，制订合理营养治疗方案。在治疗过程中动态监测营养相关指标的变化。

**1. 营养治疗方式选择**

膳食治疗是心力衰竭患者主要的营养治疗方法，经口膳食摄入不足可加用ONS。

**2. 能量和供能营养素的供给**

心力衰竭症状明显时膳食应以流质为主，总能量2.5 MJ（600 kcal）/d，全天蛋白质总量为25～30 g；待症状好转改为半流质，能量逐步增加到4.2～6.3 MJ（1000～1500 kcal）/d，蛋白质逐渐增加至40～50 g。病情稳定后，能量以维持体重或稍低于理想体重为宜，一般给予25～30 kcal/kg理想体重，蛋白质每日供给量宜为0.8 g/kg体重。脂肪摄入量应注意控制，宜为40～60 g/d。碳水化合物可按占总能量55%～65%供给，因其易于消化，在胃中停留时间短，排空快，可减少心脏受胃膨胀的压迫。

**3. 限制钠盐**

为预防和减轻水肿，应根据病情选用低盐、无盐或低钠膳食。低盐即要求烹调食盐2 g/d，或相当于酱油10 ml，每日副食含钠量应＜1500 mg；无盐即要求烹调不添加食盐及酱油，全天主副食含钠量＜700 mg；低钠即除烹调时不添加食盐及酱油外，应用含钠在100 mg以下的食物，全天主副食含钠量＜500 mg；大量利尿时，应适当增加食盐的量以预防低钠综合征。

**4. 限制水分**

心衰伴水肿，宜限制液体量不超过1000 ml/d；如果钠摄入量已减少，排出量增加，则不必严格限制液体摄入，可供给1500～2000 ml/d，以解除口渴感等症状。

**5. 食物选择**

碳水化合物宜选食含淀粉及多糖类食物，避免过多蔗糖及甜点心等。选择鲜嫩蔬菜、绿叶菜汁、山楂、草莓、香蕉、梨、橘子等以补充维生素，保护心肌功能，增强机体抵抗力；应注意补充钾及镁，因慢性心力衰竭均有继发性醛固酮增多症，使用排钾性利尿剂和洋地黄等，使胃肠道淤血、食欲减退、钾盐摄入量减少，故应选择富含钾的食物。禁忌浓茶、咖啡等及刺激性调味品。

**6. 烹调方法**

以煮、炖、汆、烩烹调方式为主，避免油煎、油炸等。必要时食物制作软、烂，以易于消化。

**7. 餐次**

流质、半流质每日5～6餐，软食、普食一般正常为每日三餐，必要时可调整餐次。

### （二）治疗方案

**1. 肠内营养**

ONS可选择整蛋白或短肽型配方，视心力衰竭程度而定。根据进食量，每次10～30 g，一日 3 次,粉剂每次可用 100~200ml 温水冲开服用或加入到流质或半流质混匀食用。

**2. 膳食营养**

心力衰竭严重时,可予以半流质饮食,随病情改善,过渡到软食、普食。

病例:患者男性,75 岁,身高 170 cm,体重 60 kg,轻体力活动,心力衰竭,心功能Ⅳ级。

膳食医嘱:半流质

食谱举例

早餐:大米粥(大米 50 g),鸡蛋羹 50 g

加餐:咸饭(大米 25 g,瘦猪肉末 25 g,胡萝卜 50 g)

午餐:面汤(挂面 50 g),肉末冬瓜(冬瓜 100 g,鸡肉 25 g)

加餐:馄饨(面粉 25 g,瘦猪肉末 15 g)

晚餐:小米粥(小米 50 g),西葫肉丝(西葫芦 100 g,猪肉 25 g)

加餐:香菇鸡丝面(挂面 25 g,鸡肉 25 g,菠菜 50 g)

烹调用油:20 g;食盐:2 g

该食谱总能量:1260 kcal。其中蛋白质 55.6 g,供能占总能量 17.7%;脂肪 32.2 g,供能占总能量 23%;碳水化合物 186.8 g,供能占总能量 59.3%。

(赵萍 肖慧娟 张锦香)

# 第十四章　呼吸系统疾病

呼吸系统包括呼吸道（鼻腔、咽、喉、气管、支气管）和肺两大部分。其主要功能是与外界进行气体交换，吸入 $O_2$，呼出 $CO_2$，以维持组织细胞正常代谢。营养是呼吸系统代谢的物质基础，呼吸系统正常生理功能的维持与营养物质在细胞内的代谢、转化密切相关。营养不良会对肺结构、弹性、功能产生不利影响。胚胎研究表明：营养不良可引起肺泡数目和肺表面积减少，使气体有效交换面积减小；营养不良可导致肺泡表面活性物质生成的减少，使肺机械力学发生改变；营养不良还可使呼吸肌萎缩，呼吸肌收缩力下降。此外，营养不良可损害肺的免疫防御功能，从而引发各种呼吸系统疾病。因此，营养治疗在呼吸系统疾病综合治疗过程中有着不可替代的作用。

# 第一节　慢性支气管炎

## 一、概述

### （一）定义

慢性支气管炎（chronic bronchitis）简称慢支，是气管、支气管黏膜及其周围组织的非特异性炎症。其多数是由病毒或细菌感染引起的，根据流行病学的调查，较常见的病毒为鼻病毒、合胞病毒、流感病毒及风疹病毒等，较常见的细菌为肺炎球菌、溶血性链球菌、葡萄球菌、流感杆菌、沙门菌属和白喉杆菌等。此外，吸烟、职业粉尘和化学物质、空气污染、免疫功能紊乱等也能引起支气管炎。临床上以咳嗽、咳痰为主要症状，或伴有喘息，每年发病持续 3 个月或更长时间，连续两年以上。

### （二）病因及发病机制

本病的病因尚不完全清楚，可能是多种环境因素与机体自身因素长期相互作用的结果。

**1. 吸烟**

吸烟为最重要的环境发病因素。吸烟者慢性支气管炎的患病率比不吸烟者高 2～8 倍。烟草中的焦油、尼古丁和氢氰酸等化学物质具有多种损伤效应，如：损伤气道上皮细胞和纤毛运动，使气道净化能力下降；促使支气管黏液腺和杯状细胞增生肥大，黏液分泌增多；刺激副交感神经而使支气管平滑肌收缩，气道阻力增加；使氧自由基产生增多，诱导中性粒细胞释放蛋白酶，破坏肺弹力纤维，诱发肺气肿形成等。

**2. 职业粉尘和化学物质**

接触职业粉尘及化学物质，如烟雾、变应原、工业废气及室内空气污染等，浓度过高或时间过长时，均可能促进慢性支气管炎发病。

**3. 空气污染**

大气中的有害气体如二氧化硫、二氧化氮、氯气等可损伤气道黏膜，使纤毛清除功能下降，黏液分泌增加，为细菌感染增加条件。

**4. 感染因素**

病毒、支原体、细菌等感染是慢性支气管炎发生发展的重要原因之一。病毒感染以流感病毒、鼻病毒、腺病毒和呼吸道合胞病毒为常见。细菌感染常继发于病毒感染，常见病原体为肺炎链球菌、流感嗜血杆菌、卡他莫拉菌和葡萄球菌等。这些感染因素同样造成气管、支气管黏膜的损伤和慢性炎症。

**5. 其他因素**

免疫功能紊乱、气道高反应性、年龄增大等机体因素和气候等环境因素均与慢性支气管炎的发生和发展有关。如老年人肾上腺皮质功能减退，细胞免疫功能下降，溶菌酶活性降低，从而容易造成呼吸道的反复感染。寒冷空气可以刺激腺体增加黏液分泌，纤毛运动减弱，黏膜血管收缩，局部血循环障碍，有利于继发感染。

**（三）临床表现**

缓慢起病，病程长，反复急性发作而病情加重。主要症状为咳嗽、咳痰，或伴有喘息。急性加重系指咳嗽、咳痰、喘息等症状突然加重。急性加重的主要原因是呼吸道感染，病原体可以是病毒、细菌、支原体和衣原体等。

（1）咳嗽一般以晨间咳嗽为主，睡眠时有阵咳或排痰。

（2）咳痰一般为白色黏液和浆液泡沫性，偶可带血。清晨排痰较多，起床后或体位变动可刺激排痰。

（3）喘息或气急喘息明显者常称为喘息性支气管炎，部分可能伴发支气管哮喘。若伴肺气肿时可表现为劳动或活动后气急。

## 二、营养代谢特点

慢性支气管炎的患者出现营养不良比例明显增多。由于长期的气道阻塞、过度通气、反复感染，以及炎性介质增加等引起机体内分泌紊乱，机体处于明显应激状态，能量消耗明显增加。同时由于低氧血症和（或）高碳酸血症，常导致电解质和消化吸收功能紊乱，影响营养物质的消化和吸收，加重了营养不良。

## 三、营养评价

（1）膳食调查　膳食习惯、膳食种类、摄入量、烹调方法、餐次、饮食习惯等。

（2）人体测量　身高、体重、围度、皮褶厚度、握力等。

（3）血细胞分析、肝肾功能、血糖血脂、电解质。

（4）食物不耐受。

## 四、医学营养治疗

**（一）治疗原则**

**1. 能量和营养素的供给**

（1）补充足够的蛋白质　因慢性支气管炎反复发作，患者蛋白质丢失较多，饮食中应供给充足的蛋白质食物，以满足机体的需要。每日需供给蛋白质 1~1.2 g/kg 为宜，当患者继发呼吸道感染，甚至呼吸衰竭时，将每日蛋白质供给量加至 1.2~1.5 g/kg，其中优质蛋白质不少于 1/2。大豆及其制品含有人体所需要的优质蛋白，可补充慢性支气管炎患者对蛋白质的需求。

（2）适当进食富含维生素 A 和维生素 C 丰富的食物　因维生素 A 对维持呼吸道上皮组织的正常功能、减轻咳嗽症状、增强免疫功能有一定的作用，应选用富含维生素 A 及胡萝卜素的食物，如蛋黄、动物肝肾及绿色蔬菜、胡萝卜、西红柿等。维生素 C 可保护支气管上皮细胞及降低毛细血管通透性，参与抗体形成，促进炎症好转，所以应多吃富含维生素 C 的新鲜蔬菜和水果。

（3）适当进食富含锌、铁、铜和钙的食物　锌缺乏会导致机体免疫功能受抑制，增加了对感染的易感性，其主要存在于海产品、动物内脏中；铁缺乏会影响免疫功能，导致贫血，其主要存在于动物肝脏、动物血、瘦肉、蛋黄、大豆、黑木耳等食物中；铜缺乏会使机体抗氧化能力下降，可导致支气管平滑肌收缩，其主要存在于鸡蛋、海产及坚果类食物中；钙缺乏会导致肺泡毛细血管和上皮细胞通透性增加，使感染易于扩散，其主要存在于奶及奶制品、豆类、虾皮、海带、坚果等食物中。

（4）饮水量　饮水有利于痰液稀释，保持呼吸道通畅。每日饮水量不少于 2000 ml。

**2. 食物选择**

（1）可选择食物　可适当进食蔬菜、水果和豆制品，如梨、柑橘、白萝卜、胡萝卜及绿叶蔬菜等清淡易消化的食物。可选择具有止咳、平喘、祛痰、温肺、健脾功效的食物，如白果、枇杷、柚子、山药、栗子、百合、海带、紫菜等。

（2）禁忌食物　忌寒凉食物，忌油炸及辛辣刺激食物，忌食海产品，如鱼、虾、鲑鱼、黄鱼、带鱼、鲥鱼、蟹。此外，还应忌酒。忌食过冷、过热或其他有刺激性的食物，可刺激气管黏膜，引起阵发性咳嗽。

**3. 餐次**

每日应以三餐为原则，可适当加餐水果使营养摄入均衡。

**4. 烹调方法**

可采用爆、炒、焖、烧、氽、炖、蒸、煮等烹调方法。忌炸、煎食物。调料宜清淡，忌食用辣椒、姜、葱、蒜等刺激性调味品。

**（二）营养治疗方案**

**1. 肠外营养**

肠外营养适用于不能正常进食、胃肠道功能弱等患者。慢性支气管炎患者胃肠功能正常，可不考虑肠外营养支持。若患者合并重症感染或其他重症疾病，可考虑肠外营养支持。

**2. 肠内营养**

慢性支气管炎患者胃肠功能正常，如患者摄入不足或不能摄入者，可考虑肠内营养支持。如患者胃肠功能许可，可选择整蛋白型营养制剂口服予以补充。

**3. 膳食营养**

病例：患者男性，50 岁，身高 175 cm，体重 60 kg，轻体力活动，慢性支气管炎，无其他合并症。

膳食医嘱：普通膳食

食谱举例

早餐：绿豆粥（绿豆25g，大米25g），馒头（面粉50g），煮鸡蛋（鸡蛋50g）

加餐：橘子100g

午餐：米饭（大米100g），清蒸丸子（瘦猪肉50g），醋溜白菜（大白菜200g），西红柿鸡蛋汤（西红柿50g，鸡蛋25g）

加餐：鸭梨100g

晚餐：米饭（大米100g），香菇菜心（鲜香菇25g，菜心200g），鸡片炒双色萝卜（鸡肉50g，白萝卜50g，胡萝卜50g），小白菜汤（小白菜50g，虾皮5g）

烹调用油：25g；食盐：6g

该食谱总能量：1629kcal。其中蛋白质67.6g，供能占总能量16.2%；脂肪45.3g，供能占总能量25.4%；碳水化合物237.6g，供能占总能量58.4%。

# 第二节　肺部感染性疾病

## 一、概述

### （一）定义及分类

肺炎（pneumonia）是指终末气道、肺泡和肺间质的炎症。其根据病原体种类分为：①细菌性肺炎，常见细菌有肺炎链球菌、葡萄球菌、嗜血流感杆菌等；②非典型病原体所致肺炎，如军团菌、支原体和衣原体等；③病毒性肺炎，常见病毒有呼吸道合胞病毒、流感病毒、副流感病毒、腺病毒等；④肺真菌病，如念珠菌、隐球菌、曲霉、肺孢子菌、毛霉等；⑤其他病原体，如立克次体、寄生虫、弓形体等；⑥理化因素，如胃酸吸入引起的化学性肺炎，放射性损伤引起的放射性肺炎等。是否发生肺炎取决于两个因素：宿主因素和病原体。如果宿主呼吸道局部和全身免疫防御系统损害，和（或）病原体数量多、毒力强即可发生肺炎。主要症状为发热、咳嗽、咳痰，或原有呼吸道症状加重，出现脓性痰或血性痰，伴或不伴胸痛，病变范围大者可有呼吸窘迫。

### （二）病因及发病机制

正常的呼吸道免疫防御机制（支气管内黏液—纤毛运载系统、肺泡巨噬细胞等细胞防御的完整性等）使气管隆突以下的呼吸道保持无菌。是否发生肺炎取决于两个因素：病原体和宿主因素。如果病原体数量多、毒力强和（或）宿主呼吸道局部和全身免疫防御系统损害，即可发生肺炎。病原体可通过下列途径引起社区获得性肺炎：①空气吸入；②血行播散；③邻近感染部位蔓延；④上呼吸道定植菌的误吸。医院获得性肺炎还可通过误吸胃肠道的定植菌（胃食管反流）和通过人工气道吸入环境中的致病菌引起。病原体直接抵达下呼吸道后，孳生繁殖，引起肺泡毛细血管充血、水肿，肺泡内纤维蛋白渗出及细胞浸润。除了金黄色葡萄球菌、铜绿假单胞菌和肺炎克雷伯杆菌等可引起肺组织的坏死性病变易形成空洞外，肺炎治愈后多不遗留瘢痕，肺的结构与功能均可恢复。

### （三）临床表现

细菌性肺炎的症状可轻可重，决定于病原体和宿主的状态。常见症状为咳嗽、咳痰，或原有呼吸道症状加重,并出现脓性痰或血性痰,伴或不伴胸痛。病变范围大者可有呼吸困难,呼吸窘迫。大多数患者有发热。早期肺部体征无明显异常,重症者可有呼吸频率增快,鼻翼扇动,发绀。肺实变时有典型的体征,如叩诊浊音、语颤增强和支气管呼吸音等,也可闻及湿性啰音。并发胸腔积液者,患侧胸部叩诊浊音,语颤减弱,呼吸音减弱。

## 二、营养代谢特点

(1)由于感染、摄入不足或吸收不良等原因造成患者营养不良,通常伴有矿物质和维生素的缺乏,尤其是锌、硒、钙、维生素 A、维生素 C 及 B 族维生素。缺锌会导致味觉及食欲下降、蛋白合成障碍、脂肪吸收受损;缺硒会降低组织及细胞抗氧化能力;缺钙会影响一些神经信号传导、激素合成与分泌。维生素 A 可延缓细胞角化,防止细胞发育障碍;维生素 C 参加体内氧化还原反应;一些 B 族维生素参与碳水化合物、脂肪和蛋白质的代谢。

(2)患者常处于高代谢状态,能量消耗增加,蛋白质分解代谢增强,加之食物摄入不足,蛋白质合成代谢减弱,易出现负氮平衡;体内脂肪动员和氧化分解增强,以供给高代谢所需能量,减少氮丢失,当脂肪储备耗尽时,蛋白质的丢失明显加快。

## 三、营养评价

(1)膳食调查 膳食种类、摄入量、烹调方法、餐次、饮食习惯等。

(2)人体测量 身高、体重、围度、皮褶厚度、握力等。

(3)代谢率检测。

(4)人体成分分析。

(5)血细胞分析、肝肾功能、血糖、血脂、电解质、总蛋白、白蛋白、前白蛋白、转铁蛋白、纤维结合蛋白、视黄醇结合蛋白等。

## 四、医学营养治疗

### (一)营养治疗原则

**1. 能量和营养素的需求**

(1)能量 可按"基础能量消耗(BEE)×应激系数×活动系数×体温系数"计算。应激系数可取 1.3 ~ 1.5;活动系数卧床为 1.2,轻度活动为 1.3,中度活动为 1.5,剧烈活动为 1.75;持续发热者体温每升高 1℃,BEE 约增加 13%。

(2)营养素 ①蛋白质:供给充足的蛋白质,以 1.0 ~ 1.2 g/(kg·d)为宜,其中优质蛋白比例保证在 1/2 以上,可给予蛋类、牛奶、瘦肉等,维持机体的生理功能,防止呼吸系统感染加重;②脂肪:适当限制脂肪的量,给予清淡易消化的食物;③碳水化合物:碳水化合物的摄入量应充足,以占总能量 50% ~ 60% 为宜;④维生素和矿物质:注意各种维生素尤其是维生素 A、维生素 C 及 B 族维生素等的补充。应食用富含矿物质的新鲜蔬菜和水果,以纠正水电解质紊乱。并且适当给予含锌丰富的贝壳类海产品、红色肉类及动物内脏;含硒丰富的大麦、鱼虾、动物肾脏、海藻、糙米等食物;含钙丰富的虾皮、奶制品等食物。⑤鼓励饮水,每日保证 2000 ml 以上。

**2. 食物选择**

(1)可选择食物 多选用富含优质蛋白的食物,如牛奶、瘦肉、蛋类及豆制品等;多吃富含维生素和微量元素的新鲜蔬菜和水果，如西红柿、黄瓜、菜花、丝瓜、冬瓜、猕猴桃、苹果、梨、西瓜、菠萝等。

（2）禁忌食物　禁食辛辣食物如胡椒、辣椒、大葱等刺激性食物，以免加重咳嗽、气喘等症状；忌油腻、生冷、富含膳食纤维及坚硬的食物；忌酒。

### 3. 餐次

每日应以三餐为原则，可适当加餐水果使营养摄入均衡。

### 4. 烹调方法

可采用爆、炒、焖、烧、汆、炖、蒸、煮等烹调方法。忌炸、煎食物。调料宜清淡，忌食用辣椒、姜、葱、蒜等刺激性调味品。

## （二）营养治疗方案

### 1. 肠外营养

肠外营养适用于不能正常进食、胃肠道功能弱等患者，肺炎患者胃肠功能正常，可不考虑肠外营养支持。若患者合并重症感染或其他重症疾病，可考虑肠外营养支持。

### 2. 肠内营养

肺炎患者胃肠功能正常，如患者摄入不足或不能摄入者，可考虑肠内营养支持。如患者胃肠功能许可，可选择整蛋白型营养制剂口服予以补充。

### 3. 膳食营养

病例：患者女性，45 岁，身高 165 cm，体重 60 kg，轻体力活动，肺炎，无其他合并症。

膳食医嘱：普通膳食

食谱举例

早餐：豆浆 250 ml，鸡蛋 50 g，花卷（标准粉 75 g）

加餐：鸭梨 100 g

午餐：米饭（大米 100 g），西芹肉片（西芹 100 g，瘦猪肉 25 g），西红柿牛腩（西红柿 100 g，牛肉 50 g）

加餐：橘子 100 g

晚餐：小米粥（小米 25 g），馒头（标准粉 75 g），白菜豆腐（白菜 250 g，豆腐 50 g）

加餐：牛奶 200 g

烹调用油：25 g；食盐：6 g

该食谱总能量：1658 kcal。蛋白质 65.9 g，供能占总能量 15.9%；脂肪 47.7 g，供能占总能量 25.9%；碳水化合物 240.1 g，供能占总能量 58.2%。

# 第三节　支气管哮喘

## 一、概述

## （一）定义

支气管哮喘（bronchial asthma）简称哮喘，是由多种细胞（如嗜酸粒细胞、肥大细胞、T 淋巴细胞、中性粒细胞、平滑肌细胞、气道上皮细胞等）和细胞组分参与的气道慢性炎症性疾病。主要特征包括气道慢性炎症，气道对多种刺激因素呈现的高反应性，广泛多变的可逆性气流受限，以及随病程延长而导致的一系列气道结构的改变，即气道重构。临床表现为反复发作的喘息、气急、胸闷或咳嗽等症状，常在夜间及凌晨发作或加重，多数患者可自行缓解或经治疗后缓解。根据全球和我国哮喘防治指南提供的资料，经过长期规范化治疗和管理，80%以上的患者可以达到哮喘的临床控制。

**（二）病因**

哮喘是一种复杂的、具有多基因遗传倾向的疾病。其发病具有家族集聚现象，亲缘关系越近，患病率越高。近年来，点阵单核苷酸多态性基因分型技术，也称全基因组关联研究（GWAS）的发展给哮喘的易感基因研究带来了革命性的突破。目前采用 GWAS 鉴定了多个哮喘易感基因位点，如 5q12，22，23，17q12 – 17，9q24 等。具有哮喘易感基因的人群发病与否受环境因素的影响较大，深入研究基因—环境相互作用将有助于揭示哮喘发病的遗传机制。

环境因素包括变应原性因素，如室内变应原（尘螨、家养宠物、蟑螂）、室外变应原（花粉、草粉）、职业性变应原（油漆、饲料、活性染料）、食物（鱼、虾、蛋类、牛奶）、药物（阿司匹林、抗生素）和非变应原性因素，如大气污染、吸烟、运动、肥胖等。

**（三）临床表现**

临床症状：典型症状为发作性伴有哮鸣音的呼气性呼吸困难。症状可在数分钟内发生，并持续数小时至数天，可经平喘药物治疗后缓解或自行缓解。夜间及凌晨发作或加重是哮喘的重要临床特征。有些患者尤其是青少年，其哮喘症状在运动时出现，称为运动性哮喘。此外，临床上还存在没有喘息症状的不典型哮喘，患者可表现为发作性咳嗽、胸闷或其他症状。对以咳嗽为唯一症状的不典型哮喘称为咳嗽变异性哮喘（cough variant asthma，CVA）。对以胸闷为唯一症状的不典型哮喘称为胸闷变异性哮喘（chest tightness variant asthma，CTVA）。

## 二、营养代谢特点

哮喘是一种消耗性疾病，对机体营养代谢产生以下影响。首先，哮喘发作时会导致机体缺氧，尤以对消化系统的影响最为显著，缺氧会使胃肠蠕动减慢，消化吸收功能减弱；其次，为缓解缺氧状态，体内红细胞和血红蛋白含量会代偿性增加升高，此时参与血红蛋白合成的铁会相对不足；再次，哮喘会导致肺过度通气，患者出汗增多，机体会出现失水症状。

## 三、营养评价

（1）膳食调查　膳食种类、摄入量、烹调方法、餐次、饮食习惯等。

（2）人体测量　身高、体重、围度、皮褶厚度、握力等。

（3）代谢率检测。

（4）血细胞分析、肝肾功能、血糖血脂、电解质、总蛋白、白蛋白、前白蛋白、转铁蛋白、纤维结合蛋白、视黄醇结合蛋白等。

（5）食物不耐受。

## 四、医学营养治疗

### （一）治疗原则

#### 1. 能量及营养素供给

首先应排除引起过敏的食物。哮喘常与食物过敏有关，特别是高蛋白质食物容易引起变态反应。过敏性体质者宜少食动物类食物，常见的致敏食物有牛奶、鸡蛋、鱼、虾、蟹等，一旦发现某种食物确实可诱发哮喘发病，应避免进食，且同一属性的食物常有共同的过敏源特性，可以发生交叉过敏。宜多食植物性蛋白，如豆类及豆制品等。饮食要保证各种营养素的充足和平衡，特别应增加抗氧化营养素如 β 胡萝卜素、维生素 C、维生素 E 及微量元素硒等。抗氧化营养素可以清除氧自由基，减少氧自由基对组织的损伤。在新鲜蔬菜及水果中含有丰富 β 胡萝卜素、维生素 C、维生素 E，海带、海蜇、大蒜中含较丰富的微量元素硒。

#### 2. 食物选择

（1）可选择食物　食用富含铁的食物，如动物肝脏、动物血、瘦肉、蛋黄、大豆、黑木耳等。经常吃食用菌类食物，如香菇中含香菇多糖，可以增强人体抵抗力，减少支气管哮喘的发作。

（2）禁忌食物　忌生冷、酒、辛辣等刺激性食物。婴儿慎用牛奶，牛奶含多种蛋白，以 β 乳球蛋白为最常见过敏原，如果是牛奶引发婴儿哮喘，可在 2 岁后谨慎地再次饮用。婴儿应以母乳为主，母乳中含分泌型免疫蛋白（SIgA）抗体，能增加呼吸道的抵抗力。此外，还可以饮用水解蛋白奶粉或不含牛奶蛋白和乳糖的奶粉，以减少过敏原的接触，预防哮喘的发作。

#### 3. 餐次

每日应以三餐为原则，若患者因哮喘而进食困难，可适当增加餐次。

#### 4. 烹调方法

可采用爆、炒、焖、烧、氽、炖、蒸、煮等烹调方法。忌炸、煎食物。调料宜清淡，忌食用辣椒、姜、葱、蒜等刺激性调味品。

### （二）治疗方案

#### 1. 肠外营养

肠外营养适用于不能正常进食、胃肠道功能弱等患者，哮喘患者胃肠功能正常，可不考虑肠外营养支持。若患者合并重症感染或其他重症疾病，可考虑肠外营养支持。

#### 2. 肠内营养

哮喘患者胃肠功能正常，如患者摄入不足或不能摄入者，可考虑肠内营养支持。如患者胃肠功能许可，可选择整蛋白型营养制剂口服予以补充。

#### 3. 膳食营养

病例：患者男性，50 岁，身高 175 cm，体重 60 kg，轻体力活动，支气管哮喘，无其他合并症。

膳食医嘱：半流质

（1）食谱举例，哮喘发作期参考食谱

早餐：牛奶200g，蛋糕（标准粉50g，鸡蛋25g）

午餐：肉末咸饭（大米75g，胡萝卜25g，黄瓜25g，瘦猪肉25g）

晚餐：面条（面粉100g），豆角卤（豆角100g，瘦猪肉50g）

加餐：豆浆250ml

烹调用油：20g；食盐：6g

该食谱总能量：1302kcal。其中蛋白质51.8g，供能占总能量15.9%；脂肪37.9g，供能占总能量26.2%；碳水化合物187.7g，供能占总能量57.9%。

（2）膳食医嘱：普食

食谱举例，哮喘缓解期参考食谱

早餐：豆浆250ml，花卷（标准粉75g），鸡蛋50g

加餐：苹果100g

午餐：米饭（大米100g），肉片豆角（豆角100g，瘦猪肉25g），油菜香菇肉片（油菜100g，鲜香菇25g，瘦猪肉25g）

加餐：橘子100g

晚餐：小米粥（小米25g），馒头（标准粉75g），白菜炒肉片（白菜250g，猪肉50g）

加餐：牛奶200g

烹调用油：25g；食盐：6g

该食谱总能量：1751kcal。其中蛋白质70.1g，供能占总能量15.5%；脂肪50.8g，供能占总能量26.2%；碳水化合物254.9g，供能占总能量58.3%。

# 第四节 慢性阻塞性肺疾病

## 一、概述

### （一）定义

慢性阻塞性肺疾病（chronic obstructive pulmonary disease，COPD）简称慢阻肺，是以持续气流受限为特征的疾病。其气流受限多呈进行性发展，与气道和肺组织对有害气体或有害颗粒的异常慢性炎症反应相关。当慢性支气管炎和肺气肿患者肺功能检查出现气流受限，并且不能完全可逆时，则诊断为COPD。急性加重和合并症影响患者整体疾病的严重程度。本病好发于中老年人，男女比例约为2:1，主要的致病因素有吸烟、感染、环境、遗传等，主要临床表现为慢性咳嗽、咳痰、气短和呼吸困难、喘息和胸闷，晚期患者有体重下降，食欲减退等，常合并慢性呼吸衰竭、自发性气胸、慢性肺源性心脏病等。

### （二）病因

本病的病因与慢性支气管炎相似，可能是多种环境因素与机体自身因素长期相互作用的结果。

### （三）临床表现

**1. 症状**

起病缓慢，病程较长。主要症状如下。

（1）慢性咳嗽随病程发展可终身不愈。常晨间咳嗽明显，夜间有阵咳或排痰。

（2）咳痰一般为白色黏液或浆液性泡沫性痰，偶可带血丝，清晨排痰较多。急性发作期痰量增多，可有脓性痰。

（3）气短或呼吸困难早期在较剧烈活动时出现，后逐渐加重，以致在日常活动甚至休息时也感到气短，是慢阻肺的标志性症状。

（4）喘息和胸闷，部分患者特别是重度患者或急性加重时出现喘息。

（5）其他晚期患者有体重下降，食欲减退等。

**2. 体征**

早期体征可无异常，随疾病进展出现以下体征。

（1）视诊胸廓前后径增大，肋间隙增宽，剑突下胸骨下角增宽，称为桶状胸。部分患者呼吸变浅，频率增快，严重者可有缩唇呼吸等。

（2）触诊双侧语颤减弱。

（3）叩诊肺部过清音，心浊音界缩小，肺下界和肝浊音界下降。

（4）听诊两肺呼吸音减弱，呼气期延长，部分患者可闻及湿性啰音和（或）干性啰音。

## 二、营养代谢特点

COPD 患者常伴有不同程度的营养不良，营养不良发生率达 20% ~ 60%，尤其以肺功能严重障碍者更为明显。COPD 发生明显营养不良者预后更差。COPD 患者发生营养不良的原因可能包括多方面综合因素，以往多偏向于认为主要是由于气促，焦虑及长期用药影响食欲和胃肠道功能，饮食习惯和食谱安排不当，以及因为呼吸衰竭、心力衰竭等合并症影响食物吸收、消化和利用，持续低氧，氧化酶活性降低，乳酸血症，疲劳等因素。目前则更重视能量消耗与摄入平衡失调（高代谢状态的结果）。COPD 患者发生营养不良的主要原因是机体营养需求相对不足。对 COPD 患者食谱调查发现，大多数患者每日的能量和蛋白质，均达到正常标准，因此营养不良并非由于摄入不足所致。研究发现 COPD 患者呼吸肌负荷增高和肺部慢性炎症导致能量消耗增加，致使患者在饮食正常状态时出现营养需求相对不足。

COPD 患者由于呼吸肌负荷增加，基础能量消耗（BEE）较正常人增高，尤其是病情较重，明显气道阻塞及消瘦（肌萎缩）的患者，为克服增高的气道阻力和呼吸肌活动效率低下，以保持适当的呼吸通气量，必然使呼吸肌能耗明显增加，即增加活动代谢消耗（AME）。另一方面 COPD 患者肺部慢性炎症，使能量消耗增加，亦使基础能量消耗（BEE）较正常人增高，而且慢性炎症和 BEE 增高使肌蛋白降解加速，肌肉发生萎缩，进一步加重消瘦和体重下降，导致蛋白质能量营养不良。而体重下降，呼吸肌萎缩与呼吸肌负荷增加，基础能量消耗增加相互影响，使 COPD 患者营养不良状态持续发展。

COPD 患者在长期病程中可能反复出现急性加剧，如急性呼吸道感染，甚至发生呼吸衰竭，此时日总能量消耗（TDE）必然大量增加，患者营养状态急剧恶化，直接影响病情预后，病情恢复缓慢甚至不能恢复。COPD 伴营养不良者发生急性加剧时死亡率明显高于营养状态正常者。此外，COPD 急性加剧经治疗而恢复的患者，若未能及时纠正营养不良状态，则体重难以恢复到发病前的水平。若反复急性发作则全身营养状态和体重呈阶梯性下降。全身各脏器功能障碍将日益加重，COPD 急性加剧更频繁发生，因此病情迅速恶化。

### 三、营养评价

（1）膳食调查　膳食种类、摄入量、烹调方法、餐次、饮食习惯等。

（2）人体测量　身高、体重、围度、皮褶厚度、握力等。

（3）代谢率检测。

（4）血细胞分析、肝肾功能、血糖血脂、电解质、总蛋白、白蛋白、前白蛋白、转铁蛋白、纤维结合蛋白、视黄醇结合蛋白等。

### 四、医学营养治疗

#### （一）治疗原则

COPD 稳定期的治疗应根据病情，制订长期有计划的分级治疗，并且与病员教育管理相结合。在早期阶段强调戒烟及避免其他环境污染因素的影响。

COPD 康复方案尚包括呼吸功能锻炼，以及营养支持治疗，以纠正常见的营养不良状态。希望通过治疗达到以下目的：①减轻症状，阻止病情发展；②缓解或阻止肺功能下降；③改善活动能力，提高生活质量；④降低死亡率。

**1. 能量和营养素供给**

（1）能量　据报道，COPD 患者 REE 应较正常人增加 15% ~ 20%，而且随着气道阻力的增高，机体 REE 的增加越明显。一般临床上对于病情稳定且营养状况良好的 COPD 患者，其能量需要量推荐按照 1.33 倍 Harris - Benedict 公式估算值供给，而营养不良或伴有呼吸衰竭的 COPD 患者，其能量需要量则按照 1.5 倍 Harris - Benedict 公式估算值供给。有条件的应采用间接测热法测定患者的实际静息能量消耗状况，并根据实际能量消耗情况决定每日的能量摄入量。对于肥胖的 COPD 患者，由于肥胖可增加患者的呼吸系统负担，损害呼吸功能，因此，此类患者应限制能量摄入，以控制患者体重，一般推荐按照 1.0 ~ 1.1 倍 Harris - Benedict 公式估算值供给能量。

（2）蛋白质　由于 COPD 患者蛋白质分解代谢亢进，故应给予充足的蛋白质，但应避免过度摄入蛋白质。过多的蛋白质摄入会增加呼气驱动力，使患者产生呼吸困难。蛋白质每日摄入量应为 1.0 ~ 1.5 g/kg，占全日总能量的 15% ~ 20%。当患者继发呼吸道感染，甚至呼吸衰竭时，将每日蛋白质供给量加至 1.5 ~ 2.0 g/kg。

（3）脂肪　脂肪相对于蛋白质和碳水化合物而言呼吸商较低，能减少体内 $CO_2$ 的产生，尤其是对有高碳酸血症及通气受限的患者有利。但脂肪过高会加重消化道负担，引发消化不良。对 COPD 稳定期的患者脂肪供能应占全日总能量的 20% ~ 30%，应激状态时可增加到 40% ~ 45%。适当给予中链脂肪酸，可减低蛋白质的氧化率和更新率，增加蛋白质的合成，产生节氮效应。

（4）碳水化合物　碳水化合物的呼吸商在三大营养物质中最高，在体内产生较多的 $CO_2$，对无明显通气受限或高碳酸血症的患者或需呼吸机支持的患者，无需对其进行严格限制，此时，碳水化合物可占总能量的 50% ~ 60%。反之，对于有严重通气功能障碍的患者特别是伴高碳酸血症或准备脱机的患者，过高的碳水化合物的摄入将引起 $CO_2$ 潴留，使呼吸困难症状加重，从而加剧呼吸衰竭，此时，碳水化合物供给量应在 40% 以下。

（5）维生素和矿物质　COPD 患者由于摄入不足和机体消耗增加，常存在各种维生素与矿物质的缺乏。故饮食中要供给富含此类营养素的食物。此外，钾、镁、磷对维持呼吸肌收缩很重要，应注意补充。

（6）水　COPD患者在急性期或伴有严重感染时常存在体液潴留，应注意液体摄入量，防止加重肺水肿。对患有肺源性心脏病的患者，更应严格控制入液量，以防进一步加重心肺负荷。若患者处于稳定期，应保证机体水分的摄入，以补充由于呼吸困难及急促而引起的水分丢失，并且可以稀释痰液，利于咳出。

（7）合并难治性气胸的营养治疗　难治性气胸是指经胸腔闭式引流持续负压吸引两周仍未愈合的气胸，须进行外科手术治疗，但因治疗创伤、费用较大，大部分采用内科保守治疗。COPD合并难治性气胸患者大多卧床，活动减少，肠蠕动减弱，同时缺氧导致胃肠消化吸收功能减退，经胃肠道进食不足。可通过静脉给予基础能量（约1000 kcal），总液量不宜太多，以免加重心脏负担；同时鼓励患者进食优质蛋白、易消化食物，能显著提高气胸治愈率，促进肺组织的修复和呼吸功能的恢复。

**2. 食物选择**

（1）可选择的食物　细软易消化的食物，如粥、面汤、馄饨、饺子；食用富含优质蛋白的食物，如牛奶、蛋羹、肉馅；食用新鲜蔬菜和水果，如果汁、菜汁等。

（2）禁忌的食物　油炸食品、荤腻食品，以及刺激性食物如辣椒、芥末、大葱等。

**3. 餐次**

每日应以三餐为原则，若患者因呼吸困难而影响进食，可适当增加餐次。

**4. 烹调要求**

可采用爆、炒、焖、烧、氽、炖、蒸、煮等烹调方法。忌炸、煎食物。调料宜清淡，忌食用辣椒、姜、葱、蒜等辛辣刺激性调味品。

### （二）治疗方案

**1. 肠外营养**

对于无法进行肠内营养或通过肠内营养不能满足营养需要的患者，可采用肠外营养治疗或肠内、肠外营养联合应用。肠外营养适用于不能正常进食、胃肠道功能弱等患者，COPD患者胃肠功能正常，可不考虑肠外营养支持。但患者若缺氧较重，胃肠功能差或合并重症感染或其他重症疾病，可考虑肠外营养支持。

**2. 肠内营养**

对于通过饮食无法满足机体能量和营养素需要的COPD患者，如果患者胃肠道功能基本正常，可通过鼻胃/肠管或经皮内镜下胃造瘘（PEG）/经皮内镜胃造瘘置入空肠导管（PEG－J）方式进行肠内喂养。根据患者具体情况可选择标准的整蛋白型肠内营养制剂或肺病专用型肠内营养制剂。

**3. 膳食营养**

病例：患者男性，50岁，身高175 cm，体重60 kg，轻体力活动，慢性支气管炎急性发作，无其他合并症。

膳食医嘱：普通膳食

食谱举例

（1）发作期　应以流质、半流质膳食为主，适当添加口服肠内营养制剂，以补充摄入不足部分。

（2）缓解期

早餐：牛奶200g，鸡蛋50g，面包（标准粉50g）

加餐：苹果100g

午餐：米饭（大米100g），肉丝炒黄瓜（黄瓜200g，瘦猪肉50g），小白菜汤（小白菜100g）

加餐：橘子100g

晚餐：鸡蛋面（标准粉100g，鸡蛋25g），鸡片油菜胡萝卜（鸡肉50g，油菜200g，胡萝卜50g）

烹调用油：25g；食盐：6g

该食谱总能量：1636kcal。其中蛋白质64.7g，供能占总能量15.8%；脂肪50.0g，供能占总能量27.8%；碳水化合物230.5g，供能占总能量56.4%。

# 第五节 急性呼吸窘迫综合征

## 一、概述

### （一）定义

急性呼吸窘迫综合征（acute respiratory distress syndrome，ARDS）是指由各种肺内和肺外致病因素所导致的急性弥漫性肺损伤和进而发展的急性呼吸衰竭。其主要病理特征是炎症导致的肺微血管通透性增高，肺泡腔渗出富含蛋白质的液体，进而导致肺水肿及透明膜形成，常伴肺泡出血。主要病理生理改变是肺容积减少、肺顺应性降低和严重通气/血流比例失调。临床表现为呼吸窘迫、顽固性低氧血症和呼吸衰竭，肺部影像学表现为双肺渗出性病变。

### （二）病因

引起ARDS的原因或危险因素很多，可以分为肺内因素（直接因素）和肺外因素（间接因素），但是这些直接和间接因素及其所引起的炎症反应、影像改变及病理生理反应常常相互重叠。ARDS常见危险因素有：肺炎、非肺源性感染中毒症、胃内容物吸入、大面积创伤、肺挫伤、胰腺炎、吸入性肺损伤、重度烧伤、非心源性休克、药物过量、输血相关急性肺损伤、肺血管炎、溺水等。

### （三）临床表现

ARDS大多数于原发病起病后72小时内发生，几乎不超过7日。除原发病的相应症状和体征外，最早出现的症状是呼吸增快，并呈进行性加重的呼吸困难、发绀，常伴有烦躁、焦虑、出汗等。其呼吸困难的特点是呼吸深快、费力，患者常感到胸廓紧束、严重憋气，即呼吸窘迫，不能用通常的吸氧疗法改善，亦不能用其他原发心肺疾病（如气胸、肺气肿、肺不张、肺炎、心力衰竭）解释。早期体征可无异常，或仅在双肺闻及少量细湿啰音；后期多可闻及水泡音，可有管状呼吸音。

## 二、营养代谢特点

急性呼吸窘迫综合征患者营养状态受基础疾病和急性肺损伤炎症程度的影响，亦受饮食和营养支持治疗措施的影响。急性呼吸窘迫综合征病情重，病程长，尤其入住 ICU 者常伴有严重营养不良。由于呼吸肌萎缩、功能减弱，往往导致呼吸机撤离困难，而且并发症发生率和死亡率均高。

急性呼吸窘迫综合征患者处于全身炎症性反应，蛋白质代谢呈高分解状态，各种炎症介质（前列腺素类和白介素）及细胞因子的作用导致高能量消耗，以及患者因进食困难能量摄入不足，使体内氮代谢成负平衡状态。ARDS 后期患者肌肉（包括呼吸肌）萎缩，肌力减弱；另一方面呼吸中枢通气驱动力亦下降，临床表现为呼吸困难加重，呼吸肌疲劳和衰竭（最大吸气压和最大呼气压降低），伴通气不足、呼吸衰竭。患者免疫功能障碍，表现为细胞介导免疫功能下降和抗体生成减少，增加感染并发症的机会。

急性呼吸衰竭患者碳水化合物代谢异常，表现为肝糖原异生。若饮食或营养支持治疗中补充过量碳水化合物，尤其使用糖皮质激素类药物，会出现高血糖症，并导致体内 $CO_2$ 产生过多。由于 $CO_2$ 需借呼吸排出，因此加重呼吸负荷和相应呼吸困难症状。

急性呼吸衰竭时，脂肪代谢成为过量能量需求的主要供应源，营养支持治疗时可能补充多量脂肪类物质。若患者处于多脏器衰竭或休克状态，则脂肪不能充分利用而在体内堆积形成脂肪肝等病变。

（1）能量消耗增加　REE 显著升高，可达 150% ~ 200%。

（2）蛋白质代谢增强　分解代谢加速，分解速率大于合成速率，呈负氮平衡，出现低白蛋白血症，瘦体组织含量降低；急性期蛋白合成增加，包括 C 反应蛋白、$\alpha_1$-抗胰蛋白酶、$\alpha_2$-巨球蛋白；血浆和组织细胞内氨基酸谱改变主要表现为支链氨基酸（BCAA）浓度下降，支链氨基酸/芳香族氨基酸（BCAA/AAA）比例失调，血浆精氨酸、谷氨酰胺浓度降低。

（3）碳水化合物代谢障碍　糖异生增加，血糖升高；葡萄糖直接氧化供能减少，无氧酵解增加；胰岛素受体缺乏，出现胰岛素抵抗，葡萄糖利用障碍。

（4）脂肪代谢增强　脂肪氧化、动员、分解增加，成为供能的主要物质，血游离脂肪酸（FFA）水平升高。

（5）维生素 A、维生素 C 需要量增加　维生素 A 对维持呼吸道上皮组织的正常功能、增强机体免疫功能有重要的作用。维生素 C 可保护支气管上皮细胞及减少毛细血管通透性，参与抗体形成，促进炎症好转。

（6）低磷、低镁及其他离子紊乱　铁、锌、硒等微量元素缺乏，抗氧化物质大量消耗。体内锌和铁的含量明显下降；锌的缺乏会使机体免疫功能受到抑制，增加对感染的易感性；铁的缺乏会影响机体对营养物质的代谢和有效利用。

## 三、营养评价

（1）膳食调查　膳食种类、摄入量、烹调方法、餐次、饮食习惯等。

（2）水摄入量。

（3）人体测量　身高、体重、围度、皮褶厚度、握力等。

（4）代谢率检测。

（5）血细胞分析、肝肾功能、血糖血脂、电解质、总蛋白、白蛋白、前白蛋白、转铁蛋白、纤维结合蛋白、视黄醇结合蛋白等。

## 四、医学营养治疗

### （一）治疗原则

营养治疗补充患者因进食困难和高分解代谢状态所致的能量不足和过度分解代谢所致的负氮平衡，防止营养不良发生，减少并发症，缩短病程，最终提高抢救成功率。

**1. 能量和营养素的需求**

碳水化合物能提供高能量，但摄入过多会通过代谢产生更多 $CO_2$，增加呼吸肌负荷，使急性呼吸窘迫综合征患者已出现的呼吸肌疲劳进一步加重。此外，亦促使脂肪在体内生成，因此碳水化合物的补充应控制在适当比例。

蛋白质在急性呼吸窘迫综合征的肺损伤修复中起重要作用，并改善机体免疫防御功能。研究资料显示，血清白蛋白含量与患者的死亡率呈负相关，但是蛋白质补充过量，可因蛋白质代谢产生的热效应，使呼吸储备功能差的患者通气障碍和气促症状加重。

实验研究发现，饮食适量补充脂肪、不饱和脂肪酸有利于肺表面活性物质的生成，但若营养支持中脂肪比例过高或肠道外营养静脉滴速过快，血黏度增高，红细胞膜被脂肪覆盖，甚至脂肪栓形成，影响气体弥散及运输，以及形成肺动脉高压。

根据每日所需总能量，合理安排碳水化合物、蛋白质和脂肪的比例，同时需要注意纠正水电解质平衡，以避免低钾、低钙和低磷所致呼吸肌力减退，并注意补充维生素和微量元素。此外，抗氧化剂（硒等）具有抑制急性呼吸窘迫综合征肺部炎症反应作用，亦可适量补充。

**2. 食物选择**

（1）可选择的食物　细软易消化的食物，如粥、面汤、肉泥、鱼丸、牛奶、果汁、菜汁等。

（2）禁忌食物　酒、辣椒、咖喱、胡椒、葱、蒜、韭菜、花椒等刺激性食物。

**3. 餐次**

每日应以三餐为原则，若患者因呼吸困难而影响进食，可适当增加餐次，不超过六餐为宜。

**4. 烹调要求**

可采用焖、烧、汆、炖、蒸、煮等烹调方法。忌炸、煎食物。调料宜清淡，忌食用辣椒、姜、胡椒、咖喱、葱、蒜等刺激性调味品。

### （二）治疗方案

**1. 肠外营养**

肠外营养适用于不能正常进食、胃肠道功能弱等患者。ARDS 患者由于胃肠道功能紊乱，应该使用 PN 方法来进行营养支持。

**2. 肠内营养**

有些专家在 PN 营养支持 ARDS 患者时，继续进行胃肠道补充营养。尽可能使一些营养物质与胃肠道接触，使胃肠道功能尽早利用。急性呼吸窘迫综合征患者，若胃肠功能正常，且能进食，则通过口服饮食进行营养支持，若胃肠功能正常但不能进食，则可通过鼻导管，鼻十二指肠导管，胃造口或肠造口，内镜置导管作管饲营养支持。患者若肠胃道功能障碍则可通过全肠外营养支持疗法。

**3. 膳食营养**

病例：患者男性，62岁，身高175 cm，体重75 kg，轻体力活动，ARDS缓解期，无其他合并症。

膳食医嘱：普通膳食

食谱举例

早餐：豆浆250 ml，花卷（面粉75 g），鸡蛋50 g

加餐：牛奶200 g，面包片（面粉25 g）

午餐：米饭（大米100 g），牛肉烩胡萝卜（胡萝卜100 g，牛肉50 g）

加餐：鸡蛋羹（鸡蛋50 g）

晚餐：水饺（面粉75 g，瘦猪肉25 g，白菜250 g）

全日烹调用油：25 g；食盐：6 g

全日总能量：1672 kcal。其中蛋白质64.4 g，供能占总能量15.4%；脂肪51.7 g，供能占总能量27.8%；碳水化合物238.2 g，供能占总能量56.8%。

# 第六节　呼吸衰竭

## 一、概述

### （一）定义

呼吸衰竭（respiratory failure）是指由各种原因导致的肺通气和（或）换气功能严重障碍，使静息状态下亦不能维持足够的气体交换，导致的低氧血症伴（或不伴）高碳酸血症，进而引起一系列病理生理变化和相应的临床表现的综合征。其临床表现无特异性，诊断标准为：在海平面、静息状态、呼吸空气的条件下，动脉血氧分压（$PaO_2$）＜60 mmHg，伴（或不伴）二氧化碳分压（$PaCO_2$）＞50 mmHg。急性呼吸衰竭和慢性呼吸衰竭急性发作的患者常需机械辅助通气。机械通气是利用机械装置（主要是呼吸机）来代替、控制或改变自主呼吸运动的一种通气方式，是呼吸功能不全患者重要治疗方法。这些患者因气管插管、气管切开或病情危重、神志不清等因素，大多不能进食，因此营养支持非常重要。

### （二）病因

完整的呼吸过程由相互衔接且同时进行的外呼吸、气体运输和内呼吸三个环节组成。参与外呼吸（即肺通气和肺换气）任何一个环节的严重病变都可导致呼吸衰竭。

**1. 气道阻塞性病变**

气管—支气管的炎症、痉挛、肿瘤、异物、纤维化瘢痕等均可引起气道阻塞。如慢阻肺、哮喘急性加重时可引起气道痉挛、炎性水肿、分泌物阻塞气道等，导致肺通气不足或通气/血流比例失调，发生缺氧和（或）$CO_2$潴留，甚至呼吸衰竭。

**2. 肺组织病变**

各种累及肺泡和（或）肺间质的病变，如肺炎、肺气肿、严重肺结核、弥漫性肺纤维化、肺水肿、硅沉着病等，均可使有效弥散面积减少、肺顺应性降低、通气/血流比例失调，导致缺氧或合并 $CO_2$ 潴留。

**3. 肺血管疾病**

肺栓塞、肺血管炎等可引起通气/血流比例失调，或部分静脉血未经氧合直接流入肺静脉，导致呼吸衰竭。

**4. 心脏疾病**

各种缺血性心脏疾病、严重心瓣膜疾病、心肌病、心包疾病、严重心律失常等均可导致通气和换气功能障碍，从而导致缺氧和（或） $CO_2$ 潴留。

**5. 胸廓与胸膜病变**

胸部外伤所致的连枷胸、严重的自发性或外伤性气胸、严重的脊柱畸形、大量胸腔积液、胸膜肥厚与粘连、强直性脊柱炎等，均可限制胸廓活动和肺扩张，导致通气不足及吸入气体分布不均，从而发生呼吸衰竭。

**6. 神经肌肉疾病**

脑血管疾病、颅脑外伤、脑炎及镇静催眠剂中毒可直接或间接抑制呼吸中枢。脊髓颈段或高位胸段损伤（肿瘤或外伤）、脊髓灰质炎、多发性神经炎、重症肌无力、有机磷中毒、破伤风及严重的钾代谢紊乱等均可累及呼吸肌，造成呼吸肌无力、疲劳、麻痹，因呼吸动力下降而发生肺通气不足。

## 二、营养代谢特点

机械辅助通气的患者由于常伴发热、感染等因素，机体多处于高分解代谢状态。

**1. 碳水化合物代谢**

应激导致体内肾上腺皮质激素、肾上腺素等分泌的增加，造成胰岛素相对分泌不足，使血糖升高，而组织细胞对葡萄糖的利用能力降低。

**2. 脂肪代谢**

当碳水化合物代谢发生障碍时，机体会优先分解脂肪作为主要能源，但此时体内脂肪分解和脂肪酸的利用率均低于正常水平。

**3. 蛋白质代谢**

组织和细胞对碳水化合物和脂肪利用降低，此时机体只有通过蛋白质不断分解，为重要脏器如大脑、心脏等提供必需的能量。

## 三、营养评价

（1）膳食调查　膳食种类、摄入量、烹调方法、餐次、饮食习惯等。

（2）水摄入量。

（3）人体测量　身高、体重、围度、皮褶厚度、握力等。

（4）血细胞分析、肝肾功能、血糖血脂、电解质、总蛋白、白蛋白、前白蛋白、转铁蛋白、纤维结合蛋白、视黄醇结合蛋白等。

## 四、医学营养治疗

### （一）治疗原则

机械通气患者由于常伴有发热、感染等因素，多处于高代谢负氮平衡状态。在此阶段，供能营养素的代谢发生了较大变化。在糖类代谢方面，由于应激状态导致体内肾上腺皮质激素、肾上腺素等分泌增加，造成胰岛素相对分泌不足，表现在患者血糖升高，而组织细胞对葡萄糖的利用能力降低；在脂肪代谢方面，当糖类代谢出现障碍时，机体本应优先分解脂肪作为主要能源，但事实上体内脂肪分解和细胞利用脂肪酸的过程均较正常情况有所降低，因此机体只有通过蛋白质不断分解，为重要脏器如大脑、心脏等提供必要的能量。

**1. 能量和营养素供给**

（1）能量　患者每日静息能量消耗（REE）=［基础能量消耗（BEE）+0.12×（T-37）+575］×4.184。其中 T 为患者体温。考虑到患者每日要满足因疾病（如剧烈的呛咳、寒战等）、常规护理、体检、胸部物理治疗及校正营养不良等产生的能量消耗需要，此值相当于患者 BEE 的 65%。因此，对于机械通气患者每日实际所需能量应为：实际所需能量（kJ/d）=［BEE+0.12×（T-37）+0.65×BEE+575］×4.184。由于机械通气患者常合并有严重的肺部感染、休克、多脏器功能衰竭等情况，其能量代谢较为复杂，不能单凭公式来确定能量需要量，而应在治疗过程中，根据氮平衡生化指标和测定结果，对能量供给量进行调整。

（2）蛋白质　供给充足的蛋白质，以 1.0～1.2g/（kg·d）为宜。其中优质蛋白比例保证在 1/2 以上，可给予蛋类、牛奶、瘦肉等，以提高机体的抗病能力，防止呼吸系统感染加剧。

（3）脂肪　适当限制脂肪的量，脂肪每日供给占总能量 25%～30% 为宜。

（4）碳水化合物　碳水化合物的摄入量应适当，以占总能量 50%～60% 为宜。

（5）维生素和矿物质　注意各种维生素尤其是维生素 A、维生素 C 及 B 族维生素等的补充。注意补充矿物质如铜、硒、锌、钙等。维生素 A 可维持肺泡细胞正常发育；维生素 C 参与体内氧化还原反应，防止肺泡细胞发生氧化应激反应；一些 B 族维生素参与营养物质的代谢；铜、硒缺乏，机体细胞易发生过氧化反应，锌缺乏会增加机体对感染的易感性，钙缺乏会导致肺泡毛细血管和上皮细胞通透性增加。

（6）保证充足的水分供给　机械通气使人体丢失大量水分，每日保证 2000ml 以上的液体摄入。

**2. 食物选择**

（1）可选择食物　细软易消化的食物，如牛奶、粥、面汤、肉泥、果汁、菜汁等。

（2）禁忌食物　辣椒、胡椒、咖喱、葱、蒜、韭菜、花椒等刺激性调味品。忌酒。

**3. 餐次**

每日应以三餐为原则，若患者因呼吸困难而影响进食，可适当增加餐次，不超过六餐为宜。

**4. 烹调要求**

可采用焖、烧、氽、炖、蒸、煮等烹调方法。忌炸、煎食物。调料宜清淡，忌食用辣椒、姜、胡椒、咖喱、葱、蒜等刺激性调味品。

### （二）治疗方案

**1. 肠外营养**

对于病情危重、胃肠道功能较差的患者，尤其是机械通气开始前几天，可以采用完全肠外营养治疗。

**2. 肠内营养**

只要患者胃肠道有功能，应首选肠内营养（经口或管饲）治疗，必要时配合肠外营养支持。对于呼吸机辅助通气的患者而言，提供适宜能量即可，营养过少不能满足机体生命活动的需要，营养过多会加重机体代谢负担。

**3. 膳食营养**

病例：患者女性，75岁，身高160cm，体重50kg，轻体力活动，呼吸衰竭，呼吸机状态。

膳食医嘱：普通膳食

食谱举例

早餐：豆浆200ml，花卷（面粉75g），鸡蛋50g

加餐：牛奶200g

午餐：米饭（大米100g），胡萝卜烩牛肉（胡萝卜100g，牛肉50g）

加餐：橘子汁（橘子100g）

晚餐：馄饨（面粉75g，瘦猪肉50g，虾仁50g，白菜200g）

烹调用油：20g；食盐：6g

该食谱总能量：1465kcal。其中蛋白质54.9g，供能占总能量15.3%；脂肪43.3g，供能占总能量26.7%；碳水化合物212.7g，供能占总能量58.0%。

# 第七节　乳　糜　胸

## 一、概述

### （一）定义

乳糜胸（chylothorax）是由于胸导管堵塞或破裂引起乳糜液积聚于胸腔而形成。其原因以损伤、结核、丝虫病、肿瘤最为常见。乳糜液含有比血浆更多的脂肪物质、丰富的淋巴细胞及相当数量的蛋白质、糖、酶和电解质。一旦胸导管破裂，大量的乳糜液外渗入胸膜腔内，必然引起两个严重的后果：一是富有营养的乳糜液大量损失必然引起机体的严重脱水、电解质紊乱、营养障碍，以及大量抗体和淋巴细胞的耗损，降低了机体的抵抗力；二是胸膜腔内大量乳糜液的积贮必然导致肺组织受压，纵隔向对侧移位及回心血流的大静脉受到部分梗阻，血流不畅，进一步加剧了体循环血容量的不足和心肺功能衰竭。

### （二）病因及发病机制

造成乳糜液外漏于胸腔内的病因：有外伤，如颈、胸部闭合或开放性损伤；阻塞，如淋巴瘤、转移癌、纵隔肉芽肿；先天性胸导管发育不全或形成瘘管。乳糜样胸水中，当脂肪含量4g/L时为真性乳糜胸，是与假性乳糜胸区别要点。

### (三) 临床表现

可有外伤或其他基础病史，可有胸痛、气短、心悸、发热等症状，积液多时呼吸困难，晚期有消瘦、乏力、口渴等症状。

## 二、营养代谢特点

乳糜液中含有大量的脂肪、胆固醇、蛋白质、脂溶性维生素、淋巴细胞、糖、酶、电解质和抗体等，其成分与血浆相似，90% 是水，约 8% 为固体，75% 的脂肪，经胸导管注入血液循环。一旦胸导管破裂，大量的乳糜液丢失外渗，必然引起患者脱水、营养障碍及免疫功能下降，如不及时诊断和治疗，患者会在短期内因全身营养消耗、衰竭而死亡。

## 三、营养评价

(1) 膳食调查 膳食种类、摄入量、烹调方法、餐次、饮食习惯等。

(2) 水摄入量。

(3) 人体测量 身高、体重、围度、皮褶厚度、握力等。

(4) 血细胞分析、肝肾功能、血糖血脂、电解质、总蛋白、白蛋白、前白蛋白、转铁蛋白、纤维结合蛋白、视黄醇结合蛋白等。

(5) 24 小时尿总氮和尿肌酐。

## 四、医学营养治疗

### (一) 治疗原则

**1. 能量及营养素供给**

以低脂、低钠、高蛋白及高碳水化合物饮食为原则，用中链三酰甘油 (MCT) 取代长链三酰甘油 (LCT) 作为能量的来源。研究表明，MCT 在肝内氧化代谢及转化速率和葡萄糖一样，其氧化场所位于线粒体内，跨越线粒体膜时不像 LCT 依赖肉毒碱作为载体，故氧化速度较 LCT 快，且经肠摄入的 MCT 不形成乳糜微粒，吸收后直接由静脉进入血流，减少乳糜液的同时减少患者体内脂肪的丢失。MCT 提供的能量至少占总能量的 20%，或占脂肪能量的 65%。进食要慢，可避免腹胀、恶心、腹泻等不良反应。但 MCT 在体内代谢较 LCT 更易氧化生成酮体，故应补充双糖，避免酮症发生。

**2. 食物选择**

(1) 可选择的食物 未加油脂的主食及点心、脱脂牛奶、咖啡、茶、果汁饮料、水果、蔬菜、豆制品、蛋清、蛋黄 (每周不超过 3 个)、精瘦肉、鱼、禽类 (用量每日不超过 150 g)，烹调用油以中链三酰甘油为宜。

(2) 禁忌食物 全脂乳、肥肉、油、鹅、鸭及加油脂的蛋糕。

**3. 餐次**

每日应以三餐为原则，可适当加餐水果使营养摄入均衡。

**4. 烹调要求**

可采用涮、蒸、煮等烹调方法。忌炸、煎、爆、炒食物。调料宜清淡，忌食用辣椒、姜、胡椒、葱、蒜、咖喱等刺激性调味品。

## （二）治疗方案

### 1. 肠外营养

肠外营养适用于不能正常进食、胃肠道功能弱等患者。乳糜胸患者胃肠功能正常，可不考虑肠外营养支持。若患者合并重症感染或其他重症疾病，可考虑肠外营养支持。

### 2. 肠内营养

乳糜胸患者胃肠功能正常，如患者摄入不足或不能摄入者，可考虑肠内营养支持。如患者胃肠功能许可，可选择整蛋白型营养制剂口服予以补充。

### 3. 膳食营养

病例：患者男性，65岁，身高175cm，体重75kg，轻体力活动，乳糜胸，无其他并发症。

膳食医嘱：普通膳食

食谱举例

早餐：红豆粥（红豆25g，大米25g），面包（面粉50g），煮鸡蛋（鸡蛋50g）

加餐：橘子100g

午餐：米饭（大米100g），素炒油麦菜（油麦菜200g），羊肉炖白萝卜（羊肉50g，白萝卜100g）

加餐：苹果100g

晚餐：米饭（大米100g），清蒸鱼（鲤鱼100g），醋溜大白菜（白菜200g），紫菜汤（干紫菜5g，虾皮5g）

加餐：牛奶200g

烹调用油：25g；食盐：6g

该食谱总能量：1793kcal。其中蛋白质71.1g，供能占总能量15.9%；脂肪52.5g，供能占总能量26.3%；碳水化合物258.9g，供能占总能量57.8%。

# 第八节　特发性肺纤维化

## 一、概述

### （一）定义

特发性肺纤维化（idiopathic pulmonary fibrosis，IPF）是一种慢性、进行性、纤维化性的间质性肺炎。肺脏间质组织由胶原蛋白、弹性素及蛋白糖类构成，当纤维母细胞受到化学性或物理性伤害时，会分泌胶原蛋白进行肺间质组织的修补，进而造成肺脏纤维化。其危险因素包括吸烟和环境暴露（如木尘、金属粉尘等），它还与病毒感染（如EB病毒）、遗传易感性相关。此病多于50岁以后发病，隐匿发病，主要表现为活动性呼吸困难，进行性加重，常伴干咳、乏力，全身症状不明显，很少发热。约半数患者发生杵状指（趾），疾病晚期可有明显发绀、右心功能不全和肺动脉高压。

### （二）病因及发病机制

迄今，有关IPF的病因还不清楚。危险因素包括吸烟和环境暴露（如金属粉尘、木尘等），吸烟指数超过20包/年，患IPF的危险性明显增加。还有研究提示了IPF与病毒感染

（如 EB 病毒）的关系，但是病毒感染在 IPF 发病中的确切作用不明确。IPF 常合并胃食管反流（gastroesophage – alreflux，GER），提示胃食管反流所致的微小吸入可能与 IPF 发病有关，但是两者之间的因果关系还不十分清楚。家族性 IPF 病例的报道提示 IPF 存在一定的遗传易感性，但是还未证实特定的遗传异常。

目前认为 IPF 起源于肺泡上皮反复发生微小损伤后的异常修复。反复的微小损伤导致肺泡上皮凋亡，上皮异常激活产生多种生长因子和趋化因子诱导固有成纤维细胞增生，趋化循环纤维细胞到肺脏损伤部位，刺激上皮基质转化（epithelial mesenchymal transition，EMT）和成纤维细胞分化为肌成纤维细胞，促进成纤维细胞和肌成纤维细胞灶的形成。肌成纤维细胞增生分泌过量细胞外基质（ECM），导致纤维瘢痕形成、蜂窝囊形成、肺结构破坏和功能丧失。

### （三）临床表现

主要表现为活动性呼吸困难，渐进性加重，常伴干咳。全身症状不明显，可以有不适、乏力和体重减轻等，但很少发热。75% 有吸烟史。约半数患者可见杵状指（趾），90% 的患者可在双肺基底部闻及吸气末细小的 Velcro 啰音。在疾病晚期可出现明显发绀、肺动脉高压和右心功能不全征象。

## 二、营养代谢特点

### 1. 营养摄入不足

由于缺氧和 $CO_2$ 潴留的影响，胃肠道黏膜缺氧加上 $CO_2$ 刺激，可引起严重的胃肠道功能障碍；抗生素、茶碱等药物对胃黏膜的刺激也影响营养物质的吸收。

### 2. 蛋白质、能量需要增加

由于通气不畅，患者用于呼吸的能量消耗增加；感染增加每日蛋白质及能量的需求，发热也会使患者处于高分解代谢状态，增加对能量和各种营养素的需求。

### 3. 能量代谢效率降低

缺氧会抑制三羧酸循环、氧化磷酸化作用和有关酶的活动，降低能量代谢效率，生成过多的乳酸和无机磷，进而引起代谢性酸中毒。

## 三、营养评价

（1）膳食调查 膳食种类、摄入量、烹调方法、餐次、饮食习惯等。

（2）人体测量 身高、体重、围度、皮褶厚度、握力等。

（3）血细胞分析、肝肾功能、血糖血脂、电解质、总蛋白、白蛋白、前白蛋白、转铁蛋白、纤维结合蛋白、视黄醇结合蛋白等。

## 四、医学营养治疗

### （一）治疗原则

### 1. 能量和营养素的需求

（1）蛋白质供能比例应在 15% ~ 20%，或每日 1.0 ~ 1.5 g/kg，增加优质蛋白的摄入量，比例应在 1/2 以上。

（2）由于脂肪的呼吸商最低，高脂饮食能相对减少 $CO_2$ 的产生，从而减少呼吸负荷，故宜适当提高脂肪比例。

（3）碳水化合物的呼吸商在三大营养物质中最高，其供应量不宜太高，以免加重患者的缺氧和 $CO_2$ 潴留的症状。

（4）增加维生素 A 和 β 胡萝卜素的摄入量。维生素 A 和 β 胡萝卜能维持呼吸道的完整性，促进黏膜表面抗体的生成。增加 B 族维生素的摄入，改善蛋白质代谢。补充足量的维生素 C，以减轻呼吸道感染症状。

（5）钙、磷、钾对维持呼吸肌收缩很重要。铜、铁、硒等具有抗氧化作用，可抑制肺部炎症反应，应注意补充。

**2. 食物选择**

（1）可选择食物　选用富含优质蛋白的食物，如牛奶、瘦肉、蛋类及豆制品等；可食用富含维生素的新鲜蔬菜和水果，如橘子、黄瓜、菜花、柚子、丝瓜、菠菜、猕猴桃、苹果、梨、桃等，并且适当给予含钙丰富的虾皮、奶制品等食物；含锌量丰富的贝壳类海产品、动物内脏及红色肉类；含硒丰富的大麦、糙米、鱼虾、芝麻等食物。

（2）禁忌食物　饮食清淡，忌过甜、过咸食物；忌油炸食物；禁食辛辣食物如胡椒、辣椒、大葱等刺激性食物；忌生冷食物；忌富含膳食纤维及坚硬的食物；忌酒。

**3. 餐次**

每日应以三餐为原则，可适当加餐水果使营养摄入均衡。

**4. 烹调要求**

可采用爆、汆、炖、蒸、炒、焖、烧、煮等烹调方法。忌炸、煎食物。调料宜清淡，忌食用辣椒、姜、葱、蒜等刺激性调味品。

**（二）治疗方案**

**1. 肠外营养**

肠外营养适用于不能正常进食、胃肠道功能弱等患者，特发性肺纤维化患者胃肠功能正常，可不考虑肠外营养支持。若患者合并重症感染或其他重症疾病，可考虑肠外营养支持。

**2. 肠内营养**

特发性肺纤维化患者胃肠功能正常，如患者摄入不足或不能摄入者，可考虑肠内营养支持。如患者胃肠功能许可，可选择整蛋白型营养制剂口服予以补充。

**3. 膳食营养**

病例：患者男性，68 岁，身高 165 cm，体重 65 kg，轻体力活动，特发性肺纤维化，无其他并发症。

膳食医嘱：普通膳食

食谱举例

早餐：牛奶 200 g，鸡蛋 50 g，面包（标准粉 75 g）

加餐：柚子 100 g

午餐：米饭（大米 100 g），黄瓜炒肉片（黄瓜 150 g，瘦猪肉 25 g），西红柿炒鸡蛋（西红柿 100 g，鸡蛋 50 g）

加餐：鸭梨 100 g

晚餐：小米粥（小米 25 g），馒头（标准粉 75 g），冬瓜丸子（冬瓜 250 g，瘦猪肉 50 g）

加餐：苹果汁（苹果 100 g）

烹调用油：20 g；食盐：6 g

该食谱总能量：1697 kcal。其中蛋白质 67.6 g，供能占总能量 15.7%；脂肪 47.1 g，供能占总能量 25.1%；碳水化合物 250.7 g，供能占总能量 59.2%。

（赵萍 施琳琳 常文露）

# 第十五章　泌尿系统疾病

## 第一节　概　述

泌尿系统是机体生成和排泄尿液的器官，由肾脏、输尿管、膀胱、尿道及其有关的神经血管组成。肾脏是维持机体内环境稳定的重要器官，它是代谢产物、多余水分和某些毒性物质的主要排泄场所，同时也具有吸收保留某些对机体有用物质的能力。当摄入食物后，体内要经过一系列化学变化，产生热量和各种可被吸收、利用的营养物质。肾脏在代谢过程中起到十分重要的作用。发生疾病或出现功能障碍时，患者的膳食营养成分应随肾功能减退程度而进行调整，使摄入的营养成分适应病肾的功能。膳食内容安排应根据患者病情及个体差异进行个体化处理，其目的是减轻肾脏负担，并适当发挥健存肾单位的生理功能，以维持患者的营养需要，增加抗病能力，使患者生理状态达到或接近正常并改善生活质量，延缓病情的发展或恶化。

泌尿系统疾病患者体内常出现各种营养素（包括水、电解质、蛋白质、脂肪、碳水化合物、维生素和某些微量元素等）代谢紊乱，其中水和各种电解质平衡失调及蛋白质代谢紊乱尤为突出。

### 一、水、电解质和酸碱平衡紊乱

如果患者有中、重度肾病或存在明显的低蛋白血症，则可能出现水钠潴留。如果患者存在明显的急、慢性肾功能不全，则可能出现各种水、电解质和酸碱平衡的失调。水失衡主要有水潴留或低血容量等，并常伴有钠代谢紊乱，多表现为钠潴留或低钠血症。低血容量主要与脱水、低血压、心脏功能不全等因素有关。钾代谢紊乱也十分常见，表现为高钾血症，有时也可表现为低钾血症。在酸碱平衡失调中多表现为代谢性酸中毒。

### 二、蛋白质代谢失调

蛋白质代谢失调一般表现为氮质血症，血清白蛋白、血和组织中必需氨基酸水平下降等。氮质血症主要与蛋白质分解增多、肾脏排出障碍等因素有关。蛋白质代谢失调以肾病综合征或急、慢性肾衰竭时表现尤为突出。

### 三、脂肪、碳水化合物和其他营养素代谢失调

患者糖代谢失调主要表现为胰高血糖素升高和糖耐量减低。肾病综合征或慢性肾功能衰竭的患者可伴有高胆固醇血症和/或高三酰甘油血症。血浆极低密度脂蛋白（VLDL）、脂蛋白 a（LPa）水平升高，高密度脂蛋白（HDL）水平则明显降低。某些维生素、微量元素

缺乏导致患者出现消化道症状、免疫功能降低、贫血加重等问题。

# 第二节 急性肾小球肾炎

## 一、概述

### (一) 定义

急性肾小球肾炎 (acute glomerulonephritis) 简称急性肾炎 (AGN), 是以急性肾炎综合征为主要临床表现的一组疾病。其特点为急性起病, 患者出现血尿、蛋白尿、水肿和高血压, 并可伴有一过性肾功能不全。其多见于链球菌感染后, 而其他细菌、病毒及寄生虫感染亦可引起。

### (二) 病因及发病机制

本病常因 β 溶血性链球菌 "致肾炎菌株" (常见为 A 组 12 型和 49 型等) 感染所致, 常见于上呼吸道感染 (多为扁桃体炎)、猩红热、皮肤感染 (多为脓疱疮) 等链球菌感染后。感染的严重程度与急性肾炎的发生和病变轻重并不完全一致。本病主要是由感染所诱发的免疫反应引起, 目前认为链球菌的致病抗原系胞质成分 (内链素, endostreptosin) 或分泌蛋白 (外毒素 B 及其酶原前体), 诱发免疫反应后可通过循环免疫复合物沉积于肾小球致病, 或种植于肾小球的抗原与循环中的特异抗体相结合形成原位免疫复合物而致病。自身免疫反应也可能参与了发病机制。遗传因素在肾小球疾病的易感性、疾病的严重性和治疗反应上发挥着重要作用。此外, 补体异常活化也参与了致病机制, 导致肾小球内皮及系膜细胞增生, 并可吸引中性粒细胞及单核细胞浸润, 导致肾脏病变。

### (三) 临床表现

急性肾炎多见于儿童, 男性多于女性。通常于前驱感染后 1～3 周 (平均 10 日左右) 起病, 潜伏期相当于致病抗原初次免疫后诱导机体产生免疫复合物所需的时间, 呼吸道感染者的潜伏期较皮肤感染者短。本病起病较急, 病情轻重不一, 轻者呈亚临床型 (仅有尿常规及血清 C3 异常); 典型者呈急性肾炎综合征表现, 重症者可发生急性肾衰竭。本病大多预后良好, 常可在数月内临床自愈, 但是部分患者也可遗留慢性肾脏病。

## 二、营养代谢特点

急性肾炎患者由于肾小球毛细血管襻淤滞, 钠与水潴留导致肾小球滤过率减低, 而肾小管无严重病变, 重吸收正常, 从而使水钠在体内大量潴留, 导致水肿, 表现为以水钠潴留为特点的营养代谢紊乱。患者可出现高血压、水肿、少尿及一过性血尿素氮、肌酐的升高。

## 三、营养评价

(1) 膳食调查 发病前后三天的膳食种类、摄入量、烹调方法、餐次、饮食习惯等。

(2) 水摄入量。

(3) 人体测量 身高、体重、围度、皮褶厚度、握力等。

（4）代谢率测定及人体成分分析。

（5）血细胞分析、肝肾功能、血糖血脂、电解质、总蛋白、白蛋白、前白蛋白、转铁蛋白、纤维结合蛋白、视黄醇结合蛋白等。

（6）24小时尿总氮和尿肌酐。

## 四、医学营养治疗

### （一）治疗原则

营养治疗主要是设法减轻肾脏负担，维持患者营养状况直至恢复健康。膳食控制根据病情轻重而有所不同。例如钾、钠摄入是根据血钾、血钠水平和临床症状如高血压、水肿程度等决定。

**1. 能量及营养素供给**

（1）蛋白质摄入量　视肾功能情况而定，如患者出现少尿，浮肿、高血压和氮质潴留，每日蛋白质应减少到20～40g，相当于内生性代谢氮，以减轻肾负担，避免非蛋白氮在体内积存。这种低蛋白饮食的使用不要超过7～10日。若长期使用低蛋白膳食，不仅对大脑皮质的兴奋及抑制过程不利，还会影响内分泌代谢及机体固有蛋白质的消耗；而足量蛋白质对肾脏再生、全身状况的恢复及高级神经活动的调节也是有利的。若尿素氮与肌酐清除率接近正常，则蛋白质每日供给量应为1g/kg。并采用蛋白质生物价值高的食物，如牛奶、鸡蛋、瘦肉、鱼等，以达到既减轻肾脏排泄氮质的负荷，又保证一定营养的目的，还可能促进非蛋白氮的利用，有利于减轻氮质血症。

（2）限制水、钠　有水肿及高血压患者应根据水肿程度及尿量决定水、盐摄入量。轻度水肿患者予低盐饮食（2～3g/d），食用低钠盐，适当降低饮水量即可；少尿及水肿严重者进无盐饮食，还应控制入水量，每日总入水量一般为前一日尿量加不显性失水量，为了调味可以用无盐酱油或糖、醋等。无盐酱油虽不含钠盐，但系用钾盐制成。肾功能差，出现少尿或无尿时，无盐酱油也应慎食。除此之外，还应避免高钠食品。

（3）限制高钾饮食　在急性肾炎出现"少尿"或"无尿"时，钾排出障碍，血液中钾含量增高，故膳食中应对含钾丰富的蔬菜、水果加以限制，如鲜蘑菇、香菇、红枣、贝类、蔬菜和橘子、香蕉等。

（4）其他　急性肾炎患者需卧床休息，每日供给能量不必过高，以25～30kcal/（kg·d）为宜。补充足量水溶性维生素，并应限制辛辣刺激性食品。

**2. 食物选择**

（1）可选择食物　宜用蛋白质生物价值较高的食物，如牛奶、鸡蛋、瘦肉、鱼等食物。

（2）禁忌食物　忌用高嘌呤食物及各类具有含氮浸出物的鸡汤、肉汤、鱼汤等。少尿或无尿、肾功能差时，避免使用含钾高的食物，如鲜蘑菇、香菇、红枣、贝类、蔬菜和橘子、香蕉、低钠盐等。

**3. 餐次**

每日应以三餐为原则，可适当加餐水果使营养摄入均衡。

**4. 烹调方法**

可采用爆、炒、焖、烧、氽、炖、蒸、煮等烹调方法。忌炸、煎食物。调料宜清淡，忌刺激性调味品。

### （二）营养治疗方案

#### 1. 肠外营养

肠外营养适用于不能正常进食、胃肠道功能弱等患者，急性肾小球肾炎患者胃肠功能正常，可不考虑肠外营养支持。若患者合并重症感染或其他重症疾病，可考虑肠外营养支持。

#### 2. 肠内营养

急性肾小球肾炎患者胃肠功能正常，如患者摄入不足或不能摄入者，可考虑肠内营养支持。如患者胃肠功能许可，可选择营养制剂口服予以补充。

#### 3. 膳食营养

病例：患者女性，55岁，身高160 cm，体重50 kg，轻体力活动，急性肾小球肾炎，无其他合并症。

膳食医嘱：低盐低蛋白膳食

食谱举例

早餐：大米粥（稻米25 g），馒头（麦淀粉25 g，标准粉50 g），煮鸡蛋（鸡蛋50 g）

加餐：苹果100 g

午餐：米饭（稻米100 g），西红柿牛腩（西红柿100 g，牛肉50 g）

晚餐：馒头（麦淀粉50 g，标准粉50 g），肉末卷心菜（卷心菜200 g，猪肉25 g）

加餐：牛奶（牛奶200 g）

烹调用油：30 g；食盐2 g

该食谱总能量：1719 kcal。蛋白质53.9 g，供能占总能量12.5%；脂肪49.7 g，供能占总能量26.0%；碳水化合物263.3 g，供能占总能量61.5%；钠2164.9 mg，钾731.4 mg，磷497.7 mg。

# 第三节　慢性肾小球肾炎

## 一、概述

### （一）定义

慢性肾小球肾炎（chronic glomerulonephritis，CGN）简称慢性肾炎，系指蛋白尿、血尿、高血压、水肿为基本临床表现，起病方式各有不同，病情迁延，病变缓慢进展，可有不同程度的肾功能减退，最终将发展为慢性肾衰竭的一组肾小球病。由于本组疾病的病理类型及病期不同，主要临床表现可各不相同，疾病表现呈多样化。

慢性肾炎可由多种病理类型引起，常见类型有系膜增生性肾小球肾炎（包括IgA和非IgA系膜增生性肾小球肾炎）、系膜毛细血管性肾小球肾炎、膜性肾病及局灶性节段性肾小球硬化等，其中少数非IgA系膜增生性肾小球肾炎可由毛细血管内增生性肾小球肾炎（临床上急性肾炎）转化而来。

病变进展至后期，所有上述不同类型病理变化均可转化为程度不等的肾小球硬化，相应肾单位的肾小管萎缩、肾间质纤维化。疾病晚期肾脏体积缩小、肾皮质变薄，病理类型均可转化为硬化性肾小球肾炎。

### （二）病因及发病机制

仅有少数慢性肾炎是由急性肾炎发展所致（直接迁延或临床痊愈若干年后再现）。慢性肾炎的病因、发病机制和病理类型不尽相同，但起始因素多为免疫介导炎症。导致病程慢性化的机制除免疫因素外，非免疫非炎症因素占有重要作用。

多数肾小球肾炎是免疫介导性炎症疾病。一般认为，免疫机制是肾小球病的始发机制，在此基础上炎症介质（如补体、细胞因子、活性氧等）的参与，最后导致肾小球损伤和产生临床症状。在慢性进展过程中也有非免疫非炎症机制参与。

遗传因素在肾小球肾炎的易感性、疾病的严重性和治疗反应上的重要性，近年来已受到广泛关注。此外，自身免疫导致或参与各种肾炎的证据也引起了广泛重视。

### （三）临床表现

慢性肾炎可发生于任何年龄，但以青中年为主，男性多见。其多数起病缓慢、隐袭。临床表现呈多样性，蛋白尿、血尿、高血压、水肿为其基本临床表现，可有不同程度肾功能减退，病情时轻时重、迁延、渐进性发展为慢性肾衰竭。早期患者可有乏力、疲倦、腰部疼痛、纳差；水肿可有可无，一般不严重。有的患者可无明显临床症状。实验室检查尿蛋白常在 $1 \sim 3\,g/d$，尿沉渣镜检红细胞可增多，可见管型。血压可正常或轻度升高。肾功能正常或轻度受损（肌酐清除率下降或轻度氮质血症），这种情况可持续数年，甚至数十年，肾功能逐渐恶化并出现相应的临床表现（有贫血、血压增高等），进入尿毒症期。有的患者除上述慢性肾炎的一般表现外，血压（特别是舒张压）持续性中等以上程度升高，患者可有眼底出血、渗出，甚至视乳头水肿，如血压控制不好，肾功能恶化较快，预后较差。另外，部分患者因感染、劳累呈急性发作，或用肾毒性药物后病情急剧恶化，经及时去除诱因和适当治疗后病情可一定程度缓解，但也可能由此而进入不可逆的慢性肾衰竭。多数慢性肾炎患者肾功能呈慢性渐进性损害，病理类型为决定肾功能进展快慢的重要因素（如系膜毛细血管性肾小球肾炎进展较快，膜性肾病进展常较慢），但也与是否合理治疗和是否有良好生活方式等相关。

## 二、营养代谢特点

慢性肾炎时血浆支链氨基酸水平降低，尤以缬氨酸为甚。可能是由于代谢性酸中毒使骨骼肌中的支链氨基酸的氧化增加所致。如果氨基酸代谢得到改善，将增加机体对尿素再利用，进而恢复正氮平衡，血尿素氮降低，血浆蛋白回升。慢性肾炎患者会因外周胰岛素抵抗和胰岛素分泌障碍而表现为糖耐量减低。

## 三、营养评价

（1）膳食调查　膳食种类、摄入量、烹调方法、餐次、饮食习惯等。

（2）水摄入量。

（3）人体测量　身高、体重、围度、皮褶厚度、握力、下肢水肿情况等。

（4）人体成分分析。

（5）血细胞分析、肝肾功能、血糖血脂、电解质、蛋白、白蛋白、前白蛋白、转铁蛋白、纤维结合蛋白、视黄醇结合蛋白等。

（6）24 小时尿总氮和尿肌酐。

## 四、医学营养治疗

### （一）治疗原则

营养治疗的目的是减轻肾脏负担，设法消除或减轻症状。因临床及病理分型较多，临床症状错综复杂，治疗主要依据患者肾功能水平，确定营养供给内容。肾功能损害尚不明显的轻型患者，膳食限制不必太严格，避免长期限制饮食造成体力减弱，抵抗力降低。

**1. 能量和营养素的供给**

（1）蛋白质摄入　根据肾功能减退程度决定蛋白质摄入量。如果患者肾功能正常，可适当放宽蛋白摄入量，但不宜超过 $1.0g/(kg \cdot d)$，以免加重因肾小球高滤过等因素所致的肾小球硬化。轻度肾功能减退者原则为 $0.6g/(kg \cdot d)$，以优质蛋白为主，适当辅以 α-酮酸或必需氨基酸，以补充体内必需氨基酸的不足。在低蛋白饮食时，可适当增加碳水化合物摄入，以达到机体能量需要，防止负氮平衡。

（2）能量供给　慢性肾炎患者由于限制蛋白质和脂肪的摄入，所以碳水化合物作为能量的主要来源，能量供给以 $35 \sim 40 kcal/(kg \cdot d)$ 为宜。碳水化合物宜多吃淀粉类、糖类食物，如麦淀粉、藕粉、山药、蜂蜜、白糖等。这些食物在体内代谢后，产生二氧化碳和水，不会增加肾脏负担。维生素应充分补充，注意补充 B 族维生素、维生素 A、维生素 C 和叶酸等。以进食低磷饮食为宜，多食水果及新鲜蔬菜。戒烟、戒酒、忌食辛辣刺激及油腻、煎炸、腌制食物。

（3）盐的摄入　具有高血压和水肿的患者应限制盐的摄入，建议每日摄入量不超过 3 g。减少食物中的盐量及盐高的调料，同时应忌食或少食各种咸菜及盐腌制食品。水肿明显者，每日控制食盐在 2 g 以下或给予短期无盐膳食，同时定期监测血钾、钠水平。血压恢复后，仍应以清淡食为主。

（4）脂肪摄入　高脂血症是促进肾脏病变进展的独立危险因素。慢性肾炎，尤其表现为大量蛋白尿的患者，极易出现脂质代谢紊乱，主要的代谢异常表现为富含三酰甘油的脂蛋白分解代谢障碍，从而导致含 ApoB 的脂蛋白如极低密度脂蛋白和低密度脂蛋白水平升高，而高密度脂蛋白则降低。因此，应限制饮食中脂肪摄入，尤其应限制含大量饱和脂肪酸的各类肉类的摄入，可以摄入一些富含多不饱和脂肪酸的食物。

（5）慢性肾小球肾炎急性发作　应按急性肾炎营养治疗原则处理。

（6）症状较轻者　如浮肿未加重，血压尚正常，血肌酐（Scr）轻度升高，内生肌酐清除率（Ccr）尚正常者，除减少活动，卧床休息外，应注意监测尿量、血尿素氮、血肌酐、内生肌酐清除率。食盐摄入量可同平时。进水量可稍增加，增加尿量，以利尿素排泄。蛋白质按照 $0.8g/(kg \cdot d)$ 供给。

（7）如 Scr、血尿素氮继续升高，Ccr 下降，应按照慢性肾衰竭处理　应限制蛋白质的摄入量，每日可摄入 30 ～ 34 g[$0.6 \sim 0.8g/(kg \cdot d)$]。应多采用牛奶、鸡蛋等高生物价优质蛋白。适当辅以 α-酮酸或肾病专用氨基酸（含 8 种必需氨基酸和组氨酸）治疗，以补充体内必需氨基酸的不足。每克蛋白质饮食中约含磷 15 mg，因此限制蛋白入量后即达到低磷饮食（少于 800 mg/d）的目的。低蛋白及低磷饮食可减轻肾小球高压、高灌注及高滤过状态，延缓肾小球硬化。在低蛋白饮食时，可适当增加碳水化合物的摄入量，以满足机体能量需要，防止负氮平衡。当患者肾功能明显减退时，则不要过分限制钠盐，以免血容量不足，加重肾功能减退。

**2. 食物选择**

（1）可选择食物　可选择麦淀粉、藕粉、山药、蜂蜜、白糖等碳水化合物。适量进食水果及新鲜蔬菜等低磷饮食。水量通常不必限制过于严格，可在水中加入西瓜皮、冬瓜皮、桂皮等同煮，借以利尿消肿。

肾功能不全早期时，可选用砂仁蒸鲫鱼等食物。可选用麦淀粉作为主食，减少生物价值较低的食物蛋白质，如粳米、面粉等。

（2）禁忌食物　存在高血压及水肿的患者应忌食各种咸菜及盐腌食物。在尿少或血钾高时，不宜进食西瓜、冬瓜、红豆等，以免引起高钾血症等。

**3. 餐次**

每日应以三餐为原则，可适当加餐水果使营养摄入均衡。

**4. 烹调方法**

可采用爆、炒、焖、烧、汆、炖、蒸、煮等烹调方法。忌炸、煎食物。调料宜清淡，忌食用刺激性调味品。

**（二）治疗方案**

**1. 肠外营养**

肠外营养适用于不能正常进食、胃肠道功能弱等患者。慢性肾小球肾炎患者胃肠功能正常，可不考虑肠外营养支持。若患者合并重症感染或其他重症疾病，可考虑肠外营养支持。

**2. 肠内营养**

慢性肾小球肾炎患者胃肠功能正常，如患者摄入不足或不能摄入者，可考虑肠内营养支持。如患者胃肠功能许可，可选择低蛋白型营养制剂口服予以补充。

**3. 膳食营养**

病例：患者，男，53岁，身高170 cm，体重70 kg，慢性肾小球肾炎病史3年，肾功能水平 BUN 6.8 mmol/L、Scr 82 μmol/L，UA398 μmol/L，尿蛋白（＋＋＋），双下肢水肿（＋），既往饮食史正常，高血压病史5年，平素血压控制在140/90 mmHg，否认其他慢性病史，平素轻体力活动。

膳食医嘱：低盐低蛋白饮食

食谱举例

早餐：牛奶200 ml，鸡蛋1个（50 g），麦淀粉花卷（麦淀粉75 g）

午餐：猪肉炒圆白菜（猪肉50 g，白菜250 g），米饭（大米100 g）

加餐：苹果1个（200 g）

晚餐：菠菜炒鸡肉片（鸡肉50 g，菠菜250 g），米饭（大米100 g）

烹调用油：25 g；食盐：2 g

该食谱总能量：1759 kcal。其中蛋白质53 g，供能占总能量12%；脂肪59 g，供能占总能量30%；碳水化合物254 g，供能占总能量58%。

# 第四节 肾病综合征

## 一、概述

### （一）定义

肾病综合征（nephrotic syndrome，NS）诊断标准是：

（1）尿蛋白大于 3.5 g/d；

（2）血浆白蛋白低于 30 g/L；

（3）水肿；

（4）血脂升高。

其中（1）（2）两项为诊断所必需。

### （二）病因及发病机制

肾脏是血液的净化器，人体血液中的代谢物质等杂质需要通过肾小球滤过膜予以清除，最终通过尿液排出体外。此滤过膜对蛋白质过滤起屏障作用。肾病综合征时，此屏障作用受损，蛋白质滤出增加，因而出现蛋白尿。尿中大量丧失蛋白质使血浆蛋白降低，血浆胶体渗透压下降，改变了毛细血管内与组织间液体交换的平衡，水潴留在组织间隙内形成水肿。由于有效血容量减少，促进肾素–血管紧张素–醛固酮系统分泌增加，引起水钠潴留。另外，因肾血流量减少使肾小球滤过率下降也促使水肿发生。持久大量蛋白尿，使血浆蛋白特别是白蛋白浓度降低，可出现白蛋白、球蛋白比例倒置。患者常伴有营养不良，一般呈负氮平衡。

### （三）临床表现

#### 1. 大量蛋白尿

在正常生理情况下，肾小球滤过膜具有分子屏障及电荷屏障作用，当这些屏障作用受损时，致使原尿中蛋白含量增多，当其增多明显超过近曲小管重吸收量时，形成大量蛋白尿。在此基础上，凡增加肾小球内压力及导致高灌注、高滤过的因素（如高血压、高蛋白饮食或大量输注血浆蛋白）均可加重尿蛋白的排出。

#### 2. 血浆蛋白变化

NS 时大量白蛋白从尿中丢失，促进白蛋白肝脏代偿性合成增加，同时由于近端肾小管摄取滤过蛋白增多，也使肾小管分解蛋白增加。当肝脏白蛋白合成增加不足以克服丢失和分解时，则出现低蛋白血症。此外，NS 患者因胃肠道黏膜水肿导致饮食减退、蛋白质摄入不足、吸收不良或丢失，也是加重低白蛋白血症的原因。除血浆白蛋白减少外，血浆的某些免疫球蛋白（如 IgG）和补体成分、抗凝及纤溶因子、金属结合蛋白及内分泌素结合蛋白也可减少，尤其是肾小球病理损伤严重、大量蛋白尿和非选择性蛋白尿时更为显著。患者易产生感染、高凝、微量元素缺乏、内分泌紊乱和免疫功能低下等并发症。

#### 3. 水肿

NS 时低蛋白血症、血浆胶体渗透压下降，使水分从血管腔内进入组织间隙，是造成 NS 水肿的基本原因。

**4. 高脂血症**

高胆固醇和（或）高三酰甘油血症、血清中 LDL、VLDL 和脂蛋白 a 浓度增加，常与低蛋白血症并存。其发生机制与肝脏合成脂蛋白增加和脂蛋白分解减弱相关，目前认为后者可能是高脂血症更为重要的原因。

## 二、营养代谢特点

肾病综合征患者之所以出现营养代谢变化是基于该病所特有的病理生理学变化。作为 NS 营养代谢变化的病理生理学基础包括：①大量蛋白尿是 NS 病理生理变化的始动因素，肾小球屏障〔电荷屏障和（或）分子屏障〕的损害是肾病综合征病理学的特征，从而使血浆中所有或部分蛋白质，特别是白蛋白自损伤的肾小球滤过膜滤出；由于肾小球血流动力学改变，和肾小管对原尿中异常增多的蛋白质吸收及代谢难以维持，凡增加肾小球内压力及导致高灌注、高滤过等因素的作用下，大量蛋白质自尿中排泄，出现大量蛋白尿。②低蛋白血症是 NS 病理生理变化的基础，由于尿白蛋白占尿蛋白组成的 75%～90%，故当尿白蛋白的丢失和肾小管对肾小球滤过的白蛋白分解代谢量（NS 患者 >10g/d）超过肝脏对白蛋白的合成量（生理情况下成人 12～14g/d）时，即出现低白蛋白血症。尿蛋白的丢失不仅限于白蛋白，还包括其他多种蛋白质，如 25-羟维生素 $D_3$（25-OH $VD_3$）结合蛋白、铜蓝蛋白、IgG、抗凝血酶Ⅲ、甲状腺素结合球蛋白等自尿中丢失，从而导致血浆中上述具生物活性的蛋白质水平下降，影响了肾病综合征患者的微量元素营养代谢、免疫功能、血凝和抗凝的平衡，以及内分泌激素代谢等。③低白蛋白血症和（或）肾脏原发性钠潴留是 NS 水肿的主要病因。过去一贯认为由低白蛋白血症致血浆胶体渗透压下降，以致周围毛细血管静水压高于渗透压，体液逸出毛细血管是 NS 的首要病因；而由于上述因素导致有效循环容量下降启动机体代偿机制所诱发的水钠潴留，更是不可忽略的直接病因。但实践检测的结果却显示，约 50% 肾病综合征患者在钠潴留期间血浆容量正常或增加，且血浆肾素水平正常或下降，从而提示有原发于肾脏本身的因素参与肾病综合征患者的钠潴留。④低白蛋白血症及其相关因素是高脂血症的主要病因。肾病综合征中高脂血症的机制仍不十分清楚，目前认为是由于脂蛋白的合成增加和其在血浆中清除减少。上述认识具体化为：低蛋白血症致肝脏代偿性增加脂蛋白的制备，并由于多种因素致脂蛋白在外周组织的分解代谢降低。虽然某些研究结果显示血脂水平与血白蛋白水平呈负相关，血脂水平更为直接相关的因素可能与血浆黏滞度及尿白蛋白的排泄量有关。另外，尿中调节脂质代谢物质的丢失，对促进肾病综合征患者的脂质合成代谢和抑制其分解代谢起到了重要的作用。

（1）大量的蛋白自尿中丢失，血浆白蛋白降低，引发血浆胶体渗透压下降，血管内液外渗，组织水肿，有效血容量和血压下降，刺激肾素分泌、醛固酮分泌增多，肾小管对钠的重吸收增加。

（2）由于蛋白代谢异常，血浆蛋白降低，血浆渗透压降低，刺激肝脏在合成蛋白质的同时，脂蛋白的合成也增加，形成了高脂血症。其中，总胆固醇、三酰甘油、低密度脂蛋白和极低密度脂蛋白均升高。

（3）大多数肾病综合征患者伴有明显水肿，血钠升高或降低，患者可出现低钾或高钾血症。此外，很多患者伴发低钙血症。

## 三、营养评价

（1）膳食调查　膳食种类、摄入量、烹调方法、餐次、饮食习惯等。

（2）水摄入量。

（3）人体测量　身高、体重、围度、皮褶厚度、握力等。

（4）人体成分分析。

（5）血细胞分析、肝肾功能、血糖血脂、电解质、总蛋白、白蛋白、前白蛋白、转铁蛋白、纤维结合蛋白、视黄醇结合蛋白等。

（6）24 小时尿蛋白定量。

## 四、医学营养治疗

### （一）治疗原则

**1. 能量及营养素供给**

（1）能量供给量　能量按 $0.13 \sim 0.15\,MJ[30 \sim 35\,kcal/(kg \cdot d)]$ 供给。患者往往食欲欠佳，食物品种应强调多样化，色香味形俱佳，以增进患者的食欲。

（2）蛋白质供给量　因肾病综合征患者尿中丢失大量蛋白质，引起低蛋白血症，血浆胶体渗透压降低，水肿很难消退。以往传统的营养治疗主张高蛋白饮食，每日蛋白质的摄入量 $1.5 \sim 2.0\,g/(kg \cdot d)$，但临床营养实践表明，在能量充足的情况下，低蛋白饮食 $[0.8 \sim 1.0\,g/(kg \cdot d)]$ 可使蛋白质的分解下降，白蛋白的合成率接近正常，低蛋白血症得到改善，血脂降低，患者可以达到正氮平衡。而高蛋白饮 $[1.5 \sim 2.0\,g/(kg \cdot d)]$ 则可引起肾小球的高滤过，促进肾小球硬化，使白蛋白分解增加，低蛋白血症不能得到有效纠正，尿蛋白反而增加，使肾功能进一步恶化。因此，目前的共识认为，在能量供给充足的情况下蛋白质摄入量应为 $0.8 \sim 1.0\,g/(kg \cdot d)$。但当出现氮质血症时，蛋白质则为 $0.5 \sim 0.6\,g/(kg \cdot d)$，同时选用富含优质蛋白的食物，例如肉鱼蛋奶等，必要时应用麦淀粉饮食。麦淀粉是将小麦粉中的蛋白质抽提分离去掉，抽提后小麦粉中蛋白质含量从 9.9% 降低至 0.6% 以下。用麦淀粉替代主食作为患者每日供给能量的主要来源，以减少饮食中植物蛋白质的摄入量，可以在限量范围内提高优质蛋白质摄入的比例，麦淀粉主要以满足能量需要，达到节氮和保氮的作用。一般人体对蛋白质的需求约 50% 来自于粮谷类食物，日常生活中主要以大米及面粉为主要来源，麦淀粉的应用主要目的为减少植物蛋白的摄入，将节约的植物蛋白质用动物蛋白质加以补充。麦淀粉的应用可以以一餐为主，其余两餐主食可与平素饮食内容相当；或三餐中均适当加入麦淀粉，即可使每日植物蛋白量下降。

（3）脂肪供给　大多数患者血脂增加，甚至在空腹时也可达到乳状程度。高脂血症主要继发于血清白蛋白降低，持续性低蛋白饮食并不能降低血脂，在低蛋白血症纠正后血脂可恢复至正常。因此，不必过分限制脂肪的摄入，一般占总能量的 30% 以下。同时，注意选择含不饱和脂肪酸的植物油，例如橄榄油、亚麻籽油、花生油、菜子油、葵花籽油等等，而减少富含饱和脂肪酸的动物油和富含胆固醇的动物内脏、鱿鱼、肥肉等，每日胆固醇的摄入控制在 300 mg 以内。

（4）碳水化合物　在总能量确定的情况下，由于蛋白质与脂肪占有相应的比例，余下的能量为碳水化合物所提供，一般为总能量的 60%。膳食中增加富含碳水化合物的土豆、红薯、山药、粉皮等的摄入，此类食物不仅碳水化合物所占比值较高，且富含多种微量元素及膳食纤维，可起到降低血浆胆固醇的作用，且有实验表明膳食纤维有降低血糖和胰岛素的作用。

（5）维生素与矿物质　大量的蛋白尿使钙和磷缺乏，容易导致骨质疏松，发生低钙血症，需注意补充含钙丰富的牛奶、虾皮等食物。由于临床治疗中经常使用利尿剂，导致大量 B 族维生素和维生素 C 的流失，因此应食用富含维生素 C 的蔬菜与水果、富含维生素 $B_1$ 的粗粮和坚果类食物、富含维生素 $B_2$ 的乳类等。需要时补充维生素 C 和 B 族维生素等制剂，根据《中国居民膳食指南》推荐，每日水果食用量为 200～400 g，也应注意补充含铁丰富的食物，例如红肉和干果等。

（6）食盐的摄入　一般根据患者水肿的情况、血清蛋白和血钠水平调整食盐的摄入量，限制每日钠的摄入量为 1～2 g（相当于食盐 3～5 g），水肿严重的，钠摄入量限制在 500 mg；同时，要禁食含钠丰富的食品，如咸菜、咸鱼等腌制品；禁食含碱主食（发面馒头等），以及含钠高的蔬菜，如白萝卜、菠菜、小白菜、油菜等。但水肿逐渐消退可适当增加钠的摄入，食盐每日 5～6 g。

（7）水的摄入　人体基础需水量取决于非显性失水和显性失水。由于从肺部丢失的水量与代谢水大约相等，所以基础需水量只要估计从皮肤和尿丢失的水量。在正常情况下，每日从皮肤丢失的水量相当恒定，约 8 ml/kg 体重，而从尿排除的水量则取决于尿溶质的总量和尿氮渗透浓度。水的需要量还随机体代谢、年龄、生理特殊情况、气温和劳动强度等而有差异。美国国家委员会（NRC）建议，在一般条件下，成人每 4.186 kJ 能量消耗时，需水量为 1 ml，但是由于发生水中毒的危险性极小，因此需水量可增至 1.5 ml/kJ，以便包括活动、出汗及溶质负荷等的变化；老年人的口渴感可能比较迟钝，故应特别注意他们的需水量。肾病患者有明显水肿时，应严格限制进水量。

（8）钾的摄入　根据血钾水平、尿量作为依据来及时补充钾制剂和富钾食物。由于采用利尿剂，随着尿液的大量排出，钾的排出也增加，容易导致低钾血症。因此，应适当补充含钾丰富的食物，如蔬菜和水果，柑橘、香蕉、大枣等。若尿量较少或血钾较高则应限制富含钾食物的摄入。

（9）膳食纤维的摄入　美国供给量专家委员会推荐摄入膳食纤维的组成以 70%～75% 不可溶纤维和 25%～30% 可溶性纤维为宜，以多种富含膳食纤维的天然食物作为膳食纤维的来源，以满足每日膳食纤维的供给量。建议以谷类、水果、蔬菜、豆类食物作为膳食纤维的来源，而不用纯化的多糖、果胶或树胶等作为膳食纤维的补充剂来增加每日膳食纤维的摄入量。

膳食纤维可减少心血管疾病的发生、预防糖尿病发病、控制肥胖、降低肠癌发病率并且对于胃肠疾患的治疗有一定的辅助效果。但是过多的膳食纤维的摄入，会影响人体对蛋白质及其他营养物质的消化与吸收，且会增加肠道的蠕动和增加产气量等。此外，会降低营养素的吸收，对维生素和微量元素摄入不足的人则需加以补充，以弥补因吸收降低而引起的营养素不足。

**2. 食物选择**

（1）可选择食物　宜食清淡易消化食物，忌海鲜、牛肉、羊肉、辛辣刺激性食物、酒及五香大料、咖啡、香菜等；宜食新鲜蔬菜和适量水果，适当饮水。

（2）禁忌食物　禁食含钠高的食物，如酱豆腐、咸菜、咸蛋、松花蛋等。禁食含碱主食及含钠高的蔬菜，如白萝卜、菠菜、小白菜、油菜等。

**3. 餐次**

每日应以三餐为原则，可适当加餐水果，使营养摄入均衡。

**4. 烹调方法**

可采用爆、炒、焖、烧、氽、炖、蒸、煮等烹调方法。忌炸、煎食物。调料宜清淡，忌食用刺激性调味品。

### （二）治疗方案

**1. 肠外营养**

肠外营养适用于不能正常进食、胃肠道功能弱等患者。肾病综合征患者胃肠功能正常，可不考虑肠外营养支持。若患者合并重症感染或其他重症疾病，可考虑肠外营养支持。

**2. 肠内营养**

肾病综合征患者胃肠功能正常，如患者摄入不足或不能摄入者，可考虑肠内营养支持。患者存在明显的低蛋白血症，可选择适当的肠内营养制剂口服予以补充。

**3. 膳食营养**

病例：患者，女性，56岁，肾病综合征5年，身高165 cm，体重58 kg，平素进食量良好，肾功能水平BUN 18.4 mmol/L、Scr 208 μmol/L，UA 465 μmol/L，血脂TC 7.20 mmol/L，TG 4.30 mmol/L，尿蛋白（＋＋＋），24小时尿蛋白定量4.2 g/d，查体双下肢水肿（＋）。既往饮食史良好，平素轻体力活动，否认其他慢性病史。

膳食医嘱：低盐低蛋白饮食

食谱举例

早餐：牛奶200ml，麦淀粉鸡蛋饼（麦淀粉100 g，鸡蛋50 g）

午餐：麦淀粉面条（麦淀粉100 g），肉末炒油麦菜（猪肉25 g，油麦菜250 g）

加餐：苹果200 g

晚餐：麦淀粉花卷（麦淀粉100 g），鸡丝拌菠菜（鸡肉25 g，菠菜250 g）

烹调用油：25 g；食盐：2 g

该食谱总能量：1558 kcal。其中蛋白质33.9 g，供能占总能量9%；脂肪44 g，供能占总能量25%；碳水化合物255 g，供能占总能量66%。

# 第五节　急性肾损伤

## 一、概述

### （一）定义

急性肾损伤（acute kidney injury，AKI）以往称为急性肾衰竭（acute renal failure，ARF），是指由多种病因引起的肾功能快速下降而出现的临床综合征。可发生于既往无肾脏病者，也可发生在原有慢性肾脏病的基础上。与ARF相比，AKI的提出更强调对这一综合征早期诊断、早期治疗的重要性。约5%住院患者可发生AKI，在重症监护室（ICU）其发生率高达 30%。尽管肾病学界对 AKI 日趋重视，但目前仍无特异治疗，死亡率高，是肾脏病中的急危重症。

**（二）病因及发病机制**

AKI 病因多样，根据病因发生的解剖部位不同可分为三大类：肾前性、肾性和肾后性。肾前性 AKI 的常见病因包括血容量减少（如各种原因引起的液体丢失和出血）、有效动脉血容量减少和肾内血流动力学改变等。肾后性 AKI 源于急性尿路梗阻，从肾盂到尿道任一水平尿路上均可发生梗阻。肾性 AKI 有肾实质损伤，包括肾小管、肾间质、肾血管和肾小球性疾病导致的损伤。肾小管性 AKI 的常见病因是肾缺血或肾毒性物质（外源性毒素，如生物毒素、化学毒素、抗生素、对比剂等；内源性毒素，如血红蛋白、肌红蛋白等）损伤肾小管上皮细胞，可引起急性肾小管坏死（acute tubular necrosis，ATN）。

**（三）临床表现**

典型 AKI 临床病程可分为三期。

（1）起始期 此期患者常遭受低血压、缺血、脓毒血症和肾毒素等因素影响，但尚未发生明显的肾实质损伤，在此阶段 AKI 是可预防的。但随着肾小管上皮细胞发生明显损伤，GFR 下降，则进入维持期。

（2）维持期 又称少尿期。该期一般持续 7~14 日，但也可短至数天，长至 4~6 周。GFR 保持在低水平。许多患者可出现少尿（<400 ml/d）和无尿（<100 ml/d）。但也有些患者尿量在 400 ml/d 以上，称为非少尿型 AKI。其病情大多较轻，预后较好。然而，不论尿量是否减少，随着肾功能减退，可出现一系列临床表现。

（3）恢复期 从肾小管细胞再生、修复，直至肾小管完整性恢复称为恢复期。GFR 逐渐恢复正常或接近正常范围。少尿型患者开始出现利尿，可有多尿表现，在不使用利尿剂的情况下，每日尿量可达 3000~5000 ml，或更多。通常持续 1~3 周，继而逐渐恢复。与 GFR 相比，肾小管上皮细胞功能（溶质和水的重吸收）的恢复相对延迟，常需数月后才能恢复。少数患者可遗留不同程度的肾脏结构和功能缺陷。

## 二、营养代谢特点

**1. 急性肾衰竭的蛋白质及氨基酸代谢**

（1）急性肾衰竭时骨骼肌蛋白质转换 急性肾衰竭时骨骼肌分解增加与急性肾衰竭时机体蛋白质降解增加及合成减少均有关。尽管急性肾衰竭时蛋白质是一种高分解状态，但目前对蛋白质分解增加的机制仍不完全清楚。像其他器官一样，肌肉组织也具有多种蛋白质分解途径，包括溶酶体降解途径、Cat 依赖性降解途径和细胞内降解途径等。也有学者认为急性肾衰竭时氨基酸和蛋白质分解增加是由于骨骼肌支链酮酸脱氢酶与蛋白酶水解途径的活化所致。

（2）急性肾衰竭时氨基酸转运 在肾衰竭的情况下，氨基酸转运功能的变化也参与了血浆和细胞内氨基酸水平异常的形成。相关学者研究结果表示，急性肾衰竭时的氨基酸转运功能的缺陷不会损害肌肉蛋白质的合成能力。

**2. 脂质代谢**

急性肾衰竭时的脂质代谢紊乱高脂血症是急性肾衰竭的常见并发症之一，其中高三酰

257

甘油（TG）血症更是急性肾衰竭患者高脂血症的最常见的异常表现之一。高 TG 血症可因肝内 TG 合成增多，或富含 TG 脂蛋白的清除率降低所致。有学者提出高 TG 血症，部分是由于胰岛素诱导的 TG 合成增多引起的。但对急性肾衰竭时脂代谢更直接的研究却显示，急性肾衰竭中肝内 TG 的合成和分泌均急剧降低，但外源性极低密度脂蛋白的清除时间明显延长。由此研究人员指出，急性肾衰竭并发的高 TG 血症是由于 TG 的清除机制受损而致。

其次，代谢性酸中毒对急性肾衰竭中的脂代谢损害似乎也有一定的意义。这可能是因为酸中毒抑制了儿茶酚胺所引起的脂解过程，从而也解释了急性肾衰竭时血浆中游离脂肪酸水平降低的机制。此外，还有研究也显示，尿毒症代谢型酸中毒时，可观察到血浆 TG 水平升高，脂蛋白脂酶活性降低，以及静脉注射给予脂类物质的清除减慢。

**3. 碳水化合物代谢**

急性肾衰竭、慢性肾衰竭患者均有碳水化合物代谢异常。这些代谢异常可导致患者糖耐量减低，但主要原因为外周胰岛素抵抗和胰岛素分泌障碍。

尽管胰岛素分泌障碍，口服或静脉给予葡萄糖刺激后血浆胰岛素的升高水平可以降低、正常或升高。葡萄糖刺激后血浆胰岛素水平的高低主要是由胰岛素分泌障碍的程度和胰岛素代谢与清除决定的。因此，慢性肾衰竭时胰岛素代谢及清除障碍在碳水化合物代谢中起一定作用。

## 三、营养评价

（1）膳食调查　膳食种类、摄入量、烹调方法、餐次、饮食习惯等。

（2）水摄入量。

（3）人体测量　身高、体重、围度、皮褶厚度、握力等。

（4）人体成分分析。

（5）血细胞分析、肝肾功能、血糖血脂、电解质、总蛋白、白蛋白、前白蛋白、转铁蛋白、纤维结合蛋白、视黄醇结合蛋白等。

## 四、医学营养治疗

### （一）治疗原则

多数急性肾衰竭患者不能正常进食，且因各种致病因素如创伤、手术、感染等的持续存在及应激状态和尿毒症本身致分解代谢加强，故极易出现蛋白质能量营养不良，影响患者的预后。因此，有必要加强急性肾衰竭患者的营养支持治疗。透析治疗的进步，特别是连续性肾脏替代治疗 CRRT（continuous renal replacement therapy）的广泛应用，彻底改变了过去在少尿期严格控制水和蛋白质摄入的必要性，为营养支持创造了有利条件。

**1. 能量及营养素供给**

（1）少尿期

①严格控制蛋白质的摄入量，选用优质蛋白质，供给量控制在 0.5 ~ 0.6 g/kg 以下。

②能量供给应充足，保证 35 ~ 45 kcal/（kg·d），主要来源于碳水化合物和脂肪。

③低钠饮食，水肿和高血压严重者，膳食中含钠量控制在 500 mg 以内。如有失钠性低钠，则参考血钠、尿钠值酌情补给。

④严格控制钾的摄入，每日膳食中钾含量应在 1800 mg 以内。

⑤供给充足的维生素。

⑥严格限制水的摄入，根据尿量计算液体入量。如有持续呕吐、腹泻，可由静脉补充水和盐。

（2）多尿期　当24小时尿量超过400 ml以上，同时非蛋白氮也开始有下降趋势，则进入多尿期。在多尿期早期，仍采用少尿期膳食，但可放宽水、钠、钾入量。此时患者易出现贫血、维生素缺乏、低蛋白血症等并发症。因此，必须充分补充相关的营养素。从多尿期后期开始，增加蛋白质的供给量，应达0.8 g/（kg·d）；液体入量视前一日的尿量；增加钠、钾摄入，每日每排出1 L尿，供给氯化钠3 g和碳酸氢钠2 g；由于钾的大量丢失，除多吃含钾丰富的水果蔬菜，如土豆、菠菜、香蕉、芹菜等外，应口服氯化钾。饮食上要采用高蛋白、高碳水化合物、高维生素膳食。如患者体质过于虚弱，进食困难，可采用肠内营养满足患者营养需求。

（3）恢复期　仍需加强营养，随病情好转逐步过渡到正常饮食。此期增加瘦肉、牛奶、鸡蛋等高生物价蛋白摄入量，适当增加支链氨基酸摄入比例。

**2. 食物选择**

（1）少尿期　适当摄入以水果、麦淀粉为主制作的主食、点心等。高生物价低蛋白饮食选择含必需氨基酸丰富的牛奶、蛋类等。选用含钾低的蔬菜，如南瓜、西葫芦、冬瓜、丝瓜、茄子、大白菜等。

（2）多尿期　选用含钾丰富的蔬菜、瓜果类，如土豆、菠菜、香蕉、芹菜等。

（3）恢复期　增加瘦肉、牛奶、鸡蛋等高生物价蛋白摄入量，适当增加支链氨基酸摄入比例。

**3. 餐次**

每日应以三餐为原则，可适当加餐水果使营养摄入均衡。

**4. 烹调方法**

可采用爆、炒、焖、烧、汆、炖、蒸、煮等烹调方法。忌炸、煎食物。调料宜清淡，忌食用刺激性调味品。

**（二）治疗方案**

**1. 肠外营养**

肠外营养适用于不能正常进食、胃肠道功能弱等患者。急性肾衰竭患者因血肌酐升高，可能存在恶心、呕吐等消化道症状，若患者进食量少于平日进食的50％，可考虑肠外营养支持。

**2. 肠内营养**

急性肾衰竭患者因血肌酐升高，可能有恶心、呕吐等消化道症状，若患者进食量不足平日进食75％，可考虑肠内营养支持。

**3. 膳食营养**

病例：患者女性，55岁，身高162 cm，体重56 kg，轻体力活动，急性肾衰竭恢复期。

膳食医嘱：普通膳食

食谱举例

早餐：牛奶200 g，果酱包（富强粉50 g，草莓果酱25 g），鸡蛋50 g

午餐：米饭（稻米100 g），肉片番茄菜花（西红柿50 g，菜花100 g，瘦猪肉50 g）

晚餐：水晶小包子（麦淀粉 100 g，猪瘦肉 50 g，大白菜 100 g），黄瓜鸡蛋汤（黄瓜 25 g，鸡蛋 25 g）

加餐：果汁（苹果 100 g）

烹调用油：25 g；食盐：3 g

该食谱总能量：1663 kcal。其中蛋白质 59.1 g，供能占总能量 14%；脂肪 47.3 g，供能占总能量 25%；碳水化合物 250.4 g，供能占总能量 61%；钠 3311.8 mg，钾 1319.5 mg，磷 812.3 mg。

# 第六节 慢性肾衰竭

## 一、概述

慢性肾衰竭（chronic renal failure，CRF）为各种慢性肾脏病持续进展的共同结局。它是以代谢产物潴留，水、电解质及酸碱代谢失衡和全身各系统症状为表现的一种临床综合征。

我国慢性肾衰竭发病率约为 100/百万人口，男女发病率分别占 55% 和 45%，高发年龄为 40 ~ 50 岁。

### （一）定义和分期

各种原因引起的肾脏结构和功能障碍≥3 个月，包括肾小球滤过率（glomerular filtration rate，GFR）正常和不正常的病理损伤、血液或尿液成分异常及影像学检查异常，或不明原因的 GFR 下降（< 60 ml/min）超过 3 个月，称为慢性肾脏病（chronic kidney disease，CKD）。目前国际公认的慢性肾脏病分期依据美国肾脏基金会制订的指南分为 1 ~ 5 期，见表 15 - 1。该分期方法将 GFR 正常（≥90 ml/min）的慢性肾脏病称为 CKD 1 期，其目的是为了早期识别和防治 CKD；同时将终末期肾病（end stage renal disease，ESRD）的诊断放宽到 GFR < 15 ml/min，有助于晚期 CRF 的及时诊治。应当指出，单纯 GFR 轻度下降（60 ~ 89 ml/min）而无肾损害其他表现者，不能认为存在 CKD；只有当 GFR <60 ml/min 时，才可按 CKD 3 期对待。同时，慢性肾脏病的病因分类和白蛋白尿分级对肾脏预后和死亡率也有密切关系，需加以重视。

表 15 - 1 慢性肾脏病分期及建议

| 分期 | 特征 | GFRT [ ml/（min · 1.73 m²）] | 防治目标和措施 |
|---|---|---|---|
| 1 | GFR 正常或升高 | ≥90 | CKD 诊治；缓解症状；保护肾功能 |
| 2 | GFR 轻度降低 | 60 ~ 89 | 评估、延缓 CKD 进展；降低 CVD（心血管病）风险 |
| 3a | GFR 轻到中度降低 | 45 ~ 59 | |
| 3b | GFR 中到重度降低 | 30 ~ 44 | 延缓 CKD 进展；评估、治疗并发症 |
| 4 | GFR 重度降低 | 15 ~ 29 | 综合治疗；透析前准备 |
| 5 | ESRD | <15 或透析 | 如出现尿毒症，需及时替代治疗 |

慢性肾衰竭（chronic renal failure，CRF）是指慢性肾脏病引起的 GFR 下降及与此相关的代谢紊乱和临床症状组成的综合征。慢性肾脏病囊括了疾病的整个过程，即 CKD 1 期至

CKD 5 期，部分慢性肾脏病在疾病进展过程中 GFR 可逐渐下降，进展至慢性肾衰竭。慢性肾衰竭则代表慢性肾脏病中 GFR 下降至失代偿期的那一部分群体，主要为 CKD 4 ~ 5 期。

### （二）病因及发病机制

慢性肾脏病的防治已成为世界各国所面临的重要公共卫生问题。近年来慢性肾脏病的患病率有明显上升趋势。流行病学调查数据显示，2011 年美国成人慢性肾脏病患病率已高达 15.1%，ESRD 患病率为 1738/百万人口。我国目前慢性肾脏病患病率为 10.8%。

慢性肾脏病与慢性肾衰竭病因主要有糖尿病肾病、高血压肾小动脉硬化、原发性与继发性肾小球肾炎、肾小管间质疾病（慢性间质性肾炎、慢性肾盂肾炎、尿酸性肾病、梗阻性肾病等）、肾血管疾病、遗传性肾病（多囊肾病、遗传性肾炎）等。在发达国家，糖尿病肾病、高血压肾小动脉硬化是主要病因，包括中国在内的发展中国家，这两种病因仍位居原发性肾小球肾炎之后，但近年也有明显增高趋势，尤其在老年人群。

### （三）临床表现

在慢性肾脏病和慢性肾衰竭的不同阶段，其临床表现各异。CKD 1 ~ 3 期患者可以无任何症状，或仅有乏力、腰酸、夜尿增多等轻度不适，少数患者可有食欲减退、代谢性酸中毒及轻度贫血。进入 CKD 4 期以后，上述症状更趋明显。到 CKD 5 期时，可出现急性左心衰竭、严重高钾血症、消化道出血、中枢神经系统障碍等，甚至有生命危险。

## 二、营养代谢特点

### 1. 慢性肾衰竭氨基酸代谢

慢性肾衰竭时血浆支链氨基酸水平降低，尤以缬氨酸为甚。这可能是由于代谢性酸中毒使骨骼肌中的支链氨基酸的氧化增加所致。除此之外，苏氨酸、赖氨酸、丝氨酸、酪氨酸和支链酮酸水平均下降，苯丙氨酸水平在正常范围。丝氨酸水平的下降可能是甘氨酸转化成丝氨酸障碍的缘故。酪氨酸水平下降推测与苯丙氨酸的羟化异常有关。体内总体色氨酸水平下降，但游离色氨酸水平正常。另外，血浆天冬氨酸、蛋氨酸及组氨酸水平增加。

### 2. 脂肪代谢

慢性肾功能不全患者早期的脂质代谢紊乱特征与晚期慢性肾衰竭患者特征相似。实际上肾功能不全早期就已经存在脂质代谢紊乱，血脂检测中以血浆载脂蛋白（apo）的异常更能反映脂代谢紊乱的特征。其中主要的代谢异常表现为富含 TG 的脂蛋白分解代谢障碍，从而导致含 apo B 的脂蛋白如极低密度脂蛋白（VLDL）和中间密度脂蛋白（IDL）水平升高，而高密度脂蛋白（HDL）则降低。慢性肾衰竭患者 apo 的标志性改变为 apo A -I/apo C -III 比值减小。除肾脏病本身外，遗传因素、饮食和药物等均对血水平产生影响。目前认为，蛋白尿是导致血 LP（a）升高的主要原因。

### 3. 碳水化合物代谢

急性肾衰竭、慢性肾衰竭患者均有碳水化合物代谢异常。这些代谢异常可导致患者糖耐量减低，但主要原因为外周胰岛素抵抗和胰岛素分泌障碍。

尽管胰岛素分泌障碍，口服或静脉给予葡萄糖刺激后血浆胰岛素的升高水平可以降低、正常或升高。葡萄糖刺激后血浆胰岛素水平的高低主要是由胰岛素分泌障碍的程度和胰岛素代谢与清除决定的。因此，慢性肾衰竭时胰岛素代谢及清除障碍在碳水化合物代谢中起一定作用。

## 三、营养评价

（1）膳食调查 膳食种类、摄入量、烹调方法、餐次、饮食习惯等。

（2）水摄入量。

（3）人体测量 身高、体重、围度、皮褶厚度、握力等。

（4）人体成分分析。

（5）血细胞分析、肝肾功能、血糖血脂、电解质、总蛋白、白蛋白、前白蛋白、转铁蛋白、纤维结合蛋白、视黄醇结合蛋白等。

## 四、医学营养治疗

### （一）治疗原则

虽然慢性肾衰竭患者本身存在机体营养不良和代谢变化，但不合适的营养治疗将导致营养不良发生率增高；同时大量文献报道合适的营养治疗可以延缓肾功能不全进展，由此可见，营养治疗本身在慢性肾衰竭治疗中占重要地位。为预防终末期肾病患者营养不良，首先必须从预防肾功能恶化着手。所以适当治疗原发病如高血压、糖尿病、慢性肾炎等非常重要；其次要防治那些使肾功能恶化的因素，如不适当的饮食习惯、药物及继发感染等。终末期肾病患者的食物控制和营养治疗在防止营养不良及肾功能恶化中有重要价值，以下结合饮食治疗予以介绍。营养治疗的主要目的在于：①保持机体良好的营养状况；②阻止或延缓肾功能恶化进程；③阻止或减少尿毒症毒素聚积。

**1. 能量及营养素供给**

（1）能量 需要强调的是，无论采用何种限制蛋白质摄入的方法，都必须以保证充足的能量供给为前提。只有这样，有限的蛋白质才能更好地被利用。目前认为，患者每日能量摄入为：60 岁以下的成年人 35 kcal/（kg·d），60 岁或以上成年人 30～35 kcal/（kg·d）。对于伴有肥胖的 2 型糖尿病肾病患者需适当限制能量，总能量摄入可在上述推荐量基础上减少 250～500 kcal/d，直到达到标准体重。老年患者，特别是高龄的卧床老年患者的能量也需酌情减少。膳食中的能量以糖类为主，同时保证一定量的脂肪。

（2）蛋白质 患者膳食中的蛋白质供给量（表 15-2）可根据患者自身状况、疾病发展程度供给。

**表 15-2 CRF 患者的蛋白质每日推荐供给量**

| 分　　期 | 肾小球滤过率<br>ml/（min·1.73m²） | 蛋白质供给量<br>g/（kg·d） |
| --- | --- | --- |
| 透析前非糖尿病肾病患者 | ≥90 | 0.8 |
| | 60～89 | 0.8 |
| | <60 | 0.6，并可补充复方 α-酮酸制剂 0.12 |
| | <25 | 0.4，并可补充复方 α-酮酸制剂 0.2 |
| 透析前糖尿病肾病患者 | 出现蛋白尿 | 0.8 |
| | 下降 | 0.6，并可补充复方 α-酮酸制剂 0.12 |

注：引自《慢性肾脏病蛋白营养治疗专家共识》2005 版

低蛋白膳食中食物的选择不仅要注意蛋白质的生物价和含量，同时要考虑食物的氮热比。比如大米和芋头，虽然芋头的蛋白质含量低，但它的能量也低，两者的氮热比相当，所以选择后者并不能真正起到减少蛋白质摄入的作用。可采用麦淀粉或其他淀粉替代部分粮食，同时应注意搭配蛋、低脂奶、少量瘦肉等高生物价蛋白的食物及丰富的蔬菜和水果。

（3）脂肪　脂肪控制在总能量的 25%~35%，其中饱和脂肪酸供能 <10%（最好不超过 7%），多不饱和脂肪酸 10%，单不饱和脂肪酸 >10%，胆固醇 ≤200 mg/d，具体如何控制需视患者的脂代谢情况而定。许多研究表明，低蛋白的植物膳食可改善患者血脂紊乱，故可适当增加植物性食物供给。

（4）其他营养素　随着肾功能的下降，需要适当限制钠、钾、氯，减少磷的摄入，及时纠正代谢性酸中毒，保持水、电解质平衡。钠的限制程度因人而异，对于伴有高血压、水肿、肾功能严重损害的患者，钠的摄入量要严格限制，一般为 500~1500 mg/d。需要注意的是，钠的摄入不仅是食盐，还包括其他含钠的调味品、添加剂，以及碳酸氢钠和生理盐水中的钠。肾功能损害严重的患者，钾的摄入量控制在 400~800 mg/d，磷的摄入应限制在 800 mg/d 以下，最好控制在 500 mg/d。注意补充锌、铁等微量元素，增加维生素 $B_6$、维生素 $B_{12}$、叶酸、维生素 C 等，并根据液体排出量调整液体的摄入量。

**2. 食物选择**

（1）可选择食物　可选择麦淀粉、藕粉、山药等碳水化合物；减少生物价值较低的蛋白质，如粳米、面粉等，注意搭配蛋、低脂奶、少量瘦肉等高生物价蛋白的食物；选择水果及新鲜蔬菜等低磷食物。

（2）禁忌食物　高血压及水肿的患者应忌食各种咸菜及盐腌食物，还应减少其他含钠的调味品、添加剂等的摄入。

**3. 餐次**

每日应以三餐为原则，可适当加餐水果使营养摄入均衡。

**4. 烹调方法**

可采用爆、炒、焖、烧、汆、炖、蒸、煮等烹调方法。忌炸、煎食物。调料宜清淡，忌食刺激性调味品。

**（二）治疗方案**

**1. 肠外营养**

慢性肾衰竭患者胃肠道功能尚可，但食欲较差，胃肠道症状较重，若合并重症感染或其他合并症时，可考虑肠外营养支持。

**2. 肠内营养**

慢性肾衰竭患者可能影响进食，或食欲下降，可应用口服营养素以改善膳食营养素摄入不足的情况。

**3. 膳食营养**

病例：患者男性，65 岁，身高 175 cm，体重 70 kg，轻体力活动，慢性肾衰竭，暂无透析治疗，无其他合并症。

膳食医嘱：低蛋白、低钾膳食

食谱举例

早餐：牛奶（牛奶 200 g），麦淀粉蒸糕（麦淀粉 100 g）

加餐：梨 200 g

午餐：米饭（稻米 100 g），西红柿炒鸡蛋（西红柿 150 g，鸡蛋 50 g），素炒冬瓜（冬瓜 150 g），烙麦淀粉葱花饼（麦淀粉 50 g）

晚餐：烙麦淀粉馅饼（麦淀粉 100 g，瘦猪肉 25 g，小白菜 150 g），黄瓜鸡蛋汤（黄瓜 25 g，鸡蛋 25 g）

烹调用油：35 g；食盐：2 g

该食谱总能量：1996 kcal。其中蛋白质 36.8 g，供能占总能量 4.7%；脂肪 58.2 g，供能占总能量 26.2%；碳水化合物 344.8 g，供能占总能量 69.1%；钠 2315.2 mg，钾 1304.2 mg，磷 634.4 mg。

# 第七节 肾脏替代治疗

## 一、概述

透析治疗主要有两种方法，即血液透析和腹膜透析。两者作用均为清除体内代谢产生的毒性物质。但透析治疗的同时，也增加了组织蛋白和体内营养素的消耗。透析患者的膳食应根据透析种类、透析次数、透析时间长短和病情程度及本人身体条件等因素来设法维持患者营养需要，并补充被消耗的营养成分。

### 1. 腹膜透析

腹膜透析（peritioneal dialysis）是治疗急、慢性肾衰竭的主要肾脏替代方法之一。与血液透析相比，腹膜透析有对免疫系统的干扰相对少、失血少、透析低血压发生率低、纠正贫血所需促红素量较血液透析患者少、发生血源性传染病的机会少、透析肾病的程度较血透者为轻、对残余肾功能的保护亦优于血液透析、可在家中进行透析，以及医疗费用明显降低等诸多优点。随着透析装置与消毒方法的改进，腹腔感染率已明显下降。腹膜透析对中小分子物质的清除率逊于血液透析，但它能持续缓慢、24 小时在体内不断进行，因此清除总量并不低，且对中、大分子物质的清除优于血液透析。在不少国家和地区，腹膜透析被列为慢性肾衰竭患者首选的肾脏替代疗法。

### 2. 血液透析

血液透析已有 60 余年历史。我国正式启用始于 1973 年，至 20 世纪 80 年代已积累不少临床经验。20 世纪 90 年代起我国血液透析发展较快，各地较大规模的透析中心相继建立；学术交流日益繁荣，新技术迅速普及。反映在血透人数特别是老年病例明显增加；血透患者 1 年和 5 年存活率已分别达 90% 以上和 70%；对高龄、糖尿病及心血管并发症等高危因素的透析技术也积累了较丰富的经验；但我国血液透析患者的长期存活率和生活质量等方面与日本、欧美先进国家相比较尚有一定差距。比较突出的问题有：透析指征偏严致使透析开始晚，心血管等并发症多，故存活率和生活质量受到影响；透析感染特别是丙型和乙型病毒肝炎发生率仍高；心血管并发症仍是死亡首位原因，虽死于心力衰竭者已明显减少，然死于脑血管意外有增多趋势。如何合理使用新技术，提高疗效降低费用，血液透析充分性评估与营养不良的处理，以及提高透析患者生存率和生活质量等，都是亟待解决的课题。

## 二、营养代谢特点

透析疗法可以清除体内酸性代谢产物和排除毒性物质，同时一些小分子血浆蛋白质、氨基酸、多种维生素及其他营养素也随之丢失。血透4小时和腹透1日丢失氨基酸总量基本相似，为2~4g。血透丢失蛋白质不多，腹透患者则每日要从腹膜透析液中丢失5~10g蛋白质。腹膜炎时，蛋白质丢失量增加0.5~1倍，如蛋白质摄入不足，很容易出现低蛋白血症和营养不良性水肿。但如蛋白质摄入过多，会使腹透滤出液中蛋白质含量增高，增加管道堵塞和腹腔感染的可能性，并且加重残肾负担，加速残肾进行性硬变过程，使得肾功能进一步恶化。长期透析患者血中氨基酸被透出，分解代谢亢进，产生负氮平衡，导致贫血加重，抵抗力降低等。血液透析患者大部分存在着不同程度的营养不良，患者的营养状况直接影响其生活质量和并发症的发生风险。

## 三、营养评价

（1）膳食调查　膳食种类、摄入量、烹调方法、餐次、饮食习惯等。

（2）水摄入量。

（3）人体测量　身高、体重、围度、皮褶厚度、握力等。

（4）人体成分分析。

（5）血细胞分析、肝肾功能、血糖血脂、电解质、总蛋白、白蛋白、前白蛋白、转铁蛋白、纤维结合蛋白、视黄醇结合蛋白等。

## 四、医学营养治疗

### （一）治疗原则

营养治疗应根据患者所用透析种类、透析次数、透析时间及病情和患者身体情况等进行综合考虑，设法补充被损失的营养素，改善患者生存质量，减轻残存肾单位负担。要鼓励患者尽量以口服方式进餐，如肠内营养不能满足需要时，可适当采用肠外营养。

**1. 能量及营养素供给**

（1）蛋白质　虽然蛋白质丢失较多，考虑尿毒症情况，患者蛋白质供给量不宜过多，血液透析患者以1.0~1.2g/（kg·d）为宜，腹膜透析患者以1.2~1.3g/（kg·d）为宜，其中高生物价者均要占50%以上。

（2）碳水化合物和脂肪　接受透析治疗的患者均为肾衰竭晚期，其中有40%~60%患者合并Ⅳ型高脂血症（高三酰甘油血症）。透析治疗后由于膳食蛋白质摄入量较前增高，糖类和脂肪摄入量则相对降低。当脂肪量维持在占总能量的25%~35%时，血清脂质可能会有暂时下降趋势。但饮食中仍应注意限制饱和脂肪酸及多不饱和脂肪酸、增加单不饱和脂肪酸的原则，选择脂类食物，以防止高脂血症发生，降低心血管病的发生率。

（3）能量　血液透析时每日能量按30~35kcal/kg供给，腹膜透析时每日能量按30~40kcal/kg供给。

（4）液体摄入　治疗时的液体摄入量每日为500~800ml加前一日尿量，并根据透析超滤液量确定每日液体入量，保持患者理想体重。同时要注意随时观察病情变化，掌握好出入量平衡。

（5）电解质供给　血液透析治疗时钠摄入量最好控制在 1500～2000 mg/d，同时控制体液和血压，防止肺水肿或心力衰竭。钾摄入量根据具体病情决定，如血钾水平、每日尿量、透析液中钾盐排出量和患者中毒程度等。一般建议参考数值为 2000 mg/d。

腹膜透析治疗患者的钠、钾摄入量均稍高于血透。钠每日摄入建议 2000～3000 mg，钾摄入量每日为 3000～3500 mg。

透析治疗的总膳食原则是蛋白质摄入量稍高，钾含量稍低于透析治疗前的膳食。应注意多数高生物价蛋白质食品中钾含量亦较多，协调两者关系，在选择食品时甚为重要，既保证营养摄入的充分，又警惕高钾血症发生。

在透析治疗前后，膳食中磷摄入量均应维持在 1～1.2 g/d，以防止血磷升高，血钙降低。透析治疗前血磷最好维持在 4.5～5.0 mg/dl。如能按时口服钙剂和 $1,25(OH)_2D_3$，可降低甲状旁腺分泌水平，以利于防治肾性骨营养不良（renal osteodystrophy）。

（6）维生素　透析时血液中水溶性维生素严重丢失，如 B 族维生素、维生素 C 等，其中叶酸、维生素 $B_6$ 及维生素 C 尤为重要，故必须及时加以补充，蔬菜、水果类均可食用，但需结合病情确定供给量。脂溶性维生素如维生素 A，一般无需补充，维生素 E 可少量补充，活性维生素 D 常需补充，但必须在医师指导下用药。

**2. 食物选择**

（1）可选择食物　蛋类、乳类、瘦肉、谷类、蔬菜和水果均可根据病情和透析次数掌握进食数量。

（2）禁忌食物　不宜选用干豆类及豆制品和坚果类等含非必需氨基酸多的食物，忌用动物油脂、刺激性食物，慎用盐和酱油。

**3. 餐次**

每日应以三餐为原则，可适当加餐水果使营养摄入均衡。

**4. 烹调方法**

可采用爆、炒、焖、烧、汆、炖、蒸、煮等烹调方法。忌炸、煎食物。调料宜清淡，忌食刺激性调味品。

**（二）治疗方案**

**1. 肠外营养**

患者因血肌酐持续较高而影响食欲，且疾病代谢导致患者低蛋白血症、贫血、电解质紊乱等，患者若经口摄食不足平日摄入量的 50% 时可给予肠外营养支持。

**2. 肠内营养**

患者在透析期间，若出现进食量不足平日进食 75% 时或合并其他疾病时，可考虑口服营养制剂予以补充体内营养素不足的情况。

**3. 膳食营养**

病例：患者男性，58 岁，身高 175 cm，体重 60 kg，轻体力活动，慢性肾衰竭血液透析治疗，无其他合并症。

膳食医嘱：低盐低钾饮食

食谱举例

早餐：牛奶（牛奶 200 g），果酱包（富强粉 50 g，草莓酱 25 g）

加餐：藕粉（藕粉25 g）

午餐：米饭（稻米100 g），清蒸鲽鱼（鲽鱼150 g），素炒青椒（青椒100 g），西红柿鸡蛋汤（西红柿50 g，鸡蛋50 g）

加餐：雪花梨100 g

晚餐：菜肉蒸饺（麦淀粉75 g，猪瘦肉50 g，大白菜100 g）

加餐：酸奶100 g

烹调用油30 g，食盐2 g

该食谱总能量：1806 kcal。其中蛋白质73.83 g，供能占总能量15%；脂肪53.0 g，供能占总能量26%；碳水化合物258.5 g，供能占总能量59%；钾1545.2 mg，钠2507.2 mg，磷902.1 mg。

## 五、并发症的营养治疗

### 1. 贫血

慢性血透每年失血量在2.5~4.6 L，因此，膳食中除保证足够的能量及蛋白质外，还应补充富含铁及维生素C的食物，如肝脏、猪血、新鲜蔬菜水果等。

### 2. 胃、十二指肠溃疡

注意给予软饭菜。如有溃疡合并出血，必要时可短期禁食，以后可按出血好转的程度，分别给予流质、少渣半流质、少渣软饭菜等，逐步过渡到正常优质蛋白膳食。

（刘伟　谭桂军　施琳琳）

# 第十六章　血液系统疾病

血液系统疾病是指原发（如白血病）或主要累及血液和造血器官的疾病（如缺铁性贫血）。主要分为红细胞疾病、粒细胞疾病、单核细胞和巨噬细胞疾病、淋巴细胞和浆细胞疾病、造血干细胞疾病、脾功能亢进及出血性和血栓性疾病。另外，造血干细胞移植目前也是临床常采用的治疗手段之一。

## 第一节　缺铁性贫血

### 一、概述

#### （一）定义

缺铁性贫血（iron deficiency anemia，IDA）是指缺铁引起的小细胞低色素性贫血及相关的缺铁异常，是血红素合成异常性贫血中的一种。

#### （二）病因

**1. 摄入不足**

多见于婴幼儿、青少年、妊娠和哺乳期妇女。婴幼儿需铁量较大，若不补充蛋类、肉类等含铁量较高的辅食，易造成缺铁。青少年偏食易缺铁。女性月经过多、妊娠或哺乳，需铁量增加，若不补充高铁食物，易造成 IDA。长期食物缺铁也可在其他人群中引起 IDA。

**2. 吸收障碍**

胃大部切除术后，胃酸分泌不足且食物快速进入空肠，绕过铁的主要吸收部位（十二指肠），使铁吸收减少。此外，多种原因造成的胃肠道功能紊乱，如长期不明原因腹泻、慢性肠炎、Crohn 病等均可因铁吸收障碍而发生 IDA。转运障碍（无转铁蛋白血症、肝病）也是引起 IDA 的少见病因。

**3. 丢失过多**

见于各种失血，如慢性胃肠道失血、食管裂孔疝、食管或胃底静脉曲张破裂、胃十二指肠溃疡、消化道息肉、肿瘤、寄生虫感染和痔疮等；咯血和肺泡出血，如肺含铁血黄素沉着症、肺出血肾炎综合征、肺结核、支气管扩张和肺癌等；月经过多，如宫内放置节育环、子宫肌瘤及月经失调等；血红蛋白尿，如阵发性睡眠性血红蛋白尿、冷抗体型自身免疫性溶血、人工心脏瓣膜、行军性血红蛋白尿等；其他如反复血液透析、多次献血等。

#### （三）发病机制

**1. 缺铁对铁代谢的影响**

当体内贮铁减少到不足以补偿功能状态铁时，铁蛋白、含铁血黄素、血清铁和转铁蛋白饱和度减低、总铁结合力和未结合铁的转铁蛋白升高、组织缺铁、红细胞内缺铁。转铁蛋白受体表达于红系造血细胞膜表面，当红细胞内铁缺乏时，转铁蛋白受体脱落进入血液，血清可溶性转铁蛋白受体（serum transferring receptor，STfR）升高。

**2. 红细胞内缺铁对造血系统的影响**

血红素合成障碍，大量原卟啉不能与铁结合成为血红素，以游离原卟啉（FEP）的形式积累在红细胞内或与锌原子结合成为锌原卟啉（ZPP），血红蛋白生成减少，红细胞胞浆少、体积小，发生小细胞低色素性贫血；严重时粒细胞、血小板的生成也受影响。

**3. 组织缺铁对组织细胞代谢的影响**

细胞中含铁酶和铁依赖酶的活性降低，进而影响患者的精神、行为、体力、免疫功能及患儿的生长发育和智力；缺铁可引起黏膜组织病变和外胚叶组织营养障碍。

### （四）临床表现

**1. 贫血表现**

常见乏力、易倦、头昏、头痛、耳鸣、心悸、气促、纳差等，伴苍白、心率增快。

**2. 组织缺铁表现**

精神行为异常，如烦躁、易怒、注意力不集中、异食癖；体力、耐力下降；易感染；儿童生长发育迟缓、智力低下；口腔炎、舌炎、舌乳头萎缩、口角炎、缺铁性吞咽困难（称 Plummer – Vinson 征）；毛发干枯、脱落；皮肤干燥、皱缩；指（趾）甲缺乏光泽、脆薄易裂，重者指（趾）甲变平，甚至凹下呈勺状（匙状甲）。

**3. 缺铁原发病表现**

如消化性溃疡、肿瘤或痔疮导致的黑便、血便或腹部不适，肠道寄生虫感染导致的腹痛或大便性状改变，妇女月经过多，肿瘤性疾病的消瘦，血管内溶血的血红蛋白尿等。

## 二、营养代谢特点

**1. 能量**

各种疾病引起的急、慢性失血等所致的 IDA，由于长期摄入不足，常会伴有总能量及营养素的摄入不足，出现营养不良，重者会出现混合性的营养不良。

**2. 蛋白质**

总能量的摄入不足往往会伴随蛋白质的摄入不足，失血也会伴有蛋白质的丢失；某些失血性疾病（如恶性肿瘤等）本身蛋白质的需求量增大。其结果会出现蛋白质营养不良。

**3. 维生素和微量元素**

摄入不足或饮食结构不合理，可能会伴有铁、水溶性维生素和锌、硒等微量元素的摄入不足。

## 三、营养评价

营养治疗前应首先对患者进行营养评价，包括以下几项内容。

（1）实验室检查　血常规、微量元素尤其血清铁、铁蛋白、不饱和铁结合力、总铁结合力、维生素尤其叶酸、维生素 $B_{12}$、肝肾功能、转铁蛋白、24 小时尿氮及尿肌酐等。

（2）膳食调查　详细询问患者既往饮食摄入情况，包括餐次、膳食种类、摄入量、饮食习惯等。

（3）营养体格检查 贫血严重者可有皮肤、黏膜苍白，皮肤粗糙，毛发干枯，黏膜溃疡，指（趾）甲缺乏光泽（甚至匙状甲）等表现。

（4）人体测量 身高、体重、握力等。

（5）能量代谢测定及人体成分分析。

## 四、医学营养治疗

### （一）治疗原则

**1. 能量及营养素供给**

能量摄入以达到或维持理想体重为宜，能量供给 $30 \sim 35 \, kcal/(kg \cdot d)$。补充充足的蛋白质，特别是优质蛋白，理想体重 $1.2 \sim 1.5 \, g/(kg \cdot d)$ 蛋白质。这样一方面可以促进铁的吸收，另一方面也为人体合成血红蛋白提供必需的材料。选择富含铁的食物。选择富含维生素 C 的食物，或在营养医师的指导下，补充适量的维生素 C 制剂，以促进铁的吸收。需要指出的是，如果膳食中铁的总量不足，即使大量补充维生素 C 也不能有效增加铁吸收量。

**2. 食物选择**

以平衡膳食为基础，注意食物多样化 纠正不良的膳食习惯，如偏食、挑食等；对长期偏食和素食的人，要进行营养宣教，使其改变不良的饮食习惯。

（1）可选择食物 各种主食；蛋白质含量高的食物如瘦肉、蛋类、牛奶、海产品、豆制品等；各种新鲜水果和蔬菜。

含铁食物的选择：动物性食物中的铁（即动物铁）吸收率约为 20%，比植物铁吸收率高很多。按铁的含量将铁的来源分为以下四类。①丰富来源：动物血、肝脏、鸡胗、牛肾、大豆、黑木耳、芝麻酱。②良好来源：瘦肉、红糖、蛋黄、猪肾、羊肾、干果。③一般来源：鱼、谷物、菠菜、扁豆、豌豆、芥菜叶。④微量来源：奶制品、蔬菜、水果。

含维生素 C 较丰富的食物为新鲜蔬菜与水果，如青菜、韭菜、雪里红、柿子椒等。柑橘、红果、柚子、枣等含量也较高，一些野生蔬菜和水果如野葱、刺梨、野酸枣、沙棘等维生素 C 的含量也较丰富。

（2）禁忌食物 浓茶中的磷酸盐和鞣酸盐与铁结合形成不易溶解复合物，使铁的吸收显著减少，不宜饮用。忌用辛辣温燥食品，如辣椒、花椒等；忌用过于油腻食物如肥肉等。

**3. 烹调方法**

采用蒸、煮、汆、烩、炖、焖等。

**4. 餐次**

一日三餐。必要时加餐，以减少胃肠不适的发生。

### （二）治疗方案

**1. 肠外营养**

贫血患者如胃肠道功能正常，不需肠外营养。若存在各种原因引起的肠道严重吸收不良，采用经口摄入难以满足其营养需要，可考虑肠外营养。

**2. 肠内营养**

贫血患者一般经口进食即可。若患者存在营养不良，或患者体重减轻大于 5% ~ 10%，或经口饮食摄入量不能满足机体营养需要的75%时可增加口服营养补充剂。

**3. 膳食营养**

病例：患者男性，50岁，身高172cm，体重70kg，轻体力活动，诊断为缺铁性贫血，无其他并发症。

膳食医嘱：普通膳食

食谱举例

早餐：花卷（面粉100g），牛奶200g，煮鸡蛋（鸡蛋50g），拌三丝（土豆丝、胡萝卜丝、莴笋丝各25g）

加餐：苹果100g

午餐：米饭（大米100g），菠菜炒猪肝（菠菜100g，猪肝150g），木耳白菜（水发木耳25g，白菜100g）

加餐：柑橘100g

晚餐：米饭（大米100g），余丸子（猪肥瘦肉50g，冬瓜100g），素炒油菜（油菜100g）

烹调用油：25g；食盐：6g

该食谱总能量：2087kcal。其中蛋白质91.5g，供能占总能量15.6%；脂肪64.8g，供能占总能量27.9%；碳水化合物294.8g，供能占总能量56.5%。

# 第二节　营养性巨幼红细胞性贫血

## 一、概述

### （一）定义

叶酸/维生素$B_{12}$缺乏或某些药物影响核苷酸代谢，导致细胞核脱氧核糖核酸（DNA）合成障碍所致的贫血称巨幼细胞性贫血（megaloblastic anemia，MA）。

### （二）病因

**1. 叶酸缺乏的原因**

①摄入减少：主要原因是食物加工不当，如烹调时间过长或温度过高，破坏大量叶酸；其次是偏食，缺少富含叶酸的蔬菜、肉蛋类食物。②需要量增加：婴幼儿、青少年、妊娠和哺乳妇女需要量增加而未及时补充；甲状腺功能亢进症、慢性感染、肿瘤等消耗性疾病患者，叶酸的需要量也增加。③吸收障碍：腹泻、小肠炎症、肿瘤和手术及某些药物（抗癫痫药物、柳氮磺吡啶）、乙醇等影响叶酸的吸收。④利用障碍：抗核苷酸合成药物如甲氨蝶呤、甲氧苄啶、氨基蝶呤和乙胺嘧啶等均可干扰叶酸的利用；一些先天性酶缺陷（甲基FH4转移酶、$N^5,N^{10}$-甲烯基FH4还原酶和亚氨甲基转移酶）可影响叶酸的利用。⑤叶酸排出增加：血液透析、酗酒可增加叶酸排出。

**2. 维生素$B_{12}$缺乏的原因**

（1）摄入减少　完全素食者因摄入减少导致维生素$B_{12}$缺乏。

（2）吸收障碍　这是维生素$B_{12}$缺乏最常见的原因，可见于：①内因子缺乏，如恶性贫血、胃切除、胃黏膜萎缩等；②胃酸和胃蛋白酶缺乏；③胰蛋白酶缺乏；④肠道疾病；

⑤先天性内因子缺乏或维生素 $B_{12}$ 吸收障碍；⑥药物（对氨基水杨酸、新霉素、二甲双胍、秋水仙碱和苯乙双胍等）影响；⑦肠道寄生虫（如阔节裂头绦虫病）或细菌大量繁殖可消耗维生素 $B_{12}$。

（3）利用障碍 先天性 TCⅡ缺乏引起维生素 $B_{12}$ 输送障碍；麻醉药氧化亚氮可将钴胺氧化而抑制甲硫氨酸合成酶。

### （三）发病机制

叶酸的各种活性形式，包括 $N^5$-甲基 FH4 和 $N^5$, $N^{10}$-甲烯基 FH4 作为辅酶为 DNA 合成提供碳基团。胸苷酸合成酶催化 dUMP 甲基化形成 dTMP，继而形成 dTTP。由于叶酸缺乏，dTTP 形成减少，DNA 合成障碍，DNA 复制延迟。因 RNA 合成所受影响不大，细胞内 RNA/DNA 比值增大，造成细胞体积增大，胞核发育滞后于胞浆，形成巨幼变。骨髓中红系、粒系和巨核系细胞均可发生巨幼变，分化成熟异常，在骨髓中过早死亡，导致无效造血和全血细胞减少。DNA 合成障碍也累及黏膜上皮组织，影响口腔和胃肠道功能。维生素 $B_{12}$ 缺乏导致甲硫氨酸合成酶催化高半胱氨酸转变为甲硫氨酸障碍，这一反应由 $N^5$-FH4 提供甲基。因此，$N^5$-FH4 转化为甲基 FH4 障碍，继而引起 $N^5$,$N^{10}$-甲烯基 FH4 合成减少。后者是 dUMP 形成 dTTP 的甲基供体，故 dTTP 合成和 DNA 合成障碍。维生素 $B_{12}$ 缺乏还可引起神经精神异常。其机制与两个维生素 $B_{12}$ 依赖性酶（L-甲基丙二酰-CoA 变位酶和甲硫氨酸合成酶）的催化反应发生障碍有关。前者催化反应障碍导致神经髓鞘合成障碍，并有奇数碳链脂肪酸或支链脂肪酸掺入髓鞘中；后者催化反应障碍引起神经细胞甲基化反应受损。抗肿瘤药物干扰核苷酸合成也可引起巨幼细胞贫血。

### （四）临床表现

**1. 血液系统表现**

起病缓慢，常有面色苍白、乏力、耐力下降、头昏、心悸等贫血症状。重者全血细胞减少，反复感染和出血。少数患者可出现轻度黄疸。

**2. 消化系统表现**

口腔黏膜、舌乳头萎缩，舌面呈"牛肉样舌"，可伴舌痛。胃肠道黏膜萎缩可引起食欲不振、恶心、腹胀、腹泻或便秘。

**3. 神经系统表现和精神症状**

因脊髓侧束和后束有亚急性联合变性，可出现对称性远端肢体麻木，深感觉障碍如振动感和运动感消失；共济失调或步态不稳；锥体束征阳性、肌张力增加、腱反射亢进。患者味觉、嗅觉降低，视力下降、黑矇征；重者可有大、小便失禁。叶酸缺乏者有易怒、妄想等精神症状。维生素 $B_{12}$ 缺乏者有抑郁、失眠、记忆力下降、谵妄、幻觉、妄想甚至精神错乱、人格变态等。

## 二、营养代谢特点

**1. 能量**

常会伴有总能量的摄入不足，出现能量营养不良。

**2. 蛋白质**

总能量的摄入不足和膳食结构不合理（如完全素食者）往往会伴随蛋白质的摄入不足，

可能会出现蛋白质营养不良。

**3. 维生素和微量元素**

摄入不足或膳食结构不合理，或食物加工不当（如烹调时间过长或温度过高等），可能会伴有 B 族维生素及铁、锌、硒等微量元素的摄入不足。

## 三、营养评价

营养治疗前应首先对患者进行营养评价，包括以下几项内容。

（1）膳食调查　详细询问患者既往饮食摄入情况，包括餐次、膳食种类、摄入量、饮食习惯等。

（2）实验室检查　血常规、维生素尤其叶酸、维生素 $B_{12}$、微量元素尤其血清铁、铁蛋白、不饱和铁结合力、总铁结合力、肝肾功能、转铁蛋白、24 小时尿氮及尿肌酐等。

（3）营养体格检查　患者常有面色苍白，口腔黏膜、舌乳头萎缩等表现。

（4）人体测量　身高、体重、握力等。

（5）能量代谢测定及人体成分分析。

## 四、医学营养治疗

### （一）治疗原则

**1. 能量及营养素供给**

能量摄入以达到或维持理想体重为宜；蛋白质一般按照 $1.0 \sim 1.5\,g/(kg \cdot d)$ 给予，脂肪应总能量的比例在 30% 左右。注意选择富含叶酸的食物及富含维生素 $B_{12}$ 的食物。多选择富含维生素 C 的蔬菜和水果，以促进叶酸的吸收。

**2. 食物选择**

以平衡膳食为基础，注意食物多样化；保证主食摄入量；不偏食，不挑食，建立良好的膳食习惯；不长期素食。

（1）可选择食物　富含蛋白质的食物包括各种肉类（特别是鱼类、虾类等）、鸡蛋、牛奶、豆类及其制品等。富含叶酸的食物包括动物内脏、绿色新鲜蔬菜、花生米、蘑菇、酵母发面食品、豆类及其制品等。富含维生素 $B_{12}$ 的食物包括动物内脏、瘦肉、奶酪、鸡肉、蛋黄等，以及新鲜蔬菜、水果等。含维生素 C 丰富的食物，如西红柿、柿子椒、新鲜蔬菜、水果及果汁等。

（2）禁忌食物　忌用辛辣温燥食品，如辣椒、花椒等；忌用过于油腻食物如肥肉等。禁酒，特别是禁饮烈性酒。

**3. 烹调方法**

采用蒸、煮、氽、烩、炖、焖等。

**4. 餐次**

一日三餐。必要时加餐，以减少胃肠不适的发生。

**5. 其他**

在高温条件下烹调时间不宜过长，减少高温对维生素的破坏。

### (二) 治疗方案

#### 1. 肠外营养

巨幼细胞性贫血患者如胃肠道功能正常, 不需肠外营养。若存在各种原因引起的肠道严重吸收不良, 采用经肠道摄入不能满足机体营养需要的 50%, 或不能经肠道摄入时, 可采用肠外营养。

#### 2. 肠内营养

对不能正常摄取自然食物的患者, 如严重的舌炎或舌部疼痛患者, 可采用半流食或流食或给予管喂匀浆膳; 若患者经口饮食摄入量不能达到机体营养需要量的 75% 时可增加口服营养补充剂。

#### 3. 膳食营养

对腹泻患者, 采用少量多餐原则, 给予少渣、低脂肪膳食, 严重者禁食, 并可配合药物治疗; 对便秘患者, 明确病因, 可适量增加膳食纤维的摄入量, 必要时给予一定的药物治疗。应注意的是, 不宜大量摄入富含粗纤维的食物, 以免引起腹胀、腹痛、食欲下降等, 对老年人和胃肠功能弱的患者尤应注意。

病例: 患者男性, 50 岁, 身高 178 cm, 体重 75 kg, 轻体力活动, 诊断为营养性巨幼红细胞性贫血, 无其他并发症。

膳食医嘱: 普通膳食

食谱举例

早餐: 面包 (面粉 75 g), 红枣粥 (大米 25 g), 煎鸡蛋 (鸡蛋 50 g)

加餐: 苹果 100 g

午餐: 米饭 (大米 150 g), 番茄炒蛋 (番茄 100 g, 鸡蛋 50 g), 白菜炒腰花 (白菜 150 g, 猪腰 150 g)

加餐: 橙 100 g

晚餐: 米饭 (大米 150 g), 蘑菇肉片 (猪肥瘦肉 50 g, 鲜平菇 100 g), 甘蓝柿子椒 (洋白菜 100 g, 柿子椒 50 g)

烹调用油: 26 g; 食盐: 6 g

该食谱总能量: 2446 kcal。其中蛋白质 87.7 g, 供能占总能量 14.0%; 脂肪 71.0 g, 供能占总能量 26.0%; 碳水化合物 364.2 g, 供能占总能量 60.0%。

# 第三节 再生障碍性贫血

## 一、概述

### (一) 定义

再生障碍性贫血 (aplastic anemla, AA, 简称再障) 通常指原发性骨髓造血功能衰竭综合征。其病因不明, 可能与病毒感染及某些化学因素有关。主要表现为骨髓造血功能低下、全血细胞减少和贫血、出血、感染。免疫抑制治疗有效。

## （二）病因及发病机制

再生障碍性贫血的发病原因尚不明确，可能为：①病毒感染，特别是肝炎病毒、微小病毒 B19 等；②化学因素，氯霉素类抗生素、磺胺类药物及杀虫剂引起的再障与剂量关系不大，但与个人敏感有关。发病机制有以下三方面。

### 1. 造血干祖细胞缺陷

包括量和质的异常。AA 患者骨髓 CD34$^+$ 细胞较正常人明显减少，减少程度与病情相关；其 CD34$^+$ 细胞中具有自我更新及长期培养启动能力的"类原始细胞（blast－like）"明显减少。AA 造血干祖细胞集落形成能力显著降低，体外对造血生长因子（HGFs）反应差，免疫抑制治疗后恢复造血不完整。部分 AA 有单克隆造血证据，且可向 PNH、骨髓增生异常综合征（MDS）甚至白血病转化。

### 2. 造血微环境异常

AA 患者骨髓活检除发现造血细胞减少外，还有骨髓"脂肪化"、静脉窦壁水肿、出血、毛细血管坏死；部分 AA 骨髓基质细胞体外培养生长情况差，分泌的各类造血调控因子明显不同于正常人；骨髓基质细胞受损的 AA 造血干细胞移植不易成功。

### 3. 免疫异常

AA 患者外周血及骨髓淋巴细胞比例增高，T 细胞亚群失衡，T 辅助细胞 I 型（Th1）、CD8$^+$ T 抑制细胞、CD25$^+$ T 细胞和 γδTCR$^+$ T 细胞比例增高。T 细胞分泌的造血负调控因子（IFN－γ、TNF）明显增多，髓系细胞凋亡亢进。细胞毒性 T 细胞分泌穿孔素直接杀伤造血干细胞而使髓系造血功能衰竭。多数患者用免疫抑制治疗有效。

## （三）临床表现

重型再生障碍性贫血（severe aplastic anemia，SAA）起病急，进展快，病情重；少数可由非重型 AA 进展而来。

（1）贫血苍白、乏力、头昏、心悸和气短等症状进行性加重。

（2）感染，多数患者有发热，体温在 39℃ 以上，个别患者自发病到死亡均处于难以控制的高热之中。以呼吸道感染最常见，其次有消化道、泌尿生殖道及皮肤、黏膜感染等。感染菌种以革兰阴性杆菌、金黄色葡萄球菌和真菌为主，常合并败血症。

（3）出血皮肤可有出血点或大片瘀斑，口腔黏膜有血泡，有鼻出血、牙龈出血、眼结膜出血等。深部脏器出血时可见呕血、咯血、便血、血尿、阴道出血、眼底出血和颅内出血，后者常危及患者的生命。

非重型再障（non－severe aplastic anemia，NSAA）起病和进展较缓慢，贫血、感染和出血的程度较重型轻，也较易控制。久治无效者可发生颅内出血。

# 二、营养代谢特点

### 1. 能量和蛋白质

由于疾病本身及临床治疗的原因，患者的能量及蛋白质的摄入水平往往低于推荐的参考摄入量，从而出现能量或蛋白质营养不良，重者会出现蛋白质能量营养不良。

### 2. 维生素

由于薯类、蔬菜、乳类的摄入量较少，维生素的摄入水平（如维生素 A、维生素 C、维

生素 $B_1$ 和核黄素等）普遍低于推荐的参考摄入量。维生素 E 的摄入量一般正常。

### 3. 矿物质

因为患者牛奶等乳类的摄入量较少，钙平均摄入量普遍较低；又由于患者在医院接受治疗的时间较长，接受阳光照射的机会也比较少，也影响了钙的吸收和利用。另外，有些患者以植物性食品为主，锌与硒的摄入水平绝对或相对不足。

## 三、营养评价

营养治疗前应首先对患者进行营养评价，包括以下几项内容。

（1）膳食调查　餐次、膳食种类、摄入量、饮食习惯。

（2）实验室检查　监测血常规、维生素、微量元素、肝肾功能、转铁蛋白、24 小时尿氮及尿肌酐等。

（3）营养体格检查　患者可有面色苍白，皮肤、黏膜出血表现。

（4）人体测量　身高、体重、握力等。

（5）能量代谢测定及人体成分分析。

## 四、医学营养治疗

### （一）治疗原则

#### 1. 能量及营养素供给

能量供给以达到或维持理想体重为宜，低体重或超重对控制病情均不利。由于各种血细胞的增殖、分化和再生都需要蛋白质作为物质基础，因此蛋白质供给应充足，一般按照 $1.2 \sim 1.5\,g/(kg \cdot d)$ 给予，其中优质蛋白质应占蛋白质总量的 50% 以上。脂肪尤其是动物脂肪的摄入量不宜过高。一般来说，脂肪应占总能量的 30% 左右。铁、叶酸和维生素 $B_{12}$ 供给应充足。膳食当中选择含铁、叶酸和维生素 $B_{12}$ 丰富食物。其目的不仅在于改善贫血状况，对预防出血也有一定的帮助。

#### 2. 食物选择

（1）可选择食物　各类主食；各种动物性食品，如动物肝脏、肾脏、瘦肉、鱼类、虾类等；奶类及其制品；大豆及其制品；新鲜蔬菜和水果。

（2）禁忌食物　油炸、烧烤食物，如油饼、炸糕、烤肉、烤串等；肥腻食物，如肥肉等；不洁净食物；在行抗胸腺细胞球蛋白等特殊治疗期间应谨慎食用海鱼、虾、螃蟹及其他海产品，以及粗纤维食物及胀气食物，如海带、洋葱、豆类等。忌用辛辣温燥食品，如辣椒、花椒等。

#### 3. 烹调方法

采用蒸、煮、氽、烩、炖、焖等。

#### 4. 餐次

一日三餐。必要时加餐，以减少胃肠不适的发生。

### （二）治疗方案

#### 1. 肠外营养

患者如经胃肠道可满足营养需要，不需肠外营养。若存在各种原因引起的肠道严重吸收不良，或采用经口摄入难以满足其营养需要或不能经口摄入时，可采用肠外营养。

**2. 肠内营养**

对不能正常摄取自然食物的患者，如严重的舌炎或舌部疼痛患者，可采用半流食或流食或给予管喂匀浆膳；若患者经口饮食摄入量不能满足机体营养需要的75%可增加口服营养补充剂。

**3. 膳食营养**

病例：患者男性，50岁，身高177cm，体重75kg，轻体力活动，诊断为再生障碍性贫血，无其他并发症。

膳食医嘱：普通膳食

食谱举例

早餐：面包（面粉100g），牛奶200g

加餐：香蕉100g

午餐：馒头（面粉125g），熘肝尖（猪肝125g，洋葱50g），香菇菜心（鲜香菇100g，油菜100g）

加餐：苹果100g

晚餐：米饭（大米125g），素炒茄子（茄子200g），木须肉（猪肥瘦肉75g，黄瓜50g，鸡蛋50g，干木耳2g）

烹调用油：24g；食盐：6g

该食谱总能量：2377 kcal。其中蛋白质87.5，供能占总能量15%；脂肪73.0g，供能占总能量28%；碳水化合物342.4g，供能占总能量57%。

# 第四节　白细胞减少和粒细胞缺乏症

## 一、概述

### （一）定义

白细胞减少（leukopenia）指外周血白细胞绝对计数持续低于$4.0 \times 10^9$/L。外周血中性粒细胞绝对计数，在成人，低于$2.0 \times 10^9$/L时，在儿童，≥10岁，低于$1.8 \times 10^9$/L或<10岁，低于$1.5 \times 10^9$/L时，称为中性粒细胞减少（neutropenia）；严重者低于$0.5 \times 10^9$/L时，称为粒细胞缺乏症（agranulocytosis）。

### （二）病因及发病机制

从中性粒细胞发生的过程看，在骨髓中可为干细胞池（多能造血干细胞→粒系定向祖细胞）、分裂池（原始粒细胞→中幼粒细胞）、贮存池（晚幼粒细胞→成熟粒细胞）。成熟的中性粒细胞多贮存于骨髓，是血液中的8~10倍，可随时释放入血。中性粒细胞至血液后，一半附于小血管壁，称为边缘池；另一半在血液循环中，称为循环池。结合中性粒细胞的细胞动力学，根据病因及发病机制可大致分为三类：中性粒细胞生成缺陷，破坏或消耗过多，分布异常。

**1. 中性粒细胞生成缺陷**

（1）生成减少　①细胞毒性药物、化学毒物、电离辐射是引起中性粒细胞减少的最常见原因，可直接作用于干细胞池和分裂池，破坏、损伤或抑制造血干/祖细胞及早期分裂细胞。某些药物可干扰蛋白质合成或细胞复制，作用呈剂量依赖性，另一些药物的作用与剂量无关，可能是由于过敏或免疫因素引起。②影响造血干细胞的疾病如再生障碍性贫血，骨髓造血组织被白血病、骨髓瘤及转移瘤细胞浸润等，由于中性粒细胞生成障碍而引起减少。某些先天性中性粒细胞减少症患者，如周期性中性粒细胞减少症的发病机制可能是由于造血干细胞缺陷而导致中性粒细胞生成减少。③异常免疫和感染致中性粒细胞减少是通过综合性机制起作用的，异常免疫因素（如抗造血前体细胞自身抗体）及感染时产生的负性造血调控因子的作用是其中重要的机制。

（2）成熟障碍　维生素 $B_{12}$、叶酸缺乏或代谢障碍，急性白血病，骨髓增生异常综合征等由于粒细胞分化成熟障碍，造血细胞阻滞于干细胞池或分裂池，且可以在骨髓原位或释放入血后不久被破坏，出现无效造血。

**2. 中性粒细胞破坏或消耗过多**

（1）免疫性因素　中性粒细胞与抗粒细胞抗体或抗原抗体复合物结合而被免疫细胞或免疫器官破坏，见于自身免疫性粒细胞减少、各种自身免疫性疾病（如系统性红斑狼疮、类风湿关节炎、Felty 综合征）及同种免疫性新生儿中性粒细胞减少。某些非细胞毒药物或病原微生物（如肝炎病毒）进入机体形成的半抗原能与粒细胞的蛋白质结合为全抗原，从而诱发产生针对该抗原的抗体使粒细胞被破坏。

（2）非免疫性因素　病毒感染或败血症时，中性粒细胞在血液或炎症部位消耗增多；脾肿大导致脾功能亢进，中性粒细胞在脾内滞留、破坏增多。

**3. 中性粒细胞分布异常**

（1）中性粒细胞转移至边缘池导致循环池的粒细胞相对减少，但粒细胞总数并不减少，故多称为假性粒细胞减少。可见于异体蛋白反应、内毒素血症。

（2）粒细胞滞留循环池其他部位，如血液透析开始后 2~15 分钟滞留于肺血管内；脾肿大，滞留于脾脏。

**（三）临床表现**

根据中性粒细胞减少的程度，可分为轻度 $\geqslant 1.0 \times 10^9/L$、中度 $(0.5~1.0) \times 10^9/L$ 和重度 $< 0.5 \times 10^9/L$，重度减少者即为粒细胞缺乏症。轻度减少的患者临床上不出现特殊症状，多表现为原发病症状。中度和重度减少者易发生感染和出现疲乏、无力、头晕、食欲减退等非特异性症状。常见的感染部位是呼吸道、消化道及泌尿生殖道，可出现高热、黏膜坏死性溃疡及严重的败血症、脓毒血症或感染性休克。粒细胞严重缺乏时，感染部位不能形成有效的炎症反应，常无脓液，X 线检查可无炎症浸润阴影；脓肿穿刺可无脓液。

## 二、营养代谢特点

目前尚无关于本病营养代谢变化的相关研究资料。

## 三、营养评价

营养治疗前应首先对患者进行营养评价，包括以下几项内容。

（1）膳食调查　包括餐次、膳食种类、摄入量、饮食习惯。

（2）实验室检查　血常规、维生素、微量元素、快速反应蛋白、肝肾功能、24小时尿氮及尿肌酐等。

（3）营养体格检查　患者可无特殊症状，严重者有乏力、头晕等表现。

（4）人体测量　身高、体重、握力等。

（5）能量代谢测定及人体成分分析。

## 四、医学营养治疗

### （一）治疗原则

**1. 能量及营养素供给**

能量每日供给可按每千克体重补充30～40 kcal，以满足患者机体需要。蛋白质一般按照每日每千克体重1.2～1.5 g给予，其中优质蛋白质应占蛋白质总量的50%以上，其目的在于提高机体抵抗力，并为粒细胞恢复正常提供物质基础。增加富含维生素食物摄入，其目的在于促进细胞的生长和发育，有助于粒细胞的分化和增殖，促使恢复至正常。选择富含维生素C及B族维生素（叶酸、维生素$B_{12}$等）的食物。保证每日摄入充足的水分，每日2000～3000 ml。维持电解质的平衡，如出现电解质平衡失调，及时纠正。

**2. 食物选择**

（1）可选择食物　各类主食；富含蛋白质的食物包括各种肉类（特别是鱼类、虾类等）、鸡蛋、牛奶、豆类及其制品等。富含叶酸的食物包括动物内脏、绿色新鲜蔬菜、花生米、蘑菇、酵母发面食品、豆类及其制品等。富含维生素$B_{12}$的食物包括动物内脏、瘦肉、奶酪、鸡肉、蛋黄等，以及新鲜蔬菜、水果等。含维生素C丰富的食物，如西红柿、柿子椒、新鲜蔬菜、水果及果汁等。

（2）禁忌食物　忌用辛辣温燥食品，如辣椒、花椒等；忌用过于油腻食物如肥肉等。

**3. 烹调方法**

采用蒸、煮、氽、烩、炖、焖等。

**4. 餐次**

一日三餐。必要时加餐，以减少胃肠不适的发生。

**5. 其他**

由于粒细胞缺乏症患者极易并发感染，所以在制作食物时应注意卫生，严格消毒，不吃生冷及不干净的食物。

### （二）治疗方案

**1. 肠外营养**

若经口摄入能量及营养素可满足机体需要，不需肠外营养。若存在各种原因引起的肠道严重吸收不良，或采用经口摄入难以满足其营养需要或不能经口摄入时，可采用肠外营养。

**2. 肠内营养**

对基本不能经口进食者，应考虑采用胃肠内置管，行肠内营养治疗。若患者经口饮食摄入量不能达到机体营养需要量的75%时可增加口服营养补充剂。

### 3. 膳食营养

对可以经口摄食患者，应鼓励其经口进食；应注意的是，不宜大量摄入富含粗纤维的食物，以免引起腹胀、腹痛、食欲下降等，对老年人和胃肠功能弱的患者尤应注意。

病例：患者，男性，50岁，身高174 cm，体重70 kg，轻体力活动，粒细胞减少症，无其他并发症。

膳食医嘱：普通膳食

食谱举例

早餐：发糕（面粉100 g），茶叶蛋50 g，凉拌菠菜（菠菜100 g）

加餐：苹果100 g

午餐：馒头（面粉125 g），炖排骨（猪小排75 g），腐竹黄瓜（腐竹25 g，黄瓜200 g）

加餐：香蕉100 g

晚餐：米饭（大米125 g），肉片菜花（瘦猪肉75 g，菜花100 g），素炒西葫芦（西葫芦100 g）

烹调用油：25 g；食盐：6 g

该食谱总能量：2254 kcal。其中蛋白质84.2 g，供能占总能量15%；脂肪69.6 g，供能占总能量28%；碳水化合物325.1 g，供能占总能量57%。

# 第五节 白 血 病

## 一、概述

### （一）定义

白血病（leukemia）是一类造血干细胞的恶性克隆性疾病，因白血病细胞自我更新增强、增殖失控、分化障碍、凋亡受阻，而停滞在细胞发育的不同阶段。在骨髓和其他造血组织中，白血病细胞大量增生累积，使正常造血受抑制并浸润其他器官和组织。

根据白血病细胞的成熟程度和自然病程，将白血病分为急性和慢性两大类。急性白血病（acute leukemia, AL）的细胞分化停滞在较早阶段，多为原始细胞及早期幼稚细胞，病情发展迅速，自然病程仅几个月。慢性白血病（chronic leukemia, CL）的细胞分化停滞在较晚的阶段，多为较成熟幼稚细胞和成熟细胞，病情发展缓慢，自然病程为数年。其次，根据主要受累的细胞系列可将AL分为急性淋巴细胞白血病（简称急淋白血病或急淋，acute lymphoblastic leukemia, ALL）和急性髓细胞白血病（简称急粒白血病或急粒，acute myeloid leukemia, AML）。CL则分为慢性髓细胞白血病（简称慢粒白血病或慢粒，chronic myeloid leukemia, CML），慢性淋巴细胞白血病（简称慢淋白血病或慢淋，chronic lymphoblast leukemia, CLL）及少见类型的白血病如毛细胞白血病（hairy cell leukemia, HCL）、幼淋巴细胞白血病（prolymphocyte leukemia, PLL）等。

### （二）病因及发病机制

人类白血病的病因尚不完全清楚。

### 1. 生物因素

主要是病毒和免疫功能异常。成人T细胞白血病/淋巴瘤（ATL）可由人类T淋巴细胞病毒 I 型（human T lymphocytotrophic virus – I，HTLV – I）所致。

**2. 物理因素**

包括 X 射线、γ 射线等电离辐射。

**3. 化学因素**

多年接触苯及含有苯的有机溶剂与白血病发生有关。早年制鞋工人（接触含苯胶水）的发病率高于正常人群的 3～20 倍。有些药物可损伤造血细胞引起白血病，如氯霉素、保泰松所致造血功能损伤者发生白血病的危险性显著增高；乙双吗啉是乙亚胺的衍生物，具有极强的致染色体畸变和致白血病作用，与白血病发生有明显关系。抗肿瘤药物中烷化剂和拓扑异构酶 Ⅱ 抑制剂被公认为有致白血病的作用。化学物质所致的白血病以 AML 为多。

**4. 遗传因素**

家族性白血病约占白血病的千分之七。单卵孪生子，如果一个人发生白血病，另一个人的发病率为 1/5，比双卵孪生者高 12 倍。Downs 综合征（唐氏综合征）有 21 号染色体三体改变，其白血病发病率达 50/10 万，比正常人群高 20 倍。先天性再生障碍性贫血（Fanconi 贫血）、Bloom 综合征（侏儒面部毛细血管扩张）、共济失调–毛细血管扩张症及先天性免疫球蛋白缺乏症等白血病发病率均较高，表明白血病与遗传因素有关。

**5. 其他血液病**

某些血液病最终可能发展为白血病，如骨髓增生异常综合征、淋巴瘤、多发性骨髓瘤、阵发性睡眠性血红蛋白尿症等。

一般说来，白血病发生至少有两个阶段：①各种原因所致的单个细胞原癌基因决定性的突变，导致克隆性的异常造血细胞生成；②进一步的遗传学改变可能涉及一个或多个癌基因的激活和抑癌基因的失活，从而导致白血病。通常理化因素先引起单个细胞突变，而后因机体遗传易感性和免疫力低下，病毒感染、染色体畸变等激活了癌基因（如 ras 家族），并使部分抑癌基因失活（如 p53 突变或失活）及凋亡抑制基因（如 bcl –2）过度表达，导致突变细胞凋亡受阻，恶性增殖。

**（三）临床表现**

AL 起病急缓不一。急者可以是突然高热，类似"感冒"，也可以是严重的出血。缓慢者常为脸色苍白、皮肤紫癜，月经过多或拔牙后出血难止而就医时被发现。

**1. 正常骨髓造血功能受抑制表现**

（1）贫血　部分患者因病程短，可无贫血。半数患者就诊时已有重度贫血，尤其是继发于 MDS 者。

（2）发热　半数患者以发热为早期表现。可低热，亦可高达 39～40℃ 以上，伴有畏寒、出汗等。虽然白血病本身可以发热，但高热往往提示有继发感染。感染可发生在各个部位，以口腔炎、牙龈炎、咽峡炎最常见，可发生溃疡或坏死；肺部感染、肛周炎、肛旁脓肿亦常见，严重时可致败血症。最常见的致病菌为革兰阴性杆菌，如肺炎克雷伯杆菌、铜绿假单胞菌、大肠埃希菌、产气杆菌等；革兰阳性球菌的发病率有所上升，如金黄色葡萄球菌、表皮葡萄球菌、粪链球菌、肠球菌等。长期应用抗生素者，可出现真菌感染，如念珠菌、曲霉菌、隐球菌等。因患者伴有免疫功能缺陷，可发生病毒感染，如单纯疱疹病毒、带状疱疹病毒、巨细胞病毒感染等。偶见卡氏肺孢子虫病。

（3）出血　以出血为早期表现者近40%。出血可发生在全身各部位，以皮肤瘀点、瘀斑、鼻出血、牙龈出血、月经过多为多见。眼底出血可致视力障碍。急性早幼粒细胞白血病（APL）易并发凝血异常而出现全身广泛性出血。颅内出血时会发生头痛、呕吐、瞳孔大小不对称，甚至昏迷而死亡。有资料表明 AL 死于出血者占 62.24%，其中 87% 为颅内出血。大量白血病细胞在血管中淤滞及浸润、血小板减少、凝血异常及感染是出血的主要原因。

**2. 白血病细胞增殖浸润的表现**

（1）淋巴结和肝脾肿大　淋巴结肿大以 ALL 较多见。纵隔淋巴结肿大常见于 T 细胞 ALL。白血病患者可有轻至中度肝脾大，除 CML 急性病变外，巨脾罕见。

（2）骨骼和关节　常有胸骨下段局部压痛，可出现关节、骨骼疼痛，尤以儿童多见。发生骨髓坏死时，可引起骨骼剧痛。

（3）眼部　粒细胞白血病形成的粒细胞肉瘤（granulocytic sarcoma）或绿色瘤（chloroma）常累及骨膜，以眼眶部位最常见，可引起眼球突出、复视或失明。

（4）口腔和皮肤　AL 尤其是 $M_4$ 和 $M_5$，由于白血病细胞浸润可使牙龈增生、肿胀，皮肤可出现蓝灰色斑丘疹，局部皮肤隆起、变硬，呈紫蓝色结节。

（5）中枢神经系统白血病（CNSL）　CNSL 可发生在疾病各个时期，但常发生在治疗后缓解期，这是由于化疗药物难以通过血脑屏障，隐藏在中枢神经系统的白血病细胞不能被有效杀灭，因而引起 CNSL。以 ALL 最常见，儿童尤甚，其次为 $M_4$、$M_5$ 和 $M_2$。临床上轻者表现头痛、头晕，重者有呕吐、颈项强直，甚至抽搐、昏迷。

（6）睾丸　睾丸出现无痛性肿大，多为一侧性，另一侧虽无肿大，但在活检时往往也发现有白血病细胞浸润。睾丸白血病多见于 ALL 化疗缓解后的幼儿和青年，是仅次于 CNSL 的白血病髓外复发的根源。

此外，白血病可浸润其他组织器官。肺、心、消化道、泌尿生殖系统等均可受累。

## 二、营养代谢特点

**1. 能量和蛋白质**

白血病患者，由于体内分解代谢增加，蛋白质、脂肪与糖原合成减少，再加上特殊治疗如化疗等使患者出现呕吐、食欲下降等不良反应，导致能量和各种营养素摄入不足，蛋白质代谢处于负氮平衡状态，严重者会出现混合性营养不良。患者为了恢复由于化疗损伤的正常细胞，其能量需要量要高于正常人，摄入不足将会影响其康复过程，进而可能会影响疾病的预后。

**2. 维生素**

由于饮食搭配不合理（如薯类、蔬菜、水果及乳类的摄入量较少），维生素的摄入水平（如维生素 A、维生素 C、维生素 $B_1$、维生素 $B_2$ 等）普遍较低。有些患者的食物需要经过高压灭菌，维生素的损耗进一步增加，使患者的实际摄入量更加减少。

**3. 矿物质**

因为牛奶等乳类的摄入量较少，钙摄入量普遍较低。作为一个特殊人群，患者在医院接受化疗等治疗的时间较长，接受阳光照射的机会也比较少，也影响了钙的吸收和利用。另外，有些患者以植物性食品为主，锌与硒的摄入水平绝对或相对不足。

### 三、营养评价

营养治疗前应首先对患者进行营养评价，包括以下几项内容。

（1）膳食调查　餐次、膳食种类、摄入量、饮食习惯。

（2）实验室检查　血常规、肝肾功能、维生素、微量元素、快速反应蛋白、24 小时尿氮等。

（3）营养体格检查　患者可有面色苍白，皮肤、黏膜出血，淋巴结和肝脾肿大，胸骨下压痛等表现。

（4）人体测量　身高、体重、握力等。

（5）能量代谢测定及人体成分分析。

### 四、医学营养治疗

#### （一）治疗原则

**1. 能量及营养素供给**

能量应每日按每千克体重补充 30～40 kcal 能量，以满足患者的需要。蛋白质一般每日按每千克体重 1.2～1.5 g 供给。适当增加优质蛋白类食物的摄入。对白血病患者应提供富含维生素 C 和 B 族维生素的食物，尤其应选择富含维生素 C 的新鲜蔬菜、水果、果汁等，以提高机体抵抗力，并在一定程度上起到防止出血的作用，如各种深色新鲜蔬菜等。尤其对发热和进食较少的患者，应特别注意维持患者体内的水及电解质（如钠、钾、氯、钙和磷等）的平衡。

**2. 食物选择**

（1）可选择食物　各类主食；富含蛋白质的食物包括各种动物性食品，如动物肝脏、肾脏、瘦肉、鱼类、虾类等，奶类及其制品，大豆及其制品；新鲜蔬菜和水果，尤其深色蔬菜。

（2）禁忌食物　油炸、烧烤食物，如油饼、炸糕、烤肉、烤串等；肥腻食物，如肥肉等；不洁净食物；在化疗期间不宜食用海鱼、虾、螃蟹及其他海产品，以及粗纤维食物及胀气食物，如海带、洋葱、豆类等。忌用辛辣温燥食品，如辣椒、花椒等。

**3. 烹调方法**

采用蒸、煮、氽、烩、炖、焖等。

**4. 餐次**

一日三餐。必要时加餐，以减少胃肠不适的发生。

#### （二）治疗方案

**1. 肠外营养**

胃肠功能衰竭者，应从胃肠外经中心或外周静脉置管供给必需的能量和营养素，包括葡萄糖、氨基酸、脂肪酸、各种微量元素、维生素和水分等。

**2. 肠内营养**

对基本不能经口进食者，应考虑采用胃肠内置管，行肠内营养治疗。若患者经口饮食摄入量不能满足机体营养需要的 75% 可增加口服营养补充剂。

### 3. 膳食营养

对可以经口摄食的白血病患者，应鼓励其经口进食。

病例：患者女性，50岁，身高170 cm，体重68 kg，轻体力活动，诊断为慢性白血病。

膳食医嘱：普通膳食

食谱举例

早餐：面包（面粉75 g），牛奶200 g，鸡蛋50 g，凉拌菠菜（菠菜100 g）

加餐：苹果100 g

午餐：米饭（大米125 g），红烧排骨（猪小排75 g），香菇笋片（香菇50，莴笋150 g）

加餐：香蕉100 g

晚餐：面条（面粉100），西红柿菜花（西红柿100 g，菜花100 g），肉末豆腐（猪肉50 g，豆腐100 g）

烹调用油：22 g；食盐：6 g

该食谱总能量：2247 kcal。其中蛋白质81.7 g，供能占总能量15%；脂肪74.0 g，供能占总能量30%；碳水化合物313.7 g，供能占总能量55%。

# 第六节　特发性血小板减少性紫癜

## 一、概述

### （一）定义

特发性血小板减少性紫癜（idiopathic thrombocytopenic purpura，ITP）是一组免疫介导血小板过度破坏所致的出血性疾病。以广泛皮肤黏膜及内脏出血、血小板减少、骨髓巨核细胞发育成熟障碍、血小板生存时间缩短及血小板膜糖蛋白特异性自身抗体出现等为特征。关于ITP的命名的问题，目前多数专家建议使用"immune（免疫性）"以强调本病由免疫介导而发病（immune thrombocytopenic purpura 或 immune thrombocytopenia）。

### （二）病因及发病机制

ITP的病因迄今未明。与发病相关的因素如下。

### 1. 感染

细菌或病毒感染与ITP的发病有密切关系：①急性ITP患者，在发病前两周左右常有上呼吸道感染史；②慢性ITP患者，常因感染而致病情加重。

### 2. 免疫因素

将ITP患者血浆输给健康受试者可造成后者一过性血小板减少。50%～70%的ITP患者血浆和血小板表面可检测到血小板膜糖蛋白特异性自身抗体。目前认为自身抗体致敏的血小板被单核巨噬细胞系统过度吞噬破坏是ITP发病的主要机制。

### 3. 脾

脾是自身抗体产生的主要部位，也是血小板破坏的重要场所。

### 4. 其他因素

鉴于ITP在女性多见，且多发于40岁以前，推测本病发病可能与雌激素有关。现已发现，雌激素可能有抑制血小板生成和（或）增强单核-巨噬细胞系统对与抗体结合之血小板吞噬的作用。

### （三）临床表现

**1. 急性型**

半数以上发生于儿童。

（1）起病方式 多数患者发病前 1~2 周有上呼吸道等感染史，特别是病毒感染史。起病急骤，部分患者可有畏寒、寒战、发热。

（2）出血 ①皮肤、黏膜出血：全身皮肤瘀点、紫癜、瘀斑，严重者可有血泡及血肿形成。鼻出血、牙龈出血、口腔黏膜及舌出血常见，损伤及注射部位可渗血不止或形成大小不等的瘀斑。②内脏出血：当血小板低于 $20 \times 10^9/L$ 时，可出现内脏出血，如呕血、黑粪、咯血、尿血、阴道出血等，颅内出血（含蛛网膜下隙出血）可致剧烈头痛、意识障碍、瘫痪及抽搐，是本病致死的主要原因。③其他：出血量过大，可出现程度不等的贫血、血压降低甚至失血性休克。

**2. 慢性型**

主要见于成人。

（1）起病方式 起病隐匿，多在常规查血时偶然发现。

（2）出血倾向 多数较轻而局限，但易反复发生。可表现为皮肤、黏膜出血，如瘀点、紫癜、瘀斑及外伤后止血不易等，鼻出血、牙龈出血亦很常见。严重内脏出血较少见，但月经过多较常见，在部分患者可为唯一的临床症状。患者病情可因感染等而骤然加重，出现广泛、严重的皮肤黏膜及内脏出血。

（3）其他 长期月经过多可出现失血性贫血。病程半年以上者，部分可出现轻度脾肿大。

## 二、营养代谢特点

相关调查显示，由于皮质类固醇激素的应用，部分患者的膳食摄入量高于推荐量，但营养素摄入不平衡，如脂肪摄入偏高、钙摄入量不足等。

## 三、营养评价

营养治疗前应首先对患者进行营养评价，包括以下几项内容。

（1）膳食调查 包括餐次、膳食种类、摄入量、饮食习惯。

（2）实验室检查 血常规、肝肾功能、维生素、微量元素、快速反应蛋白、24 小时尿氮等。

（3）营养体格检查 患者可无特殊表现，严重者可有皮肤、黏膜、鼻出血等表现。

（4）人体测量 身高、体重、握力等。

（5）能量代谢测定及人体成分分析。

## 四、医学营养治疗

### （一）治疗原则

**1. 能量及营养素供给**

能量一般按 30~35 kcal/（kg·d）供给，使患者的体重达到并维持在理想状态。患者可适量摄入甜食，以提高能量摄入水平。由于血小板破坏或消耗增加，丧失大量蛋白质，需增加供给。一般按 $1.2 \sim 1.5\,g/(kg \cdot d)$ 给予，优质蛋白的量占总蛋白质量的 75% 以上。由于血小板减少，毛细血管通透性和脆性增加，故应选择富含维生素 C 的食物，膳食中维生素 C 的摄入量应达到每日 100 mg 以上，对于部分患者可考虑在膳食基础上，适量补充维生素 C 制剂。增加维生素 K 的摄入。

**2. 食物选择**

（1）可选择食物　各类主食，可适量摄入甜食，以提高能量摄入水平；各类富含蛋白质的食物，包括瘦肉、鸡蛋、牛奶、豆类及其制品等；富含维生素 C 的食物，包括西红柿、柿子椒、各种绿叶蔬菜、各种新鲜水果及果汁；富含叶酸的食物，包括动物内脏、绿色新鲜蔬菜、花生米、酵母发面食品、豆类及其制品；富含维生素 K 的食物，包括瘦肉、猪肝、菠菜、西红柿等。

（2）禁忌食物　禁用各类可导致过敏的动物性或植物性食物，特别是海鲜类食物；少用各类腌制、熏制的食物；禁用油炸、油煎食物；禁用各类肥腻食物；少用各类含盐高的食物，如咸菜、榨菜、酱油等。对伴有肾功能不良、水肿、高血压的患者，应特别注意采用低盐膳食。忌用辛辣温燥食品，如辣椒、花椒等。

**3. 烹调方法**

采用蒸、煮、氽、烩、炖、焖等。

**4. 餐次**

一日三餐。必要时加餐，以减少胃肠不适的发生。

**5. 其他**

因为维生素 K 可增加凝血因子的水平，有利于血液凝固和止血。但维生素 K 容易被高温破坏，因此，烹调时间不宜过长。

## （二）治疗方案

**1. 肠外营养**

患者如胃肠道功能正常，不需肠外营养。若存在肠道功能衰竭不能经胃肠道接受营养患者，或经口摄入难以满足其营养需要时，可采用肠外营养。

**2. 肠内营养**

对不能正常摄取食物的患者，如严重的舌炎或舌部疼痛患者，可采用半流食或流食或给予管喂匀浆膳；若患者经口饮食摄入量不能达到机体营养需要量的 75% 时可增加口服营养补充剂。

**3. 膳食营养**

病例：患者男性，50 岁，身高 173 cm，体重 70 kg，特发性血小板减少症，轻体力活动。

膳食医嘱：普通膳食

食谱举例

早餐：花卷（面粉 75 g），大米粥（大米 25 g），鸡蛋 50 g，拌黄瓜（黄瓜 100 g）

加餐：香蕉 100 g

午餐：米饭（大米 125 g），菠菜炒猪肝（菠菜 100 g，猪肝 100 g），西红柿炒鸡蛋（西红柿 100 g，鸡蛋 50 g）

加餐：苹果 100 g

晚餐：面条（面粉 125 g），鲜菇肉丝（蘑菇 50 g，猪肥瘦肉 50 g），清炒莴笋丝（莴笋 150 g）

烹调用油：25 g；食盐：6 g

该食谱总能量：2298 kcal。其中蛋白质 87.5 g，供能占总能量 15%；脂肪 70.3 g，供能占总能量 28%；碳水化合物 329.0 g，供能占总能量 57%。

# 第七节　过敏性紫癜

## 一、概述

### （一）定义

过敏性紫癜（allergic purpura）又称 Schönlein – enoch 综合征，为一种常见的血管变态反应性疾病，因机体对某些致敏物质产生变态反应，导致毛细血管脆性及通透性增加，血液外渗产生紫癜、黏膜及某些器官出血。可同时伴发血管神经性水肿、荨麻疹等其他过敏表现。本病多见于青少年，男性发病略多于女性，春、秋季发病较多。

### （二）病因

致敏因素甚多，与本病发生密切相关的主要有以下几种因素。

**1. 感染**

①细菌主要为 β 溶血性链球菌。以呼吸道感染最为多见。②病毒多见于发疹性病毒感染，如麻疹、水痘、风疹等。③其他寄生虫感染。

**2. 食物**

人体对异性蛋白过敏所致。如鱼、虾、蟹、蛋、鸡、牛奶等。

**3. 药物**

①抗生素类青霉素（包括半合成青霉素如氨苄青霉素等）及头孢菌素类抗生素等。②解热镇痛药水杨酸类、保泰松、吲哚美辛及奎宁类等。③其他药物如磺胺类、阿托品、异烟肼及噻嗪类利尿药等。

**4. 其他**

花粉、尘埃、菌苗或疫苗接种、虫咬、受凉及寒冷刺激等。

### （三）发病机制

目前认为是免疫因素介导的一种全身血管炎症。

**1. 蛋白质及其他大分子致敏原**

作为抗原刺激人体产生抗体（主要为 IgG），后者与抗原结合成抗原抗体复合物，沉积于血管内膜，激活补体，导致中性粒细胞游走、趋化及一系列炎症介质的释放，引起血管炎症反应。此种炎症反应除见于皮肤、黏膜小动脉及毛细血管外，尚可累及肠道、肾及关节腔等部位小血管。

**2. 小分子致敏原作为半抗原**

与人体内某些蛋白质结合构成抗原，刺激机体产生抗体，此类抗体吸附于血管及其周围的肥大细胞，当上述半抗原再度进入体内时，即与肥大细胞上的抗体产生免疫反应，致肥大细胞释放一系列炎症介质，引起血管炎症反应。

### （四）临床表现

多数患者发病前 1～3 周有全身不适、低热、乏力及上呼吸道感染等前驱症状，随之出现典型临床表现。

#### 1. 单纯型（紫癜型）

最常见类型。主要表现为皮肤紫癜，局限于四肢，尤其是下肢及臀部，躯干极少累及。紫癜常成批反复发生、对称分布，可同时伴发皮肤水肿、荨麻疹。紫癜大小不等，初呈深红色，按之不褪色，可融合成片形成瘀斑，数日内渐变成紫色、黄褐色、淡黄色，经 7～14 日逐渐消退。

#### 2. 腹型（Henoch 型）

除皮肤紫癜外，因消化道黏膜及腹膜脏层毛细血管受累而产生一系列消化道症状及体征，如恶心、呕吐、呕血、腹泻及黏液便、便血等。其中腹痛最为常见，常为阵发性绞痛，多位于脐周、下腹或全腹，发作时可因腹肌紧张及明显压痛、肠鸣音亢进而误诊为外科急腹症。在幼儿可因肠壁水肿、蠕动增强等而致肠套叠。腹部症状、体征多与皮肤紫癜同时出现，偶可发生于紫癜之前。

#### 3. 关节型（Schönlein 型）

除皮肤紫癜外，因关节部位血管受累出现关节肿胀、疼痛、压痛及功能障碍等表现。多发生于膝、踝、肘、腕等大关节，呈游走性、反复性发作，经数日而愈，不遗留关节畸形。

#### 4. 肾型

过敏性紫癜肾炎的病情最为严重，发生率 12%～40%。在皮肤紫癜的基础上，因肾小球毛细血管袢炎症反应而出现血尿、蛋白尿及管型尿，偶见水肿、高血压及肾衰竭等表现。肾损害多发生于紫癜出现后 1 周，亦可延迟出现。多在 3～4 周内恢复，少数病例因反复发作而演变为慢性肾炎或肾病综合征。

#### 5. 混合型

皮肤紫癜合并上述两种以上临床表现。

#### 6. 其他

少数本病患者还可因病变累及眼部、脑及脑膜血管而出现视神经萎缩、虹膜炎、视网膜出血及水肿，以及中枢神经系统相关症状、体征。

## 二、营养代谢特点

目前尚无关于本病营养代谢变化的相关研究资料。

## 三、营养评价

营养治疗前应首先对患者进行营养评价，包括以下几项内容。

（1）实验室检查　食入物过敏原筛查、吸入物过敏原筛查、血常规、维生素、微量元素、转铁蛋白、24 小时尿氮等。

（2）膳食调查 餐次、膳食种类、摄入量、饮食习惯。

（3）营养体格检查 患者四肢皮肤紫癜，可伴腹痛、关节肿痛等表现。

（4）人体测量 身高、体重、握力等。

（5）能量代谢测定及人体成分分析。

## 四、医学营养治疗

### （一）治疗原则

**1. 能量及营养素供给**

10%～15%的患者是因为食物过敏导致过敏性紫癜，故应找出并终生禁用这些过敏食物，这是本病营养治疗的特殊之处。相当多的过敏性紫癜患者出现消化道症状，可因恶心和食欲降低导致摄入减少，或因胃肠黏膜受损导致消化吸收不良，或因腹泻和呕吐等导致营养素丢失量增加等，其总的结果是营养状况恶化。部分过敏性紫癜的患者合并肾脏等脏器的功能损害，因此，在进行营养治疗时，必须考虑肾脏等脏器在营养方面的特殊要求。

能量以达到或维持理想体重，一般按照 30～35 kcal/(kg·d) 给予。蛋白质一般按照 1.2～1.5 g/(kg·d) 给予，其中优质蛋白质应占蛋白质总量的50%以上。选择富含维生素 C 的食物，有助于减低血管的通透性和脆性。每日饮水量应达到 2000 ml，但对有肾脏损害的患者，应限制水分和盐的摄入。

**2. 食物选择**

（1）可选择食物 各类主食，可适量摄入甜食，以提高能量摄入水平；富含蛋白质的食物，包括瘦肉、鸡蛋、牛奶、豆类及其制品等，应特别注意部分动物性食物可导致过敏，需严格禁止；富含维生素 C 丰富的食物，包括西红柿、柿子椒、各种绿叶蔬菜、各种新鲜水果及果汁。

（2）禁忌食物 根据食物过敏原筛查结果，禁用各类可导致过敏的动物性或植物性食物；禁用油炸、油煎食物；禁用各类肥腻食物；少用各类腌制、熏制的食物；少用各类含盐高的食物，如咸菜、榨菜、酱油等。对伴有肾功能不良、水肿、高血压的患者，应特别注意采用低盐膳食。

**3. 烹调方法**

采用蒸、煮、汆、烩、炖、焖等。

**4. 餐次**

一日三餐。必要时加餐，以减少胃肠不适的发生。

### （二）治疗方案

**1. 肠外营养**

患者如经口进食可满足机体营养需要，不需肠外营养。胃肠功能衰竭者，应从胃肠外经中心或外周静脉插管补给必需的能量和营养素，包括葡萄糖、氨基酸、脂肪酸、各种微量元素、维生素和水分等。

**2. 肠内营养**

若患者经口饮食摄入量不能满足机体营养需要的75%可增加口服营养补充剂。

### 3. 膳食营养

对食欲不佳、胃肠功能较弱的患者，应根据病情及口味的不同，采用流食或半流食方式提供营养。

病例：患者男性，50岁，身高175cm，体重75kg，轻体力活动，过敏性紫癜，无其他并发症。

膳食医嘱：普通膳食

食谱举例

早餐：玉米面发糕（玉米面75g），豆浆250ml，煎鸡蛋50g

加餐：香蕉100g

午餐：米饭（大米125g），白菜炒腰花（白菜100g，猪腰100g），拌西兰花（西兰花150g）

加餐：苹果100g

晚餐：馒头（面粉125g），西红柿炒鸡蛋（西红柿100g，鸡蛋50g），蒜苔炒肉（蒜苔150g，猪肥瘦肉50g）

烹调用油：25g；食盐：6g

该食谱总能量：2300kcal。其中蛋白质84.1g，供能占总能量15%；脂肪64.3g，供能占总能量25%；碳水化合物346.1g，供能占总能量60%。

# 第八节　血　友　病

## 一、概述

### （一）定义

血友病（hemophilia）是一组因遗传性凝血酶生成障碍引起的出血性疾病，包括血友病A［又称遗传性抗血友病球蛋白缺乏症或凝血因子Ⅷ促凝成分（FⅧ：C）缺乏症］、血友病B（又称遗传性FⅨ缺乏症）及遗传性FⅪ缺乏症，其中以血友病A最为常见。血友病以阳性家族史、幼年发病、自发或轻度外伤后出血不止、血肿形成及关节出血为特征。血友病的人群发病率为(5～10)/10万，婴儿发生率约1/5000。我国的血友病中，血友病A约占80%，血友病B约占15%，遗传性FⅪ缺乏症则极少见。

### （二）病因及发病机制

血友病A是由于FⅧ：C基因因遗传或突变而出现缺陷时，人体不能合成足量的FⅧ：C，导致内源性途径凝血障碍及出血倾向的发生。

血友病B是由于FⅨ基因因遗传或突变使之缺陷时，不能合成足够量的FⅨ，造成内源性途径凝血障碍及出血倾向。遗传性FⅪ缺乏症又称Rosenthal综合征。

血友病A、B均属X连锁隐性遗传性疾病。遗传性FⅪ缺乏症为常染色体隐性遗传性疾病，双亲都可遗传，子女均能发病。

### （三）临床表现

### 1. 出血

出血的轻重与血友病类型及相关因子缺乏程度有关。血友病A出血较重，血友病B则较轻。按血浆 FⅧ：C 的活性，可将血友病 A 分为 3 型。①重型：FⅧ：C 活性低于健康人的 1%；②中型：FⅧ：C 活性相当于健康人的 1%～5%；③轻型：FⅧ：C 活性相当于健康人的 5%～25%。

血友病的出血多为自发性或轻度外伤、小手术后（如拔牙、扁桃体切除）出血不止，且具备下列特征：①生来具有，伴随终身，但罕有出生时脐带出血；②常表现为软组织或深部肌肉内血肿；③负重关节如膝、踝关节等反复出血甚为突出，最终可致关节肿胀、僵硬、畸形，可伴骨质疏松、关节骨化及相应肌肉萎缩（血友病关节）。

重症患者可发生呕血、咯血，甚至颅内出血。但皮肤紫癜罕见。

**2. 血肿压迫症状及体征**

血肿压迫周围神经可致局部疼痛、麻木及肌肉萎缩；压迫血管可致相应供血部位缺血性坏死或淤血、水肿；口腔底部、咽后壁、喉及颈部出血可致呼吸困难甚至窒息；压迫输尿管致排尿障碍。

## 二、营养代谢特点

目前尚无关于本病营养代谢变化的相关研究资料。

## 三、营养评价

营养治疗前应首先对患者进行营养评价，包括以下几项内容。

（1）膳食调查　包括餐次、膳食种类、摄入量、饮食习惯。

（2）实验室检查　血常规、凝血功能、肝肾功能、维生素、微量元素、快速反应蛋白、24 小时尿氮等。

（3）营养体格检查　患者可有软组织或深部肌肉内血肿表现。

（4）人体测量　身高、体重、握力等。

（5）能量代谢测定及人体成分分析。

## 四、医学营养治疗

### （一）治疗原则

对血友病的营养治疗应基于两大基本原则：一是满足患者对能量及各类营养素的需求，二是尽量减少膳食不当造成出血的风险。

**1. 能量及营养素供给**

对血友病患者一般按每日每千克体重给予 35 kcal 左右能量，并根据患者的体质指数值调整能量的供给。给血友病患者供给足量蛋白质，可补充因为失血而引起的蛋白质丢失，并可为凝血因子的合成提供物质基础，同时增加血友病患者的营养，可改善氮平衡，纠正负氮平衡，有利于患者的康复。一般而言，按每日每千克体重给予蛋白质 1.2～1.5 g，应保证优质蛋白总量的 70% 以上。选择摄入富含维生素 C 的食物。维生素 C 是保护血管的必需营养物质，并可增强血管的弹性，降低血管的通透性，增加维生素 C 的摄入有助于减少出血。对于贫血的血友病患者，可选择含铁丰富食物。

**2. 食物选择**

（1）可选择食物　各类主食；富含蛋白质食物包括各种动物性食品，如动物肝脏、肾脏、瘦肉、鱼类、虾类等，奶类及其制品，大豆及其制品；新鲜蔬菜和水果，尤其深色蔬菜。

（2）禁忌食物 忌食带刺的鱼，带壳的蟹，带骨头的肉等，避免损伤口腔、牙龈、食管和胃肠黏膜，引起出血；忌食过于油腻的食物；避免食用易于胀气的食物，如生豆类等；避免食用富含粗纤维的食物。忌食辛辣温燥食品，如辣椒、花椒等。

**3. 烹调方法**

采用蒸、煮、氽、烩、炖、焖等。

**4. 餐次**

一日三餐。必要时加餐，以减少胃肠不适的发生。

**（二）治疗方案**

**1. 肠外营养**

采用经口摄入难以满足其营养需要或不能经口摄入时，可采用肠外营养。

**2. 肠内营养**

若患者经口饮食摄入量不能满足机体营养需要的 75% 时可增加口服营养补充剂。

**3. 膳食营养**

当患者出现消化道出血时，应给予冷流食；若伴有肌肉和关节出血时，应给予患者半流食或软饭。

病例：患者男性，50 岁，身高 175 cm，体重 75 kg，轻体力活动，血友病，无其他并发症。

膳食医嘱：普通膳食

食谱举例

早餐：面包（面粉 100 g），牛奶 200 g，茶鸡蛋 50 g

加餐：香蕉 100 g

午餐：米饭（大米 125 g），红烧肉（猪肥瘦肉 75 g），木耳炒西葫芦（干木耳 2 g，西葫芦 200 g）

加餐：苹果 100 g

晚餐：蒸饼（面粉 125 g），蚝油鲜菇肉片（鲜杏鲍菇 100 g，瘦猪肉 100 g），柿子椒炒甘蓝（甘蓝 100 g，柿子椒 50 g）

烹调用油：25 g；食盐：6 g

该食谱总能量：2350 kcal。其中蛋白质 81.5 g，供能占总能量 14%；脂肪 75.3 g，供能占总能量 27%；碳水化合物 336.7 g，供能占总能量 59%。

# 第九节 维生素 K 依赖性凝血因子缺乏症

## 一、概述

### （一）定义

维生素 K 缺乏症是一种获得性、复合性、出血性疾病，存在引起维生素 K 缺乏的基础疾病、出血倾向、维生素 K 依赖性凝血因子缺乏或减少为其特征。其病因可见于食物（尤其是绿色蔬菜）摄入不足，某些肝脏疾病（如重症肝炎、失代偿性肝硬化及晚期肝癌等），口服维生素 K 拮抗剂（如香豆素类等），及出生后 2~7 日的新生儿。

### （二）病因

**1. 摄入不足**

食物特别是绿色蔬菜富含维生素 K，且肠道细菌又可以纤维素为主要原料合成内源性维生素 K。下列条件下可致摄取不足：①长期进食过少或不能进食；②长期低脂饮食，维生素 K 为脂溶性，其吸收有赖于适量脂质；③胆道疾病，如阻塞性黄疸、胆道术后引流或瘘管形成等，因胆盐缺乏导致维生素 K 吸收不良；④肠瘘、广泛小肠切除、慢性腹泻等所致的吸收不良综合征；⑤长期使用（口服）抗生素，导致肠道菌群失调，内源性合成减少。

**2. 肝脏疾病**

重症肝炎、失代偿性肝硬化及晚期肝癌等，由于肝功能受损，加之维生素 K 的摄取、吸收、代谢及利用障碍，肝不能合成正常量的维生素 K 依赖性凝血因子。

**3. 口服维生素 K 拮抗剂**

如香豆素类等。它们有维生素 K 类似的结构却无其功能，通过竞争性抑制干扰维生素 K 依赖性凝血因子的合成。

**4. 新生儿**

出生后 2~7 日的新生儿，可因体内维生素 K 贮存消耗、摄入不足及内生障碍等，致维生素 K 缺乏而引起出血。

### （三）临床表现

出血症状与原发病的性质及引起凝血因子缺乏程度有关。除出血表现外尚有原发病临床表现。

（1）皮肤、黏膜自发性出血；

（2）内脏出血如呕血、黑粪、血尿及月经过多等，严重者可致颅内出血；

（3）外伤或手术后伤口出血；

（4）新生儿出血症多见于出生后 2~3 日，常表现为脐带出血、消化道出血等。本病出血一般较轻，罕有肌肉、关节及其他深部组织出血的发生。

## 二、营养代谢特点

目前尚无关于本病营养代谢变化的相关研究资料。

## 三、营养评价

营养治疗前应首先对患者进行营养评价，包括以下几项内容。

（1）膳食调查　包括餐次、膳食种类、摄入量、饮食习惯等。

（2）实验室检查　血常规、凝血功能、肝肾功能、维生素、微量元素、24 小时尿氮等。

（3）营养体格检查　患者可有皮肤、黏膜出血表现。

（4）人体测量　身高、体重、握力等。

（5）能量代谢测定及人体成分分析。

## 四、医学营养治疗

### （一）治疗原则

**1. 能量及营养素供给**

能量摄入以维持或达到理想体重为宜，每日每千克体重给予 30 ~ 35 kcal 能量。依赖性维生素 K 的凝血因子在肝脏内合成的基本物质是蛋白质，因此在膳食中应增加供给蛋白质，以提供充足的凝血因子合成所需的原料。按每日每千克体重给予蛋白质 1.0 ~ 1.5 g。尤其对分娩前、长期腹泻、阻塞性黄疸、肝脏疾病和应用口服抗生素肠道灭菌的患者，应提供含维生素 K 丰富的食物。

**2. 食物选择**

（1）可选择食物　各类主食；各类根茎类食物，如土豆、芋头、山药等，因淀粉含量高，可提供较多的能量；各类富含蛋白质的食物，包括瘦肉、动物内脏、鸡蛋、牛奶、豆类及其制品等；富含维生素 K 的食物，如瘦肉、牛肝、猪肝、菠菜、西红柿、洋白菜、蛋类、土豆、豌豆等；富含维生素 C 的食物，包括西红柿、柿子椒、各种绿叶蔬菜、各种新鲜水果及果汁。

（2）禁忌食物　忌用辛辣温燥食品，如辣椒、姜、茴香、花椒等；避免食用带刺的鱼，带壳的蟹，带骨头的肉等；忌用过于油腻、易胀气及富含粗纤维的食物。

**3. 烹调方法**

采用蒸、煮、氽、烩、炖、焖等。

**4. 餐次**

一日三餐。必要时加餐，以减少胃肠不适的发生。

### （二）治疗方案

**1. 肠外营养**

采用经口摄入难以满足其营养需要或不能经口摄入时，可采用肠外营养。

**2. 肠内营养**

若患者经口饮食摄入量不能满足机体营养需要的 75% 可增加口服营养补充剂。

**3. 膳食营养**

当患者出现消化道出血时，应给予冷流食；若伴有肌肉和关节出血时，应给予患者半流食或软饭。

病例：患者男性，50 岁，身高 175 cm，体重 75 kg，轻体力活动，诊断为维生素 K 依赖性凝血因子缺乏症，无其他并发症。

膳食医嘱：普通膳食

食谱举例

早餐：花卷（面粉 100 g），牛奶 200 g，煎鸡蛋 50 g，黄瓜拌木耳（干木耳 3 g，黄瓜 75 g）

加餐：香蕉 100 g

午餐：米饭（大米 125 g），氽丸子（牛肉 100 g，冬瓜 150 g），家常豆腐（豆腐 100 g）

加餐：苹果 100 g

晚餐：米饭（大米 125 g），素炒油菜（油菜 100 g），肉炒西葫芦（西葫芦 150 g，猪肥

瘦肉 75 g)

烹调用油：25 g；食盐：6 g

该食谱总能量：2361 kcal。其中蛋白质 85.3 g，供能占总能量 14%；脂肪 75.1 g，供能占总能量 29%；碳水化合物 336.1 g，供能占总能量 57%。

# 第十节　造血干细胞移植

## 一、概述

### (一) 定义

造血干细胞移植 (hematopoietic stem cell transplantation，HSCT) 是指对患者进行全身照射、化疗和免疫抑制预处理后，将正常供体或自体的造血细胞 (hematopoietic cell，HC) 经血管输注给患者，使之重建正常的造血和免疫功能。按 HC 取自健康供体还是患者本身，HSCT 被分为异体 HSCT 和自体 HSCT。HSCT 主要适用于某些恶性病 (如造血系统恶性疾病，对放、化疗敏感的实体肿瘤等) 以及重型再生障碍性贫血、重型联合免疫缺陷病等非恶性病。

### (二) 适应证

**1. 非恶性病**

①重型再生障碍性贫血 (SAA)：美国西雅图的结果显示，移植后 8 年无病生存率 (DFS) 为 90%。对年龄 <40 岁的重或极重型再障有 HLA 相合同胞者，宜首选 HSCT。②重型海洋性贫血：HLA 相合同胞 HSCT 的 DFS 为 72%，但有肝大和门静脉纤维化者影响疗效。③重型联合免疫缺陷病：DFS 为 70% ~80%。④其他疾病：从理论上讲，HSCT 能够治疗所有先天性淋巴造血系统疾病和酶缺乏所致的代谢性疾病，如 Fanconi 贫血、镰形细胞贫血、戈谢病等；对严重获得性自身免疫病的治疗也在探索中。

**2. 恶性病**

①造血系统恶性疾病：一般而言，CML、MDS、CLL 多采用异体移植；AML、ALL 异体、自体移植均可采用；淋巴瘤、骨髓瘤多采用自体移植，也可进行异体移植。②其他对放、化疗敏感实体肿瘤也可考虑做自体 HSCT。

### (三) 并发症

**1. 早期并发症**

不同的预处理产生不同的毒性，通常有恶心、呕吐及皮肤红斑。糖皮质激素可减轻放射性胃肠道损伤。口腔黏膜炎常出现在移植后 5~7 日，多需阿片类药物镇痛；继发疱疹感染者应用阿昔洛韦和静脉营养支持，7~12 日 "自愈"。高剂量 CTX 可致出血性膀胱炎，采用大量补液、碱化尿液、美司钠 (mesna) 和膀胱冲洗防治；罕见急性出血性心脏炎。移植后 5~6 日开始脱发。氯硝西泮或苯妥英钠能有效预防白消安所致的药物性惊厥。急性出血性肺损伤可表现为弥漫间质性肺炎，需用高剂量糖皮质激素治疗。

(1) 感染移植后由于全血细胞减少、粒细胞缺乏、留置导管、黏膜屏障受损、免疫功能低下，导致感染相当常见。①细菌感染：由于早期发现并迅速联合使用足量广谱杀菌性抗生素（所谓"降阶梯治疗"），细菌感染致死者已罕见。但应警惕由温和链球菌引起的感染，易致感染性休克。②病毒感染：移植后单纯疱疹病毒Ⅰ型和Ⅱ型感染常见。CMV 感染是最严重的移植后病毒性感染并发症，多发生于移植后第 35 ~ 100 日。CMV 感染的原因是患者体内病毒的激活或是输入了 CMV 阳性的血液。对供受体 CMV 均阴性的患者，必须只输 CMV 阴性的血液。CMV 病表现为间质性肺炎（interstitial pneumonia，IP）、CMV 肠炎、CMV 肝炎和 CMV 视网膜炎。CMV 间质性肺炎临床起病急、进展快，表现为呼吸困难、呼吸频率快、末梢发绀、低氧血症、发热和血流动力学改变，胸片呈弥漫性间质性改变。③真菌感染：氟康唑口服预防用药可降低念珠菌的感染，但致命性的曲霉菌感染和氟康唑耐药的其他真菌（如克柔念珠菌）感染仍具有挑战性。④卡氏肺囊虫肺炎。

（2）肝静脉闭塞病（veno – occlusive disease of the liver，VOD）。其临床特征为不明原因的体重增加、黄疸、右上腹痛、肝大、腹水。发病率约 10%，确诊需肝活检。主要因肝血管和窦状隙内皮的细胞毒损伤并在局部呈现高凝状态所致。高峰发病时间为移植后 16 日，一般都在 1 个月内发病。患者移植时肝功能异常，接受了 HBV 或 HCV 阳性供体的 HC 容易发生 VOD。

（3）移植物抗宿主病（GVHD）。GVHD 是异基因 HSCT 后最严重的并发症，由供体 T 细胞攻击受者同种异型抗原所致。1966 年 Billingham 描述了产生 GVHD 的三个要素：①移植物中含免疫活性细胞；②受体表达供体没有的组织抗原；③受体处于免疫抑制状态不能将移植物排斥掉。即使供受者间 HLA 完全相合，还存在次要组织相容性抗原不相合的情况，仍有 30% 的机会发生严重的 GVHD。产生 GVHD 的风险因素包括：供受体间 HLA 相合程度、有无血缘关系、性别差异、年龄、基础疾病及其所处状态、GVHD 预防方案、感染、组织损伤。急性 GVHD（acute GVHD，aGVHD）发生于移植后 100 日内，100 日后出现的则为慢性 GVHD（chronic GVHD，cGVHD）。典型的 aGVHD 发生在移植后 2 ~ 4 周，表现为皮肤红斑和斑丘疹、持续性厌食和（或）腹泻、肝功能异常（胆红素、ALT、AST、ALP 和 GGT 升高）。组织活检虽有助于确诊，但临床诊断尤为重要。aGVHD 的临床严重程度分Ⅰ ~ Ⅳ度。Ⅰ度不需治疗，Ⅱ ~ Ⅳ度影响生存及预后，需迅速积极治疗。移植后生存期超过 6 个月的患者，20% ~ 50% 合并 cGVHD。cGVHD 好发于年龄大、HLA 不相合、无血缘移植、PBSCT 和有 aGVHD 者。cGVHD 的临床表现类似自身免疫病表现，如系统性硬化病、皮肌炎、面部皮疹、干燥综合征、关节炎、闭塞性细支气管炎、胆管变性和胆汁淤积。

**2. 晚期并发症**

①白内障：主要与 TBI 有关，糖皮质激素和 CsA 也可促进其发生；②白质脑病：主要见于合并 CNSL，而又接受反复鞘内化疗和全身高剂量放、化疗者；③内分泌紊乱：甲状腺和性腺功能降低、闭经、无精子生成、不育、儿童生长延迟；④继发肿瘤：少数患者几年后继发淋巴瘤或其他实体瘤，也可继发白血病或 MDS。

## 二、营养代谢特点

由于施行造血干细胞移植患者的原发病不同，移植前预处理方案也不尽相同，其营养代谢变化迥异。

## 三、营养评价

营养治疗前应首先对患者进行营养评价，包括以下几项内容。

（1）膳食调查：包括餐次、膳食种类、摄入量、饮食习惯。

（2）实验室检查：血常规、肝肾功能、维生素、微量元素、快速反应蛋白、24小时尿氮等。

（3）人体测量：身高、体重、握力等。

（4）能量代谢测定及人体成分分析。

## 四、医学营养治疗

HSCT的基础病情不同及其不同的阶段，其营养治疗也不尽相同。

### （一）移植前1~2周的准备阶段

造血干细胞移植期间机体对营养需求大，在移植前1~2周的准备阶段中，需增加各种营养素的补充。

**1. 治疗原则**

（1）能量及营养素供给 一般按每日每千克体重给予35 kcal能量，并根据患者的体质指数值调整能量的供给。蛋白质按每日每千克体重给予蛋白质1.0~1.5 g，应保证优质蛋白总量的50%以上。选择摄入富含维生素的食物。

（2）食物选择

①可选择食物：各类主食；各类富含蛋白质的食物，包括瘦肉、动物内脏、鸡蛋、牛奶、豆类及其制品等；各种新鲜蔬菜和水果。

②禁忌食物：忌用辛辣温燥食品，如辣椒、姜、茴香、花椒等；避免食用带刺的鱼，带壳的蟹，带骨头的肉等；忌用过于油腻、易胀气及富含粗纤维的食物。

（3）烹调方法 采用蒸、煮、氽、烩、炖、焖等。

（4）餐次 一日三餐。必要时加餐，以减少胃肠不适的发生。

**2. 治疗方案**

（1）肠外营养 经肠内不能摄入充足能量及营养素时，可给予肠外营养。肠外营养治疗中除给予氨基酸、脂肪乳及碳水化合物三大供能营养物质外，还给予葡萄糖酸钙、微量元素、水溶性维生素、脂溶性维生素、格利福斯、硫酸镁、氯化钠和氯化钾等营养素，结合化验结果每日调整营养素和液体供给量。

（2）肠内营养 若患者经口饮食摄入量不能达到机体营养需要量的75%时可增加口服营养补充剂。

（3）膳食营养 如患者胃肠道耐受可，鼓励经口进食。

### （二）预处理期及干细胞移植期间

**1. 治疗原则**

（1）能量及营养素供给 这一期间因强烈的预处理带来副作用，消化道的吸收功能很差，加之恶心、呕吐、腹泻等胃肠道反应，使患者的进食量减少。此阶段能量供给以供给患者基本的营养素底物为宜。能量以25 kcal/kg体重为宜。蛋白质供能占总能量比例15%~20%，脂肪25%左右。适当增加富含维生素食物摄入。

（2）食物选择

①可选择食物：各类主食；各类富含蛋白质的食物，包括瘦肉、动物内脏、鸡蛋、牛奶、豆类及其制品等；各种新鲜蔬菜和水果。

②禁忌食物：忌用辛辣温燥食品，如辣椒、姜、茴香、花椒等；避免食用带刺的鱼，带壳的蟹，带骨头的肉等；忌用过于油腻、易胀气及富含粗纤维的食物。

（3）烹调方法　采用蒸、煮、氽、烩、炖、焖等。

（4）餐次　三餐为主。必要时加餐，以减少胃肠不适的发生。

**2. 治疗方案**

（1）肠外营养　本阶段患者胃肠道功能较差，可在经口进食基础上给予肠外营养。肠外营养治疗中除给予氨基酸、脂肪乳及碳水化合物三大供能营养物质外，还给予葡萄糖酸钙、微量元素、水溶性维生素、脂溶性维生素、格利福斯、硫酸镁、氯化钠和氯化钾等营养素，结合化验结果每日调整营养素和液体供给量。

（2）肠内营养　若患者经口饮食摄入量不能达到机体营养需要量的75%时可增加口服营养补充剂。

（3）膳食营养　如患者胃肠道耐受可，鼓励经口进食。

### （三）造血干细胞移植2周后

**1. 治疗原则**

（1）能量及营养素　造血干细胞移植两周后，全身各脏器功能已有所稳定，肠道的吸收功能逐渐开始恢复。因移植进入体内的骨髓造血干细胞已逐渐植活，开始重建造血功能，需要大量的蛋白质、铁、铜、叶酸、维生素等造血原料。能量以 30～40 kcal/kg 体重为宜。蛋白质供能占总能量比例15%～20%，脂肪25%左右。增加富含维生素食物摄入。

（2）食物选择

①可选择食物：各类主食；各类富含蛋白质的食物，包括瘦肉、动物内脏、鸡蛋、牛奶、豆类及其制品等；富含维生素 K 的食物，如瘦肉、牛肝、猪肝、菠菜、西红柿、洋白菜、蛋类、土豆、豌豆等；富含维生素 C 的食物，包括西红柿、柿子椒、各种绿叶蔬菜、各种新鲜水果及果汁。

②禁忌食物：忌用辛辣温燥食品，如辣椒、姜、茴香、花椒等；避免食用带刺的鱼，带壳的蟹，带骨头的肉等；忌用过于油腻、易胀气及富含粗纤维的食物。

（3）烹调方法　采用蒸、煮、氽、烩、炖、焖等。

（4）餐次　三餐为主。必要时加餐，以减少胃肠不适的发生。

**2. 治疗方案**

（1）肠外营养　此阶段患者胃肠道较前恢复，若患者经口进食可满足营养需要，不需肠外营养。若经口摄入不能满足营养需要的50%时，可采用肠外营养。肠外营养治疗中除给予氨基酸、脂肪乳及碳水化合物三大供能营养物质外，还给予葡萄糖酸钙、微量元素、水溶性维生素、脂溶性维生素、格利福斯、硫酸镁、氯化钠和氯化钾等营养素，结合化验结果每日调整营养素和液体供给量。

（2）肠内营养　经口摄入不能满足机体营养需要75%时，辅以口服肠内营养制剂。

（3）膳食营养　鼓励患者经口进食。

病例：患者男性，50 岁，身高175 cm，体重70 kg，轻体力活动，急性髓系白血病异体造血干细胞移植前，无其他并发症。

膳食医嘱：普通膳食

食谱举例

早餐：玉米面发糕（玉米面75 g），牛奶200 ml，茶鸡蛋50 g

加餐：苹果 200 g

午餐：馒头（面粉 125 g），红烧排骨（猪小排 75 g），素炒西兰花（西兰花 200 g）

晚餐：米饭（大米 125 g），蘑菇冬瓜（鲜蘑 100 g，冬瓜 200 g），肉末豆腐（豆腐 100 g，猪瘦肉 50 g）

烹调用油：25 g；食盐：6 g

该食谱总能量：2220 kcal。其中蛋白质 81.0 g，供能占总能量 15%；脂肪 73.8 g，供能占总能量 30%；碳水化合物 307.9 g，供能占总能量 55%。

（许子亮 韩明明）

# 第十七章 传染性疾病

## 第一节 结 核 病

### 一、概述

结核病是全球极具挑战性的重要公共健康问题。2010 年 WHO 发布的全球结核控制报告指出：2009 年全球结核分枝杆菌感染者约 940 万，死亡病例约 140 万，其中死于非伴发HIV 感染者 130 万，伴随 HIV 感染者 38 万。不发达国家人类免疫缺陷病毒感染的高发病率使营养不良和结核病感染状况进一步恶化。营养不良对儿童结核病患者及结核菌素皮肤实验的影响也是需要重点关注的问题。亚洲结核病病例数占全球总数的 59%，是结核病流行高发地区。我国结核病患者数量仅次于印度，居世界第二位。2000 年我国第 4 次结核病流行病学调查显示：全国肺结核患者 411 万～490 万，患病率 367/10 万，死亡率 13 万/年。结核病防治工作的艰巨性迫在眉睫。

#### （一）定义

结核病是由结核分枝杆菌（mycobacterium tuberculosis，MTB）感染引起的一种慢性感染性疾病，以肺结核最常见，主要病变为结核结节、浸润、干酪样变和空洞形成。临床多呈慢性过程，表现为长期低热、咳痰、咯血等。除肺外尚可侵袭浆膜腔、淋巴结、泌尿生殖系统、肠道、肝脏、骨关节和皮肤等多种脏器和组织。

#### （二）病因及发病机制

结核病 MTB 感染引起，健康人群吸入结核患者咳嗽打喷嚏的带菌飞沫而受感染。结核菌可侵犯全身各脏器，肺结核是其最主要类型，能否引起宿主感染、感染后发病与否，及发病的严重程度等，整个发生、发展过程和转归不仅与感染的细菌量及其毒力等因素有关，且取决于机体免疫功能，免疫低下的者为易感人群。

#### （三）临床表现

结核病的临床表现多种多样，临床表现与病灶的类型、性质和范围，以及机体反应性有关。

**1. 全身症状**

发热为结核最常见的全身性症状，常提示结核病的活动和进展。临床多数起病缓慢，长期低热，多见于午后或傍晚，可伴有疲倦、盗汗、食欲下降、体重减轻等。病变扩展时可出现高热、咳嗽、胸痛或全身衰竭等。可有多关节肿痛、四肢结节性红斑及环形红斑等结核性风湿病表现。

**2. 呼吸系统症状**

主要表现为咳嗽、咳痰、咯血和胸痛等。咳嗽是肺结核的常见症状，继发细菌感染时痰呈脓性。肺结核患者可有不同程度的咯血。

**3. 其他系统表现**

淋巴结结核常出现无痛性淋巴结肿大，可坏死液化、破溃、瘘管形成等；结核性心包炎表现为心前区疼痛、呼吸困难、心界扩大、颈静脉怒张等表现；结核性脑膜炎多有头痛、呕吐、意识障碍等表现；结核性腹膜炎常有腹腔积液或腹膜粘连，表现为发热、腹痛、腹胀、腹壁揉面感等；肠结核以回盲部多见，表现为消瘦、腹泻与便秘交替、腹部肿块等表现；输尿管及膀胱结核有膀胱刺激征、血尿及脓尿等；肝、脾结核表现为发热、消瘦，贫血、肝脾大等。

## 二、营养代谢特点

结核病的发病率在发达国家已得到了较好的控制，但在发展中国家结核病的发病率和死亡率仍很高。这除了与该地区健康状况和疫情有关外，还与该地区人群的营养状况有关。多药耐药结核病自美国首例报道后已在多个国家流行，这促使人们更加关注结核病与营养的相互关系。结核患者由于感染应激和摄入的减少，会出现营养不良。而营养不良可以损害机体免疫功能，是结核病发生的重要危险因素，会增加结核病的易感率和发病率。结核患者与营养相关的症状和体征有营养低下、体重下降、盗汗、乏力、气短、咯血等。

结核病患者由于胃肠功能紊乱、食欲减退，首先导致营养物质摄入减少，造成合成代谢降低；同时结核菌利用机体蛋白用于自身代谢，菌体物质引起机体反复发生低热、盗汗、消瘦等消耗性改变，造成机体分解代谢增加，脂肪储存减少，瘦体组织丢失。结核患者有较高的分解代谢率，能量消耗比正常人高。这些患者还存在着合成代谢的障碍，即使经过营养支持治疗，在结核病患者合成代谢率也较低。当合成代谢降低，分解代谢增高，或合成代谢不足以满足分解代谢需要时，就会发生营养不良。

## 三、营养评价

营养治疗前应首先对患者进行营养评价，包括以下几项内容。

（1）膳食调查 餐次、膳食种类、摄入量、烹调方法、饮食习惯。

（2）人体测量 身高、体重、围度、握力。

（3）营养体格检查。

（4）实验室检查 肝肾功能、血糖血脂、电解质、血尿常规、维生素、微量元素、快速反应蛋白、24小时尿氮等。

## 四、医学营养治疗

### （一）治疗原则

营养治疗和药物治疗相互配合，给予高能量、高蛋白质、高维生素，适量矿物质和微量元素的平衡饮食，可减少药物副作用，加速结核病灶钙化，增进机体免疫力，促进康复。

**1. 能量及营养素供给**

结核病是慢性消耗性疾病，患者能量供给量包括基础能量消耗、体力活动消耗和疾病应激时的能量消耗，能量应稍高于正常人。日能量 30 ~ 40 kcal/（kg·d）。蛋白质每日摄入 1.2 ~ 1.5 g/kg，蛋白质的能量供给量占总能量的 17% ~ 20%，优质蛋白质应占总摄入蛋白质的 50% ~ 70%。不应过度供给碳水化合物，因肺结核患者糖代谢亢进，产生较多的二氧化碳，进食或输注过多的碳水化合物可产生大量的二氧化碳和耗去大量的氧，呼吸商值增大，加重通气负担。还能引起胰岛素分泌和释放增加，使葡萄糖和磷酸结合而进入骨骼或肝脏，出现或加重低磷血症，导致呼吸肌无力或疲劳。应重点补充维生素，维生素 A 能增强机体免疫力，B 族维生素有改善食欲的作用，其中维生素 $B_6$ 可对抗由于使用异烟肼治疗而引起的副作用。维生素 C 有利于病灶愈合和血红蛋白合成，维生素 D 能促进钙吸收。

**2. 食物选择**

（1）可选择食物 蛋白质以生物价高的优质蛋白（如牛奶、鸡蛋、鲜鱼、虾、精肉）为主。尽量食用牛奶及乳制品，含丰富酪蛋白及钙高的食物，因酪蛋白有利于促进结核病灶钙化作用。新鲜蔬菜水果中含有丰富的维生素。此外，乳、蛋、内脏等食品含维生素 C 丰富；酵母、花生、豆类、瘦肉等富含维生素 B。故应食用一些深绿色蔬菜、瘦肉等。在各种食物中，以奶和各种奶制品含钙质量最高，且它们的钙离子容易吸收，是补钙的最佳选择。牛奶和奶制品是钙的最好来源，含钙高的其他食品还有骨头汤、小虾米皮、海米、鸡蛋黄、各种豆类和大豆制品、芝麻酱、海带、紫菜、油菜、芹菜等。

（2）禁忌食物 禁食辛辣刺激的食物及食物调味品；饮酒能加重药物对肝脏的损伤，并能扩张血管，结核患者饮酒后有引起咯血的可能，并且加重肝脏的负担，结核患者应禁酒。

**3. 烹调方法**

饮食宜清淡，采用蒸、煮、焖、炖等烹调方法；蔬菜中含大量草酸能与钙离子形成不溶性钙盐，可降低钙的吸收和利用，在烹饪时热炒时间不宜过长。

**4. 餐次**

普遍采用三餐普食，餐间可加水果。

**（二）治疗方案**

**1. 肠外营养**

一般患者无并发症，可正常饮食，不需肠外营养治疗。

**2. 肠内营养**

一般患者无并发症，可正常饮食，不需肠内营养治疗。

**3. 膳食营养**

病例：患者男性，35 岁，身高 175 cm，体重 60 kg，轻体力活动，肺结核，无继发性细菌感染，无其他并发症。

膳食医嘱：普食

食谱举例：

早餐：牛奶 250ml，鸡蛋 50 g，馒头（面粉 75 克），凉拌黄瓜丝（黄瓜 100 克）

加餐：苹果 100 g

午餐：米饭（粳米 100 g），胡萝卜肉炒丝（瘦猪肉 100 克，胡萝卜 150 克），醋溜大白

菜（白菜150克）

加餐：柚子100g

晚餐：米饭（粳米100g），清炒虾仁黄瓜（虾仁50克，黄瓜150克），西红柿蛋花汤（西红柿25克，鸡蛋25克）

烹调用油：25g；盐6g

该食谱总能量：1828kcal。其中蛋白质75.6g，供能占总能量17%；脂肪52.0g，供能占总能量26%；碳水化合物264.3g，供能占总能量57%。

# 第二节　传染性非典型肺炎

## 一、概述

### （一）定义

传染性非典型肺炎（infectious atypical pneumonia）又称严重急性呼吸综合征（severe acute respiratory syndromes，SARS），是由SARS冠状病毒（SARS Coronavirus，SARS – CoV）引起的急性呼吸道传染病。

### （二）病因及发病机制

患者是主要传染源，急性期患者体内病毒含量高，短距离的飞沫传播是本病的主要传播途径。通过消化道传播可能是另一个传播途径。直接接触呼吸道分泌物、消化道排泄物或其他体液，或者间接接触被污染的物品，亦可导致感染。人群普遍易感，发病者以青壮年居多，儿童和老人少见。发病机制尚不清楚。发病早期可出现病毒血症。免疫损伤可能是本病发病的主要原因。

### （三）临床表现

本病潜伏期1~16日，常见为3~5日，以发热为首发症状。早期有发热、头痛、关节肌肉酸痛、乏力、干咳少痰等为主要临床表现，进展期症状加重，并出现呼吸困难，轻微活动则气喘、心悸、胸闷，被迫卧床休息。严重者可出现急性呼吸窘迫综合征（acute respiratory distress syndrome，ARDS）而危及生命。

## 二、营养代谢特点

SARS患者由于感染、摄入不足或吸收不良等原因造成机体营养不良，营养不良时导致膈肌重量减轻、呼吸肌耐力和收缩力下降。感染、细菌毒素、炎性介质、缺氧等综合因素，使得SARS患者处于严重的应激和高分解代谢状态，能量消耗增加；蛋白质分解代谢增强，易出现负氮平衡，造成免疫功能下降。机械辅助通气患者多处于高代谢负氮平衡状态。患者还通常伴有多种矿物质和维生素的缺乏。

## 三、营养评价

营养治疗前应首先对患者进行营养评价，包括以下几项内容。

（1）膳食调查　餐次、膳食种类、摄入量、烹调方法、饮食习惯。

（2）人体测量　身高、体重、围度、握力。

（3）营养体格检查。

（4）实验室检查　肝肾功能、血糖血脂、电解质、血尿常规、维生素、微量元素、快速反应蛋白、24 小时尿氮等。

## 四、医学营养治疗

### （一）治疗原则

#### 1. 能量及营养素供给

能量的摄入应不低于正常需要量或稍高，一般 25 kcal/（kg·d），优质蛋白质应占蛋白质总量的 50% 以上。一般碳水化合物占热量的比例为 55%～65%，脂肪占热量的比例为 20%～30%。补充足量的矿物质和维生素。如补充足量的维生素 C，以增强机体免疫功能，减轻呼吸道感染症状；维生素 A 对于维持呼吸道的完整性及黏膜表面抗体的生成具有重要作用，可以抵御致病菌的侵袭。微量元素铜、铁、锌、硒是体内重要的抗氧化辅助因子，缺乏会使肺脏对氧化应激损伤敏感性增加；钙、磷、钾的缺乏会使呼吸肌收缩力下降。充足的饮水，保持黏膜湿润，增强抵抗力，同时还能保持人体正常的生态平衡，便于及时排泄体内的废物，有利于增强机体抗病能力。

#### 2. 食物选择

（1）可选择食物　鱼、蛋、奶、瘦肉、豆制品等含优质蛋白质丰富的食物；脂肪采用植物油；可选用具有润肺止咳作用的食品，如鸭梨、胡萝卜、甘蔗、百合、银耳等。

（2）禁忌食物　禁食高纤维及辛辣刺激性食物，如大蒜、胡椒、辣椒、大葱等，以免加重咳嗽等症状；忌油腻、生冷、过甜、过咸食物；忌烟酒。

#### 3. 烹调方法

饮食宜清淡，采用蒸、煮、焖、炖等烹调方法；避免煎、炸、烤的烹调方式。

#### 4. 餐次

进餐以少量多餐为原则，恢复期普遍采用三餐饮食，餐间可加水果。

### （二）治疗方案

#### 1. 肠外营养

急性呼吸窘迫综合征的患者，及时给予呼吸支持，在使用机械通气辅助治疗时，可应用肠外营养治疗。

#### 2. 肠内营养

只要胃肠道有功能则应首选肠内营养治疗。

#### 3. 膳食营养

可以自主进食并且胃肠道功能正常的患者，应鼓励经口进食，有咳嗽症状的患者应注意避免误吸。

病例：患者女性，32 岁，身高 165 cm，体重 65 kg，轻体力活动，恢复期，无其他并发症。

膳食医嘱：软食。

食谱举例

早餐：蔬菜鸡蛋米粥（嫩菠菜 50 g，鸡蛋 50 g，大米 50 g）

加餐：煮苹果（苹果 100 g）

午餐：软米饭（大米 100 g），西芹百合（西芹嫩芯 150 g，鲜百合 25 g），番茄鸡丝（鸡胸 75 g，西红柿 100 g）

晚餐：小米粥（小米 25 g），馒头（小麦粉 75 g），蒸茄夹（茄子 150 g，瘦肉 75 g）

烹调用油：33 g；食盐：6 g

该食谱总能量：1710 kcal。其中蛋白质 69.7 g，供能占总能量 16%；脂肪 50 g，供能占总能量 26%；碳水化合物 246 g，供能占总能量 58%。

# 第三节 病毒性肝炎

## 一、概述

### （一）定义

病毒性肝炎（viral hepatitis）是指由多种肝炎病毒引起的、以肝脏损害为主的一组全身性传染性疾病。目前从病原学角度分型，主要包括五型，即甲型、乙型、丙型、丁型、戊型肝炎病毒。

### （二）病因及发病机制

甲型和戊型肝炎经粪－口途径传播，主要表现为急性感染；乙型、丙型、丁型肝炎主要经血液、体液等胃肠外途径传播，多数病例为慢性感染，少数病例可发展为肝硬化或肝细胞癌。

**1. 甲型肝炎**

甲型肝炎病毒（hepatitis A virus，HAV）经口进入人体后，由肠道进入血液，引起短暂的病毒血症，约一周后进入肝细胞内复制，两周后由胆汁排出体外。

**2. 乙型肝炎**

乙型肝炎病毒（hepatitis B virus，HBV）感染的自然病程是复杂和多变的，同时受到很多因素的影响。乙型肝炎的发病机制非常复杂，目前尚未完全确定。HBV 侵入人体后，未被单核－吞噬细胞系统清除的病毒到达肝脏或肝外组织，病毒包膜与细胞膜融合，导致病毒侵入。HBV 进入肝细胞后即开始其复制过程。

**3. 丙型肝炎**

丙型肝炎病毒（hepatitis C virus，HCV）进入体内后，首先引起病毒血症，病毒血症间断出现于整个病程。第一周即可从血液或肝细胞中检出 HCV RNA。第二周开始，可检出抗 HCV。少数病例感染 3 个月后才检测到抗 HCV。

**4. 丁型肝炎**

丁型肝炎病毒（hepatitis D virus，HDV）本身及其表达产物对肝细胞有直接作用，但尚缺乏确切证据。

**5. 戊型肝炎**

戊型肝炎的发病机制尚不清楚，可能与甲型肝炎相似。细胞免疫是引起肝细胞损伤的主要原因。戊型肝炎病毒（hepatitis E virus，HEV）经消化道侵入人体后，在肝脏复制，从潜伏期后半段开始，HEV 开始在胆汁中出现，随粪便排出体外，并持续至起病后一周左右。同时病毒进入血液导致病毒血症。

### （三）临床表现

急性肝炎主要症状包括全身乏力、食欲减退、恶心、呕吐、厌油、腹胀、肝区痛、尿色加深等。甲、戊型肝炎起病较急，约 80% 患者有发热伴畏寒，乙、丙、丁型肝炎起病相对较缓，仅少数有发热。慢性肝炎可反复出现乏力、头晕、食欲减退、厌油、尿黄、肝区不适、睡眠不佳等表现，病情加重可伴肝病面容、肝掌、蜘蛛痣、肝脾大，重型肝炎可出现腹水或门脉高压、凝血功能障碍和肝性脑病等临床表现。

## 二、营养代谢特点

### 1. 蛋白质代谢

肝脏病变时，血清蛋白合成及代谢发生变化，急性肝炎可见铜蓝蛋白及运铁蛋白下降；慢性肝病可见补体、血浆纤维结合素和白蛋白下降；重症肝炎会有多种蛋白质代谢紊乱，引起酶活性的异常，免疫功能、凝血功能等障碍。肝脏损伤时，血中支链氨基酸与芳香族氨基酸比值下降；肝脏合成尿素能力下降，血氨升高。

### 2. 脂肪代谢

由于肝功能受损，胆固醇浓度降低，胆固醇酯含量减少；三酰甘油的转化时间延长及其廓清率降低而出现三酰甘油增多。

### 3. 糖代谢

慢性肝病患者多有胰岛素抵抗和糖耐量异常。严重肝病时也可发生低血糖，可能与糖原储备和合成减少或有关糖原代谢的酶系功能不足有关。

### 4. 维生素

维生素代谢与肝脏密切相关，肝脏受损后，维生素的代谢受到影响。在病毒性肝炎急性期，可出现高维生素血症，短期可恢复正常。在慢性肝病中，除摄入和吸收减少外，也存在维生素的活化、储存、转运与利用障碍。

### 5. 水、电解质

慢性肝病，特别是肝硬化时对一些激素的灭活能力减弱，并且门静脉高压、低白蛋白导致大量腹水形成，使有效循环血容量减少、电解质紊乱。

## 三、营养评价

营养治疗前应首先对患者进行营养评价，包括以下几项内容。

（1）膳食调查　餐次、膳食种类、摄入量、烹调方法、饮食习惯。

（2）人体测量　身高、体重、围度、握力。

（3）营养体格检查。

（4）实验室检查　肝肾功能、血糖血脂、电解质、血尿常规、维生素、微量元素、快速反应蛋白、24 小时尿氮等。

## 四、医学营养治疗

### (一) 治疗原则

#### 1. 能量及营养素供给

急性期当患者血氨升高、有肝昏迷先兆时应限制蛋白质量（20 g/d），发生肝昏迷时暂给予无蛋白饮食，清醒后逐渐增加蛋白质量。

慢性期总能量以维持理想体重为宜，不宜过高，一般卧床患者 20～25 kcal/(kg·d)；轻体力劳动者 30～35 kcal/(kg·d)；酒精性肝病患者 35～45 kcal/(kg·d)。供给充足的蛋白质有利于肝细胞损伤的修复与再生，一般患者以 1.2～1.5 g/(kg·d) 为宜，蛋白质供给量应结合临床肝肾功能等指标及时进行调整。脂肪的摄入量占每日总能量的 20%～25% 为宜，对合并脂肪肝和高脂血症的患者应减少摄入量。每日胆固醇摄入量限制在 300 mg 以内；淤胆型肝病者应限制脂肪摄入量。碳水化合物应占总能量的 60%～70%，其来源主要为食物中所含的多糖，限制含单、双糖多的甜食。应特别注意对铁、锌等矿物质及 B 族维生素、维生素 C、维生素 K 等多种维生素的补充。水可以促进有毒物质排出，特别是有黄疸的患者应适当增加饮水，但对于需要限制液体量的患者，例如有水肿、腹水等合并症出现时，应注意控制水的摄入量。

#### 2. 食物选择

(1) 可选择食物 急性期患者应选用细软、易消化食物，可食用米汁、藕粉、果汁、少量牛奶等流质食物或咸饭、面汤等半流质食物。慢性期应适当补充高蛋白质类食物如蛋类、鱼类、瘦肉类、奶类及豆腐、豆浆等豆制品类食物。若患者纳差，热量补充不足时，可摄入一些葡萄糖、麦芽糖、蔗糖和蜂蜜。适当增加新鲜的瓜果、蔬菜的摄入量。

(2) 禁忌食物 限制高脂肪类食物，如肥的肉类、油煎炸食物等。对于伴有食管胃底静脉曲张的患者应注意禁用粗纤维蔬菜。忌烟、酒及辛辣刺激性食物。

#### 3. 烹调方法

饮食应软烂易消化，多采用焖、炖、蒸、煮的烹调方法，禁食油煎炸食物。

#### 4. 餐次

急性期如果消化道症状明显，应少量多餐，可给予低脂流质或半流质食物。慢性期普遍采用三餐饮食，餐间可加水果。

### (二) 治疗方案

#### 1. 肠外营养

当出现水电解质失衡、腹水、消化道出血、肝性脑病等多种并发症时，肠内营养支持难以满足患者需要，蛋白质摄入量受到限制，此时需加用胃肠外营养支持。在进行胃肠外营养时，应按不同病期和并发症采用相应营养液配方，特别是有肝性脑病时，应输入富含 BCAA 的氨基酸制剂。

#### 2. 肠内营养

一般患者无并发症，可正常饮食，不需肠内营养治疗。

#### 3. 膳食营养

病例：患者男性，40 岁，身高 175 cm，体重 70 kg，轻体力活动，乙型肝炎慢性期，无其他并发症。

膳食医嘱：软食

食谱举例：

早餐：豆浆 200 ml，咸鸡蛋 50 g，馒头（面粉 100 g）

加餐：苹果 150 g

午餐：软米饭（大米 100 g），冬瓜丸子汤（冬瓜 200 g，瘦肉 75 g）

晚餐：馒头（面粉 100 g），油菜豆腐（豆腐 50 g，嫩油菜 200 g，香菇 10 g）

加餐：藕粉 30 g

烹调用油 31 g；食盐 6 g

该食谱总能量：1899 kcal。其中蛋白质 73.9 g，供能占总能量 15.6%；脂肪 50 g，供能占总能量 24%；碳水化合物 289.4 g，供能占总能量 60.4%。

# 第四节　麻　疹

## 一、概述

### （一）定义

麻疹（measles）是由麻疹病毒引起的病毒感染性传染病，在我国法定的传染病中属于乙类传染病。

### （二）病因及发病机制

人是麻疹病毒的唯一宿主，因此麻疹患者是唯一的传染源。患者咳嗽、打喷嚏时，病毒随排出的飞沫经口、咽、鼻部或眼结膜侵入易感者。密切接触者亦可经污染病毒的手传播。经呼吸道飞沫传播是主要的传播途径。该病主要在 6 个月至 5 岁小儿间流行。近些年在年长儿和成人中也可见一些轻型麻疹病例，其主要原因为婴幼儿时未接种过麻疹疫苗或未再复种，使体内抗体的水平降低而成为易感者。麻疹病毒经空气飞沫到达上呼吸道或眼结合膜，在局部上皮细胞内复制，并从原发病灶处侵入局部淋巴组织，病毒迅速大量复制后入血。病毒随血流播散至全身各组织器官，主要部位有呼吸道、口咽部、皮肤、胃肠道等，此时引起一系列临床表现。

### （三）临床表现

典型麻疹患者表现为急性起病，发热、咳嗽、流涕，流泪，眼结膜充血、畏光、咽痛、全身乏力等。部分年长儿童可诉头痛，婴幼儿可出现胃肠道症状如呕吐、腹泻等。约 90%以上患者口腔可出现麻疹黏膜斑（科氏斑）。病程的第 3～4 日开始进入出疹期，患者体温持续升高，同时呼吸道等感染中毒症状明显加重，开始出现皮疹。无并发症者全病程为10～14 日。

## 二、营养代谢特点

出疹前或出疹期，由于消化道症状的出现，患者体温的升高，使机体能量消耗较大，易导致能量摄入不足。发热时，机体新陈代谢旺盛，水分蒸发比平时快，如得不到及时补充，不但会引起机体缺水，还不利于有毒物质的排出。肺炎为麻疹最常见的并发症，并发肺炎时全身症状加重，体温持续升高，患者对能量、优质蛋白质及维生素等营养素的需求增加。

## 三、营养评价

营养治疗前应首先对患者进行营养评价，包括以下几项内容。

（1）膳食调查　餐次、膳食种类、摄入量、烹调方法、饮食习惯。

（2）人体测量　身高、体重、围度。

（3）营养体格检查。

（4）实验室检查　电解质、血尿常规、维生素、微量元素、快速反应蛋白等。

## 四、医学营养治疗

### （一）治疗原则

**1. 能量及营养素供给**

前驱期　幼儿每日营养素供给量为能量 800～1200 kcal，蛋白质 30～40 g，脂肪 30～40 g，碳水化合物 120～160 g。

出疹期　麻疹以早透为佳，此期宜选择流质饮食或采用小儿少渣半流饮食，对于并发心肌炎的患者应限制钠盐及液体食物的摄入。

恢复期　采用半流质饮食或小儿少渣软饭，能量 1200～1600 kcal，蛋白质 50～60 g，脂肪 40～50 g，碳水化合物 180～220 g。供给营养丰富、易于消化的食物。

**2. 食物选择**

（1）可选择食物　前驱期应给予高碳水化合物、高维生素与适量蛋白质的清淡易消化流质，如藕粉、浓米汤、菜泥、水果泥等，以及鸡蛋花、鲫鱼汤、豆腐等食物。出疹期除前驱期食物外可多用鱼汤、瘦肉汤、绿豆汤、赤小豆汤，主食可用大米或小米煮粥，以及龙须面、馄饨皮等。蔬菜类可选用西葫芦、茄子、胡萝卜、土豆等易消化蔬菜。并可选用香菜、蘑菇、鲫鱼等煮汤食用，以助麻疹透发。恢复期主食可选用面片、软面条、稠粥、小馄饨等。

（2）禁忌食物　前驱期限制食用生冷食物；出疹期忌用过寒凉及酸味食物，以免影响发疹。恢复期忌用油腻、富含粗纤维食物及辛辣刺激性的食物。

**3. 烹调方法**

饮食宜清淡易消化，避免煎、炸、烤。

**4. 餐次**

前驱期一日以进餐 6～7 次为宜；出疹期少量多餐，多饮水，每日进餐 5～6 次为宜；恢复期一日进餐以 4～5 次为宜。

### （二）治疗方案

**1. 肠外营养**

一般患者无并发症，可正常饮食，不需肠外营养治疗。

**2. 肠内营养**

一般患者无并发症，可正常饮食，不需肠内营养治疗。

**3. 膳食营养**

病例：患儿男性，10岁，身高150cm，体重30kg，麻疹出疹期，发热，可见皮疹，无胃肠道症状。

膳食医嘱：少渣半流质饮食。

食谱举例

早餐：大米粥（大米25g），鸡蛋羹（鸡蛋50g）

加餐：牛奶泡面包（牛奶100g，面包50g）

午餐：瘦肉汤煮面（瘦肉50g，香菜50g，煮汤后捞出不食用，汤内放入75g龙须面，煮软食用）

加餐：婴儿营养米粉30g

晚餐：鲫鱼豆腐汤煮面（鲫鱼100g，豆腐100g，煮汤后捞出不食用，汤内放入75g龙须面，煮软食用，可食豆腐50g）

加餐：牛奶泡饼干（牛奶100g，饼干50g）

烹调用油：10g；食盐3g

该食谱总能量：1421kcal。其中蛋白质44.3g，供能占总能量12%；脂肪35.1g，供能占总能量22%；碳水化合物240.0g，供能占总能量66%。

# 第五节 水　　痘

## 一、概述

### （一）定义

水痘（varicella，chickenpox）是由水痘－带状疱疹病毒（varicella－zoster virus，VZV）感染所引起的疾病。

### （二）病因及发病机制

患者是唯一的传染源。主要通过呼吸道飞沫和直接接触传播，亦可通过接触被污染的用具传播。易感儿童接触带状疱疹患者后，也可发生水痘。病毒经上呼吸道侵入人体后，先在呼吸道黏膜细胞中增值，2~3日后进入血液，形成病毒血症，并在单核－吞噬细胞系统内增殖后再次入血，形成第二次病毒血症，并向全身扩散，引起各器官病变。主要受累的器官是皮肤，偶尔也可以累及内脏。

### （三）临床表现

在前驱期，婴幼儿常无症状或症状轻微，在出现低热、全身不适的同时已有皮疹出现。年长儿童和成人可有畏寒、低热、头痛、乏力、咽痛、咳嗽、恶心、食欲减退等症状，持续1~2日后才出现皮疹。进入出疹期，皮疹首先见于躯干和头部，以后延及面部及四肢。除典型水痘外，可有疹内出血的出血型水痘，病情极严重。

## 二、营养代谢特点

儿童机体正处于生长发育期，能量及营养素的需要量较高，患儿可由于发热、头痛、乏力、咽痛、烦躁、食欲不振等症状的出现，造成摄食减少，导致能量及各种营养素摄入不足；同时，患儿发热时机体新陈代谢旺盛，水分蒸发比平时快，如得不到及时补充，不但会引起机体缺水，还不利于有毒物质的排出。

## 三、营养评价

营养治疗前应首先对患者进行营养评价，包括以下几项内容。

（1）膳食调查　餐次、膳食种类、摄入量、烹调方法、饮食习惯。

（2）人体测量　身高、体重、围度。

（3）营养体格检查。

（4）实验室检查　电解质、血尿常规、维生素、微量元素、快速反应蛋白等。

## 四、医学营养治疗

### （一）治疗原则

**1. 能量及营养素供给**

对营养不良、体弱小儿应注意平衡饮食，注意蛋白质、脂肪和碳水化合物三大营养素及微量元素、维生素的供给。

**2. 食物选择**

（1）可选择食物　出疹期伴有发热及全身不适等症状者，应给予清淡的流质饮食，如甜牛奶、甜蛋花汤、绿豆汤等。由于流质饮食提供能量及蛋白质等较低，待病情稍有好转，可以改为易消化的半流质饮食，如蔬菜粥、鸡蛋面汤等。可适当增加一些新鲜的水果和蔬菜的摄入，如食欲不佳，可制作成果蔬汁饮用，以补充体内的维生素。

（2）禁忌食物　忌食辛辣刺激性食物，如辣油、芥末、咖喱、胡椒等调味品及大蒜、韭菜、洋葱等辛辣食物。还应注意忌食油煎、油炸等食物。

**3. 烹调方法**

饮食应软烂易消化，多采用焖、炖、蒸、煮的烹调方法，禁食油煎炸食物。

**4. 餐次**

每日进餐 5~6 次为宜。

**5. 其他**

发病期宜多饮温开水，以稀释毒素及供给身体足够的水分。

### （二）治疗方案

**1. 肠外营养**

一般患者无并发症，可正常饮食，不需肠外营养治疗。

**2. 肠内营养**

出现肺炎、脑炎等并发症而不能正常饮食时，可管饲肠内营养制剂以保证能量及各种营养素的摄入。

### 3. 膳食营养

病例：患儿男性，4岁，身高105cm，体重20kg，水痘出疹期，低热，可见皮疹，无其他并发症。

膳食医嘱：流质饮食

食谱举例

早餐：米汤（婴儿米粉30g）

加餐：甜牛奶（牛奶150g，冰糖20g）

午餐：甜蛋花汤（鸡蛋50g，冰糖20g）

加餐：橙汁（橙子100g绞汁，冰糖20g）

晚餐：营养藕粉（营养制剂全营养素50g，藕粉30g）

加餐：米汤（婴儿米粉30g）

该食谱总能量：968kcal。其中蛋白质20.7g，供能占总能量9%；脂肪12.8g，供能占总能量12%；碳水化合物192.6g，供能占总能量79%。

# 第六节　手足口病

## 一、概述

### （一）定义

手足口病（hand，foot and mouth disease，HFMD）是由一组肠道病毒引起的急性传染病，其中以柯萨奇病毒A组16型（coxsackie virus A16，Cox A16）和肠道病毒71型（Enterovirus 71，EV 71）感染最常见。

### （二）病因及发病机制

本病的传染源包括患者和隐性感染者，主要经粪-口途径传播，其次是经呼吸道飞沫传播。本病传染性强，患者和病毒携带者的粪便、呼吸道分泌物及患者的黏膜疱疹液中含有大量病毒，污染的手是传播中的关键媒介。其多发生于10岁以下的婴幼儿。在流行期间，常可发生幼儿园和托儿所集体感染和家庭聚集发病。病毒通过呼吸道或消化道进入体内，侵入局部黏膜上皮细胞及周围淋巴细胞中停留和增殖。当增殖到一定程度，病毒侵入局部淋巴结，进入血液循环形成第一次病毒血症，病毒随血液循环侵入网状内皮组织、淋巴结、肝、脾、骨髓等处大量繁殖，并再次进入血液循环导致第二次病毒血症，机体出现典型的临床症状和体征。

### （三）临床表现

手足口病潜伏期3~7日，多数突然起病，约半数患者于发病前1~2日或发病的同时有中、低热，伴乏力，可出现喷嚏、咳嗽、流涕等感冒样症状，也可出现食欲减退、恶心、呕吐、腹痛等胃肠道症状。轻症病例发病期主要以手、足、臀、皮疹及口痛为特征，少数重症病例可出现脑膜炎、脑炎、脑脊髓炎、肺水肿、循环障碍等。

## 二、营养代谢特点

手足口病患儿可由于口腔黏膜疱疹或溃疡等症状的出现，造成摄食减少，导致能量及各种营养素摄入不足。患者恶心、呕吐、腹泻等胃肠道症状不但可造成能量摄入不足，还会引起机体对营养素的吸收障碍，极易造成机体代谢紊乱。另外，儿童身体正处于生长发育期，对能量及营养素的需要量较高，如得不到及时补充会使患儿处于营养不良状态，导致机体免疫功能低下。

## 三、营养评价

营养治疗前应首先对患者进行营养评价，包括以下几项内容。

（1）膳食调查　餐次、膳食种类、摄入量、烹调方法、饮食习惯。

（2）人体测量　身高、体重、围度。

（3）营养体格检查。

（4）实验室检查　电解质、血尿常规、维生素、微量元素、快速反应蛋白等。

## 四、医学营养治疗

### （一）治疗原则

#### 1. 能量及营养素供给

注意平衡饮食，注意蛋白质、脂肪和碳水化合物三大营养素及微量元素、维生素的供给。饮食以清淡易消化的流质或半流质为主，要注意温度应不宜过高。

#### 2. 食物选择

（1）可选择食物　发病初期以流质食物为主，如牛奶、豆浆、米汁、藕粉、蛋花汤等，食物要温度适宜，要多饮温开水。病情好转后，可给半流质饮食如稀饭加蛋羹、蔬菜挂面汤、嫩豆腐冬瓜汤等易消化柔软的食物。

（2）禁忌食物　不食烫、凉、咸、酸、辛辣口味等刺激性食物，以免刺激破溃处引起疼痛。

#### 3. 烹调方法

饮食应软烂易消化，多采用焖、炖、蒸、煮的烹调方法，禁食油煎炸食物。

#### 4. 餐次

每日进餐 5~6 次为宜。

### （二）治疗方案

#### 1. 肠外营养

感染重症病例从第 Ⅱ 期发展到第 Ⅲ 期多在 1 日以内，偶尔在两日或以上。从第 Ⅲ 期发展到第 Ⅳ 期有时仅为数小时。因此，应当结合各期不同临床表现，采取相应的营养治疗措施。必要时，肠内营养与肠外营养应联合应用。

#### 2. 肠内营养

患者由于口腔疼痛或出现心肌炎、脑炎等并发症而不能正常饮食时，可管饲肠内营养制剂以保证能量及营养素的摄入。

#### 3. 膳食营养

病例：患儿男性，8 岁，身高 130 cm，体重 25 kg，轻症病例，低热，无其他并发症。

膳食医嘱：半流质饮食

早餐：大米粥（大米50g），鸡蛋羹（鸡蛋50g）

加餐：牛奶泡面包（牛奶100g，面包50g）

午餐：蔬菜末挂面汤（嫩西葫芦50g，挂面75g）

加餐：婴儿营养米粉30g

晚餐：大米粥（大米50g），冬瓜豆腐汤（冬瓜50g，嫩豆腐50g）

加餐：牛奶泡饼干（牛奶100g，饼干50g）

烹调用油：10g；食盐：3g

该食谱总能量：1418kcal。其中蛋白质42g，供能占总能量12%；脂肪33.7g，供能占总能量21%；碳水化合物236.7g，供能占总能量67%。

# 第七节　获得性免疫缺陷综合征

## 一、概述

### （一）定义

艾滋病是获得性免疫缺陷综合征（acquired immunodeficiency syndrome，AIDS）的简称，是由人类免疫缺陷病毒（Human immunodeficiency virus，HIV）引起的慢性传染病。

### （二）病因及发病机制

HIV感染者和AIDS患者是本病唯一的传染源。目前公认的传染途径主要是性接触、血液接触和母婴传播。HIV主要侵犯人体免疫系统，包括CD4$^+$T淋巴细胞、巨噬细胞和树突状细胞，主要表现为CD4$^+$T淋巴细胞数量不断减少，导致免疫功能缺陷。引起各种机会性感染。其具有传播迅速、发病缓慢、病死率高的特点。

### （三）临床表现

本病的潜伏期平均9年，短者数月，长者可达15年，临床分为急性期、无症状期、艾滋病期。艾滋病期临床表现复杂，机会性感染及恶性癌症可累及全身各个系统及器官。除发热、消瘦、疲乏及淋巴结肿大等基本表现外，可有呼吸系统、中枢神经系统、消化系统、泌尿系统、血液系统及皮肤黏膜组织的病变。其中消化系统病变与AIDS患者的营养状况及体重关系最为密切，表现为鹅口疮、食管炎或溃疡，吞咽疼痛、腹泻、体重减轻等。

## 二、营养代谢特点

**1. 静息代谢率增高**

能量消耗的增加可能是继发性感染的预兆。蛋白质能量营养不良（PCM）是AIDS常见的并发症。

**2. 糖代谢异常**

随着疾病发展，机体葡萄糖的生成及消耗均增加，糖原异生加强、肝糖原耗尽、糖耐量减低，持续的高血糖和乳酸堆积可能是厌食的原因之一。

**3. 脂肪与蛋白质代谢异常**

脂肪代谢异常表现在血三酰甘油（TG）水平升高，蛋白质代谢异常表现在骨骼肌的消耗、蛋白质的合成率减少、分解率增加而出现负氮平衡。

**4. 维生素和矿物质消耗增加**

因病毒和药物作用，患者出现慢性腹泻、恶心、呕吐、吸收不良等消化系统症状，可导致维生素和矿物质缺乏，影响最大的是脂溶性维生素、B族维生素及钠、钾、铁和锌等矿物质。因消化道炎症和慢性失血，患者和感染者易患巨幼细胞贫血和（或）缺铁性贫血。

## 三、营养评价

营养治疗前应首先对患者进行营养评价，包括以下几项内容。

（1）膳食调查 餐次、膳食种类、摄入量、烹调方法、饮食习惯。

（2）人体测量 身高、体重、围度、握力。

（3）营养体格检查。

（4）实验室检查 肝肾功能、血糖血脂、电解质、血尿常规、维生素、微量元素、快速反应蛋白、24小时尿氮等。

## 四、医学营养治疗

### （一）治疗原则

**1. 能量及营养素供给**

HIV感染早期患者能量消耗比正常健康人高10%～15%，因此在膳食中可适当增加碳水化合物的量。总能量的需要随病程及并发症而异，患者摄入能量应略高，可增到35～40 kcal/（kg·d）。对于有非脂肪组织消耗的患者，蛋白质摄入量可增到1.2～1.5 g/（kg·d）。如患者合并肾脏或肝脏疾患，要相应调整蛋白质摄入量。在患者身体状况允许下可适当增加脂肪的量，以每日60 g左右为宜。

食物中应注意脂溶性维生素、B族维生素及钠、钾、铁和锌等矿物质的补充。对于吸收不良或慢性腹泻的患者，可按推荐摄入量补充微量元素与维生素制剂。

**2. 食物选择**

（1）可选择食物 注意补充优质蛋白质，如肉、蛋、奶及大豆制品。出现口腔、食管疾病时，应选择质地细软的高蛋白质食物，如鸡蛋羹、鱼肉、鸡胸、奶、豆腐等。宜多吃新鲜蔬菜和水果，以增强对疾病的抵抗能力，蔬菜选用根茎类、瓜类和茄果类，以利于咀嚼，减轻对口腔、食管及消化道刺激，如甘薯、马铃薯、胡萝卜、藕、芋头、冬瓜、黄瓜、西葫芦、苦瓜、丝瓜、茄子等。

（2）禁忌食物 出现腹泻时慎用牛奶、豆浆、鸡蛋等饮食，还应减少乳糖摄入，用低乳糖酸乳代替牛奶。腹泻患者应采用低脂肪饮食，禁用肥腻的肉类及油煎、油炸等食物；口腔溃疡、腹泻等合并症出现时，慎用生的水果、蔬菜等食物。避免或少食柑橘、西红柿等酸性食物，也避免进食花生酱等黏稠食物，防止残留食物黏附在腭上。禁用辛辣刺激性蔬菜及调味品。

**3. 烹调方法**

茎叶类选用时宜切碎炒烂，饮食宜清淡，不易采用煎烤炸等烹调方法。

**4. 餐次**

AIDS感染者和患者应少食多餐，在餐次的安排上，要有灵活性。当患者食欲较好时

(一般在早上），这一餐内容要丰盛一些，食欲不佳时要少食多餐，以保证营养摄取。加餐不应受时间限制。

### （二）治疗方案

**1. 肠外营养**

当 HIV 感染者出现严重胃肠功能障碍、较高营养需求或液体限制时，应进行肠外营养补充。

**2. 肠内营养**

当患者由于口腔溃疡、厌食、腹泻等合并症出现，膳食无法保证营养摄入且具有一定胃肠功能时，可选择肠内营养制剂补充能量，如选用无乳糖、低脂肪的要素膳。

**3. 膳食营养**

病例：患者男性，45 岁，身高 175 cm，体重 60 kg，无症状期，偏瘦，腹泻，无其他并发症。

膳食医嘱：软食

食谱举例

早餐：蔬菜粥（大米 100 g，胡萝卜 50 g），茶鸡蛋 50 g

加餐：苹果 100 g

午餐：软米饭（大米 100 g），冬瓜丸子汤（冬瓜 250 g，瘦肉末 75 g）

加餐：猕猴桃 100 g

晚餐：馒头（面粉 100 g），清蒸鱼（草鱼 100 g），油菜豆腐（豆腐 50 g，嫩油菜 250 g），
    小米粥（小米 25 g）

加餐：藕粉 25 g

烹调用油：30 g；食盐 6 g

该食谱总能量：2099 kcal。其中蛋白质 81.7 g，供能占总能量 16%；脂肪 54.4 g，供能占总能量 23%；碳水化合物 320.7 g，供能占总能量 61%

（闫忠芳　张勇湛　李叡）

# 第十八章　神经系统疾病

神经系统在维持机体内环境，保持机体完整统一性及其与外环境协调平衡中起主导作用。神经系统疾病发生营养代谢障碍最常见于颅脑损伤与脑卒中等，如开颅术后、脑梗死、脑出血等。患者出现意识障碍、神经源性球麻痹、呕吐、胃肠功能障碍和呼吸衰竭及其他严重并发症。患者由于食物摄入困难，常出现营养不良，而营养不良的发生，又可加重原发疾病，出现并发症。

## 第一节　颅脑损伤

### 一、概述

#### （一）定义

颅脑损伤（head injury）指暴力作用于头颅引起的损伤，包括头部软组织损伤、颅骨骨折和脑损伤，其中脑损伤后果严重。

#### （二）病因及发病机制

颅脑损伤分为原发性颅脑损伤和继发性颅脑损伤。原发性脑损伤是指创伤暴力当时造成的颅脑损伤，如头外伤、颅骨骨折、脑震荡、脑挫裂伤、脑干伤等。损伤发生机制分为直接暴力和间接暴力。直接暴力根据头皮、颅骨损伤的部位及暴力作用的方式又分为加速性、减速性和挤压性损伤。间接暴力因着力点不在头部，一般颅部均无损伤痕迹，是一种特殊而又严重的脑损伤类型，分为挥鞭样损伤、颅脊联合伤和胸部挤压伤等。继发性脑损伤是致伤后一段时间逐步形成的脑损伤，常见的有脑水肿和颅内血肿等。在脑损伤的基础上形成血管源性脑水肿，可为局部或全脑性；若挫伤较重，局部出血较多，则可形成硬膜下血肿或脑内血肿。若颞部颅骨骨折损伤硬脑膜中动脉，可形成硬膜外血肿。以上病理改变均可继发颅内压增高，甚至形成脑疝，危及生命。

#### （三）临床表现

颅脑损伤的临床表现因致伤机制、损伤部位和就诊时间而有差异，常见临床表现有不同程度的意识障碍、头痛、呕吐等。

### 二、营养代谢特点

严重颅脑损伤后，往往有较长的意识障碍期，不能正常进食，机体会出现一系列以能量需求增加、瘦体组织（骨骼肌）大量分解为主要表现的高代谢反应，导致全身代谢紊乱，3~6日达到高峰，后逐渐消退，持续4~6周以上。

**1. 摄入不足、营养吸收利用障碍**

由于患者精神意识障碍、神经性球麻痹、神经源性呕吐、急性胃黏膜病变伴消化道出血、急性胃肠功能障碍及通气支持与机械通气支持等因素，导致食物摄入减少和营养吸收或利用障碍。

**2. 能量消耗增加**

心率加快，心排血量增加，器官血流量增加，基础代谢率增加，手术、病变导致的肌肉张力增加及伴有疼痛、发热等均导致能量消耗的增加。

**3. 分解与合成代谢失衡**

（1）血糖异常增高，糖原异生增加，糖原分解增加和葡萄糖利用减少。由于缺血区域脑组织葡萄糖无氧代谢增加、细胞内乳酸堆积，脑组织受到持续酸中毒损害。

（2）蛋白质分解增加。氨基酸糖原异生增加、肝脏氨基酸合成急性相反应蛋白增加；而白蛋白、转铁蛋白、前白蛋白等合成减少；含氮代谢产物增加，使机体处于负氮平衡状态。肌蛋白大量分解，尿素氮水平升高，如果没有合理的营养支持，将迅速导致蛋白质营养不良，免疫功能下降，出现多器官功能障碍，直接影响患者的神经功能的恢复。

（3）脂肪氧化速度增加。由于三酰甘油分解和糖原异生增加，无氧酵解导致乳酸和酮体增加（乳酸血症），加上游离脂肪酸增加，导致代谢性酸中毒和水、钠潴留等。

## 三、营养评价

营养治疗前应首先对患者进行营养评价，包括以下几项内容。

（1）膳食调查　餐次、膳食种类、摄入量、烹调方法、饮食习惯，同时应了解患者进食、咀嚼及吞咽能力。

（2）人体测量　身高、体重、围度、握力。

（3）营养体格检查。

（4）实验室检查　肝肾功能、血糖血脂、电解质、血尿常规、维生素、微量元素、快速反应蛋白、24 小时尿氮等。

## 四、医学营养治疗

### （一）治疗原则

颅脑损伤治疗目的是维持及改善机体器官、细胞的代谢与功能，满足机体对代谢能量和蛋白质的需要，增强机体对抗感染的防御功能，促进损伤后期组织的修复。

营养治疗可减轻高代谢反应，降低感染的发生率，有助于降低高血糖。肠内营养支持可维持肠道内细菌的生态平衡，维持肠壁结构与细胞功能的完整，还可避免发生肠外营养所可能出现的与导管有关的或代谢方面的并发症。

**1. 能量及营养素供给**

供给适宜能量，每日予 25 ~ 30 kcal/（kg·d）为宜，体重超重者适当减少，以维持理想体重为宜。碳水化合物供给应占总能量的 50% ~ 60%。蛋白质供给一般占总能量的 12% ~ 15%，其中应包括至少 1/3 的动物蛋白质。脂肪供给一般占总能量的 20% ~ 25%，不宜超过 30%。注意补充维生素，尤其是 B 族维生素及维生素 C。

**2. 食物选择**

食物应选择新鲜食材，注意食物多样性。供应富含维生素 C 的水果和蔬菜（如西红柿、青椒、柑橘、猕猴桃等）；可适当选择富含 B 族维生素的食物，如瘦肉、粗粮等。禁烟酒、浓茶、咖啡及辛辣刺激性调味品（如辣椒、胡椒面、芥末、咖喱等）。

**3. 烹调方法**

可选择蒸、煮、焖、炖等烹调方式，使食物软烂的同时控制烹调用油量，尽量避免油炸、过油等烹调方式。

**4. 餐次**

一日三餐，如患者每餐进餐量少，可改为一日五餐（三餐正餐加两次加餐）。

**（二）治疗方案**

**1. 肠外营养**

颅脑损伤患者伤后早期因应激程度较重，易发生应激性溃疡出血，且能量消耗较大，但胃肠道功能明显下降，肠内营养难以满足机体的能量需求；伤后早期应给予肠外营养为主，根据胃肠道恢复情况，逐步添加肠内营养，不应单纯采用肠内营养。

病例：患者，男，55 岁，摔伤后意识不清 3 小时入院，考虑为创伤性蛛网膜下隙出血，继发性脑室出血，脑疝，行开颅血肿清除术，现为术后第一天，意识不清，胃肠减压 500ml，为咖啡色样液体，临床予以胃肠减压、禁食水，脑脊液引流，抑酸、抗感染、脱水等治疗，液体量 1400 ml，其中含 NaCl 8 g，葡萄糖 25 g。患者身高 165 cm，体重大约 70 kg（家属叙述），平时饮食量正常，活动量正常，生命体征：T 38℃，P 90 次/分，R 22 次/分，BP 160/95 mmHg。术后第一天化验：WBC $15.23 \times 10^9$/L，HGB 150g/L，RBC $4.68 \times 10^{12}$/L，N%85%，LYMPH $2.25 \times 10^9$/L，TP 70 g/L，ALB 45 g/L，肝肾功能无明显异常，NaCl 150 mmol/L，KCl 4.07 mmol/L，Cl 108 mmol/L，血糖 10.25 ml/L。

膳食医嘱：禁食水

予肠外营养治疗

第一天肠外营养配方举例

4.26% 支链氨基酸 250 ml

11.4% 乐凡命 250 ml

20% 丙胺酰胺谷氨酰胺 50 ml

20% 橄榄油脂肪乳 100 ml

10% 葡萄糖注射液 750 ml

5% 葡萄糖注射液 500 ml

10% 氯化钠注射液 10 ml

10% 氯化钾注射液 30 ml

葡萄糖酸钙注射液 10 ml

25% 硫酸镁注射液 10 ml

10% 甘油磷酸钠 10 ml

安达美 10 ml

水溶性维生素 1 支

脂溶性维生素 10 ml

胰岛素 16 IU

维生素 C 注射液 500 mg

该配方总液体量 2035 ml，总能量 751 kcal，蛋白质供能占总能量 20%，脂肪供能占总能量 27%，碳水化合物供能占总能量 53%。

**2. 肠内营养**

应尽早实施肠内营养治疗，24 小时内开始最为理想。伤后 3 日内可以肠外营养为主，适当给予少量肠内营养，刺激肠黏膜，保护肠黏膜屏障。3~10 日采用肠外营养加肠内营养的方式，肠内营养从少量开始，循序渐进，逐渐加量，根据患者胃肠道耐受情况尽快由肠外营养过度至肠内营养。每 3~4 小时检查胃潴留量 1 次，若大于 50 ml，则暂停 2~4 小时；实施亚低温治疗或出现并发症时，应延缓或暂停肠内营养；应用鼻十二指肠或鼻空肠管及持续滴注技术可减少反流与误吸的发生。

**3. 膳食营养**

当患者病情好转，意识逐渐恢复的情况下，如无吞咽及咀嚼困难，可由肠内营养恢复为经口膳食，但仍应注意膳食的质地及食物选择与搭配。可先予以半流质饮食，无误吸及摄入量达标后，逐渐更改为软食。

# 第二节　脑　卒　中

## 一、概述

### （一）定义

脑卒中（stroke）系指因各种诱发因素引起脑动脉狭窄、闭塞或破裂，从而造成急性脑血液循环障碍，临床上表现为一过性或永久性脑功能障碍的症状和体征。脑卒中为脑血管疾病的主要临床类型，包括缺血性卒中和出血性卒中，是目前导致人类死亡的第二位原因。根据世界卫生组织的定义，脑卒中分四类，即脑出血、蛛网膜下隙出血、脑血栓和脑栓塞。

### （二）病因及发病机制

脑卒中的病因包括患者本原有疾病，如高血压病、糖尿病、心脏疾病、高脂血症、血液黏稠度高、脑缺血等，还有长期不良生活习惯如吸烟和酗酒，以及肥胖、年龄等因素。其中高血压、动脉粥样硬化是老年人脑血管病的最危险因素，占 80%~85%。

### （三）临床表现

根据发病部位的不同，其相应地出现神经系统局灶性症状和体征。患者一般意识清楚，病变发生在一侧大脑半球者，有对侧"三瘫"，即对侧的偏瘫、偏身感觉障碍、偏盲症状，或同时有失语。发生在脑干、小脑者则有同侧脑神经麻痹、对侧偏瘫或偏身感觉障碍，同侧肢体共济失调。严重病例有头痛、呕吐、意识障碍，甚至发生脑疝或死亡。出血性脑卒中按照发病部位、出血量大小，可在短时间内出现头痛，呕吐，偏身无力或/和麻木，口角歪斜，讲话不清，嗜睡，烦躁，甚至突然昏迷、不省人事，大小便失禁，发热等，但昏迷是出血性脑卒中的主要症状。

## 二、营养代谢特点

脑卒中患者多表现为营养不良，而造成营养不良的原因如下。

**1. 食物摄入减少**

原因有意识障碍、精神障碍、神经性球麻痹、神经源性呕吐、急性胃黏膜病变伴消化道出血、急性胃肠功能障碍，以及通气支持与机械通气支持等。

**2. 营养需求增加**

应激状态下的高分解代谢，造成营养需求增加。更常见于严重脑损伤或并发严重感染。

**3. 营养吸收或利用障碍**

神经内分泌功能障碍引起代谢改变所致。脑卒中患者多伴有吞咽困难。有报道称在脑卒中患者中吞咽障碍的发生率为 61.13%，是患者食物摄入减少，营养状况恶化的最直接原因，并发症和感染的存在更加重了营养的消耗。

## 三、营养评价

营养治疗前应首先对患者进行营养评价，包括以下几项内容。

（1）膳食调查　餐次、膳食种类、摄入量、烹调方法、饮食习惯，同时应了解患者进食、咀嚼及吞咽能力。

（2）人体测量　身高、体重、围度、握力。

（3）营养体格检查。

（4）实验室检查　肝肾功能、血糖血脂、电解质、血尿常规、维生素、微量元素、快速反应蛋白、24 小时尿氮等。

## 四、医学营养治疗

### （一）治疗原则

**1. 能量及营养素供给**

供给适宜能量，轻体力活动者予 25～30 kcal/(kg·d) 为宜，体重超重者适当减少，以维持理想体重为宜。人体基础代谢中脑组织 1/5，若能量供给不足，会出现各种症状，如脉搏加快、焦虑、易疲劳等；若能量供给过高，会引起体内脂肪组织增加，造成肥胖。肥胖者易患高血压和动脉硬化，不利于脑卒中的防治。脑组织能量的主要来源是葡萄糖，而脑又不能贮存任何能量，因此碳水化合物对脑卒中患者十分重要，应充足供给。碳水化合物供给应占总能量的 50%～60%。对脑卒中急性患者每日可供给单糖和双糖类食物，如水果、蜂蜜、蔗糖、牛奶等，这些食品能迅速提供葡萄糖，以便维持脑组织的新陈代谢。蛋白质供给一般占总能量的 12%～15%，其中应包括至少 1/3 的动物蛋白质。脑中的脂类是复合脂，如磷脂、糖脂和其他类脂，如脂蛋白和胆固醇。在禁食的情况下，大脑可以利用脂肪酸形成的酮体作为能量来源。脂肪供给一般占总能量的 20%～25%，不宜超过 30%，多采用食用植物油（如花生油、豆油、玉米油等），限制动物脂肪或含胆固醇较多的食物，每日胆固醇摄入限制在 300 mg 以内。注意补充维生素，尤其是 B 族维生素，尤以维生素 $B_1$ 更为重要，维生素 $B_1$ 与胆碱酯酶的活动有关，当维生素 $B_1$ 不足时，胆碱酯酶活性增强，加速乙酰胆碱水解，干扰正常神经的传导，影响脑组织的功能。

**2. 食物选择**

应选择清淡、低盐饮食。如使用脱水剂或利尿剂可适当增加食盐摄入量。注意补充维生素 C，供应富含维生素 C 的水果和蔬菜（如西红柿、青椒、柑橘、猕猴桃等），维生素 C 可恢复失衡的神经系统功能，改善神经细胞的代谢状况。注意补充镁、铬、锰、碘等微量元素及膳食纤维，多吃含碘的食物（如海带、紫菜、蘑菇、虾米等），有利于降血脂。禁烟酒、浓茶、咖啡，以及辛辣刺激性调味品（如辣椒、胡椒面、芥末、咖喱等）。

**3. 烹调方法**

可选择蒸、煮、焖、炖等烹调方式，使食物软烂的同时控制烹调用油量，尽量避免油炸、过油等烹调方式。

**4. 餐次**

一日三餐，如患者每餐进餐量少，可改为一日五餐（三餐正餐加两次加餐）

**（二）治疗方案**

**1. 肠外营养**

重症或昏迷患者在起病的 2～3 日之内如有呕吐、消化道出血者应禁食，可从静脉补充营养，待消化道出血症状改善时，开始鼻饲，肠内、肠外营养联合应用。

**2. 肠内营养**

对于相对症状较重、神志不清、吞咽困难的患者，如无严重呕吐及消化道出血，应采用肠内营养。在实施肠内营养的前 3 日内每 3 小时监测 1 次胃潴留情况，如果胃内容物 > 150 ml 则暂停泵入营养素。尿糖每日检测 1～2 次，血糖每周检测 2～3 次。由应激反应造成的高血糖一般在几天内得到控制。肠内营养 ≤4 周时选用鼻胃管或鼻肠管输注，肠内营养大于 4 周时选用胃造口输注。肠内营养配方应注意碳水化合物、脂肪、蛋白质的来源与比例，以及膳食纤维、维生素、矿物质、特殊物质的供给与含量，根据患者营养状况及需求选择配方，保证达到预计营养目标。为适应消化道吸收功能，开始的几天内以米汤为主，少量多次，以维护肠屏障功能为主。可以给予易消化吸收的短肽型营养制剂，在逐步耐受的情况下，逐渐增加摄入量，给予整蛋白型营养制剂或匀浆膳，逐步转变为全肠内营养治疗。

**3. 膳食营养**

对于相对症状较轻或处于恢复期，神智清楚，无吞咽困难的患者则可采取饮食治疗的方法。

病例：患者男，张某，65 岁，因突发意识不清入院，临床诊断考虑为脑梗死，既往体健。经相关治疗后现意识已恢复，能自主进食，遗留右侧肢体活动不利，不能独立下床活动，以卧床为主。患者身高 170 cm，体重 60 kg，患病至今体重减轻约 10 kg。

膳食医嘱：普通膳食

一日食谱举例

早餐：牛奶 200 g，馒头（面粉 60 g），茶鸡蛋 50 g

午餐：米饭（大米 110 g），素炒冬瓜（冬瓜 200 g），虾仁豆腐（虾仁 40 g，内酯豆腐 150 g）

加餐：橘子100g

晚餐：大米粥（大米25g），馒头（面粉85g），炖翅根（鸡翅根70g），素炒圆白菜（圆白菜200g）

烹调用油：20g；食盐：6g

该食谱总能量：1625kcal。其中蛋白质66g，供能占总能量16%；脂肪42.5g，供能占总能量24%；碳水化合物243.5g，供能占总能量60%。

# 第三节　其　　他

## 阿尔茨海默病

### 一、概述

#### （一）定义

阿尔茨海默病（Alzheimer disease，AD）是发生于老年和老年前期，以进行性认知功能障碍和行为损害为特征的中枢神经系统退行性病变。

#### （二）病因及发病机制

AD是老年期最常见的一种痴呆类型，占老年期痴呆类型的50%～70%，病因及发病机制尚不明确。其发病危险因素主要有遗传、文化程度低、膳食因素、吸烟、女性雌激素水平降低、高血糖、高胆固醇、高同型半胱氨酸、脑外伤、重金属接触史、年龄等。

#### （三）临床表现

临床上表现为渐进性记忆障碍、认知功能障碍（失语、失用、失认、视空间能力损害、抽象思维和计算能力损害）、人格和行为改变等神经精神症状，严重程度足以妨碍工作学习或日常生活。

### 二、营养代谢特点

阿尔茨海默病病因不明，饮食营养因素被认为是与痴呆发病有关的因素之一。随着年龄增加，器官功能降低，腺体分泌减少，代谢、免疫功能相应下降，如果所需营养素补给不足或不当，特别是脂肪过多可加速老化进程。此外，阿尔茨海默病患者由于认知功能障碍，常出现少食甚至绝食，易出现饮食结构不合理，营养不良非常普遍。有报道称在阿尔茨海默病患者中营养不良的发生率可达70%。长期营养不良可导致患者免疫功能下降，应激能力衰退，易出现感染等临床症状。一旦发生感染等，患者进食常进一步减少，有加重营养不良发展的趋势。

### 三、营养评价

营养治疗前应首先对患者进行营养评价，包括以下几项内容。

（1）膳食调查　餐次、膳食种类、摄入量、烹调方法、饮食习惯。

（2）人体测量　身高、体重、围度、握力。

（3）营养体格检查。

（4）实验室检查　肝肾功能、血糖血脂、电解质、血尿常规、维生素、微量元素、快速反应蛋白、24小时尿氮等。

## 四、医学营养治疗

### （一）治疗原则

AD营养治疗的目的是根据痴呆的程度，给予合理的饮食营养补充，以延缓痴呆的病理过程，维持各器官、组织的功能。

**1. 能量和营养素供给**

根据患者年龄、性别、身高、体重及体力活动情况确立其能量供给量，以维持适宜体重为宜。保证膳食中蛋白质供给，每日摄入量应达到 $1 \sim 1.2 \, g/kg$，优质蛋白应占每日蛋白质总量的50%以上。应适当减少脂肪供给量，每日占总能量的 20% ~25% 为宜。限制动物脂肪的摄入，多采用含亚油酸丰富的大豆油、玉米油、芝麻油等植物油。胆固醇控制在 $300 \, mg/d$ 以内，不宜过分限制，否则会影响其他营养素的摄入，若胆固醇过低还可能影响组织的修复和免疫功能。碳水化合物应占总能量的 60% ~65%，特别要减少单糖的摄入。摄入充足的维生素，特别是维生素 $B_{12}$ 和叶酸，有利于预防最常见的早发性痴呆。研究表明，烟酰胺能刺激脑血液循环，有助于多数早衰性脑梗死患者提高脑细胞康复水平。食用含烟酰胺丰富的食物，可能对阿尔兹海默病有帮助。老年人记忆力减退，其原因与乙酰胆碱含量不足有一定关系。乙酰胆碱是神经系统传递信息时必需的化合物，脑组织直接从血液中摄取胆碱和磷脂，并转化为乙酰胆碱。应选用胆碱、磷脂含量丰富的食物。

**2. 食物选择**

含维生素 $B_{12}$ 丰富的食物如香菇、大豆、鸡蛋、牛奶、动物肾脏，以及各种发酵的豆制品（如酸奶）；含叶酸丰富的食物包括绿叶蔬菜、柑橘、番茄、菜花、西瓜、菌类、酵母、牛肉等；含烟酰胺丰富的食物有肝、肾、瘦肉等；含胆碱、磷脂含量丰富的食物如大豆及其制品、蛋黄和动物肝脏。应限制钠盐和辛辣刺激调味品；忌烟酒。

**3. 烹调方法**

食物烹调应注意色、香、味，以利于患者进食足够的食物。可选择蒸、煮、焖、炖等烹调方式，使食物软烂的同时控制烹调用油量，不吃油炸、油煎及烟熏食物。

**4. 餐次**

一日三餐，对于每餐进食量少者可采用少量多餐的方式以保证足量营养素摄入，忌暴饮暴食。不能自己进食者，应用易于消化的流质、半流质饮食喂养，或以鼻饲肠内营养供给。

### （二）营养治疗方案

**1. 肠外营养**

除患者出现肠内营养的禁忌时，该病一般不需要使用肠外营养。

**2. 肠内营养**

当患者认知障碍影响经口进食或进食不足时，可考虑使用管饲肠内营养或口服营养补充剂，以保障患者营养需要。

**3. 膳食营养**

因充分考虑患者进食能力选择膳食营养种类，如无明显吞咽困难，消化吸收功能较正常，可予普食或软食；若患者存在咀嚼困难影响进食时，可予以半流质饮食。

病例：AD患者，女性，68岁，身高155cm，体重50kg，有轻度认知障碍，在有陪护看护下能下床活动，进食固体食物较困难，无其他并发症。

膳食医嘱：半流质饮食

一日食谱举例

早餐：牛肉咸粥（牛肉20g，大米50g，圆白菜100g）

加餐：鸡蛋羹（鸡蛋50g）

午餐：豆腐丸子冬瓜汤（冬瓜200g，豆腐40g，瘦肉20g），馒头（面粉75g）

加餐：苹果100g

晚餐：香菇鸡肉茸面汤（面粉75g，鸡肉40g，香菇25g，油菜75g）

加餐：牛奶200g

烹调用油：14g；食盐：6g

该食谱总能量：1250kcal。其中蛋白质50g，供能占总能量16%；脂肪34.7g，供能占总能量25%；碳水化合物183g，供能占总能量59%。

# 帕金森病

## 一、概述

### （一）定义

帕金森病（Parkinson disease，PD），又称震颤麻痹，也是中老年人的一种常见神经系统疾病，临床上以静止性震颤、运动迟缓、肌肉强直和姿势平衡障碍为主要特征。

### （二）病因及发病机制

PD的具体病因及发病机制仍不清楚，科学研究倾向于与年龄老化、遗传易感性和环境毒素的接触等综合因素有关。

## 二、营养代谢特点

PD患者由于不自主的震颤、肌肉强直、长期服用药物等原因造成能量消耗增加，同时伴有自主神经功能紊乱，尤以消化功能障碍为甚，故多数患者存在食物摄入不足，常伴有消瘦、体重减轻的现象，血浆白蛋白、维生素和微量元素含量均低于正常人水平。PD患者的营养问题早期多由于疾病自身原因造成，中后期主要是疾病自身与抗PD药物副作用共同作用的结果。大的中性氨基酸与左旋多巴竞争通过血脑屏障，可导致左旋多巴对大脑的效能降低。某些抗氧化营养素如维生素E、β胡萝卜素、维生素C、锰等对PD的发病有明显的保护作用，而维生素A则有增加PD发病的危险性。通过提供合理膳食，对于提高患者免疫功能，延缓疾病进程，甚至维持生命均具有重要意义。

## 三、营养评价

营养治疗前应首先对患者进行营养评价，包括以下几项内容。

（1）膳食调查　餐次、膳食种类、摄入量、烹调方法、饮食习惯。

（2）人体测量　身高、体重、围度、握力。

（3）营养体格检查。

（4）实验室检查　肝肾功能、血糖血脂、电解质、血尿常规、维生素、微量元素、快速反应蛋白、24 小时尿氮等。

## 四、医学营养治疗

### （一）治疗原则

PD 是目前医疗条件下不可治愈型疾病，营养治疗时应根据患者的具体情况给予个体化治疗，即使是同一 PD 患者在不同病程阶段所具体选择的营养治疗类型也应不相同。

**1. 能量及营养素供给**

根据患者年龄、性别、身高、体重及体力活动情况确立其能量供给量，以维持适宜体重为宜。适当限制蛋白质的摄入，蛋白质的供给应满足患者日常代谢需要，每日供给量控制在 0.8 g/kg 左右为宜，在限量范围内以补充优质蛋白为主。如前所述，高蛋白质饮食不利于抗 PD 药物发挥作用，因此高蛋白质食物宜在晚餐供给。脂肪摄入量应占总能量 25% ~ 30% 为宜；碳水化合物摄入量占总能量的 60% 左右。注意补充维生素、矿物质，但应避免过多摄取含维生素 $B_6$ 丰富的食物，维生素 $B_6$ 的每日摄入量应 <2 mg，因为维生素 $B_6$ 会影响左旋多巴等抗震颤麻痹药进入脑内。注意补充膳食纤维。每日膳食纤维的推荐摄入量为 30 ~ 35 g。

**2. 食物选择**

优质蛋白食物可选择蛋、鱼、虾、瘦肉类、牛奶等，但应注意限量；限制富含维生素 $B_6$ 食物如豆类、薯类、荞麦、葵花子、香蕉、花生、酵母、牛内脏、金枪鱼、大马哈鱼等。

**3. 烹调方法**

根据患者需要，制作膳食时可采用切碎、捣烂或煮软等方法，烹调方式可选择蒸、煮、炖等；尽量避免油炸、过油等烹调方式。

**4. 餐次**

一日三餐，如患者每餐进餐量少，可改为一日五餐（三餐正餐加两次加餐）。

### （二）治疗方案

**1. 肠外营养**

如无肠内营养禁忌证，该病一般不需要使用肠外营养。

**2. 肠内营养**

该病进入晚期或重度患者，因摄入不足或摄食困难，可予管饲肠内营养。

**3. 膳食营养**

疾病病程早期或轻度患者可选择普通饭或软饭，中期或中度患者宜用软饭或半流质。

病例：PD 患者，男性，60 岁，身高 170 cm，体重 70 kg，为 PD 早期，进食可，无明显并发症。

膳食医嘱：普通膳食

一日食谱举例

早餐：牛奶200g，馒头（面粉70g），凉拌黄瓜100g

午餐：米饭（大米110g），炒三丝（鸡肉30g，胡萝卜25g，圆白菜125g）

加餐：苹果100g

晚餐：馒头（面粉90g），米粥（大米20g），肉末蛋羹（猪肉20g，鸡蛋50g），素炒西兰花（西兰花150g）

全日烹调用油：28g；食盐：6g

全日总能量：1625kcal。其中蛋白质52.5g，供能占总能量13%；脂肪46.3g，供能占总能量26%；碳水化合物248.9g，供能占总能量61%。

（杨国华 徐东平 张崴）

# 第十九章　风湿性疾病

风湿性疾病（rheumatic diseases）泛指影响骨、关节及其周围软组织，如肌肉、滑囊、肌腱、筋膜、神经等的一组疾病。其病因与感染性、免疫性、代谢性、内分泌性、退行性、地理环境性、遗传性因素等有关。它可以是周身性或系统性的，也可以是局限性的，可以是器质性的，也可以是精神性或功能性的。包括各种关节炎在内的弥漫性结缔组织病，是风湿病的重要组成部分，但风湿病不只限于弥漫性结缔组织病。

## 第一节　类风湿关节炎

### 一、概述

#### （一）定义

类风湿关节炎（rheumatoid arthritis，RA）是以对称性多关节炎为主要临床表现的异质性、系统性、自身免疫性疾病。临床可有不同亚型，表现为病程、轻重、预后、结局都会有差异。但本病是慢性、进行性、侵蚀性疾病，如未接受适当治疗，病情逐渐加重发展。

#### （二）病因及发病机制

RA 的病因研究迄今尚无定论，MHC-Ⅱ抗原，以及各种炎症介质、细胞因子、趋化因子在 RA 发病过程中的作用都被深入研究过，但其发病机制仍不清楚。

**1. 环境因素**

未证实有导致本病的直接感染因子，但目前认为一些感染因素（可能有细菌、支原体和病毒等）可能通过某些途径影响 RA 的发病和病情进展，其机制为：①活化 T 细胞和巨噬细胞并释放细胞因子；②活化 B 细胞产生 RA 抗体，滑膜中的 B 细胞可能分泌致炎因子如 TNF-$\alpha$，B 细胞可以作为抗原呈递细胞，提供 CD4$^+$细胞克隆增殖和效应所需要的共刺激信号；③感染因子的某些成分和人体自身抗原通过分子模拟而导致自身免疫性的产生。

**2. 遗传易感性**

流行病学调查显示，RA 的发病与遗传因素密切相关。家系调查发现 RA 先证者的一级亲属发生 RA 的概率为 11%。对孪生子的调查结果显示，单卵双生子同时患 RA 的概率为 12%~30%，而双卵孪生子同患 RA 的概率只有 4%。许多地区和国家进行研究发现 HLA-DR4 单倍型与 RA 的发病相关。

**3. 免疫紊乱**

免疫紊乱被认为是 RA 主要的发病机制，是以活化的 CD4$^+$T 细胞和 MHC-Ⅱ型阳性的抗原递呈细胞（antigen presenting cell，APC）浸润滑膜关节为特点的。滑膜关节组织的某些特殊成分或体内产生的内源性物质也可能作为自身抗原被 APC 呈递活化 CD4$^+$T 细胞, 启动特异性免疫应答, 导致相应的关节炎症状。在病程中 T 细胞库的不同 T 细胞克隆因受到体内外不同抗原的刺激而活化增殖, 滑膜的巨噬细胞也因抗原而活化, 使细胞因子如 TNF-α、IL-1、IL-6、IL-8 等增多, 促使滑膜处于慢性炎症状态。TNF-α 进一步破坏关节软骨和骨, 结果造成关节畸形。IL-1 是引起 RA 全身性症状如低热、乏力、急性期蛋白合成增多的主要细胞因子, 是造成 C 反应蛋白和血沉升高的主要因素。

另外, B 细胞激活分化为浆细胞, 分泌大量免疫球蛋白。免疫球蛋白和 RF 形成的免疫复合物, 经补体激活后可以诱发炎症。RA 患者中过量的 Fas 分子或 Fas 分子和 Fas 配体比值的失调都会影响滑膜组织细胞的正常凋亡, 使 RA 滑膜炎免疫反应得以持续。

可见, RA 是遗传易感因素、环境因素及免疫系统失调等各种因素综合作用的结果。

**(三) 临床表现**

流行病学资料显示, RA 发生于任何年龄, 80% 发病于 35~50 岁, 女性患者约 3 倍于男性。RA 的临床表现多样, 从主要的关节症状到关节外多系统受累的表现。RA 多以缓慢而隐匿的方式起病, 在出现明显关节症状前可有数周的低热, 少数患者可有高热、乏力、全身不适、体重下降等症状, 以后逐渐出现典型关节症状。少数则有较急剧的起病, 在数天内出现多个关节症状。

**1. 关节**

可分滑膜炎症状和关节结构破坏的表现, 前者经治疗后有一定可逆性, 但后者一经出现很难逆转。RA 病情和病程有个体差异, 从短暂、轻微的少关节炎到急剧进行性多关节炎均可出现, 常伴有晨僵。

(1) 晨僵　早晨起床后病变关节感觉僵硬, 称 "晨僵"(日间长时间静止不动后也可出现), 如胶黏着样的感觉, 持续时间至少 1 小时者意义较大。晨僵出现在 95% 以上的 RA 患者。晨僵持续时间和关节炎症的程度呈正比, 它常被作为观察本病活动指标之一, 只是主观性很强。其他病因的关节炎也可出现晨僵, 但不如本病明显和持久。

(2) 痛与压痛　关节痛往往是最早的症状, 最常出现的部位为腕、掌指关节、近端指间关节, 其次是足趾、膝、踝、肘、肩等关节。其多呈对称性、持续性, 但时轻时重, 疼痛的关节往往伴有压痛, 受累关节的皮肤出现褐色色素沉着。

(3) 关节肿　多因关节腔内积液或关节周围软组织炎症引起, 病程较长者可因滑膜慢性炎症后的肥厚而引起肿胀。凡受累的关节均可肿胀, 常见的部位为腕、掌指关节、近端指间关节、膝等关节, 亦多呈对称性。

(4) 关节畸形　见于较晚期患者, 关节周围肌肉的萎缩、痉挛则使畸形更为加重。最为常见的晚期关节畸形是腕和肘关节强直、掌指关节的半脱位、手指向尺侧偏斜和呈 "天鹅颈 (swan neck)" 样及 "纽扣花样 (boutonniere)" 表现。重症患者关节呈纤维性或骨性强直失去关节功能, 致使生活不能自理。

(5) 特殊关节

①颈椎的可动小关节及周围腱鞘受累出现颈痛、活动受限, 有时甚至因颈椎半脱位而出现脊髓受压。

②肩、髋关节其周围有较多肌腱等软组织包围, 由此很难发现肿胀。最常见的症状是局部痛和活动受限, 髋关节往往表现为臀部及下腰部疼痛。

③颞颌关节出现于 1/4 的 RA 患者，早期表现为讲话或咀嚼时疼痛加重，严重者有张口受限。

(6) 关节功能障碍 关节肿痛和结构破坏都引起关节的活动障碍。美国风湿病学会将因本病而影响了生活的程度分为四级。Ⅰ级：能照常进行日常生活和各项工作；Ⅱ级：可进行一般的日常生活和某种职业工作，但参与其他项目活动受限；Ⅲ级：可进行一般的日常生活，但参与某种职业工作或其他项目活动受限；Ⅳ级：日常生活的自理和参与工作的能力均受限。

**2. 关节外表现**

(1) 类风湿结节 是本病较常见的关节外表现，可见于 20%～30% 的患者，多位于关节隆突部及受压部位的皮下，如前臂伸面、肘鹰嘴突附近、枕、跟腱等处。其大小不一，结节直径由数毫米至数厘米、质硬、无压痛、对称性分布。此外，几乎所有脏器如心、肺、眼等均可累及。其存在提示本病的活动。

(2) 类风湿血管炎 RA 患者的系统性血管炎（systemic vasculitis）少见，体格检查能观察到的有指甲下或指端出现的小血管炎，其表现和滑膜炎的活动性无直接相关性，少数引起局部组织的缺血性坏死。眼受累多为巩膜炎，严重者因巩膜软化而影响视力。RF 阳性的患者可出现亚临床型的血管炎，如无临床表现的皮肤和唇腺活检可有血管壁免疫物质的沉积，亚临床型血管炎的长期预后尚不明确。

(3) 肺 肺受累很常见，其中男性多于女性，有时可为首发症状。

①肺间质病变 是最常见的肺病变，见于约 30% 的患者，逐渐出现气短和肺功能不全，少数出现慢性纤维性肺泡炎则预后较差。肺功能和肺影像学检查异常，特别是高分辨 CT 有助早期诊断。

②结节样改变 肺内出现单个或多个结节，为肺内的类风湿结节表现。结节有时可液化，咳出后形成空洞。

③Caplan 综合征尘肺患者合并 RA 时易出现大量肺结节，称之为 Caplan 综合征，也称类风湿性尘肺病。临床和胸部 X 线表现均类似肺内的类风湿结节，数量多，较大，可突然出现并伴关节症状加重。病理检查结节中心坏死区内含有粉尘。

④胸膜炎 见于约 10% 的患者。为单侧或双侧性的少量胸腔积液，偶为大量胸腔积液。胸水呈渗出性，糖含量很低。

⑤肺动脉高压 一部分是肺内动脉病变所致，另一部分为肺间质病变引起。

(4) 心脏受累 急性和慢性的 RA 患者都可以出现心脏受累，其中心包炎最常见，多见于 RF 阳性、有类风湿结节的患者，但多数患者无相关临床表现。通过超声心动图检查约 30% 出现小量心包积液。

(5) 胃肠道 患者可有上腹不适、胃痛、恶心、纳差，甚至黑粪，多与服用抗风湿药物，尤其是非甾体抗炎药有关，很少由 RA 本身引起。

(6) 肾 本病的血管炎很少累及肾，偶有轻微膜性肾病、肾小球肾炎、肾内小血管炎及肾脏的淀粉样变（amyloidosis）等报道。

(7) 神经系统 神经受压是 RA 患者出现神经系统病变的常见原因。受压的周围神经病变与相应关节的滑膜炎的严重程度相关。最常受累的神经有正中神经、尺神经及桡神经，神经系统的受累可以根据临床症状和神经定位来诊断，如正中神经在腕关节处受压而出现腕管综合征。随着炎症的减轻，患者的神经病变逐渐减轻，但有时需要手术减压治疗。脊髓受压表现为渐起的双手感觉异常和力量的减弱，腱反射多亢进，病理反射阳性。多发性单神经炎则因小血管炎的缺血性病变所造成。

（8）血液系统 患者的贫血程度通常和病情活动度相关，尤其是和关节的炎症程度相关。RA 患者的贫血一般是正细胞正色素性贫血，本病出现小细胞低色素性贫血时，贫血可因病变本身或因服用非甾体抗炎药而造成胃肠道长期少量出血所致；此外，与慢性疾病性贫血（anemia of chronic disease，ACD）的发病机制有关，在患者的炎症得以控制后，贫血也可以得以改善。在病情活动的 RA 患者常见血小板增多，其增高的程度和滑膜炎活动的关节数正相关，并受关节外表现的影响，血小板增高的机制还不是很明确。

Felty 综合征是指 RA 患者伴有脾大、中性粒细胞减少，有的甚至有贫血和血小板减少。RA 患者出现 Felty 综合征时并非都处于关节炎活动期，其中很多患者合并有下肢溃疡、色素沉着，皮下结节，关节畸形，以及发热、乏力、食欲减退和体重下降等全身表现。

（9）干燥综合征 30%～40% RA 患者在疾病的各个时期均可出现此综合征，随着病程的延长，干燥综合征的患病率逐渐增多。口干、眼干是此综合征的表现，但部分患者症状不明显，必须通过各项检查证实有干燥性角、结膜炎和口干燥征。

## 二、营养代谢特点

### 1. 能量

能量缺乏可以影响免疫反应。RA 患者由于炎症过程中常伴有代谢率增高，且营养需要量亦随之增加，胃肠道黏膜的改变会导致吸收不良，加上关节活动受限等原因，均能影响到患者的营养状况，而体重减轻是常见症状。

### 2. 蛋白质

RA 可侵及关节。关节软骨是一特殊的结缔组织，由大量细胞外间质组成，包括胶原、弹性蛋白、蛋白多糖和纤维连接蛋白。在长期负氮平衡时，胶原也被动分解提供氨基酸。如 RA 患者出现营养不良，应适量增加蛋白质摄入。

### 3. 脂肪酸

RA 的基本病理改变是滑膜炎。近十多年来随着免疫学和分子生物学的进展，认识到某些炎性介质与脂肪酸的代谢有关。关系密切的有前列腺素 $E_2$（Dinoprostone，ProstinE，$PGE_2$），其次为前列环素（Epoprostenol，PGI）。前列腺素不仅是炎症介质，也是炎症调节介质，由多不饱和脂肪酸花生四烯酸经环氧化酶途径代谢而成。现有学者提出，适当调整多系列脂肪酸的种类与数目，有可能改善 RA 患者的临床症状。

### 4. 矿物质

（1）铁 贫血是风湿病常见的临床表现，约半数左右的患者在病程中出现轻度或中度贫血。其中绝大多数属慢性贫血（ACD），与红细胞寿命缩短、红细胞生成障碍或药物引起的消化道出血等原因有关，存在铁代谢异常，以铁利用障碍为主要病理环节。ACD 患者胃肠道铁吸收减少，单核-吞噬细胞系统中铁滞留增加，而释放到骨髓的红细胞铁减少，血浆铁水平降低。

（2）铜 RA 患者血浆游离铜及铜蓝蛋白水平升高，而且升高的水平与关节炎症的程度呈正相关，由于其浓度的增加或减少与炎症的过程结合在一起，故被视为是炎症急性期反应物。血浆铜蓝蛋白与血浆的抗氧化活力明显相关，此现象表明在炎性反应中铜蓝蛋白起着清除自由基的保护作用。

（3）锌　RA 患者的血浆锌水平低于正常人，锌与血清白蛋白呈正相关，与血沉呈负相关。有研究表明，锌有稳定溶酶体膜、抑制前列腺素合成、阻碍补体作用并减弱巨噬细胞功能的作用，故锌在 RA 的发生中有其重要性。此外，胶原合成酶需要锌，血浆中的锌大部分与组氨酸结合，血浆组氨酸水平下降可导致锌水平下降。

（4）硒　RA 患者血硒水平与疾病严重程度呈负相关，硒是谷胱甘肽过氧化酶的组成成分，具有抗氧化的活力。过氧化酶活性升高，可能与炎性反应有关。

（5）钙　RA 患者中常见骨质疏松和骨软化症，表明钙代谢出现紊乱。

**5. 维生素**

对 RA 患者的膳食调查资料显示，维生素 E、维生素 $B_6$、叶酸的摄入量低于 RDA 推荐水平。另外，从药物对营养素影响来看，甲氨蝶呤（MTX）能导致叶酸水平下降。许多研究还指出，RA 患者的血清及红细胞中维生素 C 处于较低的水平，这可能与药物阿司匹林能加快维生素 C 的清除有关。

## 三、营养评价

营养治疗前应首先对患者进行营养评价，包括以下几项内容。
（1）膳食调查　餐次、膳食种类、摄入量、烹调方法、饮食习惯。
（2）人体测量　身高、体重、围度、握力。
（3）营养体格检查。
（4）实验室检查　肝肾功能、血糖血脂、电解质、血尿常规、维生素、微量元素、快速反应蛋白、24 小时尿氮等。

## 四、医学营养治疗

### （一）治疗原则

**1. 能量及营养素供给**

应根据评估情况制订能量及蛋白质供给量的近期目标，对患者进行个体化指导。应根据患者的年龄、性别及身体健康情况等，动态地确定患者的膳食节律、质量、数量等。膳食多样化，才能保证机体吸收营养均衡。

排除不耐受的食物。不少 RA 患者，其发病与摄入某种或某些食物有关。某些风湿病的发作与食物过敏存在着一定相关性。为了将 RA 患者不耐受的食物从膳食中去掉，可以采取排除疗法，但首先必须找出不耐受食物的种类，具体步骤如下：①膳食日记，对反复发作者，应详细记录每日所用食物的品种、数量、时间及症状，从中分析症状出现与摄入食物的关系；②排除期，将所有可能引发症状的食物从膳食中除去，观察症状是否在好转；③重新引入期，如经排除期后症状确已消失，可将已清除的食物重新加入，每次只加一种，隔一段时间后再加入另一种，观察是否引发症状，具体操作方法与时间安排可因人而异；④食物不耐受检测，此检测可以发现人体血清中的食物特异性抗体，通过忌食、轮替等手段调整饮食，以达到健康饮食的目的。

**2. 食物选择**

（1）可选择食物　RA 属自身免疫性疾病，平时可在辨证的基础上多食些北芪、山药、大枣、紫河车、蘑菇、银耳、百合、扁豆、薏米、大蒜及补肾食物，因这些食物或药物有调节人体免疫功能的作用。藻类特别是大型褐藻、新西兰绿唇淡菜、绿兰花、蜂王浆、蜂蜜、人参、蒜等为患者广泛采用。祖国医学中亦有淡菜、黑豆、桑葚、薏苡仁等有效的报道。

（2）禁忌食物　患病时不宜过度食用糖、高脂肪类食物、动物内脏、海产品、过酸食物、过咸食物、刺激性强的食物等，以防止病情加重。防疾病复发忌口，病情刚缓解，这时机体正气未复，复而未壮，脾胃虚弱，应特别注意膳食，凡有伤正气、碍脾胃、助湿生痰之物均属当忌之列。能使部分 RA 患者症状加重的食物有小麦、燕麦、黑麦、牛奶、奶制品、茶、咖啡、红色肉类、柑橘类水果等，应谨慎食用。

**3. 烹调方法**

风湿病病程一般较长，患者长期以药物为伴，往往体虚脾弱，故饮食宜清淡，宜采用焖、炖、蒸、煮的烹调方法。

**4. 餐次**

普遍采用三餐普食，餐间可加水果。

**（二）治疗方案**

**1. 肠外营养**

一般患者无并发症，可正常饮食，不需肠外营养治疗。

**2. 肠内营养**

一般患者无并发症，可正常饮食，不需肠内营养治疗。

**3. 膳食营养**

病例：患者男性，40 岁，身高 180 cm，体重 80 kg，轻体力活动，有关节症状，无其他并发症。

膳食医嘱：普食

食谱举例

早餐：花卷（面粉 75 g），牛奶 200 g，茶鸡蛋 50 g，拌菠菜（菠菜 100 g）

午餐：米饭（大米 150 g），红烧牛肉（牛肉 50 g），香菇油菜（油菜 150 g，鲜香菇 100 g）

晚餐：花卷（面粉 100 g），肉末豆腐（豆腐 50 g，猪肉 50 g），清炒莴笋丝（莴笋 150 g）

烹调用油：15 g；食盐：6 g

该食谱总能量：1913 kcal。其中蛋白质 80.2 g，供能占总能量 17%；脂肪 56.2 g，供能占总能量 26%；碳水化合物 271.7 g，供能占总能量 57%。

# 第二节　骨关节炎

## 一、概述

### （一）定义

骨关节炎（osteoarthritis，OA），也称退行性关节病、骨质增生、骨关节病，是由于关节软骨完整性破坏及关节边缘软骨下骨板病变，导致关节症状和体征的一组异质性疾病。

### （二）病因及发病机制

病因可能与患者自身易感性，即一般易感因素，以及导致特殊关节、部位生物力学异常的环境因素，即机械因素有关。

**1. 一般易感因素**

包括遗传因素、高龄、肥胖、性激素、骨密度、过度运动、吸烟及存在其他疾病等。

**2. 机械因素**

如创伤、关节形态异常、长期从事反复使用某些关节的职业或剧烈的文体活动等。

对本病发病机制的了解还不充分。过去认为导致本病的主要原因是关节软骨消耗磨损，或者所谓"退行性变"所致。但这种观点不能解释本病发生、发展的全过程。近年来对软骨的结构、生化组成及代谢变化的认识增多，加以软骨细胞培养、OA 动物模型的研究，现认为本病是多种因素联合作用的结果。主要有：①软骨基质合成和分解代谢失调；②软骨下骨板损害使软骨失去缓冲作用；③关节内局灶性炎症。

### （三）临床表现

临床表现随累及关节而异。一般起病隐匿，进展缓慢。主要临床表现是局部关节及其周围疼痛、僵硬，以及病情进展后出现的关节骨性肥大、功能障碍等。

**1. 症状**

（1）疼痛 疼痛是本病的主要症状，也是导致功能障碍的主要原因。其特点为隐匿发作、持续钝痛，多发生于活动以后，休息可以缓解。随着病情进展，关节活动可因疼痛而受限，甚至休息时也可发生疼痛。睡眠时因关节周围肌肉受损，对关节保护功能降低，不能和清醒时一样限制引起疼痛的活动，患者可能痛醒。由于软骨缺乏感受疼痛的神经纤维，疼痛多为关节内高压刺激关节囊内痛觉神经纤维，或骨内高压刺激骨膜或骨周围神经纤维，或软骨下微骨折，或骨赘、关节周围肌肉及滑液中前列腺素和其他细胞因子刺激滑膜感觉神经末梢所致。

（2）晨僵和黏着感 晨僵提示滑膜炎的存在。但和类风湿关节炎不同，时间比较短暂，一般不超过 30 分钟。黏着感指关节静止一段时间后，开始活动时感到僵硬，如粘住一般，稍活动即可缓解。上述情况多见于老年人下肢关节。

（3）其他症状 随着病情进展，可出现关节挛曲、不稳定、休息痛、负重时疼痛加重。由于关节表面吻合性差、肌肉痉挛和收缩、关节囊收缩，以及骨刺或关节鼠引起机械性闭锁，可发生功能障碍。

**2. 体征**

（1）关节肿胀 因局部骨性肥大或渗出性滑膜炎引起，可伴局部温度增高、积液和滑膜肥厚，严重者可见关节畸形、半脱位等。

（2）压痛和被动痛 受累关节局部可有压痛，伴滑膜渗出时更加明显。有时虽无压痛，但被动运动时可发生疼痛。

（3）关节活动弹响（骨摩擦音） 以膝关节多见。检查方法：患者坐位，检查者一手活动膝关节，另一手按在所查关节上，关节活动时可感到"咔哒"声。可能为软骨缺失和关节面欠光整所致。

（4）活动受限 由于骨赘、软骨丧失、关节周围肌肉痉挛及关节破坏所致。

## 二、营养代谢特点

### 1. OA 与肥胖

有研究结果显示，OA 患者摄入的维生素 $B_6$、维生素 D、维生素 E、叶酸、锌均低于 RDA 推荐的水平，大部患者出现肥胖，且肥胖程度与关节疼痛呈正相关。OA 以关节软骨退化、损伤、骨增生为特点，肥胖可加重持重关节的负担和机械性压力，故不论从预防或治疗的角度来看，减轻体重对骨关节炎恢复具有重要意义。

### 2. OA 与维生素 D

有关研究提示，维生素 D 通过调节骨及软骨的代谢对 OA 产生影响。近年来采用维生素 A、维生素 D、维生素 E、维生素 C 来预防及改善 OA 症状已受到关注，维生素 A、维生素 D 是细胞成熟和分化的过程中必需的营养物质，并参与骨发育，维生素 C 参与胶原的产生及葡糖胺聚糖合成。

## 三、营养评价

营养治疗前应首先对患者进行营养评价，包括以下几项内容。

（1）膳食调查　餐次、膳食种类、摄入量、烹调方法、饮食习惯。

（2）人体测量　身高、体重、围度、握力。

（3）营养体格检查。

（4）实验室检查　电解质、血尿常规、维生素、微量元素、快速反应蛋白、24 小时尿氮等。

## 四、医学营养治疗

### 1. 能量及营养素供给

应根据评估情况制订能量及蛋白质供给量的近期目标，对患者进行个体化指导。平衡膳食，在保证总能量供应的基础上，适当增加蛋白质、维生素及钙、磷等的摄入量。适当控制体重，保持 BMI 在正常范围之内。

### 2. 食物选择

（1）可选择食物　服用硫酸葡糖胺聚糖、硫酸葡糖胺、戊聚糖多硫酸钠、氨基葡聚糖多肽复合物等对 OA 有抗炎、镇痛和延缓或修复软骨病变的作用。以上物质在软骨中含量最高，因此食用富含以上物质的食物对 OA 的治疗与预防有帮助。

（2）禁忌食物　限制食用辛辣刺激性食物。

### 3. 烹调方法

饮食宜清淡，宜采用焖、炖、蒸、煮的烹调方法。

### 4. 餐次

普遍采用三餐普食。

### （二）治疗方案

### 1. 肠外营养

一般患者无并发症，可正常饮食，不需肠外营养治疗。

**2. 肠内营养**

一般患者无并发症，可正常饮食，不需肠内营养治疗。

**3. 膳食营养**

病例：患者女性，45岁，身高165 cm，体重65 kg，轻体力活动，无其他并发症。

膳食医嘱：普食

食谱举例

早餐：花卷（面粉75 g），牛奶200 g，茶鸡蛋（鸡蛋50 g）

午餐：米饭（大米100 g），海带炖排骨（猪小排50 g，海带50 g），木耳白菜（干木耳10 g，大白菜150 g）

晚餐：银丝卷（面粉100 g），鲜菇炒肉（鲜香菇100 g，瘦猪肉50 g），清炒西兰花（西兰花150 g）

烹调用油：11 g；食盐：6 g

该食谱总能量：1707 kcal。其中蛋白质76.0 g，供能占总能量17.8%；脂肪50.4 g，供能占总能量26.5%；碳水化合物235.3 g，供能占总能量55.7%。

# 第三节 痛 风

## 一、概述

### （一）定义

痛风（gout）是单钠尿酸盐沉积于骨关节、肾脏和皮下等部位，引发的急、慢性炎症和组织损伤，与嘌呤代谢紊乱及（或）尿酸排泄减少所致的高尿酸血症直接相关，属于代谢性风湿病范畴。

### （二）病因及发病机制

痛风分为原发性和继发性两大类。原发性痛风由遗传因素和环境因素共同致病，大多数为尿酸排泄障碍，少数为尿酸生成增加。其具有一定的家族易感性，除极少数是先天性嘌呤代谢酶缺陷外，绝大多数病因未明，常与肥胖、糖脂代谢紊乱、高血压、动脉硬化和冠心病等聚集发生。继发性痛风主要由于肾脏疾病致尿酸排泄减少，骨髓增生性疾病及放疗致尿酸生成增多，某些药物抑制尿酸的排泄等多种原因所致。

临床上有5%~15%高尿酸血症患者发展为痛风，确切原因不清。

### （三）临床表现

痛风的自然病程经历四个阶段：①无症状性高尿酸血症，波动性或持续性高尿酸血症，有些可终身不出现症状；②急性痛风性关节炎，典型症状的特点是骤然起病，通常第一次发作是在午夜，最常侵犯的部位是第一跖趾，数小时内出现受累关节的红、肿、热、痛和功能障碍，病程持续时间可在数小时或数日不等；③间歇期；④痛风石与慢性痛风性关节炎，痛风石是痛风的特征性临床表现，外观为隆起的大小不一的黄白色赘生物，典型部位在耳廓。关节内大量沉积的痛风石可造成关节骨质破坏、关节周围组织纤维化、继发性退行性改变等，临床表现为持续关节肿痛、压痛、畸形、关节功能障碍。尿酸结晶沉积在肾及尿路成为尿酸肾结石，主要表现为间歇性疼痛，可有肾绞痛、血尿等。

## 二、营养代谢特点

### （一）嘌呤代谢

嘌呤代谢的终产物主要由细胞代谢分解的核酸和其他嘌呤类化合物，以及食物中的嘌呤经酶的作用分解而来。人体中尿酸80%来源于内源性嘌呤代谢，20%来源于富含嘌呤或核酸蛋白食物。实际上食物来源的嘌呤和嘧啶很少被机体利用。但痛风患者由于存在嘌呤代谢有关酶的异常，可利用外源性嘌呤通过嘌呤合成补救途径使嘌呤核苷酸合成增加，然后在体内分解产生尿酸。

### （二）营养素代谢

高蛋白、高嘌呤的摄入也可通过腺苷三磷酸（ATP）分解加速。ATP分解可形成腺苷二磷酸、腺苷一磷酸、一磷酸次黄嘌呤核苷酸、一磷酸黄嘌呤核苷酸等，最后在黄嘌呤氧化酶作用下生成尿酸。有研究表明，大量饮酒可使参与机体氧化还原反应的重要辅酶烟酰胺腺嘌呤二核苷酸（NADH）大量消耗，使ATP生成障碍，而加速其分解，使血尿酸升高引发痛风。B族维生素和维生素C可促进组织沉积的尿酸盐溶解，有利于缓解痛风。

## 三、营养评价

营养治疗前应首先对患者进行营养评价，包括以下几项内容。

（1）实验室检查　定期监测尿酸水平，控制尿酸在正常范围；监测肝功能、血脂、尿素、肌酐、维生素、微量元素、快速反应蛋白、24小时尿氮等。

（2）膳食调查　详细询问进餐次数、膳食种类、摄入量及饮食习惯。

（3）人体测量　身高、体重等，可进行人体成分分析测定。

（4）营养体格检查　急性期患者可有关节的红、肿、热、痛和功能障碍，尤其第一趾跖关节常见；有痛风结石形成者，肿胀日久可见皮下白色结石沉积于肌腱、筋膜、关节囊等处。

（5）能量代谢测定　可通过能量代谢测得静息能量消耗值。

## 四、医学营养治疗

### （一）治疗原则

**1. 能量及营养素供给**

能量给予按标准体重计算，$25 \sim 30 \, kcal/(kg \cdot d)$；蛋白质$0.8 \sim 1g/(kg \cdot d)$，$50 \sim 70 g/d$；痛风急性发作时以植物蛋白为主，以免体内尿酸形成增加。脂肪占总能量的$20\% \sim 25\%$，为$40 \sim 50 g/d$；碳水化合物占总能量的$55\% \sim 66\%$。应注意供给维生素B族及维生素C丰富的食物，摄入富含矿物质和维生素的蔬菜和水果。

痛风急性发作时，严格限制嘌呤摄入，并计算每日实际摄入嘌呤量，控制在小于$150 \, mg/d$。供给充足的水分，液体量$2000 \sim 3000 \, ml/d$，使每日尿量保持在$2000 \, ml$以上，促使尿酸排出体外。

**2. 食物选择**

（1）可选择食物　嘌呤含量很少或不含嘌呤的食物（每$100 \, g$食物含嘌呤$<50 \, mg$），包

括精白米、南瓜、山芋、土豆、玉米、芹菜、黄瓜、茄子、卷心菜、西葫芦、甘蓝、莴苣、胡萝卜、苦瓜、番茄等。适宜量的牛奶、鸡蛋不含核蛋白，可在蛋白质限量范围内选择应用。供给充足水分，应选用白开水、淡茶水、矿泉水、鲜果汁，可选用有利尿作用又含水量多的食物，如西瓜、冬瓜等。

（2）禁忌食物　痛风发作期禁食高嘌呤含量的食物，如海产品、动物内脏、豆制品、肉类、浓肉汤等。限制刺激性食物，辣椒、胡椒、花椒、芥末、生姜等调料诱使痛风急性发作。乙醇可使体内乳酸增多，抑制尿酸排出，并促进嘌呤分解使尿酸增高，酗酒如与饥饿同时存在，常是痛风急性发作的诱因。痛风急性发作时禁食含果糖食物及粗粮。浓茶水、咖啡、可可等饮料虽不使体内尿酸产生增加，但有兴奋自由神经系统的作用，可能会引起痛风发作。合并高血压或肾病，应限制钠盐摄入，钠盐 2~5 g/d。

**3. 烹调方法**

合理的烹调方法可以减少食物中嘌呤含量，如将肉类食物先煮，弃汤后再行烹调。饮食宜清淡，采用蒸、煮、炖、卤、煲、灼等用油少的烹调方法。

**4. 餐次**

普遍采用三餐普食。

**（二）治疗方案**

**1. 肠外营养**

痛风患者多可经口进食即达到营养治疗作用，无需肠外营养。

**2. 肠内营养**

痛风患者给予饮食治疗即可。若患者存在营养不良，或患者体重减轻大于 5%~10%，或经口饮食摄入量较少时可适当增加口服营养补充剂。

**3. 膳食营养**

病例：患者女性，50 岁，身高 162 cm，体重 55 kg，轻体力活动，诊断为痛风，无其他并发症。

膳食医嘱：普食

食谱举例

（1）痛风急性发病期

早餐：牛奶 200 g，馒头（面粉 50 g），拌圆白菜（圆白菜 100 g）

午餐：米饭（大米 75 g），西红柿鸡蛋羹（鸡蛋 50 g，西红柿 100 g），鸡丝拌黄瓜（鸡肉 50 g，黄瓜 100 g）

加餐：西瓜 250 g

晚餐：花卷（面粉 50 g），玉米粥（玉米面 25 g），拌茄泥（茄子 100 g），芙蓉西葫芦（鸡蛋清 50 g，西葫芦 100 g）

加餐：酸奶 100 g，樱桃 100 g

烹调用油：20 g；食盐：6 g

该食谱总能量：1458 kcal。其中蛋白质 55.5 g，供能占总能量 15%；脂肪 40.4 g，供能占总能量 25%；碳水化合物 218.1 g，供能占总能量 60%。

（2）痛风缓解期

早餐：低脂牛奶 200 g，鸡蛋 50 g，馒头（面粉 50 g），拌紫甘蓝（紫甘蓝 100 g）

午餐：米饭（大米 75 g），鸡片炒芹菜（鸡肉 50 g，芹菜 100 g），拌黄瓜（黄瓜 100 g）

加餐：西瓜 250 g

晚餐：花卷（面粉 50 g），玉米粥（玉米面 25 g），猪血炒韭菜（猪血 50 g，韭菜 100 g），

　　　鸡蛋炒莴笋（鸡蛋 25 g，莴笋 100 g）

加餐：酸奶 100 g，樱桃 100 g

烹调用油：25 g；食盐：6 g

该食谱总能量：1510 kcal。其中蛋白质 60.8 g，供能占总能量 16%；脂肪 42.1 g，供能占总能量 25%；碳水化合物 216.2 g，供能占总能量 59%。

# 第四节　骨质疏松症

## 一、概述

### （一）定义

骨质疏松症（osteoporosis，OP）是一种以骨量降低和骨组织微结构破坏为特征，导致骨脆性增加和易于骨折的代谢性骨病。

### （二）病因及发病机制

按病因可分为原发性和继发性两类。继发性骨质疏松常由内分泌代谢疾病（如性腺功能减退症、甲亢、甲旁亢、库欣综合征、1 型糖尿病）或全身性疾病引起。原发性分为 I 型即绝经后骨质疏松和 II 型老年性骨质疏松。凡使骨吸收增加和（或）骨形成减少的因素都会导致骨丢失和骨质量下降，脆性增加，直至发生骨折。

### （三）临床表现

骨质疏松的临床表现，轻者无症状。较重患者常有腰背疼痛、乏力或全身骨痛。常因轻微活动、创伤、弯腰、负重、挤压或摔倒后发生骨折。骨折后发生再次或反复骨折的概率明显增加。驼背和胸廓畸形者常伴有胸闷、气短、呼吸困难，甚至发绀等表现。易并发上呼吸道和肺部感染。长期卧床加重骨丢失，使骨折极难愈合。

## 二、营养代谢特点

### 1. 钙与骨质疏松症

机体骨骼的钙与混溶钙池（钙以离子状态分布于软组织、细胞外液和血液中，统称为混溶钙池）保持着动态平衡。该动态平衡主要由甲状旁腺激素（parathyroid hormone，PTH）、降钙素（calcitonin，CT）和 $1,25-(OH)_2-D_3$ 相互作用调节。当摄入钙不能满足机体需要时，血液中钙离子浓度降低，PTH 促使骨骼释放出可交换钙，$1,25-(OH)_2-D_3$ 促进肠黏膜对钙的吸收，同时与 PTH 发挥协同作用增加骨吸收，并促进肾小管对钙的重吸收。当机体长时间钙摄入不足时，骨吸收大于骨形成，导致骨量减少，从而导致 OP 的发生。

### 2. 磷与骨质疏松症

磷是构成骨骼和牙齿的重要成分，主要以羟磷灰石的形式存在。一般而言，正常的磷

摄入和机体磷水平对保持骨骼健康是必须的，但是当磷摄入过多，钙磷比例过低时，尤其是当钙摄入有不足时，长期就可能增加 OP 的风险。其机制可能是：一方面是高血磷、低血钙持续存在，甲状旁腺激素持续大量分泌，不断动员骨钙释放，甚至诱发继发性甲状腺功能亢进，从而导致 OP 的发生；另一方面，高磷摄入时血清 $1,25-(OH)_2D_3$ 浓度降低，导致钙的吸收降低，从而导致血钙浓度降低，骨吸收增加。适宜的钙磷比例应该为 $1:(1 \sim 1.5):1$，血清中钙、磷浓度（mg/dl）的乘积应为 $30 \sim 40$。

**3. 维生素与骨质疏松症**

（1）维生素 D　维生素 D 对骨骼健康的影响，主要是通过其对钙吸收的影响发挥作用。通过促进肠道对钙、磷的吸收，升高血钙浓度，为钙在骨骼中沉积、骨骼矿化提供原料，对骨形成发挥间接作用。肠黏膜上分布着 $1,25-(OH)_2-D_3$ 受体，十二指肠最多，之下的肠道逐渐减少。$1,25-(OH)_2-D_3$ 可诱导小肠上皮细胞合成钙结合蛋白，其与钙离子有较大的亲和力，一分子可与两个钙离子结合。$1,25-(OH)_2-D_3$ 对肾脏也有直接作用，可促进肾小管对钙、磷的重吸收，减少丢失。

并且维生素 D 通过维生素 D 内分泌系统对血钙的平衡起调节作用。当机体血液 $25-(OH)-D$ 缺乏时，血钙浓度降低，导致 PTH 代偿性地分泌增加，导致继发性甲状腺功能亢进，继而出现骨转化增加、骨矿化水平降低，骨骼丢失加速。

此外，维生素 D 还可对骨形成发挥直接作用，成骨细胞上有 $1,25-(OH)_2-D_3$ 受体，是维生素 D 作用的重要靶细胞，$1,25-(OH)_2-D_3$ 可对成骨细胞合成骨钙素发挥正向调节作用。但另一方面，当血钙浓度降低时，$1,25-(OH)_2-D_3$ 通过核受体诱导肝细胞分化为成熟的破骨细胞，并增加破骨细胞的活性，导致骨的重吸收增加，骨组织中的钙和磷被释放入血液。

（2）维生素 K　骨钙蛋白是一种维生素 K 依赖性蛋白，由成骨细胞在骨形成的过程中产生，并作为骨基质合成和调节的整合蛋白。除了在骨钙蛋白的 γ 羧化过程中发挥作用外，维生素 K 还可以抑制破骨细胞的活性，从而减少骨骼分解和破骨细胞生成。

**4. 蛋白质与骨质疏松症**

蛋白质是构成骨基质的主要原料，适量的蛋白质可增加钙的吸收与储存，有利于骨骼的再生和延缓骨质疏松的发生。但是蛋白质摄入不足和过量都将不利于骨骼的健康。如果长期蛋白质摄入不足，导致血浆蛋白降低，骨基质合成不足，新骨生成延缓，若同时钙摄入不足，则可加快 OP。如果蛋白质摄入过多，则可能增加尿中钙的排出量，其机制可能是：高蛋白（尤其是动物蛋白）饮食由于其含有较多的含硫氨基酸，造成机体较高的酸性复合，而肾脏不能中和这种酸性复合，为了代偿，机体通过溶解骨骼中的钙以平衡 pH，从而导致尿液中钙的排泄量增加。

**5. 氟与骨质疏松症**

氟对维持骨骼稳定性有重要作用，氟可部分取代骨骼中羟磷灰石晶体中得羟离子，形成溶解度更低、晶体颗粒较大及更稳定的氟磷灰石，成为骨盐的组成部分。适量的氟有利于钙和磷的利用及在骨骼中得沉积，加速骨骼的形成，降低硫化物的溶解度，抑制骨吸收，当老年人缺氟时，钙、磷的利用受到影响，从而导致 OP 的发生。

## 三、营养评价

营养治疗前应首先对患者进行营养评价，包括以下几项内容。

（1）膳食调查　餐次、膳食种类、摄入量、烹调方法、饮食习惯。

（2）人体测量　身高、体重、围度、握力。

（3）营养体格检查。

（4）实验室检查　维生素和微量元素检测是重点，血糖血脂、电解质、血尿常规、快速反应蛋白、24 小时尿氮等。

## 四、医学营养治疗

### （一）治疗原则

#### 1. 能量及营养素供给

（1）蛋白质　蛋白质量应适中，并应增加胶原蛋白的量。健康成年人每日摄入量1.2～1.4g/kg 蛋白质比较合适，处于生理特殊时期（生长发育、妊娠期、哺乳期）应酌量增加。动物性和植物性蛋白质合理搭配，其中优质蛋白占 1/2～1/3。

（2）钙　2013 年版中国居民膳食推荐摄入量中的钙推荐摄入量如表19-1。

**表 19-1　中国居民膳食钙参考摄入量（mg/d）**

| 人群 | EAR | RNI | UL | 人群 | EAR | RNI | UL |
|---|---|---|---|---|---|---|---|
| 0 岁～ | —[a] | 200（AI） | 1000 | 50 岁～ | 800 | 1000 | 2000 |
| 0.5 岁～ | — | 250（AI） | 1500 | 65 岁～ | 800 | 1000 | 2000 |
| 1 岁～ | 500 | 600 | 1500 | 80 岁～ | 800 | 1000 | 2000 |
| 4 岁～ | 650 | 800 | 2000 | 孕妇（早） | +0[b] | +0 | 2000 |
| 7 岁～ | 800 | 1000 | 2000 | 孕妇（中） | +160 | +200 | 2000 |
| 11 岁～ | 1000 | 1200 | 2000 | 孕妇（晚） | +160 | +200 | 2000 |
| 14 岁～ | 800 | 1000 | 2000 | 乳母 | +160 | +200 | 2000 |
| 18 岁～ | 650 | 800 | 2000 | | | | |

[a]未制定参考值者用"—"表示；

[b]"+"表示在同龄人群参考值基础上额外增加量；

EAR：estimated average requirement，平均需要量；

RNI：recommended nutrient intake，推荐摄入量；

UL：tolerable upper intake level，可耐受最高摄入量。

引自《中国居民膳食营养素参考摄入量（2013 版）》，中国营养学会编著。

当通过食物所摄入的钙不足时，可在医师指导下服用钙剂，总钙摄入量不超过2000 mg/d，这是钙的可耐受最高摄入量，过量摄入会增加肾结石等的危险性。

（3）磷　膳食磷的适宜供给量为700 mg/d，高磷摄入可引起骨盐丢失。

（4）维生素

维生素 D：维生素 $D_2$ 每日应该补充 10～20 μg（400～800 IU）；骨化三醇为维生素 $D_3$ 经肝肾羟化酶代谢物，作用更持久，每日口服 0.25～1.0 μg；阿发骨化醇是骨化三醇的类似物，只要在肝脏羟化即成为具有活性的 $1,25-(OH)_2D_3$，适用于骨质疏松合并慢性肾衰竭患者，成人每次 0.5～1.0 μg，每日一次。每日额外补充维生素 $D_3$ 100IU，血清 25-（OH）-D水平就可升高 1 ng/ml，通常补充 3 个月以上时间后，血清 25-（OH）-D 水平可达到新的平衡。目前大多数研究认为，为了提高体能、预防跌倒和骨折，每日至少应该补充 700～800

IU 的维生素 D，且最好是补充维生素 D₃。在监测机体和调整维生素 D 摄入水平时，应该保证血清 25 -（OH）-D 水平至少为 50 nmol/L，且最好超过 75 nmol/L。另外，对于血清 25 -（OH）-D 水平低于 50 nmol/L 的老年人、绝经后妇女和 OP 患者，建议每日补充 800 ~ 1000 IU 的维生素 D。此外，补充维生素 D 的方式可以是每日、每周或者每月固定剂量的补充，但不建议单次补充超大剂量。虽然有研究显示，间断地补充超大剂量维生素 D 可预防 OP、跌倒和骨折，但是最新的荟萃分析结果显示，这样的补充方式不但对骨骼健康没有益处，甚至还有可能增加老年人骨折和跌倒的风险。

维生素 K：骨质疏松症尤其是骨折者，血清维生素 K 水平低。抗凝剂、抗生素均可致维生素 K 缺乏而使骨和血清中骨钙素水平下降。不能保持骨的正常转化。我国居民膳食中推荐的适宜摄入量为成年人 80 μg/d，但研究结果显示，为了获得维生素 K 对骨骼健康的最大作用，女性摄入量应大于 90 μg/d，男性应大于 120 μg/d。中国居民膳食维生素 K 参考摄入量见表 19 - 2。

表 19 - 2　中国居民膳食维生素 K 参考摄入量（μg/d）

| 人群 | AI | 人群 | AI |
|---|---|---|---|
| 0 岁 ~ | 2 | 14 岁 ~ | 75 |
| 0.5 岁 ~ | 10 | 18 岁 ~ | 80 |
| 1 岁 ~ | 30 | 50 岁 ~ | 80 |
| 4 岁 ~ | 40 | 孕妇 | + 0 |
| 7 岁 ~ | 50 | 乳母 | + 5 |
| 11 岁 ~ | 70 | — | |

AI：adequate intake，适宜摄入量；

引自《中国居民膳食营养素参考摄入量（2013 版）》，中国营养学会编著。

维生素 C：维生素 C 是参与骨组织中的蛋白质，骨胶原氨基多糖等代谢物的重要物质，对酶系统有促进催化作用，有利于钙的吸收和向骨骼中沉积，应足量供给。缺乏维生素 C 将影响骨代谢，导致骨质疏松，脆弱易折。

（5）膳食纤维　一般认为可溶性膳食纤维对钙的吸收及防止骨质减少是有积极意义的。在讨论膳食纤维对钙吸收影响的同时还要考虑其他因素的复合作用（膳食中钙的摄入量、年龄、膳食纤维的溶解性等），它们对平时钙摄入量低的老年人影响最大。

**2. 食物选择**

（1）可选择食物　补钙食物首选奶及奶制品，酸奶含钙也较高，适合不能耐受鲜奶者食用；对于伴高脂血症的患者可选用脱脂奶。其他含钙丰富的食物有虾皮、芝麻酱、海带、紫菜、黑木耳、干酪、绿叶茶、核桃等。也可采用钙强化食品来补钙，但应严格掌握强化剂量和食用量，防止过量而引起对其他元素的不平衡。各种主食，特别是发酵的谷类；各种畜禽鱼肉类；各种水果、蔬菜（含草酸高的除外）和菌藻类。应多吃新鲜蔬菜、水果补充维生素 C。叶绿醌（维生素 K₁）在植物中合成，并且是人类食物中维生素 K 的主要形式。其主要来源是叶子颜色较深的绿叶蔬菜（例如，苜蓿、莴苣、菠菜、西兰花和羽衣甘蓝）、一些水果（例如，鳄梨、猕猴桃和绿色葡萄）、一些香草（例如，欧芹和香菜），以及绿茶和香草茶。在豆油、菜子油和橄榄油中也可以发现维生素 K₁。甲基萘醌（维生素 K₂）是由细菌内部合成的，通常存在于一些芝士、肉类、鱼、奶制品、鸡蛋和发酵食物中。

发酵食物中所含的甲基萘醌的种类和数量因其所含的细菌种类而不同。富含胶原蛋白和弹性蛋白的食物：如核桃、肉皮、鱼皮、猪蹄胶胨及鳖甲的裙边等。

（2）禁忌食物　某些谷类、蔬菜等植物性食物中含较多的草酸、植酸及磷酸，其可与钙形成难溶的盐类，阻碍钙的吸收；富含粗纤维的粗粮中膳食纤维的糖醛酸残基可与钙结合，未被消化的脂肪酸与钙可形成钙皂，均会影响钙的吸收；富含草酸的菠菜、雍菜、冬笋、茭白、洋葱头等，应先焯后烹调；富含磷的肝脏（磷比钙高 25～30 倍）和高磷酸盐添加剂的食品，少饮咖啡、浓茶和碳酸饮料等，对治疗骨质疏松会有帮助。

**3. 烹调方法**

食物应新鲜、清淡、少油腻，避免太咸或过多的植物纤维。谷类含有植酸，某些蔬菜富含草酸，它们与钙结合成不溶性钙盐而降低钙的吸收，故在烹调上应采取适当措施去除干扰钙吸收的因素。如植酸酶在 55℃ 环境下活性较高，可以加适量水浸泡大米后再洗，以增加大米中植酸酶的活性。可在面粉、豆粉、玉米面中先加入发酵剂发酵一段时间，均可使植酸水解，增加钙游离。对含草酸高的蔬菜，可以先在沸水中焯一下，部分草酸溶于水后，再烹调。

**4. 餐次**

普遍采用三餐普食。

**（二）治疗方案**

**1. 肠外营养**

一般患者无并发症，可正常饮食，不需肠外营养治疗。

**2. 肠内营养**

一般患者无并发症，可正常饮食，不需肠内营养治疗。

**3. 膳食营养**

病例：患者女性，62 岁，身高 165 cm，体重 70 kg，轻体力活动，原发性骨质疏松症，无其他并发症。

膳食医嘱：普食

食谱举例

早餐：豆浆 250 ml，鸡蛋 50 g，花卷（面粉 50 g），腐竹芹菜（腐竹 10 g，芹菜 50 g）

午餐：米饭（大米 100 g），海带排骨汤（浸海带 100 g，排骨 75 g），虾皮小白菜（虾皮 10 g，小白菜 100 g）

加餐：酸奶 100 g，草莓 100 g

晚餐：丝糕（面粉 75 g），什锦豆粥（豆类 10 g，米类 20 g），红烧鲫鱼（100 g），素炒西葫芦木耳（西葫芦 200 g，干木耳 5 g）

加餐：柑橘 100 g，低脂牛奶 200 g

烹调用油：15 g；食盐：6 g

该食谱总能量：1864 kcal。其中蛋白质 89.5 g，供能占总能量 19%；脂肪 52.3 g，供能占总能量 25%；碳水化合物 253.0 g，供能占总能量 56%，钙 1116.8 mg。

（许子亮　杨仲平　李叡）

# 第二十章 外科疾病

## 第一节 创 伤

### 一、概述

#### （一）定义

创伤是指机械性因素作用于人体所造成的组织结构完整性的破坏或功能障碍，是各类天灾、人祸给人造成的意外伤害。广义上是外界致伤因素（物理性、化学性、生物性）引起的组织结构破坏。狭义上是机械能量传递人体后造成的结构完整性破坏。由于社会发展的高节奏、高动能（力学的量效关系）致使创伤发生多、重、复杂。伴随着生产、交通、建筑、战争等的过程中，创伤成为人类社会心腹大患，属于一种发达社会病。近年来，创伤一直位居死因顺位的前五位。

#### （二）分类

创伤的分类是为了尽快对伤员做出正确诊断，提高救治工作的有效性和实效性，也有利于资料分析、经验总结和科学研究。常用的分类方法有以下四种。

**1. 按致伤因素分类**

可分为烧伤、冻伤、挤压伤、刃器伤、火器伤、冲击伤、毒剂伤、核放射伤及复合伤等。

**2. 按受伤部位分类**

一般可分为颅脑伤、颌面部伤、颈部伤、胸（背）部伤、腹（腰）部伤、骨盆伤、脊柱脊髓伤、四肢伤和多发伤等。诊治时需进一步明确受伤的组织和器官，如软组织损伤、骨折、脱位或内脏破裂等。

**3. 按伤后皮肤完整性分类**

皮肤完整无伤口者称闭合伤，如挫伤、挤压伤、扭伤、震荡伤、关节脱位和半脱位、闭合性骨折和闭合性内脏伤等。有皮肤破损者称开放伤，如擦伤、撕裂伤、切割伤、砍伤和刺伤等。

**4. 按伤情轻重分类**

一般分为轻、中、重伤。轻伤主要是局部软组织伤，无生命危险，或只需小手术；中等伤主要是广泛组织伤、上下肢开放骨折、肢体挤压伤、机械性呼吸道阻塞、创伤性截肢及一般的腹腔脏器伤等，需手术，但一般无生命危险；重伤指危及生命或治愈后有严重残疾者。

### （三）临床表现

不同部位创伤，临床表现不尽相同。神经系统损伤会出现意识丧失、肢体瘫痪等；胸部损伤会有呼吸困难、咯血等症状；腹部创伤会出现腹痛等症状。但是不管哪个部位创伤，在致伤因素的作用下，机体迅速产生各种局部和全身性防御反应，目的是维持机体自身内环境的稳定。神经内分泌系统通过下丘脑－垂体－肾上腺皮质轴和交感神经，产生大量激素；同时，肾素－血管紧张素系统也被激活。三个系统互相协调，共同调节全身各器官功能代谢，动员机体代偿能力，以对抗致伤因素的损害作用。基于上述作用，机体表现为基础代谢率增高，能量消耗增加，糖、蛋白质、脂肪分解加速，糖异生增加。出现高血糖、高乳酸血症，尿氮排出增加，出现负氮平衡状态。水、电解质代谢紊乱可导致水、钠潴留，钾排出增多及钙、磷代谢异常等。

影响创伤愈合的全身性因素主要有营养不良（蛋白质、维生素、铁、铜、锌等微量元素缺乏或代谢异常）、大量使用细胞增生抑制剂（如皮质激素等）、免疫功能低下及全身严重并发症（如多器官功能不全）等。

创伤后常见的并发症有以下几种。

### 1. 感染

初期可为局部感染，重者可迅速扩散称全身感染。污染较重的，还应注意发生厌氧菌（破伤风或气性坏疽）感染的可能。

### 2. 休克

早期常为失血性休克，晚期由于感染发生可导致脓毒血症甚至毒性休克。

### 3. 脂肪栓塞综合征

常见于多发性骨折，可造成肺通气功能障碍甚至呼吸功能不全。

### 4. 应激性溃疡

发生率较高，可为多发性，有的面积较大。

### 5. 凝血功能障碍

主要是由于凝血物质消耗、缺乏、抗凝系统活跃，低体温和酸中毒等。常表现为出血倾向。凝血功能障碍、低体温和酸中毒被称为"死亡三联征"，是重症创伤死亡的重要原因之一。

### 6. 器官功能障碍

大量的坏死组织存在，可造成机体严重而持久的炎症反应，加上休克、应激、免疫功能紊乱及全身因素的作用，容易发生急性肾衰竭、急性呼吸窘迫综合征等严重内脏并发症。此外，由于缺血缺氧、毒性产物、炎症介质和细胞因子的作用，还可发生心脏和肝脏功能损害。

## 二、营养代谢特点

创伤虽然有多种多样，如外科手术、骨折、软组织损伤、烧伤及意外损伤等，但引起的全身反应是相似的。创伤后机体儿茶酚胺、促肾上腺皮质激素、胰高血糖素分泌增加，胰岛素在低潮期分泌减少，随着病情进展，至高潮期分泌逐步增加；糖异生增强，血糖升高；葡萄糖、蛋白质分解增强，脂肪氧化率增加，机体出现负氮平衡。

### （一）代谢低潮或早期休克期

发生在创伤后的较短时间内，一般持续时间较短，为 12 ~ 24 小时，与低氧耗、低体温、低心排血量有关，也与低灌注、乳酸酸中毒等有关。

### （二）应激或分解代谢期

该期以高代谢为特征，葡萄糖、蛋白质、脂肪的代谢发生改变，并出现高血流动力的心血管反应。应激反应的强度总体上和损伤的严重程度是平行的。应激代谢反应在短期内对患者存活是必需的，但如果持续存在或反应过度就会对机体造成损伤，对某些组织如肌肉、脂肪组织、皮肤等产生破坏作用。在临床上可以通过治疗手段和重症护理措施对此加以纠正。

**1. 应激期碳水化合物代谢**

大体上包括高糖血症、外周葡萄糖摄取和利用增多、高乳酸血症、经糖异生和糖原分解使得葡萄糖生成增加、糖原合成受抑制、葡萄糖耐受下降、胰岛素抵抗。

**2. 应激期蛋白质和氨基酸代谢**

由周围组织释放到血液中的氨基酸主要来自肌肉。它们和甘油是肝脏内糖异生的前体物质。严重创伤时蛋白质分解代谢加剧，每日大约为 260 g，相当于每日损失 1 kg 的肌肉组织，某些氨基酸如谷氨酰胺和支链氨基酸（BCAA）是唯一能被周围组织或伤口利用以提供能量的物质。肌肉蛋白质分解产生的大部分 BCAA 都被不可逆地分解生成谷氨酰胺和丙氨酸的碳链及氨基氮。肌肉蛋白质释放产生的氨基酸还用于合成急性期蛋白，如白蛋白、纤维蛋白原、辅助因子等。在应激阶段，给予营养治疗可以促进蛋白质合成以减少肌肉的分解代谢，但是也不能完全抑制肌肉的分解。只有在疾病的恢复期或者合成代谢期，摄入足够的营养并进行体力活动，才能够出现净肌肉蛋白蓄积。

**3. 应激期脂肪代谢**

肝脏内糖异生所需要的能量是由脂肪氧化提供的，这也可能是肝脏细胞主要的能量物质。因为葡萄糖只能部分被氧化，所以糖异生所需要的能量 80% ~ 90% 都来自脂肪氧化，此时全身组织的呼吸商为 0.8 ~ 1.0。作为对创伤代谢反应的一部分，脂肪分解速率加快，导致释放的脂肪酸超过机体的能量需要，在肝脏和静止的肌肉中只能部分被氧化，剩余的脂肪酸会被再次酯化成三酰甘油，导致肝脏和肌肉组织发生脂肪浸润，尤其是当持续大量摄入葡萄糖时 [成人患者超过 4 ~ 5 mg/（kg·min）]。如果患者患有糖尿病、肥胖或败血症，这种情况更容易发生。

与单纯饥饿相比，创伤合并饥饿时因为胰岛素水平高，所以对肝脏生酮作用刺激较低。因此，葡萄糖可被周围组织或伤口组织利用作为能量来源。

### （三）恢复期或合成期

此阶段在创伤后的 8 ~ 14 日。内分泌的变化基本上恢复到伤前水平，促进合成代谢的激素占优势，大部分患者此时出院回家，若此时未能得到营养治疗，或不能进食，使机体处于饥饿状态，虽然内分泌变化已为进入合成代谢阶段做好准备，却因客观条件所限而延迟。

综上所述，患者于创伤后内分泌及代谢反应的每一阶段，是否得到适当的营养治疗，对其预后和康复都有极大的影响。

### 三、营养评价

创伤患者的营养评价包括创伤前营养状况的评估和创伤后机体代谢状态、营养水平和营养治疗效果的评估。创伤前患者的营养状况评估主要目的是了解患者平素营养水平，有无潜在营养不良现象，旨在评估或预测患者创伤后机体应激反应程度，有无潜在相关危险，如并发症的发生等情况。创伤后患者的营养评价更多的是评估患者机体代谢水平和营养治疗效果，以便于指导治疗和调整处方。

（1）膳食调查 包括患者既往的膳食摄入量、膳食模式、饮食行为、近期膳食摄入变化情况等，了解患者平常生活、运动习惯，创伤前有无营养不良。

（2）体格测量 一般可通过监测体重、握力、皮褶厚度等来进行营养治疗效果评估。

（3）营养体格检查 重点在于营养素缺乏或代谢紊乱的体征和症状检查，如皮肤弹性、毛囊有无角化、水肿等。除此之外，还需监测患者一般情况和临床体征、症状，包括精神状态、生命体征、食欲、胃肠功能、呼气流速峰（反应呼吸肌力量）、液体平衡等，以及患者的伤口恢复情况，如愈合伤口的肉芽组织形成、渗出液的减少或瘘口的减小等。

（4）实验室检查 评估创伤患者的营养水平和营养治疗效果，需要监测的实验室指标有血糖、血脂、电解质、血红蛋白、白蛋白、前白蛋白、转铁蛋白、视黄醇结合蛋白、维生素、微量元素等。每日监测尿总氮排出，计算氮平衡，以了解患者机体代谢的状态和程度。定期监测肝肾功能。

（5）人体成分分析 测定细胞内、外水分，蛋白质、骨骼肌含量等。注意有心脏支架植入者禁行此项检测。

（6）代谢检测 通过间接能量消耗测定系统检测静息能量消耗及呼吸商，结合尿氮排出，分析蛋白质、脂肪、碳水化合物氧化率。

### 四、医学营养治疗

#### （一）治疗原则

**1. 能量和供能营养素的供给**

患者的能量需要在整个病程中都在不断变化。最精确的方法是随着创伤病程的进展，个体化测定患者的能量消耗量，连续评估营养治疗是否合适，避免营养治疗不足或者是过剩。创伤后患者蛋白质的供给量同样是根据患者创伤严重程度、疾病进程、代谢状态进行调整，蛋白质所占比例为15%～20%。肠外营养时，脂肪来源是脂肪乳剂，包括长链脂肪乳（LCT）、中长链脂肪乳（LCT/MCT）、鱼油脂肪乳、橄榄油脂肪乳、结构脂肪乳等，可根据临床具体情况选择，其供能占能量摄入量的25%～30%。理想的葡萄糖供给量是减少蛋白质分解和避免高血糖，一般情况下碳水化合物所占比例为50%～65%。

**2. 食物选择**

（1）可选择的食物 选择富含优质蛋白质的食物，如瘦肉、鱼、豆制品、牛奶、鸡蛋等，摄入各种新鲜蔬菜、水果，各类食物平衡搭配。

（2）禁忌食物 咖啡、浓茶及辛辣刺激性调味品。

**3. 烹调方法**

以蒸、煮、炖、汆、烩烹调方式为主，避免油煎、油炸等。创伤后初期食物应制作软、烂、细。

### 4. 餐次

流质、半流质每日5~6餐，软食、普食一般为正常每日三餐，必要时可增加餐次。

## （二）治疗方案

### 1. 肠外营养

临床上，严重创伤、感染或手术后危重患者常存在胃肠功能减退或胃肠道完整性和功能受损，无法正常进食。当患者膳食摄入量低于正常的50%时，应选择肠外营养治疗。PN实施的时机，一般是在患者血液动力学稳定之后，即患者不存在低灌注和低氧和的状态，即可开始实施。

### 2. 肠内营养

肠内营养可通过口服、经胃、经幽门后、经空肠途径。各种途径具有各自的特点，其适应证、禁忌证及可能出现的并发症均不同。因此，应该根据具体情况选择合适的途径喂养，可避免或减少可能出现的并发症。

肠内营养的实施需要循序渐进，给予的剂量、内容、渗透压等都是能否成功的关键。因为天然食物中有很多功能性成分，在适宜的情况下，肠内营养中应加入天然食物或以天然食物作为首选。同时建议给予免疫增强剂，以提高免疫功能。如果恢复顺利的话，患者能过渡到口服进食。

### 3. 膳食营养

创伤后患者根据胃肠道功能情况，从清流饮食开始逐渐恢复至普通膳食。

病例：患者张某，男，36岁。身高175 cm，体重75 kg。办公室职员。既往体健。现因腹部刀捅伤行脾切除手术后1个月，平时活动量以轻体力活动为主。

膳食医嘱：普通膳食

食谱举例

早餐：牛奶200 ml，鸡蛋1个（50 g），面包100 g

加餐：苹果200 g

午餐：馒头1个（小麦粉100 g），炒三丝（鸡胸50 g，胡萝卜50 g，青椒200 g）

晚餐：米饭（大米100 g），冬瓜丸子汤（冬瓜250 g，瘦猪肉50 g）

烹调用油：24 g；食盐：6 g

该食谱总能量：1768 kcal。其中蛋白质67.8 g，供能占总能量15%；脂肪50 g，供能占总能量25%；碳水化合物261.6 g，供能占总能量60%。

（杨仲平 郑平）

# 第二节 骨 折

## 一、概述

## （一）定义

骨的完整性和连续性中断，称为骨折（fracture）。

### （二）病因及发病机制

骨折按其病因分为创伤性骨折和病理性骨折。后者是指由于骨髓炎、骨肿瘤等骨骼疾病导致骨质破坏，受轻微外力即发生的骨折。根据骨折处皮肤、筋膜或骨膜的完整性可分为闭合性骨折和开放性骨折；根据骨折的程度和形态可分为不完全骨折和完全骨折；根据骨折端稳定程度分为不稳定性骨折和稳定性骨折。大部分骨折多由创伤引起，在一些复杂的损伤中，有时骨折本身并不重要，重要的是骨折伴有或导致的重要组织或器官的损伤，从而引起严重的全身反应，甚至危及生命。

### （三）临床表现

骨折一般只引起局部症状，严重者可出现全身反应。局部表现为局部疼痛、肿胀和功能障碍；全身表现为休克、发热。骨折的特有体征为畸形、异常活动、骨擦音或骨擦感。具有三个骨折特有特征之一者，即可诊断为骨折。有些骨折如裂缝骨折、嵌插骨折、脊柱骨折及骨盆骨折，没有上述三个典型的骨折特有特征，应进行 X 线平片检查，必要时进行 CT 或 MRI 检查以便确诊。

## 二、营养代谢特点

骨折后机体出现明显的分解代谢，能量代谢水平显著升高，蛋白质分解增加。尤其是需静卧不能活动的患者蛋白质分解更多。随着蛋白质的消耗，体内硫、磷也会流失。另外，长期卧床休息，可造成肢体失用性萎缩，使骨矿化物含量下降，同时内源性维生素 D 合成减少，人体对矿物质的吸收受到影响。骨折患者骨钙会溶出并经肾脏排出，造成骨质疏松，即失用性脱钙。骨折后可能会发生出血、疼痛，甚至休克，患者水、电解质代谢严重紊乱，还需注意的是，长期卧床、活动减少会造成肠蠕动减慢，引起便秘。

## 三、营养评价

骨折患者的营养评价主要从以下几个方面进行。

（1）膳食调查 包括患者既往的膳食摄入量、膳食模式、饮食行为、近期膳食摄入变化情况等，了解患者平常生活、运动习惯，有无导致骨质疏松的相关因素；有无不合理补充钙、维生素 D 等膳食补充剂等。

（2）体格测量 患者由于骨折，体位制动，有些人体测量指标无法获得，如实际体重。不过可通过询问患者近期体重变化情况，了解骨折前有无慢性营养不良情况。在营养治疗期间，可通过监测一些便于测量的指标如握力、皮褶厚度等来进行营养治疗效果评估。

（3）营养体格检查 重点在于营养素缺乏或代谢紊乱的体征检查，如皮肤弹性、毛囊有无角化、水肿等。

（4）实验室检查 用于营养状态评估的实验室指标一般有血红蛋白、白蛋白、前白蛋白、转铁蛋白、视黄醇结合蛋白、维生素、微量元素等。而作为营养治疗效果评估时还需关注肝肾功能、血糖、血脂、机体物质代谢中间产物如乳酸等指标。骨折患者应特别关注钙磷代谢相关的实验室检查项目。

## 四、医学营养治疗

无论何种原因造成的骨折，突然的刺激都会使患者产生一系列的心理反应，影响患者的正常饮食，造成营养负平衡，降低机体抵抗力。骨折患者的合理营养，可改善患者的营养状况，预防感染，促进伤口愈合与肌肉活力的恢复，预防和减少并发症的发生。

### （一）治疗原则

**1. 能量和供能营养素的供给**

骨折患者的能量需要较之正常时略有增加，可根据患者疾病进程、代谢状态进行调整。蛋白质供能所占比例为 15% ~ 20%，以优质蛋白为主。脂肪供能占能量摄入量的 25% ~ 30%，可适量增加植物油的摄入，有助于缓解便秘。碳水化合物供能占总能量比例为 50% ~ 65%，一般情况下 350 g 左右。

**2. 食物选择**

（1）可选择的食物　各种谷类、粗粮、牛奶及奶制品、豆类及其制品、禽畜类、新鲜蔬菜水果等。注意补充维生素 D 和微量元素含量丰富的食物，如动物肝脏、甲壳类食物、海产品、蘑菇等；补充瘦肉、鸡蛋、豆类、绿叶蔬菜等富含铁的食物及具有润肠通便功能的食物，如香蕉、蜂蜜等；对伴有消化不良、肠炎、腹泻、便秘的患者宜多食用酸奶。同时注意要做到平衡膳食，食物种类齐全，营养均衡足量。

（2）禁忌食物　咖啡、浓茶及辛辣刺激性调味品。慎用牛羊肉、肥厚油腻食物，以及山芋、糯米等易胀气或不易消化的食物。

**3. 烹调方式**

以蒸、煮、炖、汆、烩烹调方式为主，避免油煎、油炸等。

**4. 餐次**

流质、半流质每日 5 ~ 6 餐，软食、普食一般为正常每日三餐，必要时可增加餐次。

### （二）治疗方案

**1. 肠外营养**

一般情况下，骨折患者胃肠道功能短期内即可恢复，经胃肠道提供患者所需营养，所以不考虑肠外营养治疗。

**2. 肠内营养**

尽管骨折患者可经口进食，但摄食量往往不足，当患者摄食量低于正常的 75% 时，需考虑口服肠内营养制剂治疗，根据病情选择适宜患者的肠内营养制剂。

**3. 膳食营养**

大部分骨折患者在手术后很快就可恢复经口进食，术后第 2 日就可以进食软食。

病例：患者钱某，男，20 岁，身高 182 cm，体重 80 kg，在校学生。因车祸导致右下肢胫骨骨折，行内固定术后 10 日。

膳食医嘱：普通膳食

食谱举例

早餐：牛奶 200 g，花卷（面粉 75 g），鸡蛋 50 g，炝黄瓜 100 g

加餐：香蕉 200 g

午餐：小米粥（小米 25 g），馒头（面粉 100 g），酱猪肝 25 g，肉片芹菜（瘦猪肉 25 g，芹菜 100 g），虾皮油菜（虾皮 5 g，油菜 150 g）

晚餐：米饭（大米 100 g），牛肉土豆胡萝卜（牛肉 50 g，土豆 100 g，胡萝卜 25 g），素

炒油麦菜（油麦菜100 g）

烹调用油：35 g；食盐：6 g

该食谱总能量：2092 kcal。其中蛋白质82.2 g，供能占总能量16%；脂肪58.3 g，供能占总能量25%；碳水化合物309.6 g，供能占总能量59%。

（孙志慧 郑平）

# 第三节 烧 伤

烧伤是日常工作与生活中常见的创伤之一。严重烧伤患者，由于其皮肤屏障的破坏、大量烧伤坏死组织的存在、创面大量电解质和蛋白质的丢失、能量的消耗增加、各脏器功能受损，可引起强烈的全身应激反应，且有一定的特殊性。

## 一、概述

### （一）定义

烧伤是机体遭受热力、电、化学物质、放射线等所致的组织损伤。其中以热力引起的皮肤、黏膜损伤最为多见，而电、化学物质、放射线所致的组织损伤与之略有区别。电烧伤常造成深部组织如神经、血管、肌肉和骨骼的损伤，致残率很高；一些化学物质除造成组织损伤外，可经创面吸收引起全身性中毒，如磷、苯、酚、氢化物等；放射线不仅造成局部组织损伤，还可造成急慢性放射病。

### （二）病因及发病机制

引起烧伤的原因有很多。

**1. 热力烧伤**

包括高温的气体、液体和固体，其接触人体均可引起烧伤，如火焰、沸水、蒸汽、炽热金属、激光等。但是习惯上将沸水所致的损伤称为烫伤（scald）。

**2. 化学烧伤**

包括腐蚀性化学药物及遇水稀释时发热的化学药品，常见的致伤化学物质有酸（如硫酸、硝酸、盐酸等）、碱（如钾、钠、钙的氢氧化物等）、磷、镁及铬酸等。

**3. 电烧伤**

是电流经身体所引起的一种烧伤，其严重程度取决于电流强度、接触时间及触电部位的电阻大小。电烧伤的发生有三种情况：电流烧伤、电弧烧伤和一般热烧伤。

**4. 放射烧伤**

包括单纯放射烧伤和放烧复合伤。单纯放射烧伤平时多见，主要由 X 射线或 β 射线局部照射引起，常见于放射治疗恶性肿瘤或长时间实行 X 线检查者。

### （三）临床表现

烧伤后的临床表现与烧伤的严重程度相关。决定烧伤严重程度的因素很多，主要包括烧伤面积和深度。小面积烧伤的损伤较轻，其主要临床表现为局部有烧伤创面，较大面积的烧伤可以引起全身反应，如脓毒血症、负氮平衡、休克、多脏器衰竭和营养不良等。按烧伤的深度可分为Ⅰ度、Ⅱ度和Ⅲ度。Ⅰ度烧伤损伤最轻，烧伤皮肤发红、疼痛、明显触痛、有渗出或水肿，轻压受伤部位时局部变白，但没有水疱。Ⅱ度烧伤损伤较深，皮肤出现水疱，水疱底部呈红色或白色，充满了清澈、黏稠的液体，触痛敏感，压迫时变白。Ⅲ度烧伤损伤最深，烧伤表面可以发白、变软或者呈黑色、炭化皮革状。由于被烧皮肤变得苍白，在白皮肤人中常被误认为正常皮肤，但压迫时不再变色，Ⅲ度烧伤区域一般没有痛觉，原因为皮肤的神经末梢被破坏。烧伤后常常要经过几天，才能区分深Ⅱ度与Ⅲ度烧伤。

## 二、营养代谢特点

烧伤后皮肤屏障遭到破坏。早期剧烈疼痛刺激、体液大量渗出，出现分解代谢旺盛、负氮平衡。中期伤口修复需要大量的营养物质，在这一阶段会出现蛋白质、能量摄入不足或摄入不平衡，并伴随着持续的高分解代谢。恢复期的患者虽然大部分愈合，而负氮平衡及维生素、微量元素的缺乏仍持续存在很长一段时间。

### （一）能量

小面积烧伤创伤较轻，产生全身反应轻，对营养代谢影响较轻或无影响，严重烧伤引起能量代谢显著变化。烧伤患者的代谢率随烧伤总面积增加而增加。当烧伤总面积超过60%时，代谢率最高达正常的2倍左右。烧伤后不同时间的代谢率不同，总的趋势是随病程的进展，代谢率逐步升高，伤后7~21日之间达到峰值，以后随着创面的愈合及封闭，代谢率逐渐下降。

### （二）蛋白质

烧伤后患者出现严重的负氮平衡。蛋白质分解代谢所产生的氮主要以尿氮的形式排出体外。患者机体蛋白质消耗的主要来源为骨骼肌，所释放的氨基酸，可供肝脏合成葡萄糖以维持主要器官功能或合成蛋白质。

### （三）脂肪

脂肪组织是烧伤后的重要能量来源。烧伤应激后，糖皮质激素、儿茶酚胺、胰高血糖素、生长激素等激活脂肪酶，使脂肪分解产生甘油和脂肪酸，甘油流向肝脏合成葡萄糖，烧伤后体内脂肪大量分解以供能，严重烧伤患者一日脂肪丢失可达600 g以上。另外，脂肪代谢改变使烧伤患者酮体生成率下降，禁食患者更为明显。

### （四）碳水化合物

烧伤后在激素、细胞因子及糖异生酶等作用下，糖异生增强、葡萄糖生成增多而组织对葡萄糖的利用率相对减低，导致血糖增高。但是，当出现营养不良及严重脓毒血症时，还可出现低血糖症。

严重烧伤患者能量需求大量增加，而人体糖原贮备有限，仅300~500 g，只能提供烧伤后10小时能量，为维持血糖浓度，烧伤后糖原异生增加。因糖原、脂肪、蛋白质分解代谢增加，从外周组织释放的氨基酸、乳酸、甘油和丙酮酸等糖原异生前体物质和胰高血糖素增加，使糖原异生明显增强。烧伤患者糖耐量减低，机体对胰岛素反应性减低。

### （五）矿物质

烧伤后因创面丢失和代谢因素，使得体内微量元素缺乏，而有些矿物质对机体代谢、创面修复起着重要作用。烧伤早期细胞破坏可引起血清钾和其他细胞内液矿物质含量升高，但到分解代谢期，尿中排出和创面丢失均增加，则血清含量下降。在烧伤中后期，随着尿铁排出增加，血清铁很快下降。烧伤后血清铜随创面渗出液血浆蛋白渗出而致血清铜下降，铜蓝蛋白浓度下降，下降程度与烧伤面积有关，烧伤后铜缺乏可影响创面愈合过程。因此，机体为维持正常生理功能、促进蛋白质合成与创面愈合、改善免疫功能，对微量元素需要量增加。

### （六）维生素

烧伤后患者通常会出现胃肠道功能紊乱，维生素的吸收受到影响，同时烧伤后体内维生素的消耗增加，所以应及时大剂量补充维生素。

## 三、营养评价

营养治疗前应首先对患者进行营养评价，内容包括以下几项内容。

（1）膳食调查　调查患者患病前后的饮食情况，包括餐次、膳食种类及摄入量、烹调方法、饮食习惯等，分析其饮食结构是否合理、能量及营养素摄入情况。

（2）人体测量　身高、体重、围度、握力。

（3）营养体格检查　皮肤黏膜、眼睑改变等。

（4）实验室检查　肝肾功能、心肌酶、血糖、血脂、电解质、血钙镁磷、血尿常规、维生素、微量元素、前白蛋白、视黄醇结合蛋白、纤维连接蛋白、转铁蛋白、24小时尿氮等。

（5）人体成分分析　测定细胞内、外水分，蛋白质、骨骼肌含量等。注意有心脏支架植入者禁行此项检测。

（6）代谢检测　通过间接能量消耗测定系统检测静息能量消耗及呼吸商，结合尿氮排出，分析蛋白质、脂肪、碳水化合物氧化率。

## 四、医学营养治疗

烧伤后代谢反应提示机体对能量和蛋白质、矿物质、维生素需要量大大增加，需根据烧伤面积和深度，结合患者具体情况，决定营养素补充量和给予时间。

### （一）治疗原则

**1. 能量和供能营养素的供给**

（1）能量　烧伤时因存在超高代谢，患者能量需求显著增高。不同年龄和烧伤面积患者所需要能量不同。如当烧伤面积达40%时，每日给予12.55 MJ（3000 kcal），即能达到能量平衡。烧伤患者能量需要量计算公式如下：

成人（kcal/24小时）：25×体重（kg）+40×烧伤面积（%）

儿童（kcal/24小时）：65×体重（kg）+25×烧伤面积（%）

（2）蛋白质　烧伤患者不仅要供给足够能量，还必须供给足够蛋白，以纠正严重负氮平衡。通常主张烧伤患者每日需补充蛋白质为总能量的15%～20%。

烧伤后蛋白质需要量计算公式：

成人：1 g/kg体重+3 g/1%烧伤面积

儿童：3 g/kg 体重 +1 g/1% 烧伤面积

热卡：氮 = (100～150):1

（3）糖类和脂肪　糖类和脂肪所供能量占总能量的 80%～85%，当其供应不足时，蛋白质将转化为能量被消耗。

（4）水、电解质　烧伤患者经烧伤创面蒸发丢失水分与烧伤面积成正比。故除正常生理水分需要量外，应增加补充创面失水量。钾离子存在于细胞内液中，烧伤后钾从细胞内释放，从尿液排出和创面渗出较多，导致低血钾。治疗中随着蛋白质合成增加，钾需要量也相应增加，氮和钾必须同时补充，以促进氮有效的利用。其他元素如锌、镁、磷、铁、铜、钙等均应充足补给。

（5）维生素　烧伤后胃肠功能紊乱，维生素吸收发生障碍，故应大量补充各种维生素。严重烧伤患者每日应给予维生素 $B_1$ 20～30 mg、维生素 $B_2$ 20～30 mg、维生素 $B_{12}$ 15 μg、维生素 C 1.0～2.0 g。

**2. 食物选择**

（1）可选择的食物　各种谷类、粗粮、牛奶及奶制品、豆类及其制品、禽畜类、新鲜蔬菜水果等。应尽量选择有清热、利尿、解毒功能食物为宜，如冬瓜、黄瓜、茄子、藕、大头菜、竹笋、菠菜、苋菜、丝瓜等。

（2）禁忌食物　咖啡、浓茶及辛辣刺激性调味品。慎用牛羊肉、肥厚油腻食物。

**3. 烹调方式**

以蒸、煮、炖、氽、烩烹调方式为主，避免油煎、油炸等。

**4. 餐次**

流质、半流质每日 5～6 餐，软食、普食一般为正常每日三餐，必要时可增加餐次。

**（二）治疗方案**

**1. 肠外营养**

当患者膳食摄入量低于正常的 50% 时，应选择肠外营养治疗。PN 实施的时机，一般是在患者血液动力学稳定之后，即患者不存在低灌注和低氧和的状态，即可开始实施。

**2. 肠内营养**

肠内营养可通过口服、经胃、经幽门后、经空肠途径。根据具体情况选择合适的途径喂养，可避免或减少可能出现的并发症。实施时需要循序渐进，给予的剂量、内容、渗透压等都是能否成功的关键。因为天然食物中有很多功能性成分，在适宜的情况下，肠内营养中应加入天然食物或以天然食物作为首选。同时建议给予免疫增强剂，以提高免疫功能。如果恢复顺利的话，患者能过渡到口服进食。

**3. 膳食营养**

烧伤后患者根据胃肠道功能情况，从清流饮食开始逐渐恢复至普通膳食。

病例：患者赵某，男，40 岁，身高 170 cm，体重 75 kg，办公室职员，既往体健。现因大火至全身 Ⅱ 度烧伤，面积达 30%。

膳食医嘱：普通膳食

食谱举例

早餐：牛奶 200 g，花卷（面粉 100 g），鸡蛋 50 g，拌黄瓜 100 g

加餐：苹果 200 g

午餐：米饭（大米 150 g），糖醋里脊（猪里脊 50 g），香菇油菜（干香菇 10 g，油菜 200 g），番茄鸡蛋汤（番茄 50 g，鸡蛋 25 g）

晚餐：馒头（面粉 125 g），红烧鸡腿（鸡腿肉 50 g），素炒菠菜（菠菜 250 g），红豆粥（大米 25 g，红豆 20 g）

烹调用油：35 g；食盐：6 g

该食谱总能量：2486 kcal。其中蛋白质 102.3 g，供能占总能量 16%；脂肪 65.0 g，供能占总能量 24%；碳水化合物 372.9 g，供能占总能量 60%。

（毕珣 郑平 王海生）

# 第四节 胆石病和胆囊炎

## 一、概述

### （一）定义

胆管最常见的疾病是胆石病和胆囊炎，两者常同时存在，互为因果。胆石病（cholelithiasis）包括发生在胆囊和胆管的结石，结石的种类主要有胆固醇类和胆色素类，胆石可发生在胆管系统的任何部位，胆囊内的结石为胆囊结石。胆囊炎（cholecystitis）是胆囊管梗阻和细菌感染引起的炎症。其常继发于胆石的刺激和梗阻，或因胆管内有寄生虫或细菌感染、胆汁滞留、胰液向胆管反流侵蚀胆囊壁等原因所致。

### （二）病因及发病机制

胆结石形成的因素有以下几种。

**1. 代谢因素**

主要是由于肝脏内胆固醇代谢异常、胆汁酸的肝肠循环障碍等因素，导致胆汁中胆固醇增多、胆汁酸盐减少，胆固醇析出形成结石。

**2. 饮食因素**

与胆石症相关的饮食因素主要有能量、脂类、糖类摄入过多、膳食纤维摄入不足。

**3. 感染**

胆汁感染时细菌可分解胆汁酸为游离胆酸，后者形成微胶粒的能力较差。且炎性胆汁中钙含量增多，胆汁中的细菌残体、胆囊中脱落的上皮细胞均可促进胆石的形成。

**4. 胆汁淤积**

饮食摄入不足或不规律时，胆囊功能失调，胆汁排空障碍，滞留于胆囊，水分重吸收增加，胆汁浓缩使得饱和的胆固醇析出，形成胆石。

**5. 其他**

除了上述因素外，还有一些药物如雌激素、烟酸、氯贝丁酯等可增加结石的发生率。任何原因引起胆道狭窄也可使胆石病的发生率增高。

### （三）临床表现

胆石病主要以右肋部疼痛剧烈难忍，使用镇痛剂效果不佳为特征。胆囊炎按病程可分为急性胆囊炎和慢性胆囊炎。急性胆囊炎发病急，常因饱食或食用油腻食物而发病，症状为发热、恶心、呕吐、上腹部胆囊区阵发性剧痛，并放射至右肩及背部，可出现黄疸、食欲减退、腹胀、便秘等，如果治疗不及时或反复发作则可能转变为慢性胆囊炎。慢性胆囊炎表现为饭后上腹部饱胀、隐痛和厌油等消化不良症状，有时可有右肩和右下肋部隐痛。若胆囊肿大、化脓、并发胆囊周围炎时，易与肠管发生粘连，导致消化功能障碍，严重者可出现胆囊穿孔，发生腹膜炎，后果较为严重。

## 二、营养代谢特点

胆囊疾病可引起胆汁排泄不畅，引起脂肪消化和吸收不良，并影响脂溶性维生素的吸收。发生胆石病或胆囊炎时，进食脂肪类食物可促进缩胆囊素的释放，从而增强胆囊的收缩，但由于结石及炎症的存在，胆汁淤积和浓缩，从而加重症状。

## 三、营养评价

营养治疗前应首先对患者进行营养评价，包括以下几项内容。

（1）膳食调查 包括患者既往的饮食餐次、膳食种类、摄入量、烹调方法、饮食行为等。重点关注患者的饮食模式（包括能量摄入情况、三大营养素供能比等）、饮食行为（包括进餐速度、餐次、每日三餐安排等）。

（2）人体测量 包括身高、体重、围度、握力、皮褶厚度等指标。

（3）营养体格检查 主要通过观察患者眼睛、皮肤、黏膜、头发、口腔、牙齿、舌头、指甲、下肢等部位，检查营养不良、营养治疗效果监测等相关体征。

（4）实验室检查 包括评估营养素代谢能力的指标（如血糖、血脂、电解质、血尿常规、维生素、微量元素、快速反应蛋白等），还需重点关注肝肾功能。

## 四、医学营养治疗

### （一）治疗原则

**1. 能量和供能营养素的供给**

（1）能量 供给正常或稍低于正常水平的能量，约 8.37 kJ/d（2000 kcal/d）。肥胖者需限制能量摄入，以利于减轻体重。对于消瘦者则应适量增加能量供应，以利于康复。

（2）蛋白质 供应适量蛋白质可补偿消耗，维持氮平衡。每日供给 50~70 g。

（3）脂肪 控制脂肪摄入，根据病情调整用量，一般不超过 50 g。应严格限制动物性脂肪，适量选用植物油脂。限制胆固醇，防止结石形成，每日摄入量以小于 300 mg 为宜，重度高胆固醇血症应控制在 200 mg 以内。

（4）碳水化合物 每日应供给 300~350 g，以达到补充能量、增加肝糖原、保护肝细胞的目的。

（5）补充维生素和矿物质 注意补充维生素 A、B 族维生素和维生素 C、维生素 E。同时还应选择富含钙、铁、钾等的食物。

（6）供给富含膳食纤维的食物  膳食纤维能增加胆盐排泄，抑制胆固醇吸收，降低血脂，维持胆固醇的正常代谢，减少胆石形成。

（7）水  多饮水可以稀释胆汁，促使胆汁排出，预防胆汁瘀滞，有利于胆管疾病恢复。每日饮用量以 1000～1500 ml 为宜。

**2. 食物选择**

（1）可选择的食物  各种谷类、粗粮、牛奶及奶制品、豆类及其制品、禽畜类、新鲜蔬菜水果等。应尽量选择供给富含膳食纤维的食物如绿叶蔬菜、萝卜、豆类、水果、粗粮等。

（2）禁忌食物  应禁用刺激性食物和强烈调味品，如辣椒、咖喱、芥末、酒、咖啡等；禁用油煎、油炸及产气食物，如洋葱、蒜苗、萝卜、黄豆等。注意卫生，防止肠寄生虫和细菌感染。限制富含胆固醇的食物，如肥肉、肝、肾、脑、鱼子、蟹黄、蛋黄等。

**3. 烹调方式**

以蒸、煮、炖、汆、烩烹调方式为主，避免油煎、油炸等。

**4. 餐次**

流质、半流质每日 5～6 餐，软食、普食一般为正常每日三餐，必要时可增加餐次。

**（二）营养治疗方案**

**1. 肠外营养**

胆石病和胆囊炎急性发作期应禁食，由静脉补充营养，使胆囊得到充分休息，以缓解疼痛。注意补充水、钠和钾盐，有利于治疗疾病。但是，当患者膳食摄入量低于正常的 50% 时，同样需肠外营养治疗。

**2. 肠内营养**

疼痛缓解后，可根据病情循序渐进调配饮食，开始给予清流质饮食，如米汤、藕粉等，若患者进食流质后无胃肠道反应，可逐渐过渡至低脂软食，此过程中可根据患者进食和胃肠道耐受情况给予口服肠内营养制剂补充营养，注意选择脂肪供能比例低的制剂。

**3. 膳食营养**

病例：患者王某，男，40 岁，身高 180 cm，体重 90 kg。建筑工人。既往高血压病、高脂血症病史。现胆囊结石术后 7 日。

膳食医嘱：普通膳食

食谱举例

早餐：脱脂奶 200 ml，馒头（面粉 100 g），蛋羹 50 g

加餐：苹果 200 g

午餐：软饭（大米 100 g），清蒸带鱼（带鱼肉 75 g），素炒小白菜 250 g

晚餐：馒头（面粉 100 g），虾仁豆腐（虾仁 25 g，内酯豆腐 100 g），素炒冬瓜（冬瓜 250 g）

烹调用油：28 g；食盐：6 g

该食谱总能量：1805 kcal。其中蛋白质 73 g，供能占总能量 16%；脂肪 44.7 g，供能占总能量 22%；碳水化合物 271.9 g，供能占总能量 62%。

（赵丽婷  郑平）

# 第五节 肝 移 植

## 一、概述

### (一) 定义

肝移植术是指将某一个体的肝脏用外科手术移植到自己体内或另一个体体内的方法。许多严重的肝脏疾病，进入终末期后，中西医的各种方法治疗，均无法制止或逆转，更谈不上治愈，而求助肝移植术，能有获愈的希望。因此，肝移植是目前治疗终末期肝病最有效的手段，随着免疫抑制剂的出现、外科技术发展，肝移植生存率明显升高。

### (二) 病因

肝移植是终末期肝脏疾病治疗的一种手段。需要进行肝移植的患者主要包括：①终末期良性肝病变，如肝炎后肝硬化、酒精性肝硬化、坏死后肝硬化、急性或亚急性肝功能衰竭及暴发性肝功能衰竭；②终末期胆道疾病，如先天性胆道闭锁、原发性硬化性胆管炎；③代谢障碍性疾病，如 $\alpha_1$-抗胰蛋白酶缺乏病、糖原累积病、肝豆状核变性等；④肝脏肿瘤，如某些良性肝肿瘤、肝癌合并肝硬化等。但无论何种形式的肝移植手术对患者机体都会造成很大的创伤和应激，使分解代谢增强、消耗增加。营养治疗成为术后治疗的重要手段之一。

### (三) 临床表现

移植前表现为终末期肝脏疾病的症状和体征。随着肝移植手术的成功率和术后存活率不断提高，移植后长期并发症的问题逐渐显现，主要表现为慢性疾病，如高血压、糖尿病、肥胖、高尿酸血症、骨质疏松等。这些疾病主要与免疫抑制剂、类固醇使用有关，也与能量摄入过多、缺乏运动、不合理饮食有关。因此在移植术后早期，就应该指导患者均衡膳食，同时选择适合自身的有氧锻炼，控制体重在理想范围之内。

## 二、营养代谢特点

肝移植患者多为终末期肝病，肝移植后肝脏功能不会很快完全恢复，故肝脏移植后机体内糖类、脂肪、蛋白质等代谢均发生改变。肝糖原在术后很快被消耗，而在肝内糖原异生作用没有恢复前易出现低血糖现象。肝脏对胰岛素灭活作用低下，同时机体处于应激状态，血儿茶酚胺、胰高血糖素水平增高，若此时给予大量葡萄糖，会出现高血糖和胰岛素抵抗现象。应激状态下分解代谢亢进：一方面肌肉组织分解产热供能，并产生氨等有害物质，而肝脏对氨的处理功能未完全恢复，对芳香族氨基酸代谢功能不全，使血氨升高及血浆氨基酸比例失衡，易诱发肝性脑病；另一方面，脂酶被激活，脂肪组织动员，大量脂肪分解供能，同时使血三酰甘油、游离脂肪酸、酮体等增加。此外，由于肝移植手术过程中的肠道缺血再灌注，在某种程度上会影响术后营养物质的消化吸收。

## 三、营养评价

营养治疗前应首先对患者进行营养评价，包括以下几项内容。

（1）膳食调查 包括患者既往的饮食餐次、膳食种类、摄入量、烹调方法、饮食行为等。肝移植患者由于肝功能衰竭、消化吸收能力下降，膳食摄入明显降低，经胃肠道摄入营养底物明显不足，一些患者可能会接受肠外营养治疗。所以，在进行膳食调查时，还需关注患者肠外营养治疗情况。

（2）人体测量 身高、体重、围度、握力等。

（3）营养体格检查 主要通过观察患者眼睛、皮肤、黏膜、头发、口腔、牙齿、舌头、甲状腺、下肢等部位，检查营养不良、营养治疗效果监测等相关体征。

（4）实验室检查 除了评估营养素代谢能力的指标（如血糖血脂、电解质、血尿常规、维生素、微量元素、快速反应蛋白、24小时尿氮等），还需重点关注肝功能，包括肝脏物质代谢、生物转化、合成能力、免疫功能等相关指标的变化。

## 四、医学营养治疗

### （一）治疗原则

**1. 能量和营养素的供给**

（1）术后早期营养治疗 术后患者静息代谢率增加，但供能不宜过高，以免增加移植肝负担。能量 $25 \sim 30 \, \text{kcal}/(\text{kg} \cdot \text{d})$ 或根据 BEE（基础能量消耗值）$\times 1.2 \sim 1.3$ 计算，蛋白质 $1 \sim 1.5 \, \text{g}/(\text{kg} \cdot \text{d})$，占能量的比可达 $15\% \sim 18\%$，可适当增加支链氨基酸，碳水化合物 $50\% \sim 70\%$，脂肪不超过 $30\%$，若静脉营养则以中长链脂肪酸为主。术后营养供给应该从低到高逐渐增加，且根据营养物质消化吸收状况、生化指标变化逐渐调整。

（2）术后长期营养治疗 推荐能量 $20 \sim 25 \, \text{kcal}/(\text{kg} \cdot \text{d})$ 或根据 $\text{BEE} \times 1 \sim 1.1$ 计算，其中蛋白质供能占总能量的 $12\% \sim 15\%$，碳水化合物 $55\% \sim 60\%$，脂肪不超过 $30\%$。

（3）注意补充各种维生素及矿物质 如进食富含钙、磷、镁的食物，食盐摄入量不超过 $6 \, \text{g}$，术后早期摄入钙 $800 \sim 1000 \, \text{mg/d}$，术后远期摄入钙 $1000 \sim 1500 \, \text{mg/d}$。根据血钾水平调整食物钾的摄入量。

**2. 食物选择**

（1）可选择的食物 乳类及其制品、豆类及其制品、鱼肉等富含优质蛋白食物，适量畜肉类食物；新鲜蔬菜水果等富含维生素及矿物质食物；主食选择面包、馒头、花卷、包子、二合面饽饽等发酵面食，注意饮食要均衡。

（2）禁忌食物 一切刺激性食物及提高机体免疫力的食物，如甲鱼、人参、蜂王浆、冬虫夏草、穿山甲、灵芝、枸杞子、菌类等，柚子、葡萄柚等食物因干扰免疫抑制剂血药浓度也应禁食；忌食油煎、油炸食物及咸菜等腌制食物；不用辛辣刺激性食物；限制饮酒。忌生吃食物，不吃罐头、果汁等含添加剂的食物。禁食烧烤，慎食火锅。

**3. 烹调方式**

饮食宜清淡，烹调方法以清蒸、炖、氽、烩、水煮、煨、焯拌等方法为主，使食物易于吸收。

**4. 餐次**

流质、半流质每日 $5 \sim 6$ 餐，软食、普食一般为正常每日三餐，必要时可增加餐次。

**5. 其他**

不可暴饮暴食，注意饮食卫生。

### (二) 营养治疗方案

#### 1. 肠外营养

当患者膳食摄入量低于正常的50%时，应选择肠外营养治疗。肠外营养能量和各种营养素供给不得加重肝脏代谢负担，治疗期间需密切关注肝功能变化。

#### 2. 肠内营养

移植术后应尽早开始进食或肠内营养，经口进食不足可口服补充肠内营养制剂或管饲肠内营养，肠内营养制剂优选短肽配方，若患者胃肠道耐受，也可以选择整蛋白配方。实施时需要循序渐进，密切关注患者胃肠道耐受情况。

#### 3. 膳食营养

肝移植后患者根据胃肠道功能情况，尽早开始进食，从流质饮食开始逐渐恢复至普通膳食。

病例：患者男性，46岁，身高180cm，体重80kg，干部，既往无高血压、冠心病、糖尿病病史。现因"肝癌"行肝移植手术。

膳食医嘱：普通膳食

食谱举例

（1）术后早期

早餐：牛奶200ml，蒸鸡蛋羹50g，花卷（面粉75g）

加餐：苹果200g

午餐：米饭（米100g），清炖乌鸡（肉25g），素炒白菜丝150g，冬瓜汤（冬瓜100g）

晚餐：花卷（面粉75g），鸡丁黄瓜（肉25g，黄瓜100g），清炒油麦菜150g

烹调用油：25g；食盐：4g

该食谱总能量：1560kcal。其中蛋白质59.5g，供能占总能量15%；脂肪43.6g，供能占总能量25%；碳水化合物232.5g，供能占总能量60%。

（2）术后远期

早餐：牛奶200g，茶鸡蛋50g，面包100g

加餐：苹果200g

午餐：馒头（面粉125g），清蒸鲈鱼（鲈鱼肉50g），上汤娃娃白菜250g

晚餐：米饭（大米125g），鸡球冬瓜汤（鸡肉50g，冬瓜100g），炝拌芹菜丁150g

烹调用油：30g；食盐：6g

该食谱总能量：1973kcal。其中蛋白质75.7g，供能占总能量15%；脂肪54.8g，供能占总能量25%；碳水化合物294.2g，供能占总能量60%。

（谭桂军　郑平）

# 第六节　肾　移　植

## 一、概述

### (一) 定义

肾移植术是指将某一个体的肾脏用外科手术移植到自己体内或另一个体体内的方法。

### （二）病因

肾移植是目前治疗终末期肾病的有效方法。需要进行肾移植的患者主要包括肾小球肾炎、糖尿病肾病、高血压肾病、遗传性肾炎、狼疮性肾炎及肾盂肾炎等终末期肾衰竭患者。术后为了防止排异反应，又常使用大剂量皮质类固醇制剂，就更增加了患者的营养需要。肾移植后期常伴有高脂血症，发生率约 60%，是发生心脑血管疾病的危险因素。皮质激素和环孢素 A 的使用、饮食、肥胖，以及 β 受体阻滞剂的使用均是导致高脂血症的病因。营养控制是治疗高脂血症的关键。肾移植前大多数患者均有不同程度的肾性骨营养不良，肾移植后 3~12 个月是骨质减少、骨折发生的高峰。因此，患者术后营养问题更显重要，应根据患者不同阶段的代谢特点，注意调整营养治疗方案，避免增加移植肾的负担，促进移植肾功能尽快恢复。

## 二、营养代谢特点

肾移植前的尿毒症患者均已出现一系列代谢障碍，包括葡萄糖不耐受、血脂升高、蛋白质营养不良、电解质紊乱、矿物质代谢异常等，致使免疫功能下降。

移植后，受肾移植手术本身产生的应激反应和临床防止排异反应使用大量皮质类固醇制剂的影响，患者体内蛋白质分解代谢增强。部分尿毒症患者在术前已伴有葡萄糖不耐受，肾移植后仍然存在。手术的应激、脓血症及大剂量皮质类固醇治疗，可观察到有些患者的血糖有升高趋势，甚至会出现移植术后继发性糖尿病，这是由于周围组织对糖类利用率减低的结果。环孢素 A 抑制胰岛素分泌，从而影响糖代谢。脂肪代谢在肾移植术后也有改变，反映在胆固醇单项增高或胆固醇和三酰甘油同时升高，血清高密度脂蛋白胆固醇降低，可能与患者周围组织胰岛素抵抗、肾功能不全、超重、使用利尿剂等因素有关。术前患者长期透析治疗后，易出现钙、磷缺乏及骨质疏松，大剂量皮质类固醇制剂的使用也能抑制骨形成，减少小肠对钙的吸收。肾移植前若有甲状旁腺功能亢进，术后很易出现高钙血症和低磷血症。

## 三、营养评价

营养治疗前应首先对患者进行营养评价，内容包括以下几项内容。

（1）膳食调查 调查患者患病前后的饮食情况，包括餐次、膳食种类及摄入量、烹调方法、饮食习惯等，分析其饮食结构是否合理、能量及营养素摄入情况。

（2）人体测量 身高、体重、围度、握力。

（3）营养体格检查 皮肤黏膜、眼睑改变、水肿等。

（4）实验室检查 肝肾功能、血糖、血脂、电解质、血钙镁磷、血尿常规、维生素、微量元素、前白蛋白、视黄醇结合蛋白、纤维连接蛋白、转铁蛋白、24 小时尿氮等。

（5）人体成分分析 由于肾衰竭阶段的营养评价有一定难度，如水潴留影响体重测定，常用的评定蛋白质指标受到抑制等，因此通过人体成分分析，明确机体各组分含量和分布，对于水潴留无法以体重判定营养状态的患者在限制蛋白质与钠盐的基础上，根据监测与评价予以适宜的营养干预，对于肾移植会带来有利的影响。

（6）代谢检测 通过间接能量消耗测定系统检测静息能量消耗及呼吸商，结合尿氮排出，分析蛋白质、脂肪、碳水化合物氧化率。

## 四、医学营养治疗

### (一) 治疗原则

**1. 能量和营养素的供给**

肾移植术后营养治疗分为早期和远期治疗。

(1) 术后早期营养治疗 患者术后静息代谢率有所增加,但供能不宜过高,以免增加移植肾负担。能量供给 25 ~ 30 kcal/(kg·d)或根据 BEE × (1.1 ~ 1.3) 计算,蛋白质供给 1.2 ~ 1.5 g/(kg·d),占能量 16% ~ 18%,术后初期蛋白质供给量应根据血尿素、肌酐等肾功能指标由少到多逐渐增加,碳水化合物 55% ~ 60%,脂肪不超过 30%。注意适量补铁、锌和叶酸。术后营养供给应该根据肾功能及其他生化指标变化随时调整。

(2) 术后长期营养治疗 术后长期 (两个月以上) 能量供给建议 25 kcal/(kg·d)或根据 BEE ×1 ~ 1.1 计算,蛋白质 1.0 ~ 1.2 g/(kg·d),占能量 15% ~ 16%,碳水化合物 55% ~ 60%,脂肪不超过 30% 的基础上补充 ω-3 不饱和脂肪酸。注意各种维生素及矿物质摄入量的调整,如移植后期应根据定期的血生化指标结果调整饮食钠、钾、磷等摄入量。长期皮质类固醇制剂及利尿剂的使用会引起钙、磷代谢紊乱和骨病,术后推荐钙摄入量为 800 ~ 1500 mg/d。

**2. 食物选择**

(1) 宜用食物 乳类及其制品、鱼肉等富含优质蛋白食物,适量畜肉类食物;新鲜蔬菜水果等富含维生素及矿物质食物;米、面等主食均宜。

(2) 慎用或忌用食物 一切刺激性食物及提高机体免疫力的食物,如甲鱼、人参、蜂王浆、冬虫夏草、穿山甲、灵芝、枸杞子、菌类等,柚子、葡萄柚等食物因干扰普乐可复 (FK506) 血药浓度也应禁食;忌食油煎、油炸食物及咸菜等腌制食物;移植肾功能恢复至正常后可选择豆类及其制品;不用辛辣刺激性食物;限制酒;注意饮食卫生,禁食烧烤、慎食火锅。忌生吃食物,不吃罐头、果汁等添加添加剂的食物;术后早期低盐饮食,术后远期食盐摄入量可根据血生化结果调整。

**3. 烹调方式**

饮食宜清淡,烹调方法以清蒸、炖、氽、烩、水煮、煨、炝拌等方法为主,使食物易于吸收。

**4. 餐次**

流质、半流质每日 5 ~ 6 餐,软食、普食一般为正常每日三餐,必要时可增加餐次。

**5. 其他**

不可暴饮暴食,注意饮食卫生。

### (二) 营养治疗方案

**1. 肠外营养**

当患者膳食摄入量低于正常的 50% 时,应选择肠外营养治疗。

**2. 肠内营养**

移植术后应尽早开始进食或肠内营养,经口进食不足正常的 75% 时可口服补充肠内营养制剂或管饲肠内营养,根据患者胃肠道耐受情况选择不同的肠内营养制剂。

**3. 膳食营养**

术后早期开始进食，按流质、半流、软食、普食逐渐过渡。饮食宜清淡，软硬相宜，食物易于吸收。

病例：患者女性，42岁，身高167cm，体重70kg，干部，既往慢性肾病史20年，否认高血压、冠心病、糖尿病等其他疾病史。现因"肾衰竭"行肾移植手术。

膳食医嘱：普通膳食

食谱举例

（1）术后早期

早餐：牛奶200ml，鸡蛋50g，面包75g

加餐：苹果100g

午餐：米饭（大米100g），清炖乌鸡（乌鸡肉50g），素炒娃娃白菜250g

晚餐：米饭（大米100g），鸡丝50g，芹菜丝100g，椒油笋丝150g

全日烹调用油：25g；食盐：3g

全日总能量：1605kcal。其中蛋白质62.7g，供能占总能16%；脂肪45.2g，供能占总能量25%；碳水化合物236.5g，供能占总能量59%。

（2）术后远期（两个月以上）

早餐：牛奶200ml，鸡蛋50g，馒头（面粉100g），拌菜（黄瓜100g）

加餐：香蕉100g，山竹100g

午餐：米饭（米100g），清炖排骨（肉50g），素炒娃娃白菜200g

晚餐：米饭（米100g），鸡丝50g，芹菜丝100g，椒油笋丝100g

全日烹调用油：24g；食盐：6g

全日总能量：1915.4kcal。蛋白质70.9g，供能占总能量15%；脂肪52.2g，供能占总能量25%；碳水化合物290.6g，供能占总能量60%。

（谭桂军　郑平）

# 第七节　泌尿系统结石

## 一、临床特点

尿石症是泌尿系统各部位结石病的总称，是泌尿系统的常见病，多见于青壮年。根据结石所在部位的不同，其分为肾结石、输尿管结石、膀胱结石、尿道结石；绝大部分结石为钙石，少量为尿酸石和胱氨酸石。

（1）环境因素　如炎热地区可因出汗过多，导致尿液比重升高，水质中钙质成分的增加使结石更易于形成。

（2）疾病原因　甲旁亢患者由于甲状旁腺分泌过度，使骨钙减少、血钙增高而形成钙石。

（3）饮食习惯　大量饮用牛奶或食用含草酸丰富的蔬菜、水果、高嘌呤食物等。

（4）某些药物　长期服用乙酰唑胺（治疗青光眼的常用药）、维生素D、维生素C（可转变为草酸）、皮质激素、磺胺及阿司匹林等均可诱发结石。

（5）其他因素　某些常染色体遗传所致的肾小管功能障碍；某些代谢异常而引发的高尿钙、高尿酸等。

患者的临床症状取决于结石部位、大小、形状和有无感染、梗阻。部分患者可无症状，有症状者，部位不同，表现也不尽相同。膀胱结石常表现为排尿中断和排尿疼痛；尿道结石表现为排尿困难，呈滴沥状，有时出现尿流中断及尿潴留；输尿管下尿路结石栓塞形成后，导致肾盂积液形成，可引发明显肾绞痛。当结石嵌顿时，常疼痛难忍，大汗淋漓。尿石症对健康的危害主要表现在结石对尿路的局部损伤、结石引起尿路梗阻和并发尿路感染。小的结石可以在尿路内自由活动，容易磨伤尿路黏膜引起出血、肾绞痛，但是这种局部损伤还是比较轻的。大的比较固定的或鹿角性的尿结石，虽然疼痛并不厉害，但可长期压迫尿路黏膜，使上皮脱落、组织溃疡，以致结石与输尿管管壁形成粘连，严重者还可引起癌变。

## 二、营养代谢特点

泌尿系结石患者大多存在嘌呤、草酸、钙、胱氨酸等物质摄入过量或代谢异常，出现高比重尿、高钙尿、高尿酸尿、高草酸尿。若以上因素持续存在，将促进结石形成和进一步生长。

## 三、营养评价

（1）膳食调查　膳食种类、摄入量、烹调方法、餐次、饮食习惯等。

（2）水摄入量。

（3）人体测量　身高、体重、围度、皮褶厚度、握力等。

（4）血浆蛋白　总蛋白、白蛋白、前白蛋白、转铁蛋白、纤维结合蛋白、视黄醇结合蛋白等。

（5）血细胞分析、肝肾功能、血糖血脂、电解质。

## 四、医学营养治疗

### （一）治疗原则

#### 1. 能量及营养素供给

应针对结石化学组成成分的不同具体处理。虽其组成成分很多也存在于食物中，但结石形成并不完全来源于外因，部分是由机体代谢紊乱而生成。对于混合型结石膳食控制较为困难；能确定化学成分的较单纯结石，膳食控制是可起到辅助治疗效果。肾结石患者经仔细、全面的检查后，根据结石的成分，或血和尿的检查，可采用膳食进行治疗，改变膳食习惯对于预防结石再发生和消除成石因素有一定的积极作用。

（1）尿酸结石　体内尿酸来源有两个方面：内源性尿酸来自机体内嘌呤代谢，不易控制。外源性尿酸来自于摄入的食物，可采用低嘌呤膳食加以控制。如治疗痛风时，低嘌呤膳食可控制临床症状，每日蛋白质总量应按 $0.8 \sim 1.0\,g/kg$ 体重计算；蔬菜和水果含有丰富的 B 族维生素和维生素 C，在体内的代谢产物呈碱性，由尿中排出，尿酸结石在碱性尿液中易溶解，故增加新鲜蔬菜和水果有利于治疗。

（2）磷酸钙或磷酸镁铵结石　钙盐结石者膳食中应限钙盐，每日 500 mg 以下。若为磷酸钙结石，除限钙外，还须限磷，每日为 1000 ~ 2000 mg。若是甲状旁腺功能亢进患者，每日限钙量为 200~300 mg。含钙高的食物有动物内脏、豆类、牡蛎、小虾和粗粮等。大量饮水可配合利尿、解痉药物，促使小结石排出。结石小、健康情况良好者，可采用体育活动，弯腰叩击肾区，或跳绳，促使结石排出。

（3）草酸钙结石　膳食治疗较难奏效，尿中草酸盐多为内源性，也可因肠内细菌作用于糖类形成，其中 33%~50% 的草酸由甘氨酸转变而来。凡尿草酸盐含量超过 40 mg/d 者，即应采用低草酸膳食，忌服大量的维生素 C。每日可口服叶酸 5 mg、维生素 B$_6$ 10 mg，防止甘氨酸转变为草酸盐，并大量饮水以利尿。

（4）胱氨酸结石　是由胱氨酸尿生成，应限制含蛋（甲硫）氨酸丰富的食物，如蛋、禽、鱼、肉等。有高胱氨酸尿时，可采用低甲硫氨酸膳食。大量饮水，减低尿中胱氨酸浓度，使每日尿量维持在 2000~3000 ml 以上。

**2. 食物选择**

（1）尿酸结石

宜食食物：谷类以细粮为主，因粗粮可生成较多的嘌呤；肉类少量食用，每日 100 g 以内，可吃鱼类、肉类、虾类、鸡肉等，每周 2 次；青菜或水果无特殊限制；鸡蛋和牛奶应适当食用。因尿酸结晶易溶解于碱性尿中，膳食要多采用碱性食物。

忌食食物：禁食高嘌呤食物，肉类包括猪肉、牛肉及猪肝、猪肾等动物的内脏，各种肉汁、浓肉汤，沙丁鱼、蛤蜊、干豆类、蟹等；蔬菜类包括豌豆、扁豆及其他豆类、菜花、龙须菜及蕈类等；酒类及含酒精的饮料、浓茶、咖啡、可可等及强烈的香料及调味品。

（2）磷酸钙或磷酸镁铵结石　若为磷酸钙或碳酸钙结石，每日适当进食鱼、禽、瘦肉、蛋、细粮等，可促使尿液呈酸性反应。给予低钙低磷膳食：每日供给钙 700 mg，磷 1300 mg。

忌食含钙丰富食物，如牛奶、黄豆、豆腐、绿叶蔬菜等。含磷高的食物有动物蛋白、动物内脏及脑髓等。

（3）草酸钙结石　摄入牛奶、蔬菜、水果等，使尿液呈碱性。

应忌食菠菜、苋菜、蕹菜、巧克力、茶、坚果类等含草酸丰富的食物，还应禁用维生素 C 制剂。

（4）胱氨酸结石　限制动物类呈酸性食物，多食植物性呈碱性食物，使尿略呈碱性。

**3. 餐次**

每日应以三餐为原则，可适当加餐水果使营养摄入均衡。

**4. 烹调方法**

可采用爆、炒、焖、烧、氽、炖、蒸、煮等烹调方法。忌炸、煎食物。调料宜清淡，忌刺激性调味品。

**（二）治疗方案**

**1. 肠外营养**

肠外营养适用于不能正常进食、胃肠道功能弱等患者，泌尿系结石患者胃肠功能正常，可不考虑肠外营养支持。若患者合并重症感染或其他重症疾病，可考虑肠外营养支持。

**2. 肠内营养**

泌尿系结石患者胃肠功能正常，如患者摄入不足或不能摄入者，可考虑肠内营养支持。如患者胃肠功能许可，可选择营养制剂口服予以补充。

### 3. 膳食营养

病例：患者，女，50岁，身高160cm，体重60kg，轻体力活动，肾结石，无其他合并症。

膳食医嘱：低钙磷膳食

食谱举例

早餐：米粥（大米25g），馒头（富强粉50g），茶鸡蛋（鸡蛋白25g），拌白菜丝（白菜75g）

午餐：花卷（富强粉100g），炒牛肉胡萝卜（牛肉50g，胡萝卜100g）。

加餐：果汁（苹果100g）

晚餐：米饭（稻米100g），冬瓜炒肉（瘦猪肉25g，冬瓜150g）。

烹调用油：35g；食盐3g。

该食谱总能量：1506kcal。其中蛋白质50.4g，供能占总能量13.4%；脂肪43.6g，供能占总能量26%；碳水化合物228.6g，供能占总能量60.6%；钙268.2mg，磷517.4mg，钠3209.6mg，钾923.2mg。

膳食医嘱：低嘌呤膳食

食谱举例

早餐：番茄鸡蛋挂面汤（富强粉挂面50g，西红柿50g，鸡蛋25g），拌黄瓜（黄瓜50g）

午餐：花卷（富强粉100g），肉末青椒（瘦猪肉50g，青椒100g）

晚餐：米饭（稻米100g），鸡蛋炒西葫芦（鸡蛋50g，西葫芦150g），木耳油菜（水发木耳50g，油菜100g）。

加餐：牛奶（牛奶200g）

全日烹调用油：20g；食盐4g。

全日总能量：1449kcal。其中蛋白质54.5g，供能占总能量15.0%；脂肪41.3g，供能占总能量25.6%；碳水化合物214.6g，供能占总能量59.4%；嘌呤76.9mg，钠4230mg，钾1555.7mg，磷685.4mg。

（刘伟　施琳琳　王昕）

# 第八节　心脏手术

## 一、概述

接受心脏手术的大部分患者需行心肺分流术，引起全身性应激反应，可能导致多个器官的损伤。术后出现的问题有心律失常、低心输出量和低血压，手术时液体蓄积会增加肺水肿的发生风险。胃肠功能紊乱是心脏手术后较其他大手术更为常见的问题。

## 二、营养代谢特点

心肺分流术后出现液体和电解质紊乱，导致钠水潴留和钾丢失，患者如果摄入过量钠盐，进一步加重体内水分潴留，增加心脏负担。过量进食、进水亦可加重心脏负担而导致心功能衰竭和肺水肿的发生；心肺分流影响葡萄糖代谢，因为心肺分流增加肾上腺素的分泌，导致胰岛素抵抗和高血糖症。

胃肠功能紊乱是心脏手术后较其他大手术更为常见的问题。体外循环下心脏手术后多有胃肠道功能紊乱和各种并发症的发生，可致胃肠道水肿，食欲缺乏。特别对于新生儿，由于新生儿各个系统发育尚未成熟，难以承受低温全身麻醉及体外循环对胃肠功能所造成的影响，易导致胃肠黏膜缺血缺氧、应激性胃肠黏膜损伤、肠道菌群失调、胃肠蠕动减慢等。

心脏病术后患者如使用呼吸机时更需注意营养的补充。营养不良时横膈的重量相应减少，肌糖原减少，易发生呼吸肌疲劳；缺乏葡萄糖和脂肪酸，致肺表面活性物质合成减少，使肺泡易于萎陷；肺部清除能力减弱，从而导致呼吸功能降低、通气动力下降、肺防御功能低下而发生肺部感染，不易脱机。

## 三、营养评价

营养治疗前应首先对患者进行营养评价，内容包括以下几项内容。

（1）膳食调查　调查患者患病前后的饮食情况，包括餐次、膳食种类及摄入量、烹调方法、饮食习惯等，分析其饮食结构是否合理、能量及营养素摄入情况。

（2）人体测量　身高、体重、围度、握力。

（3）营养体格检查　皮肤黏膜、眼睑改变等。

（4）实验室检查　肝肾功能、心肌酶、血糖、血脂、电解质、血钙镁磷、血尿常规、维生素、微量元素、前白蛋白、视黄醇结合蛋白、纤维连接蛋白、转铁蛋白、24 小时尿氮等。

（5）人体成分分析　测定细胞内、外水分，蛋白质、骨骼肌含量等。注意有心脏支架植入者禁行此项检测。

（6）代谢检测　通过间接能量消耗测定系统检测静息能量消耗及呼吸商，结合尿氮排出，分析蛋白质、脂肪、碳水化合物氧化率。

## 四、医学营养治疗

### （一）治疗原则

根据患者营养评价结果及病情等，判断其代谢能力，制订合理营养治疗方案。在治疗过程中动态监测营养相关指标的变化。

**1. 营养治疗方式选择**

大部分心脏手术患者术后可经口进食，从流质或半流质开始，若胃肠道无不良反应时，可过渡到软食、普食。经口进食不足时可补充 ONS。对于病情危重、需要持续应用呼吸机的患者，待血流动力学稳定，尽早采用管饲肠内营养，根据肠道耐受情况，联用肠外营养。

**2. 能量和供能营养素的供给**

根据 REE 测定结果，结合心脏功能及其他营养评价结果来确定。一般目标能量供给量为 $25 \sim 30 \, kcal/(kg \cdot d)$。根据营养评价结果进行调整，逐步达到目标量。蛋白质、脂肪、碳水化合物供能比例分别为 15%～20%、20%～30%、50%～65%，氮热比为 1:（100～150）。

**3. 食物选择**

术后恢复期可选择富含优质蛋白质的食物，如瘦肉、鱼、豆制品、牛奶、鸡蛋等，摄入各种新鲜蔬菜、水果，各类食物平衡搭配。

禁忌咖啡、浓茶及刺激性调味品等。

### 4. 烹调方法

以蒸、煮、炖、氽、烩烹调方式为主，避免油煎、油炸等。术后初期食物应制作软、烂、细。

### 5. 餐次

流质、半流质每日 5~6 餐，软食、普食一般为正常每日三餐，必要时可增加餐次。

## （二）治疗方案

### 1. 肠外营养

以中心静脉输注为主，在 24 小时内均匀输入，减缓输入速度，减轻心脏负荷。肠外营养液除给予氨基酸、脂肪乳及碳水化合物三大供能营养物质外，还可添加谷氨酰胺以促进蛋白合成、伤口愈合，注意葡萄糖酸钙、硫酸镁、格利福斯、微量元素、水溶性维生素、脂溶性维生素、氯化钠和氯化钾等的补充，还应重视液体供给。可结合化验结果、患者临床症状体征等营养评价结果每日调整上述营养素和液体的供给量。

### 2. 肠内营养

ONS 可选择整蛋白或短肽型配方，根据患者心脏功能情况及其他合并症等来综合考虑。根据进食量，每次 10~30g，一日三次，粉剂每次可用 100~200ml 温水冲开服用或加入到流质或半流质混匀食用。

### 3. 膳食营养

（1）心脏支架术的患者，可在术后 24 小时内给予半流质，患者 24 小时后即可下床，若胃肠道无不良反应时，可过渡到软食、普食。

（2）大部分心脏外科手术患者在手术后 24~48 小时内拔管。最初给予少量的清流质，拔管后 24 小时内给予 3~4g 钠盐，轻度限制液体的饮食。患者在术后第 2 日就可以进食，但要从清流质开始，可补充口服营养制剂，若胃肠道无不良反应时，再过渡到半流食、软食、普食。

病例：患者男性，65 岁，身高 172cm，体重 65kg，轻体力活动，心脏支架植入术后。

膳食医嘱：低脂低盐软食

食谱举例

早餐：馒头（面粉 75g），鸡蛋羹（鸡蛋 50g），牛奶 200ml

午餐：米饭（大米 100g），肉末豆腐（豆腐 50g，肉末 25g），清炒菠菜（菠菜 200g）

加餐：苹果 200g

晚餐：花卷（面粉 75g），清炒西葫芦（西葫芦 200g），冬瓜丸子汤（冬瓜 100g，猪肉 50g）

烹调用油：24g；食盐：2g

该食谱总能量：1677kcal。其中蛋白质 69g，供能占总能量 16.5%；脂肪 48.5g，供能占总能量 26%；碳水化合物 241.1g，供能占总能量 57.5%。

（赵萍　肖慧娟　张锦香）

# 第二十一章　放射性疾病

## 第一节　概　　述

### 一、定义

放射性疾病（radiation disease）是指电离辐射所致不同类型和不同程度损伤和疾病的总称。放射性疾病的分类方法较多，根据照射剂量、作用时间和发病的急缓分为急性和慢性放射损伤；根据电离辐射的来源与作用方式，可分为外照射放射病和内照射放射病。

人体一次或短时间内（数日）分次受到大剂量电离辐射外照射作用引起的全身性疾病，为外照射急性放射病，通常称为急性放射病。慢性放射病是指人体在较长时间内连续或间断受到超剂量限制的电离辐射，达到一定累积剂量后引起以造血组织损伤为主，并伴有其他系统改变的全身性疾病。

### 二、病因及发病机制

#### 1. 急性放射病

γ射线、X射线和中子为强贯穿力电离辐射，大剂量照射人体是导致急性放射病的病因。其主要发生在核武器爆炸、核电反应堆失控、核燃料加工和处理事故中。由于肿瘤放射治疗和辐射技术的广泛应用，事故性受照人员急性放射病常有发生。临床上应用造血干细胞移植治疗白血病等恶性肿瘤时，在预处理中，以γ射线或X射线做全身照射或全淋巴照射，可造成医源性急性放射病。

γ射线、X射线和中子与物质相互作用产生的带电次级粒子，可引起物质电离。这些穿透力高的电离辐射可贯穿皮肤，作用于组织细胞生物分子和所含的水分子，发生电离或激发产生大量的瞬时自由基，对细胞产生放射生物学损伤。DNA是辐射高度敏感的靶分子，低剂量附属即可使DNA损伤。细胞对电离辐射的敏感性与其分化程度和增殖能力有关。一般来说，分化程度低、增殖活跃的细胞辐射敏感性较高，如造血干细胞、小肠腺窝细胞、精原细胞、卵泡颗粒细胞、晶状体上皮细胞等。照射后造血干细胞凋亡，残存细胞分裂增殖受抑。淋巴细胞也为高辐射敏感性细胞。小肠黏膜腺窝上皮细胞在大剂量照射后数分钟即发生变化，几分钟就出现广泛坏死、崩解，黏膜上皮剥脱。但小肠黏膜上皮细胞再生能力强，恢复快，于照后9~11日已可见新生腺窝。性腺对电离辐射高度敏感，大剂量射线照射后可导致不育；卵泡可闭锁或消失，雌激素不足可导致破骨细胞吸收功能增加，而成骨细胞形成功能低下，可诱发骨质疏松症。脑、脊髓为低辐射敏感组织，照射后早期大脑皮质兴奋，出现烦躁、恐惧、头痛、失眠等症状。以后进入抑制期。肺为中度辐射敏感组织。

**2. 慢性放射病**

慢性外照射放射病似与电离辐射引起机体内自由基及自由基清除功能失调有关。它是辐射致人类的确定性效应，其发病率及严重程度随剂量变化而改变，且有剂量阈值。防护条件较差情况下从事 X 线诊断和镭疗的医务人员、核反应堆加速器的工作人员等有可能受到过量的职业照射。其中尤以 X 射线下从事骨科复位或特殊造影的医务人员为甚。

内照射放射病比较少见，多为放射性核素内污染。

## 三、临床表现

**1. 急性放射病**

依据辐射剂量、基本病理改变和临床表现，急性放射病可分为骨髓型、肠型和脑型三种类型，具有病因明确、起病急、病情随辐射剂量增大而严重等临床特点。

（1）骨髓型　最为多见，主要引起骨髓等造血系统损伤。临床表现为白细胞数量减少和感染性出血。口咽部感染灶最为明显。

（2）肠型　表现为频繁呕吐、腹泻，水样便或血水便，可导致失水，并常发生肠麻痹、肠梗阻等。

（3）脑型　受照后患者短时出血精神萎靡，很快转为意识障碍、共济失调、抽搐和休克。

**2. 慢性放射病**

早期临床症状主要为无力型神经衰弱综合征。表现为头痛、头晕、睡眠障碍，疲乏无力，记忆力下降等，并伴有消化系统障碍和性功能减退。早期可无明显体征，后期可见腱反射、腹壁反酸减退等神经反射异常。妇女可表现为月经紊乱、经量减少或闭经。

# 第二节　营养代谢特点

## 一、能量代谢

线粒体氧化磷酸化的抑制是辐射损伤早期的敏感指标，辐射可以抑制脾脏和胸腺线粒体的氧化磷酸化，引起代谢紊乱，功能障碍。辐射也影响三羧酸循环，枸橼酸合成受到抑制，苹果酸、琥珀酸、异枸橼酸脱氢酶活性显著降低，造成机体耗氧量增加。机体代谢率高低与其辐射敏感性有关，一般规律是放射损伤愈重，则代谢率愈高，反之则较轻。

## 二、蛋白质代谢

机体受电离辐射作用后，蛋白质代谢很快就受到影响，主要是分解代谢增强、合成代谢障碍。受电离辐射后体内氨基酸代谢也有变化，小肠吸收氨基酸能力受到了抑制，破坏的程度依照射剂量的多少而异；尿氮排出增多，出现负氮平衡；血清总蛋白含量很少发生变化，但在急性放射损伤后，血清蛋白组成发生改变，白蛋白减少及球蛋白增加，以致白蛋白与球蛋白的比值下降。

### 三、脂肪代谢

电离辐射产生的自由基可能引发脂质过氧化，照射后生物体内自由基的生成与清除失去平衡，所造成的自由基浓度增高也会使脂质过氧化，出现高脂血症。总脂含量中以中性脂肪增加最多，其次是磷脂与胆固醇，故血脂升高的程度可作为判断放射损伤预后的指标。

### 四、碳水化合物代谢

与蛋白质和脂肪代谢相比，碳水化合物的代谢变化不太明显。大剂量射线照射后糖原异生作用增强、糖酵解作用减弱，常出现高血糖，表明组织对糖利用能力下降。

### 五、维生素代谢

照射产生大量自由基，对抗氧化维生素影响较大，维生素 C 和维生素 E 损失较多。全身照射后，体内组织与血液维生素 C 也会减少，说明照射后机体维生素 C 消耗也增加。机体受照射后，组织维生素 $B_1$ 利用率增加，同时尿中排出增多，造成血液中维生素 $B_1$ 含量下降。在照射后初期，食欲下降，消化吸收能力下降，维生素 A 与胡萝卜素的吸收减少，肝维生素 A 含量减少。单独缺乏一种维生素或多种维生素缺乏使机体对辐射敏感性增高，对辐射耐受性下降。

### 六、矿物质代谢

放射性损伤也涉及矿物质代谢。大剂量照射后由于组织分解和细胞损伤，出现高血钾症，尿中 $K^+$、$Na^+$、$Cl^-$ 排出增多；由于放射损伤时伴有呕吐和腹泻，$Na^+$、$Cl^-$ 丢失较多，可使水盐代谢发生紊乱；另外，照射后血清中锌、铁、铜增加，锌/铜比值下降。

# 第三节 营养评价

营养治疗前应首先对患者进行营养评价，包括以下几项内容。

（1）膳食调查 包括餐次、膳食种类、摄入量、烹调方法、饮食习惯等。

（2）人体测量 身高、体重、围度、握力等，可进行人体成分分析。

（3）营养体格检查。

（4）实验室检查 肝肾功能、血糖血脂、电解质、血尿常规、维生素、微量元素、快速反应蛋白、24 小时尿氮等。

（5）能量代谢测定。

# 第四节 医学营养治疗

## 一、治疗原则

### （一）能量及营养素供给

#### 1. 能量

照射后食欲不振，食量减低，能量摄入量大为降低，需要保证一定量的能量减低组织分解程度。一般按每千克体重 30～40 kcal 供给。

**2. 蛋白质**

当机体受到放射损伤时，蛋白质分子分解、断裂，代谢受到明显影响，机体蛋白质合成也遭到破坏。照射后蛋白质的分解代谢增强，因此增加蛋白质供给量可以减轻放射损伤，增强机体对射线的耐受性，促进恢复。一般按每千克体重 1.0～1.5 g 给予；应补充足量的优质蛋白，使优质蛋白的量占总蛋白质量的 50% 以上。

**3. 脂肪**

膳食脂肪所占比例不宜过高，同时必需脂肪酸应适当增加，对放射损伤防护有利。橄榄油和花生油有防护放射损伤效果，不饱和脂肪酸对放射损伤有一定防治作用。但高脂肪膳食对放射损伤的影响相反，可发生肝功能障碍，并使动脉硬化发病率、患病率增高，故膳食脂肪要适量。一般脂肪供能占总能量约 25%。

**4. 碳水化合物**

放射损伤时，因糖原生成及储存功能均受到破坏，而且胰岛素水平下降，所以可适当补充葡萄糖及胰岛素。

**5. 维生素**

应选择富含维生素 A、维生素 C、维生素 E 的食物。

**6. 放射工作人员营养素供给量**

营养素供给不足或缺乏可增加人体对放射损伤的敏感性，影响对放射损伤的防治效果。为使放射工作人员得到适宜的营养保障，我国已有人提出从事放射工作人员每日营养素供给量如下：能量 10.04～10.88 MJ（2400～2600 kcal），其中蛋白质 15%～18%，脂肪占 20%～25%，碳水化合物占能量的 60%～70%。维生素 A 每日供给 1000 $\mu$g 视黄醇当量，其中 50% 应来自动物性食物和油脂；维生素 $D_3$ 25～50 $\mu$g；维生素 E 5～10 mg；维生素 K 120～150 $\mu$g；维生素 $B_1$ 2.0 mg；维生素 $B_2$ 2.0～2.2 mg；维生素 C 100～120 mg；维生素 $B_6$ 3.0 mg；尼克酸 20 mg；叶酸 1000 $\mu$g；维生素 $B_{12}$ 5 $\mu$g；钙 800～1000 mg；铁 15～18 mg；锌 15 mg；碘 130～140 $\mu$g。

**（二）食物选择**

**1. 可选择食物**

可选择具有抗氧化活性及对放射损伤有防治作用的食物，如牛奶、蛋、肝、花菜、卷心菜、茄子、扁豆、胡萝卜、黄瓜、番茄、香蕉、苹果、酵母等。适量饮茶，有助于抗辐射。

可选择富含维生素 A、维生素 C、维生素 E 丰富的蔬菜和水果，以提高机体抵抗电磁辐射的能力。富含维生素 A 的食物：如动物肝脏、鱼类、海产品、蛋类、奶油、鱼肝油、牛奶等；富含胡萝卜素的蔬菜有甜薯、胡萝卜、南瓜、柿子椒、西红柿、苜蓿、韭菜、雪里红、空心菜等，水果如芒果、柿子、杏等。富含维生素 C 的食物：新鲜蔬菜如油菜、青菜、荠菜、西红柿、菠菜等，新鲜水果如柑橘、柚子、山楂、柠檬、红枣、木瓜、猕猴桃等。富含维生素 E 的食物：食用油（如麦胚油、棉籽油、玉米油、花生油、芝麻油）及豆类、粗粮等都是维生素 E 的重要来源，含维生素 E 比较多的蔬菜如莴苣、卷心菜等，核桃仁、瘦肉、乳类、蛋类、鱼类等食品中也有一定含量的维生素 E。

**2. 禁忌食物**

忌用辛辣温燥食品，如辣椒、花椒等；忌用过于油腻食物如肥肉等。

## （三）烹调方法

采用蒸、煮、汆、烩、炖、焖等。

## （四）餐次

一日三餐。必要时加餐，以减少胃肠不适的发生。

# 二、治疗方案

## （一）肠外营养

当患者出现胃肠道吸收功能障碍或消化道功能衰竭时，或采用肠内营养治疗不能满足机体营养需要的50%时，可采用肠外营养治疗。

## （二）肠内营养

若患者经口饮食摄入量不能满足机体营养需要的75%时，可适当增加口服营养补充剂。

## （三）膳食营养

病例：患者男性，40岁，身高175cm，体重75kg，轻体力活动，无其他并发症。

膳食医嘱：普通膳食

食谱举例

早餐：花卷（面粉100g），凉拌菠菜（菠菜100g），皮蛋瘦肉粥（大米25g，皮蛋25g，瘦肉25g）

加餐：柚子150g

午餐：米饭（大米125g），蚝油牛柳（牛肉75g，青椒25g，洋葱25g），素炒西葫芦（西葫芦150g）

加餐：草莓150g

晚餐：银丝卷（面粉125g），家常茄子（茄子100g，猪肉50g），西红柿炒蛋（西红柿100g，鸡蛋50g）

烹调用油：32g；食盐：6g

该食谱总能量：2276kcal。其中蛋白质90.9g，供能占总能量16%；脂肪60.1g，供能占总能量24%；碳水化合物342.8g，供能占总能量60%。

（许子亮　姜恩海　韩明明）

# 第二十二章 肿　瘤

21 世纪以来，人类疾病谱发生了巨大变化，表现为大部分传染性疾病得到了有效的控制，而恶性肿瘤、心脑血管病等慢性病已成为威胁人类健康的主要疾病。据统计推测，1990 年全球肿瘤新发病例 810 万，死亡病例 520 万；2000 年新发病例 1010 万，死亡病例 620 万。预计到 2020 年全球肿瘤新发病例将达 2000 万，死亡病例将达 1200 万，成为全球最大的公共卫生问题。肿瘤患者的营养不良发生率较高，如何结合临床对肿瘤患者进行合理的营养治疗，是临床营养学的重要组成部分。

# 第一节　概　　述

## 一、营养与肿瘤关系

肿瘤的病因至今尚不完全清楚。可能引起肿瘤的因素包括物理因素、化学因素和生物学因素。物理因素如电离辐射；化学因素如吸烟、食品污染、环境污染等；生物学因素如乙型肝炎病毒、丙型肝炎病毒均与肝癌发生密切相关，人乳头状瘤病毒与宫颈癌相关等。从作用机制来看，肿瘤的发展是一个渐进的过程，分为启动、促进、进展三个阶段。膳食和营养素主要影响肿瘤的启动和促进过程，主要作用机制包括：①促进细胞产生分化及延缓细胞生长——维生素 A 及其衍生物、维生素 D 均属这类物质；②调节机体免疫功能——维生素 A 及其衍生物、锌等与机体免疫细胞功能密切相关；③清除自由基、抗氧化作用——如 β 胡萝卜素清除单线态氧和其他自由基；④影响致癌物的代谢——如十字花科蔬菜可间接或直接阻断致癌物引起的机体损伤。因此，合理膳食和平衡营养可延缓或抑制肿瘤的启动、促进过程。

## 二、肿瘤患者的营养代谢特点

大部分肿瘤患者存在营养不良的状况，除了摄入不足，另一重要因素是营养代谢异常，表现为机体能量消耗异常，骨骼肌及内脏蛋白消耗，脂肪动员增加，碳水化合物代谢异常，水、电解质失衡等，出现典型的恶病质症状。

### 1. 能量代谢

导致肿瘤患者恶病质的一个常见原因是机体代谢率改变。肿瘤患者能量消耗增加有两个原因：一是肿瘤本身在细胞迅速分裂、肿瘤生长的过程中需要大量的能量；二是肿瘤生长过程中产生一些物质影响宿主的代谢，使能量消耗增加。在荷瘤初期，短期内多促使营养物质向肝脏转移、促进合成，以维持急性应答反应；晚期恶性肿瘤患者往往处于高代谢状况，主要表现为糖异生增加，尤其乳酸－葡萄糖再循环增加，此过程大大增加了能量消耗。

### 2. 蛋白质代谢

肿瘤患者蛋白质代谢异常，表现为蛋白质合成和分解增加，以分解率的增加更为明显，机体呈现负氮平衡。内源性氮的丢失首先体现在骨骼肌部分，其后才是内脏蛋白，如血清蛋白的耗竭。

### 3. 脂肪代谢

脂肪消耗是恶病质的主要特征之一，并且可发生在肿瘤早期。肿瘤患者存在脂肪代谢障碍的原因不甚明确，可能机制包括：①摄入减少和营养不良；②肾上腺髓质受刺激致血儿茶酚胺水平升高和产生胰岛素阻抗；③肿瘤本身或髓样组织产生并释放脂肪分解因子。

### 4. 碳水化合物代谢

肿瘤患者碳水化合物代谢异常主要表现在葡萄糖转化增加和外组织利用葡萄糖障碍。由于周围组织对葡萄糖利用障碍，这些大量生成的葡萄糖就有可能被肿瘤摄取，经无氧酵解而被大量消耗，随之释放的大量乳酸成为糖异生的前体。由于 1 mol 葡萄糖酵解仅产生 2 mol ATP，而自乳酸再合成葡萄糖需耗费 6 mol ATP，这种周而复始、消耗 ATP 的恶性循环成为荷瘤状态下葡萄糖代谢的特点。

## 三、营养评价

选择何种营养治疗方式因人而异，并非所有患者都能在营养治疗中获益。因此，在选择营养治疗方式前，对肿瘤患者进行营养风险筛查和评价十分必要。目前常用的筛查工具包括：营养风险筛查 NRS -2002、主观营养评定 SGA、营养不良通用筛查工具 MUST、营养危险指数 NRI 及 PG -SGA。其中 PG -SGA 专门为肿瘤患者所设计，其优点是使用简单，患者只需针对四项问题进行回答，再由医生对患者另外两项进行评估检查，在门诊或病房内数分钟就可以完成，不需要其他有创检查。

营养评价方法包括以下几项内容。

（1）膳食调查 调查患者患病前后的饮食情况，包括餐次、膳食种类及摄入量、烹调方法、饮食习惯等，同时应了解患者进食、咀嚼及吞咽能力。

（2）人体测量 身高、体重、围度、握力。

（3）营养体格检查 皮肤黏膜、眼睑改变，有无腹水或水肿等。

（4）实验室检查 肝肾功能、血糖、血脂、电解质、血尿常规、维生素、微量元素、前白蛋白、视黄醇结合蛋白、纤维连接蛋白、转铁蛋白、24 小时尿氮等。

（5）人体成分分析 测定细胞内、外水分，蛋白质、骨骼肌含量等。

（6）代谢检测 通过间接能量消耗测定系统检测静息能量消耗及呼吸商，结合尿氮排出，分析蛋白质、脂肪、碳水化合物氧化率。

## 四、医学营养治疗

肿瘤患者的营养需求应依据疾病发展的程度、肿瘤类型、肿瘤部位及患者全身情况逐一考虑。不同部位、不同临床分期的肿瘤和不同年龄所引起的病理生理改变、临床营养状况各不相同。营养不良的发生率在消化道肿瘤患者中高于非消化道肿瘤患者；在上消化道肿瘤患者中又高于下消化道肿瘤患者；早期、进展期和晚期肿瘤营养不良的发生率依次增加。因此，肿瘤患者营养支持的实施应根据具体病情而定。

## （一）肿瘤患者营养治疗原则

### 1. 能量

无明显消耗或肿瘤局限的患者可以按 $104 \sim 145\,kJ[(25 \sim 45\,kcal)/(kg \cdot d)]$ 给予，已有明显消耗的患者可增至 $210 \sim 250\,kJ[(50 \sim 60\,kcal)/(kg \cdot d)]$。

### 2. 蛋白质

一般可按 $1 \sim 1.5\,g/(kg \cdot d)$ 给予，严重营养消耗者可按 $1.5 \sim 2.0\,g/(kg \cdot d)$ 给予。肿瘤患者补充氮的一个目标是限制肌肉分解，同时保证基础氮平衡，尤其保证和免疫相关蛋白质的合成。目前，还没有肿瘤患者蛋白质供应量的金标准，一般认为每日每千克理想体重供给蛋白质 $1 \sim 2\,g$，已能满足大部分肿瘤患者的需要，更高的供给量是否有必要还不明确。一般推荐热氮比为150：1，高分解代谢情况增加到 $(100 \sim 120)：1$。

### 3. 糖类和脂肪

由于癌细胞的主要能量来源是葡萄糖，因此人们担心以葡萄糖为主的完全肠外营养可能刺激恶性肿瘤生长。然而，有研究对比了使用糖为主和脂肪乳剂为主供热的肠外营养，结果发现前者并未增加癌细胞对葡萄糖的摄入，后者也并未抑制恶性肿瘤细胞摄入葡萄糖。因此，高脂配方是否有利于癌症患者目前还没有定论，标准营养配方仍然适合多数的癌症患者。

### 4. 水和电解质

水一般按 $30 \sim 50\,ml/(kg \cdot d)$ 或 $1400\,ml/d$ 给予，主要的参考标准是生化指标及出入量记录，按"量出为入"和"按缺补入"两个原则，使每日尿量维持在 $1000 \sim 1500\,ml$，血清电解质维持在正常范围。老年人有心、肺、肾等脏器功能障碍的患者特别注意防止液体过多。

### 5. 维生素

许多研究发现肿瘤患者体内氧自由基、脂质过氧化物等增加，是患者乏力、呕吐、衰弱等不良反应的原因之一，常造成体内 β 胡萝卜素、维生素 A、维生素 E 等抗氧化剂的水平降低，但目前仍没有此类制剂辅助治疗肿瘤有效的证据。因此，除非进食严重不足或已经发生缺乏，否则不常规推荐大剂量补充抗氧化维生素。

### 6. 微量元素

（1）硒 硒可作为谷胱甘肽过氧化物酶的构成成分，清除自由基、保护机体组织免受氧化性损伤，硒还具有促进正常细胞增殖和再生的功能。

（2）碘 有资料表明，碘过多和缺乏都会增加甲状腺癌的危险性。病例对照研究显示，碘缺乏与甲状腺癌危险性增加存在着相关性。但当碘摄入量超过每日推荐摄入量的 100 倍时，可阻断甲状腺对碘的吸收，引发甲状腺肿瘤。

（3）钼 土壤缺钼可使环境和植物体内的亚硝酸盐含量增加，从而影响动物和人群对亚硝酸盐摄入量及蓄积量。流行病学研究证明，缺钼地区人群中食管癌的发病率较高。

（4）锌 锌摄入过低和过多都会降低机体免疫功能，增加患癌危险性。流行病学资料显示，锌过量可能与食管癌和胃癌有关。

（5）铁 流行病学资料表明，高铁膳食可能增加结肠癌、直肠癌和肝癌的危险性。

（6）镁　镁缺乏可影响 T 淋巴细胞杀伤能力，使机体免疫功能降低，甚至导致染色体畸型诱发恶性肿瘤。

### （二）不同肿瘤分期患者的营养治疗原则

根据 CSCO 在《恶性肿瘤患者的营养治疗专家共识 2011》中的建议，肿瘤患者一经明确诊断，应进行营养风险筛查，根据评分决定是否需要营养干预，从而制订个体化的营养治疗方案。目前使用最为广泛的恶性肿瘤营养风险筛查工具主要为 PG-SGA 和 NRS2002。

#### 1. 非终末期肿瘤手术患者

非终末期肿瘤患者的手术治疗分为根治性手术和姑息手术，目的是延长生存时间、改善生活质量。无胃排空障碍者不需要术前 12 小时禁食，仅需麻醉前两小时禁水、6 小时禁食即可，且术后应尽早开始正常饮食或者肠内营养。围手术期有重度营养不良的患者，以及由于其他原因（肠内营养不耐受、肠道功能受损等）导致连续 5～10 日以上无法经口摄食，应给予肠外营养治疗。

#### 2. 非终末期化疗肿瘤患者

化疗是一种全身性杀灭肿瘤细胞的治疗手段，常会引起明显的毒性反应，尤其是消化道反应，如恶心、呕吐、腹痛、腹泻和消化道黏膜损伤等，严重影响患者食欲，进一步加重机体的营养不良。当患者每日摄入能量低于每日能量消耗 60% 的情况超过 10 日，或者预计患者将有 7 日或者以上不能进食时，首选肠内营养进行营养支持治疗，当化疗产生了胃肠道黏膜损伤，则可以采用短期的肠外营养治疗。

#### 3. 非终末期放疗肿瘤患者

放疗的毒性反应按部位可分为全身反应和局部反应。全身反应为非特异性，如乏力、食欲减退等；局部反应为局部放疗区域内出现的正常器官的反应，如头颈部肿瘤放疗时的口腔黏膜反应，胸部肿瘤放疗时的放射性食管损伤，腹部肿瘤放疗后出现胃肠道黏膜损伤等。患者产生恶心、呕吐、腹泻等消化道症状，食欲明显下降，导致摄入不足或吸收障碍。只要患者没有肠道功能障碍，首选肠内营养治疗，只有当肠内营养不耐受时才考虑肠外营养。

#### 4. 终末期肿瘤患者

终末期肿瘤患者系指已经失去常规抗肿瘤治疗，包括手术、放疗、化疗和分子靶向药物治疗等指征的患者，一般来说，预计生存期不足三个月。终末期恶性肿瘤患者往往伴随有严重的恶病质，此时大部分患者只需极少的食物和水来减少饥渴感，过度营养治疗反而会加重患者的代谢负担。无论肠内或肠外营养治疗，都需要监测出入量、电解质水平、水肿或脱水的症状和体征等，并及时调整补充剂量。

## 三、肿瘤患者营养治疗方案

营养治疗的目的是补足实际摄入与预计摄入的差距，维持或改善营养状况。虽然理论上有人担心营养支持可能促进肿瘤的生长，但多年来的临床实践没有证据显示营养支持促进肿瘤生长。目前也没有明确的证据表明预防性地使用营养支持可以延长肿瘤患者的生存时间，但有证据表明针对营养不良的肿瘤患者积极地开展营养支持，可以减少并发症，改善生活质量。ASPEN 发布的《临床肿瘤患者营养支持治疗指南》指出：肿瘤患者营养支持的原则或配方，目前主要遵循的仍是一般患者或危重患者的营养支持的普遍原则，即肠道有功能首选肠内营养，胃肠道功能不全或障碍时使用肠外营养治疗，对于营养良好的肿瘤患者不需要常规使用营养支持，无论肠外或肠内营养支持都没有显示出比口服进食更好的优越性。虽然目前一些体外或者动物实验显示，癌细胞主要以碳水化合物作为能源物质，但目前没有任何临床证据表明，高脂低糖的肠内或肠外营养配方对患者比标准配方更有好处。

对于肠道功能正常尚能经口进食的肿瘤患者，如果食欲较差，可以口服甲地孕酮、多酶片，采用中药、针灸等方式促进食欲、改善消化功能，同时可以随餐或加餐口服营养粉剂（oral nutritional supplements，ONS）作为额外能量补充。根据患者个体情况，营养粉剂可以分 3~5 次/日给予，除患者日常饮食外，可以补充 300~500 kcal 能量摄入。其优点是无渣饮食，利于消化吸收，各种营养素比例容易调配，在不增加患者消化道负担情况下能摄入较多的能量。特别是对于仅能摄入流质、半流质的患者，可以在营养粉剂中加入各种维生素和微量元素，补充由于摄入量不足造成的缺乏。

对于需要肠外或者肠内营养支持的患者，临床上可采用下列公式计算肿瘤患者每日能量目标量 $=20~40$ kcal/kg × 体重（kg）× 年龄系数 × 活动系数（AF）× 体温系数（TF）。年龄系数为：18~60 岁 1.0，60~70 岁 0.9，70 岁以上 0.8。AF 为：卧床 1.2，卧床和室内活动 1.25，轻体力活动 1.3。TF 为：38℃ 1.1，39℃ 1.2，≥40℃ 1.3~1.4。其中，80%~85% 的能量来自非蛋白质，脂肪能量可以占非蛋白质能量的 30%~50%，可适当减少葡萄糖给予量，补充必需脂肪酸。但对于终末期肿瘤患者，则不宜过分强调总能量摄入，此时允许低能量维持，一般达到目标量的 50%~70% 即可。

许多肿瘤患者在确诊时往往已是晚期，失去了手术的机会，如果体质较弱，也很难耐受全面的放、化疗。此时，如何提高肿瘤患者免疫力和抵抗力，改善营养状态，提高生存质量成为整体治疗的重要内容。我们针对中晚期肿瘤患者能量摄入不足导致营养不良的特点，根据患者具体病情，采用口服 ONS 或者同时补充全合一肠外营养的方式对患者进行营养支持治疗，取得了较好的效果。增加了患者能量摄入，促进了食欲，提高了患者抵抗力和治疗的依从性、耐受性。

# 第二节 肺　　癌

## 一、概述

### （一）定义

肺癌全称为原发性支气管肺癌，是发病率和死亡率增长最快，对人群健康和生命威胁最大的恶性肿瘤之一。20 世纪 70 年代以来，许多国家都报道肺癌的发病率和死亡率均明显增高，男性肺癌发病率和死亡率均占所有恶性肿瘤的第一位，女性发病率和死亡率占第二位。

### （二）病因

#### 1. 吸烟

目前认为吸烟是肺癌的最重要的高危因素，烟草中有超过 3000 种化学物质，其中多链芳香烃类化合物和亚硝胺均有很强的致癌活性。

**2. 职业和环境接触**

肺癌是职业癌中最重要的一种。现已证明以下职业环境致癌物增加肺癌的发生率：铝制品的副产品、砷、石棉、铬化合物、焦炭炉、芥子气、含镍的杂质、氯乙烯。

**3. 电离辐射**

肺脏是对放射线较为敏感的器官。美国曾有报道开采放射性矿石的矿工 70% ~80% 死于放射引起的职业性肺癌，平均时间为 25 年。

**4. 既往肺部慢性感染**

如肺结核、支气管扩张症等患者。

**5. 遗传等因素**

家族聚集、遗传易感性及免疫功能降低，代谢、内分泌功能失调等也可能在肺癌的发生中起重要作用。

**6. 大气污染**

工业和交通发达地区，石油、煤和内燃机等燃烧后和沥青公路尘埃产生的含有苯并芘致癌烃等有害物质污染大气有关。

**（三）发病机制**

包括原癌基因的活化、抑癌基因的失活、自反馈分泌环的活化和细胞凋亡的抑制，从而导致细胞生长的失控。这些基因改变是长时间内多步骤、随机的产生的。许多基因发生癌变的机制还不清楚，但这些改变最终涉及细胞关键性生理功能的失控，包括增殖、凋亡、分化、信号传递与运动等。与肺癌关系密切的癌基因主要有 ras 和 myc 基因家族、c –erbB –2、Bcl –2、c –fos 以及 c –jun 基因等。相关的抑癌基因包括 p53、Rb、CDKN2、FHIT 基因等。与肺癌发生、发展相关的分子改变还包括错配修复基因如 hMSH2 及 hPMS1 的异常、端粒酶的表达。

**（四）临床表现**

肺癌的临床表现比较复杂，症状和体征的有无、轻重及出现的早晚，取决于肿瘤发生部位、病理类型、有无转移及有无并发症，以及患者的反应程度和耐受性的差异。肺癌早期症状常较轻微，甚至可无任何不适。中央型肺癌症状出现早且重，周围型肺癌症状出现晚且较轻，甚至无症状，常在体检时被发现。肺癌的常见症状有咳嗽、阵发性刺激性呛咳、无痰或少量泡沫白腻痰，咯血或痰中带血丝、血块，胸闷、胸痛，呈压迫感或钝痛。后期出现压迫和转移症状：侵犯胸膜可引起胸痛和胸腔积液，侵犯心包造成心包积液，压迫喉返神经引起声带麻痹、声音嘶哑，压迫上腔静脉和奇静脉使胸部静脉怒张、颈面部水肿、皮肤暗紫色、视力模糊、头晕头痛，侵及颈交感神经丛出现霍纳氏综合征，导致眼睑下垂、眼球凹陷、瞳孔缩小、患侧无汗和感觉异常，压迫食管引起吞咽困难，压迫臂丛神经同侧上肢烧灼样放射性疼痛和局部感觉异常、营养性萎缩。

## 二、医学营养治疗

**（一）治疗原则**

**1. 能量及营养素供给**

肺癌患者大多存在呼吸功能障碍现象，机体能量消耗较大。由于碳水化合物的呼吸商较高，在氧化时产生大量 $CO_2$ 增加呼吸负荷，因此考虑非蛋白质时需选择适当的碳水化合物和脂肪比例。蛋白质占总能量的 15% ~ 20%，脂肪占总能量的 25% ~ 30%，碳水化合物占总能量的 50% ~ 55% 为宜。同时适量补充各种维生素及微量元素，依据临床情况调整电解质用量，特别注意补充影响呼吸肌功能的钾、镁、磷等元素。

**2. 食物选择**

肺癌患者应多食用具有增强机体免疫、抗肺癌作用的食物，如牡蛎、海参、杏仁、山药、香菇等；如有咳嗽多痰、咳血等症状，宜食用无花果、罗汉果、柚、枇杷、甘蔗、梨等；鹅血、黄鳝、鲤鱼、绿豆、赤豆等对于减轻放疗、化疗副作用有一定帮助。肺癌患者须忌烟、酒，忌油腻、油煎、烧烤等热性食物，忌辛辣刺激性食物，如葱、蒜、姜、辣椒、桂皮等。

**3. 烹调方法**

可选择蒸、煮、焖、炖等烹调方式，使食物软烂的同时控制烹调用油量，尽量避免油炸、烟熏、腌制等烹调方法。

**4. 餐次**

一日三餐，如患者每餐进餐量少，可改为一日五餐（三餐正餐加两次加餐）。

**（二）治疗方案**

**1. 肠外营养**

除患者出现肠内营养的禁忌时，该病一般不需要使用肠外营养。

**2. 肠内营养**

当患者经口进食不足时，可考虑使用管饲肠内营养或口服营养补充剂，以保障患者营养需要。

**3. 膳食营养**

应充分考虑患者进食能力选择膳食营养种类，如无明显吞咽困难，消化吸收功能较正常，可予普食或软食；若患者存在咀嚼困难影响进食时，可予以半流质饮食。

病例：患者男性，身高 175 cm，体重 70 kg，50 岁，未出现严重并发症的肺癌患者。

膳食医嘱：普通膳食

食谱举例

早餐：山药薏仁白米粥（山药 20 g，薏仁米 20 g，粳米 30 g），面包片（标准粉 40 g），煮鸡蛋 50 g

加餐：苹果 100 g

午餐：馒头（标准粉 125 g），西芹百合木耳（西芹 100 g，生百合 50 g），冬瓜海带排骨汤（冬瓜 200 g，酱排骨 70 g）

加餐：桃子 100 g

晚餐：米饭（粳米 125 g），红烧鲫鱼（鲫鱼 80 g），鸡蛋炒菜花（菜花 200 g，鸡蛋 50 g）

加餐：酸奶 100 ml

烹调用油：40 g；食盐：6 g

该食谱总能量：2443 kcal。蛋白质 94.8 g，供能占总能量 16%，脂肪 76.8 g，供能占总能量 28%，碳水化合物 343.4 g，供能占总能量 56%。

# 第三节 食 管 癌

## 一、概述

### （一）定义

食管是连接下咽到胃之间的生理管道。原发于食管恶性肿瘤绝大多数发生在食管黏膜上皮，被称为食管癌，少数发生于食管中胚层组织的被称为肉瘤。食管癌是常见的消化道肿瘤，全世界每年约有 30 万人死于食管癌。其发病率和死亡率各国差异很大。我国是世界上食管癌高发地区之一，每年平均病死约 15 万人。男多于女，发病年龄多在 40 岁以上。

### （二）病因

食管癌的人群分布与年龄、性别、职业、种族、地域、生活环境、饮食生活习惯、遗传易感性等有一定关系。

#### 1. 化学病因

亚硝胺，在高发区的膳食、饮水、酸菜，甚至患者的唾液中，测亚硝酸盐含量均远较低发区为高。

#### 2. 生物性病因

在某些高发区的粮食中、食管癌患者的上消化道中或切除的食管癌标本上，均能分离出多种真菌，其中某些真菌有致癌作用。

#### 3. 缺乏某些微量元素

钼、铁、锌、氟、硒等在粮食、蔬菜、饮水中含量偏低。

#### 4. 缺乏维生素

缺乏维生素 A、维生素 $B_2$、维生素 C，以及动物蛋白、新鲜蔬菜、水果摄入不足，是食管癌高发区的一个共同特点。

#### 5. 烟、酒、热食、热饮、口腔不洁等因素

长期饮烈性酒、嗜好吸烟，食物过硬、过热，进食过快，引起慢性刺激、炎症、创伤或口腔不洁、龋齿等均可能与食管癌的发生有关。

#### 6. 食管癌遗传易感因素

流行病学显示，食管癌亦存在遗传易感性。

### （三）发病机制

如同大多数恶性实体肿瘤，食管癌的发生可能是变异的基因相互作用所引发的复杂病理生理过程，可能是环境差异反应或者是环境基因相互作用的结果。不同病理类型的食管癌，其发生机制可能存在差异。在我国，食管鳞癌占食管癌的绝大多数，其发生机制及癌前状态和癌前期病变已经比较明确。由于食管癌发生过程有多种基因的参与，因此在食管癌前期病变或原位癌中可以见到一些相关基因表达的变化。例如，国内外文献均提示 p53 和 Ki-67 等基因参与了食管癌的发生，提示检测这些基因能为食管癌的早期诊断和治疗提

供参考依据。

### (四) 临床表现

#### 1. 早期

症状常不明显，但在吞咽粗硬食物时可能有不同程度的不适感觉，包括咽下食物有梗噎感，胸骨后烧灼样、针刺样或牵拉摩擦样疼痛。食物通过缓慢，并有停滞感或异物感。梗噎停滞感常通过吞咽水后缓解消失。症状时轻时重，进展缓慢。

#### 2. 中晚期

食管癌典型的症状为进行性咽下困难，先是难咽干的食物，继而是半流质食物，最后水和唾液也不能咽下。常吐黏液样痰，为下咽的唾液和食管的分泌物。患者逐渐消瘦、脱水、无力。持续胸痛或背痛表示为晚期症状，癌已侵犯食管外组织。当癌肿梗阻所引起的炎症水肿暂时消退，或部分癌肿脱落后，梗阻症状可暂时减轻，常误认为病情好转。若癌肿侵犯喉返神经，可出现声音嘶哑；若压迫颈交感神经节，可产生 Horner 综合征；若侵入气管、支气管，可形成食管、气管或支气管瘘，出现吞咽水或食物时剧烈呛咳，并发生呼吸系统感染。最后出现恶病质状态。若有肝、脑等脏器转移，可出现黄疸、腹腔积液、昏迷等状态。

体格检查时应特别注意锁骨上有无增大淋巴结、肝有无包块和有无腹腔积液、胸腔积液等远处转移体征。

## 二、医学营养治疗

### (一) 治疗原则

#### 1. 能量及营养素供给

供给适宜能量，轻体力活动者予 $25 \sim 30\,kcal/(kg \cdot d)$ 为宜，体重超重者适当减少，以维持理想体重为宜。应适当提高高碳水化合物、蛋白质比例，适量脂肪和足量维生素、矿物质；一旦脂肪泻次数较多、伴腹部不适等，可用中链脂肪酸代替长链脂肪酸。蛋白质占总能量的 15% ~ 20%，脂肪占总能量的 25% ~ 30%，碳水化合物占总能量的 55% ~ 60% 为宜。

#### 2. 食物选择

胸痛、胸闷时宜食无花果、杏仁、猕猴桃、黄鳝、蜂蜜等；呃逆宜食刀豆、柿子、甘蔗、苹果、萝卜等；便秘宜食麦片、松子、芝麻、核桃等。食管癌患者亦需要忌烟、酒，忌辛辣刺激性食物，忌霉变、污染食物，忌烟熏、腌制类含亚硝胺多的食物，忌坚硬不易消化、粗糙食物。

#### 3. 烹调方法

可选择蒸、煮、焖、炖等烹调方式，使食物软烂的同时控制烹调用油量，尽量避免油炸、过油等烹调方式。

#### 4. 餐次

一日三餐，如患者每餐进餐量少，应少食多餐，以避免早期饱食感和反流。

## （二）治疗方案

### 1. 肠外营养

中晚期食管癌患者营养状况进行性恶化。若因喂养方式，原发病引起的恶心、疼痛或其他综合因素使摄入量不能满足机体代谢需要时，可考虑肠外营养治疗。

### 2. 肠内营养

部分中晚期患者出现梗阻但无反流者，可经口提供含完整营养素的全量肠内营养，但存在严重厌食或食管梗阻时，可经管饲方式提供营养物质，以保障患者营养需要。

### 3. 膳食营养

应充分考虑患者进食能力选择膳食营养种类。如无明显吞咽困难，消化吸收功能较正常，可予普食或软食；若患者存在吞咽困难影响进食时，可予以半流质饮食。

病例：患者男性，身高175cm，体重70kg，50岁，无上消化道梗阻，未出现严重并发症的食管癌患者。

膳食医嘱：普通膳食

食谱举例

早餐：牛奶（250ml），煮鸡蛋50g，花卷（标准粉80g）

加餐：猕猴桃100g

午餐：软米饭（粳米130g），肉片荷兰豆（瘦肉30g，荷兰豆150g），清炖乌骨鸡（乌骨鸡胸60g）

加餐：香蕉100g

晚餐：米饭（粳米130g），莲藕排骨汤（酱排骨60g，莲藕100g），冬瓜虾皮（冬瓜200g，虾皮5g）

加餐：酸奶100ml

烹调用油：25g；食盐：6g

该食谱总能量：2329kcal。蛋白质90.9g，供能占总能量16%，脂肪64.2g，供能占总能量25%，碳水化合物346.9g，供能占总能量59%。

# 第四节　胃　　癌

## 一、概述

## （一）定义

胃癌是源自胃黏膜上皮细胞的恶性肿瘤，占胃恶性肿瘤的95%。胃癌在我国发病率很高，死亡率占恶性肿瘤的第一位，男性高于女性，发病年龄高峰为50~60岁。在我国以山东、浙江、上海、福建等沿海地区为高发区。

## （二）病因

### 1. 地域环境及饮食生活因素

胃癌发病有明显的地域性差别。在我国的西北与东部沿海地区胃癌发病率比南方地区明显为高。长期食用熏烤、盐腌食品的人群中胃远端癌发病率高，与食品中亚硝酸盐、真菌毒素、多环芳烃化合物等致癌物或前致癌物含量高有关。

**2. 幽门螺杆菌感染**

我国胃癌高发区成人 Hp 感染率在 60% 以上。幽门螺杆菌能促使硝酸盐转化成亚硝酸盐及亚硝胺而致癌。

**3. 癌前病变**

胃疾病包括胃息肉、慢性萎缩性胃炎及胃部分切除后的残胃，这些病变都可能伴有不同程度的慢性炎症过程、胃黏膜肠上皮化生或非典型增生，有可能转变为癌。胃黏膜上皮的异型增生属于癌前病变，重度异型增生与分化较好的早期胃癌有时很难区分。

**4. 遗传和基因**

遗传与分子生物学研究表明，与胃癌患者有血缘关系的亲属，胃癌发病率较对照组高 4 倍。

**（三）发病机制**

胃癌发生和发展是多阶段、多步骤的过程，出现了一系列基因改变，包括原癌基因激活、抑癌基因失活、细胞间黏附减弱、新生血管形成及微卫星不稳定等。肠型和弥漫型胃癌的分子生物学改变不尽相同，抑癌基因 p53 和 p16 在肠型和弥漫型胃癌中均失活，而 APC 基因突变在肠型胃癌中更常见。细胞黏附分子 E –钙黏蛋白在大约 50% 弥漫型胃癌中减低或者缺失，而微卫星不稳定见于 20% ~ 30% 的肠型胃癌。Hp 感染促进胃癌发生的机制，主要通过诱发胃黏膜炎症反应，导致胃黏膜上皮细胞再生，胃酸分泌能力下降，胃内硝酸盐还原酶阳性菌增多，亚硝酸盐含量增加，从而促使癌症的发生。

**（四）临床表现**

胃癌的发生演变要经过 20 年以上的过程，早期仅有一般消化不良症状，因而容易被忽视而延误诊治。胃脘痛是胃癌最早出现的症状，早期往往不明显，仅有上腹部不适、饱胀感或重压感，或隐隐作痛，常被误诊为胃炎、胃溃疡、胃肠神经官能症。肿瘤发展到一定程度，疼痛加剧或持续不缓解，还有恶心、呕吐、呕血、便血、食欲减退、进行性消瘦、腹泻。晚期因肿瘤消耗及厌食等，常出现恶病质，患者极度消瘦。后期在上腹部能触及包块，压痛，肿物可活动也可固定，有时坚硬呈结节状。

## 二、医学营养治疗

大部分胃癌患者由于摄食量减少、消化吸收障碍等因素容易发生蛋白质—能量营养不良，同时由于胃部分或大部分切除术后，放、化疗等因素影响，患者产生恶心、呕吐、厌食症状。胃次全切或全胃切除术后的患者较易发生倾倒综合征，同时由于胃酸减少，影响食物消化、吸收，导致脂肪吸收不良，脂溶性维生素、铁、钙缺乏。如果术前已存在明显体重下降、严重贫血、低蛋白血症或免疫功能低下的患者，应积极进行营养治疗，包括肠内和肠外营养。

**（一）治疗原则**

**1. 能量及营养素供给**

供给适宜能量，轻体力活动者予 25 ~ 30 kcal/（kg·d）为宜，体重超重者适当减少，以维持理想体重为宜。发生倾倒综合征，进餐时应限制食物的液体量，提高蛋白比例，适当的脂肪和碳水化合物，糖类物质不宜过高，少食多餐，每日可分为 5~6 餐。发生脂肪泻时，饮食中的长链脂肪酸可由中链脂肪酸代替。蛋白质占总能量的 15%~20%，脂肪占总能量的 25%~30%，碳水化合物占总能量的 50%~60% 为宜。由于缺乏胃酸、内因子和 R 蛋白，需要补充足量的铁、钙、水溶性和脂溶性维生素。

**2. 食物选择**

山药、薏米、金针菜、猴头菌、猕猴桃等有增强免疫力、抗胃癌的作用；有恶心、呕吐症状时宜吃柚子、橘子、枇杷、玫瑰、杨桃等；便血时宜吃木耳、蜂蜜、香蕉、橄榄、乌梅等；腹泻可以吃芋艿、栗子、石榴、莲子、芡实等；鲫鱼、虾、鹅血、芦笋、香菇、黑木耳等对减轻胃癌化疗副作用有一定作用。胃癌患者忌烟、酒，忌辛辣刺激性食物，忌霉变、污染、坚硬、粗糙、多纤维、油腻、黏滞不易消化食物，忌煎、炸、烟熏、腌制、生拌食物。

**3. 烹调方法**

可选择蒸、煮、焖、炖等烹调方式，使食物软烂的同时控制烹调用油量，尽量避免油炸、过油等烹调方式。

**4. 餐次**

一日三餐，如患者每餐进餐量少，应少食多餐。

**（二）治疗方案**

**1. 肠外营养**

中晚期胃癌患者若有呕吐、厌食或幽门梗阻，摄入量不能满足机体代谢需要时，可考虑肠外营养治疗。胃部分或大部分切除术后早期，因手术禁食，可考虑肠外营养。

**2. 肠内营养**

部分患者出现不全性肠梗阻导致经口进食不足，可经口提供含完整营养素的全量肠内营养，以保障患者营养需要。术后早期可经空肠造瘘肠内营养治疗。

**3. 膳食营养**

因充分考虑患者进食能力选择膳食营养种类，如无明显消化道梗阻，消化吸收功能较正常，可予普食或软食；若患者存在不全性肠梗阻影响进食时，可予以半流质饮食并辅助予以肠内营养制剂。

病例：患者男性，身高 175 cm，体重 70 kg，50 岁，未出现严重并发症的胃癌患者。

膳食医嘱：普通膳食

食谱举例

早餐：牛奶（250 ml），鸡蛋 50 g，馒头（标准粉 100 g）

加餐：杨桃 100 g

午餐：米饭（粳米 130 g），金针菇藕片（莲藕 80 g，金针菇 30 g），肉片烧茄子（瘦肉 50 g，茄子 150 g）

加餐：石榴 100 g

晚餐：米饭（粳米 135 g），牡蛎冬瓜汤（生牡蛎 70 g，冬瓜 150 g），西式牛腩（牛腩 50 g，西红柿 50 g，魔芋 30 g，胡萝卜 20 g）

加餐：酸奶 100ml

烹调用油：30g；食盐：6g

该食谱总能量：2248kcal。蛋白质 90g，供能占总能量 16%；脂肪 67.5g，供能占总能量 27%，碳水化合物 319.5g，供能占总能量 57%。

# 第五节 肝 癌

## 一、概述

### （一）定义

肝癌即肝脏恶性肿瘤，可分为原发性和继发性两大类。原发性肝脏恶性肿瘤起源于肝脏的上皮或间叶组织，前者称为原发性肝癌，后者称为肉瘤。继发性或称转移性肝癌系指全身多个器官起源的恶性肿瘤侵犯至肝脏，一般多见于胃、胆道、胰腺、结直肠、卵巢、子宫、肺、乳腺等器官恶性肿瘤的肝转移。

### （二）病因

原发性肝癌的病因及确切分子机制尚不完全清楚，目前认为其发病是多因素、多步骤的复杂过程。流行病学及实验研究资料表明，乙型肝炎病毒和丙型肝炎病毒感染、黄曲霉素、饮水污染、酒精、肝硬化、性激素、亚硝胺类物质、微量元素等都与肝癌发病相关。继发性肝癌（转移性肝癌）可通过不同途径，如随血液、淋巴液转移或直接浸润肝脏而形成疾病。

### （三）发病机制

普遍认为原发性肝癌的发生是多因素、多途径、多步骤长期作用的结果，机制尚未十分清楚。如 HBV 感染时，HBV 基因组整合到宿主细胞引起 HBV 的 DNA 序列和宿主细胞的基因序列同时遭到破坏，或者发生重新整合，使癌基因激活和抑癌基因失活，而引发癌症。黄曲霉毒素（AFB1）被认为与抑癌基因 p53 的突变密切相关。黄曲霉毒素高暴露区的肝癌患者体内均能检测到 p53 基因突变，并主要发生在 249 和 254 位密码子上，用 cDNA 阵列技术研究 AFB1 诱发树鼩肝癌形成过程中的基因变化，进一步证实了 AFB1 的致癌性涉及基因水平的变化。

### （四）临床表现

**1. 原发性肝癌**

早期肝癌常症状无特异性，中晚期肝癌的症状则较多，常见的临床表现有肝区疼痛、腹胀、纳差、乏力、消瘦，进行性肝大或上腹部包块等；部分患者有低热、黄疸、腹泻、上消化道出血；肝癌破裂后出现急腹症表现等。

**2. 继发性肝癌**

患者多主诉上腹或肝区闷胀不适或隐痛，随着病情发展，患者出现乏力、食欲差、消瘦或发热等。体检时在中上腹部可扪及肿大的肝脏，或质地坚硬有触痛的硬结节，晚期患者可出现贫血、黄疸和腹水等。此类患者的临床表现类似于原发性肝癌，但一般发展相对缓慢，程度也相对较轻，多在做肝脏各种检查时怀疑转移可能，进一步检查或在手术探查时发现原发肿瘤。部分患者经多种检查无法找到原发癌灶。

## 二、医学营养治疗

患者肝功能损害严重，出现物质代谢异常，代谢异常又引起肝功能的进一步损害，造成恶性循环，此时患者常伴有进行性体重下降、食欲减退和营养不良等症状。肝癌由于Cori循环活性增强导致能量利用不良及其他肝损害表现，例如蛋白周转率增加伴有氨基酸谱改变，糖异生增加和脂质氧化活性增加，黄疸患者还常出现脂质吸收不良等症状。

### （一）治疗原则

#### 1. 能量及营养素供给

供给适宜能量，轻体力活动者予 25～30 kcal/(kg·d) 为宜，体重超重者适当减少，以维持理想体重为宜。蛋白质占总能量的 15%～20%，脂肪占总能量的 20%～25%，碳水化合物占总能量的 50%～60% 为宜。此外，要特别注意维生素 C 的补充，因为肝癌患者常伴有贫血，补充维生素 C 能增加铁的吸收，减少肝脏的负担。

#### 2. 食物选择

赤豆、薏米、大枣、海带、泥鳅等具有软坚散结、抗肝癌的作用；甲鱼、牡蛎、桑葚、蘑菇、刀豆、蜂蜜等具有护肝的作用；有腹水时宜吃赤小豆、海带、黑鱼、鲫鱼、鸭肉等；有黄疸时宜吃蛤蜊、茭白、荸荠、金针菜、金橘等；有出血倾向可以吃牡蛎、海蜇、海参、乌梅等。肝癌患者忌烟、酒，忌暴饮暴食，油腻食物，忌盐腌、烟熏、火烤和油炸的食物，特别是烤糊焦化了食物，忌葱、蒜、花椒、辣椒、桂皮等辛辣刺激性食物，忌霉变、腌制食物，如霉花生、霉黄豆、咸鱼、腌菜等，忌多骨刺、粗糙坚硬、黏滞不易消化及含粗纤维食物，腹水忌多盐多水食物。

#### 3. 烹调方法

饮食忌油腻，宜清淡、可口，多采用蒸、炖、煮、氽、拌等烹调方法，要减少各种调料的用量。

#### 4. 餐次

一日三餐，如患者每餐进餐量少，应少量多餐。

### （二）治疗方案

#### 1. 肠外营养

除患者出现肠内营养的禁忌时，该病一般不需要使用肠外营养。若病情需要肠外营养时，应选用中链三酰甘油代替部分长链三酰甘油，并同时补充支链氨基酸。因为中链脂肪酸代谢迅速、氧化彻底，不在肝脏内沉积，支链氨基酸则能为外周组织直接利用，不增加肝脏负担。

#### 2. 肠内营养

当患者经口进食不足时，可考虑使用管饲肠内营养或口服营养补充剂，以保障患者营养需要。

#### 3. 膳食营养

应充分考虑患者进食能力选择膳食营养种类，如无明显吞咽困难，消化吸收功能较正常，可予普食或软食；若患者存在咀嚼困难影响进食时，可予以半流质饮食。

病例：患者男性，身高175 cm，体重70 kg，50岁，未出现严重并发症者。

膳食医嘱：普通膳食

食谱举例

早餐：红枣银耳薏米粥（干红枣10 g，干银耳10 g，薏仁米30 g），奶香馒头（富强粉90 g，牛乳粉15 g）

加餐：西柚100 g

午餐：米饭（粳米130 g），白扒菜花（菜花100 g，甜椒20 g，胡萝卜15 g），鲜蘑烧豆腐（鲜蘑菇50 g，北豆腐200 g）

加餐：西瓜100 g

晚餐：米饭（粳米130 g），木耳炒白菜（大白菜250 g，水发木耳20 g），红烧鸡肉（鸡肉70 g）

加餐：酸奶100 ml

烹调用油：29 g；食盐：6 g

该食谱总能量：2267 kcal。蛋白质90.7 g，供能占总能量16%；脂肪63.0 g，供能占总能量25%；碳水化合物335.5 g，供能占总能量59%。

# 第六节 胰 腺 癌

## 一、概述

### （一）定义

胰腺癌是一种恶性程度很高，诊断和治疗都很困难的消化道恶性肿瘤，约90%为起源于腺管上皮的导管腺癌。男性发病率高于女性，男女之比为（1.5～2）∶1，男性患者远较绝经前的妇女多见，绝经后妇女的发病率与男性相仿。

### （二）病因

胰腺癌的病因尚不十分清楚。其发生与吸烟、饮酒、高脂肪和高蛋白饮食、过量饮用咖啡、环境污染及遗传因素有关。近年来的调查报告发现：糖尿病患者群中胰腺癌的发病率明显高于普通人群；也有人注意到，慢性胰腺炎患者与胰腺癌的发病存在一定关系，发现慢性胰腺炎患者发生胰腺癌的比例明显增高；另外，还有许多因素与此病的发生有一定关系，如职业、环境、地理等。

### （三）发病机制

有关胰腺癌肿瘤分子遗传学改变的研究很多，其常见的基因分子改变主要集中在 K-RAS、p16 INK4a、P53基因上，其次，p14ARF、TGF-β、LKB/STK11、BRCA2、生长因子家族、Hedgehog 和 Notch 等信号通路的改变，以及端粒的缩短和功能异常在胰腺癌的发生、发展中也发挥着重要的作用。此外，染色体的结构畸变导致的基因组不稳定性是肿瘤发生进展的前提条件。

**（四）临床表现**

胰腺癌的早期症状为上腹部不适，或呈隐痛、钝痛、胀痛，餐后腹部不适或疼痛加剧。另一显著症状为食欲不振和饮食习惯改变，厌吃油腻和高动物蛋白质食物，体重明显减轻而无其他原因。大便颜色随黄疸加深反而变淡，最后呈陶土色，小便颜色愈来愈浓，直至呈酱油色。多数患者有皮肤瘙痒、遍体抓痕，为胆盐刺激皮肤所致。胰腺癌晚期剧烈疼痛尤为突出，常牵涉腰背部，持续不能缓解，致患者不能平静，常坐而前俯。晚期还有腹水、肿块、消化功能紊乱及消化道症状。

## 二、医学营养治疗

胰腺癌早期诊断困难，确诊时大多数均为进展期患者，表现为消瘦、营养不良，且通常合并梗阻性黄疸、糖尿病等，患者处于高消耗、低摄入状态，此类型患者通常表现为蛋白质能量营养不良，同时伴贫血、低蛋白血症、免疫功能下降、凝血功能障碍等。患者多诉有厌食、恶心、呕吐、腹痛和体重下降，需进行营养治疗。

**（一）治疗原则**

**1. 能量及营养素供给**

供给适宜能量，轻体力活动者予 25～30 kcal/（kg·d）为宜，体重超重者适当减少，以维持理想体重为宜。蛋白质占总能量的15%～20%，脂肪占总能量的20%～25%，碳水化合物占总能量的50%～60%为宜。胰十二指肠移植切术术后伴有中至重度消化、吸收不良者，应补充胰酶制剂。由于糖代谢紊乱，应该避免单糖类物质的使用。MCT 氧化迅速、完全，不干扰胆红素的代谢过程，以乙酰辅酶 A 和酮体两种形式供能，具有显著的节氮效应，更有利于改善患者的肝功能和营养状况。支链氨基酸减轻肝脏负荷，是黄疸患者较好的氮源。此外，维生素（尤其是脂溶性维生素）、微量元素等的补充对于胰腺癌患者也非常重要。

**2. 食物选择**

甲鱼、鲐鱼、山药、香菇、大枣等具有增强免疫、抗胰腺癌的作用；海马、鲈鱼、麦芽、苦瓜等具有抗癌止痛的作用；海蜇、刀鱼、牡蛎、绿豆芽等食物具有抗感染的作用。胰腺癌患者忌油腻及高动物脂肪食物，忌暴饮暴食、饮食过饱，忌烟、酒及辛辣刺激性食物，忌霉变、油煎、烟熏、腌制食物，忌坚硬、黏滞不易消化食物。

**3. 烹调方法**

可选择蒸、煮、焖、炖等烹调方式，使食物软烂的同时控制烹调用油量，尽量避免油炸、过油等烹调方式。

**4. 餐次**

一日三餐，如患者每餐进餐量少，可改为一日五餐（三餐正餐加两次加餐）。

**（二）治疗方案**

**1. 肠外营养**

胰腺癌进展期患者合并十二指肠梗阻时，需使用肠外营养。当术前存在营养不良时，应提供肠内或者肠外营养治疗，以提高机体对手术的耐受力。做全胰切除术者，术后可继续提供肠外营养治疗，再逐步过渡到肠内营养治疗。

**2. 肠内营养**

当患者经口进食不足时，可考虑使用管饲肠内营养或口服营养补充剂，以保障患者营养需要。术后尽早采用空肠营养以促进肠功能恢复，维持肠黏膜屏障功能。

**3. 膳食营养**

应充分考虑患者进食能力选择膳食营养种类。如无明显吞咽困难，消化吸收功能较正常，可予普食或软食；若患者存在咀嚼困难影响进食时，可予以半流质饮食。

病例：患者、男性，身高175 cm，体重70 kg，50岁，未出现严重并发症者。

膳食医嘱：普通膳食

食谱举例

早餐：豆浆（250 ml），鸡蛋50 g，紫米馒头（标准粉55 g，紫糯米粉30 g）

加餐：柑橘100 g

午餐：米饭（粳米130 g），香干西芹（西芹150 g，豆腐干40 g），肉片烩双色豆腐（猪肉40 g，鸭血35 g，南豆腐50 g）

加餐：苹果100 g

晚餐：米饭（粳米135 g），鲜蘑丝瓜（鲜蘑菇30 g，丝瓜150 g），清炖鸡肉（鸡胸70 g，马铃薯35 g）

加餐：酸奶100 ml

烹调用油：25 g；食盐：6 g

该食谱总能量：2278 kcal。蛋白质88.1 g，供能占总能量15%；脂肪56.8 g，供能占总能量22%；碳水化合物362.5 g，供能占总能量63%。

# 第七节　结肠癌、直肠癌

## 一、概述

### （一）定义

结肠癌是常见的发生于结肠部位的消化道恶性肿瘤，好发于直肠与乙状结肠交界处，以40～50岁年龄组发病率最高，发病率占胃肠道肿瘤的第三位。结肠癌主要为腺癌、黏液腺癌、未分化癌，大体形态呈息肉状、溃疡型等。

直肠癌是指从齿状线至直肠乙状结肠交界处之间的癌，是消化道最常见的恶性肿瘤之一。直肠癌位置低，容易被直肠指诊及乙状结肠镜诊断。我国直肠癌发病年龄中位数在45岁左右，青年人发病率有升高的趋势。

### （二）病因

结肠癌发病的主要原因是高脂肪食谱和纤维素摄入不足。结肠慢性炎症、结肠息肉是结肠癌发病的危险因素，家族性多发性肠息肉瘤，癌变的发生率更高。此外，遗传因素可能也参与结肠癌的发病。

直肠癌的病因目前仍不十分清楚，其发病与社会环境、饮食习惯、遗传因素等有关。目前基本公认的是动物脂肪和蛋白质摄入过高，食物纤维摄入不足是直肠癌发生的高危因素。

### （三）发病机制

在结肠癌逐步发生发展演进过程中，分子事件可为初级遗传事件及次级分子事件。前者为基因结构的突变，后者为发展演进过程中基因表达改变，均未涉及基因结构上的变化，如蛋白质、酶水平变化及其翻译修饰中磷酸化、乙酰化或糖基化作用。恶性转化过程是初级遗传事件的全过程，由一组遗传毒性化合物，即致癌物启动，对细胞多次打击，致使DNA发生相应的基因突变，基因表型改变，导致细胞发生遗传性转化——癌变。在结肠癌发生中，形态学上，其表型（phenotype）包括上皮过度增生、腺瘤形成、原位癌及癌的浸润与转移等各阶段。恶性演进即肿瘤的浸润转移等扩散过程，也就是次级分子事件，是基因表达产物的作用结果。在这些物质或因子作用下，原位癌进一步生长失控，摆脱正常细胞或周围细胞而浸润、扩散与转移，导致恶性演进。

### （四）临床表现

结肠癌、直肠癌发病早期无明显不适，当肿瘤发展到一定程度才出现症状，如大便习惯改变、大便质和量的改变、肠出血等，常常被误诊为肠炎、肠结核、痔疮或胃肠神经官能症。直肠癌常见症状为大便带血，发生溃疡和出血引起刺激症状，大便频数一日3~5次，便血呈鲜血或暗红色，肛门坠胀、里急后重，肿瘤侵及骶神经引起骶尾部疼痛。结肠癌主要症状有腹痛、大便质和次数的改变及腹部肿块，腹痛多呈隐痛，逐渐由间歇性发展为持续性，早期大便稀或黏液、脓血便，有的表现为腹泻便秘交替出现，后期出现贫血、疲乏无力、消瘦等。

## 二、医学营养治疗

大肠癌患者营养不良的发生率高，加之手术创伤比较大，同时大多患者围手术期还接受了化疗或放疗，因此手术后的并发症的发生率也比较高。一旦发生感染或伤口裂开等并发症，机体更加处于一个持续的高分解代谢状态，营养状态将更加难以维持，处理不当有可能发生多器官功能不全，甚至患者发生死亡。

### （一）治疗原则

#### 1. 能量及营养素供给

供给适宜能量，轻体力活动者予25~30 kcal/（kg·d）为宜，体重超重者适当减少，以维持理想体重为宜。蛋白质占总能量的15%~20%，脂肪占总能量的25%~30%，碳水化合物占总能量的50%~60%为宜。右半结肠加回盲瓣和部分末端回肠切除术后可出现水样腹泻，应特别注意水和钠、钾等电解质的补充。

#### 2. 食物选择

宜用食物：甲鱼、鹌鹑、石花菜、薏米、芦笋、胡萝卜等食物具有抗大肠癌的作用；里急后重宜吃刺猬肉、野猪肉、乌梅、杨梅、无花果、丝瓜、苦瓜等；香菇、黑木耳、山药、海参等具有增强免疫力的作用；甲鱼、鸽、鹌鹑、绿豆、赤豆、黑大豆等能减轻化疗的毒性反应。

慎用及忌用食物：忌烟、酒。忌葱、蒜、花椒、辣椒等辛辣刺激性食物。忌霉坏、盐腌食物。忌油腻、煎炸、烧烤食物。

**3. 烹调方法**

可选择蒸、煮、焖、炖等烹调方式，使食物软烂的同时控制烹调用油量，尽量避免油炸、过油等烹调方式。

**4. 餐次**

一日三餐，如患者每餐进餐量少，可改为一日五餐（三餐正餐加两次加餐）。

### （二）治疗方案

**1. 肠外营养**

未手术时，当患者出现肠梗阻时，可考虑使用肠外营养。术后早期可先予肠外营养，待肠道伤口基本愈合，肠功能逐步恢复后过渡至肠内营养或经口膳食。

**2. 肠内营养**

当患者经口进食不足时，可考虑使用管饲肠内营养或口服营养补充剂，以保障患者营养需要。

**3. 膳食营养**

应充分考虑患者进食能力选择膳食营养种类。如无明显吞咽困难，消化吸收功能较正常，可予普食或软食；若患者存在咀嚼困难影响进食时，可予以半流质饮食。

病例：患者，男性，身高 175 cm，体重 70 kg，50 岁，未出现严重并发症者。

膳食医嘱：普通膳食

食谱举例

早餐：豆浆（250 ml），鸡蛋 50 g，玉米发糕（玉米面 100 g）

加餐：金橘 100 g

午餐：二米饭（粳米 90 g，小米 40 g），凉拌苦瓜（苦瓜 250 g），清炖牛肉（牛腩 70 g，马铃薯 25 g）

加餐：圣女果 100 g

晚餐：软米饭（粳米 130 g），烧双冬（冬笋 150 g，鲜香菇 100 g），红烧鱼（鲤鱼 100 g）

加餐：酸奶 100 ml

烹调用油：25 g；食盐：6 g

该食谱总能量：2283 kcal。蛋白质 86.2 g，供能占总能量 15%；脂肪 56.3 g，供能占总能量 22%；碳水化合物 358.1 g，供能占总能量 63%。

# 第八节  妇科肿瘤

## 一、概述

### （一）定义

妇科恶性肿瘤主要包括卵巢癌、子宫颈癌、子宫内膜癌、输卵管癌、外阴癌、阴道癌等，其中最常见的是子宫颈癌。这些妇科恶性肿瘤对女性健康存在着极大的危害。

### （二）病因

妇科肿瘤的影响因素较多，如个体因素（年龄、精神、肥胖等）、感染因素（类乳头状瘤病毒、单纯疱疹病毒、人免疫缺陷病毒等）、生活因素（饮食及营养素、烟酒、性行为和性传播疾病等）、理化性因素、遗传因素等。

### （三）临床表现

妇科肿瘤常见的临床表现有：阴道出血，表现为月经量增多，月经期延长，不规则的出血；白带改变；下腹部肿块；下腹痛；大、小便改变。

## 二、医学营养治疗

### （一）治疗原则

#### 1. 能量及营养素供给

供给适宜能量，轻体力活动者予 $25 \sim 30\,kcal/(kg \cdot d)$ 为宜，体重超重者适当减少，以维持理想体重为宜。蛋白质占总能量的 $15\% \sim 20\%$，脂肪占总能量的 $25\% \sim 30\%$，碳水化合物占总能量的 $50\% \sim 60\%$ 为宜。适当选择富含维生素 C、维生素 E、维生素 A 的新鲜蔬菜、水果及食物。化疗时患者水需要量应增加，例如患者应用某些抗癌化疗药物如环磷酰胺时，每日需要饮水 $2 \sim 3L$，以防止发生出血性膀胱炎。

#### 2. 食物选择

肿瘤患者应在平日饮食中多进食香菇、灵芝、木耳、银耳等食品，以增强机体免疫功能。现代医学研究发现，许多食物都含有天然抗癌成分，如芥菜、芋头、黄花菜、胡萝卜等。此外，常吃菜花、洋葱、花生、鲜杏、葡萄、苹果、坚果、猕猴桃等食物，不仅有益健康，而且还能防癌抗癌。

油菜、大白菜、西红柿、卷心菜、菜花、莴笋、青叶蔬菜及橘子、山楂、红枣、柠檬、猪肝、鱼肝油、奶油等富含维生素 C、维生素 E、维生素 A 的食物，可发挥屏障作用，刺激机体免疫系统，调动机体抗癌的积极性，抵御致病物质侵入体内。

避免进食不易消化的食物，尽量少吃油煎、油炸的食物。膳食的烹调方法采用蒸、煮、炖的烹饪方式，注意菜肴的色、香、味的调配，以刺激患者的食欲。肿瘤患者可根据其食欲和特殊要求开展营养治疗，尽可能满足患者的营养要求，以利于机体的康复。例如患者手术后不久，仍有腹胀、大便稀溏、无食欲时，宜用山药、山楂、麦芽、鸡内金、陈皮等健脾和胃之品，并采用药粥，如山药粥、薏米粥等作调补，不宜因术后气血大伤，而不顾胃纳情况投以滋补品。

#### 3. 烹调方法

可选择蒸、煮、焖、炖等烹调方式，使食物软烂的同时控制烹调用油量，尽量避免油炸、过油等烹调方式。

#### 4. 餐次

一日三餐，如患者每餐进餐量少，可改为一日五餐（三餐正餐加两次加餐）。

### （二）治疗方案

#### 1. 肠外营养

除患者出现肠内营养的禁忌时，该病一般不需要使用肠外营养。

#### 2. 肠内营养

当患者经口进食不足时，可考虑使用管饲肠内营养或口服营养补充剂，以保障患者营养需要。

**3. 膳食营养**

应充分考虑患者进食能力选择膳食营养种类。如无明显吞咽困难，消化吸收功能较正常，可予普食或软食；若患者存在咀嚼困难影响进食时，可予以半流质饮食。

病例：患者，女性，身高165cm，体重60kg，50岁，未出现严重并发症者。

膳食医嘱：普通膳食

食谱举例

早餐：蔬菜大米粥（油菜叶20g，粳米30g），煮鸡蛋1个（50g），拌海带丝（水发海带丝100g），黄金饼（玉米面30g，小麦粉20g），营养粉18g

加餐：牛奶（150ml），苏打饼干（20g）

午餐：米饭（大米75g），清炖排骨（排骨70g），粉条木耳烩菜花（粉条15g，木耳水发60g，菜花200g），营养粉18g

加餐：果仁面包（30g），苹果（150g）

晚餐：肉片香干炒笋片俏香菇（瘦猪肉60g，香干20g，莴笋200g，鲜香菇50g），红枣米饭（粳米60g，红枣10g），营养粉18g

加餐：酸奶（150ml）

烹调用油：20g；食盐：6g

该食谱总能量：2041kcal。蛋白质：76.8g，供能占总能量15%；脂肪：60.1g，供能占总能量27%；碳水化合物298.4g，供能占总能量58%。

（张美荣　项琦　徐东平）

# 第二十三章　老年疾病的营养治疗

人类自性成熟期后（一般为女性 18 岁，男性 20 岁），各器官功能即开始逐步衰退，至于何时进入老年期，存在着较大的个体差异和种族差异。1982 年世界卫生组织西太平洋地区会议根据该地区实际情况规定，60 岁及 60 岁以上人群为老年人。而欧美发达国家则以 65 岁以上为老年人。我国中华医学会老年医学会于 1982 年规定，60 岁以上为老年人，90 岁以上为长寿老人。

在人的老年期，生理变化主要表现在三个方面。①生理性衰老。个体生理性衰老具有全身性、进行性、衰退性和内在性等基本特征。在不同个体之间，或同一个人体的各个器官、组织、细胞之间，衰老的速度和程度都存在差异。主要包含人体结构成分的衰老、细胞数减少、器官重量及体重减轻和器官功能减退。②新陈代谢的异化倾向。物质代谢是一切生命存在的基础，代谢的快慢与生物的寿命长短成反比。糖、脂肪、蛋白质、无机盐及能量代谢等都呈下降趋势。③机体应激性减退。

## （一）老年人人体组成

老年人的人体组成与生理功能与中青年相比有很大差异，主要体现：以肌肉组织重量减少为突出表现的体细胞的全面减少、总体水减少、骨组织矿物质减少。

如 70~80 岁健康男性的瘦体组织（lean body mass，LBM）较 20 岁时减少 25%，其中骨骼肌减少近 50%，是构成 LBM 丧失的主要原因。另一方面，与中青年相比，老年人的体脂（total body fat，TBF）可增加 35%，其中，腹部及臀部脂肪的增加较为显著，而面部、前臂及小腿的脂肪减少。体脂特别是向心性分布的脂肪，在中年期增加，但到 75 岁后则由于胃纳减退而逐步减少。由于 LBM 是人体蛋白质库，故应激时老年患者应及时补充氮源及能量，以减少 LBM 的丢失。

随着年龄的增长，身体的水分会逐渐减少，如较年轻的成年人体水分占体重 55%~60%，而老年男性体液容量约占体重 52%，女性约占 42%。体液容量缩减主要是细胞内液减少和血容量减少，组织间隙液容量变化很小。细胞内液减少与肌肉组织减少、细胞体积缩小有关。正常情况下，肌肉含水 75%，脂肪含水仅 10%。老年人脂肪组织相对增加，非脂肪组织及水分相对减少，间接影响了体液总量。所以体瘦老年人体内含水量较多，脂肪较少能较好地耐受急性水、电解质丢失，但对慢性消耗性疾病的耐受则较差，而体胖的老年人则相反。老年人体内约 50% 的钾分布于骨骼肌中，老年人由于肌肉萎缩、细胞减少、保钾能力降低，使体内钾含量减少，这种钾离子的减少远较蛋白质的减少为甚，两者不成比例。研究发现，这是由于含有钾离子浓度最高的骨骼肌的减少远较其他含蛋白质组织的减少为多。随着老年人细胞内液减少，主要分布于细胞内的钾、镁、磷含量较青年人低，而细胞外液量相对增加，使钠、氯、钙含量较青年人高。尽管老年人钠含量高，但血钠浓度却偏低，细胞内钠浓度偏高（与细胞内钾离子水平降低有关），所以容易出现无症状性低钠血症。

老年人骨组织矿物质减少，尤其是钙减少，常出现骨密度降低，有不同程度的骨质疏松，且随年龄增长而增加骨折的风险。这一状况会因营养不良、维生素 D 和钙摄入不足，缺乏体育锻炼和性激素水平下降而恶化。体温调节功能也会随年龄增加而受损，特别当有蛋白质能量营养不良存在时。低体重者体温下降 1 ~ 2℃ 已足以损害其认知功能、协调功能和肌力，所以体温下降使老人更易跌倒和受伤。

### （二）老年人器官功能特点

老年人生理变化的特点是衰老，即机体的各系统、器官退化。各器官、系统变化特点见表 23 - 1。

表 23 - 1　老年人各器官、系统改变的特点

| 器官、系统 | 改变特点 |
| --- | --- |
| 胃肠道 | 胃肠道分泌功能下降，小肠吸收功能减退，肠壁肌肉萎缩造成肠蠕动减弱 |
| 神经内分泌系统 | 受体敏感性下降，肌肉对刺激的反应性减弱，记忆和感知能力减退，大脑细胞减少，内分泌激素和功能改变 |
| 心血管系统 | 心脏扩大、增厚，胶原增加、僵硬，心肌缺血 |
| 呼吸系统 | 组织变硬，肺活量下降，氧分压降低，呼吸能力减弱 |
| 泌尿生殖系统 | 肾小球滤过率降低，肾血流减少，每日尿肌酐排泄减少，肾脏浓缩功能减退，排尿困难（男性），尿道感染增加（女性） |
| 骨骼肌肉系统 | 肌肉失去弹性、肌肉功能降低，骨钙减少、骨质疏松，关节僵硬 |
| 免疫系统 | 免疫应答减弱，抗体生成减少，抗原抗体亲和力下降 |
| 皮肤 | 干燥、皱纹、斑点色素沉着、弹性丧失、毛细血管扩张 |

### 1. 消化系统

随着年龄的增长，消化器官总体讲是逐渐衰退的：包括牙龈萎缩，牙齿脱落，咀嚼功能减退；舌乳头萎缩，味蕾减少，大部分人合并味觉和嗅觉异常；食管、胃、肠平滑肌肌层萎缩变薄，蠕动能力减弱，排空延迟，由于胃肠黏膜上皮细胞减少，腺体萎缩减少，胃酸及小肠液分泌减少，消化酶活性下降；胆汁减少而稠厚，胆固醇含量较高，易发生胆囊炎和胆结石；老年人血管硬化，导致胰腺和腺泡萎缩，胰液分泌减少，胰蛋白酶活力下降；肝脏实质细胞减少，糖原储备及蛋白质合成功能下降，解毒功能降低，易致药物性肝损害。这些变化降低了对营养素的消化与吸收能力，加之老年人的组织修复能力降低，术后或损伤后，胃肠蠕动恢复时间延长等；也容易引起蛋白质营养缺乏，使肝中脂蛋白合成障碍，导致肝脂肪沉积。因此，在某些外来或病理因素作用下，老年人在进食摄取营养的过程中往往出现吞咽困难、便秘、腹泻、上消化道出血、便血、急慢性腹痛、黄疸等症状。

### 2. 神经内分泌系统

随着年龄的增加，老年人脑形态发生改变，如脑体积缩小、重量逐渐减轻，神经细胞数量逐渐减少，脑血管动脉粥样硬化和血管壁萎缩性改变使脑血流阻力加大、血流量减少，由于神经传导减慢、氧及营养素的利用率下降而出现脑功能衰退的一些神经系统症状。老年人下丘脑调控内源性多巴胺、去甲肾上腺素等生物胺含量减少，容易导致内环境的平衡失调。促甲状腺素、促肾上腺皮质激素及促性激素水平在男女性中，随着年龄增长均明显

升高。老年人甲状腺素的生成减少，基础代谢率降低，血清中抗甲状腺自身抗体增高，在一定程度上影响了甲状腺功能。甲状旁腺素活性减弱，老年女性由于缺乏能抑制甲状旁腺素的雌激素，可引起骨代谢障碍，导致骨质疏松。皮质醇、醛固酮分泌下降，儿茶酚胺及去甲肾上腺素含量随年龄增加而升高。胰岛素分泌减少，细胞膜对胰岛素敏感性降低，糖负荷能力降低。

**3. 心血管系统**

老年人心肌老化，心脏传导系统退化，血管硬化、脆性增加，易于出现心肌缺血、心脏传导阻滞，发生心脑血管意外的机会高于年轻人。

**4. 呼吸系统**

老年人鼻及支气管黏膜萎缩，纤毛上皮细胞数量减少，纤毛运送能力减弱，使排除异物功能减退；另外，由于呼吸肌及胸廓骨骼、韧带萎缩，肺泡弹性下降，气管、支气管弹性下降，常易发生肺泡经常性扩大而出现肺气肿，使肺活量及肺通气量明显下降。老年人肺毛细血管床、肺血流量和肺泡面积均减少，弥散功能约降低 1/3，动脉血氧分压降低，氧饱和度下降，因此老年人在应激下，耗氧量增加时容易发生缺氧。

**5. 泌尿生殖系统**

由于肾脏皮质萎缩及其代谢能力的减退，使得排泄过量代谢废物的能力下降。由于肌肉黏膜萎缩、肌层变薄，纤维组织增生，膀胱容量减少，残余尿量增多，且随年龄增加，支配膀胱的自主神经系统功能障碍，排尿反射减弱，缺乏随意控制能力，常出现尿频和尿意延迟，甚至尿失禁。老年女性由于阴道上皮细胞萎缩，阴道酸性降低，尿道感染发生率较高。老年男性前列腺因激素平衡失调而增生，尿流阻力增加，影响膀胱排空。

**6. 骨骼肌肉系统**

老年人骨骼肌细胞内水分减少，细胞间液体增加，肌肉失去弹性，肌肉组织间有脂肪和纤维组织的生长，使肌肉的功能降低，易疲劳，肌腱韧带萎缩、收缩而变硬。骨骼中有机物质如骨胶原、骨黏蛋白质含量减少或逐渐消失，骨骼中无机盐含量增加，而钙含量减少，骨骼的弹性和韧性降低。长骨和骨盆呈海绵样变或发生骨质疏松。关节软骨纤维化，滑囊变僵硬，关节僵硬，活动不灵活，并极易发生骨折。

**7. 免疫系统**

60 岁以后胸腺重量明显减少，胸腺激素分泌减少，对外源性抗原的免疫应答能力减弱，受抗原刺激后特异性抗体生成能力均减弱，抗体生成明显减少，抗原抗体亲和能力下降，老年人易患感染性疾病。

**8. 皮肤**

老年人皮肤弹性减退，皮下脂肪量减少，细胞内水分减少，可导致皮肤松弛并出现皱纹。老年人皮脂腺萎缩，皮脂分泌减少，皮肤和毛发无光泽。汗腺数量和功能下降，汗液分泌量减少，皮肤干燥易痒。老年人皮肤毛细血管扩张和小静脉曲张，躯干和四肢易出现老年性血管瘤。

## 二、老年营养代谢特点

（1）与成年人相比，老年人能量代谢有两大特点。一是基础代谢率（BMR）降低。据研究，从 20～90 岁，随着年龄的增长，每增加 10 岁，BMR 下降 2%～3%，60 岁以上 BMR 约为青年时期的 90%。造成老年人这种变化的原因可能与机体单位重量组织的合成代谢降低、分解代谢增高有关，还与瘦体组织（lean body mass，LBM）绝对重量的降低有关。另外，由于脂肪组织占体重的比例较大，而脂肪组织的代谢率较低，其代谢率随部位不同而异，所以脂肪组织的比例和分布变化可能也是老年人基础代谢率降低的一个原因。二是能量浪费较大，利用率下降，但活动量减少，加上 BMR 下降等，总体来讲，老年人总热耗量是下降的。

（2）脂肪组织是储存能量的重要场所，成熟脂肪细胞容量的 99% 以三酰甘油形式存在。随着年龄的增长，机体脂肪含量逐渐增加，特别是腹腔内脂肪储存增加。有研究发现，老年人体脂的增加与冠心病、高血压、糖尿病、脂代谢异常及胰岛素抵抗的发生率明显相关。25 岁年轻男女体内脂肪平均为体重的 20% 和 32%，到 70 岁约占体重的 36% 和 50%。一般认为，老年人体内脂肪组织的增加是由于脂肪分解下降所致，可能是老年人内分泌激素降低及脂肪酶的活性降低，导致脂肪分解下降。老年人血清中低密度脂蛋白（LDL）水平增高，胆固醇浓度增高，女性尤为显著，饥饿时脂肪动员较慢，血中三酰甘油增高较明显。

（3）随着年龄的增加，体蛋白含量逐渐减少。虽然总蛋白合成在老年人中通常处于正常水平，但骨骼肌的蛋白合成有所降低。大量证据显示，老年人总蛋白分解没有增多。老年人白蛋白的转化率、合成率及异化量均降低，半衰期亦延长。血中氨基酸模式改变，必需氨基酸含量下降，具有特殊动力功能的蛋白质含量下降，聚合胶原上升。蛋白质解毒和适应代谢酶的诱导时间延长，常呈现负氮平衡。

（4）大量证据显示，老年人对糖类的代谢率下降，虽然正常状态下空腹血糖水平可能是在正常范围，但糖耐量随着年龄的增长却逐渐下降，其转化成脂肪储存起来的能力亦相应减弱。葡萄糖耐量试验往往出现高糖曲线，这主要是由于胰岛素分泌不足，对胰岛素的敏感性降低，肝糖原分解能力提高有关；另一部分原因可能因衰老而引起细胞膜与细胞内酶系统的改变有关。最近欧洲的一项大型回顾性流行病学研究发现，年龄本质上只对外周胰岛素的作用有较弱的负面影响。这种较弱的负面影响可以用增龄伴随的体成分改变，以及 BMI 和腰臀比的增加来解释。该研究还发现，在 BMI 正常（$<25\,kg/m^2$）的老年女性中，年龄和胰岛素敏感性呈现负相关，可能归因于腹内脂肪的增加及胰岛素对 FFA 的抑制作用减弱。高碳水化合物、高膳食纤维饮食可使老年人群的外周胰岛素敏感性有所增加，运动在维持衰老过程中葡萄糖的内稳态及胰岛素的敏感性方面也起一定作用。

（5）老年人总体水（total body fluid，TBF）相对减少，主要为细胞内液（intracellular fluid，ICF）的减少，而细胞外液（extracellular fluid，ECF）则保持恒定。老年人水的储备力减退，因此老年人在应激情况下容易发生脱水，特别是在腹泻、发热、出汗时更明显。发生脱水后易发生水、电解质的不平衡。当发生水、电解质缺少或过多时，由不正常恢复到正常所需的时间比年轻人为长，这种恢复能力下降的程度与肾功能减退相关。老年人易发生水、电解质失衡，主要因素有：①老年人尿浓缩能力减退，当摄入水分不足时易发生脱水；②老年人对轻度脱水状态缺乏敏感性；③老年人心功能不全、肾功能不全易发生水钠潴留；④老年人易发生抗利尿激素分泌过多综合征，引起低钠血症；⑤老年人精神不正常时，过度饮水，可引起水中毒。老年人也可因神经性厌食、呕吐、滥用利尿剂及泻剂等多种因素而造成低钠血症。

## 三、老年相关疾病的医学营养治疗

### （一）营养素需要量及营养治疗原则

#### 1. 总能量需要

老年人机体的能量消耗与基础代谢、劳动性质、强度、劳动量的大小等因素密切相关。老年人基础代谢率（BMR）降低，体力活动减少和体内脂肪组织增加，对能量的需求量减少。老年人需要多少能量主要根据体重来判断，应以保持适宜体重的能量摄入为准。通常采用体重指数来衡量体重是否理想或正常。BMI 正常值为 $18.5 \sim 23.9 \, kg/m^2$。此外，还要根据活动量大小、是否患有其他疾病、疾病的不同阶段等酌情适当增减能量的摄入量。我国老年人正常 BMR 见表 23 - 2。

表 23 - 2　我国正常老年人 BMR 平均值[单位:$kJ/(m^2 \cdot h)$]

| 年龄 | 60 岁 | 65 岁 | 70 岁 | 75 岁 | 80 岁 |
|---|---|---|---|---|---|
| 男性 | 145.9 | 143.8 | 141.3 | 138.8 | 138.0 |
| 女性 | 136.7 | 134.6 | 132.5 | 130.4 | 129.2 |

体表面积$(m^2)$ = 0.0061 × 身高$(cm)$ + 0.0128 × 体重$(kg)$ - 0.1529

但是，住院患者大部分存在着手术及其他创伤、疾患、BMR 不尽同于上表，现将不同状态患者 BMR 修正系数列于表 23 - 3。

表 23 - 3　不同疾病患者 BMR 修正系数

| 疾病 | 饥饿 | 术后 | 恶性肿瘤 | 腹膜炎 | 长骨骨折 | 严重感染 | 烧伤 |
|---|---|---|---|---|---|---|---|
| 修正系数 | 0.85 ~ 1 | 1 ~ 1.05 | 1.1 ~ 1.45 | 1.05 ~ 1.25 | 1.27 ~ 1.3 | 1.3 ~ 1.55 | 1.5 ~ 2 |

注：体温每升高 1℃，BMR 约上升 12%。

能量分配比例应根据具体情况进行调整，基础比例：碳水化合物占 55% ~ 60%，脂肪占 20% ~ 25%，蛋白质占 15% ~ 20%。

#### 2. 蛋白质的需要量与供给

老年人的蛋白质要充足，主张基础供给量为 $1.0 \sim 1.5 \, g/(kg \cdot d)$，鉴于老年人肾功能有减退现象，为谨慎起见，供给蛋白质 $0.8 \sim 1.1 \, g/(kg \cdot d)$ 就可以，并按老年患者肾功能改变的情况做相应调整。一般情况，蛋白质的 RNI 值为：> 65 岁，男性 70 g，女性 60 g；> 80 岁，男性 65 g，女性 55 g。动物来源及植物来源的蛋白质掺杂食用可提高生物效价，高生物效价蛋白应占总供给量的 50%。适宜老人的食物蛋白氨基酸模式为：色氨酸 1，苏氨酸 2，苯丙氨酸 2，赖氨酸、缬氨酸、异亮氨酸、含硫氨基酸各 3，亮氨酸 3.4。一些条件必需氨基酸如牛磺酸、精氨酸、谷氨酰胺等在严重应激的状态下（包括精神紧张、焦虑、思想负担等）或某些疾病状态下需适当补充。有些学者提出过高的蛋白质供应可能会引起老年人的肾脏功能的改变，而在经过一些临床上的研究后，没有发现在供给老年人一定量的蛋白质后，会引起老年人肾病的现象，但老年人本身肾功能处于衰退阶段，在治疗中应随时监测肾功能。

#### 3. 脂肪的需要与供给

由于老年人脂质代谢异常，一些常见老年性疾病又多与此有关，老年人脂肪供给要求比青年人严格。供给量一般不应超过20%，国内主张1 g/kg，高限量不超过30%，应保证饱和脂肪酸:单不饱和脂肪酸:多不饱和脂肪酸为1:1:1，增加不饱和脂肪酸摄入的同时应增加维生素E的摄入量。消化不良及术后患者应适当给予中链脂肪酸（MCT）。

**4. 碳水化合物的需要及供给**

鉴于老年人对于碳水化合物的代谢率下降，要求其摄入量应相应下降，建议占总能量的55%～60%，且单糖比例不应超过10%。一般情况下，60岁以上的老年人每日碳水化合物不超过300～350 g。

**5. 水的需要与供给**

水的需要量取决于体内热的产生，肾脏溶质运载和肾外液体丢失。具体来讲，水的需要量等于排出量（肾）加上不易觉察丢失量，减去内生水量。正常状态下老年人排尿量较青年期成人为多，25～30 ml/（kg·d），但不易觉察失水量则较少，估计为15 ml/（kg·d），内生水量每日为350～450 ml。肠内营养支持时，与肠外营养供求量相似，总供水量ml数与热量供给比为1:1，即可，或30 ml/（kg·d）。老年人由于对缺水的反应差，有时又伴有发热、呕吐、进水少而容易发生脱水。正常情况下，老人每日水的需要量计算方法见表23-4。

**表23-4 老年人每日水需要量计算方法**

| 方法 | 水需要量 | 方法 | 水需要量 |
|------|---------|------|---------|
| 按年龄计算 | 老年人30 ml/kg | 按体重计算 | |
| | | 第一个10 kg | 100 ml/kg |
| 按摄入能量计算 | 1 ml/kcal 能量消耗 | 第二个10 kg | 50 ml/kg |
| | | 额外的体重 | 15 ml/kg |

疾病、感染或应用药物如利尿剂、缓泻药等会增加液体需要量。液体摄入量应被严密监测，当出现脱水体征，如快速体重丢失（超过总体重3%）、体位性低血压、体位性脉搏增快、尿量减少、体温升高、便秘、黏膜干燥、意识障碍等，应立即处理。

**6. 维生素、矿物质、微量元素供给**

由于老年人胃肠功能衰退，进食量减少及饮食习惯的改变，易造成维生素、矿物质、微量元素的摄入量及利用不足，出现各种营养素缺乏的临床表现，但如摄入过多又易中毒及影响其他维生素的吸收与利用，尤其是脂溶性维生素更易如此。一般认为老年人维生素供给量应高于青壮年人，同时要注意微量元素的供给监测。特别应关注老年人维生素D、钠及钙、磷的供给量。对于有骨质疏松症高发危险（例如，早期卵巢切除术的女性）或已经显示出骨质疏松症状的人来说，在使用一些可减缓骨丢失的药物如二磷酸盐、选择性雌激素受体调节药、降钙素等的同时注意补充充足的维生素D及钙。有人主张老年人每日应摄取钙800～1200 mg或1500 mg，以预防老年人骨质疏松的发生。如果存在乳糖不耐受，可用奶酪、酸奶、酸奶酪或脱脂奶替代牛奶，因为这些产品的乳糖含量低于普通牛奶。另外，也可以使用添加乳糖酶的牛奶或口服乳糖酶补充剂与牛奶同食。如果饮食中的钙摄入量不能保持在推荐水平，则应使用钙补充剂（例如柠檬酸钙）。钙的吸收需要维生素D，老年人较其他人群应推荐更多的维生素D（70岁以内为10 μg/d，70岁以上为15 μg/d）。如果每日不能摄入富含维生素D的牛奶或其他可靠的膳食来源（金枪鱼、鲑鱼、沙丁鱼等富含脂肪的鱼类，强化谷物等），就需要额外补充。低磷往往并有低钙、低镁血症。严重低磷血症易致动脉血氧饱和度降低，出现缺氧综合征及糖尿病酮症酸中毒等。目前推荐钙、磷供应比为1:1，这样有利于二者的吸收和利用。老人各种维生素、矿物质、微量元素的参考摄入量见表23-5、表23-6。

**表23-5 各种维生素推荐及适宜摄入量（RNI）**

| 种类 | VA<br>（μgRE） | VD<br>（μg） | <u>VE</u><br>（mg） | <u>VK</u><br>（μg） | VB$_1$<br>（mg） | VB$_2$<br>（mg） | <u>VB$_6$</u><br>（mg） | <u>VB$_{12}$</u><br>（μg） | 烟酸<br>（mgNE） | VitC<br>（mg） | 叶酸<br>（μgDFE） | 生物素<br>（μg） | 胆碱<br>（mg） |
|---|---|---|---|---|---|---|---|---|---|---|---|---|---|
| 参考量 | 800 | 10 | 30 | 120 | 1.3 | 1.3 | 1.6 | 2.4 | 14<br>（13） | 130 | 400 | 30 | 500 |

**表23-6 各种矿物质及微量元素推荐及适宜摄入量**

| 种类 | 钙<br>（mg） | <u>磷</u><br>（mg） | <u>钠</u><br>（mg） | 钾<br>（mg） | 镁<br>（mg） | 铁<br>（mg） | 锌<br>（mg） | 硒<br>（μg） | <u>铜</u><br>（mg） | 锰<br>（mg） | 碘<br>（μg） | 铬<br>（μg） |
|---|---|---|---|---|---|---|---|---|---|---|---|---|
| 参考量 | 1000 | 700 | 2200 | 2000 | 350 | 15 | 11.5（15.5） | 50 | 2 | 3.5 | 150 | 50 |

注：（）内为女性推荐摄入量；下划线的表明提供的是AI值。

#### 7. 膳食纤维

膳食纤维包括纤维素、半纤维素、木质素等不溶性纤维，果胶、树胶和植物多糖等可溶性膳食纤维等。不溶性膳食纤维在肠道内吸收水分、增加粪便体积、促进排便。可溶性膳食纤维可以减慢葡萄糖在小肠的吸收。在膳食中的存在对老年人比较重要，有利于消化和肠的蠕动，避免便秘，并可预防结肠癌及降低胆固醇。我国营养学会提出中国居民摄入的膳食纤维量25～35g。其主要来源为谷类纤维、燕麦纤维、番茄纤维、苹果纤维、魔芋葡聚糖纤维、抗性淀粉等。

#### 8. 老年人疾病状态下营养素参考摄入量

疾病状态下各器官及能量物质代谢特点及营养要求在其他章节已有描述，在此不作赘述。总的原则对于老年人一样适用，但由于老年人有其独特的生理及代谢特点，且大多同时合并多种慢性疾病，各种症状及体征交错存在，在具体营养支持的实施过程中，矛盾更加突出，总能量及营养素摄入比例个性化比较明显，而且需要根据疾病的严重程度，合并症的情况，并据生命体征等进行综合考虑。现将老年人不同疾病时标准参考摄入量总结如下，见表23-7。

**表23-7 老年人疾病状态下营养素参考摄入量**

| 疾病名称 | 能量 | 蛋白质量及比例 | 脂肪量及比例 | 碳水化合物量<br>及比例 | 其他营养素 |
|---|---|---|---|---|---|
| 老年肝功能<br>不全 | （20～25）kcal/kg | （0.8～1.2）g/kg<br>（肝性脑病除外） | 1g/kg；<br>（30～40）% | （60～70）% | 补维生素，限<br>钠、纠磷缺乏、<br>防锌缺乏 |

续表

| 疾病名称 | 能量 | 蛋白质量及比例 | 脂肪量及比例 | 碳水化合物量及比例 | 其他营养素 |
|---|---|---|---|---|---|
| 老年急性肾衰竭 | (25～35) kcal/kg；高分解、血透：BEE×1.3；非少尿期、非高分解：BEE×(1.2～1.3) | 少尿期：<0.6 g/kg；多尿期：0.6～0.8 g/kg；恢复期：0.8～1.0 g/kg；血透：1.0～1.5 g/kg | (25～30)% | (50～60)% | 钠、钾平衡，增钙限磷，补充水溶维生素 |
| 老年慢性肾衰竭 | (30～35) kcal/kg | 非透析(0.6～0.75) g/kg；透析：(1.2～1.3) g/kg | (25～35)%；胆固醇<200 mg；饱和脂肪酸<7% | (55～65)% | 限钠、钾、氯，减磷，增锌、铁、维生素 $B_6$、叶酸、维生素 $B_{12}$、维生素 C |
| 心功能不全 | 不超过25 g/kg | 1 g/kg(心衰严重时0.8 g/kg)；50～70g | 25%以内 | | 限钠 |
| COPD | 稳定：BEE×1.3；肥胖：BEE×(1.0～1.1) | 1.0～1.5 g/kg；20% | (20～30)% | (50～60)% | 补维生素 C、维生素 E，磷、钙、钾、镁 |
| ARDS（肠外） | (25～30) kcal/kg | (1.5～2.0) g/kg | 1.0 g/kg | (50～60)% | 补磷 |
| 老年性痴呆 | 据营养状况调整能量摄入 | (1.2～1.5) g/kg | 小于30% | 不低于55% | 补维生素 B、维生素 E、维生素 C、维生素 A，钙、锌、硒 |
| 卒中　应激期 | (20～25) kcal/kg | 热氮比 100:1 | | 糖脂比 5:5 | 补充适量维生素及微量元素 |
| 卒中　轻症卧床 | (20～25) kcal/kg | 热氮比(100～150):1 | | 糖脂比 7:3～6:4 | 补充适量维生素及微量元素 |
| 糖尿病 | 超重 25 kcal/kg 正常 30 kcal/kg | (1.0～1.2) g/kg；(15～20)% | 小于30% | (50～60)% | 膳食正常老人无需额外补充维生素 |
| 老年炎性肠炎 | (1500～1800) kcal | 1.2 g/kg | (0.6～0.8) g/kg | (50～60)% | 补充维生素 D、维生素 C、叶酸、钙、锌、铁 |
| 重症胰腺炎 | (25～35) kcal/kg | 1.2～1.5 g/kg | 30% (1～1.5) g/kg | (3～5) g/kg | 补充脂溶性维生素、维生素 $B_{12}$、微量元素、抗氧化剂 |
| 肠瘘及短肠综合征 | (20～35) kcal/kg | (1～1.5) g/kg；(12～15)% | (20～30)%；必需脂肪酸9～10g | (50～60)% | 补充叶酸、维生素 C、维生素 $B_{12}$、钙、锌 |

注：BEE 值通过 Harris－Benedict 公式估算。

**9. 食物选择及烹调要求**

（1）老年性痴呆老人 宜进食富含维生素B、维生素E、维生素C、维生素A的食物；富含维生素E的食物有植物油、奶油、坚果，谷类、鸡蛋黄、蔬菜和水果中含量也很高；绿色蔬菜和柑橘类水果富含维生素C。适当进食蓝莓、桑葚、黑米等富含植物类黄酮的食物。多进食富含钙、锌、硒等微量元素的食物，如海产品、豆类、贝壳类、乳类等。增加富含DHA及EPA的海产鱼类及藻类摄入量。应以含亚油酸丰富的大豆油、玉米油、芝麻油等植物油代替动物油脂。减少钠盐的摄入。少进食含铝的食物，如油条等，不用铝制餐具。不吃油炸、油煎、烟熏食物。不吸烟，不饮烈酒。可通过改变食物黏稠度减少误吸。

对于一些存在吞咽困难、木僵患者、患有口腔疾患或摄入不足的痴呆老人可采用肠内营养进行营养补充。在制剂选择方面，一般开始时先选择较易消化和吸收的化学精制要素膳或液体膳，然后渐进至肠内营养液。对部分合并糖尿病、慢性阻塞性肺病、肾功能不全、肝功能不全的老年性痴呆老人，需采用特殊疾病专业型制剂。中晚期的痴呆患者经口补充营养液困难，推荐管饲胃炎。短期鼻饲喂养可以选择鼻胃管或鼻肠管。鼻肠管更适用于反流或误吸高风险患者。老年性痴呆老人如有胃肠功能障碍、胃肠道梗阻、出血、严重肠道吸收功能障碍、严重腹泻、顽固呕吐、重症急性胰腺炎等情况时，不能采用肠内营养，应借助肠外营养。

（2）糖尿病老人 饮食更要强调各营养素的均衡。宜选用各种粗杂粮、豆类或豆制品，如魔芋、荞麦、燕麦、绿豆、扁豆、豆腐干等。若存在肾功能损害，则需控制豆腐干等豆制品的摄入，但可少量食用豆浆。若血糖控制比较理想，可少量食用含糖量低及血糖生成指数（glycemic index，GI）较低的食物，如樱桃、柚子、鲜桃等。红枣、香蕉、柿子、红果等含糖量较高的水果或干果应限量使用。宜用植物油，如菜油、豆油、葵花子油、玉米油、橄榄油、芝麻油、色拉油。禁食动物油、猪皮、鸡皮、鸭皮、奶油、含糖点心、蜜饯等。适量食用各种坚果类。烹调宜用焖、炖、蒸、煮、汆、拌等方法。可以"滑水"代替"滑油"，以煸代"滑油"。

糖尿病肾病老人能力供给应能满足机体的需要，蛋白质根据尿量、尿蛋白丢失情况及肾功能损害的严重程度来决定供给量。肾衰早期蛋白质摄入 $0.8 \sim 1\,g/\,(kg \cdot d)$；血尿素氮大于 $25\,mmol/L$ 时，建议蛋白摄入 $0.5\,g/\,(kg \cdot d)$ 或全日 $30\,g$ 左右，以蛋、乳、瘦肉等动物蛋白质为主，可用麦淀粉代替主食。

急重症的糖尿病应给予流质或半流质，进食少者可补充适量甜食或营养补充剂，不能正常进食者应从肠外或肠内输注营养来满足营养需要和预防酮症出现。

酮症酸中毒昏迷时除静脉补液外，管饲糖尿病配方膳食，病情好转后过渡为糖尿病半流质或普通饮食。

**（二）食谱举例**

**1. 老年性痴呆**

早餐：花卷（小麦粉75g），豆浆250ml，鸡蛋50g，拌洋白菜丝（洋白菜25g）

午餐：米饭（粳米100g），红烧黄花鱼（小黄花鱼50），西红柿菜花（西红柿50g，菜花150g），紫菜汤（紫菜5g）

晚餐：馒头（小麦粉75g），拌菠菜（菠菜200g），烧三丝（猪肉50g，胡萝卜50g，土豆丝50g，香菇丝25g），黑米稀饭（黑米25g）

烹调用油：30g；食盐：6g

该食谱总能量：1711kcal。其中蛋白质71.5g，供能占总能量16.7%；脂肪50g，供能占总能量26.3%；碳水化合物243.8g，供能占总能量57.0%。

**2. 糖尿病**

早餐：金银馒头（富强粉50g，玉米面25g），牛奶200ml，鸡蛋50g，拌萝卜丝（白萝卜50g）

午餐：千层饼（标准粉50g，莜麦面50g），拌菠菜（菠菜150g），虾仁黄瓜（虾仁50g，水发木耳5g，黄瓜100g）

晚餐：米饭（粳米100g），肉片菜花（猪瘦肉50g，菜花150g）

烹调用油：25g；食盐6g

该食谱总能量：1599kcal。其中蛋白质66.6g，供能占总能量16.7%；脂肪46.1g，供能占总能量25.9%；碳水化合物229.3g，供能占总能量57.4%。

（张明　乔雪梅）

# 第二十四章　儿　　科

儿童营养学是人类营养学中的重要内容之一。其主要诠释了新生儿至青春发育几个至关重要时期所涉及的营养学理论和实践。营养治疗合理性与否的结局与生长发育和远期健康水平密切相关，所以它又迥异于成人营养学。儿童阶段是一个生长发育的连续过程，不同年龄阶段的生理、病理和心理特点各异，在发病原因、疾病过程和转归等方面与成年人更有不同之处。因此，在营养治疗上须充分考虑年龄因素。

## 第一节　蛋白质-能量营养不良

### 一、概述

#### （一）定义

蛋白质-能量营养不良（protein - energy malnutrition，PEM）是由于缺乏能量和（或）蛋白质所致的一种营养缺乏症，主要见于 3 岁以下婴幼儿，特征为体重不增、体重下降、渐进性消瘦或水肿、皮下脂肪减少或消失，常伴全身各组织脏器不同程度的功能低下及新陈代谢失常。PEM 常伴多种微量营养素缺乏，导致儿童生长障碍，抵抗力下降、智力发育迟缓、学习能力下降等后果。

#### （二）病因

婴幼儿蛋白质-能量营养不良多由于生长发育、喂养不当造成摄入不足，或消化功能紊乱引起的消化吸收不良及疾病导致的需要量增加、生活环境不良等造成。

**1. 摄入不足**

喂养不当是导致营养不良的重要原因。如母乳不足又未能及早添加辅食；人工喂养者，食物的质和量未能满足需要，如乳类稀释过度，或单纯用淀粉类食品喂哺；突然断奶，婴儿不能适应新的食品等；或因不良的饮食习惯，饮食不定时、偏食、吃零食过多、反刍习惯或神经呕吐等。

**2. 消化吸收不良**

疾病影响食欲，妨碍食物的消化、吸收和利用，并增加机体的消耗。如迁延性婴儿腹泻、慢性肠炎或痢疾、各种酶缺乏所致的吸收不良综合征；某些消化道先天畸形（如唇裂、腭裂、先天性肥大性幽门狭窄或贲门松弛等）和严重的先天性心脏病均可致喂养困难；宫内感染，孕母疾病或营养低下，胎盘和脐带结构与功能异常均可导致胎儿营养不足和宫内生长阻滞，也是婴儿营养不良的先决条件。

**3. 需要量增加**

急慢性传染病（如麻疹、伤寒、肝炎、结核）的恢复期、生长发育快速阶段等均可因需要量增多而造成营养相对缺乏；糖尿病、大量蛋白尿、发热性疾病、甲状腺功能亢进、恶性肿瘤等均可使营养素的消耗量增多而导致营养不良。早产和双胎因追赶生长而需要量增多而导致营养不良。重度营养不良大多由于多种因素所致。

**（三）发病机制**

由于营养摄入不足，机体消化、吸收利用的功能不完善，动用体内的糖原，继之消耗脂肪、蛋白质，致负氮平衡，血浆蛋白、血糖、胆固醇均下降，基础代谢仅为正常小儿的70%或更低。另外，营养不良小儿的消化道运动及分泌功能减弱，致使体液细胞免疫功能低下。

**（四）临床表现**

常有两种典型症状。一种为消瘦型，由于能量严重不足引起，身材矮小、消瘦，皮下脂肪消失，皮肤缺乏弹性，头发干燥易脱落、体弱乏力、萎靡不振。另一种为水肿型，由蛋白质严重缺乏引起，周身水肿，眼睑和身体低垂部位水肿，皮肤干燥萎缩，角化脱屑，或有色素沉着，头发脆弱易断和脱落，指甲脆弱有横沟，无食欲，肝大，常有腹泻和水样便。也有混合型，介于两者之间。并都可伴有其他营养素缺乏的表现。

根据病情轻重、体重减轻与全身衰弱的程度将营养不良分为轻度、中度和重度。

轻度营养不良：体重减少15%～25%，脂肪层变薄，肌肉不坚实。

中度营养不良：体重减少25%～40%，身长低于正常。脂肪层消失，肋骨、脊柱突出，皮肤苍白失去弹性，肌张力低下，不能站立，哭声无力，运动功能发育迟缓，情绪不稳定，睡眠不安，食欲低下。

重度营养不良：体重减轻40%以上，身长低于正常，发育迟缓，骨龄低，脂肪层消失，颌颧骨突出，老人貌，皮肤苍白干燥，无弹性，生命体征低弱，情绪不稳定，食欲低下或消失。易腹泻，呕吐合并感染。

## 二、营养代谢特点

当能量摄入不足时，体内脂肪大量消耗以维持生命活动的需要，故血清胆固醇浓度下降。肝脏是脂肪代谢的主要器官，当体内脂肪消耗过多，超过肝脏的代谢能力时，可造成肝脏脂肪浸润变性，由于脂肪大量消耗，使细胞外液容量增加，低蛋白血症可进一步加剧而呈现水肿；糖类摄入不足或消耗增多，故糖原不足和血糖偏低，轻度时症状并不明显，重者可引起低血糖昏迷，甚至猝死；蛋白质摄入不足或丢失过多，使体内蛋白质代谢处于负平衡，以维持基础代谢。当血清总蛋白浓度 < 40 g/L、白蛋白 < 20 g/L 时，便可发生低蛋白性水肿；PEM 时 ATP 合成减少可影响细胞膜上 $Na^+$，$K^+$–ATP 酶的运转，钠在细胞内潴留，细胞外液一般为低渗状态，出现低渗性脱水、酸中毒、低钾血症、低钠血症、低钙血症和低镁血症；营养不良儿童体温调节能力下降，致体温偏低，可能与能量摄入不足、皮下脂肪菲薄、散热快、血糖降低、脉率和周围血循环量减少等有关。

## 三、营养评价

营养治疗前应首先对患者进行营养评价，包括以下几项内容。

（1）膳食调查 调查患者患病前后的饮食情况，包括餐次、膳食种类、摄入量、烹调方法、饮食习惯等。

（2）人体测量 身高、体重、围度、握力。

（3）营养体格检查 皮肤、头发、指甲等变化，有无腹水或水肿。

（4）实验室检查 肝肾功能、血糖血脂、电解质、血尿常规、维生素、微量元素、前白蛋白、视黄醇结合蛋白、纤维连接蛋白、转铁蛋白、食物不耐受等。

临床常综合应用以上指标来判断患儿营养不良的类型和严重程度。其中主要判定标准如下。

（1）体重低下（underweight） 体重低于同年龄、同性别参照人群值的均值减2SD以下为体重低下。如低于同年龄、同性别参照人群值的均值–2SD～3SD为中度；低于均值–3SD为重度。该指标主要反映慢性和（或）急性营养不良，单凭此指标不能区分属急性还是慢性营养不良。

（2）生长迟缓（stunting） 身长低于同年龄、同性别参照人群值的均值–2SD为生长迟缓。如低于同年龄、同性别参照人群值的均值–2SD～3SD为中度；低于均值–3SD为重度。此指标主要反映慢性长期营养不良。

（3）消瘦（wasting） 体重低于同性别、同身高参照人群值的均值–2SD为消瘦。如低于同性别、同身高参照人群值的均值–2SD～3SD为中度；低于均值–3SD为重度。此指标反映儿童近期急性营养不良。

## 四、医学营养治疗

### （一）治疗原则

**1. 能量及营养素供给**

根据患儿营养需要量、实际的消化能力和病情逐步进行营养治疗方案调整。治疗分三个时期。

（1）恢复期 此期主要目的是调整机体内环境，包括防治低血糖、低体温、脱水、纠正电解质紊乱及抗感染。复苏治疗成功，这时患儿应不再脱水，循环功能也已改善，在此期间，治疗方案应针对恢复机体组织而设。营养不良患儿的消化道因长期摄食过少，已适应低营养的摄入，故饮食调整的量和内容应根据实际的消化能力和病情逐步完成，切勿过早给予高能量、高浓度饮食，保持低蛋白质和容量负荷，应由少到多、由稀到稠、由一种到多种，循序渐进。开始时两小时喂养一次，每次10 ml/kg，逐渐增加，直至喂食后有食物剩余。注意水溶性维生素的补充，并保持电解质平衡。

（2）康复期 这期治疗目的是要改善患儿营养状况，为出院做好准备。患儿食欲的恢复是进入康复阶段的一个信号，通常在可以进食后1周出现，建议逐步过渡，以避免当患儿突然大量进食时发生心力衰竭。开始时两小时喂养一次，每次10 ml/kg，每次增加10 ml，直至喂食后有食物剩余。食物选择：可以选择米汤、藕粉等淀粉类食物及菜汁、果汁等，如胃肠功能很弱可选择短肽型肠内营养制剂。大约当进食量达到30 ml/（kg·次）[200 ml/（kg·d）]时会出现食物剩余。在病情稳定阶段，逐渐给予充足的能量和蛋白质，以维持患儿基本的生理需要。此期营养治疗目标值：总能量为150～220 kcal/（kg·d）；蛋白质：4～6 g/（kg·d）；纠正维生素和矿物质的缺乏，维生素及矿物质补充时间及其剂量

（表24-1）。

表 24-1　维生素及矿物质补充时间及其剂量

| 营养素 | 开始/持续时间 | 补充剂量* |
|---|---|---|
| 维生素 A | 第1日 | >12 个月：200 000 IU |
| | | 6~12 个月：100 000 IU |
| | | 0~5 个月：50 000 IU |
| 叶酸 | 第1日 | 5 mg/d |
| | 至少持续到2周 | 1 mg/d |
| 锌 | 至少持续到2周 | 2 mg/d |
| 铜 | 至少持续到2周 | 0.3 mg/（kg·d） |
| 铁# | 至少持续到2周 | 3 mg/（kg·d） |

注：*最近1个月内未补充维生素A的患儿；#仅在体重增加时补充。

电解质/矿物质/维生素联合对严重营养不良患儿的治疗是有效的，可替代电解质/矿物质溶液和叶酸的补充，但在第1日仍应该给予维生素 A 和叶酸的补充，在体重增加时补充铁剂。

影响治疗因素：治疗不见效较常见的原因如下。

①喂养不足：膳食量不够，喂养次数太少，导致能量摄入不足。

②吸收不良：可由于感染病灶没有及时被发现和控制。结核菌素试验在 PEM 可呈阴性反应，应摄胸片排除结核病。先天性心脏病、肾脏病或神经系统疾病均可影响消化道吸收功能。

③微量元素缺乏：在复原期，患儿开始增长，若有某些微量元素缺乏，便会限制其增长。营养不良儿的血浆、肌肉和肝内锌含量均降低，应予以及时补充。

监测指标及其注意事项：包括进食量及食物的残留量、呕吐情况、水样便的频率和每日的体重。

评估体重增长水平的监测：在每日清晨喂食前测量患儿体重；每周以 g/（kg·d）的形式计算并记录体重增长情况。如果体重增长 <5 g/（kg·d），评估为差，患儿需要全面的重新评估；增长 5~10 g/（kg·d）为中等，检查摄入需求是否得到满足，或考虑是否还存在感染；增长 >10 g/（kg·d）为良好。

经过此期的营养治疗，水肿应消失，食欲恢复，全身情况进一步改善。

（3）出院准备期　此期膳食应逐步调整至适应该年龄组正常营养需要量或接近正常，并适应家庭用膳习惯。同时，应指导家长如何合理喂养，以免复发。一般儿童常用食物都可应用。

（4）出院后随访　患儿身高和体重达到 90% 可以认定为疾病康复，但因为生长迟缓，患儿的体重可能仍然偏低。

**2. 食物选择**

（1）可选择食物　母乳喂养的患儿，鼓励继续母乳喂养，但要确保各种营养素达到其需要量。较大儿童食物选择低渗透压、低乳糖的食物，宜用粥、馒头、营养米粉、半脱脂乳、豆浆、鱼泥、蛋、肝泥、肉末、面条、烂饭、菜泥、果汁、果泥等食物。

（2）禁忌食物 辛辣刺激性食物。

**3. 烹调方法**

食物以氽、煮、炖、拌、卤等烹调方法制备为主。

**4. 餐次**

每日5~6餐。

**（二）治疗方案**

**1. 肠外营养**

如果患儿胃肠功能差，不能完全通过管饲或经口给养，可采用肠外营养治疗。结合患儿身高、体重、疾病程度，给予能量和营养素调整。

**2. 肠内营养**

如果患儿不能母乳喂养或经口自主进食，可考虑管饲肠内营养，结合患儿身高、体重、疾病程度，给予能量和营养素调整。基本按照能量100kcal/(kg·d)；蛋白质1~1.5g/(kg·d)；液体130ml/(kg·d)[严重水肿时，给予100ml/(kg·d)，其中液体量含食物液量]。患儿能自主经口进食，但摄入量不足75%时，可考虑给予口服营养补充剂（ONS），选择短肽型肠内营养制剂。

**3. 膳食营养**

按照上述营养治疗原则，合理搭配和选择食物，使能量和营养素满足机体需求。

病例：患儿，男，2岁，身高80cm，体重8kg。

膳食医嘱：半流质

食谱举例

早餐：咸饭（大米50g，冬瓜50g，猪肉末10g）

加餐：牛奶200ml

午餐：鸡蛋饼（面粉50g，鸡蛋50g，胡萝卜50g），小米粥（小米25g）

加餐：煮苹果100g

晚餐：小饺子（面粉50g，猪肉末25g，黄瓜50g）

加餐：牛奶100ml

烹调用油：10g；食盐：3g

该食谱总能量：915kcal。其中蛋白质37.2g，供能占总能量16%；脂肪29.9g，供能占总能量29%；碳水化合物124.3g，供能占总能量55%。

**4. 预防**

（1）合理喂养 大力提倡母乳喂养，对母乳不足或不宜母乳喂养者应及时给予指导，采用混合喂养或人工喂养及时添加辅助食品；较大儿童应注意食物成分的正确搭配，适当供应肉、蛋、豆制品，补充足够的蔬果；纠正偏食、挑食、吃零食的不良习惯。

（2）积极防治疾病 预防传染病，消除病灶，矫治先天畸形等。

（3）定期营养监测 定期测量体重，如发现体重增长缓慢或不增，应尽快查明原因，及时予以纠正。

# 第二节　小儿单纯性肥胖

## 一、概述

### （一）定义

小儿单纯性肥胖（obesity）是由于长期能量摄入超过人体的消耗，使体内脂肪过度积聚、体重超过一定范围的一种营养障碍性疾病。肥胖不仅影响儿童的健康，且与成年期代谢综合征发生密切相关。儿童期肥胖可延续至成人，容易引起高血压、糖尿病、冠心病、胆石症、痛风等疾病。

### （二）病因

多由于能量摄入过多、活动量过少、遗传因素、疾病、进食过快、精神创伤和心理等因素造成。

### （三）发病机制

当能量摄入大于消耗时，多余的能量就会转化为脂肪，使人体脂肪数量增加，脂肪细胞体积增大，导致肥胖。

### （四）临床表现

严重肥胖者由于脂肪的过度堆积限制了胸廓和膈肌运动，使肺通气量不足、呼吸浅快，造成肺泡换气量减少、低氧血症、气急、发绀、红细胞增多、心脏扩大或出现充血性心力衰竭甚至死亡，称肥胖–换氧不良综合征（Pickwickian syndrome）。体格检查可见患儿皮下脂肪丰满，但分布均匀，腹部膨隆下垂。严重肥胖者还可因皮下脂肪过多，使胸腹、臀部及大腿皮肤出现皮纹；因体重过重，走路时两下肢负荷过重可致膝外翻和扁平足。肥胖儿童发育常较早，故最终身高常略低于正常儿童。

2 岁以上儿童肥胖诊断标准有两种，一种是年龄的体质指数（body mass index，BMI），BMI 是指体重（kg）/身高的平方（$m^2$），当儿童的 BMI 在 $P_{85}$ – $P_{95}$ 为超重，超过 $P_{95}$ 为肥胖；另一种方法是用身高（身长）的体重评价肥胖，当身高（身长）的体重在 $P_{85}$ – $P_{97}$ 为超重，超过 $P_{97}$ 为肥胖。

中国肥胖问题工作组（WGOC）通过比较中国学龄儿童 BMI 与美国国立卫生统计中心（NCHS）国际标准间的差距，制定了中国学龄儿童超重、肥胖筛查分类参考标准（表24 – 2）。

表 24 – 2　中国学龄儿童青少年超重、肥胖筛查 BMI 标准（WGOC，$kg/m^2$）

| 年龄（岁） | 超重 | | 肥胖 | |
| --- | --- | --- | --- | --- |
| | 男性 | 女性 | 男性 | 女性 |
| 7 ~ 8 | 17. 21 | 17. 4 | 18. 9 | 19. 2 |
| 8 ~ 9 | 18. 1 | 18. 1 | 19. 9 | 20. 3 |
| 9 ~ 10 | 19 | 18. 9 | 21 | 21. 4 |
| 10 ~ 11 | 20 | 19. 6 | 22. 1 | 22. 5 |

续表

| 年龄（岁） | 超重 | | 肥胖 | |
| --- | --- | --- | --- | --- |
| | 男性 | 女性 | 男性 | 女性 |
| 11～12 | 21.1 | 20.3 | 23.3 | 23.6 |
| 12～13 | 21.9 | 21 | 24.5 | 24.7 |
| 13～14 | 22.6 | 21.9 | 25.6 | 25.7 |
| 14～15 | 23 | 22.6 | 26.3 | 26.4 |
| 15～16 | 23.4 | 23.1 | 26.9 | 26.9 |
| 16～17 | 23.7 | 23.5 | 27.4 | 27.4 |
| 17～18 | 23.8 | 23.8 | 27.7 | 27.8 |
| 18 | 24 | 24 | 28 | 28 |

## 二、营养代谢特点

（1）能量代谢 肥胖儿用于产热的能量消耗较正常儿少，使肥胖儿有低体温倾向。

（2）脂类代谢 肥胖儿常伴有血浆三酰甘油、胆固醇、极低密度脂蛋白（VLDL）及游离脂肪酸增加，但高密度脂蛋白（HDL）减少。故以后易并发动脉硬化、冠心病、高血压、胆石症等疾病。

（3）蛋白质代谢 肥胖者嘌呤代谢异常，血尿酸水平升高，易发生痛风病。

（4）内分泌变化 $T_3$ 受体减少，被认为是产热减少的原因；血清 PTH 水平升高，25-(OH)$D_3$ 及 24,25-(OH)$_2D_3$ 水平也升高，可能与肥胖的骨质病变有关；血浆生长激素减少；女性肥胖患者雌激素水平升高，可有月经不调和不孕；男性患者因体内脂肪将雄激素芳香化变为雌激素，雌激素水平升高，可有轻度性功能低下、阳痿。有高胰岛素血症的同时又存在胰岛素抵抗，致糖代谢异常，可出现糖耐量减低或糖尿病。

## 三、营养评价

营养治疗前应首先对患者进行营养评价，包括以下几项内容。

（1）膳食调查 调查患者患病前后的饮食情况，包括餐次、膳食种类、摄入量、烹调方法、饮食习惯等。

（2）人体测量 身高、体重、围度、握力。

（3）营养体格检查 皮肤、头发、指甲等变化。

（4）实验室检查 肝肾功能、血糖血脂、电解质、血尿常规、维生素、微量元素、前白蛋白、视黄醇结合蛋白、纤维连接蛋白、转铁蛋白、24 小时尿氮等。

（5）人体成分分析 测定细胞内、外水分，蛋白质、骨骼肌含量等。

（6）代谢率检测 通过间接能量消耗测定系统检测静息能量消耗及呼吸商，结合尿氮排出，分析蛋白质、脂肪、碳水化合物氧化率。

## 四、医学营养治疗

### （一）治疗原则

**1. 能量及营养素供给**

初生至 6 个月，能量摄入不要超过 90 kcal/（kg·d）。7～12 个月龄不超过 80 kcal/（kg·d）。

肥胖、超重婴儿每日奶量若超过900ml，要逐渐减量或加水稀释，不可喂浓缩奶。5岁以下600~800kcal/d；5~10岁800~1000kcal/d；10~14岁1000~1200kcal/d。早餐35%；中餐45%；晚餐20%。体重控制满意后按维持期能量供给（表24-3）。体重不能减轻过快，短时间内体重减轻太多会使孩子的身体素质下降。还要注意当体重降至高于正常体重的10%左右时，需要注意饮食调整。婴儿期不要过分限制能量的摄入，以免发生营养不良或神经系统发育不良，但早期应防止体重增加过快。做到营养平衡，要考虑到儿童的基本营养需要及生长发育的需要，保证无机盐和维生素的供给充足，蛋白质一般不低于$1.5~2g/(kg \cdot d)$，其中至少有50%来自乳、蛋、肉、豆制品等优质蛋白质。

表24-3 维持期能量摄入

| 年龄（岁） | 男 | | 女 | |
| --- | --- | --- | --- | --- |
| | kJ/d | kcal/d | kJ/d | kcal/d |
| 5~ | 5648.4 | 1350 | 5439.2 | 1300 |
| 6~ | 5857.6 | 1400 | 5732.1 | 1370 |
| 7~ | 6694.4 | 1600 | 6066.8 | 1450 |
| 8~ | 6903.6 | 1650 | 6276.0 | 1500 |
| 9~ | 7322.0 | 1750 | 6694.4 | 1600 |
| 10~ | 7531.2 | 1800 | 7112.8 | 1700 |
| 11~ | 7949.6 | 1900 | 7531.2 | 1800 |
| 15~ | 10041.6 | 2400 | 8786.4 | 2100 |
| 16~ | 10046.0 | 2500 | 8368.0 | 2000 |

**2. 食物选择**

（1）可选择食物 选择能量少而体积大的食物，如芹菜、笋、萝卜等高纤维蔬菜。水果、谷类、精瘦肉、蛋类、牛奶、烹调油应定量食用。

（2）禁忌或慎用食物 不要过早或过多地给孩子添加淀粉类食物。配奶时糖量要适度。少食或不食用油炸煎类食品、奶油、黄油、动物脂肪、坚果及甜食等。

**3. 烹调方法**

食物以汆、煮、炖、拌、卤等少油烹调方法制备为主，以减少用油量。为了减少水在体内的潴留，应限制食盐用量。

**4. 餐次**

每日5~6餐。

**6. 其他**

养成良好的饮食习惯，避免甜食、零食和睡前吃夜宵点心的习惯。适当增加运动量。

**（二）治疗方案**

**1. 肠外营养**

由于小儿单纯性肥胖是由于长期能量摄入超过人体的消耗，使体内脂肪过度积聚、体重超过一定范围的一种营养障碍性疾病。一般患儿胃肠道消化吸收无障碍，不需采取肠外营养。

**2. 肠内营养**

患儿能经口自主进食，一般采用膳食营养治疗，不需采取肠内营养。

**3. 膳食营养**

通过适宜能量及营养素供给，并注重三大营养素的比例供给，达到治疗目的。

病例：患儿，男，7岁，身高135cm，体重35kg，BMI 19.2kg/m²，无肥胖相关并发症。处于维持期。

膳食医嘱：普通膳食

食谱举例

早餐：牛奶200g，鸡蛋50g，饽饽（玉米面50g），拌黄瓜100g

加餐：火龙果100g

午餐：蒸饭（米100g），鸡肉芹菜（鸡胸肉75g，芹菜150g）

加餐：猕猴桃100g

晚餐：饽饽（玉米面100g），清蒸带鱼（带鱼50g），西红柿圆白菜（西红柿100g，圆白菜150g）

烹调用油：15g；食盐：6g

该食谱总能量：1606kcal。其中蛋白质63.8g，供能占总能量16%；脂肪37.6g，供能占总能量21%；碳水化合物253.5g，供能占总能量63%。

# 第三节 腹 泻 病

## 一、概述

### （一）定义

腹泻病（diarrhea），是一组由多病原、多因素引起的以大便次数增多和大便性状改变为特点的消化道综合征，是我国婴幼儿最常见的疾病之一。6个月至2岁婴幼儿发病率高，1岁以内约占半数，是造成儿童营养不良、生长发育障碍甚至死亡的主要原因之一。

### （二）病因

引起婴幼儿腹泻病的病因分为感染性及非感染性原因。肠道内感染可由病毒、细菌、真菌、寄生虫引起，以前两者多见。非感染性因素包括饮食因素和气候因素。喂养不当可引起腹泻，多为人工喂养儿，多因喂养不定时，饮食量不当，突然改变食物品种，过量喂给大量脂肪类食品；母乳喂养儿过量添加辅食；含高果糖或山梨醇的果汁，可产生高渗性腹泻；富含纤维素的食物也可引起腹泻。对牛奶蛋白、大豆蛋白等过敏而引起过敏性腹泻。原发性或继发性乳糖酶缺乏或活性降低，肠道对糖的消化吸收不良而引起腹泻。伴有营养不良和免疫功能低下的婴幼儿，出现重症腹泻和并发症的可能性更大。腹泻的危险因素还包括低出生体重及相关的营养素缺乏症（特别是维生素A和锌）。

### （三）发病机制

导致腹泻的机制有：肠腔内存在大量不能吸收的具有渗透活性的物质而导致"渗透性"腹泻；肠腔内电解质分泌过多致"分泌性"腹泻；炎症所致的液体大量渗出致"渗出性"

腹泻；肠道蠕动功能异常致"肠道功能异常性"腹泻等。但在临床上不少腹泻并非由某种单一机制引起，而是在多种机制共同作用下发生的。

### （四）临床表现

不同病因引起的腹泻常各具临床特点和不同临床过程。连续病程在两周以内的腹泻为急性腹泻，病程两周至两个月为迁延性腹泻，两个月以上为慢性腹泻。腹泻的共同临床表现：轻型，常由饮食因素及肠道外感染引起。起病可急可缓，以胃肠道症状为主，表现为食欲不振，偶有溢乳或呕吐，大便次数增多，但每次大便量不多，稀薄或带水，呈黄色或黄绿色，有酸味，常见白色或黄白色奶瓣和泡沫。无脱水及全身中毒症状，多在数日内痊愈。

## 二、营养代谢特点

（1）营养素消化吸收障碍　由于肠道消化吸收功能减低，肠蠕动亢进，使营养素的消化和吸收发生障碍。患儿糖耐量异常，这与碳水化合物吸收障碍有关。但在急性腹泻时，患儿胃肠道的消化吸收功能未完全丧失，对营养素的吸收可达正常的60%~90%。

（2）水和电解质紊乱　由于腹泻和反复呕吐，使水、电解质大量从消化道丢失，继而发生水、电解质紊乱，产生一系列的脱水及酸中毒症状。

## 三、营养评价

营养治疗前应首先对患者进行营养评价，包括以下几项内容。

（1）膳食调查　调查患者患病前后的饮食情况，包括餐次、膳食种类、摄入量、烹调方法、饮食习惯等。

（2）人体测量　身高、体重、围度、握力。

（3）营养体格检查　皮肤、头发、指甲等变化。

（4）实验室检查　肝肾功能、血糖血脂、电解质、血尿常规、维生素、微量元素、前白蛋白、视黄醇结合蛋白、纤维连接蛋白、转铁蛋白、食物不耐受等。

（5）人体成分分析　测定细胞内、外水分；蛋白质、骨骼肌含量等。

## 四、医学营养治疗

### （一）治疗原则

#### 1. 能量及营养素供给

慢性腹泻影响脂肪吸收，可适当降低脂肪的供给。口服补液疗法是治疗腹泻的主要措施。近年来推荐用低渗口服补液溶液纠正脱水。腹泻期间持续的适度肠内营养有助于康复。另外，还需纠正急性电解质失衡，如低钾血症、重症酸中毒等。大多数伴有迁延性腹泻的营养不良患儿存在微量营养素缺乏，如锌、铁和维生素A。这可能与摄入不足和持续的肠道丢失有关。因此，对所有伴有迁延性腹泻的营养不良患儿应注意维生素和微量元素的监测与补充。

#### 2. 食物选择

（1）可选择食物　急性期可喂5%浓度的米汤或淡甜茶水。当大便稍有好转时可采用清淡流质，如米汤、藕粉、过滤的菜水、果汁、胡萝卜汤等。然后可以开始少量食用脱脂奶或酸奶。根据病情好转程度逐渐改为正常奶。完全康复后再从头开始增添辅食。1岁以上患儿可采用苹果泥进行治疗。等好转后先给1~2日的蛋汤、蛋羹、大米汁等，以后可给低脂的少渣半流质或少渣软饭。幼儿或儿童腹泻者可先饮用焦米汤，待病情好转，再逐渐用米汤、稀粥、藕粉、清汤挂面之类。

（2）禁忌食物　禁高脂膳食，脂肪不易消化，会增加消化道的负担，且脂肪本身有润肠的作用，会使腹泻加重；禁辛辣刺激性食物，此类食物可刺激消化道黏膜，导致腹泻加重；禁食高纤维食物，高纤维食物可使肠道蠕动加快，同时增加粪便体积，使大便次数增多；纯糖类食物在肠内容易发酵，会刺激肠管，不提倡多用，应用米汤或淀粉糊代替。

**3. 烹调方法**

食物以氽、煮、炖、拌、卤等少油烹调方法制备为主，以减少用油量。

**4. 餐次**

每日5~6餐。

### （二）治疗方案

**1. 急性腹泻**

腹泻时消耗增加、进食和吸收减少，同时患儿对一些营养素的需求也随之增加，此时，营养素供给量不足是导致营养不良的重要原因。因此，合理饮食是必要的治疗措施之一，禁食往往对机体不利。

（1）肠外营养　重症腹泻或口服营养物质不能耐受者，应予以静脉营养治疗。方案：10%脂肪乳剂2~3g/(kg·d)、氨基酸2~2.5g/(kg·d)、葡萄糖12~15g/(kg·d)，另外注意补充适量电解质、多种维生素及微量元素。液体每日120~150ml/kg，能量每日209~376kJ/kg(50~90kcal/kg)。总液量在24小时内均匀输入。

（2）母乳喂养　应继续喂母乳。

（3）人工喂养　6个月以下婴儿，用牛奶加等量米汤或水稀释喂两日后逐渐恢复正常喂养，或用酸奶，也可用奶-谷类混合物，每日喂6次。6个月以上的婴幼儿可选用稠粥、面条，并根据情况适当加些熟植物油、蔬菜、肉末或鱼肉等，应由少到多，逐渐增加，应避免食用以前未吃过的食物。

**2. 迁延性和慢性腹泻**

（1）肠外营养　少数不能耐受口服营养物质的患儿可采用静脉营养。推荐方案：能量50~90kcal/(kg·d)，葡萄糖12~15g/(kg·d)，复方氨基酸2~2.5g/(kg·d)，脂肪乳剂2~3g/(kg·d)，液体120~150ml/(kg·d)，电解质及微量元素适量。好转后改为口服。

（2）肠内营养　由于迁延性腹泻很少发生于母乳喂养的婴儿，因此，任何情况下都应继续母乳喂养。除了有消化道黏膜异常和萎缩者外，大多数迁延性腹泻患儿的吸收功能是正常的，并能够耐受肠内营养，因此，一般情况下不必停用配方奶而换成专门的无乳糖配方奶。还可以在牛奶中加入谷物或用发酵奶（如酸奶）代替牛奶来降低营养不良迁延性腹泻患儿的乳糖负荷。

在个别情况下，如因牛奶或以牛奶为基础的配方奶引起的饮食不耐受，可使用专门的无牛奶饮食，如要素配方。用于治疗迁延性腹泻的饮食的能量密度应为1kcal/g左右，以使每日能量的最低摄入量为 100 kcal/kg，蛋白质为 2 ~ 3 g/kg。

（3）膳食营养

病例：患儿，女，2 岁，身高 85 cm，体重 12 kg，近日食欲不振，偶有溢乳或呕吐，大便次数增多。

膳食医嘱：半流质

食谱举例

早餐：大米粥（米 25 g），蒸嫩蛋羹（鸡蛋 50 g）

加餐：藕粉 25 g

午餐：挂面汤（挂面 25 g，鸡蛋 50 g，黄瓜丝少许）

加餐：稠米汤（米 15 g），萝卜丝小菜（胡萝卜 10 g，白萝卜 10 g）

晚餐：二米粥（大米 15 g，小米 10 g），菜汁 100ml

加餐：藕粉 25 g

烹调用油：10 g；食盐：3 g

该食谱总能量：739 kcal。其中蛋白质 21.6 g，供能占总能量 12%；脂肪 22.0 g，供能占总能量 27%；碳水化合物 113.7 g，供能占总能量 61%。

# 第四节　婴幼儿食物过敏

## 一、概述

### （一）定义

食物过敏（food allergy，FA）又称食物变态反应，是指机体针对摄入的食物蛋白产生的一种有害的免疫反应。婴幼儿时期的过敏不仅阻碍宝宝生长发育，还会影响其心智健康。

20 世纪 90 年代以来，儿科疾病谱发生改变，过敏性疾病与自身免疫性疾病持续增加，其中过敏性疾病累及约 25% 的儿童。儿童食物过敏反应的患病率 6% ~ 8%，而牛奶是最常见的过敏食物，占其中的 3% ~ 7.5%，以 1 岁以内的婴幼儿多见，除了牛奶外，引起过敏的食物还有鸡蛋、大豆、小麦、花生、鱼、虾、坚果类等。随着年龄的增长，食物过敏症的发病率明显下降。有食物过敏的患者常伴有支气管哮喘，发病率 6.8% ~ 17%。而对牛奶过敏的儿童，哮喘的发病率则可高达 26%。

### （二）病因

婴幼儿肠道屏障功能尚未发育成熟，黏膜屏障细胞的排列不紧密，大分子物质容易通过肠道黏膜直接进入血液；胃肠道局部免疫水平较低，肠道中 SIgA 含量相对较低，可造成过敏物质转运的增加；肠道菌群的改变也可能导致食物过敏。肠道中的有益菌如双歧杆菌和乳酸杆菌可以附着在肠道黏膜表面，形成一层保护膜，从而增强屏障保护。抗生素的滥用破坏正常的肠道菌群，影响肠道屏障保护功能，使婴幼儿容易出现过敏。

### （三）发病机制

根据免疫机制的不同可将食物过敏分为：①IgE 介导（速发型）；②非 IgE 介导（迟发型）；③IgE/非 IgE 介导（迟发型）三类。IgE 介导的食物过敏反应：包括食物过敏原的致敏阶段、激发阶段和效应阶段。食物过敏原进入肠道后经抗原递呈细胞处理后与MHC-Ⅱ分子结合,呈递给T淋巴细胞,活化的T淋巴细胞释放相应细胞因子,作用于Th2型细胞及B淋巴细胞导致IgE产生,IgE抗体的Fc段与肥大细胞或嗜碱性粒细胞表面的IgE受体结合,从而完成致敏过程。在激发阶段,相同抗原再次进入机体,通过与致敏肥大细胞或嗜碱性粒细胞表面IgE抗体特异性结合,使之脱颗粒,释放出组胺、5-羟色胺、白三烯、前列腺素及嗜酸性粒细胞趋化因子等大量生物活性介质,作用于效应组织和器官,引起局部或全身过敏反应。

### (四)临床表现

婴幼儿食物过敏最常受累的器官为皮肤、胃肠道、呼吸道及黏膜,且临床表现常无特异性,故易误诊或漏诊。症状反复出现或常规治疗无效时(如反复不明原因腹泻时)应考虑排除食物过敏。食物过敏的临床表现与免疫机制、受累器官、食物抗原不同有关,轻者仅表现为皮肤、胃肠道症状;重者可出现呼吸循环系统改变,甚至休克、死亡。

## 二、营养代谢特点

由于引起儿童过敏的食物主要是含蛋白质丰富且为儿童生长发育所必需的食物,如不能及时准确的诊断,盲目的禁食或不能为患儿选择适当的代用食物并给予营养指导,可引起继发性营养不良。当能量摄入不足时,体内脂肪大量消耗以维持生命活动的需要,糖类摄入不足或消耗增多,故糖原不足和血糖偏低,轻度时症状并不明显,重者可引起低血糖昏迷甚至猝死;蛋白质摄入不足或丢失过多,使体内蛋白质代谢处于负平衡,以维持基础代谢。

## 三、营养评价

营养治疗前应首先对患者进行营养评价,包括以下几项内容。

(1)膳食调查 调查患者患病前后的饮食情况,包括餐次、膳食种类、摄入量、烹调方法、饮食习惯等。

(2)人体测量 身高、体重、围度、握力。

(3)营养体格检查 皮肤、头发、指甲等变化,有无腹水或水肿。

(4)实验室检查 肝肾功能、血糖血脂、电解质、血尿常规、维生素、微量元素、前白蛋白、视黄醇结合蛋白、纤维连接蛋白、转铁蛋白、食入物变应原筛查(IgG和IgE)等。

## 四、医学营养治疗

### (一)治疗原则

#### 1. 能量及营养素供给

(1)母乳喂养 延长母乳哺育的时间,至少能到6个月。母乳中含有多种对过敏有制约作用的免疫球蛋白及多种抗体,对防止过敏很有好处。哺乳期间,母亲应避免吃容易引起过敏的食物。

(2)非母乳喂养的牛奶过敏婴儿 选用水解蛋白配方奶粉或游离氨基酸配方粉喂养。

氨基酸配方不含肽段、完全由游离氨基酸按一定配比制成，是牛奶过敏婴儿的理想食物替代品。水解蛋白配方是将牛乳蛋白通过加热、超滤、水解等特殊工艺使其形成二肽、三肽和少量游离氨基酸的终产物，大大减少了过敏原独特型表位的空间构象和序列，从而显著降低抗原性。

**2. 食物选择**

食物免疫耐受治疗：也称口服脱敏治疗。从极少量过敏食物开始，通常以克计算或采用稀释浓度来逐渐增加食物的量，从而使患儿对该过敏食物逐渐产生耐受性，根据有无反应逐步增加浓度。在耐受治疗过程中每隔 2~3 年行一次特异性皮肤试验或食物激发试验。80%~85% 的牛奶、鸡蛋过敏儿童 3 岁时可获得免疫耐受；花生、鱼、大豆、坚果过敏持续时间较长；多数食物过敏不易获得免疫耐受或获得耐受需要的时间延长。可适当增加益生菌的摄入。

**3. 烹调方法**

通过对食品进行深加工，去除、破坏或者减少食物中过敏原的含量，如通过加热的方法破坏生食品中的过敏原。

**4. 餐次**

每日 5~6 餐。

## （二）治疗方案

严格避免进食致敏食物是目前治疗食物过敏唯一有效的方法。同时选用可保证婴幼儿正常生长发育的其他食物进行替代。建议每 3~6 个月重新评估，以调整回避性饮食的治疗时间。对有过敏性休克家族史、对坚果或海产品过敏、曾发生严重过敏症状的儿童，饮食回避的时间应适当延长。

# 第五节　小儿铅中毒

## 一、概述

## （一）定义

小儿铅中毒是由于环境中的铅经食物、呼吸或接触途径进入人体，引起消化、神经、呼吸和免疫系统的急性或慢性毒性效应，通常出现肠绞痛、贫血和肌肉瘫痪等病症，严重时可发生脑病，甚至导致死亡的现象。引起急性铅中毒的口服剂量约为 5 mg/kg。

1982 年，美国 CDC（国家疾病预防控制中心）在《儿童铅中毒指南》中规定：血铅水平等于或超过 100 μg/L，无论是否有相应的临床症状、体征及其他血液生化变化即可诊断为"儿童铅中毒"。目前，部分发达国家及我国大城市的医疗儿童保健机构已将儿童铅中毒的诊断标准确定为 50 μg/L。

## （二）病因

**1. 吸收多**

无论是经呼吸道还是消化道，儿童均较成人吸收较多的铅。消化道是儿童吸收铅的主要途径。儿童铅的吸收率高达42%~53%；有较多的手–口动作；单位体重摄入食物较成人明显为多，通过食物途径摄入的铅量也相对较多；胃排空较成人快，铅的吸收率会大幅度增加；呼吸道吸入较大颗粒，多吞入消化道。儿童从呼吸道吸入较成人多的铅，有以下几方面原因：铅多积聚在离地面1 m左右的大气中，而距地面75~100 cm处正好是儿童的呼吸带；儿童对氧的需求量大，故单位体重的通气量远较成人为大；铅在儿童的呼吸道中的吸收率较成人高，是成人的1.6~2.7倍。

**2. 排泄少**

儿童铅的排泄率仅有66%左右，而仍有约1/3的铅留在体内。成人每日的最大排铅量为500 μg，而1岁左右幼儿的每日排铅量仅相当于成人的1/17。

**3. 储存池的铅流动性大**

儿童储存池中的铅流动性较大，较容易向血液和软组织中移动，因而内源性铅暴露的概率和程度均较高。

**（三）发病机制**

铅在体内可与含硫、氧、氮基团的物质相结合，影响多个器官功能。铅可抑制$\delta$–氨基–$\gamma$酮丙酸脱水酶（ALAD）、粪卟啉原氧化酶和亚铁络合酶，从而影响血红蛋白的合成；铅可抑制红细胞膜$Na^+$、$K^+$–ATP酶的活性，使红细胞内钾离子溢出，并与红细胞表面的磷酸盐结合成不溶性的磷酸铅，使红细胞的脆性增加，致红细胞崩溃而溶血；铅影响卟啉代谢，引起体内$\delta$–氨基乙酰丙酸（ALA）增多，ALA与$\gamma$–氨基丁酸（GABA）竞争突触后膜上的GABA受体，影响GABA的功能，引起神经行为学改变；铅可抑制肠壁碱性磷酸酶和ATP酶的活性，使平滑肌痉挛，引起腹绞痛；急性铅中毒时，可直接损害肝细胞，使肝内小动脉痉挛引起局部缺血，发生急性铅中毒性肝病，铅亦可引起肝细胞色素系统功能紊乱；铅可影响肾小管上皮细胞线粒体的功能，抑制ATP酶等的活性，引起肾小管功能障碍甚至损伤。

**（四）临床表现**

儿童铅中毒常见的症状主要是神经系统和生长发育方面的表现，比如注意力不集中、多动、易冲动、爱发脾气、啃手指、学习成绩下降等，同时铅会干扰钙、锌、铁等元素的吸收，导致钙、锌、铁缺乏及贫血症状。严重时还会出现体格生长发育缓慢、免疫力低下、腹痛、腿痛等。更严重的会出现昏迷、惊厥等铅中毒脑病、肝肾损害等全身衰竭症状，甚至死亡。

## 二、营养代谢特点

铅在体内会干扰钙、锌、铁等元素的吸收，导致钙、锌、铁缺乏及贫血症状。

## 三、营养评价

营养治疗前应首先对患者进行营养评价，包括以下几项内容。

（1）膳食调查 调查患者患病前后的饮食情况，包括餐次、膳食种类、摄入量、烹调方法、饮食习惯等。

（2）人体测量 身高、体重、围度、握力。

（3）营养体格检查 皮肤、头发、指甲等变化。

（4）实验室检查 肝肾功能、血糖血脂、电解质、血尿常规、维生素、微量元素、前白蛋白、视黄醇结合蛋白、纤维连接蛋白、转铁蛋白、食物不耐受等。

（5）人体成分分析 测定细胞内、外水分，蛋白质、骨骼肌含量等。

## 四、医学营养治疗

### （一）治疗原则

**1. 能量及营养素的供给**

营养治疗的目的是通过对蛋白质、脂肪、矿物质、维生素等营养素摄入的调节达到驱铅的目的。首先要做到均衡饮食，不挑食、不偏食，适当增加蛋白质和维生素的摄入。多喝水，以促进铅的排泄。

**2. 食物选择**

（1）可选择食物 选择蛋白质和微量元素丰富的食物（比如牛奶、豆制品、鱼虾类、瘦肉、动物肝脏等）、新鲜蔬菜和水果、硬壳坚果类（核桃、花生、开心果等）及黑木耳等。但要注意的是，蔬菜、水果应洗干净，水果应削皮，因为残留农药中往往含有铅。

（2）禁忌食物 少吃肥肉、油炸和油腻食品，少吃松花蛋、爆米花、膨化食品。

**3. 烹调方法**

食物以汆、煮、炖、拌、卤等烹调方法制备为主。

**4. 餐次**

每日 5~6 餐。

### （二）治疗方案

**1. 肠外营养**

一般情况下患儿胃肠道消化吸收无障碍，很少需要采取肠外营养治疗。

**2. 肠内营养**

患儿能自主经口进食，但当摄入量不足 75% 时，可考虑给予口服营养补充剂（ONS），可选择儿童型肠内营养制剂。

**3. 膳食营养**

病例：患儿，男，7 岁，身高 135 cm，体重 30 kg，最近出现注意力不集中，化验微量元素提示铅中毒，无其他不适表现。

膳食医嘱：普通膳食

食谱举例

早餐：西红柿鸡蛋面汤（挂面 25 g，西红柿 50 g，鸡蛋 50 g），花卷（面粉 50 g）

加餐：猕猴桃 100 g

午餐：花卷（面粉 100 g），鸡肉芹菜（鸡胸肉 50 g，芹菜 150 g）

加餐：苹果 200 g

晚餐：米饭（大米 100 g），肉末豆腐黄瓜片（肉末 50 g，豆腐 25 g，黄瓜 200 g）

烹调用油：30 g；食盐：6 g

该食谱总能量：1743 kcal。其中蛋白质 65.3 g，供能占总能量 15%；脂肪 50 g，供能占总能量 26%；碳水化合物 257.9 g，供能占总能量 59%。

## 五、预防措施

由于铅对神经系统的损害和生长发育的影响是难以逆转的，因此对铅中毒的积极预防比治疗更重要。

（1）培养儿童养成勤洗手的良好习惯，特别注意在进食前一定要洗手。

（2）常给幼儿剪指甲，因为指甲缝是特别容易藏匿铅尘的部位。

（3）经常用湿拖布拖地板，用湿抹布擦桌面和窗台。食品和奶瓶的奶嘴上要加罩。

（4）经常清洗儿童的玩具和其他一些有可能被孩子放到口中的物品。

（5）位于交通繁忙的马路附近或铅作业工业区附近的家庭，应经常用湿布抹去儿童能接触到位置的灰尘。

（6）不要带小孩到汽车流量大的马路和铅作业工厂附近玩耍。

（7）直接从事铅作业劳动的工人下班前必须按规定洗澡、更衣后才能回家。

# 第六节　遗传性代谢病

## 一、概述

### （一）定义

遗传性代谢病（inborn errors of metabolism，IEM）是遗传性生化代谢缺陷的总称，是由于基因突变，引起蛋白质分子在结构和功能上发生改变，导致酶、受体、载体等的缺陷，使机体的生化反应和代谢出现异常，反应底物或者中间代谢产物在体内大量蓄积，引起一系列临床表现的一大类疾病。

遗传性代谢病种类繁多，目前已达数千种，常见有 400～500 种，单一病种患病率较低，但是总体发病率较高、危害严重，是临床的疑难杂症。患儿若得不到及时诊治，常可致残，甚至危及生命。可在婴幼儿期、儿童期、青少年期发病。

### （二）病因

由于基因突变，引起蛋白质分子在结构和功能上发生改变，导致酶、受体、载体等的缺陷，使机体的生化反应和代谢出现异常，反应底物或者中间代谢产物在体内大量蓄积。

### （三）发病机制

由于基因突变，导致蛋白酶功能降低。蛋白酶的生理功能是催化底物转变为产物，因此几乎所有因酶代谢缺陷所引起的病理改变都直接或间接地与底物的堆积、产物的缺乏有关。在病理情况下堆积的底物常常循旁路代谢途径产生大量旁路代谢产物，也可造成病理性损害。

### （四）临床表现

有急性危象期、缓解期和缓慢进展期。急性症状和检验异常包括急性代谢性脑病、高氨血症、代谢性酸中毒、低血糖等，随年龄不同有差异，全身各器官均可受累，以神经系统和消化系统的表现较为突出，有些有容貌异常、毛发和皮肤色素改变。部分遗传性代谢病在婴儿早期即可有临床表现，如喂养困难、食欲差、呕吐、体重不增、嗜睡、惊厥、昏迷、呼吸困难、酸中毒、过度换气、肌张力异常、肝大、皮肤病变、毛发异常、特殊尿汗味、黄疸、脱水、电解质异常等。

## 二、营养评价

营养治疗前应首先对患者进行营养评价，包括以下几项内容。

（1）膳食调查　调查患者患病前后的饮食情况，包括餐次、膳食种类、摄入量、烹调方法、饮食习惯等。

（2）人体测量　身高、体重、围度、握力。

（3）营养体格检查　皮肤、头发、指甲等变化，有无腹水或水肿。

（4）实验室检查　肝肾功能、血糖血脂、电解质、血尿常规、维生素、微量元素、前白蛋白、视黄醇结合蛋白、纤维连接蛋白、转铁蛋白、食物不耐受等。

## 三、医疗营养治疗

### （一）治疗原则

#### 1. 能量及营养素供给

通过医学营养治疗维持患儿体内物质代谢平衡，提供适宜的营养治疗，预防、纠正代谢紊乱，避免代谢危象的发作，减少脑损伤及其他器官损害，保证体格生长、智力发育。常需要改变饮食结构，在提供营养的同时，限制或补充一种或多种营养素或食物成分，限制或补充的成分对每种疾病都是特异的。主要包括四个方面。

（1）控制底物蓄积　氨基酸、有机酸、糖类代谢病、高脂血症等。

（2）控制内生毒性物质的产生　急性期减少体内蛋白分解，停止经口喂养，输10%葡萄糖，如氨基酸代谢病、尿素循环障碍。恢复期避免饥饿引起蛋白质分解，促进蛋白质合成，避免高脂肪负荷及饥饿消耗脂肪，如脂肪酸氧化障碍的治疗。

（3）加快底物、毒素物质排除　如应用甜菜碱治疗同型半胱氨酸尿症，肉碱或甘氨酸治疗有机酸血症，肝豆状核变性的驱铜治疗等。

（4）替代治疗纠正产物不足　提供辅酶，控制内生毒性物质的产生，如应用大剂量维生素 $B_1$、维生素 $B_2$、维生素 $B_6$、维生素 $B_{12}$、叶酸、维生素 C、维生素 K、维生素 D，生物素，辅酶 Q10，烟酸胺等治疗相应的遗传性代谢病；精氨酸治疗精氨酰琥珀酸血症，鸟氨酸治疗高血氨症；皮质激素治疗先天性肾上腺皮质增生症等。

## 苯丙酮尿症

## 一、概述

### （一）定义

苯丙酮尿症（phenylketonuria，PKU）是一种常染色体遗传性疾病，是先天性氨基酸代谢障碍中较为常见的一种，因患儿尿液中排出大量苯丙酮酸而得名。由于染色体基因突变导致肝脏中苯丙氨酸羟化酶（PAH）缺陷，从而引起 PAH 活性降低或丧失，苯丙氨酸转化为酪氨酸和正常代谢产物减少，苯丙氨酸进入旁路代谢，产生大量的苯丙酮酸、苯乳酸及苯乙酸等旁路产物，由尿和汗排出，产生苯丙酮尿，使患儿尿液具有特殊的鼠尿臭味。高浓度的苯丙氨酸及其代谢产物在血液中蓄积，使脑组织受到不可逆的损害，从而影响智力发育。

### （二）病因

由于染色体基因突变导致肝脏中苯丙氨酸羟化酶（PAH）缺陷。

### （三）发病机制

苯丙氨酸羟化酶缺乏，导致底物苯丙氨酸增高，代谢旁路加强，代谢产物苯乙酸、苯乳酸增高，这些物质能造成神经系统的损害。

### （四）临床表现

患儿出生时正常，通常在 3~6 个月时开始出现症状，1 岁时症状明显。

**1. 经典型 PKU（classical PKU）**

95% 患儿为此型。典型的临床表现有程度不等的智能低下，60% 属重度低下（IQ 低于50），约 1/4 患儿有癫痫发作。患者头发、皮肤颜色浅淡，尿液、汗液中散发出鼠臭味，伴有精神行为异常。

**2. 中度型 PKU（moderate PKU）**

临床表现相对较轻，患儿对治疗反应较好，血苯丙氨酸浓度较经典型患者易控制。

**3. 轻型 PKU（mild PKU）**

临床表现较轻或者无症状，见于极少数新生儿或早产儿。或者 PAH 残余酶活性较高者，不造成明显的神经系统伤害。

**4. 四氢生物蝶呤（BH4）缺乏症**

患儿除了有典型 PKU 表现外，神经系统表现较为突出，如躯干肌张力下降、四肢肌张力增高、不自主运动、震颤、阵发性角弓反张、顽固性惊厥发作等。1%~3% 患儿于 1 岁时发生严重的脑损害。

## 二、营养代谢特点

苯丙氨酸是一种人体必需氨基酸（EAA）。苯丙氨酸被人体吸收后，一部分被利用合成蛋白质，另一部分则通过酪氨酸途径降解，此过程需要 PAH 及其辅酶四氢生物蝶呤，当此二者中任何一种缺乏时都会使代谢反应不能正常进行，造成苯丙氨酸及其中间代谢产物苯丙酮酸在体内积累，从而引起中枢神经系统的不可逆损伤，最终导致严重的智能障碍。

## 三、医学营养治疗

### （一）治疗原则

确诊后应立即治疗。开始治疗的年龄越小，预后越好。

**1. 能量及营养素供给**

（1）患儿主要采用低苯丙氨酸配方奶治疗，待血苯丙氨酸浓度降至理想浓度时，可逐渐少量添加天然食物。

按年龄及体重计算每日苯丙氨酸需要量、蛋白质、能量（表24-4）。

表 24-4 各年龄组能量、蛋白质和苯丙氨酸需要量

| 年龄（岁） | 苯丙氨酸 mg/(kg·d) | 蛋白质 g/(kg·d) | 能量 kcal/d | |
|---|---|---|---|---|
| 0~3 个月 | 50~35 | 3.0~1.5 | 95 kcal/(kg·d) | |
| 4~6 个月 | 40~30 | 3.0~1.5 | 95 kcal/(kg·d) | |
| 7~9 个月 | 30~28 | 3.0~1.5 | 95 kcal/(kg·d) | |
| 10~12 个月 | 28~25 | 3.0~1.5 | 1050（女） | 1100（男） |
| ~2 岁 | 25~20 | 2.5~2.0 | 1150（女） | 1200（男） |
| ~3 岁 | 20~18 | 2.5~2.0 | 1300（女） | 1350（男） |
| ~5 岁 | 16~15 | 1.8~1.5 | 1500（女） | 1600（男） |
| ~8 岁 | 15~13 | 1.6~1.4 | 1800（女） | 1900（男） |
| ~11 岁 | 13 | 1.7~1.5 | 2200（女） | 2400（男） |
| ~14 岁 | 12 | 1.3（女） | 2300（女） | 2600（男） |
| | 11 | 1.6（男） | | |

不同年龄治疗特点如下。

哺乳期：患儿用无苯丙氨酸配方奶粉配以母乳喂养。将每日所需奶粉量分成若干次，每次先喂配好浓度的无苯丙氨酸治疗奶粉，然后喂以母乳，以便控制母乳的摄入量并维持苯丙氨酸血浓度的稳定。无母乳的患儿给予无苯丙氨酸奶粉，再辅以天然奶类。

断奶期：患儿可适当延长喂母乳的时间，但辅食添加、方法和正常婴儿相同。

幼儿及学龄前期：进入幼儿园，要保证充足的蛋白质供给，可在1岁后添加无苯丙氨酸的蛋白粉。较大患儿多添加蔬菜、水果并配以低苯丙氨酸的淀粉制作各种食物。

学龄期：这时无苯丙氨酸蛋白粉应是患儿蛋白质的主要来源，告诉孩子饮食治疗的必要性和重要性。让孩子自己开始管理饮食。

（2）由于各年龄段患儿苯丙氨酸蛋白质、能量、需要量和耐受量的不同，应根据每个患儿的年龄、体重、血苯丙氨酸浓度制订和调整食谱，使血苯丙氨酸浓度控制在适当的水平（表24-5）。一般一岁以下患儿每个月调整一次食谱，一岁以上的可两个月调整一次，学龄儿童可以3~4个月调整一次。饮食控制至少需持续到青春期以后。终生治疗对患者更有益。

表 24-5 不同年龄血苯丙氨酸理想控制范围

| 年龄 | 血苯丙氨酸浓度 μmol/L（mg/dl） |
|---|---|
| 0~3 岁 | 120~240（2.0~4.0） |
| 3~9 岁 | 180~360（3.0~6.0） |
| 9~12 岁 | 180~480（3.0~8.0） |
| 12~16 岁 | 180~600（3.0~10.0） |
| >16 岁 | 180~900（3.0~15.0） |

**2. 食物选择**

可选择食物：无苯丙氨酸的奶粉、米、面粉、挂面；去除面筋的淀粉、藕粉、土豆粉、

粉条、粉皮等；根据病情适当增加新鲜蔬菜和水果的摄入，如红薯、胡萝卜、山药等代替主食充饥；必要时口服补充复合维生素 B、维生素 C、维生素 E、叶酸及鱼肝油、钙片等。

**3. 烹调方法**

食物以汆、煮、炖、拌、卤等烹调方法制备为主。

**4. 餐次**

每日 5~6 餐。

### （二）治疗方案

**1. 肠外营养**

一般情况下患儿胃肠道消化吸收无障碍，很少需要采取肠外营养治疗。

**2. 肠内营养**

患儿能自主经口进食，但当摄入量不足 75％ 时，可考虑给予口服营养补充剂（ONS），可选择儿童型肠内营养制剂。

**3. 膳食营养**

病例：女童，3 岁，体重 13 kg。

膳食医嘱：低苯丙氨酸膳食

食谱举例

每日需要：蛋白质 13×2＝26 g

苯丙氨酸 13×20＝260 mg

能量 1300 kcal

早餐：无苯丙氨酸治疗奶 100 g（无苯丙氨酸治疗奶粉 20 g），无苯丙氨酸饼干 40 g

加餐：冲藕粉奶 150 ml（藕粉 30 g，无苯丙氨酸奶粉 20 g，草莓 50 g，火龙果片 50 g

午餐：肉末炒胡萝卜（猪肉 10 g，胡萝卜 50 g），米饭（无苯丙氨酸大米 50 g）

加餐：无苯丙氨酸治疗奶冲米粉 100 ml（无苯丙氨酸治疗奶粉 20 g，无苯丙氨酸米粉 10 g），苹果 50 g，香蕉 50 g

晚餐：肉末西红柿菠菜叶挂面汤（猪肉 10 g，西红柿 30 g，菠菜叶 30 g，无苯丙氨酸挂面 20 g）

加餐：无苯丙氨酸治疗奶冲米粉 100 ml（无苯丙氨酸治疗奶粉 20 g，无苯丙氨酸米粉 10 g）

烹调用油：15 g；食盐：3 g

该食谱总能量：1326 kcal。其中蛋白质 36.1 g，供能占总能量 11％；脂肪 45.1 g，供能占总能量 31％；碳水化合物 193.9 g，供能占总能量 58％；苯丙氨酸 255.7 mg。

## 糖原贮积症

### 一、概述

### （一）定义

糖原贮积症（glycogen storage disease，GSD）是一组由于先天性酶缺陷所造成的糖原代谢障碍性疾病。这类疾病的共同生化特征是糖原代谢异常，多数疾病可见到糖原在肝脏、肌肉、肾脏等组织中储积量增加。糖原贮积病至少有 12 种类型，根据临床表现和受累器官分为肝糖原和肌糖原贮积病。肝糖原贮积病主要有Ⅰ、Ⅲ、Ⅳ、Ⅵ、Ⅸ型、Fanconi – Bickel综合征（Ⅺ型）和O型。本节主要介绍糖原贮积症Ⅰa型

### （二）病因及发病机制

糖原贮积症Ⅰa型是由于肝脏内缺乏葡萄糖–6–磷酸酶而造成的。葡萄糖–6–磷酸酶是分解糖原所必需的酶之一。当这种酶缺陷时，贮存于肝脏中的糖原不能被分解成葡萄糖，使糖原大量存积在肝脏内。

### （三）临床表现

临床表现轻重不一，多表现为婴儿期肝肿大、生长落后、身材矮小、鼻出血、大便次数多，少数可出现低血糖惊厥。智力发育多正常。重者可表现为新生儿低血糖和乳酸酸中毒；患儿多有娃娃脸表现，四肢相对瘦弱，特异性生化改变有低血糖、乳酸酸中毒、高尿酸和高血脂及肝酶升高。

## 二、营养代谢特点

人体不能充分利用葡萄糖燃烧产生能量时，会从其他途径来产生葡萄糖，从而产生过多的脂肪、乳酸及尿酸，造成血脂及肝酶增高、酸中毒、血尿酸增高。由于高乳酸血症，患儿可出现骨质疏松。

## 三、医学营养治疗

### （一）治疗原则

**1. 能量及营养素供给**

饮食治疗是重要手段，需采用适宜碳水化合物、蛋白质、脂肪的饮食，维持血糖正常，抑制低血糖所继发的各种代谢紊乱，延缓并发症的出现。终身坚持膳食营养治疗，防止出现低血糖，及时治疗，可不影响生长发育。并在治疗中注意补充各种微量元素和维生素。

**2. 食物选择**

（1）可选择食物　各种谷类、瘦肉类、蛋类、蔬菜类均可食用，乳类根据病情掌握。

（2）禁忌食物　浓缩甜食如白糖、红糖等精制糖类、糖果、甜点心、蜂蜜、果汁等。

**3. 烹调方法**

食物以汆、煮、炖、拌、卤等烹调方法制备为主。

**4. 餐次**

每日5~6餐。

### （二）治疗方案

**1. 婴儿**

日间少量多次哺乳（母乳或以葡萄糖、葡萄糖多聚体作为唯一糖类来源的配方奶），夜间以胃管持续滴入葡萄糖 $10\,mg/(kg \cdot min)$ 维持，以维持血糖 4~5 mmol/L 为宜。

**2. 幼儿**

1岁以后胰淀粉酶活性成熟，可从小剂量开始服用生玉米淀粉，每次 1.6 g/kg，4个小时一次。随年龄增长，渐增每次 1.75~2.5 g/kg，6小时一次，放在三次主餐之间及夜间各

加服适量生玉米淀粉（用凉开水冲服，水：淀粉＝2:1），不宜加糖，可与牛奶、酸奶等混合。要根据患儿发生低血糖的时间调整。一般一昼夜喂食四或五次。避免血糖急剧下降，特别要注意在夜间熟睡时出现血糖下降。注意补充微量元素和矿物质。

**3. 儿童**

大于3岁的儿童在临床症状及生化指标监测下，调整膳食方案。可考虑在三次正餐之间适量冲服玉米淀粉，每日3~4次，以防止低血糖的发生。

膳食营养：总能量与正常儿童接近，应以糖类为主（占每日总能量的60%~65%）的低脂膳食；限制半乳糖、果糖和蔗糖摄入，碳水化合物以多糖类为主，蛋白质食物供给充足，如肉、蛋。保证每日进食牛奶不超过500ml，并进食一定数量的水果。注意补充钙（0.5~1g/d）和维生素D（400~800U/d）以预防/治疗骨质疏松；由于摄入生玉米淀粉干扰铁吸收，适当补充铁剂有助于维持血红蛋白水平，控制剧烈活动，以免加重低血糖症状，使各种营养素含量适合儿童生长发育的需要。

病例：患儿，男，5岁，身高110cm，体重15kg，诊断为糖原贮积症。

膳食医嘱：普通膳食

食谱举例

早餐：西红柿鸡蛋挂面汤（西红柿50g，挂面25g，鸡蛋50g），馒头（标准粉50g）

加餐：豆浆冲玉米淀粉（豆浆100ml，生玉米淀粉15g）

午餐：杂粮小馒头（玉米面25g，小米面25g，标准粉25g），虾仁豆腐（虾仁25g，豆腐25g，生菜150g），绿豆小米粥（小米25g，绿豆10g）

加餐：牛奶冲玉米淀粉（牛奶100g，生玉米淀粉15g）

晚餐：燕麦大米饭（燕麦25g，大米50g），南瓜粥（南瓜25g），木须肉（猪肉50g，黄瓜200g，木耳25g）

加餐：牛奶冲玉米淀粉（牛奶100g，生玉米淀粉15g）

烹调用油：15g；食盐：6g

该食谱总能量：1614kcal。其中蛋白质63.6g，供能占总能量16%；脂肪39.2g，供能占总能量22%；碳水化合物251.7g，供能占总能量62%。

# 肝豆状核变性

## 一、概述

### （一）定义

肝豆状核变性（hepatolenticular degeneration，HLD），又称Wilson病（简称WD），是一种常染色体隐性遗传性疾病。因P型ATP7B基因异常，导致铜在体内贮积。发病率约为1:30000，我国南方沿海地区的发病数相对较内陆地区多。根据肝脏和神经系统症状、体征和实验室检查结果，特别是角膜K-F环阳性，血清铜蓝蛋白低于200mg/L，铜氧化酶吸光度低于0.17可确诊。

### （二）病因

该患者的肠道对铜的吸收超过正常，但肝脏合成的铜蓝蛋白又远低于正常，血清中呈直接反应的铜相对增高，由于后者与白蛋白的结合疏松，过多的铜盐沉积于肝、脑、肾和角膜，致使它们的功能异常。

### （三）发病机制

肝脏是铜代谢的主要场所，肝铜以金属硫蛋白–铜形式存在，广泛存在于肝细胞的高尔基体、粗面内质网、微体等细胞器中，在膜蛋白 ATP7B 酶的主动作用下，将铜离子递交给铜蓝蛋白并能使多余的铜经胆汁排泄，是体内铜代谢的主要途径，WD 患者经胆汁的排泄铜仅为正常人的 20% ~ 40%，甚至更低。缺乏 ATP7B 酶可引起体内铜排泄障碍，造成铜在体内积蓄而产生铜中毒的症状。

### （四）临床表现

临床上以肝硬化、眼角膜 K–F 环和锥体外系症状及体征三大表现为特征。从出生开始到发病前为无症状期，随着体内铜沉积量的增加，逐渐出现器官受损症状，发病年龄以 7 ~ 12 岁最多见。以肝脏损害最常见，可有肝硬化、慢性活动性肝炎、急性或亚急性肝炎和暴发性肝炎等，严重者出现肝、脾质地坚硬，腹水，食管静脉曲张，脾功能亢进，出血倾向和肝功能不全的表现。神经系统的症状也较为常见，较多在 10 岁以后出现程度不等的锥体外系症状，如腱反射亢进、病理反射等，有肌张力改变、精细动作困难、肢体震颤、面无表情、构音和书写困难等。伴发症状可有溶血性贫血、血尿或蛋白尿、精神心理异常等。晚期患者在眼角膜出现 K–F 环。

## 二、营养代谢特点

正常人每日从饮食中摄入的铜为 2.5 ~ 5.0 mg，主要在体内经胃和小肠上部吸收，其吸收率为 40%，吸收后的铜被送至肝脏和骨骼等脏器与组织，用以合成铜兰蛋白和其他含铜酶。铜兰蛋白参与铁的吸收、转运和贮存，含铜酶如多巴胺羟化酶、酪氨酸酶等参与神经系统正常功能。缺乏 ATP7B 酶可引起体内铜排泄障碍，铜蓝蛋白合成不足及胆道排铜障碍，造成铜在体内积蓄而产生铜中毒的症状。

## 三、医学营养治疗

### （一）治疗原则

营养治疗的目的是尽可能排出体内过多的铜和阻止食物中的铜吸收入血。

**1. 能量及营养素供给**

供给充足的能量及蛋白质，并需补充含维生素 $B_6$、锌、钙、铁和维生素 D 丰富的食物，保持理想体重，避免过高能量的摄入。对于低铜膳食中铜的含量目前尚无统一标准，一般认为每日不应超过 2.0 mg，儿童患者应控制在 0.1 mg/kg 以下。膳食控制是 HLD 治疗中很重要的环节，特别在治疗初期及针对重症病例，严格的膳食控制尤为重要。目前主张患者应在平衡膳食的基础上，避免食用含铜高的食物，如肝、贝壳、干豆、坚果、蘑菇等。

**2. 食物选择**

食物中含铜量：粗粮 > 细粮、肝脏 > 肌肉、瘦肉 > 肥肉、蛋黄 > 蛋白（表 24 – 6，表 24 – 7）。

表 24 – 6 可用与免用食物

| 食物种类 | 可用食物 | 免用食物 |
| --- | --- | --- |
| 谷类 | 细粮 | 粗粮 |
| 乳类 | 可食 | |
| 蛋类 | 适量、不宜过多 | 少用蛋黄 |
| 瘦肉类（包括鸡鱼） | 适量、不宜过多 | |
| 肝、脑、肾 | | 免用 |
| 虾、蟹、贝壳类 | | 免用 |
| 菜、果 | 限量食用 | 少用含铜高的 |
| 干豆、坚果类 | | 免用 |
| 其他 | | 免用干蘑、可可、巧克力 |

表 24 – 7 部分食物中铜的含量（mg/100 g）

| 种类 | 含量 | 种类 | 含量 | 种类 | 含量 | 种类 | 含量 |
| --- | --- | --- | --- | --- | --- | --- | --- |
| 谷类 | | 奶蛋类 | | 果蔬类 | | 水产、贝壳类 | |
| 精白米 | 0.19 | 牛奶 | 0.02 | 香蕉 | 0.14 | 草鱼 | 0.05 |
| 糙白米 | 0.28 | 奶粉 | 0.12 | 西瓜 | 0.04 | 带鱼 | 0.08 |
| 精白面粉 | 0.26 | 酸奶 | 0.03 | 苹果 | 0.06 | 鲫鱼 | 0.08 |
| 标准面粉 | 0.42 | 鸡蛋 | 0.06 | 梨 | 0.06 | 鲢鱼 | 0.06 |
| 挂面 | 0.40 | 蛋白 | 0.05 | 柑 | 0.04 | 鲤鱼 | 0.06 |
| 燕麦片 | 0.45 | 蛋黄 | 0.28 | 橘子 | 0.10 | 对虾 | 0.34 |
| 白玉米面 | 0.23 | 松花蛋 | 0.12 | 西红柿 | 0.06 | 河虾 | 0.64 |
| 豆类 | | 鸭蛋 | 0.11 | 茄子 | 0.10 | 生蚝 | 11.50 |
| 黄豆 | 1.35 | 肉类 | | 圆白菜 | 0.04 | 墨鱼干 | 4.20 |
| 南豆腐 | 0.14 | 猪肉（肥瘦）| 0.06 | 油菜 | 0.06 | 菌藻类 | |
| 北豆腐 | 0.22 | 猪肉（瘦）| 0.11 | 黄瓜 | 0.05 | 口蘑 | 2.61 |
| 豆浆 | 0.07 | 猪血 | 0.10 | 冬瓜 | 0.07 | 其他 | |
| 豆腐丝 | 0.26 | 猪肝 | 0.65 | 莴笋 | 0.07 | 可可粉 | 1.05 |
| 坚果类 | | 牛肉（肥瘦）| 0.13 | 韭菜 | 0.08 | 茶水 | 0.01 |
| 核桃（干）| 1.17 | 牛肉（瘦）| 0.16 | 菜花 | 0.05 | | |
| 炒葵花子 | 1.95 | 羊肉（瘦）| 0.12 | 大白菜 | 0.04 | | |
| 榛子（干）| 3.03 | 鸡 | 0.07 | 土豆 | 0.12 | | |
| | | 鸭 | 0.21 | 白萝卜 | 0.03 | | |
| | | | | 胡萝卜 | 0.03 | | |

### 3. 烹调方法

不用铜制器皿烹调食物和烧煮饮用水。

### 4. 餐次

每日 5 ~ 6 餐。

## （二）治疗方案

### 1. 肠外营养

一般情况下患儿胃肠道消化吸收无障碍，很少需要采取肠外营养治疗。

**2. 肠内营养**

患儿能自主经口进食，但当摄入量不足75%时，可考虑给予口服营养补充剂（ONS），可选择儿童型肠内营养制剂。

**3. 膳食营养**

按照上述营养治疗原则，科学合理搭配和选择食物。

病例：男童10岁，身高150cm，体重40kg。

膳食医嘱：普通膳食

食谱举例

早餐：花卷（标准粉50g），冬瓜丝面汤甩蛋（冬瓜50g，挂面25，鸡蛋50g）

加餐：西瓜200g

午餐：馒头（标准粉75g），白米粥（大米25g），肉片熬茄子（猪里脊肉片50g，茄子200g）

加餐：苹果200g

晚餐：米饭（大米100g），鸡肉西红柿土豆片（鸡胸肉50g，西红柿50g，土豆200g）

睡前：牛奶200ml

烹调用油：28g；食盐：6g

该食谱总能量：1875kcal。其中蛋白质71.1g，供能占总能量15%；脂肪51.8g，供能占总能量25%；碳水化合物281.3g，供能占总能量60%。

# 半乳糖血症

## 一、概述

半乳糖血症（galactosemia）系常染色体隐性遗传性疾病，是由于半乳糖酶−1−磷酸尿苷转移酶等的缺陷而导致半乳糖代谢障碍，半乳糖及其代谢产物在血中和组织中堆积而引起的一种代谢功能紊乱的综合征。早期诊断治疗对减少患儿的伤残率、促进儿童的生长发育非常重要。

### （一）病因

是由于半乳糖酶−1−磷酸尿苷转移酶等的缺陷而导致半乳糖代谢障碍。

### （二）临床表现

黄疸、肝大、呕吐、低血糖、惊厥、萎靡不振、易激惹、喂养困难、体重增加缓慢、氨基酸尿症、白内障、玻璃体出血、肝硬化、腹水、脾大、智力低下。半乳糖血症患者易伴发埃希大肠埃希菌败血症；一般在诊断出半乳糖血症之前已有败血症症状。如果没在出生时得到确诊，肝损害（肝硬化）、脑损害（智力低下）会逐渐严重，且不可逆转。

## 二、营养代谢特点

半乳糖主要来自奶类所含的乳糖。哺乳婴儿所需能量的20%由乳类中的乳糖提供。正常情况下，乳糖进入肠道后即被水解成半乳糖和葡萄糖经肠黏膜吸收。半乳糖被吸收后在肝细胞内先后经半乳糖激酶（GALK）、半乳糖−1−磷酸尿苷转移酶（GALT）和尿苷二磷酸半乳糖-4'-差向酶（GALE）的作用下，最终生成1-磷酸葡萄糖进入葡萄糖代谢途径。人体肝脏将半乳糖转化为葡萄糖的能力很强，摄入血中的半乳糖在半小时内即有50%被转化。半乳糖代谢中三种相关酶中的任何一种酶先天性缺陷均可致半乳糖血症。

## 三、医学营养治疗

### （一）治疗原则

**1. 能量及营养素供给**

尽可能减少患儿体内的半乳糖，无乳类饮食治疗是半乳糖血症的患儿最重要的治疗措施，从而避免损害孩子的身体及智力。一旦确诊，应立即采取饮食控制。需终身进行饮食控制。

**2. 食物选择**

对6个月以上的患儿应予添加适量的优质蛋白质如鸡蛋、肉松或鱼肉等，并适当添加果汁、蔬菜汁以补充维生素及无机盐类。可以选用专为半乳糖血症婴儿设计的配方奶粉。禁食含有乳糖成分的食物，如乳类（人乳、牛乳、羊乳）及乳制品，需食用代乳品，如改用豆浆、米粉、面粉、藕粉、葡萄糖或蔗糖、植物油等，并辅以供给维生素、矿物质等。豆浆中虽含有蜜三糖（raffinose）和水苏糖（stachyose），可产生半乳糖，但由于不能被人体肠道吸收，故无碍于治疗。通常在限制乳类3~4日后即可见临床症状改善。

**3. 烹调方法**

食物以汆、煮、炖、拌、卤等烹调方法制备为主。

**4. 餐次**

每日5~6餐。

**5. 其他**

需要注意的是，目前市面上所售的去乳糖配方奶粉中仍含有一定量的乳糖，所以它只适用于乳糖不耐受的患者，而不适用于患半乳糖血症的患儿。

### （二）治疗方案

**1. 肠外营养**

一般情况下患儿胃肠道消化吸收无障碍，很少需要采取肠外营养治疗。

**2. 肠内营养**

患儿能自主经口进食，但当摄入量不足75%时，可考虑给予口服营养补充剂（ONS），可选择儿童型肠内营养制剂。

**3. 膳食营养**

一般可通过膳食营养调整达到治疗目的。

病例：男童9岁，身高140 cm，体重25 kg，患半乳糖血症，智力低于同龄儿童。

膳食医嘱：普通膳食

食谱举例

早餐：西红柿鸡蛋面汤（挂面20 g，西红柿50 g，鸡蛋50 g），馒头（标准粉50 g），拌海带丝30 g

午餐：花卷（标准粉100 g），小米粥（小米25 g），鸡蛋炒菠菜（菠菜250 g，鸡蛋50 g）

加餐：苹果 200 g

晚餐：米饭（米 100 g），肉末豆腐黄瓜片（猪瘦肉 40 g，豆腐 25 g，黄瓜 200 g）

烹调用油：30 g；食盐：6 g

该食谱总能量：1786 kcal。其中蛋白质 67.1 g，供能占总能量 15%；脂肪 49.1 g，供能占总能量 25%；碳水化合物 268.7 g，供能占总能量 60%。

# 第七节　儿童糖尿病

## 一、概述

### （一）定义

糖尿病（diabetes mellitus，DM）是由于胰岛素分泌绝对缺乏或相对不足所致的糖、脂肪、蛋白质代谢紊乱症，分为原发性和继发性两类。根据不同的病因，儿童糖尿病分为以下三类。

1 型糖尿病：由于胰岛 B 细胞破坏，胰岛素分泌绝对不足所造成，必须使用胰岛素治疗，故又称胰岛素依赖型糖尿病（insulin dependant diabetes mellitus，IDDM）。

2 型糖尿病：由于胰岛 B 细胞分泌胰岛素不足或靶细胞对胰岛素不敏感（胰岛素抵抗）所致，亦称非胰岛素依赖性糖尿病（noninsulin – dependant diabetes mellitus，NIDDM）。

青年成熟期发病型糖尿病（maturity – onset diabetes of youth，MODY）：是一种罕见的遗传性 B 细胞功能缺陷症，属常染色体显性遗传。大多由一些遗传综合征（如 21 – 三体、Turner 综合征和 Kliefelter 综合征等）和内分泌疾病（如 Cushing 综合征、甲状腺功能亢进症等）所引起。

98% 的儿童糖尿病为 1 型糖尿病，2 型糖尿病甚少，但随儿童肥胖症的增多而有增加趋势。4~6 岁和 10~14 岁为 1 型糖尿病的高发年龄，1 岁以下儿童较少见。本节主要叙述 1 型糖尿病。

### （二）病因

1 型糖尿病患者起病较急，其病因有遗传易感性、环境因素、自身免疫等因素。

### （三）发病机制

1 型糖尿病的确切发病机制尚未完全阐明。目前认为，是在遗传易感基因的基础上，由外界环境因素的作用引起的自身免疫反应，导致了胰岛 B 细胞的损伤和破坏，当胰岛素分泌减少至正常的 10% 时，即出现临床症状。遗传、免疫、环境等因素在 1 型糖尿病的发病过程中起着重要的作用。

### （四）临床表现

其典型症状为多饮、多尿、多食和体重下降（即"三多一少"）。但婴儿多饮、多尿不易被发觉，很快即可发生脱水和酮症酸中毒。儿童因为夜尿增多可发生遗尿，年长儿还可出现消瘦、精神不振、倦怠乏力等体质显著下降症状。约 40% 糖尿病患儿在就诊时即处于酮症酸中毒状态，这类患儿常因急性感染、过食、诊断延误、突然中断胰岛素治疗等因素诱发，多表现为起病急、进食减少、恶心、呕吐、腹痛、关节或肌肉疼痛、皮肤黏膜干燥、呼吸深长、呼气中带有酮味、脉搏细速、血压下降、体温不升，甚至嗜睡、淡漠、昏迷，常被误诊为肺炎、败血症、急腹症或脑膜炎等。少数患儿起病缓慢，以精神呆滞、软弱、体重下降为主。

1 型糖尿病最常见的急性并发症为糖尿病酮症酸中毒（diabets ketoacidosis，DKA）、低血糖，前者为胰岛素不足，后者为胰岛素过量。还有随时可发生的各种感染，包括呼吸道、泌尿系及皮肤等急慢性感染。病程较久，对糖尿病控制不良时可发生生长落后、智能发育迟缓、肝肿大，称为 Mauriac 综合征。晚期可出现蛋白尿、高血压等糖尿病肾病表现，最后致肾衰竭。还可出现白内障、视网膜病变、视力障碍，甚至双目失明。

## 二、营养代谢特点

胰岛素缺乏情况下总的代谢改变是糖、脂肪、蛋白质合成下降而分解代谢增加。葡萄糖供给不足时，机体必然动员脂肪代谢供给能量，容易发生酮症酸中毒，糖原分解及糖异生作用增加，容易出现反应性高血糖；摄入的蛋白质不足以弥补消耗时，就会出现负氮平衡，若长期未予纠正，青少年糖尿病患者可有生长发育不良；当机体脂肪合成减少，分解加速，出现脂质代谢紊乱，从而引起血脂增高，甚至导致大血管和小血管动脉硬化；由于糖尿病患者需限制主食和水果的摄入量，往往造成维生素的来源不足，尤其容易出现因缺乏维生素 $B_1$ 而引起的手足麻木和多发性神经炎等。

## 三、营养评价

营养治疗前应首先对患者进行营养评价，包括以下几项内容。

（1）膳食调查　调查患者患病前后的饮食情况，包括餐次、膳食种类、摄入量、烹调方法、饮食习惯等。

（2）人体测量　身高、体重、围度、握力。

（3）营养体格检查　皮肤、头发、指甲等变化，有无腹水或水肿。

（4）实验室检查　肝肾功能、血糖血脂、电解质、血尿常规、维生素、微量元素、前白蛋白、视黄醇结合蛋白、纤维连接蛋白、转铁蛋白、24 小时尿氮等。

（5）人体成分分析　测定细胞内、外水分，蛋白质、骨骼肌含量等。

（6）代谢率检测　通过间接能量消耗测定系统检测静息能量消耗及呼吸商，结合尿氮排出，分析蛋白质、脂肪、碳水化合物氧化率。

（7）糖尿病酮症酸中毒　必须针对高血糖、脱水、酸中毒、电解质紊乱和可能并存的感染等情况制订综合治疗方案，密切观察病情变化、血气分析和血、尿液中糖和酮体的变化。

## 四、医学营养治疗

### （一）治疗原则

儿童糖尿病的饮食管理目的是维持正常血糖和保持理想体重，避免超重和肥胖，保证正常生长发育。

**1. 能量及营养素供给**

（1）每日能量需要量　每日所需能量（千卡）= 1000 + [年龄 × (80 ~ 100)]，对年幼儿宜稍偏高，而年龄大的患儿宜偏低。还可采用：每日所需能量（千卡）=1000+（年龄-1）×100，还需考虑体重、食欲及运动量。全日能量分配为早餐1/5，中餐和晚餐分别为2/5。

（2）三大供能营养素比例 蛋白质15%~20%，应供给充足，年龄越小相对需要量越多。儿童每日提供2~3g/kg体重，而青春期青少年每日应提供1.2~1.5g/kg体重，优质蛋白质占总蛋白质的比例应达到50%以上。碳水化合物占总能量55%~60%，以多糖类淀粉为主，适当摄入粗粮（如糙米、玉米等），一般占总主食量的30%左右，蔬菜选择含糖较少者。脂肪占总能量25%~30%，其中，饱和脂肪酸的产热比例不宜高于10%，多不饱和脂肪酸的供热比例为10%，而单不饱和脂肪酸的供热比例应达到10%~15%。每日进食应定时定量。

**2. 食物选择**

同成人糖尿病。

**3. 烹调方法**

食物以氽、煮、炖、拌、卤等烹调方法制备为主。

**4. 餐次**

每日5~6餐。

**5. 其他**

由于儿童糖尿病多数为胰岛素依赖型，需将胰岛素处方与患者的饮食与活动结合起来。

**（二）治疗方案**

**1. 肠外营养和肠内营养**

患者能经口进食，一般不需要肠外或管饲肠内营养治疗。

**2. 膳食营养**

按照上述治疗原则通过膳食营养调整达到治疗目的。

病例：患儿，男，9岁，身高130cm，体重28kg，确诊1型糖尿病3年。采用胰岛素加饮食治疗，未出现明显并发症。

膳食医嘱：糖尿病膳食

食谱举例

早餐：牛奶200g，咸面包（标准粉50g），蒸蛋羹（鸡蛋50g）

午餐：大米红豆饭（大米75g，红小豆25g），肉片炒丝瓜（丝瓜125g，瘦猪肉25g），
　　　香干芹菜（芹菜100g，豆腐干25g）

晚餐：二合面馒头（标准粉50g，荞麦面25g），虾仁黄瓜片（黄瓜125g，虾仁50g），
　　　菠菜鸡蛋汤（菠菜125g，鸡蛋25g）

全日烹调用油：28g；食盐：6g

全日总能量：1710kcal。其中蛋白质68.3g，供能占总能量16%；脂肪51.3g，供能占总能量27%；碳水化合物244.0g，供能占总能量57%。

（田曦　杨军红　陈亚军　陈颖新）

# 第二十五章　妇　产　科

妇科疾病是发生在非孕期女性生殖系统的疾病统称，若不能及时治疗，对女性的身心健康会造成不利的影响。饮食与妇科疾病的防治密切相关，是女性强身、保健、防病、治病的重要环节。在我国古籍《诗经》里就提及用益母草、枸杞子治疗妇科疾病，东汉张仲景著述的《金匮要略》中也提出了食疗方"当归生姜羊肉汤"用于治疗肝肾不足型月经不调，说明食疗在妇科疾病的防治中有悠久的历史。现代临床营养学以女性各个生理时期的营养代谢变化为基础，并结合疾病本身对代谢的影响，提出各类妇科疾病的营养治疗方案。

## 第一节　绝经综合征

### 一、概述

绝经期是妇女从性成熟期过渡到老年期的必经阶段。这个时期由于卵巢功能衰退和下丘脑-垂体功能退化，导致雌激素、孕酮、雄激素、促性腺激素等内分泌激素波动或减少，进而出现一系列躯体及精神心理症状，这些症状统称为绝经综合征（menopause syndrome）。临床表现包括近期症状，如月经紊乱、血管舒缩症状、自主神经失调症状和神经精神症状，远期症状，如泌尿生殖道症状、骨质疏松、阿尔茨海默病和心血管病变。

### 二、营养代谢特点

绝经期女性由于体内激素水平的变化，导致营养物质代谢发生改变，主要有基础代谢率下降，能量需要量减少，蛋白质的需求相对提高，脂肪和碳水化合物变化不大。绝经后期雌激素水平减少，影响钙的吸收并加快骨钙的流失，易发生骨质疏松。此外，月经不规律，有时易因经血量大导致缺铁性贫血。

### 三、营养评价

营养治疗前应首先对患者进行营养评价，包括以下几项内容。

（1）膳食调查　调查患者患病前后的饮食情况，包括餐次、膳食种类、摄入量、烹调方法、饮食习惯等。

（2）人体测量　身高、体重、围度、握力。

（3）营养体格检查　皮肤、头发、指甲等变化，有无腹水或水肿。

（4）实验室检查　肝肾功能、血糖血脂、电解质、血尿常规、维生素、微量元素、前白蛋白、视黄醇结合蛋白、纤维连接蛋白、转铁蛋白、24小时尿氮等。

（5）人体成分分析　测定细胞内、外水分，蛋白质、骨骼肌含量等。

（6）代谢率检测　通过间接能量消耗测定系统检测静息能量消耗及呼吸商，结合尿氮排出，分析蛋白质、脂肪、碳水化合物氧化率。

## 四、医学营养治疗

### （一）治疗原则

**1. 能量及营养素供给**

能量供给应与中年人相同或略低，根据个人体力活动不同波动在 1750～2400 kcal。多数处于绝经期的女性活动量不大，仅为做家务或办公室工作，因此每日能量供应量应在 1800 kcal 左右。定期测量体重可以有效监测能量供给的合理性。

（1）蛋白质　绝经期蛋白质需要量与青年时相同，但由于总能量需要量下降，所以蛋白质供能比例相对提高。一般情况，蛋白质供应在 1g/(kg·d)，保证 1/2 为优质蛋白，优质蛋白来源于畜禽肉、鱼虾、蛋、奶、大豆及其制品。注意蛋白质的摄入不宜过多，因为过多的蛋白质摄入会造成尿钙排出量增加，促使钙流失。

（2）脂肪　脂肪所占的供能比一般应在 20%～30%。脂肪主要存在于动物性食品和植物油中，由于动物性食品的油脂富含饱和脂肪酸和胆固醇，增加心血管疾病的风险，而植物油中主要是不饱和脂肪酸，适量（25～30 g/d）食用有利于健康。

（3）碳水化合物　碳水化合物是人体能量的主要来源，占总能量的 50%～65%，一般应从谷类、薯类和杂豆中获得且粗细粮搭配，少吃富含精制糖的食物。

（4）维生素和微量元素　骨质疏松是绝经期综合征的远期表现，为了预防和减轻骨质疏松，绝经期应注意钙和维生素 D 的补充。钙的食物来源主要是奶及奶制品、大豆及豆制品、鱼虾和绿叶蔬菜，其中奶和奶制品含钙高且吸收率高，是最好的食物来源，每日应喝 250～500 g 牛奶，肥胖的妇女可选择低脂奶。维生素 D 食物来源少，主要是通过晒太阳皮肤内合成，如果户外活动少的妇女，应服用维生素 D 补充剂。

**2. 食物选择**

（1）可选择食物　绝经期的妇女由于月经不规律易造成缺铁性贫血，故应补充含铁丰富的食物，如猪肝、羊肝、鸭血、瘦猪肉、芝麻酱、菠菜、油菜、苋菜等。此外，还应补充含钾丰富的食物，有助于预防高血压。钾广泛存在于食物中，其中含量最为丰富的是菌菇类。

适量增加含有植物性雌激素食物的摄取。绝经期女性每日应吃一小块豆腐或者喝 1～2 杯豆浆。因为豆制品内含有大豆异黄酮，是一种植物雌激素，它的化学结构与雌激素相似，可以作为雌激素替代物，促进成骨细胞生长。除了大豆异黄酮具有平衡体内激素水平的作用，多数水果、蔬菜、谷物也都含有植物雌激素，如扁豆、谷类、茴香、葵花子、芝麻、洋葱、葡萄、葡萄汁、花生和花生酱及黄豆芽、柑橘等。植物雌激素广泛存在于豆类、谷类、水果、蔬菜等许多植物中，而且这些食物还有抗氧化作用并富含多种维生素。

绝经期有情绪不安、烦躁、失眠者可选择含 B 族维生素丰富的食物，如粗粮（玉米、小米、麦片等）、豆类、坚果和瘦肉。这些食物可以起到改善情绪波动、记忆力衰退、心慌失眠等作用。牛奶和小米中含色氨酸丰富，有镇静安眠功效。绿叶蔬菜和水果中也含有 B 族维生素。富含镁的食物也可帮助放松心情，如葵花子、松子、榛子、花生、麸皮、荞麦、豆类、苔菜、海带、口蘑、木耳、香菇、发菜、苋菜、菠菜等食物。

（2）禁忌食物　忌多盐，每日食盐的用量应控制在5g以内，并且不吃或少吃咸菜、咸肉、咸蛋及豆瓣酱等含盐量高的食品。限制咖啡、浓茶、酒及含糖饮料的饮用。

**3. 烹调方法**

多用蒸、煮、焖、炖、凉拌的烹调方法，少用各种辛辣的调味品，如葱、姜、蒜、辣椒、胡椒等。

**4. 餐次**

一日三餐。

**（二）治疗方案**

**1. 肠外营养和肠内营养**

绝经期绝经综合征患者一般胃肠功能正常，可经口自主进食，很少应用肠外营养和管饲肠内营养。

**2. 膳食营养**

如果患者经口饮食摄入量低于其需要量75%时，可根据疾病状态、适当增加口服营养补充剂（ONS），选择营养素种类齐全、营养素比例适宜，口感易接受的营养补充剂。可根据进食量，每次10~30g，一日三次，粉剂每次可用100~200ml温水冲开服用或加入到流质或半流质混匀食用。

病例：患者，女，55岁，身高165cm，体重65kg，最近经常出现月经紊乱，头痛、失眠、耳鸣等症状。既往无其他病史。

膳食医嘱：普通膳食

食谱举例

早餐：薏米粥（薏米15g，大米25g），煮鸡蛋1个（50g），黑芝麻拌芹菜叶（黑芝麻5g，芹菜叶100g），黄金卷（玉米面15g，小麦粉25g）

午餐：鸭肉炒木耳黄瓜（鸭肉50g，干木耳3g，黄瓜100g），素炒油菜（油菜200g），米饭（大米75g）

加餐：苹果200g，饼干25g

晚餐：清蒸鲫鱼50g，腊肠青椒百合（腊肠15g，青椒200g，百合50g），黑米馒头（黑米面15g，小麦粉25g）

加餐：面包30g，酸奶100g

烹调用油：28g；食盐：6g

该食谱总能量：1819kcal。其中蛋白质70g，供能占总能量15%；脂肪58g，供能占总能量29%；碳水化合物255g，供能占总能量56%。

# 第二节　妊娠剧吐

## 一、概述

### （一）定义

妊娠剧吐（hyperemesis gravidarum）是指孕妇妊娠5~10周频繁恶心呕吐，不能进食，排除其他疾病引起的呕吐，体重较妊娠前减轻≥5%，尿酮体阳性，体液电解质失衡及新陈代谢障碍，需住院输液治疗的一种疾病，发生率为0.5%～2%。

### （二）病因及发病机制

至今病因不明，可能与HCG、雌激素水平升高有关。精神紧张、焦急、忧虑及生活环境和经济状况较差的孕妇也容易发生妊娠剧吐，提示此病与精神、社会因素有关，还可能与孕妇感染幽门螺杆菌有关。

### （三）临床表现

停经40日左右出现早孕反应，逐渐加重直至频繁呕吐不能进食，呕吐物中有胆汁或咖啡样物质。严重呕吐引起失水及电解质紊乱，动用体内脂肪，其中间产物丙酮聚积，引起代谢性酸中毒。体重较妊娠前减轻≥5%，面色苍白，皮肤干燥，脉搏细数，尿量减少，严重时血压下降，引起肾前性急性肾衰竭。一些孕妇，会出现短暂的肝功能异常。

## 二、营养代谢特点

轻度妊娠反应对机体代谢影响不大，但如果出现妊娠剧吐，机体处于饥饿状态，就会使体内胰岛素分泌减少，而胰高血糖素和儿茶酚胺分泌增多，导致糖原和脂肪分解供能。机体多数组织器官，如肝脏、肾脏、肌肉，可以利用脂肪酸氧化供能或利用脂肪酸代谢产生的酮体供能，但是脑组织在饥饿初期主要利用葡萄糖，当糖原消耗殆尽（饥饿超过24小时），通过糖异生途径消耗机体蛋白质产生葡萄糖以供大脑利用。当病情严重时会发生饥饿性酮症酸中毒，危及孕妇和胎儿的生命。因此，发生妊娠剧吐的孕妇要及时就诊，进行营养治疗，以保证孕早期能量和营养素的供给。

## 三、营养评价

营养治疗前应首先对患者进行营养评价，包括以下几项内容。

（1）膳食调查　调查患者患病前后的饮食情况，包括餐次、膳食种类、摄入量、烹调方法、饮食习惯等。

（2）人体测量　身高、体重、围度、握力。

（3）营养体格检查　皮肤、头发、指甲等变化。

（4）实验室检查　肝肾功能、血糖血脂、电解质、血尿常规、维生素、微量元素、前白蛋白、视黄醇结合蛋白、纤维连接蛋白、转铁蛋白、24小时尿氮等。

（5）代谢率检测　通过间接能量消耗测定系统检测静息能量消耗及呼吸商，结合尿氮排出，分析蛋白质、脂肪、碳水化合物氧化率。

## 四、医学营养治疗

### （一）治疗原则

妊娠剧吐患者应住院治疗，根据化验结果，明确失水量及电解质紊乱情况，酌情补充水分和电解质。每日补液量根据情况具体供给，尿量维持在1000 ml以上。

**1. 能量和营养素的供给**

孕早期能量和供能营养素（蛋白质、脂肪、碳水化合物）的需要量与未怀孕时基本相同。体型正常的轻体力活动的孕妇能量需要量为 1800 kcal，蛋白质所占比例为 15%～20%，脂肪所占比例为 20%～30%，碳水化合物所占比例为 50%～65%。妊娠剧吐时应尽可能通过静脉营养辅以经口饮食，保证该能量和营养素的摄入水平，防止体重继续下降。

**2. 食物选择**

（1）可选择食物　要符合孕妇的口味，以增加其食欲。饮食清淡，酸奶及优质冰激凌等冷食较热食的气味小，有止吐作用，又能增加蛋白质的供给量，可适量食用。此外，早孕妇女最好在身边带一只柠檬，恶心时闻一闻柠檬气味或喝一些柠檬汁，可起到一定的止呕作用。可摄入富含维生素 $B_6$ 的食物，因为维生素 $B_6$ 有一定的止吐作用，应适量增加富含维生素 $B_6$ 且易于消化的食物，如白肉类（鸡肉和鱼肉）、动物肝脏、豆类和蛋类、奶等。此外，新鲜蔬菜水果中维生素 $B_6$ 含量也较多，而且这些食物还可以补充丰富的维生素 C 和无机盐。大米粥、小米粥、挂面汤、蛋糕等，易消化吸收，含碳水化合物丰富，可预防孕妇饥饿性酮症酸中毒。

（2）禁忌食物　油腻食物，避免让孕妇闻到油烟味、油腻味等刺激性气味。

**3. 烹调方法**

以凉拌、蒸、炖为主，并且在做菜时适当放一些姜，以减轻呕吐或恶心的症状。

**4. 餐次**

根据呕吐程度可适当增加餐次，由正常三餐调整为五餐或六餐。

**（二）治疗方案**

**1. 肠外营养**

针对呕吐程度较重的孕妇，若患者体重减轻大于 5%～10%，不能进食，可选择肠外营养。如果治疗时间小于 7 日，选择周围静脉，如果治疗时间大于 7 日，选择中心静脉。孕吐为正常妊娠反应，此时营养治疗的目的是纠正酮体，缓解胃肠道反应。肠外营养中适宜能量供给，使其能量摄入接近此阶段正常进食孕妇，以保证母体和胎儿的健康，考虑患者为孕早期，需注意三大营养物质比例符合正常成人的代谢需要。

肠外营养治疗中除给予氨基酸、脂肪乳及碳水化合物三大供能营养物质外，还给予葡萄糖酸钙、微量元素、水溶性维生素、脂溶性维生素、格利福斯、硫酸镁、氯化钠和氯化钾等营养素，结合化验结果每日调整营养素和液体供给量。

**2. 肠内营养**

妊娠剧吐患者很少应用鼻肠管进行肠内营养，尤其是对于严重呕吐患者，会增加吸入性肺炎的危险性。经口饮食摄入量低于其需要量 75% 时，可适当增加口服营养补充剂（ONS），选择营养素种类齐全、营养素比例适宜、口感易接受的营养补充剂。

**3. 膳食营养**

孕妇可在呕吐停止后，试进食少量流质饮食，可逐渐增加进食量，然后由流质逐渐向普通膳食调整。待胃肠道能耐受食物消化、吸收后，恢复完全经口饮食。

病例：患者女性，28 岁，身高 165 cm，体重 55 kg，轻体力活动，孕 6 周，无其他并发症。

膳食医嘱：普通膳食

食谱举例

早餐：牛奶 200 ml，鸡蛋 1 个（50 g），花卷（标准粉 50 g），拌土豆丝（土豆 100 g）

加餐：苹果 200 g

午餐：瓜馅水饺（标准粉 100 g，瘦肉 50 g，佛手瓜 100 g，黄瓜 100 g）

加餐：橙子 200 g

晚餐：米饭（大米 100 g），炒三丝（瘦肉丝 25 g，泡发鱿鱼丝 25 g，黄豆芽菜 100 g），
凉拌芦笋（芦笋 100 g）

全日烹调用油：25 g；食盐：6 g

该食谱总能量：1919 kcal。其中蛋白质 77.0 g，供能占总能量 16%；脂肪 50.0 g，供能占总能量 23%；碳水化合物 291.3 g，供能占总能量 61%。

# 第三节　妊娠期糖尿病

## 一、概述

妊娠期糖尿病（gestational diabetes mellitus，GDM）是指妊娠期发生或首次发现的不同程度的葡萄糖耐量异常，占妊娠合并糖尿病的 80%~90%，多于产后恢复正常，但将来患 2 型糖尿病的机会增加。据报道，产后 6 周到 28 年，2.6%~70% 的 GDM 患者将发生 2 型糖尿病。妊娠期糖尿病对母儿均有较大危害，必须给予重视。患妊娠期糖尿病的孕妇易发生感染，易患高血压，严重时发生酮症酸中毒，是孕妇死亡的主要原因之一。此外，还可能造成胎儿生长受限，易发生早产、流产、巨大儿，由于酮症酸中毒导致胎儿宫内窘迫及死亡。

## 二、营养代谢特点

在妊娠早中期，孕妇血浆葡萄糖水平随妊娠进展而降低，空腹血糖大约降低 10%。到妊娠中晚期，孕妇体内抗胰岛素样物质增加，如胎盘生乳素、雌激素、孕酮、皮质醇和胎盘胰岛素酶等使孕妇对胰岛素的敏感性随孕周增加而降低。为维持正常糖代谢水平，胰岛素需求量必须相应增加。对于胰岛素分泌相对不足的孕妇，妊娠期不能代偿这一生理变化而出现血糖升高。

## 三、营养评价

营养治疗前应首先对患者进行营养评价，包括以下几项内容。

（1）膳食调查　调查患者患病前后的饮食情况，包括餐次、膳食种类、摄入量、烹调方法、饮食习惯等。

（2）人体测量　身高、体重、围度、握力。

（3）营养体格检查　皮肤、头发、指甲等变化。

（4）实验室检查　肝肾功能、血糖血脂、电解质、血尿常规、维生素、微量元素、前白蛋白、视黄醇结合蛋白、纤维连接蛋白、转铁蛋白、24 小时尿氮等。

（5）代谢率检测　通过间接能量消耗测定系统检测静息能量消耗及呼吸商，结合尿氮

排出，分析蛋白质、脂肪、碳水化合物氧化率。

## 四、医学营养治疗

### （一）治疗原则

#### 1. 能量及营养素供给

能量供给要根据体重、孕周、胎儿大小、血糖水平等因素综合考虑。妊娠早期需要能量与孕前相同，妊娠中期以后，每日能量增加 200 kcal。妊娠中期和晚期能量供给为 30～38 kcal/（kg·d）。体重超标的孕妇在孕期不必减重，但决不能使体重增长超过孕妇增长的目标。根据孕前体质指数（BMI），整个孕期体重增加范围是：①BMI≤18.5，孕期增加 12.5～18.0 kg；②BMI 为 18.5～24，孕期增加 11.5～16.0 kg；③BMI 为 24.0～27.9，孕期增加 6.8～11.3 kg；④BMI≥28，孕期增加 5.0～9.0 kg。

（1）蛋白质 蛋白质应占总能量的 15%～20%，并以优质蛋白质为主，如鱼虾类、瘦肉类、鸡肉、兔肉等、蛋类、脱（低）脂奶类及大豆类食品均可作为优质蛋白质的来源。

（2）脂肪 脂肪应占总能量的 25%～30%，烹调油应选用植物油（棕榈油及椰子油除外），以橄榄油、菜子油和花生油等富含单不饱和脂肪酸的油脂为宜。

（3）碳水化合物 碳水化合物应占总能量的 50%～60%，主食应该保证每日 5～7 两（250～350 g），粗细粮搭配食用，如五谷米饭、糙米饭、苦荞米饭、杂粮窝头或饽饽（荞麦面、玉米面、黑豆面、黄豆面、全麦粉等）。

#### 2. 食物选择

（1）可选择食物 饮食应丰富多彩，每日的蔬菜品种应在 5 种以上（以绿色蔬菜为主）；每日饮食组成中应包含全谷类、肉类、海产品（鱼贝类、海藻类）、豆制品、乳品及坚果类等食品。水果是良好的维生素、矿物质和膳食纤维的来源，以食用新鲜水果为宜，不要饮用果汁。水果放在加餐食用，每日 200 g 左右，可选用西红柿、黄瓜、柚子、橙子、杨桃、苹果、樱桃、猕猴桃、菜瓜等。

（2）禁忌食物 禁用糖果、蜜饯、甜点心、水果罐头、碳酸饮料等食物；严格限制含淀粉多的食品，如粉丝、淀粉、藕粉等；还应限制含胆固醇高的食物，如动物内脏、鱼子、松花蛋黄；禁食含饱和脂肪酸多的食物，如肥肉、动物油等；少食油炸食物；限制饮酒，烈性酒绝对禁忌。此外，食盐可影响人体内的糖代谢，并升高血压，因此妊娠妇女饮食不宜过咸，以清淡饮食为宜，每日食盐用量不超过 6 g。

#### 3. 烹调方法

多用蒸、煮、焖、炖、凉拌的烹调方法，少用各种辛辣的调味品，如葱、姜、蒜、辣椒、胡椒等。

#### 4. 餐次

一日六餐，即三大餐（早、午、晚餐）和三小餐（两餐之间的加餐和晚上临睡前的加餐），其能量分配比例可按 15%、10%、30%、10%、25%、10% 进行分配。

### （二）治疗方案

#### 1. 肠外营养

妊娠期糖尿病患者胃肠道消化吸收无障碍，不需采用肠外营养治疗。

**2. 肠内营养**

妊娠期糖尿病患者一般可通过膳食调整达到营养治疗目的，不需管饲肠内营养治疗。

**3. 膳食营养**

根据患者膳食调查结果、身高、体重、体力活动、孕周等确定患者的总能量供给及三大营养物质的供给比例，再转换成每日的具体食物，进行三餐或六餐分配。

病例：患者，女，30岁，孕20周，目前空腹血糖7~8mmol/L，餐后血糖9~10mmol/L，身高165cm，体重60kg，无其他合并症。

膳食医嘱：糖尿病膳食

食谱举例

早餐：三合面发糕（玉米面25g，黑豆面10g，全麦粉25g），拌苦瓜100g，豆浆250ml，煮鸡蛋1个（50g）

加餐：黄瓜100g

午餐：红豆米饭（大米100g，红豆10g），肉丝芹菜（精瘦肉丝75g，芹菜100g）

加餐：樱桃（150g）

晚餐：黄金卷（玉米面50g，全麦粉50g），虾仁西葫芦（虾仁50g，西葫芦250g）

加餐：木糖醇酸奶（100ml）

全日烹调用油：30g；食盐：6g

该食谱总能量：1825kcal。其中蛋白质70g，供能占总能量16%；脂肪51.9g，供能占总能量25%；碳水化合物269.5g，供能占总能量59%。

# 第四节 妊娠期高血压疾病

## 一、概述

妊娠期高血压疾病（hypertensive disorders complicating pregnancy，HDCP）是妊娠与血压升高并存的一组疾病，发生率为5%~12%。该组疾病严重影响母婴健康，是孕产妇和围产儿病死率升高的主要原因，包括妊娠期高血压（gestational hypertension）、子痫前期（pre-eclampsia）、子痫（eclampsia）及慢性高血压并发子痫前期和慢性高血压合并妊娠（chronic hypertension complicating pregnancy），主要表现为血压升高和（或）蛋白尿。妊娠期高血压疾病特别是重度子痫前期，可导致孕妇多脏器、多系统功能损害，如脑水肿、肾衰竭、肝破裂、心力衰竭、肺水肿、胎盘早剥、凝血功能障碍，还易导致产后出血及产后血液循环衰竭等并发症。对胎儿的影响主要是高血压导致的子宫血管痉挛所引起的胎盘供血不足、胎盘功能减退，可致胎儿窘迫、胎儿宫内发育迟缓、死胎、死产或新生儿死亡。

HDCP至今病因不明，关于其病因可能与妊娠时子宫螺旋小动脉重铸不足、炎症免疫过度激活、血管内皮细胞受损，以及遗传因素、胰岛素抵抗和钙、镁、锌、硒等营养素缺乏有关。

## 二、营养代谢特点

妊娠期高血压导致肾小球扩张，内皮损伤，血浆蛋白自肾小球漏出形成蛋白尿，孕妇易出现低蛋白血症。已发现多种营养如钙、镁、锌、硒等缺乏与子痫前期发生、发展有关。研究发现饮食中钙摄入不足者血清钙下降，导致血管平滑肌细胞收缩。硒可防止机体受脂质过氧化物的损害，提高机体的免疫功能，避免血管损伤。锌在核酸和蛋白质的合成中有重要作用。维生素 E 和维生素 C 均为抗氧化剂，可抑制磷脂过氧化作用，减轻内皮细胞的损伤。高蛋白质食物可改善动脉血管的弹性、蛋白质的精氨酸、牛磺氨酸、脯氨酸和甲硫氨酸能够促进体内钠盐的排泄，起到降低血压的作用。增加高钾食物，促进体内的钠盐排泄，可调节血清钠钾比值。妊娠期高血压疾病的患者出现大量蛋白尿同时可伴有尿中钙、磷、铁及维生素等丢失增加，导致机体上述营养素缺乏。近年研究表明，妊娠期高血压患者还存在胰岛素抵抗，高胰岛素血症可导致脂质代谢紊乱，血管内皮功能受损，从而进一步加重妊娠期高血压疾病的病情，甚至引起血糖的升高。

## 三、营养评价

营养治疗前应首先对患者进行营养评价，包括以下几项内容。

（1）膳食调查 调查患者患病前后的饮食情况，包括餐次、膳食种类、摄入量、烹调方法、饮食习惯等。

（2）人体测量 身高、体重、围度、握力。

（3）营养体格检查 皮肤、头发、指甲等变化。

（4）实验室检查 肝肾功能、血糖血脂、电解质、血尿常规、维生素、微量元素、前白蛋白、视黄醇结合蛋白、纤维连接蛋白、转铁蛋白、24 小时尿氮等。

（5）代谢率检测 通过间接能量消耗测定系统检测静息能量消耗及呼吸商，结合尿氮排出，分析蛋白质、脂肪、碳水化合物氧化率。

## 四、医学营养治疗

### （一）治疗原则

**1. 能量和营养素的供给**

妊娠期间，根据孕前 BMI 的数值，孕妇的体重增加应控制在不同的范围之内。

（1）适宜总脂肪与饱和脂肪的摄入量 脂肪提供的能量不要超过膳食总能量的 30%。少吃动物性脂肪（饱和脂肪），保证多不饱和脂肪酸（如豆油、花生油、芝麻油等植物油）与饱和脂肪酸之比值为 1 或大于 1。

（2）蛋白质供给的能量需达到总能量的 15% 最好多选用一些优质的动物蛋白，如禽类、鱼类和蛋类等。植物蛋白以大豆类食物为宜。提高蛋白质的质量，防止由于妊娠和妊娠期高血压疾病所致的血清蛋白质下降，保证胎儿正常发育。

（3）增加钙、锌的摄入量，并供给充足的铁 补钙或摄入含钙高的食品是降低和防治妊娠期高血压疾病的有效措施。由于我国人民的膳食钙和锌摄入普遍不足，仅通过食物中摄取的钙、锌等元素难以满足妊娠期高血压疾病患者的需要，在妊娠后期应及时补充相关营养制剂及药物，或进食钙、锌强化食物。孕期贫血的妇女发生妊娠期高血压疾病的危险性明显增加，补充适宜量的铁，既可预防贫血，也可明显降低妊娠期高血压疾病的发生。

**2. 食物选择**

（1）可选择食物 选用富含优质蛋白质的食物，如畜禽肉类、鱼虾类、蛋类和大豆类食物。多食用含钙丰富的食品，如豆类、乳类、贝壳类、鱼虾类、芝麻酱、南瓜子、银耳等。用含钙丰富的食品，如豆类、乳类、贝壳类、鱼虾类、芝麻酱、南瓜子、银耳、绿叶蔬菜等。摄入丰富的新鲜蔬菜和水果。绿叶蔬菜中含有大量的胡萝卜素、B族维生素、维生素C、钙、镁；根茎类蔬菜如土豆、红薯等含钾丰富；水果还是维生素C和钾的良好来源。蔬菜和水果还含有丰富的膳食纤维，能减少肠道胆固醇的吸收。因此，应保证每日摄入蔬菜和水果500g以上，同时各类蔬菜在颜色和种类上应丰富。

（2）禁忌食物　应尽量少吃或不吃含盐量高的食品，如咸菜、腌菜、咸肉、加工肉制品、咸鸡（鸭）蛋、咸鱼、鸡肉制品、罐头制品、三明治及果脯等，尽量少食用或不食用糖果、点心、甜饮料、油炸及含脂肪高的食品。

**3. 烹调方法**

采用铁制炊具烹调，选择如蒸、煮、烩、炖、氽、熘、焖等烹饪方式，减少烧、烤、煎、炸等烹饪方式，以减少烹调中维生素及矿物质的损失。

孕期膳食应清淡，少吃食盐、酱油和味精。应尽量少吃或不吃含盐量高的食品。在减少钠盐摄入的同时，还应注意食物中的含钠量。例如：挂面含钠较多；蒸馒头时，避免用碱，应改用酵母发面；可用食盐代用品如无盐酱油等，以控制浮肿和高血压，以利于患者的康复。但是不要过分限制盐分的摄入，以免引发循环衰竭。

**4. 餐次**

每日5~6餐。

**5. 其他**

保持良好的生活饮食习惯。孕妇应戒烟、戒酒，并避免身处烟酒环境中。同时纠正偏食、挑食、素食、节食、限食等不良的饮食习惯，改变不合理的膳食结构与行为。注意水分的摄入，如有浮肿出现，要控制水分，每日不超过1000ml，包括茶水、汤汁的含量在内。要多吃些具有利尿作用的食物，如冬瓜、西瓜、西葫芦等，也可饮用双皮汤（冬瓜、西瓜皮）或用玉米须、红小豆、鲫鱼等熬制的汤类。

**（二）治疗方案**

**1. 肠外营养**

妊娠期高血压患者一般胃肠道消化吸收无障碍，很少采用肠外营养治疗。如果病情较重，特别是重度子痫前期，出现多系统功能损害，影响经口进食，如果摄入量小于50%，可考虑增加肠外营养治疗。并注意能量供给及三大供能营养物质比例，符合疾病代谢需要，同时注意液体量供给及出入量平衡等问题。

**2. 肠内营养**

妊娠期高血压患者很少应用管饲肠内营养治疗。

**3. 膳食营养**

膳食营养治疗是妊娠高血压患者的主要营养治疗方法。

病例：患者，女，32岁，孕28周，身高165cm，体重70kg。

膳食医嘱：普通膳食

食谱举例

早餐：黄金饼（玉米面25g，小麦粉25g），蔬菜大米粥（油菜叶25g，大米25g），煮

鸡蛋1个（50g）

加餐：牛奶（200ml）

午餐：米饭（大米150g），清炖排骨（排骨75g），木耳烩冬瓜（干木耳5g，冬瓜250g）

加餐：苹果（200g）

晚餐：米饭（大米150g），肉片香干炒笋片香菇（瘦猪肉75g，香干25g，莴笋200g，鲜香菇25g）

加餐：酸奶（100ml）

烹调用油：25g；食盐：2g

该食谱总能量：2248kcal。其中蛋白质83.9g，供能占总能量15%；脂肪55.5g，供能占总能量22%；碳水化合物353.5g，供能占总能量63%。

# 第五节 妊娠期贫血

## 一、概述

### （一）定义

贫血是妊娠期较常见的合并症，属高危妊娠范畴。由于妊娠期血容量增加，且血浆增加多于红细胞的增加，血液呈稀释状态，又称"生理性贫血"。贫血在妊娠各期对母儿均可造成一定危害，在某些贫血较严重的国家和地区，是孕产妇死亡的重要原因之一。由于妊娠期血液系统的生理变化，妊娠期贫血的诊断标准不同于非妊娠妇女。世界卫生组织的标准为，孕妇外周血血红蛋白<110g/L及血细胞比容<0.33为妊娠期贫血。妊娠期贫血分为轻度贫血和重度贫血。血红蛋白>60g/L为轻度贫血，血红蛋白≤60g/L为重度贫血。由于当红细胞低于$3.5 \times 10^{12}$/L、血红蛋白低于100g/L或血细胞比容低于0.30时，可诊断为病理性贫血，应该给予治疗。其中最常见的是缺铁性贫血，是妊娠期最常见的贫血，占妊娠期贫血的95%。此外，还有巨幼红细胞性贫血和再生障碍性贫血等。这一节主要介绍缺铁性贫血。

缺铁性贫血（iron deficiency anemia）是妊娠期最常见的贫血，占妊娠期贫血95%。由于胎儿生长发育及妊娠期血容量增加，对铁的需要量增加，尤其在妊娠中晚期，孕妇对铁摄取不足或吸收不良，均可引起贫血。

### （二）病因

妊娠期铁的需要量增加是孕妇缺铁的主要原因。以每毫升血液含铁0.5mg计算，妊娠期血容量增加需铁650~750mg。胎儿生长发育需铁250~350mg，故妊娠期需铁约1000mg。孕妇每日需铁至少4mg。饮食中含铁10~15mg，吸收利用率仅为10%，即1~1.5mg，妊娠中晚期铁的最大吸收率可达40%，仍不能满足需求，若不给予铁剂治疗，容易耗尽体内储存铁造成贫血。

我国的膳食特点是以谷类及根茎食物为主，铁吸收率仅为3%~5%，即使是含铁丰富的动物性食品中铁的吸收率也不过15%~30%。同时，膳食中还存在很多干扰铁吸收的因素，如磷酸盐、植酸等，再加上怀孕本来对铁的需求增加，如果再有挑食和偏食等不良习惯，则更易导致缺铁性贫血的发生。

### （三）临床表现

轻度贫血孕妇可无明显症状，对妊娠影响也不大。重度贫血孕妇可表现为面色、结膜苍白，心慌，气短及食欲不振等，甚至可能发生贫血性心脏病及心力衰竭，会使胎儿发育迟缓，甚至引起早产或死胎。分娩时易出现宫缩乏力，产后易发生乏力性子宫出血，有时较少量的出血即可引起休克或死亡，产后易感染。新生儿的血红蛋白多属正常，但因铁的储备不足，日后也易发生贫血。

## 二、营养代谢特点

食物中的铁大多以二价铁（$Fe^{2+}$）经小肠，主要是十二指肠及空肠上段吸收入血，吸收入血的 $Fe^{2+}$ 经铜蓝蛋白氧化成三价铁（$Fe^{3+}$），与转铁蛋白结合后转运到组织或通过幼红细胞膜转铁蛋白受体胞饮入细胞内，再与转铁蛋白分离并还原成 $Fe^{2+}$，进而参与血红蛋白的合成，另一部分至肝、脾、骨髓等器官的单核巨噬细胞系统储存起来。铁主要储存于循环红细胞的 Hb 中，占体内总铁含量的2/3，另1/3 大多数以血浆铁蛋白和含铁血黄素形式存在。人体每日对铁的需要量应足以代偿身体的丢失，并能满足机体生长的需要，尤其在妊娠期。正常情况下，人体膳食铁吸收率大约15%，随着妊娠的进展，对铁的需要量加大，铁吸收也随之增多。

## 三、营养评价

营养治疗前应首先对患者进行营养评价，包括以下几项内容。

（1）膳食调查　调查患者患病前后的饮食情况，包括餐次、膳食种类、摄入量、烹调方法、饮食习惯等。

（2）人体测量　身高、体重、围度、握力。

（3）营养体格检查　皮肤、头发、指甲等变化。

（4）实验室检查　肝肾功能、血糖血脂、电解质、血尿常规、维生素、微量元素、前白蛋白、视黄醇结合蛋白、纤维连接蛋白、转铁蛋白、24 小时尿氮等。

（5）人体成分分析　测定细胞内、外水分，蛋白质、骨骼肌含量等。

（6）代谢率检测　通过间接能量消耗测定系统检测静息能量消耗及呼吸商，结合尿氮排出，分析蛋白质、脂肪、碳水化合物氧化率。

## 四、医学营养治疗

### （一）治疗原则

#### 1. 能量及营养素供给

机体摄入充足能量，满足机体需要，平衡膳食，食物多样。适当增加蛋白质的供给量，蛋白质供给可按 $1.5\,g/(kg \cdot d)$ 供给，其中优质蛋白至少应占总蛋白质供应量的 1/3，以瘦肉类、禽类、鱼虾类、豆类首选。蛋白质不仅是合成血红蛋白的原料，而且在消化过程中所释放的胱氨酸、半胱氨酸、赖氨酸、组氨酸等氨基酸和多肽，以及所含的"肉、鱼、禽因子"在提高铁吸收率方面都有着不可忽视的作用。

**2. 食物选择**

(1) 可选择食物

①多吃含铁丰富的食物 食物中含铁以动物血、动物内脏为多，其次是牡蛎，贝壳类、瘦肉、鱼禽类，植物性食物中铁含量较多的是干豆（黑豆、黄豆、红小豆、红芸豆等）、黑木耳、芝麻酱、菠菜等，另外，粮谷中黑米、紫米、荞麦含铁较高。

②增加维生素C的摄入 饮食中应多选择色泽鲜艳的新鲜水果和蔬菜。水果如刺梨、沙棘、酸枣、鲜枣、红果、猕猴桃、草莓、荔枝、橙子、橘子、柚子、木瓜、葡萄等。蔬菜如甜椒（青椒、红椒、黄椒）、菠菜、芥蓝、苋菜、菜花、香菜、油菜等，因为这些食物中的维生素C能作为还原物质，在肠道能将三价铁还原为二价铁，若将维生素C与含非血红素食物一起食入，可以促进铁元素的吸收。

(2) 禁忌食物 禁食或少食辛辣厚味、生冷、油腻的食物。限制含咖啡因和鞣酸高的食物，不喝浓茶，避免茶水、咖啡、饮料与主餐同时进食影响食物中铁的吸收。

**3. 烹调方法**

如蒸、煮、烩、炖、汆、熘、焖等，减少烧、烤、煎、炸等烹饪方式，减少烹调中维生素及矿物质的损失。

**4. 餐次**

每日5~6餐。

**(二) 治疗方案**

**1. 肠外营养**

对于重度贫血患者，如果饮食摄入量不足50%情况下，可辅以部分肠外营养，改善患者贫血状态，再逐步由肠外营养过渡到完全经口进食。

**2. 肠内营养**

妊娠贫血患者一般均能经口自主进食，很少应用鼻肠管进行肠内营养。如果饮食摄入量不足75%可考虑增加口服营养补充剂（ONS），选择营养素种类齐全、营养素比例适宜，口感易接受的营养补充剂。可根据进食量，每次10~30g，一日三次，粉剂每次可用100~200ml温水冲开服用或加入到流质或半流质混匀食用。

**3. 膳食营养**

注意平衡饮食，注意三大供能营养物质的比例，适当增加含铁丰富的食物。

病例：患者，女，30岁，孕28周，身高160cm，体重65kg，血红蛋白100g/L，无饮食禁忌。

膳食医嘱：普通膳食

食谱举例

早餐：红豆粥（红豆10g，大米25g），发糕（玉米面25g，面粉25g），煮鸡蛋1个（鸡蛋50g），麻酱拌油麦菜（麻酱20g，油麦菜150g）

加餐：牛奶200ml

午餐：大米饭（大米150g），肉片木耳炒山药（瘦猪肉75g，干木耳5g，山药150g）

加餐：猕猴桃200g

晚餐：二米粥（大米 25 g，小米 25 g），银丝卷（面粉 75 g），三鲜鸡蛋羹（鸡蛋 50 g，
　　　虾仁 25 g，瘦猪肉 25 g），香菇油菜（鲜香菇 100 g，油菜 150 g）

加餐：酸奶 100 ml

烹调用油：25 g；食盐：6 g

该食谱总能量：2387 kcal。其中蛋白质 92.2 g，供能占总能量 15%；脂肪 67.1 g，供能
占总能量 25%；碳水化合物 353.6 g，供能占总能量 60%。

# 第六节　妊娠期便秘

## 一、概述

### （一）定义

便秘是指大便次数减少，一般每周少于 3 次，排便困难，粪便干结，是孕期常出现的
症状之一，最易发生于孕晚期。若排便间隔超过 48 小时，则可视为便秘。便秘轻者会产生
腹痛、腹胀，严重者可因肠梗阻导致肠坏死。此外，便秘还会影响孕妇分娩：堆积在肠管
中的粪便妨碍胎儿下降，引起产程延长甚至难产。

### （二）病因及发病机制

妊娠后期，随着胎儿长大，子宫逐渐增大，使腹压增高。膈肌、腹肌的运动受限，排
便动力受到影响，易发生排便无力、排便困难，从而导致便秘。此时期的妇女活动不方便，
一般活动量减少，胃肠蠕动减慢；又由于子宫体增大，宫体抬高，压迫结肠，使结肠运动
受限，更使肠蠕动缓慢，造成粪便在肠道内滞留时间过长，粪便水分被过度吸收而变干燥。
此外，由于妊娠后期子宫增大，腹压增高，致使下腔静脉受压加重，特别是胎位不正时，
压迫下腔静脉更明显，直接影响直肠下端及肛管的静脉回流，使其静脉淤血、扩张、弯曲，
从而诱发痔疮；再加上妊娠期妇女体内孕激素增高，导致水、钠潴留，血管扩张，静脉淤
血，也是妊娠后期妇女易患痔疮的一个重要因素。当妊娠后期妇女患痔疮时，由于排便疼
痛，放射性影响排便功能，或怕排便疼痛而强忍不便，更易导致便秘。

## 二、营养代谢特点

妊娠期便秘很常见，主要是由于消化道肌肉逐渐松弛所造成的；妊娠期由于孕激素作
用，导致结肠蠕动减慢，粪便中水分被充分吸收。有的妇女在妊娠早、中期，摄入的食物过
于精细，缺乏膳食纤维，加之体力活动过少，也会造成便秘。到了妊娠晚期，扩大的子宫
对肠道造成额外的压力，会使便秘情况更加严重。便秘导致孕妇食欲下降，加之妊娠期消
化酶分泌能力减低，胃肠蠕动减少，易出现腹胀，从而影响能量和营养素的足量摄入。粪便
堆积在肠道会产生许多有害物质，若吸收进入孕妇体内，可能对胎儿产生不利影响。

## 三、营养评价

营养治疗前应首先对患者进行营养评价，内容包括以下几项内容。

（1）膳食调查　调查患者患病前后的饮食情况，包括餐次、膳食种类及摄入量、烹调

方法、饮食习惯等。

（2）人体测量 身高、体重、围度、握力。

（3）营养体格检查 皮肤黏膜、眼睑改变，有无腹水或水肿等。

（4）实验室检查 肝肾功能、血糖、血脂、电解质、血尿常规、维生素、微量元素、前白蛋白、视黄醇结合蛋白、纤维连接蛋白、转铁蛋白等。

## 四、医学营养治疗

### （一）治疗原则

**1. 能量和营养素的供给**

孕早期能量和供能营养素（蛋白质、脂肪、碳水化合物）的需要量与未怀孕时基本相同。体型正常的轻体力活动的孕妇能量需要量为 1800 kcal，妊娠中期和晚期能量供给较孕早期分别增加 300 kcal 和 450 kcal。蛋白质所占比例为 15%～20%，脂肪所占比例为 20%～30%，碳水化合物所占比例为 50%～65%。

**2. 食物选择**

（1）可选择食物

①适当增加富含膳食纤维的食物 如菠菜、苋菜、胡萝卜、土豆、黑面包、燕麦片、梨、香蕉、葡萄等。多吃新鲜食物。无论肉类、蔬菜、水果等，在新鲜状态时，水分及营养素较多，有助于孕妇通便。必要时可食用一些魔芋，利用其吸水性，使肠内容物膨胀而增加容积，刺激肠壁，有助于排便。粗粮、酵母、豆类等含 B 族维生素丰富，可促进肠蠕动。

②适量吃富含脂肪的食品 脂肪有润肠作用，如麻油、豆油（炒菜时作为烹调油可以适当多加一点）、胡桃、畜肉等。酌量摄食奶油制品并饮用蜂蜜，可保持大便通畅。每日喝牛奶。孕妇养成每日喝牛奶的习惯，不但能增加营养，也可以缓解便秘，特别是含有益生菌的酸奶能改善肠道菌群，增强消化和通便功能。

（2）禁忌食物 禁忌饮酒，少喝或不喝浓茶、浓咖啡等刺激性饮料。香辛调料如芥末、胡椒、辣椒、生姜等亦有刺激性，不宜多用。

**3. 烹调方法**

蒸、煮、烩、炖、氽、熘、焖等，减少烧、烤、煎、炸等烹调方法，减少烹调中维生素及矿物质的损失。

**4. 餐次**

每日 5～6 餐。

**5. 其他**

如果孕妇无水肿、高血压及糖尿病等情况，可在清晨起床后喝加入食盐或蜂蜜温开水 100～150 ml，或 300～500 ml 的鲜榨果汁利于排便。

### （二）治疗方案

**1. 肠外营养**

妊娠期便秘患者一般胃肠道消化吸收无障碍，一般均能经口自主进食，满足机体营养需要，很少采用肠外营养治疗。

**2. 肠内营养**

妊娠期便秘患者很少应用管饲肠内营养治疗。

**3. 膳食营养**

按照上述治疗原则，调整孕妇膳食，改善便秘症状。

病例：患者，女，32 岁，孕 36 周，身高 165 cm，体重 75 kg，近期排便困难，粪便干结。

膳食医嘱：高纤维膳食

食谱举例

早餐：芝麻烧饼（面粉 50 g），煮鸡蛋 1 个（鸡蛋 50 g），玉米糁红薯粥（玉米糁 25 g，红薯 150 g），炝拌紫甘蓝（紫甘蓝 100 g）

加餐：苹果胡萝卜汁（苹果 100 g，胡萝卜 50 g）

午餐：二米饭 75 g（小米 25 g，大米 50 g），肉末雪里红炖豆腐（瘦猪肉 25 g，雪里红 100 g，豆腐 50 g），菠菜汤（菠菜 50 g）

加餐：猕猴桃 100 g

晚餐：南瓜粥（南瓜 50 g，大米 25 g），肉龙（瘦猪肉 25 g，面粉 50 g），虾仁木耳炒豆芽菜（虾仁 50 g，干木耳 5 g，豆芽菜 250 g）

加餐：益生菌酸奶 100 ml，柚子 100 g

烹调用油：30 g；食盐：6 g

该食谱总能量：1975 kcal。其中蛋白质 77.9 g，供能占总能量 16%；脂肪 55.6 g，供能占总能量 25%；碳水化合物 290.8 g，供能占总能量 59%；膳食纤维 28.7 g。

（丁虹　陈亚军　张雅楠）

# 第二十六章　中医临床营养

## 第一节　常用食物的食疗作用

日常使用的食物是中医营养治疗的基本材料，每种食物都有其独特性味归经、用法用量、功效及应用范围。既可养生又可保健，更具食疗功能。以下介绍常用食物的食疗作用。

### 一、谷类

谷类在我国居民的膳食结构中占有重要地位，《黄帝内经》言"五谷为养"，意指五谷为维持人体生命的基本食物。

谷类食物富含碳水化合物，含量一般在70%~80%，蛋白质含量较低，多数谷物蛋白为半完全蛋白，赖氨酸数量较少，脂肪含量较低，主要存在于胚芽之中，在加工过程中大多流失。谷类食物的各种矿物质含量随种植条件不同而有较大差别，谷类食物是B族维生素的重要来源，主要集中在谷粒糊粉层，维生素E在谷胚中含量丰富，基本不含维生素C。

谷物大多味甘性平，寒热偏性和缓，大抵生者略凉，熟者性平，炙炒令黄或焦黑者略温，多有补益和中之功，亦能健脾消积止泻。内服多煮食，可用于脾胃虚弱致少食便溏等症，炒后研末外敷，可敛疮生肌。

#### （一）大麦
为禾本科草本植物大麦的成熟果实。

【性味归经】　甘、凉。归脾、胃、膀胱经。

【功效】　补脾和胃，消积利水。

【应用】

1. 脾胃虚弱，少食腹泻。可用本品炒熟、研末，温水送服。

2. 食饱烦胀，但欲卧者。将大麦面熬至微香，白汤送服。

3. 小便不利，淋涩作痛。用本品煎汤取汁，加生姜汁、蜂蜜相合，饭前服。

4. 汤火灼伤。大麦炒黑，研末，油调搽之。

【用法用量】　内服：50~100g，煎汤，煮粥，研末；外用：炒研调敷。

#### （二）小麦
为禾本科植物小麦的种子或其面粉。

【性味归经】　甘、凉。归心、脾、肾经。

【功效】　养心益肾，除烦止渴，利小便，外用散血止痛。

【应用】

1. 妇女脏躁，喜悲伤欲哭。以本品与甘草、大枣配伍，水煮分服。

2. 烦热不安,消渴口干。

3. 小便不利,身热腹满。以本品同通草煎汤服。

4. 疮疡、烫伤。炒黑油调涂敷,治烫火伤未成疮者。

【用法用量】 内服:50~100g,煎汤,煮粥,或小麦面炒黄温水调服。外用:炒黑研末调敷;小麦面干撒或炒黄调敷。

### (三)糯米

为禾本科植物稻(糯稻)的成熟种仁。

【性味归经】 甘、温。归脾、胃、肺经。

【功效】 补益脾胃,益肺气。

【应用】

1. 脾胃虚弱,食少便溏,久泄。

2. 气虚自汗,体倦乏力。

3. 妊娠胎动,腹痛。

【用法用量】 内服:50~100g,煮食,研末,煎汤等。

### (四)粳米

为禾本科植物稻(粳稻)的成熟种仁。

【性味归经】 甘、平。归脾、胃经。

【功效】 益脾和胃,除烦止泻。

【应用】

1. 脾胃虚弱,胃气不和,呕逆少食。

2. 脾虚冷泄。以本品炒至焦黄,加水煮粥,任意食用。

3. 热伤胃阴,烦渴口干。

【用法用量】 内服:50~200g,煮粥,煎汤,炒香,做糕点等。

### (五)荞麦

为蓼科草本植物荞麦的成熟种子。

【性味归经】 甘、凉。归脾、胃、大肠经。

【功效】 健脾消积,下气宽肠,解毒敛疮。

【应用】

1. 胃肠积滞之腹满、腹痛、腹泻、痢疾等。

2. 白浊、带下等。

3. 丹毒、鸡眼、痈疽等。

【用法用量】 内服:15~100g,入丸、散或制面服食;外用:研末调敷。

## 二、豆类

大豆类蛋白质含量较高,脂肪含量中等,碳水化合物含量较低;必需氨基酸种类齐全,数量充足,其赖氨酸含量较多,但蛋氨酸较少,与谷类食物混合食用,可较好发挥蛋白质的互补作用。此外,大豆还含有丰富的维生素和矿物质,其中B族维生素和钙、铁含量较高。

豆类性味以甘、平为主，可补脾益肾，健脾利湿，尤长于解毒消肿。

（一）黄大豆

为豆科草本植物大豆的黄色的成熟或近成熟种子。

【性味归经】 甘、平。归脾、胃、大肠经。

【功效】 宽中导滞，健脾利湿，解毒消肿。

【应用】

1. 脾胃虚弱，气血不足，消瘦萎黄。

2. 脾虚水肿，脚气。

3. 误食毒物或热药所致的中毒或不良反应。可生捣研水灌吐。

4. 痈疡疮肿。可生黄豆浸涨捣涂患处。

【用法用量】 内服：30～90g，磨浆，煎汤，煮食，研末等；外用：捣敷或炒焦研末调敷。

（二）赤小豆

为豆科草本植物赤小豆或赤豆的成熟种子。

【性味归经】 甘、平。归脾、大肠、小肠经。

【功效】 利水消肿，解毒消痈。

【应用】

1. 脾虚水肿、脚气、小便不利或腹泻。

2. 肠痈，或痢疾，痔疮，大便带血。

【用法用量】 内服：9～30g，煮熟，煎汤，研末等；外用：生研调敷。

（三）绿豆

为豆科草本植物绿豆的成熟种子。

【性味归经】 甘、凉。归心、胃经。

【功效】 清热解暑，利水解毒。

【应用】

1. 热病或暑热所致的心烦口渴。

2. 热淋，小便不利或水肿。

3. 消渴之小便如常。

【用法用量】 内服：15～30g，大剂量可用120g，煎汤，煮食，研末等。

【使用注意】 清热不可去皮，消暑不宜久煎。

（四）豌豆

为豆科草本植物豌豆的成熟或未成熟种子。

【性味归经】 甘、平。归脾、胃经。

【功效】 和中下气，生津止渴（鲜品）。

【应用】

1. 脾胃虚弱，中气不足。

2. 脾胃不和，吐泻转筋。

3. 胃阴不足，咽干口渴。

【用法用量】　　内服：30～60g，煎汤，煮食，炒食，研末等。

## 三、蔬菜类

蔬菜属于低能量食品，可为人体提供多种为维生素、矿物质、膳食纤维及多种植物化学物质。由于蔬菜的来源和食用部位的不同，性能上有一定的差异。大致而言，除韭菜、葱等少数性温，可温中散寒、健胃和中外，大多数蔬菜性质偏于寒凉，长于清热、凉血、除烦、止渴等。

### （一）韭菜

为百合科草本植物韭的茎叶。

【性味归经】　　辛、温。归肝、胃、肾经。

【功效】　　补肾助阳，温中散血。

【应用】

1. 肾虚阳痿。

2. 瘀血证之噎膈反胃、胸痹疼痛、各种出血等。

【用法用量】　　内服：60～120g，捣汁生用或炒菜熟食；外用：捣敷。

### （二）菠菜

为藜科草本植物菠菜的全草。

【性味归经】　　甘、凉。归肝、胃、大肠经。

【功效】　　润燥滑肠，清热平肝。

【应用】

1. 年老体弱者大便涩滞，或肠燥便秘、痔疮。

2. 消渴多饮，或胃热烦渴。

3. 肝热头晕目眩，或肝阴虚，目昏眼花。

【用法用量】　　内服：60～120g，凉拌，炒菜，煎汤等。

### （三）大白菜

为十字花科草本植物大白菜的鲜叶。

【性味归经】　　甘，平。归胃、膀胱经。

【功效】　　养胃和中，利小便。

【应用】

1. 胃、十二指肠溃疡。

2. 膀胱热结，小便不利。

【用法用量】　　内服：60～120g，煮熟，煎汤，绞汁等。

### （四）番茄

为茄科草本植物番茄的成熟果实。

【性味归经】　　甘、凉。归脾、胃、大肠经。

【功效】　　清热生津，养阴凉血。

【应用】

1. 热伤胃阴，烦渴咽干。

2. 肝阴不足，目昏眼干或夜盲。

3. 阴虚血热，衄血、牙龈出血。

【用法用量】  内服：60～120 g，生食，绞汁，煎汤。

## （五）茄子

为茄科植物茄子的果实。

【性味归经】  甘、凉。归脾、胃、大肠经。

【功效】  清热，活血，利大便。

【应用】

血热便血，痔疮出血，大便不利。

【用法用量】  内服：60～120 g，熟食，浸酒，绞汁，煎汤等。

## （六）冬瓜

为葫芦科植物冬瓜的果实。

【性味归经】  甘、淡，性微寒。归肺、大肠、小肠、膀胱经。

【功效】  利水消痰，清热解毒，生津止渴。

【应用】

1. 痰热喘咳。

2. 热病烦渴或消渴。

3. 水肿、小便不利。

4. 痔疮疼痛、夏月生痱等。

【用法用量】  内服：60～120 g，煎汤，煨熟或绞汁等；外用：捣敷或煎水洗。

## （七）黄瓜

为葫芦科草本植物黄瓜的果实。

【性味归经】  甘、性微寒。归脾、肺、胃经。

【功效】  清热，利水，解毒。

【应用】

1. 胸中烦热，口渴喜饮。

2. 小儿热痢。

3. 水肿，小便不利。

【用法用量】  内服：60～120 g，生食，凉拌，煎汤或熟食；
外用：浸汁、制霜或研末调敷。

## （八）苦瓜

为葫芦科草本植物苦瓜的果实。

【性味归经】  苦，寒。归胃、心、肝经。

【功效】  清热解暑，明目。

【应用】

1. 热病或暑热烦渴。

2. 肝热目赤或疼痛。

3. 痈肿。

4. 胃气痛。

**【用法用量】** 内服：60~120 g，绞汁，煎汤；外用：捣敷。

### （九）南瓜

为葫芦科植物南瓜的果实。

**【性味归经】** 甘、温。归脾、胃经。

**【功效】** 补中益气，化痰排脓，驱蛔虫。

**【应用】**

1. 脾虚气虚。

2. 肺痈，咳唾脓痰。

3. 蛔虫病。

**【用法用量】** 内服：60~120 g，生食，蒸煮或生捣汁；外用：捣敷。

### （十）藕

为睡莲科草本植物莲的肥大根茎。

**【性味归经】** 甘、寒；熟用性微温。归脾、胃、心经。

**【功效】** 生用清热，凉血，散瘀；熟用健脾，止泻，益血。

**【应用】**

1. 热病烦渴。

2. 血热衄血、吐血、便血。

3. 热淋。

4. 脾胃虚弱，少食腹泻。

5. 血虚证。

**【用法用量】** 内服：50~150 g，生食，绞汁，煮熟，炒菜等；外用：捣敷。

**【使用注意】** 生品性寒，平素脾胃虚寒之人忌食。煮食忌选铁锅铁器。

### （十一）海带

为海带科植物海带的叶状体。

**【性味归经】** 咸、寒。归肝、胃、肾经。

**【功效】** 消痰软坚，利水退肿。

**【应用】**

1. 瘿瘤、瘰疬。

2. 噎膈，饮食不下。

**【用法用量】** 内服：30~120 g，煎汤，煮熟，凉拌，糖浸，或作丸、散服。

## 四、水果类

水果大多味甘而酸，性偏寒凉，以养胃生津、清热利水见长。部分较为甘甜的水果，如葡萄、荔枝、桂圆等，性平或偏温，有较好的补血或补益肝肾之功，若制成干果，则可增其甘温补益之力。

### （一）苹果

为蔷薇科乔木植物苹果的成熟果实。

【性味归经】 甘、酸，平。归脾、胃、心经。

【功效】 益胃生津，清热除烦，醒酒。

【应用】

1. 烦热口渴，或饮酒过度。

2. 脾阴不足，消化不良，少食腹泻。

【用法用量】 内服：100～200 g，生食，绞汁，煎汤，或研末服。

## （二）桃子

为蔷薇科植物桃的成熟果实。

【性味归经】 甘、酸，温。归肝、大肠经。

【功效】 生津润肠，活血消积。

【应用】

1. 胃阴不足，口渴咽干，或肠道燥热，大便干结。

2. 虚劳喘咳。

【用法用量】 内服：100～200 g，生食，蒸或煮食。

## （三）梨

为蔷薇科木本植物白梨、沙梨或秋子梨等的成熟果实。

【性味归经】 甘、微酸，凉。归肺、胃经。

【功效】 清热生津，润燥化痰。

【应用】

1. 热病伤津及酒后烦渴。

2. 消渴口干。

3. 肺热或痰热咳嗽。

【用法用量】 内服：100～200 g，生食，绞汁饮，煎汤，蒸或煨食。

## （四）香蕉

为芭蕉科草本植物大蕉和香蕉的成熟果实。

【性味归经】 甘、寒。归胃、大肠经。

【功效】 清热、润肺、滑肠。

【应用】

1. 胃阴不足，咽干口渴，或热病烦渴。

2. 肠燥便秘，大便干结，或痔疮出血。

3. 肺燥咳嗽。

【用法用量】 内服：100～200 g，生食，蒸或煮食。

## （五）葡萄

为葡萄科藤本植物葡萄的成熟果实。

【性味归经】 甘、酸，平。归肾、肝、脾经。

【功效】 补气血，强筋骨，利小便。

【应用】

1. 肝肾不足，腰脊酸痛。

2. 气血不足，心悸神疲、盗汗。

3. 烦渴口干

4. 小便短赤。

【用法用量】　内服：100～200 g，煎汤，或捣汁，或熬膏，或浸酒。

外用：适量，浸酒涂搽，或捣汁含咽，或研末撒。

## 五、食用菌类

菌类食物大多味甘性平，多具滋养补益之功。

### （一）木耳

为木耳科植物木耳的子实体。

【性味归经】　甘、平。归肺、胃、肝经。

【功效】　润肺养阴，止血。

【应用】

1. 阴虚肺燥，干咳无痰，或痰黏量少。

2. 胃阴不足，咽干口燥，大便结燥。

3. 吐血、便血、痢疾、痔疮出血及崩漏等。

4. 压痛。

【用法用量】　内服：干品 10～50 g，煎汤，煮熟，做菜，或研末服。

### （二）银耳

为银耳科植物银耳的子实体。

【性味归经】　甘、平。归肺、胃经。

【功效】　润肺化痰，养阴生津，止血。

【应用】

1. 阴虚肺燥，干咳无痰，或痰黏量少。

2. 胃阴不足，咽干口燥，大便结燥。

3. 吐血、便血、痢疾、痔疮出血及崩漏等。

4. 压痛。

【用法用量】　内服：干品 10～50 g，炖成糊状，或研末服。

### （三）香菇

【性味归经】　甘、平。归脾、胃经。

【功效】　补脾益气。

【应用】　脾胃虚弱，食欲减退，少气乏力。

【用法用量】　内服：50～150 g，干品 15～30 g，煎汤，炖食或炒菜食。

## 六、蛋类和乳类

蛋类和乳类食物大多性味甘平，性质和缓，可滋阴养血，益气补虚。

### （一）鸡蛋

为雉科动物家鸡的卵。

【性味归经】 甘、平。归肺、脾、肾经。

【功效】 滋阴润燥，养血安胎。

【应用】

1. 水痢，妊娠胎动不安。

2. 头风，瘙痒。

【用法用量】 内服：50 ~ 100 g。外用：去壳取黄、白，和药调敷。

### （二）鸭蛋

为鸭科动物家鸭的卵。

【性味归经】 甘、凉。归肺、肝经。

【功效】 滋阴平肝，清肺止咳。

【应用】

1. 阴虚肺燥，咳嗽痰少，咽干口渴。

2. 鼻出血，头胀头痛。

【用法用量】 内服：50 ~ 100 g。

### （三）牛乳

【性味归经】 甘、平。归肺、胃、心、肾经。

【功效】 养血补虚，润燥解毒。

【应用】

1. 气血不足之头晕眼花，神疲乏力。

2. 反胃，气痢。

【用法用量】 内服：300 ~ 500ml。

### （四）羊乳

【性味归经】 甘、温。归肺、心经。

【功效】 补虚润燥，和胃解毒。

【应用】

1. 小儿口疮。

2. 漆疮。

【用法用量】 内服：300 ~ 500ml。外用：涂敷。

## 七、畜禽、水产类

畜禽类食物以甘、咸、平或温为主。甘平益气，甘温助阳，咸入血分、阴分，可以益阴血，故阴阳气血俱补。适用于先、后天不足或诸虚百损之人，但因多属肥甘厚腻之品，不宜过食。

水产类食物性味以甘平为主，功效以补脾益肾、滋养阴血见长。

### （一）猪肉

【性味归经】 甘、咸、性平。归肺、脾、肝经。

【功效】 滋阴，润燥，养血。

【应用】

1. 阴虚肺燥所致的干咳少痰、口燥咽干等症。

2. 血少津枯之便秘。

3. 气血不足。

4. 羸瘦乏力，头晕目眩。

【用法用量】　内服：50～100 g。

## （二）牛肉

【性味归经】　甘、平。归脾、胃经。

【功效】　补脾胃，益气血，强筋骨。

【应用】

1. 脾胃气虚，少食，泄泻，浮肿等。

2. 虚羸少气，自汗乏力。

【用法用量】　内服：50～100 g。

## （三）羊肉

【性味归经】　甘、温。归脾、肾经。

【功效】　温中健脾，补肾壮阳。

【应用】

1. 肾阳虚所致的阳痿、腰膝酸软、夜尿多、小便清长等。

2. 产后腹中疼痛及腹中寒疝，虚劳不足或血虚经寒腹痛。

3. 脾胃虚寒，食少或腹泻，肢冷不温。

【用法用量】　内服：50～100 g。

## （四）鸡肉

【性味归经】　甘、温。归脾、胃经。

【功效】　温中健脾，益气养血，补肾益精。

【应用】

1. 虚损羸瘦，久病不复，或脾虚水肿。

2. 气血不足，心悸头晕或产后乳汁不足。

3. 肾虚所致的小便频数、遗精。

【用法用量】　内服：50～100 g。

## （五）鲫鱼

【性味归经】　甘、平。归脾、胃、大肠经。

【功效】　益脾和胃，利水除湿。

【应用】

1. 脾胃虚弱不欲食，食后不化。

2. 脾虚水肿，小便不利。

3. 产后乳汁不足。

【用法用量】　内服：50～100 g。

## （六）带鱼

【性味归经】　甘、平。归脾、胃经。

【功效】　补虚，止血。

【应用】

1. 病后体虚。

2. 肝炎，少食体倦。

【用法用量】　内服：50～100 g。

## （七）海参

【性味归经】　甘、咸、温。归肝、肾经。

【功效】　补肾益精，养血润燥。

【应用】

1. 肾虚阳痿，小便频数。

2. 精血虚亏，消瘦乏力，或经闭。

3. 阴血虚亏，肠燥便结。

【用法用量】　内服：干品 15～30 g。

## （八）虾

【性味归经】　甘、性微温。归肝、肾经。

【功效】　补肾壮阳，通乳，托毒。

【应用】

1. 肾阳不足。

2. 产后乳汁不足。

3. 体虚，麻疹，水痘出而不畅。

4. 痈疽肿毒。

【用法用量】　内服：50～100 g。

## （九）蟹

【性味归经】　甘、寒。归肺、脾、肾经。

【功效】　滋阴润燥，养血安胎。

【应用】

1. 水痢，妊娠胎动不安。

2. 头风，瘙痒。

【用法用量】　内服：50～100 g。外用：捣敷或焙干研末调敷。

# 八、调味品

调味品是一类特殊的食物，不像粮食、蔬菜那样食用量大，而是通常作为膳食的辅助品。食物经过调味，可以增进食欲，有利于饮食的摄入。此外，调味品尚有不同的性能，如糖类能补益脾胃、缓急止痛，姜、蒜等香料能温中健胃、散寒止痛，酒能通行血脉、温经散寒等。

## （一）大蒜

为百合科植物大蒜的鳞茎。

【性味归经】　辛，温。归肺、胃、大肠经。

【功效】 温中健胃，行滞消积，解毒杀虫。

【应用】

1. 脘腹冷痛，虚寒泻痢。

2. 饮食积滞。可与山楂、橘皮同食。

3. 饮食不洁，呕吐腹泻，或痢疾。

4. 鼻出血，鼻渊。

【用法用量】 内服：9~30g，煎汤、煨熟、煮粥、生食、绞汁等；外用：捣敷、作栓剂或切片炙。

### （二）葱

为百合科草本植物葱的茎叶。

【性味归经】 辛、温。归肺、胃经。

【功效】 发汗解表，通阳散寒，驱虫，解毒。

【应用】

1. 外感风寒。

2. 痈疮肿痛、跌打损伤。

3. 虫积（蛔虫）腹痛。

【用法用量】 内服：9~30g，绞汁，煎汤，煮粥，或作调味品；外用：煎水洗，或捣烂敷患处，也可加醋加蜜后敷贴。

### （三）姜

【性味归经】 味辛，性微温。归肺、脾、胃经。

【功效】 温中止呕，温肺止咳，发汗解表。

【应用】

1. 感冒风寒，肺寒或寒痰咳嗽。

2. 脾胃虚寒或胃气不和。

3. 解鱼蟹、鸟兽肉毒。

【用法用量】 3片。煎汤，绞汁，作调味品用。

### （四）胡椒

【性味归经】 味辛，性热。归脾、胃、大肠经。

【功效】 健胃进食，温中散寒，下气止痛，消痰，解毒，调味。

【应用】 寒痰食积，脘腹冷痛，呕吐清水，反胃腹泻等证。

【用法用量】 1.5~3g。煎汤，研末，为丸等。

### （五）花椒

【性味归经】 辛，热，小毒。归脾、肺、肾经。

【功效】 温中、止痛、杀虫。

【应用】 脘腹冷痛，呕吐，腹泻，蛔虫病，外治皮肤瘙痒。

【用法用量】 2~5g，单用可6g以上。

### （六）桂皮

【性味归经】 味辛，性热。归心、脾、肝、肾经。

【功效】 温中散寒，温肾暖脾，温通经脉。

【应用】 主治肾阳不足，上热下寒，腹冷胸满，寒泻腹痛，呕吐噎膈，风湿痹痛，跌损瘀滞，血痢肠风。

【用法】 煎汤，研末，作调味品。

## 九、食用油脂及其他

食用油脂的性味以甘温为主，少量甘平或甘凉，多有补虚、润燥之功，多服易致滑肠，可用于肠燥便秘。

### （一）香油

为胡麻科植物胡麻的成熟种子用压榨法得到的脂肪油。

【性味归经】 甘、凉。归大肠经。

【功效】 润燥通便，解毒，生肌。

【应用】

1. 小儿初生，大小便不通。

2. 食物中毒。

【用法用量】 内服：15～60g，生用或熬熟。外用：涂搽。

### （二）花生油

为豆科植物落花生的种子榨出之脂肪油。

【性味归经】 甘、平。归脾、脾、大肠经。

【功效】 滑肠下积。

【应用】 肠燥便秘

【用法用量】 内服：15～30g，生用或熬熟。外用：涂搽。

### （三）菜子油

为十字花科植物芸薹种子榨取的油。

【性味归经】 辛、甘，平。归肺、胃经。

【功效】 解毒消肿，润肠。

【应用】

1. 肠梗阻。

2. 风疮不愈。

3. 无名肿毒，风疹，皮肤瘙痒，湿疹等。

【用法用量】 内服：15～30g，生用或熬熟。外用：涂搽。

### （四）食盐

【性味归经】 咸、寒。归脾、胃、肝经。

【功效】 涌吐，清火，凉血，解毒。

【应用】

1. 食多不消，心腹坚满痛。

2. 脚气疼痛。

3. 牙龈出血。

4. 阴虚火旺，大便秘结。

5. 引药入肾。

【用法用量】 内服：1~3g，沸汤溶化；作催吐用9~18g，宜炒黄。外用：炒热熨敷或水化点眼、洗疮。

### （五）醋

【性味归经】 酸、甘、温。归胃、肝经。

【功效】 消食开胃，散瘀止血，解毒杀虫。

【应用】

1. 油腻食积，饮食减少或喜食酸物。

2. 吐血、便血。

3. 食鱼、肉、蔬菜等食物所致的肠胃不适。

4. 牙齿疼痛。

【用法用量】 内服：10~30g。外用：烧热熏嗅、含漱或和药调敷。

### （六）白砂糖

【性味归经】 甘、平。归肺、脾、胃经。

【功效】 润肺生津，补中缓急。

【应用】

1. 肺燥咳嗽。

2. 胃阴不足，口渴咽干。

3. 脾胃虚弱，脘腹隐痛。

【用法用量】 内服：10~15g。

### （七）蜂蜜

【性味归经】 甘、平。归脾、胃、肺、大肠经。

【功效】 补脾缓急，止咳通便，生肌解毒。

【应用】

1. 肺虚久咳、燥咳。

2. 慢性便秘。

3. 胃及十二指肠溃疡。

【用法用量】 内服：15~30g，煎汤；或入丸、散；外用：适量。

### （八）茶叶

【性味归经】 微苦、甘，凉。归心、肝、胃、膀胱、大肠经。

【功效】 清头目，解烦渴，消食，利尿，解毒。

【应用】

1. 风热上犯，头目昏痛，或多睡好眠。

2. 暑热烦渴。

3. 油腻食积，脘闷不饥。

4. 热淋，小便短赤不利。

5. 热毒痢疾，或泄泻。

【用法用量】　内服：6～15g，煎汤，泡茶或入丸、散。外用：研末调敷。

## （九）酒

【性味归经】　辛、甘，温。归心、肝、肺、胃经。

【功效】　活血通脉，温中祛寒，宣导药势。

【应用】

1. 痹证肢体拘挛疼痛。

2. 气血不足，血脉不能宣通，脉结代。

3. 胸痹，胸部隐痛，或胸痛彻背。

4. 阴寒内盛，腹部冷痛。

【用法用量】　内服：10～50g，温饮、和药同煎或浸药；外用：淋洗、漱口或涂搽。

【使用注意】　湿热或痰湿蕴结、失血、阴虚、痔疮患者及孕妇忌服高度酒。

# 第二节　常见疾病的食疗

## 一、感冒

感冒是感触风邪或时行病毒，引起肺卫功能失调，出现发热恶风、咳嗽、鼻塞流涕、喷嚏、头痛、舌苔薄、脉浮等主要症状的一种最常见的外感病。本病四时皆有，一般数日即愈。感冒与现代医学所指的急性上呼吸道感染和流行性感冒相似。

根据病因的不同，感冒可分为风寒、风热、暑湿和气虚等四种类型。感冒往往具有季节性，冬季多风寒，秋季多兼燥气，夏季多暑湿，春季多风热。

【食疗原则】

（1）感冒属于外邪侵犯，所以原则上感冒初起宜吃清淡稀软的饮食或食物，忌吃油腻、黏滞、酸腥、滋补食品，以防闭门留寇，外邪反不易被驱出。如猪肉、鸭肉、鸡肉、羊肉、糯米饭、黄芪、麦冬、人参、胎盘、阿胶、各种海鱼、虾、螃蟹、龙眼肉、石榴、乌梅、糯米饭，以及各种黏糯的甜点食品。宜食白米粥、玉米粥、米汤、烂面、馄饨皮、藕粉、新鲜蔬菜和水果。

（2）宜多饮水。多饮水有助于毒素的排泄，保持呼吸道湿润。

（3）宜多吃水果、蔬菜。水果和蔬菜中的维生素和各种微量元素能补充人体所需。

（4）风寒感冒引起畏寒、发热、纳呆者禁忌服用生冷、性寒凉的食物，如冷饮、柿子、柿饼、豆腐、绿豆芽、田螺、螺蛳、蚌肉、蚬肉、生萝卜、生藕、生地瓜、生梨、生荸荠、冷茶等；宜食生姜、葱白、芫荽等。

（5）风热感冒往往伴咽红肿痛，禁忌辛辣刺激、香燥、温热性的食物，如辣椒、葱、韭菜、炒花生、炒瓜子、烟、酒、狗肉、羊肉、荔枝、龙眼、大枣等。宜食梨、荸荠、地瓜、橄榄、甘蔗、绿豆、罗汉果、薄荷等。

（6）暑湿感冒者除忌肥腻食物外，还应忌过咸食物，如火腿、腌肉、咸菜、咸鱼等，因过咸可凝湿生痰，刺激气管引起咳嗽加剧，不利于感冒康复。宜多食茭白、西瓜、冬瓜、丝瓜、黄瓜等。

（7）忌饮酒和浓茶。饮酒特别是高度酒，可引起全身血管扩张、中枢神经系统兴奋，影响睡眠，引起头痛等，使病情加重。饮浓茶不仅影响患者的睡眠，有碍疾病的康复，而且茶叶中的某些成分还可对抗、降低或干扰解热镇痛药的药效。另外，一些治疗感冒的中成药中的酸性或生物碱成分，容易与茶叶中的鞣酸发生沉淀反应，从而降低药效。因此，在感冒病治疗期间，应忌酒和浓茶，也不要用浓茶水送服药。

【辨证施膳】

（一）风寒感冒

**1. 临床表现**

发热恶寒，头痛身痛，鼻塞流涕，舌淡红苔薄白，脉浮紧或浮缓。

**2. 施膳原则**

疏风散寒，辛温解表。

**3. 食疗方**

（1）姜糖苏叶饮《本草汇言》

原料：生姜片15g，苏叶、红糖各10g。

制法：将生姜洗净，切丝；苏叶洗净，合并装入茶杯中，开水冲泡，盖上盖，浸泡10分钟，调入红糖搅匀，即可。

应用：趁热服下，每日2次，2～3日为一疗程。

（2）姜糖饮《民间验方》

原料：生姜10g，红糖15g。

制法：生姜洗净，切丝，文火熬2～3分钟，加红糖调溶。

应用：趁热顿饮，饮后盖被取微汗。

（3）鲜葱白粥《济生秘览》

原料：新鲜连根葱白2棵，淡豆豉10g，粳米50g，食盐少许。

制法：将连根葱白洗净，切成3cm长的节段，粳米淘洗干净，备用；将粳米放入砂锅内，加水适量，置武火上烧沸，再用文火熬煮至五成熟时，加入新鲜连根葱白、食盐、豆豉，继续煮至粳米熟烂，即成。

应用：温热服，每日2次，2～3日为一疗程。

（二）风热感冒

**1. 临床表现**

发热，微恶风寒，头痛，鼻塞流浊涕，咽喉肿痛，目赤，口干欲饮，咳嗽痰黄，舌苔薄白或薄黄，脉浮数。

**2. 施膳原则**

辛凉解表，清热解毒。

**3. 食疗方**

（1）桑菊茶（民间验方）

原料：桑叶、菊花各10g，甘草2g，龙井茶6g。

制法：将以上原料洗净，加入沸水泡茶。

应用：每日代茶饮用。

（2）三花茶（民间验方）

原料：金银花 10 g，菊花 10 g，茉莉花 3 g。

制法：将以上三花洗净，加入沸水泡茶。

应用：每日代茶饮用，不拘次数。

（3）脆白凉菜（经验方）

原料：海蜇皮（或头）60 g，白菜心 60 g，生姜、葱、蒜、精盐、味精、醋、香油各适量。

制法：将海蜇皮（或头）洗净、切丝，白菜心切丝，生姜、葱、蒜共剁为细末，加精盐、味精、醋、香油调味，拌匀即成。

应用：佐餐食用。

### （三）暑湿感冒

**1. 临床表现**

发热头痛，头重如裹，鼻塞身重，面色淡黄，困倦乏力，纳减欲呕，舌苔白腻，舌淡红，脉濡滑。

**2. 施膳原则**

清暑化湿。

**3. 食疗方**

（1）新加香薷饮《温病条辨》

原料：香薷 6 g，鲜扁豆花 10 g，厚朴 6 g，金银花 10 g，连翘 10 g。

制法：水煎取汁。

应用：代茶饮服。

（2）荷叶冬瓜汤《饮食疗法》

原料：鲜荷叶 1 块，鲜冬瓜 200 g，食盐适量。

制法：荷叶洗净撕小块，冬瓜去皮、切片，共入锅内，加水煲汤，食盐调味。

应用：饮汤食冬瓜。

（3）西瓜番茄汁（经验方）

原料：西瓜 500 g，番茄 250 g。

制法：西瓜去皮，番茄洗净，同入榨汁机即成。

应用：每日代茶饮用。

### （四）气虚感冒

**1. 临床表现**

发热不高，反复发作，自汗，面色无华，恶风怕冷，鼻塞流清涕，肢软乏力，胃纳不香，或有咳嗽，舌淡嫩，苔薄白，脉细弱。

**2. 施膳原则**

调和营卫。

**3. 食疗方**

（1）淡豉葱白煲豆腐《饮食疗法》

原料：淡豆豉 12 g，葱白 15 g，北豆腐 200 g。

制法：锅内放入豆腐、淡豆豉，加水煎煮五成熟，再入葱白，滚开即出。

应用：趁热服食，服后盖被取微汗。

（2）葱白鸡肉粥（经验方）

原料：鸡肉（连骨）500g，葱白30g，芫荽10g，红枣10枚，生姜15g，粳米100g。

制法：先把葱、芫荽洗净，切碎；红枣去核；粳米洗净；生姜去皮，拍扁，切碎；鸡肉切碎。将鸡肉、粳米、生姜、红枣放入锅内，加清水适量，武火煮沸后文火煲1小时，粥成放入葱白、芫荽，调味食用。

应用：当早餐分次温服。

## 二、咳嗽

咳嗽是肺系疾病的常见症状，是指肺气上逆作声，或咯吐痰液。无论何种病因导致肺气失于宣发肃降，均可出现咳嗽。其多见于西医的呼吸道感染及急、慢性支气管炎，肺炎，支气管扩张，肺结核，胸膜炎等疾病。咳嗽的发病原因很多，可有外邪侵袭，肺卫受邪而发病；也可因其他脏腑功能失常，传至肺脏而致病。根据咳嗽发生的原因分外感和内伤两大类。外感咳嗽主要是由于风、寒、湿、燥之邪犯肺所致。肺脏虚弱或其他脏腑有病而涉及肺引起的咳嗽均属内伤咳嗽。不论外感还是内伤咳嗽均可通过调整饮食来缓解症状。

【食疗原则】

（1）咳嗽属实属热者，宜以清淡为原则，忌厚味油腻之品。饮食清淡，有利于病邪的去除，厚味油腻之品难消化，易使脾失健运生痰，可用白菜、茼蒿、萝卜、胡萝卜、竹笋、柿子等。

（2）咳嗽属虚者，宜清补，不宜峻补，宜选用具有益肺或养阴润肺作用的食物，如枇杷、橘子、梨、柿子、百合、胡桃仁、蜂蜜。

（3）咳嗽属寒者，宜温肺止咳化痰，可用生姜、芥菜、葱白、豆豉、芫荽、金橘、白萝卜、杏子、佛手柑。

（4）宜食萝卜、青菜、丝瓜、枇杷、橘子、雪梨、杏、核桃仁、松子、百合等有调畅肺气、止咳化痰平喘作用的食物。

（5）宜低盐，忌烟酒，忌甜食，忌过酸、油煎炙烤食品。过咸的饮食易导致水钠潴留，助湿生饮；烟、酒刺激气管会引起咳嗽；糖果、饼干等甜食，花生、瓜子、油炸物等，会酿痰生热，加重咳嗽；酸食常敛痰，使痰不易咳出。

（6）咳嗽发病期间应忌食鱼腥发物，以免咳嗽加重。

（7）忌生冷。生冷饮食，郁遏脾阳，损伤阳气，会加重痰饮。

（8）宜多饮水。充足的水分可稀释痰液，使痰液易于咳出。

【辨证施膳】

### （一）外感咳嗽

**1. 风寒束肺证**

（1）临床表现　咳嗽，痰白而稀，或见恶寒发热，无汗，头痛，身痛，鼻塞流清涕，苔薄白，脉浮紧。

（2）施膳原则　疏风散寒，宣肺止咳。

（3）食疗方

①葱白粥《饮食辨录》

原料：带须葱白三段，粳米 25 g。

制法：先将粳米入锅中煮粥，粥熟后加入葱白再煮片刻。

服法：趁热顿服，温覆取汗。

②生姜炒鸡蛋方（经验方）

原料：鸡蛋一枚，生姜 10 g。

制法：将鸡蛋打碎，生姜切碎，然后两味搅匀，炒熟。

服法：趁热顿服。

**2. 风热犯肺证**

（1）临床表现　咳嗽，咯痰黄稠，或见发热、微恶风寒、口干咽痛、鼻塞流黄浊涕，舌尖红，苔薄白或薄黄，脉浮数。

（2）施膳原则　疏风清热，宣肺止咳。

（3）食疗方

①鱼腥草卧鸡蛋（经验方）

原料：鸡蛋 1 枚，鱼腥草 30 g。

制法：将鱼腥草浓煎取汁，用滚沸的药汁卧鸡蛋。

服法：温服，每日 1 次。

②薏苡仁芦根粥（经验方）

原料：生薏苡仁 60 g，鲜芦根 30 g，白米 50 g。

制法：鲜芦根煎成汁，去渣后加入薏苡仁和白米一起熬成粥。

服法：经常服食。

**（二）内伤咳嗽**

**1. 肺阴亏虚证**

（1）临床表现　干咳，咳声短促，少痰或痰中带血丝，低热，午后颧红，五心烦热，潮热盗汗，口干咽燥，舌红少苔，脉细数。

（2）施膳原则　滋阴润燥，化痰止咳。

（3）食疗方

①玉竹沙参焖老鸭汤《饮食疗法》

原料：玉竹 50 g，沙参 50 g，老鸭 1 只，葱、生姜、料酒、食盐各适量。

制法：将老鸭宰杀后，去毛和内脏，洗净，沸水焯过，与玉竹、沙参同置砂锅（或瓷锅）内，加水适量；将锅置于武火上烧沸，再用文火焖煮 1 小时以上，使鸭肉熟烂，放入调料即可。

服法：喝汤吃鸭肉。

②猪肺敛肺汤（经验方）

原料：猪肺 250 ~ 300 g，北沙参 10 ~ 15 g，五味子 10 g，诃子 6 ~ 9 g。

制法：先将猪肺切成块，挤尽血污，冲洗干净，沸水焯过，与北沙参、五味子、诃子用纱布袋包后一同入锅，然后加水适量，用武火煮沸，再用文火慢炖约 1 小时即成，去纱布包。

服法：佐餐食用。

**2. 痰热蕴肺证**

（1）临床表现 咳嗽气粗，或喉中有痰声，痰多质黏厚或稠黄，咳吐不爽，或有热腥味，或吐血痰，胸胁胀满，咳时引痛，面赤，或有身热，口干而黏，欲饮水，舌苔薄黄腻，脉滑数。

（2）施膳原则 清热肃肺，豁痰止咳。

（3）食疗方

①生芦根粥《中医食疗调补学》

原料：新鲜芦根 150 g（干者减半），竹茹 15 g，大米 50 g，生姜 3 片。

制法：将芦根洗净、切段，与竹茹同煎取汁，汁与大米、生姜同煮为稀粥。

服法：分两次食用，连服 3～5 次。

②桑白皮枇杷饮（经验方）

原料：桑白皮 25 g，枇杷叶 15 g。

制法：将桑白皮洗净，切段，晒干。枇杷叶刷去毛，洗净，切碎，晒干后蜜炙。将桑白皮、枇杷叶共入砂锅，加水适量，煎煮 30 分钟，去渣取汁，即成。

服法：早、晚 2 次分服。

## 三、泄泻（腹泻）

泄泻是消化系统常见病症，指患者排便次数增多，粪便溏薄或完谷不化，甚至泻出如水等而言。大便稀薄，时作时止，称"泄"；大便直下，如水倾注，称"泻"。临床上多合称"泄泻"。其与西医腹泻相对应。

泄泻为常见病、多发病，一年四季均可发生，以夏、秋两季多见。致病原因很多，如风、寒、湿、热内犯肠胃，饮食不节，脾胃内伤，以及肾阳衰微等均可致病。现代医学的急性肠炎、慢性肠炎、肠结核、肠道易激综合征等，凡以排便次数增多，粪便稀薄，甚至泻出如水样便为主要临床表现的病证，均可参考中医"泄泻"辨证养疗。

患者由于排出大量水分，易引起机体脱水。采用合理的辨证食疗，尤其是粥类，不仅容易消化，而且可补充因泄泻丧失的津液，有利于康复。

【食疗原则】

（1）饮食宜清淡易消化：泄泻患者脾虚湿盛，甚或蕴而生热。故过食甘腻之品，最易"闭门留寇"留湿生热，加重泄泻。因此，饮食宜清淡易消化。可选米粥、藕粉、面条、酱菜、鸡蛋等。

（2）饮食不宜生冷：除湿热泄泻者，若饮食生冷，或选用一些性质偏凉的食物如绿豆等，会进一步损伤中焦，导致泄泻。故对泄泻患者而言，即使大暑大热的天气，亦需注意热食热饮。

（3）饮食须忌油腻：奶酪、奶油蛋糕、荷包蛋、炸猪排等在胃中滞留时间较长，且不易消化。因此，泄泻发作期或刚痊愈的患者均不宜选用。

（4）热粥有益，莫怕烦：米粥最易消化，且通利小便，古有"利小便，实大便"之说。因此，选用热粥，有助于泄泻的康复。患者切莫以食粥小便会多，且易饥饿为由而轻视之。

（5）滋补滑肠，不能滥进补：牛奶、胡桃、芝麻或一些滋补药品极易滑肠，故泄泻患者不能滥进补。

（6）泄泻严重时，可频饮糖盐开水。

（7）轻证者根据辨证分型而给予不同饮食。

（8）湿热泄泻者，饮食宜清淡、易消化之品，如汤面、米汤、绿豆汤等。蔬菜宜多食冬瓜、苦瓜等清热之品，还可食用适量大蒜、马齿苋等。如伴身热者宜多饮淡盐水、凉开水、西瓜汁、梨汁等。忌食肥甘油腻、辛辣、煎炒等助热动火之品。

（9）寒湿泄泻者，饮食宜温热且富营养、易消化之品，宜多食鱼汤、羊肉汤、大枣粥等；食用炒米粉、炒面粉或其制品等有助于燥湿止泻；可煎生姜水温服，以助祛寒之力，忌食生冷之品。

（10）伤食泄泻者急性期应暂禁饮食 8～12 小时，待宿食泻尽后，可恢复进食，宜少食多餐，食之能消，勿暴饮暴食，注意饮食卫生，可食山楂粥、萝卜汤、炒米粥或将焦麦芽、焦谷芽煎水服等以达到消食化积的目的。忌肥甘厚味、辛辣刺激、生冷硬固的食物，以免助湿生痰而加重病情。

（11）脾胃虚寒泄泻者饮食要有节制，不能过饥过饱，宜热食、清淡易消化之品，如莲子粥、薏苡仁粥等，还可选用豆制品、鳗鱼、鲫鱼、黄鱼、牛羊肉、鸡蛋、牛奶等补中健脾之品。蔬菜选用南瓜、扁豆、番茄等，忌食生冷硬固、肥甘厚味之品。

（12）肾阳虚衰泄泻者，饮食宜富营养、易消化及和胃健脾补肾之品，并徐徐温补，平时常食用莲子、芡实、扁豆、糯米粥或羊肉、海带、山药、动物肾脏等补益之品。

（13）老年泄泻者因年老体弱，易出现阴虚阳脱的症状，要鼓励他们多饮生津止渴的饮料，如五汁饮、藕汁等。饮食多选用羊肉、海参、山药、大枣粥等补益之品，同时宜少食多餐。

（14）小儿脏腑娇嫩，形气未充，"脾常不足"，泄泻频时应严格控制饮食，养成定时定量进食习惯，并鼓励多饮糖盐水、西瓜汁等，注意饮食卫生、饮食的多样化，选食稀粥、汤面、山药粥等，忌食油腻、辛辣、煎炒之品。

（15）婴儿泄泻重时应暂停母乳，待泄泻缓解再逐渐增加母乳喂食量，同时乳母应忌食肥甘厚味之品。

（16）春夏季节阳气外泄，阴液易伤，加之泄泻而致津液丧失过多，应多饮开水、淡盐水、茶水、果汁等。多食用绿豆粥、荷叶粥等以助清热解毒、生津止渴，忌食油腻、辛辣、燥火之品。

（17）秋凉冬寒季节阴盛阳衰，阳气内敛，饮食上宜养护真阳、温中散寒，多选用莲子粥、山药粥、红枣粥等健脾补胃之品，兼服生姜水、大蒜等。

（18）各型泄泻宜选用以下食物

①陈仓大米炒焦，或将陈大米碾磨成面粉，炒焦，每次送服 6 g，每日 2～3 次。

②黄豆皮烧炭研成细末，每次开水送服 6～9 g，每日 1～2 次。

③鲜马齿苋 200 g，洗净、捣烂，绞汁饮；或用马齿苋 60～90 g 水煎，代茶饮。

【辨证施膳】

（一）寒湿泄泻

**1. 临床表现**

泄泻清稀，腹痛肠鸣，脘腹胀满，恶寒发热，头痛，肢体酸痛，不思饮食，苔薄白，脉濡缓。

**2. 施膳原则**

散寒化湿止泻。

**3. 食疗方**

干姜粥《百病饮食自疗》

原料：干姜 5 g，红枣 3 ~ 5 枚，粳米 50 g。

制法：将干姜、红枣与粳米同煮粥。

应用：日服 1 次，当早餐食。

## （二）湿热泄泻

**1. 临床表现**

腹痛而泻，泻下黄褐而臭，肛门灼热，心烦口渴，小便短赤或有身热，苔黄腻，脉象濡滑而数。

**2. 施膳原则**

清热利湿。

**3. 食疗方**

车前草粥（经验方）

原料：车前草叶 20 g，茯苓 15 g，粳米 50 g。

制法：车前草叶煎煮取汁，加茯苓、粳米煮稀粥。

应用：日服 2 次。

## （三）肾阳虚衰泄泻

**1. 临床表现**

久泻不止，大便水样或完谷不化，面色苍白，精神萎靡，四肢厥冷，舌质淡，苔薄白，脉微细。

**2. 施膳原则**

温阳止泻。

**3. 食疗方**

桂心茯苓粥《百花汇》

原料：桂心 2 g，茯苓 10 g，桑白皮 3 g，粳米 50 g。

制法：桂心、桑白皮煎取汁，加茯苓、粳米煮粥。

应用：每日 1 次，连服 4 ~ 5 日。

## （四）伤食泄泻

**1. 临床表现**

腹胀，腹痛，口臭，呆纳，大便酸臭，状如败卵，或微黄，脉滑。

**2. 施膳原则**

消食导滞。

**3. 食疗方**

神曲茯苓粥（经验方）

原料：神曲 15 g，茯苓 15 g，粳米 50 g。

制法：神曲捣末，茯苓打粉，与粳米共煮粥食。

应用：每日 1 次，连续 3 ~ 4 日。

### （五）脾胃虚寒泄泻

**1. 临床表现**

泄泻，脘腹冷痛，少食纳呆，倦怠乏力，面色不华，舌淡脉弱。

**2. 施膳原则**

健脾止泻。

**3. 食疗方**

八珍糕《外科正宗》

原料：薏苡仁、芡实、扁豆、莲子、山药各 50 g，党参、茯苓各 30 g，白术 15 g，粳米 300 g，白糖 200 g。

制法：共研细末，同白米粉混匀，加水和匀，蒸熟为糕。

应用：可随意食之。若切块、烘干后可贮存，平素常食。

## 四、肥胖症

肥胖主要是由于体内脂肪堆积过多所致。如果人体因某些机能失职，或过多地摄食肥甘厚味，会造成体内脂膏过多，积蓄于体内，进而化为痰湿脂浊，阻滞于经脉，充斥于肌肤腠理及脏腑三焦，从而发为肥胖病。早在 2000 多年前就有记载，如《素问·通评虚实论篇》中说："肥贵人，则膏粱之疾也。"西医认为肥胖症是神经-内分泌系统的调节失常，体重超过标准 20%。尽管饮食不是造成肥胖的唯一原凶，减肥防胖的方法也不仅仅限于节制饮食一种，但控制饮食仍是治疗各种肥胖症的基础，也是防胖的前提条件。要想减肥防止发胖，就必须改变"发胖"型的饮食习惯。运用药膳治疗肥胖症具有重要的意义。

【食疗原则】

（1）控制食物的摄入。

（2）控制肥甘厚味食物，如肥肉、动物油脂、油炸食物。

（3）控制单糖类食物，如蔗糖、麦芽糖、果糖、蜜饯、甜点心、蛋糕、饼干等。

（4）保证新鲜蔬菜、水果及粗粮。

（5）饮食清淡，限制辛辣及刺激性食物及调味品。

（6）可适当选择有利于减肥的食物，如冬瓜、黄瓜、西瓜、竹笋、菱角、茯苓、薏苡仁等。

（7）注意烹调方法，应以蒸、煮、炖、拌、汆、卤等方法为主，避免油煎、油炸之品。

（8）保持合理的饮食习惯，一日三餐定时定量，控制进食速度，不吃夜宵。

【辨证施膳】

### （一）脾虚湿阻证

**1. 临床表现**

形体肥胖，肢体困重，倦怠乏力，脘腹胀满，纳差食少，大便溏薄，舌质淡，苔薄腻，脉缓或濡细。此证型临床上最为多见。

**2. 施膳原则**

健脾化湿。

**3. 食疗方**

（1）赤小豆鲤鱼汤（经验方）

原料：鲤鱼1条（500g左右），赤小豆100g，陈皮、花椒、草果各8g。

制法：将鲤鱼去鳞、鳃，去内脏，洗净。将赤小豆、陈皮、花椒、草果洗净，塞入鱼腹，再将鱼放入砂锅，另加葱、姜，煮1小时左右，加盐、胡椒即可。

应用：当菜佐餐，随意食用。

（2）三鲜饮（经验方）

原料：鲜山楂60g，鲜白萝卜100g，鲜橘皮15g，冰糖适量。

制法：水煎取汁500ml，加冰糖少量。

应用：代茶饮，频频饮用。

**（二）脾肾两虚证**

**1. 临床表现**

形体肥胖，虚浮肿胀，疲乏无力，少气懒言，动则喘息，头晕畏寒，食少纳差，腰膝冷痛，大便溏薄或五更泄泻，男子阳痿，舌质淡，苔薄白，脉沉细。重度肥胖症患者多为此证。

**2. 施膳原则**

温阳化气利水。

**3. 食疗方**

核桃仁拌芹菜（经验方）

原料：核桃仁50g，芹菜250g，精盐、味精、麻油各适量。

制法：将芹菜摘去老茎和叶，洗净用沸水焯后切丝，加精盐、味精、麻油入盘。将核桃仁用开水泡软后去皮，切碎放在芹菜上，拌匀后食用。

应用：日常佐食，当菜食用。

**（三）胃热湿阻证**

**1. 临床表现**

形体肥胖，消谷善饥，口臭口干，大便秘结，舌质红，舌苔黄腻，脉滑数。此型多为体壮的中青年肥胖者。

**2. 施膳原则**

清热化湿通腑。

**3. 食疗方**

拌三皮（经验方）

原料：西瓜皮200g，黄瓜皮200g，冬瓜皮200g。

制法：将西瓜皮刮去蜡质外皮，冬瓜皮刮去绒毛外皮，与黄瓜皮一起在开水锅内焯一下，待冷却后切成条状，放少许盐、味精，装盘食用。

应用：日常佐食，当菜食用。

### （四）气滞血瘀证

**1. 临床表现**

形体肥胖，两胁胀满，胃脘痞满，烦躁易怒，口干舌燥，头晕目眩，失眠多梦，月经不调或闭经，舌质暗有瘀斑，脉弦数或细弦。肥胖日久者可见此证。

**2. 施膳原则**

疏肝理气，活血化瘀。

**3. 食疗方**

番茄山楂羹（经验方）

原料：成熟番茄200g，山楂30g，陈皮10g。

制法：将山楂、陈皮分别洗干净，山楂切片去子，陈皮切碎，放入碗中备用；再将番茄放入温水中浸泡片刻，洗净，去皮，切碎，剁成番茄糊，待用；锅内加清水适量，调入山楂、陈皮，中火煮20分钟，加入番茄糊，搅拌均匀，以湿淀粉勾兑成羹即成。

应用：经常食之。

### （五）肝肾阴虚证

**1. 临床表现**

形体肥胖，头昏头痛，五心烦热，腰膝酸软，舌红少苔，脉细数或细弦。此型临床上比较少见。

**2. 施膳原则**

滋补肝肾，养阴降脂。

**3. 食疗方**

凉拌双耳（经验方）

原料：干木耳10g，干银耳10g，盐、酱油、味精、醋、糖、蒜、剁椒、葱花。

制法：蒜剁碎，装进小碗里，加入醋、酱油、白糖、盐调匀，加一勺剁椒，淋上热油拌匀。木耳、银耳泡发后用清水洗净，撕小块，用沸水焯后晾干，装进大碗里，淋上准备好的凉拌汁拌匀，撒上葱花即可。

## 五、失眠症

失眠症西医称为神经衰弱，是神经官能症的一种。主要症状是失眠，以及由失眠引起的头晕、乏力、健忘等。中医归入"不寐""惊悸"范围，认为此症多由心情郁怒、精神紧张或大病之后，脏腑功能失调所致。用饮食疗法既有利于催眠，又有利于健身，而且无副作用。

**【食疗原则】**

（1）饮食应以清淡易消化为主，少吃油腻、煎炸熏烤食品，避免吃辛辣有刺激性的温燥食品，如浓茶、咖啡，忌食胡椒、葱、蒜、辣椒等刺激性食物。

（2）晚餐不可过饱，睡前不宜进食，不宜大量饮水，避免因胃肠的刺激而兴奋大脑皮质，或夜尿增多而入睡困难。

（3）失眠的人平日要注意摄取具有养心安神、促进睡眠作用的食物，如核桃、百合、桂圆、莲子、红枣、小麦、鸡蛋黄、奶类、蜂蜜、猪心、猪肝、牛肝、阿胶、灵芝、西洋参等。

【辨证施膳】

## （一）肝郁化火

**1. 临床表现**

不寐兼有心烦易怒、头胀、目赤、口苦、胁痛、小便黄、大便秘结。

**2. 施膳原则**

疏肝解郁安神。

**3. 食疗方**

合欢花玫瑰茶《百病药茶》

原料：合欢花 6g，玫瑰花 6g，蜂蜜适量。

制法：将合欢花、玫瑰花放入壶内，用沸水冲洗一遍，再冲泡，过 5 分钟后加入蜂蜜即可饮用。

应用：代茶饮。

## （二）痰热内扰

**1. 临床表现**

不寐兼有头重、胸闷痰多、恶食嗳气。

**2. 施膳原则**

涤痰除烦，定惊安神。

**3. 食疗方**

竹沥粥（经验方）

原料：淡竹叶 30g，粟米 100g。

制法：淡竹叶煎汁备用；将粟米煮粥，五成熟下竹沥汁，搅匀煮熟。

应用：代早餐服食。

## （三）阴虚火旺

**1. 临床表现**

心烦不寐、头晕耳鸣、口干津少、腰酸梦遗、五心烦热。

**2. 施膳原则**

滋阴降火，清心安神。

**3. 食疗方**

玄参百合粥（经验方）

原料：玄参 15g，百合 30g，合欢皮 15g，粳米 100g。

制法：先水煎上三味药，取汁，加米煮粥。

应用：代早餐服食。

## （四）心胆气虚

**1. 临床表现**

不寐兼有心悸，多梦，易惊醒。

**2. 施膳原则**

滋养心脾。

**3. 食疗方**

枣仁龙骨卤猪心（经验方）

原料：炒酸枣仁20g，龙骨30g，猪心1个（约500g），生姜、葱、精盐、花椒、白糖、香油、卤汁各适量。

制法：先煎酸枣仁、龙骨，用文火煎煮40分钟，取药汁；将猪心剖开，去血水，置锅中，倒入药汁，加入生姜、葱、花椒，用文火煮至六成熟时捞出。锅中倒入卤汁，下入猪心，再用文火煮熟，揩净浮沫。再在锅内加卤汁适量，放入精盐、白糖、味精和香油适量，加热成浓汁，将其均匀地涂在猪心里外即成。

应用：每日1次，连服7~10日。

**（五）心脾两虚**

**1. 临床表现**

多梦易醒，心悸健忘，体倦神疲，饮食无味，面色少华。

**2. 施膳原则**

养心安神。

**3. 食疗方**

莲子桂圆粥（经验方）

原料：莲子肉50g，桂圆肉30g，糯米50g。

制法：将莲子肉、桂圆肉、糯米淘洗，加水同煮成粥。

应用：代早餐服食。

# 六、眩晕

眩晕是指因风、火、痰、虚、瘀引起清窍失养，临床以头晕、眼花为主要表现的病证。眩是眼花，晕是头晕，二者常同时并见。轻者闭目即止，重者如坐车船，旋转不定，不能站立，或伴有恶心，呕吐，汗出，甚则昏倒等症状。病因病机为情志所伤，肝阳上亢；久病或劳倦太过，气血亏损；禀赋不足，或久病年老体虚，肾精不足；饮食所伤，痰湿中阻等。高血压、低血压、低血糖、贫血、脑动脉硬化，梅尼埃病等病，临床表现以眩晕为主要症状者，可参考中医"眩晕"辨证养疗。

**【食疗原则】**

（1）适量饮食，限制能量，控制体重。

（2）低盐、低脂、低胆固醇饮食。过咸则阴液更伤，阳亢益甚。

（3）多食新鲜蔬菜、水果及富含钾、钙的食物。

（4）饮食宜清淡，忌烟酒、浓茶、咖啡等。肥厚油腻及辛辣诸物可助热生痰，损伤脾胃，致脾胃运化失常，水谷不化精微，对身体不利。

**【辨证施膳】**

**（一）肝阳上亢证**

**1. 临床表现**

眩晕耳鸣，头痛且胀，急躁易怒，失眠多梦，口苦，舌质红，苔黄，脉弦。

**2. 施膳原则**

平肝潜阳，滋养肝肾。

**3. 食疗方**

（1）二菜汤《实用食疗方精选》

原料：淡菜 10 g，芥菜 30 g。

制法：将淡菜泡发，洗净，置砂锅加水适量，文火煮 30 分钟，再放芥菜，水沸即可。

服法：喝汤食菜，每日 1 剂，分 2 次服用。

（2）决明菊花粥《家庭保健食疗菜谱》

原料：决明子、白菊花各 15 g，粳米 100 g。

制法：将决明子放入铁锅内炒至起爆微香时取出，冷却后与白菊花同放入砂锅加水适量，煎煮 30 分钟，去渣取汁。粳米洗净，入锅，加药汁煮熟成粥即可。

服法：每日 1 剂，早或晚服用。

**（二）气血亏虚证**

**1. 临床表现**

头晕、眼花，或眩晕，动则加剧，劳累即发，面白唇淡，心悸失眠，神疲乏力，饮食减少，舌质淡，脉细弱。

**2. 施膳原则**

补益气血，健运脾胃。

**3. 食疗方**

（1）芹菜红枣汤《食疗本草学》

原料：鲜芹菜（下段茎）120 g，红枣 30 g。

制法：将芹菜洗净、切段，与红枣同置锅内，加水适量，熬煮 30 分钟即可。

服法：喝汤，食菜、食枣，每日 1 剂，分 2 次服用。

（2）玉灵膏《随息居饮食谱》

原料：龙眼肉 30 g，西洋参、冰糖各 3 g。

制法：将原料放入瓷碗内，碗口罩以丝绵 1 层，置于饭锅上蒸熟。可连续蒸多次。

服法：食时，以开水兑服。

**（三）肾精不足证**

**1. 临床表现**

头晕眼花，精神萎靡，失眠多梦，健忘，腰膝酸软，遗精，耳鸣，舌淡红，脉沉细。

**2. 施膳原则**

补肾填精。

**3. 食疗方**

清蒸淮山杞子猪脑《新编中国药膳食疗秘方全书》

原料：淮山药 30 g，枸杞子 10 g，猪脑 1 具，黄酒、食盐适量。

制法：将猪脑去脑膜、血络，洗净，与山药、枸杞子一起放入碗内，加黄酒、食盐少许，上锅蒸 20 分钟即可。

服法：喝汤，食猪脑，每周2次。

### （四）痰浊上扰证

**1. 临床表现**

眩晕时发，头重如裹，恶心呕吐，胸闷食少，倦怠多梦，舌苔白腻，脉濡滑。

**2. 施膳原则**

燥湿化痰，和胃降逆。

**3. 食疗方**

（1）天麻豆腐汤《疾病食疗900方》

原料：天麻10g，豆腐150g。

制法：将天麻洗净、切片，放入锅内，加水煮沸；再加入豆腐，文火炖熟即可。

服法：每日1剂，分次食用。

（2）泽泻粳米粥《中华药膳宝典》

原料：泽泻50g，白术15g，川牛膝10g，粳米50g。

制法：将泽泻、白术、川牛膝同入砂锅，加水煎煮，去渣，取汁备用。粳米洗净，放入锅内，加药汁与水适量，文火煮成稀粥即可。

服法：每日1剂，分次食用。

## 七、胸痹

胸痹是指胸阳阻遏，或心脉失养所致的以胸部闷痛，甚则胸痛彻背，短气，喘息不得卧为表现的病证。病因病机为寒邪内侵，痹阻心阳；饮食所伤，聚湿生痰；情志所伤，肝气郁结；年高体衰，肾气亏虚等。西医的冠心病、心绞痛、心肌梗死、心肌病、高血压性心脏病、胸膜炎等具有心痛表现者均可参考中医"胸痹"辨证养疗。

【食疗原则】

（1）少食多餐，避免过饱。忌暴食暴饮：一则避免肥胖，"肥人多痰"，易致痰阻；二则食入过多，脘腹胀满，阻碍气血运行。

（2）适当食用辛温宣化、苦温行气之品，如葱、蒜、香菜、杏仁霜等；多饮清茶、白开水或蜂蜜水等有助通便之品。

（3）忌食寒凉食物，如绿豆、芹菜、各种瓜类等；忌辛温香燥刺激之品，如浓茶、咖啡、芥末、辣椒、咖喱等。

【辨证施膳】

### （一）心血瘀阻证

**1. 临床表现**

胸部刺痛，固定不移，入夜尤甚，时或心悸不宁，舌质紫暗，脉涩。

**2. 施膳原则**

活血化瘀，通络止痛。

**3. 食疗方**

（1）双参山楂酒《常见病中医辨证治疗》

原料：人参6g，丹参、山楂各30g，白酒500g。

制法：将人参、丹参、山楂一同置于瓶中，加入白酒，浸泡15日即可。

服法：每日1次，每次10~15 ml。

（2）山楂丹参粥《心脏疾病的饮食调养》

原料：山楂、丹参各30 g，当归、红花各10 g，粳米100 g，红糖适量。

制法：山楂、丹参、当归、红花水煎取汁备用。粳米洗净，置于砂锅中，加入药汁及适量清水煮至粥熟，再加入红糖调味即可。

服法：每日1剂，分2次服用。

**（二）痰浊壅盛证**

**1. 临床表现**

胸闷如窒而痛，或痛引肩背，气短喘促，肢体沉重，痰多，舌苔浊腻，脉滑。

**2. 施膳原则**

通阳泄浊，豁痰开结。

**3. 食疗方**

（1）石菖蒲拌猪心《医学正传》

原料：猪心半个，石菖蒲10 g，陈皮2 g，料酒、食盐、味精、姜片各适量。

制法：将猪心洗净，去筋膜，去血水，切成小块备用。将石菖蒲、陈皮洗净，与猪心一同放入炖盅内，加开水适量，调好料酒、食盐、味精、姜片，炖盅加盖，置于大锅中，文火炖熟即可。

服法：每日1剂，3~5日为一疗程。

（2）山楂荷叶薏米粥《中国药膳精选》

原料：山楂、薏苡仁各20 g，鲜荷叶50 g，葱白5根，粳米100 g，食盐适量。

制法：将山楂、荷叶、薏苡仁、葱白洗净，水煎取汁。粳米洗净置于砂锅中，加入药汁及适量清水，同煮至粥熟，加入少许食盐调味即可。

服法：隔日1剂，分次温热食用。

**（三）阴寒凝滞证**

**1. 临床表现**

胸痛彻背，感寒痛甚，胸闷气短，心悸，重则喘息，不能平卧，面色苍白，四肢厥冷，舌苔白，脉沉细。

**2. 施膳原则**

辛温通阳，开痹散寒。

**3. 食疗方**

（1）薤白粥《普济方》

原料：薤白10 g（鲜品30 g），葱白2根，粳米100 g。

制法：将薤白、葱白洗净、切碎。将粳米洗净，置于砂锅中，加水适量，加入薤白、葱白同煮成粥。

服法：分次温热服用。

（2）薤白羊肾粥《圣济总录》

原料：薤白7茎，羊肾1只，生姜6 g，粳米100 g。

制法：将羊肾洗净，去筋膜，细切备用。粳米洗净置于砂锅中，加水适量，待粥熟后，加入羊肾、薤白、生姜及食盐适量调味，稍煮拌匀即可。

服法：分次空腹温热食用。

### （四）阳气虚衰证

**1. 临床表现**

胸闷气短，甚则胸痛彻背，心悸汗出，畏寒，肢冷，腰酸，乏力，面色苍白，唇甲淡白或青紫，舌淡白或紫暗，脉沉细或脉微欲绝。

**2. 施膳原则**

益气温阳，活血通络。

**3. 食疗方**

（1）桂心生姜粥《中华临床药膳食疗学》

原料：桂心2g，生姜10g，粳米50g。

制法：将生姜、桂心一同入锅，加水适量煎煮，去渣取汁备用。将粳米洗净，入锅，再加入药汁及适量清水，煮至粥成即可。

服法：每日1剂，顿服。

（2）灵桂羊肉汤《中国药膳辩证治疗学》

原料：仙灵脾30g，肉桂10g，羊肉100g，食盐、姜、葱少许。

制法：将仙灵脾、肉桂入锅，水煎2次，共煎液1000ml备用。将羊肉切成条状，加药液同煮，沸后加入姜、葱、食盐煮至肉熟烂即可。

服法：佐餐食肉喝汤，隔日1剂，直至症状改善。

### （五）气阴两虚证

**1. 临床表现**

胸闷隐痛，时作时止，心悸气短，倦怠懒言，面色少华，头晕目眩，遇劳则甚，舌偏红或有齿印，脉细弱无力。

**2. 施膳原则**

益气养阴，活血通络。

**3. 食疗方**

（1）人参茯苓麦冬粥《常见病中医辨证食疗》

原料：人参3g，茯苓10g，麦冬5g，粳米100g，红糖15g。

制法：将人参、茯苓、麦冬水煎，去渣，取汁备用。粳米洗净，置于砂锅中，加水适量，加入药汁同煮至粥熟，调入红糖即可。

服法：每日1剂，分2次服用。

（2）猪心参芪汤《中国药膳精选》

原料：人参7g，黄芪12g，五味子4g，猪心1具，食盐适量。

制法：将黄芪、人参、五味子洗净，纳入猪心中，将猪心置于砂锅中，加水适量炖至肉熟烂即可。

服法：佐餐食用。

## （六）心肾阴虚证

**1. 临床表现**

胸闷且痛，心悸盗汗，心烦不寐，头晕耳鸣，腰酸膝软，舌红或有瘀斑，脉细数。

**2. 施膳原则**

滋阴益肾，养心安神。

**3. 食疗方**

（1）百合炖银耳《李时珍药膳菜谱》

原料：银耳、百合各 15 g，冰糖 150 g。

制法：将银耳浸泡发透，百合掰开洗净，冰糖以适量开水溶化；再将银耳置于容器中，倒入冰糖水，加入百合，容器加盖上锅蒸两小时，至汤稠耳糯即可。

服法：每日 1 剂，分 2 次空腹服用。

（2）五味枸杞饮《摄生众妙方》

原料：醋制五味子、枸杞子各 100 g，冰糖适量。

制法：将枸杞子捣碎，与五味子一同放入容器中，加入沸水 1500 ml，盖严，浸泡 3 日加入冰糖搅匀即可。

服法：代茶饮。

# 八、便秘

便秘是临床常见症状，中医与西医名称相同。中医便秘是指由于大肠传导失常，致排便周期延长，或周期不长但粪质干结，排出艰难，或粪质不硬，虽有便意，但便而不畅为特征的病证。病因病机为素体阳盛，肠胃积热；情志所伤，气机郁滞；饮食劳倦内伤，气血亏损；年高体衰，阴寒内生。现代医学中的功能性便秘、肠易激综合征、直肠及肛门疾病所致的便秘、药物性便秘、内分泌及代谢性疾病的便秘、肌力减退所致的排便困难等，可参考中医便秘辨证养疗。

【食疗原则】

（1）多食富含膳食纤维的食物，以利于通便。

（2）多饮水，以滋润大肠，有助于大便的软化。

（3）宜食用润肠通便的食物，如蜂蜜、牛奶、芝麻、核桃、杏仁、苹果等，老人虚性便秘者尤为适用。

（4）宜食用富含 B 族维生素的食物，如豆类、粗粮、马铃薯等，促进肠道蠕动，以改善便秘。

（5）气滞便秘者多兼腹胀，可适当增加理气之物，如大麦、荞麦、萝卜等，使气行则便亦行。

（6）实热便秘者慎用油腻肥厚之品，以免助热。

（7）禁忌烈酒、浓茶、咖啡、辣椒等刺激性食物。

【辨证施膳】

## （一）肠胃积热证

**1. 临床表现**

大便干结，小便短赤，面红身热，或兼有腹胀腹痛，口干口臭，舌红苔黄，脉滑数。

**2. 施膳原则**

清热润肠。

**3. 食疗方**

番泻叶茶《中国药学大辞典》

原料：番泻叶 5 ~ 10 g。

制法：将番泻叶放入茶杯中，加入沸水浸泡 5 分钟即可。

服法：代茶饮。

**（二）气郁食滞证**

**1. 临床表现**

大便秘结，欲便不得，嗳气频发，胸胁痞满，甚则腹中胀痛，纳食减少，舌苔薄腻，脉弦。

**2. 施膳原则**

顺气行滞。

**3. 食疗方**

紫苏麻仁粥《中国食疗营养学》

原料：紫苏子 10 g，麻子仁 10 g，粳米 50 g。

制法：将紫苏、麻仁打烂后加水煎煮，取汁备用。将粳米洗净，与药汁加水适量同煮成粥即可。

服法：每日 1 剂，分次服用。

**（三）气虚便秘证**

**1. 临床表现**

虽有便意，临厕努挣乏力，挣则汗出短气，便后疲乏，面色淡白，神疲气怯，舌淡嫩苔薄，脉虚。

**2. 施膳原则**

益气润肠。

**3. 食疗方**

（1）黄芪玉竹煲兔肉《中医药营养学》

原料：黄芪 25 g，玉竹 30 g，兔肉 500 g。

制法：将黄芪、玉竹、兔肉共入砂锅，加水适量煮至兔肉熟烂，调味服食。

服法：分顿食肉喝汤。

（2）人参黑芝麻饮《中医药营养学》

原料：人参 5 ~ 10 g，黑芝麻 15 g，白糖适量。

制法：将黑芝麻捣烂备用。人参加水煎汤，去渣取汁，加入黑芝麻及白糖适量煮沸即可。

服法：饮汤，每日 1 剂。

**（四）血虚便秘证**

**1. 临床表现**

大便秘结，面色无华，头晕目眩，心悸，唇舌淡，脉细涩。

**2. 施膳原则**

养血润燥。

**3. 食疗方**

（1）菠菜粥《本草纲目》

原料：菠菜 250 g，粳米 50 g。

制法：将粳米洗净，置砂锅中，加水适量煮至粥将熟时，放入菠菜，煮沸至熟即可。

服法：每日 1 剂，早晚服用。

（2）番薯糖水《饮食疗法》

原料：番薯 300～500 g，糖适量，生姜 2 片。

制法：将番薯去皮，切小块，入锅加水煮熟，加入适量白糖及生姜稍煮片刻即可。

服法：每日 1 剂，早晚服用。

**（五）阴虚便秘证**

**1. 临床表现**

大便干结，形体消瘦，头晕耳鸣，两颧红赤，心烦少寐，潮热盗汗，腰酸膝软，舌红少苔，脉细数。

**2. 施膳原则**

滋阴通便。

**3. 食疗方**

巨胜粥《太平圣惠方》

原料：黑芝麻 15 g，粳米 100 g。

制法：将黑芝麻用纱布包裹浸入水中，去皮，再研，过滤取汁，稍煎，与洗净的粳米同置砂锅中，加水适量煮粥即可。

服法：适量空腹服用。

**（六）阳虚便秘证**

**1. 临床表现**

大便艰涩，排出困难，小便清长，面色㿠白，四肢不温，喜热怕冷，腹中冷痛，或腰脊酸冷，舌淡苔白，脉沉迟。

**2. 施膳原则**

温阳通便。

**3. 食疗方**

锁阳粥《中国药膳学》

原料：锁阳 15 g，粳米 50～60 g。

制法：将锁阳洗净，切薄片，与粳米同置于砂锅中，加水适量煮至粥熟即可。

服法：食粥，每日 1 剂。

# 九、消渴

消渴之名，首见于《素问·奇病论篇》。中医认为消渴是由于阴亏燥热，五脏虚损所致的以多饮、多尿、多食、形体消瘦为主要特征的病证。西医的"糖尿病"可参照中医"消渴"进行辨证养疗。

消渴病因复杂，多为先天禀赋不足，素体阴虚，复因饮食失节，情志不遂或劳欲过度所致。病机主要在于阴津亏损，燥热偏盛，而以阴虚为本，燥热为标，两者互为因果。肺燥阴津伤，津液失于敷布，则脾胃不得濡养，肾精不得滋助；脾胃燥热亢盛，上可灼伤肺津，下可耗伤肾阴；肾阴不足，阴虚火旺，亦可上灼肺胃，终致肺燥胃热肾虚。

【食疗原则】

（1）控制饮食，限制能量，维持理想体重。

（2）宜食用具有降糖止渴作用的食物，如苦瓜、豌豆等。

（3）宜食用富含膳食纤维，具有延缓血糖升高作用的食物，如荞麦面、玉米面等。

（4）根据不同证型选用适当食物。上消者，宜食生津止渴、清热类食物，如黄瓜、苦瓜等；中消者，宜食清胃泻火、养阴生津类食物，如马齿苋、山药等；下消偏肾阴亏虚者，宜食滋阴固肾之品；下消偏肾阳虚者，宜食温阳滋肾之品。

【辨证施膳】

## （一）上消

### 1. 临床表现

口渴多饮，口干，尿频量多，舌边尖红，苔薄黄，脉洪数。

### 2. 施膳原则

清热润肺，生津止渴。

### 3. 食疗方

玉泉散《百代医宗》

原料：天花粉30g，北五味子15g，干地黄30g，甘草1g，干葛根15g，糯米30g，麦冬15g。

制法：将上述原料水煎为汤剂服用。

## （二）中消

### 1. 临床表现

多食易饥，口渴，尿多，形体消瘦，苔黄，脉滑实有力。

### 2. 施膳原则

清胃泻火，养阴增液。

### 3. 食疗方

山药粥

原料：鲜山药150g，粳米25g。

制法：将山药去皮、切块，与粳米同煮粥。

服法：作为早餐经常食用。

## （三）下消

### 肾阴亏虚证

### 1. 临床表现

尿频量多，浑浊如脂膏，或腰膝酸软，乏力，头晕耳鸣，口干舌燥，舌红苔少，脉细数。

**2. 施膳原则**

滋阴固肾。

**3. 食疗方**

桑葚粥《粥谱》

原料：桑葚 20～30 g，糯米 100 g。

制法：将桑葚浸泡片刻，洗净后与米同入砂锅中，粥熟即可。

服法：空腹食用，每日 2 次，5～7 日为一疗程。

### 阴阳两虚证

**1. 临床表现**

小便频数，浑浊如膏，甚至饮一溲一，腰膝酸软，四肢欠温，畏寒肢冷，舌苔淡白而干，脉沉细无力。

**2. 施膳原则**

滋阴温阳，补肾固涩。

**3. 食疗方**

滋补饮《医学衷中参西录》

原料：黄芪、山药各 30 g，生地黄、山茱萸各 15 g，猪胰 50 g。

制法：取黄芪、山药、生地黄、山茱萸水煎，去渣留汁，放入猪胰煮熟，调盐少许即可。

服法：分次食肉喝汤。

（李艳玲　孙志慧）

# 第二十七章　医院营养科质量控制标准

## 第一节　科室建制

### 一、管理体制

临床营养工作是医院整体医疗工作中不可缺少的组成部分。营养科为独立的医疗科室，在院长领导下实行科主任负责制。营养科设有完成医疗工作的功能区域、人员配备、设施设备、营养诊疗的执行程序及相关的工作制度等，以保证临床营养治疗的有效性和安全性。

### 二、科室设置

#### （一）营养科功能区域

（1）肠外营养配制室（前处理间、更衣间、摆药准备间、配制间）；

（2）肠内营养配制室（刷洗消毒区、配制区、制熟区及发放区）；

（3）膳食营养配制室（食品准备间、称重膳食制作间、产科儿科膳食制作间、普通膳食制作间、主食制作间、食品库房、膳食分发领取大厅、餐具刷洗间、消毒间、管理办公室、统计室）；

（4）营养代谢室（称量室、精密仪器室、操作室及毒气室）；

（5）营养门诊（营养监测室）

#### （二）营养科功能区域标识牌明显（中英文全称规范）、规格统一。

### 三、人员组成

#### （一）人员编制

（1）按照医院职称系列编制有医师、技师（营养师，营养检验师，烹饪师）、护士（护师，膳食护士）；

（2）科主任：学科带头人；

（3）各类专业人员与床位比例

①营养医师　1:100

②营养护士　不少于2人

③膳食护士　1:（35~45）

④营养技师，营养检验技师，烹饪技师　1:（25~30）

#### （二）各类专业人员的基本要求

（1）营养科主任应具有医学营养学或医学专业学历背景并取得执业医师资格及相应医

疗专业技术职称。

（2）营养医师（师）要求医学营养专业毕业或临床医疗专业毕业，营养医师取得执业医师资格，承担相应医疗工作。

（3）营养护士应有护理学历教育背景，取得执业护士资格，完成相应医疗工作。

（4）烹调技师应具有烹饪专业大专院校学历背景，取得相应技术等级证书，接受过临床营养工作内容的培训。

（5）膳食护士应具有相关大专学历背景并接受过临床营养工作内容的培训。

## 四、各功能区建筑要求、设施设备配置

### （一）各功能区建筑要求

**1. 科室建筑设施应具有完成相应临床营养治疗工作的建筑面积**

（1）科室位置与病区相邻，有封闭的送餐专用通道，方便日常工作

（2）各工作区光线明亮、通风、干燥

（3）总建筑面积与床位的比例

三级医院　$15\,m^2:1$（医疗区域$0.5\,m^2:1$，膳食配制室$1\,m^2:1$）。

二级医院　$1\,m^2:1$（医疗区域$0.3\,m^2:1$，膳食配制室$0.7\,m^2:1$）。

**2. 各功能区使用面积、区域划分、布局应符合工作要求**

（1）肠外营养配制室工作区域应符合无菌操作要求。使用面积不低于$60\,m^2$，分为前处理间、更衣间、摆药准备间、配制间（洁净间）。其中配制间配备层流净化工作台，室内墙壁为防菌涂层或预成型材料，地面耐磨、防滑、抗菌、防静电。

（2）肠内营养配制室工作区域符合食品卫生要求。使用面积不低于$60\,m^2$，与膳食配制室临近，分为刷洗消毒间、配制间、制熟间及发放间。其中配制间配制层流净化台，室内墙壁为防菌涂层预成型材料，地面耐磨、防滑、抗菌、防静电。

（3）营养代谢（实验）室布局合理，符合实验室质量要求。使用面积不低于$60\,m^2$，由称量室、精密仪器室、毒气室及操作室四部分组成。室内墙壁为铝塑板，地面耐磨、防滑、防静电。

（4）膳食营养配制室划分明确，符合食品卫生要求，应根据医院病种分科制作，配套设施完善。使用面积不低于规定比例的面积$1\,m^2:1$，分为食品准备间、称重膳食制作间、产科儿科膳食制作间、普通膳食制作间、主食制作间、食品库房、膳食分发领取大厅、餐具刷洗间、消毒间、管理办公室、统计室。墙壁整体为白色瓷砖，地面耐磨、防滑、防静电，容易清洁，符合防火要求，排水系统完善，室内不得有明沟，有通往病区的封闭的送餐专用通道。

（5）营养门诊设在医院门诊区域内，方便患者就诊。

（6）其他应配备科主任办公室、营养医师办公室、学习培训室、库房、更衣室、浴室、卫生间等

### （二）各功能区设施设备要求

（1）肠外营养配制室应配备百级净化工作台、操作台、药品车和药品柜、电冰箱、清洁消毒设备（紫外线灯或空气消毒器、隔离衣）、办公桌椅、计算机。

（2）肠内营养配制室应配备匀浆机（胶体磨）、净化工作台（配制空肠营养液）、操作台、打碎机、微波炉电磁炉、冰箱药品柜、蒸锅和清洗消毒设备、天平量杯量筒、各种配制容器。

（3）医疗膳食配制室按制作区配备，由食品加工、制作、冷藏、冷冻、储存、运送的各种设备及炊具，称重膳食制作间配备天平、量杯、专用治疗盘等称量器具。

（4）营养代谢（实验）室配备与开展检测项目相应的仪器设备。

①称量室配备称量天平。根据开展项目配备托盘天平、电子天平及万分之一天平。

②精密仪器室配备荧光分光光度计、紫外可见光分光光度计、原子吸收光谱仪、高效气相色谱仪、高效液相色谱仪等设备。用于蛋白质、氨基酸、脂肪酸、维生素、矿物质等检测。

③毒气室设置排风设施及通风柜、凯式定氮仪。

④操作室配备恒温箱、干燥箱、灰化炉、水浴箱、离心机、混合器、电冰箱、石英亚沸纯水器等常规仪器。

⑤根据开展项目配备相应标本处理、保存等设备（如低温冰箱）。

（5）营养门诊配备计算机及相应营养软件、代谢车、人体成分分析仪、身高体重计、握力计、皮褶厚度计、测量软尺、听诊器、血压计等。

（6）科主任及营养师办公室须配备办公桌椅、文件柜、计算机及相应办公软件。办公设备用以完成医疗、教学、科研等相关文件处理工作。营养科医疗工作实行全院联网、外网连接，满足日常工作的基本要求。

# 第二节　营养科的功能与任务

## 一、科室任务

临床营养科是负责对门诊和住院患者进行营养风险筛查、营养评价、营养诊断、营养治疗的临床医疗科室。其主要任务如下。

（1）完成临床营养的医疗、教学、科研（临床疾病与营养代谢相关的科学研究）工作。

（2）完成营养门诊及住院患者（包括危重症患者）的营养状态评价、营养诊断工作（各种疾病状态和/或营养不良）。

（3）确立营养治疗方法（肠外营养、肠内营养、膳食营养）；制订营养治疗方案、开列营养医嘱；书写营养病历。

（4）实施营养治疗全过程：包括肠外营养液、肠内营养液、匀浆膳等的配制；膳食营养的配制（含称重膳食和基本膳食）并运送至各病区患者的床前。

（5）根据临床营养学理论指导临床医师合理使用营养相关性药品（肠外、肠内使用的氨基酸、脂肪乳、矿物质类、维生素类及营养复合制剂等）。

## 二、各功能区任务

### 1. 任务

（1）营养门诊完成门诊常见患者的营养状态评价、营养诊断工作（各种疾病状态和/

或营养不良）；

（2）肠内营养配制室，完成肠内营养液的配制工作，规范完成肠内营养液从准备—配制—制熟—分发全过程。肠内营养治疗应根据患者病情合理制订治疗方案，单独配制，符合治疗规范。肠内营养液配制符合标准操作规程。

（3）肠外营养配制室，完成肠外营养液的配制工作，按个体化治疗方案配制中执行"三查三对"制度，按照药物相容性和配伍禁忌，遵守无菌操作规程要求，符合治疗规范。

（4）营养指标检验，完成营养治疗患者的生化代谢指标检测蛋白质评价指标：前白蛋白、运铁蛋白、视黄醇结合蛋白、纤维结合蛋白、肌酐、尿总氮；维生素类指标：维生素A、维生素C、维生素D、维生素E、维生素B族；微量元素指标：铜、铁、锌、铬、镉、锰、硒、铅、钙、镁等。指标检测符合标准操作规程和质量控制标准；检测报告出具规范；检验结果和质控记录登记及时；

（5）医疗膳食配制室完成住院患者称重膳食、基本膳食的配备和制作工作。

**2. 称重膳食**

（1）限制营养素膳食，包括限能量膳食、低蛋白饮食、低脂饮食、低胆固醇饮食、高膳食纤维饮食、少渣膳食、低盐、无盐、低钠膳食、高钾膳食、低钾膳食、低嘌呤饮食等；

（2）诊断膳食、试验膳食；

（3）遵照医嘱，准确称重，质量符合不同疾病的制作要求及饮食原则（感官、质地、性状、口味等）。

**3. 基本膳食**

分为流质、半流质、软食、普通膳食，膳食质量符合不同疾病的制作要求及膳食原则（营养素符合标准、食物种类齐全、感官、质地、性状、口味等）。

（1）流质包括清流食、浓流食，每日六餐。不能长期适用或配合其他营养治疗方法使用；

（2）半流质每日不少于五餐，易于咀嚼消化，不能满足机体营养素的全部需要；

（3）软食每日三餐，营养素能满足机体需要，选择易消化食物，制作时要求切碎、制软；

（4）普通膳食每日三餐，能量充足，营养素齐全，易消化吸收，忌辛辣刺激食物，营养素能满足机体需要。

# 第三节 各岗人员的工作职责

## 一、营养医师职责

### （一）科主任工作职责

（1）负责主持本科室的医疗、教学、科研等各项工作及全面行政管理。

（2）负责拟定实施本科室各项规章制度、工作流程、各岗位人员的工作职责及操作规范。

（3）督促、检查开展营养评价、营养诊断、营养治疗工作，以及肠内、肠外营养液配制、治疗膳食、基本膳食的制作完成情况。

(4) 督促、检查、落实食品卫生法和食品卫生五四制。

### (二) 主任 (副主任) 营养医师职责

(1) 主持实施本科室的医疗、教学、科研工作，带领下级医师进行临床营养治疗查房、会诊；

(2) 掌握国内外临床营养专业学术动态，开发引进新技术、新项目，研究临床常见疾病和危重症的营养问题；

(3) 指导下级营养医师 (师) 进行营养评价、营养诊断、营养治疗与会诊工作，解决本专业中的疑难问题；

(4) 负责指导营养科各岗位人员的业务学习，为本专业科研、教学培养中、高级人才；

(5) 检查、指导营养治疗病历的书写；

(6) 参加医院临床科室的查房、会诊、教学及科研工作；

(7) 督促、检查、落实食品卫生法、食品卫生五四制；

(8) 组织研究营养学与烹饪学相互结合，提高营养膳食治疗的质量；

(9) 完成继续医学教育任务。

### (三) 主治营养医师职责

(1) 在上级医师指导下，负责本科室一定范围的医疗、教学、科研工作；

(2) 系统掌握营养学和临床营养学的专业理论和基础知识，熟悉与本学科相关的基础和临床理论及学术动态；

(3) 掌握国内外先进的营养治疗技术，并应用于临床；

(4) 熟练掌握、审核各类治疗膳食和基本膳食的食谱编制；

(5) 指导下级医师进行营养评价、营养诊断、营养治疗和临床观察；

(6) 参加门诊、会诊、查房工作，主持科室的病例讨论；

(7) 检查、修改营养治疗病历的书写；

(8) 独立处理本科专业工作中较为复杂的问题；

(9) 组织下级营养医师学习国内外临床营养领域的先进经验，参加新技术、新项目和科研工作；

(10) 完成继续医学教育任务；

(11) 检查、落实食品卫生法、食品卫生五四制。

### (四) 营养医师职责

(1) 熟悉临床营养学的专业理论及相关疾病的营养诊断和营养治疗知识，掌握营养科的各项工作常规；

(2) 在临床营养科上级医师指导下，分管病区，担任值班，参加门诊、会诊工作，按时完成住院营养病历书写工作；

(3) 做好每日查房前准备工作，随同上级医师查房，并记录上级医师的指示，对危重患者加强巡视，并及时报告上级医师；

(4) 熟练制订各种疾病的营养治疗方案，开具营养治疗处方，编制膳食食谱；

(5) 参加科研教学工作，认真学习国内外医学、营养学领域的先进知识，及时总结工作中的经验并书写学习笔记；

（6）完成继续医学教育任务。

## 二、营养护士职责

### （一）营养科护士长职责

（1）在营养科科主任领导下，做好营养护理队伍的管理工作；

（2）组织检查肠外营养液配制流程及操作步骤、无菌操作技术的落实（人员、环境、物品等）；

（3）指导医院各病区护理部对各项营养治疗的实施操作，协调解决各病区营养治疗实施中的相关问题；

（4）进行与营养治疗相关并发症的护理知识和技术的培训；

（5）负责与各病区护理部、患者之间的沟通及征求意见，并做好宣传和解释工作，及时向科主任反馈病房意见；

（6）负责营养护理员队伍的业务学习和培训，检查指导营养护理员的工作情况并进行记录；

（7）认真做好下级护理人员、进修人员的带教工作。

### （二）肠外营养配制室责任护士职责

（1）负责肠外营养配制室及肠外营养液的配制工作；

（2）按照医嘱，准确配制肠外营养液，负责药品与营养处方的核对，严格执行"三查三对"制度；

（3）肠外营养液配制中，严格遵守操作规程，无菌操作技术，配伍禁忌和药物相容性，保持工作台的清洁与整齐；

（4）负责检查配制完毕的肠外营养液的质量（颜色）、标识卡片填写，核对准确无误后交与配送人员送至病区；

（5）负责每日打印领药单并到医院中心药站领取药品；

（6）负责药品的存放与保管；

（7）负责每日肠外营养配制室的卫生清洁及消毒工作。

### （三）肠内营养配制室责任人员（营养师）职责

（1）独立完成并指导下级人员完成肠内营养配制室各项工作及营养液配制；

（2）执行本室各项规章制度、工作流程及操作规范；

（3）负责当日食品、药品、物品的领取、分配和管理，成本核算并做好各种记录；

（4）按照医嘱，准确配制肠内营养液，负责食品、药品、肠内制剂与营养处方的核对，严格执行"三查三对"制度；

（5）肠内营养液配制中，严格遵守操作规程，无菌操作要求，食物与药物配伍禁忌；保持工作台的清洁与整齐；

（6）负责已配制完成的肠内营养液核对、填写标识卡片与分发工作；

（7）严格督促执行《食品卫生法》，杜绝不安全事件发生；

（8）负责实习人员、进修人员的带教工作，研究并改进配制方法；

（9）做好本室安全防护工作，保证水、电、气等的正常使用；

（10）负责室内物品消毒、环境卫生及细菌监测工作。

**（四）辅助责任人员（营养师）职责**

（1）协助责任配制人员完成肠内营养配制室的各项工作；

（2）严格执行肠内营养配制室的各项规章制度、工作流程及操作规范；

（3）负责协作完成肠内营养液使用的各种食品、营养制剂、药品的准备、称量、配制、制熟、贴标识、分发的全过程；

（4）负责每日肠内营养配制室的环境卫生，物品消毒，以及配制区的清洁和紫外线照射工作；

（5）负责本室内各种仪器的使用及维护；

（6）负责本室定期细菌监测工作；

（7）协助本室负责人进行教学工作。

## 三、营养代谢室（实验室）人员（营养检验师）职责

**（一）主要实验人员**

（1）在科主任领导下，独立完成营养评价的各项指标检测、教学、科研等工作；

（2）建立实施本室各项规章制度、检测技术操作规范及实验技术质量管理；

（3）指导下级实验人员进行实验操作，并对检验结果进行核对、出具实验报告；

（4）开展新技术、新项目，研究改进各种检验方法；

（5）负责计划、领取、保管实验试剂、器材、有毒药品、危险品并做好记录；有毒药品、危险品设专人管理；

（6）做好安全防护工作，保证水、电、气等的正常使用，检查仪器设备安全使用登记卡；

（7）负责实习学生、进修人员教学工作。

**（二）辅助实验人员**

（1）协助主要实验人员完成本室开展的各项营养代谢指标的检测工作；

（2）执行各项实验操作规程，填写和登记检验结果，做到准确无误；

（3）参加业务学习，学习新的实验检测技术；

（4）负责配制实验所需试剂及物品的领取、保管和报销；

（5）协助完成科研、教学工作；

（6）负责实验室的清洁卫生等工作。

## 四、营养烹调师职责

**（一）管理员职责**

（1）在科主任的领导下，做好医疗膳食配制室的各项管理工作，组织实施膳食医嘱、肠内营养液配制、称重膳食及基本膳食的制作、核对、分发；

（2）检查指导营养烹调师在膳食制作中各项制度、操作规范执行情况；

（3）负责每日购入食品、物品的数量与质量检查、各种膳食成本核算；

（4）督促、检查医疗膳食配制室食品卫生、环境卫生、个人卫生的落实；

（5）负责监督会计人员账目管理，每月终与库房保管员、会计人员共同盘库，及时结算并向营养科主任汇报财务情况；

（6）负责医疗膳食配制室的修理修缮及计划购置各种固定和消耗物品；

（7）定期深入病房征求住院患者及病区医护的意见和建议，按时参加各病区的工作座谈会，做好详细记录，及时反馈给科主任；

（8）协调解决各病区与医疗膳食配制室、膳食护士之间的相关问题；

（9）做好安全防护工作，保证水、电、气及各种设备的正常使用。

**（二）营养烹调师组长职责**

（1）在管理员的领导下，组织营养烹调师完成各种治疗膳食和基本膳食的制作、核对、分发；

（2）熟练掌握膳食称重、生熟食物换算、食物搭配原则、烹调方法、各种烹饪技术，对下级营养烹调师进行技术指导和培训；

（3）检查落实营养烹调师各项工作制度、操作规范、《食品卫生法》和卫生"五四"制原则的执行情况，做好成本核算；

（4）组织实施医疗膳食配制室食品卫生、环境卫生、个人卫生的落实；

（5）协助管理员做好安全防护工作，保证水、电、气及各种设备的正常使用。

**（三）营养烹调师职责**

（1）了解营养学基础知识，有熟练的烹调技术，完成各种称重膳食和基本膳食的制作、核对、分发；

（2）熟练掌握膳食称重、生熟食物换算、食物搭配原则、烹调方法、各种烹饪技术；

（3）严格遵守科室各种规章制度、操作规范，《食品卫生法》和卫生"五四"制原则；

（4）膳食制作中认真执行膳食医嘱、制作原则（烹调中减少营养素的损失）；

（5）做好成本核算，注意节约各种烹饪原料、水、电、气及爱护公物；

（6）做好个人卫生及所辖工作区域清洁整齐、卫生达标；

（7）做好安全防护工作，保证水、电、气及各种设备的正常使用。

**（四）库房管理人员职责**

（1）熟悉库房管理业务；

（2）严格遵守库房管理规章制度，出入账目清楚，每月出入库物品应账物相符，参加月末盘库；

（3）每日购进物品需逐项验收数量、质量，符合标准方可签字，入库后及时登记；

（4）营养膳食操作间所需食品应保证新鲜，及时做出预算；

（5）库房按规定时间开放，各制作间按出库单领取各种食品、物品；

（6）购入库房的各种食品、物品应妥善保管，上架、分类摆放；食物存放实行"四隔离"，即生与熟隔离、成品与半成品隔离、食物与杂物隔离、食品和药品与天然冰隔离；

（7）做好食品取样、留样工作；

（8）做好安全防护工作，保证水、电及各种设备的正常使用。

**（五）财务人员职责**

（1）负责医疗膳食配制室的财务管理工作；

（2）根据本单位财务管理制度，应设立现金账、支票账、记录支票开支日期及支出项目；

（3）结算每月收支平衡表，掌握每月收支，月终监督库房保管员盘库；

### （六）采购员职责

（1）应了解鉴别食品的基本知识；

（2）负责食品采购工作，严格执行计划采购；

（3）严格遵守食品卫生"五四"制，保证食品新鲜、卫生、质量好；

（4）购回食品需经验收后，分类入库。发货票应与食物同时送到，通过验收人员检查称重、签字；

（5）购物前需向会计领出支票及现金，购回食品原料后及时持发货票向会计报销；

## 五、膳食护士职责

（1）了解营养基础知识及各种疾病的医疗膳食常规，掌握食品卫生知识，严格执行《食品卫生法》；

（2）按膳食医嘱和膳食食谱到患者病床前进行膳食预约并做好记录，每日将预约结果上传至统计室，做好统计工作；

（3）每日按规定时间准时到医疗膳食配制室，负责领取所辖病区患者的各种治疗膳食、基本膳食等，核对准确运送至病区并发放到患者床前；

（4）每日送餐后待患者用餐完毕，及时回收餐具，刷洗干净并进行消毒，保持餐车及食具清洁卫生；

（5）将所辖病区采用称重膳食患者的膳食通知单送交负责本病区的营养医师；

（6）对所辖病区患者进行接受医疗膳食的宣传，以提高服从膳食医嘱的依从性。

# 第四节　工作流程

## 一、营养门诊工作流程

（1）参加科室交班，交班后到门诊做好开诊前的准备工作；

（2）开诊后按门诊工作要求依次接诊患者，落实首诊负责制；

（3）进行营养相关项目检查和测量，通过营养评价、做出营养诊断和提出营养治疗处理意见，书写病历、开具营养治疗处方；预约复诊时间。

## 二、肠外营养配制室工作流程

（1）参加全科晨会交班，（科室交班后分组交班）；

（2）按无菌要求清洁室内卫生和空气紫外线消毒；

（3）按营养医嘱摆药、核对，进行肠外营养液配制；

（4）核对分发肠外营养液至各病区，清理所用物品，整理配液间；

（5）将当日所用药品记入患者住院费用记账系统，上传至中心药站，并打印领药单，仔细核对当天用药记录情况；

（6）到中心药站领取当天消耗药品，核对无误后将药品领回肠外营养配制室；

（7）整理配制室的各种药品、物品，做好登记工作，备齐第二天所用的药品；

（8）做好各类物品清洁、消毒准备工作（包括拖鞋、隔离衣及各种物品）。

## 三、肠内营养配制室工作流程

（1）参加全科晨会交班（科室交班后分组交班）；

（2）清洁肠内配制室环境卫生，进行紫外线照射消毒；

（3）填写出库单，领取并准备当日工作所需物品，做营养液配制前的各种准备工作（食品、制剂、药品、容器等）；

（4）按照营养医嘱进行个体化肠内营养液的配备和制作，包括匀浆膳、肠内营养液；

（5）对肠内营养液配制过程中使用过的各种器具进行刷洗、消毒处理，进行室内卫生清理；

（6）刷洗、消毒处理病区回收的肠内营养液使用容器；

（7）进行成本核算，填写每日工作记录；

（8）检查本室内水、电、气及门窗等关闭情况。

## 四、营养代谢（实验）室工作流程

（1）参加全科晨会交班，（科室交班后分组交班）；

（2）清洁实验室内卫生，做实验前准备工作（血样、尿样与化验单的核对）；

（3）按实验步骤进行各项营养生化指标的测定；

（4）记录、核对检验结果；

（5）出具检验报告单、记录患者化验费用等；

（6）配制次日检验所需试剂。

## 五、医疗膳食配制室工作流程

### （一）准备间

参加全科晨会交班后（科室交班后分组交班，参加营养烹调师组交班），分别进入各制作间。

（1）分别检查当日上、下午购进各种食品原料（各种蔬菜、各种肉类、豆类制品）的数量、质量、食品卫生；

（2）进行常规卫生清理，做好操作前的物品准备工作（刀具、菜墩、各种盛装食品的容器）；

（3）按照各操作间成本核算单及刀工要求进行制备（分类择菜、洗菜、切菜），并随时送入各制作间备用，随时做好准备间卫生清理工作；

（4）做好各餐分餐前准备工作（各分发窗口菜肴准备，备好分发工具）；

（5）协助其他制作间进行分餐工作；

（6）分餐完毕后，取回准备间分餐物品、用具及进行清点、刷洗、放回指定地点，按责任区清理室内卫生；

（7）检查门窗、水、电、气关闭情况。

**（二）称重膳食制作间**

（1）进行常规卫生清理，按成本核算领取当日各餐所用各类食品原料。

（2）做制作前准备（取回各种消毒后的容器、检查天平等）。

（3）按照预约统计单、治疗单核对各病区餐盒。

（4）按照食谱对所用原料进行分档，备料，包括主料、副料、配料的刀工处理等。

（5）进行肉类等食品的前期处理，包括焯水、过油、炖制。

（6）按医嘱治疗单进行各种食品称量；个体化制作各类治疗成品菜肴（半流菜、软食、限制营养素菜肴）

（7）按照膳食治疗单、预约统计单进行核对并分发各餐各类治疗菜肴。

（8）各餐发放完毕后，按责任区划分进行制作间内卫生清理，将所用炊具进行蒸汽消毒。

（9）检查门窗、水、电、气关闭情况，做安全工作记录。

（10）按照膳食治疗单、预约统计单进行次日成本核算，填写出库单备用。

**（三）产科、儿科、特需膳食制作间**

（1）进行常规卫生清理，按成本核算领取当日各餐所用各类食品原料及制作前准备（取回各种消毒后的容器等）。

（2）按照食谱对所用原料进行配备，包括主料、副料、配料的刀工处理等。

（3）制作产科加餐催奶汤、焯水、过油等准备。

（4）按照治疗单、预约统计单完成产科、儿科、特需各种膳食制作，进行核对、分发。

（5）按责任区划分进行制作间内卫生清理，将所用炊具进行蒸汽消毒。

（6）检查门窗、水、电、气关闭情况，做安全工作记录。

（7）按照膳食预约统计单负责次日成本核算，填写出库单，交到办公室。

**（四）主食制作间**

（1）进行主食制作间常规卫生清理，做制作前准备工作（持出库单领取各餐所用各类食品）；

（2）按营养医嘱及预约统计单制作各餐主食（小麦粉、麦淀粉、玉米面粉、荞麦粉、燕麦粉等制成的食品），流质、半流质、称重膳食主食量需个体化天平称重制作完成；

（3）将制熟的各种主食制品按病区及预约统计单进行分装，做分餐前准备；

（4）在各餐规定时间内，按膳食预约统计单核对、分发各类膳食主食；

（5）各餐分发完毕后，清点物品、用具，将所有用具进行清洗，放回指定地点，统计剩余食品，做制作间内环境卫生；

（6）按照预约统计单进行次日成本核算，填写出库单，领取次日早餐膳食原料出库；

（7）检查门窗、水、电、气关闭情况，做安全工作记录。

**（五）普通膳食制作间**

（1）进行常规卫生清理，按成本核算领取当日各餐所用各类食品原料及制作前准备（取回各种消毒后的容器等）。

（2）进行原料加工（清洗鱼肉类并刀工处理等）。

（3）进行上料、焯水、过油等准备。

（4）按照食谱进行各类菜肴的制作。

（5）按照食谱、膳食预约统计单进行核对并分发各餐各类普通菜肴。

（6）按责任区划分进行制作间内卫生清理，将各餐所用炊具进行蒸汽消毒。

（7）检查门窗、水、电、气关闭情况，做安全工作记录。

（8）按照膳食预约统计单负责次日成本核算，填写出库单备用。

### （六）库房管理人员工作流程

（1）常规卫生清理；

（2）按照各制作间填写的出库单进行各类食品的准备，并依次发放；

（3）冷冻食品提前室温下解冻；

（4）进行货架的整理；检查货架上各类食品的有效期、数量；

（5）准备食品留样容器，刷洗后送到蒸箱，进行蒸汽消毒，备用；

（6）上传手持机中当日预约订餐记录至计算机系统，并更改加退餐膳食，打印各餐各种膳食的统计单，及时送至制作间以备发放各餐膳食使用；

（7）按规定时间进行各餐发放膳食的食品留样，存放到食品留样柜储存。替换掉对应的 48 小时前的样品，更改标识牌，作好留样记录；

（8）下载食谱至手持机，平卡，打印各餐膳食的订餐记录，交给制作间工作人员核对成本；

（9）对入库食品原料进行验收，填写入库单并记录库房明细账；

（10）收回各制作间的食品原料及调料车至库房保存，整理库房；

（11）做安全检查。

# 第五节 工 作 制 度

## 一、营养科工作制度

### （一）营养医师查房制度

（1）营养医师每日按时查房，实行三级医师查房制，营养治疗与临床治疗相结合；

（2）营养医师查房须阅读病历、查看患者、询问病史、人体测量、明确营养诊断后制订营养治疗方案；

（3）临床营养查房工作中遵守医务人员的职业道德；

（4）查房时着装整洁，严肃认真，遵守各项工作行为规范。

### （二）临床营养学科会诊制度

**1. 科内会诊制度**

（1）由主管营养医师提出，三级营养医师同意后，通知科内相关人员参加；

（2）由主管营养医师报告病历；

（3）二级营养医师分析诊治情况；

（4）其他人员广泛讨论，进一步明确诊断、治疗方案。

**2. 科间会诊制度**

（1）营养医师收到临床科室会诊申请单后需当日完成会诊工作。

（2）会诊营养医师应与申请科室主管医师共同阅病历、诊查患者、研究讨论病情。

（3）会诊营养医师须在会诊单上写明会诊意见。

（4）会诊营养医师如不能自行解决问题，应及时请上级营养医师前去会诊。

**3. 全院会诊制度**

（1）全院会诊通常由邀请会诊科室科主任或三级营养医师提出。

（2）经医务科同意，提前 1~2 日将会诊病例的病情摘要、会诊目的、拟请人员报医务科，由医务科确定会诊时间通知会诊人员。

（3）接受会诊任务的营养医师应提前熟悉病例，必要时进行查新检索、科内讨论或请示上级医师。

（4）会诊时应针对病例提出本学科诊断、治疗的思路以供邀请科室参考。

**（三）值班、交接班制度**

（1）值班人员按排班表上岗工作，需更改者（执行请假制度）办理相应手续；暂时离岗者，须与相关人员请假或说明。

（2）营养（医）师、营养烹调师（含夜班值班人员）、营养护理员每日均应交接班，并书写交班报告。各岗人员根据工作职责和内容进行交接。

**（四）餐前检查制度**

（1）参检人员每日三餐准时到岗进行检查工作并填写检查记录单。

（2）检查内容包括：各种膳食按医嘱制备，膳食种类齐全、数量准确、质量及卫生情况符合标准；膳食领取，分装执行操作规范；各种膳食分发及运送在规定时间内完成。

（3）协调解决当日出入院患者各种膳食数量加减及相关问题。

（4）各病区每餐膳食须经参检人员检查后方可送入病区。

**（五）卫生制度**

（1）环境卫生制度：工作区域空气清新，墙壁、地面无污渍，水渍，操作台洁净，物品摆放整齐，卫生责任包干到人。

（2）个人卫生制度：勤洗澡、更衣，不留长指甲，保持个人物品清洁，洗手七步法操作规范。

（3）食品卫生制度：食品卫生五四制、餐具刷洗、餐具消毒操作规程、食品留样操作规程、食物中毒等紧急事件相关规定等。

**（六）医院感染监督制度**

（1）功能区（肠外、肠内营养配制室）的空气/物品消毒及细菌培养；

（2）空气/物品消毒和细菌培养的采样操作规程；

（3）消毒后餐具细菌培养采样操作规程；

（4）营养科感染管理记录档案。

**（七）设备维护维修制度**

（1）各种设备专人管理；

（2）严格执行设备标准操作规程；

（3）建立使用卡、维修记录卡、设备档案等。

**（八）工作人员培训制度**

相关内容略，注意应保存培训记录。

**（九）工作人员考核制度**

每月及年终对营养医师（师）、营养护士、膳食护士、营养烹调师等进行基础理论、基本知识、基本技能的考核，保存考核记录。

## 二、各功能区域工作制度

**（一）营养门诊工作制度**

（1）做好出诊准备工作，诊室清洁卫生、安静，按时出诊；

（2）规范书写营养门诊病历；

（3）严格执行医务人员行为规范；

（4）应诊时不会客，不闲聊，不长时间接听电话；热情接待每一位患者，耐心地解答患者提出的问题；

（5）使用各项诊查设备时，按照操作规范进行，使用完毕后勿忘关闭设备，最后切断电源；

（6）按医疗机构收费标准规定合理收费。

**（二）肠外营养配制室工作制度**

（1）肠外营养配制室属无菌工作区域，禁止无关人员进出、逗留；

（2）工作人员进入配制室前需换鞋，戴帽子、口罩，二次更衣，七步法洗手；

（3）每日室内清洁后，紫外线照射空气消毒，定期抽检细菌培养；

（4）肠外营养液需在层流净化工作台内进行配制；

（5）肠外营养液应按照营养医嘱和无菌操作技术进行配制，并"三查三对"；

（6）配制完成的营养液与运送人员进行交接，双方签名并注明时间；

（7）肠外营养配制室按照药品管理规范保管各种肠外营养制剂；检查其质量和有效期；

（8）定期维护层流净化工作台。

**（三）肠内营养配制室工作制度**

（1）肠内营养配制室是治疗配制重地，非本室工作人员不得随意进出、逗留；

（2）工作人员进出配制室应换鞋、二次更衣，戴帽子、口罩；

（3）室内环境整洁，各种食品、药品要分类存放并摆放整齐，温度保持 $18 \sim 22\,℃$，湿度保持 $60\% \sim 80\%$；

（4）配制操作前按照"七步洗手法"清洁双手，有条件时应带上一次性无菌手套进行操作；

（5）肠内营养液配制时遵照医嘱，进行食物、营养素、药物的称量，严格执行"三查三对"制度；

（6）配制完成的肠内营养液，标识病区、床号、姓名、日期和剂量。

（7）肠内营养液应分装于专用无菌容器；

（8）配制完成的营养液应在 24 小时内用完，超时不得使用；

（9）肠内营养配制室需每日紫外线照射空气消毒、各种配置使用物品蒸汽消毒；

（10）当日未用完药品及营养制剂需妥善存放；

（11）与本室无关的食品、物品不得存放；

（12）使用的各种天平定期做好计量鉴定，胶体磨、粉碎机等仪器设备定期维护；

（13）建立各种食物、药物明细账目，核算准确，记录清楚。

### （四）营养代谢（实验）室工作制度

（1）实验室应清洁整齐，不得在室内吸烟、吃饭及会客；

（2）工作前及工作后按"七步洗手法"清洁双手；

（3）不得使用实验器皿盛装与实验无关的物品；

（4）实验操作中，实验台、地面应随时保持干燥、整洁；

（5）各种仪器的使用均需按操作规范进行，并注意仪器保养；

（6）实验结果真实、准确，所有实验结果均应有专门的记录本，记录应及时、清楚、规范，妥善保留，以备查证；

（7）报告单应由实验人员、核对人员盖章，标明报告日期及时发放；

（8）实验室仪器、易燃易爆有毒试剂由专人使用保管；

（9）每日做好实验室安全工作检查（水、电及门窗关闭等情况）。

### （五）医疗膳食配制室工作制度

#### 1. 各膳食制作间工作制度总则

（1）各膳食制作间是完成营养称重膳食和基本膳食的制作场所，与本室工作无关人员不得随意进入；

（2）在操作过程中需紧张有序，保持工作状态，不得大声喧哗；

（3）每日各餐称重膳食、基本膳食均需在规定时间内制作完成并发放至患者床前；

（4）各制作间室内应通风、干燥，无油烟、污渍。

#### 2. 执行膳食医嘱制度

（1）每日遵照膳食医嘱及时更换治疗单；

（2）称重膳食、基本膳食均需依照膳食医嘱和操作规程进行制作，膳食医嘱食谱安排不得随意更改；

（3）限制营养素膳食个体化称量、个体化制作、个体化分装；

（4）食谱与当日食品原料供应需调整时应及时请示营养医师（师），不得随意更改。

#### 3. 财务管理制度

（1）应设有专业人员管理，配备会计、出纳相关人员；

（2）建立健全膳食操作间财务管理帐目、出入库登记记录；

（3）每月末进行盘库，结算后将收支平衡表上报财务科。

#### 4. 预约分发送餐工作制度

（1）膳食护士每日按时进入病区，遵照医嘱及各病区食谱到患者床前进行预约；

（2）将预约膳食上传至计算机订餐系统进行统计分析；

（3）于规定时间内根据预约单至相应膳食制作间领取膳食，核对分装于餐车内，送至患者床前，冬季保温充气；禁止脱岗。

（4）膳食领取分装时，需无声操作，有序进行。

**5. 库房管理制度**

（1）膳食操作间库房需专人管理，每日定时开放；

（2）执行各种食品、物品入库、出库工作流程（入库登记、验收，按食物类别存放于货架）；

（3）账务清楚、出入库单填写规范，账物相符；

（4）食品原料、成品及半成品需持出库单，经库房管理人员领取；

（5）库房需干净、整洁、通风、温度适宜。

**6. 食品原料检验制度**

（1）食品材料检疫卫生证书备案；

（2）食品原料采购索证；

（3）食品采购、验收卫生；

（4）食品原料鉴别。

# 第六节　临床营养专业人员职业道德行为规范

## 一、职业道德

### （一）定义

职业道德是指人们在职业活动中所遵守的行为规范的总和。

### （二）职业道德观

（1）医务工作者应遵守卫生部发布的《医务人员医德规范及实施办法》中的职业道德规范。

（2）树立正确的人生观、价值观、世界观。

（3）树立人文的行医理念，"以人为本"，满足患者的需要。

（4）钻研专业，精益求精。

（5）摆正"道义"和"利益"的关系。

（6）要诚实、谦虚，尊重患者。

（7）自律与他律的统一是医德的最高境界。

## 二、行为规范

### （一）营养医、护、技人员行为规范

（1）遵守医院职工行为规范要求。

（2）着装整洁，女医师、护士着淡妆，男医师穿衬衣，打领带。

（3）上岗按统一规定穿白大衣，护士戴护士帽，并保持白大衣清洁整齐，纽扣齐全，佩戴胸卡。

（4）忌工作时间光脚穿鞋，穿拖鞋。

（5）忌女医师、护士长发披肩，忌男医师头发过耳、过眉；不宜染发。

（6）保持手部清洁，忌留长指甲、染指甲。

（7）忌穿白大衣外出。

（8）忌查房时单纯呼唤患者床号，议论患者及与工作不相关的事宜。

（9）忌大声传呼电话；忌长时间接听电话，冷落患者。

**（二）营养烹调师行为规范**

（1）遵守医院职工行为规范要求。

（2）上岗前按规定要求统一着装，戴帽子、系围裙，佩戴胸卡。

（3）着装整洁，忌穿不洁、有污渍、皱褶的工作服上岗。

（4）保持面部清洁，忌胡须满面，忌头发过耳、过肩；保持手部清洁，忌留长指甲。

（5）各种膳食制备应遵医嘱，不得随意更改，出现疑问应及时请示。

（6）工作过程中应保持工作状态，忌斜站、倚站、耸肩，抖腿、指脚，用手指指人、指方向等影响形象的动作。

（7）医疗膳食配制室内内严禁大声喧哗、吸烟、闲谈、会客和做与本室无关的事。

（8）各岗位人员所保管的物品应数目齐全，清洁干净，完好无损，发现丢失或人为损坏者，照价赔偿。

（9）在医院内、科室内行走一律右行（包括乘电梯），患者优先。

**（三）膳食护士行为规范**

（1）遵守医院职工行为规范要求。

（2）上岗必须按规定要求统一着装，按季节统一更换服装，纽扣齐全，佩戴胸卡。

（3）工作服要经常保持清洁整齐，经常清洗，洗后要烫熨，保持平整；忌穿不洁、有污渍、皱褶的工作服上岗。

（4）鞋袜统一，保持整齐和干净，忌穿拖鞋、不洁鞋上岗。

（5）保持面容清洁，可化淡妆，不可浓妆艳抹。

（6）发型美观大方，梳理整洁，长发须用统一饰品按标准要求束起。

（7）使用普通话和礼貌性语言，注意语音、语速、称呼，对患者恰当使用尊称。

（8）在医院内科室内一律右行（包括乘电梯），患者优先。

（9）忌对患者和来访者的问询说"不知道"。

（10）工作过程中应保持工作状态，忌卷袖口、裤腿，解纽扣，斜站、倚站、耸肩，抖腿、脚，用手指指人、指方向，相挎而行等影响形象的动作。

# 第七节 营养科工作人员基本理论、基本知识、基本技能要求

## 一、营养医师（师）

1. 临床营养人员准入上岗，需经过严格的专业理论和技术培训并考核合格。

2. 掌握临床营养学、食品卫生学基础理论与基本知识。

（1）营养风险筛查，营养评价（根据各种人体测量、生化代谢、膳食调查指标的结果综合评价），营养诊断，营养治疗。

（2）各种常见疾病及危重症的发病机制、临床表现、基本治疗、营养代谢特点。

（3）营养不良及营养过剩的概念、种类、特点、诊断。

（4）各种常见疾病及危重症的营养治疗原则；营养治疗方法、适应证和禁忌证；肠内肠外营养并发症。

（5）医疗膳食种类、膳食原则、营养素供给标准。

（6）肠内肠外营养制剂的种类、组成、剂型、营养素含量、比例。

（7）各种营养素种类、理化性质、生理作用、缺乏与过量的临床表现；食物来源及食物营养价值；人群营养素需要量；常用食物的营养素含量、食疗药膳作用。

（8）营养科医院感染的预防与控制、无菌技术及要求。

3. 掌握临床营养科相关技能

（1）人体测量方法，包括身高、体重、围度（上臂围、腰围、臀围、胸围、腕围）、皮褶厚度（肱三头肌、肱二头肌、肩胛下角、髂前上棘）、握力、机体代谢率、人体成分分析等。

（2）测量仪器使用，身高体重计、皮褶厚度计、握力计、软尺、代谢车、人体成分分析仪、血压计、听诊器等的正确使用方法、操作规范、注意事项。

（3）饮食史询问、病史采集、开列医嘱、各种治疗单填写和医疗文件及营养病历书写。

（4）营养计算方法，包括上臂肌围、体质指数、腰臀比等；正常及疾病状态下人体营养素需要量、食物营养素含量；食物生熟换算及食物营养素换算；治疗膳食、基本膳食食谱编制及营养素计算。

（5）各种称量器具的使用方法及注意事项，包括电子秤、不同等级天平、磅秤等。

（6）营养生化代谢指标测定；营养治疗性软件应用范围、操作步骤、出具报告。

## 二、营养护士

1. 需经准入上岗，经过严格的专业理论和技术培训并考核合格。

2. 掌握临床营养学、护理学相关理论知识。

（1）营养素种类、生理作用、缺乏与过量的临床表现；

（2）医疗膳食种类、膳食原则、营养素供给标准、适应证；

（3）了解肠内肠外营养制剂的种类、组成、剂型、含量；

（4）肠内肠外营养的护理（输入途径、输入方法、并发症）；

3. 掌握临床营养治疗的专业护理技术。

（1）肠外、肠内营养液的配制方法、配伍禁忌、药物相容性、营养液的质量鉴别；

（2）层流净化台的使用规范、无菌技术、操作规范；

（3）中心静脉管、鼻肠管、鼻胃管的护理；

（4）胶体磨、打碎机的使用规范；

（5）营养科医院感染的预防与控制、洗手七步法、环境消毒、空气细菌培养采样、餐具餐车消毒方法及细菌培养采样；

### 三、营养烹调师

1. 需经准入上岗，经过专业理论和技术培训并考核合格。

2. 掌握临床营养膳食治疗及烹饪学、食品卫生学的专业理论。

（1）食品卫生法、食品卫生五四制；

（2）营养素种类、理化性质、食物来源及食物营养价值；

（3）人群营养需要量标准，常用食物的营养素含量、食疗作用；

（4）称重膳食的种类、医院膳食常规（适应证、膳食原则、营养素含量）。

3. 掌握临床营养膳食治疗的专业技能。

（1）称重膳食制作、基本膳食的制作；

（2）生熟食物的换算、剔骨肉换算、相同营养素与不同食物重量换算；

（3）不同称量仪的正确使用、称重的基本方法；

（4）膳食预约、领取、留样，洗手七步法；

（5）烹饪中减少营养素丢失，药膳制作，刀工技术、烹调方法、防火操作；

（6）各种炊具及设备的使用规范（和面机、压面机、烤箱、饼铛、微波炉、蒸锅、冰箱、冰柜等）。

### 四、膳食护士

1. 需经准入上岗，经过专业理论和技术培训并考核合格。

2. 掌握医疗膳食常规的理论。

（1）食品卫生法、食品卫生五四制；

（2）营养素种类、生理作用，食物来源及食物营养价值；

（3）人群营养需要量标准，常用食物的营养素含量、食疗药膳作用；

（4）医院膳食的膳食原则，适应证、营养素供给标准。

3. 掌握膳食护士的专业技能。

（1）预约膳食、数据统计、各餐膳食的领取、分装、核对，送至病区；

（2）剩余治疗膳食的分类称重，称量仪器的操作规范；

（3）手持机的操作规范；

（4）餐车内的物品摆放；

（5）餐具、餐车的刷洗消毒，无菌技术及操作规范，洗手七步法。

（齐玉梅 李双印 白鑫 董文军）

附 录

# 临床营养科建设与管理指南（试行）

国家卫计委卫医政管便函（2009）25 号

## 第一章 总 则

**第一条** 为指导和加强医疗机构临床营养科的规范化建设和管理，促进临床营养学的发展，提高营养诊疗水平，保证医疗质量和医疗安全，根据《执业医师法》《医疗机构管理条例》和《护士条例》等有关法律法规，制定本指南。

**第二条** 三级医院和具备条件的二级医院应设立临床营养科，其他医院可设立营养诊室。

**第三条** 临床营养科是对各种原因引起的营养代谢病（包括营养失调）的患者通过营养检测和评价进行营养诊断，并使用药品或非药品类营养治疗产品对患者进行营养治疗的业务科室。

**第四条** 临床营养科应在医院医疗管理部门领导下开展工作。

**第五条** 各级地方卫生行政部门应加强对临床营养科的指导和监督；医院应加强对临床营养科的规范化建设和管理，落实其功能任务，保证临床营养科按照安全、准确、及时、经济、便民和保护患者隐私的原则，开展营养诊疗工作。

## 第二章 执 业 条 件

**第六条** 临床营养科应具备与其功能和任务相适应的场所、设施、仪器设备和人员等条件。

**第七条** 临床营养科应当设置医疗区和营养治疗制备区。医疗区应包括营养门诊、营养代谢实验室（可设在检验科）；营养治疗制备区应包括治疗膳食配制室、肠内营养配制室和肠外营养配制室。有条件的医院可设置营养病房。

**第八条** 临床营养科的人员配备和岗位设置应满足完整临床营养诊治流程及支持保障的需要。其中营养医师人数与医院床位数之比应至少为 1:150，营养技师应按照与营养医师 1:1 的比例配备，营养护士应不少于 3 人。营养病房护士的配置应当达到病房护士配置标准。

**第九条** 三级医院临床营养科主任应具有医学本科以上学历和相应医疗专业副高级以上技术职务任职资格。二级医院临床营养科主任应具有医学专科以上学历和相应医疗专业中级以上技术职务任职资格，且从事临床营养诊疗工作 5 年以上。

临床营养科主任负责本科室的医疗、教学、科研和行政管理工作，是临床营养科诊疗质量和学科建设的第一责任人。

**第十条** 营养医师应当具有临床执业医师资格，并通过临床营养专业教育或经过临床营养专业培训并考核合格，负责全面营养诊疗工作。

**第十一条** 营养技师应当具有健康或食品相关专业专科以上学历，并经过临床营养专业培训并考核合格，负责营养检测、营养治疗膳食和肠内营养制剂的配制等营养技术工作。

第十二条 营养护士应当具有临床执业护士资格，并经过临床营养专业培训并考核合格，负责营养护理工作及科室内医院感染预防与控制、场外营养制剂的配置等技术工作。

第十三条 临床营养科应当配备营养检测和评价、营养治疗制备所需的各种仪器设备。

## 第三章 质量管理

第十四条 临床营养科应当建立健全并严格遵守执行各项规章制度、岗位职责和相关诊疗技术规范、操作规程，保证营养诊疗服务质量及医疗安全。

第十五条 临床营养科应加强质量控制和管理，指定专（兼）职人员负责营养诊疗质量控制和管理。

医院应加强对临床营养科的医疗质量控制和管理，医疗、护理、医院感染等管理部门应当履行日常监管职能。

第十六条 临床营养科负责诊治以下患者。

（一）可独立诊治因单纯摄入营养物质不足、过多或比例不当等引起的原发性营养失调的患者。

（二）可与临床各科室联合诊治因器质性或功能性疾病、创伤应激，以及特殊生理性因素等各种原因引起的继发性营养失调的患者。

（三）可与临床各科室联合诊治因代谢障碍引起的代谢病的患者。

临床营养科应对住院患者定期进行营养风险筛查，通过营养检测、评估和诊断，筛查出患有营养代谢病（包括营养失调）的患者。对于其中需要使用治疗膳食、肠内营养和肠外营养的患者，临床营养科应给予合理的营养治疗。

第十七条 临床营养科应当按卫生行政部门及医疗机构的有关规定书写病历及相关医疗文书。

第十八条 临床营养科应对需要营养治疗的住院患者实行三级查房制度。

第十九条 临床营养科应建立完整系统的营养治疗医嘱制度，由营养治疗制备部门遵照医嘱统一配制。

第二十条 医院应采取措施保证临床营养科医师、技师和护士具备适宜的技术操作能力，并定期进行评估。

第二十一条 临床营养科对营养治疗产品的管理和使用应有规范、有记录。相关部门应对临床营养科所用非药品类营养治疗产品进行准入审核，并加强监管。

第二十二条 临床营养科的仪器和设备应当由专（兼）职人员负责操作，并进行日常维护保养和消毒，建立使用、维修档案，定期进行质量控制。

第二十三条 临床营养科应严格遵守医院感染管理制度，加强医院感染管理。

第二十四条 临床营养科应按照国家相关法律法规要求，建立完善营养治疗制备部门工作人员健康档案、食品原料档案、餐具消毒制度、食品留样制度和卫生检查制度等。

## 第四章 管理与评估

第二十五条 卫生行政部门应当加强临床营养科建设和管理，组织对辖区内医疗机构临床营养科的质量控制和安全管理进行评估与检查指导。

**第二十六条**　医疗机构应当对卫生行政部门及其委托的相关组织开展的检查和指导予以配合，不得拒绝和阻挠，不得提供虚假材料。

## 第五章　附　　则

　　**第二十七条**　本指南供临床营养科设置试点使用。
　　**第二十八条**　本指南自二〇〇九年十一月起在试点医院施行。

# 营养科医疗文件

### 附表1 天津市医院营养治疗病历 首页

病区　　　　　　床号　　　　　　　　住院号　　　　　营养治疗日期

姓名： 性别： 年龄： 民族： 婚姻： 入院日期：

职业： 联系方式： 现住址：

主诉：

现病史：

既往史：

个人史：

临床诊断：

饮食史： 每日膳食餐次：

平时每日食物摄入量：

| 粮食 | g | 牛奶及豆浆 | g |
|------|---|-----------|---|
| 蔬菜 | g | 豆类及制品 | g |
| 鸡蛋 | g | 肉类及制品 | g |
| 油 | g | 水果 | g |
| 酒 | g | 茶 | g |

禁忌食品：

食物过敏史：

天津市临床营养质量控制中心 08 制

附表2　天津市医院营养治疗病历　第2页

姓名　　　　病区　　　　床号　　　　住院号　　　　营养治疗日期

## 营养体格检查

T　℃　　　P　次/分　　　R　次/分　　　BP　　　mmHg（kPa）

一般状况

身高：　　cm　体重：　　kg　标准体重：　　kg　平时体重：　　kg

体质指数（BMI）：　　　意识：清　不清　　发育：良　中　差

食欲：佳　中　差　　　精神：好　一般　差

营养状况

皮肤　弹性：正常　差　出血点：有　无　黄疸：有　无

　　　囊角化：有　无　光泽：一般　较好　好　鳞皮（有无）脂溢性皮炎（有无）

头部　毛发：正常　疏　密　有无秃发　有无光泽

　　　眼：结膜：正常　苍白　充血　干燥

　　　　角膜：正常　软化　溃疡　眼睑炎

　　　唇：正常　苍白　干裂　出血　溃疡

　　　舌：正常　糜烂　溃疡　乳头萎缩　乳头肥大

　　　口角：正常　裂隙　溃疡

　　　齿龈：正常　出血　苍白　溃疡

颈部甲状腺：正常　肿大　结节　硬　软

胸部：正常　鸡胸　漏斗胸　串珠　哈氏沟

腹部：平坦　膨隆　凹陷　肝脏：正常　增大　脾脏：正常　增大

四肢：正常　粗大　细小　水肿　手镯　下肢："O"型腿　　"X"型腿　反射

指甲、趾甲：正常　有无光泽　匙甲　脊状甲

其他：

初步营养诊断：

天津市临床营养质量控制中心08制

姓名 病区 床号 住院号 营养治疗日期

---

## 营养诊疗计划

1. 治疗途径

肠内营养 经口（流质、半流质、极软饭、软饭、普通饭）

鼻饲（鼻胃管、鼻空肠管）

经皮内镜胃造瘘（PEG）、剖腹胃造瘘

经皮内镜空肠造瘘（PEJ）、剖腹空肠造瘘

肠外营养 中心静脉（锁骨下静脉、颈内静脉、颈外静脉、股静脉、PICC）

周围静脉

2. 检查计划

3. 治疗计划

4. 供能营养素每日标准需要量

能量： kcal 蛋白质： g 脂肪： g 碳水化合物： g

5. 每日膳食内容

| | | | | | |
|---|---|---|---|---|---|
| 粮谷类： | g | 肉类： | g | 蛋类： | g |
| 豆制品类： | g | 奶类： | g | 油脂类： | g |
| 蔬菜类： | g | 水果类： | g | 其他： | g |

营养医师（师）签字：

天津市临床营养质量控制中心 08 制

**附表4 营养监测指标记录一**

姓名　　　　病区　　　　床号　　　　住院号　　　　营养治疗日期

| 项目 | | 参考值 | 治疗前 | 治疗后 | | |
|---|---|---|---|---|---|---|
| 体重（kg） | | | | | | |
| 体质指数 | | | | | | |
| 皮褶厚度 | 三头肌部（mm） | | | | | |
| | 肩胛下部（mm） | | | | | |
| | 髂前上棘（mm） | | | | | |
| | 腹部（mm） | | | | | |
| 围度 | 上臂肌围（cm） | | | | | |
| | 胸围（cm） | | | | | |
| | 腰围（cm） | | | | | |
| | 臀围（cm） | | | | | |
| 握力（kg） | | | | | | |
| 肌酐/身高指数（%） | | | | | | |
| 血清前白蛋白（mg/dl） | | | | | | |
| 血清转铁蛋白（mg/dl） | | | | | | |
| 纤维连接蛋白（mg/L） | | | | | | |
| 视黄醇结合蛋白（mg/L） | | | | | | |
| 维生素C（mg/dl） | | | | | | |
| 淋巴细胞总数（$\times 10^9$/L） | | | | | | |
| 总蛋白/白蛋白（g/L） | | | | | | |
| 红细胞（$\times 10^{12}$/L） | | | | | | |
| 白细胞（$\times 10^9$/L） | | | | | | |
| 血红蛋白（g/L） | | | | | | |
| 尿氮/尿素氮（g/d） | | | | | | |
| 血清铁（$\mu$mol/L） | | | | | | |
| 血清锌（$\mu$mol/L） | | | | | | |
| 血清铬（$\mu$mol/L） | | | | | | |
| 血清镉（$\mu$mol/L） | | | | | | |

天津市临床营养质量控制中心 08 制

### 附表5 营养监测指标记录二

姓名　　　　病区　　　　床号　　　　住院号　　　　营养治疗日期

| 项目 | 参考值 | 治疗前 | 治疗后 | | |
|---|---|---|---|---|---|
|  |  |  |  |  |  |
|  |  |  |  |  |  |
|  |  |  |  |  |  |
|  |  |  |  |  |  |
|  |  |  |  |  |  |
|  |  |  |  |  |  |
|  |  |  |  |  |  |
|  |  |  |  |  |  |
|  |  |  |  |  |  |
|  |  |  |  |  |  |
|  |  |  |  |  |  |
|  |  |  |  |  |  |
|  |  |  |  |  |  |
|  |  |  |  |  |  |
|  |  |  |  |  |  |
|  |  |  |  |  |  |
|  |  |  |  |  |  |
|  |  |  |  |  |  |
|  |  |  |  |  |  |
|  |  |  |  |  |  |
|  |  |  |  |  |  |
|  |  |  |  |  |  |

天津市临床营养质量控制中心08制

### 附表6 天津市医院胃肠外营养（PN）医嘱单首页

姓名＿＿＿＿＿ 年龄＿＿＿＿＿ 科别＿＿＿＿＿ 床号＿＿＿＿＿ 住院号＿＿＿＿＿

| 药 品 | 剂 量 | 药 品 | 剂 量 |
|---|---|---|---|
| 氨基酸（ml） | | 10%氯化钾（ml） | |
| 氨基酸（ml） | | 10%葡萄糖酸钙（ml） | |
| 精氨酸（g） | | 25%硫酸镁（ml） | |
| 20%力肽（ml） | | 格利福斯（ml） | |
| %脂肪乳剂（ml） | | 微量元素（ml） | |
| 50%葡萄糖（ml） | | 水溶性维生素（支） | |
| 10%葡萄糖（ml） | | 脂溶性维生素（ml） | |
| 5%葡萄糖（ml） | | 胰岛素（单位） | |
| 0.9%生理盐水（ml） | | 维生素C（mg） | |
| 10%氯化钠（ml） | | | |

| 蛋白质热比 g % | 碳水化合物热比 g % | 脂肪热比 g % |
|---|---|---|
| 总能量 kcal/day | 总氮量 g/day | 氮/热 1: |
| 总液量 ml/day | 滴速 ml/min | BEE kcal/day 系数 |
| 性别 | 职业 | 体温 ℃ 输入途径 |
| 身高 cm | 标准体重 kg | 实体重 kg BMI |

临床诊断：

营养医师（师）签字： 日期： 年 月 日

天津市临床营养质量控制中心08制

### 附表7 天津市医院胃肠外营养（PN）医嘱单（第　页）

姓名＿＿＿＿＿＿　年龄＿＿＿＿＿＿　科别＿＿＿＿＿＿　床号＿＿＿＿＿＿　住院号＿＿＿＿＿＿

| 日期<br><br>药品 | | | | | | |
|---|---|---|---|---|---|---|
| 氨基酸（ml） | | | | | | |
| 氨基酸（ml） | | | | | | |
| 精氨酸（g） | | | | | | |
| 20%力肽（ml） | | | | | | |
| %脂肪乳剂（ml） | | | | | | |
| 50%葡萄糖（ml） | | | | | | |
| 10%葡萄糖（ml） | | | | | | |
| 5%葡萄糖（ml） | | | | | | |
| 0.9%生理盐水（ml） | | | | | | |
| 10%氯化钠（ml） | | | | | | |
| 10%氯化钾（ml） | | | | | | |
| 10%葡萄糖酸钙（ml） | | | | | | |
| 25%硫酸镁（ml） | | | | | | |
| 格利福斯（ml） | | | | | | |
| 微量元素（ml） | | | | | | |
| 水溶性维生素（支） | | | | | | |
| 脂溶性维生素（ml） | | | | | | |
| 胰岛素（单位） | | | | | | |
| 维生素C（mg） | | | | | | |
| 总液量/滴速（ml/min） | | | | | | |
| 总能量/总氮量 | | | | | | |
| 24小时尿氮排出量（g） | | | | | | |

营养医师（师）签字：　　　　　　　　　　　　　　　　　日期：　　年　　月　　日

天津市临床营养质量控制中心 08 制

### 附表8 天津市医院胃肠内营养（EN）医嘱单首页

姓名_____ 年龄_____ 科别_____ 床号_____ 住院号_____

| 药品及食物 | 剂　量 | 药品及食物 | 剂　量 |
|---|---|---|---|
| 粮食（g） | | 食盐（g） | |
| | | 10%氯化钾溶液（ml） | |
| 牛奶/豆浆（ml） | | 维生素C（mg） | |
| 鸡蛋（g） | | 复合维生素B（片） | |
| 肉类（g） | | 钙（mg） | |
| | | 谷氨酰胺（g） | |
| 蔬菜（g） | | 精氨酸（g） | |
| | | 纤维素（g） | |
| 水果（g） | | 蛋白质粉（g） | |
| 豆及豆制品（g） | | | |
| 植物油（g） | | | |

| 蛋白质热比 | g　　% | 碳水化合物热比 | g　　% | 脂肪热比 | g　　% |
|---|---|---|---|---|---|
| 总能量 | kcal/day | 总氮量 | g/day | 氮/能量 | 1: |
| 总液量 | ml/day | 输注次数 | 次/日 | 输注温度 | ℃ |
| 钠 | g | 钾 | g | 钙 | g | 维生素C | g |

| 性别 | | 职业 | | 体温 | ℃ | 输注途径 | |
|---|---|---|---|---|---|---|---|
| 身高 | cm | 标准体重 | kg | 实体重 | kg | BMI | |

临床诊断：

营养医师（师）签字：　　　　　　　　　　　　　　　日期：　　年　　月　　日

## 附表 9 天津市医院胃肠内营养（EN）医嘱单（第　页）

姓名＿＿＿＿＿　年龄＿＿＿＿＿　科别＿＿＿＿＿　床号＿＿＿＿＿　住院号＿＿＿＿＿

| 药品及食物＼日期 | | | | | | |
|---|---|---|---|---|---|---|
| 粮食（g） | | | | | | |
| 鸡蛋（g） | | | | | | |
| 牛奶／豆浆（ml） | | | | | | |
| 肉类（g） | | | | | | |
| 蔬菜（g） | | | | | | |
| 水果（g） | | | | | | |
| 豆及豆制品（g） | | | | | | |
| 植物油（g） | | | | | | |
| 食盐（g） | | | | | | |
| 10% 氯化钾（ml） | | | | | | |
| 维生素 C（mg） | | | | | | |
| 复合维生素 B（片） | | | | | | |
| 钙（mg） | | | | | | |
| 谷氨酰胺/精氨酸（g） | | | | | | |
| 纤维素（g） | | | | | | |
| 总液体量（ml） | | | | | | |
| 蛋白质（g/%） | | | | | | |
| 脂肪（g/%） | | | | | | |
| 碳水化合物（g/%） | | | | | | |
| 总能量 kcal/总氮量（g） | | | | | | |
| 钾（g） | | | | | | |
| 钠（g） | | | | | | |
| 钙（g） | | | | | | |
| 维生素 C（g） | | | | | | |
| 24 小时尿氮排出量（g） | | | | | | |

营养医师（师）签字：　　　　　　　　　　　　　日期：　　年　　月　　日

天津市临床营养质量控制中心 08 制

# 《中国居民膳食营养素参考摄入量》2013 版简介

## 中国营养学会第七届理事会

膳食营养素参考摄入量（DRIs），是为了保证人体合理摄入营养素而设定的每日平均膳食营养素摄入量的一组参考值。随着营养学研究的发展，DRIs 内容逐渐增加。初期主要包括四个指标：平均需要量、推荐摄入量、适宜摄入量、可耐受最高摄入量。《中国居民膳食营养素参考摄入量（2013 版）》增加与非传染性慢性病（NCD）有关的三个指标：宏量营养素可接受范围、预防非传染性慢性病的建议摄入量和特定建议值。

（一）平均需要量

平均需要量（estimated average requirement，EAR）是指某一特定性别、年龄及生理状况群体中的所有个体对某营养素需要量的平均值。按照 EAR 水平摄入营养素，根据某些指标判断可以满足某一特定性别、年龄及生理状况群体中 50% 个体需要量的水平，但不能满足另外 50% 个体对该营养素的需要。

EAR 是制订 RNI 的基础，由于某些营养素的研究尚缺乏足够的人体需要量资料，因此并非所有营养素都能制定出其 EAR。

（二）推荐摄入量

推荐摄入量（recommended nutrient intake，RNI）是指可以满足某一特定性别、年龄及生理状况群体中绝大多数个体（97% ~ 98%）需要量的某种营养素摄入水平。长期摄入 RNI 水平，可以满足机体对该营养素的需要，维持组织中有适当的储备以保障机体健康。RNI 相当于传统意义上的 RDA。RNI 的主要用途是作为个体每日摄入该营养素的目标值。

RNI 是根据某一特定人群中体重在正常范围内的个体需要量而设定的。对个别身高、体重超过此参考范围较多的个体，可能需要按每千克体重的需要量调整其 RNI。

能量需要量（estimated energy requirement，EER）是指能长期保持良好的健康状态、维持良好的体型和机体构成，以及理想活动水平的个体或群体，达到能量平衡时所需要的膳食能量摄入量。

群体的能量推荐摄入量直接等同于该群体的能量 EAR，而不是像蛋白质等其他营养素那样等于 EAR 加 2 倍标准差。所以能量的推荐摄入量不用 RNI 表示，而直接使用 EER 来描述。

EER 的制定需考虑性别、年龄、体重、身高和体力活动的不同。成人 EER 的定义为：一定年龄、性别、体重、身高和身体活动水平的健康群体中，维持能量平衡所需要摄入的膳食能量。儿童 EER 的定义为，一定年龄、体重、身高、性别（3 岁以上儿童）的个体，维持能量平衡和正常生长发育所需要的膳食能量摄入量。孕妇的 EER 包括胎儿组织增长所需要的能量；对于乳母，EER 还需要加上泌乳所需的能量需要量。

（三）适宜摄入量

当某种营养素的个体需要量研究资料不足而不能计算出 EAR，从而无法推算 RNI 时，可通过设定适宜摄入量（adequate intake，AI）来提出这种营养素的摄入量目标。AI 是通过观察或实验获得的健康群体某种营养素的摄入量。例如纯母乳喂养的足月产健康婴儿，从出生到 4~6 月，他们的营养素全部来自母乳，故摄入母乳中的营养素数量就是婴儿所需各种营养素的 AI。

（四）可耐受最高摄入量

可耐受最高摄入量（tolerable upper intake level，UL）是营养素或食物成分的每日摄入量的安全上限，是一个健康人群中几乎所有个体都不会产生毒副作用的最高摄入水平。对一般群体来说，摄入量达到 UL 水平对几乎所有个体均不致损害健康，但并不表示达到此摄入水平对健康有益。对大多数营养素而言，健康个体的摄入量超过 RNI 或 AI 水平并不会产生益处。因此，UL 并不是一个建议的摄入水平。目前有些营养素还没有足够的资料来制定 UL，所以没有提出 UL 的营养素并不意味着过多摄入这些营养素没有潜在的危险。

（五）宏量营养素可接受范围

宏量营养素可接受范围（acceptable macronutrient distribution ranges，AMDR）指蛋白质、脂肪和碳水化合物理想的摄入量范围，该范围可以提供这些必需营养素的需要，并且有利于降低发生 NCD 的危险，常用占能量摄入量的百分比表示。

蛋白质、脂肪和碳水化合物都属于在体内代谢过程中能够产生能量的营养素，因此被称之为产能营养素（energy source nutrient）。它们属于人体的必需营养素，而且三者的摄入比例还影响微量营养素的摄入状况。另一方面，当产能营养素摄入过量时又可能导致机体能量储存过多，增加 NCD 的发生风险。因此有必要提出 AMDR，以预防营养素缺乏，同时减少摄入过量而导致 NCD 的风险。

AMDR 显著的特点之一是具有上限和下限。如果一个个体的摄入量高于或低于推荐范围，可能引起罹患 NCD 的风险增加，或导致必需营养素缺乏的可能性增加。

（六）预防非传染性慢性病的建议摄入量

膳食营养素摄入量过高导致的 NCD 一般涉及肥胖、高血压、血脂异常、中风、心肌梗死及某些癌症。预防非传染性慢性病的建议摄入量（proposed intakes for preventing non-communicable chronic diseases，PI-NCD，简称建议摄入量，PI）是以 NCD 的一级预防为目标，提出的必需营养素的每日摄入量。当 NCD 易感人群某些营养素的摄入量接近或达到 PI 时，可以降低发生 NCD 的风险。

（七）特定建议值

近几十年的研究证明传统营养素以外的某些膳食成分，其中多数属于植物化合物，具有改善人体生理功能、预防 NCD 的生物学作用。《中国居民 DRIs》提出特定建议值（specific proposed levels，SPL），是指某些疾病易感人群这些成分的摄入量达到或接近这个建议水平时，有利于维护人体健康。

**附表 10 中国居民膳食能量需要量**

| 年龄(岁)/生理阶段 | 能量(MJ/d) | | | | | | 能量(kcal/d) | | | | | |
|---|---|---|---|---|---|---|---|---|---|---|---|---|
| | 轻体力活动水平 | | 中体力活动水平 | | 重体力活动水平 | | 轻体力活动水平 | | 中体力活动水平 | | 重体力活动水平 | |
| | 男 | 女 | 男 | 女 | 男 | 女 | 男 | 女 | 男 | 女 | 男 | 女 |
| 0~ | — | — | 0.38MJ/(kg·d) | 0.38MJ/(kg·d) | — | — | — | — | 90 kcal/(kg·d) | 90 kcal/(kg·d) | — | — |
| 0.5~ | — | — | 0.33 MJ/(kg·d) | 0.33 MJ/(kg·d) | — | — | — | — | 80 kcal/(kg·d) | 80 kcal/(kg·d) | — | — |
| 1~ | — | — | 3.77 | 3.35 | — | — | — | — | 900 | 800 | — | — |
| 2~ | — | — | 4.60 | 4.18 | — | — | — | — | 1100 | 1000 | — | — |
| 3~ | — | — | 5.23 | 5.02 | — | — | — | — | 1250 | 1200 | — | — |
| 4~ | — | — | 5.44 | 5.23 | — | — | — | — | 1300 | 1250 | — | — |
| 5~ | — | — | 5.86 | 5.44 | — | — | — | — | 1400 | 1300 | — | — |
| 6~ | 5.86 | 5.23 | 6.69 | 6.07 | 7.53 | 6.90 | 1400 | 1250 | 1600 | 1450 | 1800 | 1650 |
| 7~ | 6.28 | 5.65 | 7.11 | 6.49 | 7.95 | 7.32 | 1500 | 1350 | 1700 | 1550 | 1900 | 1750 |
| 8~ | 6.9 | 6.07 | 7.74 | 7.11 | 8.79 | 7.95 | 1650 | 1450 | 1850 | 1700 | 2100 | 1900 |
| 9~ | 7.32 | 6.49 | 8.37 | 7.53 | 9.41 | 8.37 | 1750 | 1550 | 2000 | 1800 | 2250 | 2000 |
| 10~ | 7.53 | 6.90 | 8.58 | 7.95 | 9.62 | 9.00 | 1800 | 1650 | 2050 | 1900 | 2300 | 2150 |
| 11~ | 8.58 | 7.53 | 9.83 | 8.58 | 10.88 | 9.62 | 2050 | 1800 | 2350 | 2050 | 2600 | 2300 |
| 14~ | 10.46 | 8.37 | 11.92 | 9.62 | 13.39 | 10.67 | 2500 | 2000 | 2850 | 2300 | 3200 | 2550 |
| 18~ | 9.41 | 7.53 | 10.88 | 8.79 | 12.55 | 10.04 | 2250 | 1800 | 2600 | 2100 | 3000 | 2400 |
| 50~ | 8.79 | 7.32 | 10.25 | 8.58 | 11.72 | 9.83 | 2100 | 1750 | 2450 | 2050 | 2800 | 2350 |
| 65~ | 8.58 | 7.11 | 9.83 | 8.16 | — | — | 2050 | 1700 | 2350 | 1950 | — | — |
| 80~ | 7.95 | 6.28 | 9.20 | 7.32 | — | — | 1900 | 1500 | 2200 | 1750 | — | — |
| 孕妇(早) | — | +0 | — | +0 | — | +0 | — | +0 | — | +0 | — | +0 |
| 孕妇(中) | — | +1.25 | — | +1.25 | — | +1.25 | — | +300 | — | +300 | — | +300 |
| 孕妇(晚) | — | +1.90 | — | +1.90 | — | +1.90 | — | +450 | — | +450 | — | +450 |
| 乳母 | — | +2.10 | — | +2.10 | — | +2.10 | — | +500 | — | +500 | — | +500 |

未制定参考值者用"—"表示；1 kcal = 4. 184 kJ

"+"表示在同龄人群基础上额外增加量。

附表 11 中国居民膳食蛋白质、碳水化合物、脂肪和脂肪酸的参考摄入量

| 年龄(岁)/生理阶段 | 蛋白质* EAR(g/d) 男 | 女 | RNI(g/d) 男 | 女 | 总碳水化合物 EAR(g/d) | 亚油酸 AI(E%) | α-亚麻酸 AI(E%) | EPA+DHA AI(mg) |
|---|---|---|---|---|---|---|---|---|
| 0~ | — | — | 9(AI) | 9(AI) | — | 7.3(150mg[a]) | 0.87 | 100[b] |
| 0.5~ | 15 | 15 | 20 | 20 | — | 6.0 | 0.66 | 100[b] |
| 1~ | 20 | 20 | 25 | 25 | 120 | 4.0 | 0.60 | 100[b] |
| 4~ | 25 | 25 | 30 | 30 | 120 | 4.0 | 0.60 | — |
| 7~ | 30 | 30 | 40 | 40 | 120 | 4.0 | 0.60 | — |
| 11~ | 50 | 45 | 60 | 55 | 150 | 4.0 | 0.60 | — |
| 14~ | 60 | 50 | 75 | 60 | 150 | 4.0 | 0.60 | — |
| 18~ | 60 | 50 | 65 | 55 | 120 | 4.0 | 0.60 | — |
| 50~ | 60 | 50 | 65 | 55 | 120 | 4.0 | 0.60 | — |
| 65~ | 60 | 50 | 65 | 55 | 120 | 4.0 | 0.60 | — |
| 80~ | 60 | 50 | 65 | 55 | 120 | 4.0 | 0.60 | — |
| 孕妇(早) | — | +0 | — | +0 | 130 | 4.0 | 0.60 | 250(200[b]) |
| 孕妇(中) | — | +10 | — | +15 | 130 | 4.0 | 0.60 | 250(200[b]) |
| 孕妇(晚) | — | +25 | — | +30 | 130 | 4.0 | 0.60 | 250(200[b]) |
| 乳母 | — | +20 | — | +25 | 160 | 4.0 | 0.60 | 250(200[b]) |

1. 蛋白质细分的各年龄段参考摄入量见正文;2. [a]为花生四烯酸,[b]为DHA;3. 未制定参考值者用"—"表示;4. E%为占能量的百分比。

附表 12　中国居民膳食宏量营养素可接受范围(AMDR)

| 年龄(岁)/生理阶段 | 总碳水化合物 (E%) | 糖* (E%) | 总脂肪 (%E) | 饱和脂肪酸 (%E) | n-6 多不饱和脂肪酸 (E%) | n-3 多不饱和脂肪酸 (E%) | EPA+DHA (g/d) |
|---|---|---|---|---|---|---|---|
| 0~ | 60(AI) | — | 48(AI) | — | — | — | — |
| 0.5~ | 85(AI) | — | 40(AI) | — | — | — | — |
| 1~ | 50~65 | — | 35(AI) | — | — | — | — |
| 4~ | 50~65 | ≤10 | 20~30 | <8 | — | — | — |
| 7~ | 50~65 | ≤10 | 20~30 | <8 | — | — | — |
| 11~ | 50~65 | ≤10 | 20~30 | <8 | — | — | — |
| 14~ | 50~65 | ≤10 | 20~30 | <8 | — | — | — |
| 18~ | 50~65 | ≤10 | 20~30 | <10 | 2.5~9 | 0.5~2.0 | 0.25~2.0 |
| 50~ | 50~65 | ≤10 | 20~30 | <10 | 2.5~9 | 0.5~2.0 | 0.25~2.0 |
| 65~ | 50~65 | ≤10 | 20~30 | <10 | 2.5~9 | 0.5~2.0 | — |
| 80~ | 50~65 | ≤10 | 20~30 | <10 | 2.5~9 | 0.5~2.0 | — |
| 孕妇(早) | 50~65 | ≤10 | 20~30 | <10 | 2.5~9 | 0.5~2.0 | — |
| 孕妇(中) | 50~65 | ≤10 | 20~30 | <10 | 2.5~9 | 0.5~2.0 | — |
| 孕妇(晚) | 50~65 | ≤10 | 20~30 | <10 | 2.5~9 | 0.5~2.0 | — |
| 乳母 | 50~65 | ≤10 | 20~30 | <10 | 2.5~9 | 0.5~2.0 | — |

1. *外加的糖;2. 未制定参考值者用"—"表示;3. E%为占能量的百分比。

### 附表13　中国居民膳食维生素的推荐摄入量/适宜摄入量（RNI/AI）

| 年龄（岁）/生理阶段 | VA（μg RAE/d） | | VD（μg/d） | VE（AI）（mg α-TE/d） | VK（AI）（μg/d） | VB$_1$（mg/d） | | VB$_2$（mg/d） | | VB$_6$（mg/d） | VB$_{12}$（mg/d） | 泛酸（AI）（mg/d） | 叶酸（μg DFE/d） | 烟酸（mg NE/d） | | 胆碱（AI）（mg/d） | | 生物素（AI）（mg/d） | VC（mg/d） |
| --- | --- | --- | --- | --- | --- | --- | --- | --- | --- | --- | --- | --- | --- | --- | --- | --- | --- | --- | --- |
| | 男 | 女 | | | | 男 | 女 | 男 | 女 | | | | | 男 | 女 | 男 | 女 | | |
| 0 ~ | 300（AI） | | 10（AI） | 3 | 2 | 0.1（AI） | | 0.4（AI） | | 0.2（AI） | 0.3（AI） | 1.7 | 65（AI） | 2（AI） | | 120 | | 5 | 40（AI） |
| 0.5 ~ | 350（AI） | | 10（AI） | 4 | 10 | 0.3（AI） | | 0.5（AI） | | 0.4（AI） | 0.6（AI） | 1.9 | 100（AI） | 3（AI） | | 150 | | 9 | 40（AI） |
| 1 ~ | 310 | | 10 | 6 | 30 | 0.6 | | 0.6 | | 0.6 | 1.0 | 2.1 | 160 | 6 | | 200 | | 17 | 40 |
| 4 ~ | 360 | | 10 | 7 | 40 | 0.8 | | 0.7 | | 0.7 | 1.2 | 2.5 | 190 | 8 | | 250 | | 20 | 50 |
| 7 ~ | 500 | | 10 | 9 | 50 | 1.0 | | 1.0 | | 1.0 | 1.6 | 3.5 | 250 | 11 | 10 | 300 | | 25 | 65 |
| 11 ~ | 670 | 630 | 10 | 13 | 70 | 1.3 | 1.1 | 1.3 | 1.1 | 1.3 | 2.1 | 4.5 | 350 | 14 | 12 | 400 | 350 | 35 | 90 |
| 14 ~ | 820 | 620 | 10 | 14 | 75 | 1.6 | 1.3 | 1.5 | 1.2 | 1.4 | 2.4 | 5.0 | 400 | 16 | 13 | 500 | 400 | 40 | 100 |
| 18 ~ | 800 | 700 | 10 | 14 | 80 | 1.4 | 1.2 | 1.4 | 1.2 | 1.4 | 2.4 | 5.0 | 400 | 15 | 12 | 500 | 400 | 40 | 100 |
| 50 ~ | 800 | 700 | 10 | 14 | 80 | 1.4 | 1.2 | 1.4 | 1.2 | 1.6 | 2.4 | 5.0 | 400 | 14 | 12 | 500 | 400 | 40 | 100 |
| 65 ~ | 800 | 700 | 15 | 14 | 80 | 1.4 | 1.2 | 1.4 | 1.2 | 1.6 | 2.4 | 5.0 | 400 | 14 | 11 | 500 | 400 | 40 | 100 |
| 80 ~ | 800 | 700 | 15 | 14 | 80 | 1.4 | 1.2 | 1.4 | 1.2 | 1.6 | 2.4 | 5.0 | 400 | 13 | 10 | 500 | 400 | 40 | 100 |
| 孕妇（早） | — | +0 | +0 | +0 | +0 | — | +0 | — | +0 | +0.8 | +0.5 | +1.0 | +200 | — | +0 | — | +20 | +0 | +0 |
| 孕妇（中） | — | +70 | +0 | +0 | +0 | — | +0.2 | — | +0.2 | +0.8 | +0.5 | +1.0 | +200 | — | +0 | — | +20 | +0 | +15 |
| 孕妇（晚） | — | +70 | +0 | +0 | +0 | — | +0.3 | — | +0.3 | +0.8 | +0.5 | +1.0 | +200 | — | +0 | — | +20 | +0 | +15 |
| 乳母 | — | +600 | +0 | +3 | +5 | — | +0.3 | — | +0.3 | +0.3 | +0.8 | +2.0 | +150 | — | +3 | — | +120 | +10 | +50 |

未制定参考值者用"—"表示。

附表 14　中国居民膳食矿物质的推荐摄入量或适宜摄入量（RNI/AI）

| 年龄（岁）/生理阶段 | 钙（mg/d） | 磷（mg/d） | 钾（AI）（mg/d） | 镁（mg/d） | 钠（AI）（mg/d） | 氯（AI）（mg/d） | 铁（mg/d） 男 | 铁（mg/d） 女 | 锌（mg/d） 男 | 锌（mg/d） 女 | 碘（µg/d） | 硒（µg/d） | 铜（mg/d） | 钼（µg/d） | 氟（AI）（mg/d） | 锰（AI）（mg/d） | 铬（AI）（µg/d） |
|---|---|---|---|---|---|---|---|---|---|---|---|---|---|---|---|---|---|
| 0 ~ | 200（AI） | 100（AI） | 350 | 20（AI） | 170 | 260 | 0.3（AI） | | 2.0（AI） | | 85（AI） | 15（AI） | 0.3（AI） | 2（AI） | 0.01 | 0.01 | 0.2 |
| 0.5 ~ | 250（AI） | 180（AI） | 550 | 65（AI） | 350 | 550 | 10 | | 3.5 | | 115（AI） | 20（AI） | 0.3（AI） | 3（AI） | 0.23 | 0.7 | 4.0 |
| 1 ~ | 600 | 300 | 900 | 140 | 700 | 1100 | 9 | | 4.0 | | 90 | 25 | 0.3 | 40 | 0.6 | 1.5 | 15 |
| 4 ~ | 800 | 350 | 1200 | 160 | 900 | 1400 | 10 | | 5.5 | | 90 | 30 | 0.4 | 50 | 0.7 | 2.0 | 20 |
| 7 ~ | 1000 | 470 | 1500 | 220 | 1200 | 1900 | 13 | | 7.0 | | 90 | 40 | 0.5 | 65 | 1.0 | 3.0 | 25 |
| 11 ~ | 1200 | 640 | 1900 | 300 | 1400 | 2200 | 15 | 18 | 10 | 9.0 | 110 | 55 | 0.7 | 90 | 1.3 | 4.0 | 30 |
| 14 ~ | 1000 | 710 | 2200 | 320 | 1600 | 2500 | 16 | 18 | 12 | 8.5 | 120 | 60 | 0.8 | 100 | 1.5 | 4.5 | 35 |
| 18 ~ | 800 | 720 | 2000 | 330 | 1500 | 2300 | 12 | 20 | 12.5 | 7.5 | 120 | 60 | 0.8 | 100 | 1.5 | 4.5 | 30 |
| 50 ~ | 1000 | 720 | 2000 | 330 | 1400 | 2200 | 12 | 12 | 12.5 | 7.5 | 120 | 60 | 0.8 | 100 | 1.5 | 4.5 | 30 |
| 65 ~ | 1000 | 700 | 2000 | 320 | 1400 | 2200 | 12 | 12 | 12.5 | 7.5 | 120 | 60 | 0.8 | 100 | 1.5 | 4.5 | 30 |
| 80 ~ | 1000 | 670 | 2000 | 310 | 1300 | 2000 | 12 | 12 | 12.5 | 7.5 | 120 | 60 | 0.8 | 100 | 1.5 | 4.5 | 30 |
| 孕妇（早） | +0 | +0 | +0 | +40 | +0 | +0 | — | +0 | — | +2 | +110 | +5 | +0.1 | +10 | +0 | +0.4 | +1.0 |
| 孕妇（中） | +200 | +0 | +0 | +40 | +0 | +0 | — | +4 | — | +2 | +110 | +5 | +0.1 | +10 | +0 | +0.4 | +4.0 |
| 孕妇（晚） | +200 | +0 | +0 | +40 | +0 | +0 | — | +9 | — | +2 | +110 | +5 | +0.1 | +10 | +0 | +0.4 | +6.0 |
| 乳母 | +200 | +0 | +400 | +0 | +0 | +0 | — | +4 | — | +4.5 | +120 | +18 | +0.6 | +3 | +0 | +0.3 | +7.0 |

未制定参考值者用"—"表示。

## 附表15　中国居民膳食微量营养素平均需要量（EAR）

| 年龄(岁)/生理阶段 | VA(μg RAE/d) 男 | VA 女 | VD(μg/d) | VB₁(mg/d) 男 | VB₁ 女 | VB₂(mg/d) 男 | VB₂ 女 | VB₆(mg/d) | VB₁₂(μg/d) | 叶酸(μg DFE/d) | 烟酸(mg NE/d) 男 | 烟酸 女 | VC(mg/d) | Ca(mg/d) | P(mg/d) | Mg(mg/d) | Fe(mg/d) 男 | Fe 女 | Zn(mg/d) 男 | Zn 女 | I(μg/d) | Se(μg/d) | Cu(mg/d) | Mo(μg/d) |
|---|---|---|---|---|---|---|---|---|---|---|---|---|---|---|---|---|---|---|---|---|---|---|---|---|
| 0 ~ | — | — | — | — | — | — | — | — | — | — | — | — | — | — | — | — | — | — | — | — | — | — | — | — |
| 0.5 ~ | — | — | — | — | — | — | — | — | — | — | — | — | — | — | — | — | — | — | — | — | — | — | — | — |
| 1 ~ | 220 | 220 | 8 | 0.5 | 0.5 | 0.5 | 0.5 | 0.5 | 0.8 | 130 | 5 | 5 | 35 | 500 | 250 | 110 | 6 | 6 | 3.0 | 3.0 | 65 | 20 | 0.25 | 35 |
| 4 ~ | 260 | 260 | 8 | 0.6 | 0.6 | 0.6 | 0.6 | 0.6 | 1.0 | 150 | 7 | 6 | 40 | 650 | 290 | 130 | 7 | 7 | 4.5 | 4.5 | 65 | 25 | 0.3 | 40 |
| 7 ~ | 360 | 360 | 8 | 0.8 | 0.8 | 0.8 | 0.8 | 0.8 | 1.3 | 210 | 9 | 8 | 55 | 800 | 400 | 180 | 10 | 10 | 6.0 | 6.0 | 65 | 35 | 0.4 | 55 |
| 11 ~ | 480 | 450 | 8 | 1.1 | 1.1 | 1.1 | 0.9 | 1.1 | 1.8 | 290 | 11 | 10 | 75 | 1000 | 540 | 250 | 11 | 14 | 8.0 | 7.5 | 75 | 45 | 0.55 | 75 |
| 14 ~ | 590 | 440 | 8 | 1.3 | 1.1 | 1.3 | 1.0 | 1.2 | 2.0 | 320 | 14 | 11 | 85 | 800 | 590 | 270 | 12 | 14 | 9.5 | 7.0 | 85 | 50 | 0.6 | 85 |
| 18 ~ | 560 | 480 | 8 | 1.2 | 1.0 | 1.2 | 1.0 | 1.2 | 2.0 | 320 | 12 | 10 | 85 | 650 | 600 | 280 | 9 | 15 | 10.5 | 6.0 | 85 | 50 | 0.6 | 85 |
| 50 ~ | 560 | 480 | 8 | 1.2 | 1.0 | 1.2 | 1.0 | 1.3 | 2.0 | 320 | 12 | 10 | 85 | 800 | 600 | 280 | 9 | 9 | 10.5 | 6.0 | 85 | 50 | 0.6 | 85 |
| 65 ~ | 560 | 480 | 8 | 1.2 | 1.0 | 1.2 | 1.0 | 1.3 | 2.0 | 320 | 11 | 9 | 85 | 800 | 590 | 270 | 9 | 9 | 10.5 | 6.0 | 85 | 50 | 0.6 | 85 |
| 80 ~ | 560 | 480 | 8 | 1.2 | 1.0 | 1.2 | 1.0 | 1.3 | 2.0 | 320 | 11 | 8 | 85 | 800 | 560 | 260 | 9 | 9 | 10.5 | 6.0 | 85 | 50 | 0.6 | 85 |
| 孕妇(早) | — | +0 | +0 | — | +0 | — | +0 | +0.7 | +0.4 | +200 | — | +0 | +0 | +0 | +0 | +30 | — | +0 | — | +1.7 | +75 | +4 | +0.1 | +7 |
| 孕妇(中) | — | +50 | +0 | — | +0.1 | — | +0.1 | +0.7 | +0.4 | +200 | — | +0 | +10 | +160 | +0 | +30 | — | +4 | — | +1.7 | +75 | +4 | +0.1 | +7 |
| 孕妇(晚) | — | +50 | +0 | — | +0.2 | — | +0.2 | +0.7 | +0.4 | +200 | — | +0 | +10 | +160 | +0 | +30 | — | +7 | — | +1.7 | +75 | +4 | +0.1 | +7 |
| 乳母 | — | +400 | +0 | — | +0.2 | — | +0.2 | +0.2 | +0.6 | +130 | — | +2 | +40 | +160 | +0 | +0 | — | +3 | — | +3.8 | +85 | +15 | +0.5 | +3 |

未制定参考值者用"—"表示。

附表 16 中国居民膳食微量营养素的可耐受最高摄入量（UL）

| 年龄（岁） | VA (μg RAE/d) | VD (μg/d) | VE (mg α-TE/d) | VB$_6$ (mg/d) | 叶酸 (μg/d) | 烟酸 (mg NE/d) | 烟酰胺 (mg/d) | 胆碱 (mg/d) | VC (mg/d) | Ca (mg/d) | P (mg/d) | Fe (mg/d) | Zn (mg/d) | I (μg/d) | Se (μg/d) | Cu (mg/d) | Mo (μg/d) | F (mg/d) | Mn (mg/d) |
|---|---|---|---|---|---|---|---|---|---|---|---|---|---|---|---|---|---|---|---|
| 0 ~ | 600 | 20 | — | — | — | — | — | — | — | 1000 | — | — | — | — | 55 | — | — | — | — |
| 0.5 ~ | 600 | 20 | — | — | — | — | — | — | — | 1500 | — | — | — | — | 80 | — | — | — | — |
| 1 ~ | 700 | 20 | 150 | 20 | 300 | 10 | 100 | 1000 | 400 | 1500 | — | 20 | 8 | — | 100 | 2 | 200 | 0.8 | — |
| 4 ~ | 900 | 30 | 200 | 25 | 400 | 15 | 130 | 1000 | 600 | 2000 | — | 30 | 12 | 200 | 150 | 3 | 300 | 1.1 | 3.5 |
| 7 ~ | 1500 | 45 | 350 | 35 | 600 | 20 | 180 | 1500 | 1000 | 2000 | — | 35 | 19 | 300 | 200 | 4 | 450 | 1.7 | 5.0 |
| 11 ~ | 2100 | 50 | 500 | 45 | 800 | 25 | 240 | 2000 | 1400 | 2000 | — | 40 | 28 | 400 | 300 | 6 | 650 | 2.5 | 8 |
| 14 ~ | 2700 | 50 | 600 | 55 | 900 | 30 | 280 | 2500 | 1800 | 2000 | — | 40 | 35 | 500 | 350 | 7 | 800 | 3.1 | 10 |
| 18 ~ | 3000 | 50 | 700 | 60 | 1000 | 35 | 310 | 3000 | 2000 | 2000 | 3500 | 40 | 40 | 600 | 400 | 8 | 900 | 3.5 | 11 |
| 50 ~ | 3000 | 50 | 700 | 60 | 1000 | 35 | 310 | 3000 | 2000 | 2000 | 3500 | 40 | 40 | 600 | 400 | 8 | 900 | 3.5 | 11 |
| 65 ~ | 3000 | 50 | 700 | 60 | 1000 | 35 | 300 | 3000 | 2000 | 2000 | 3000 | 40 | 40 | 600 | 400 | 8 | 900 | 3.5 | 11 |
| 80 ~ | 3000 | 50 | 700 | 60 | 1000 | 30 | 280 | 3000 | 2000 | 2000 | 3000 | 40 | 40 | 600 | 400 | 8 | 900 | 3.5 | 11 |
| 孕妇（早） | 3000 | 50 | 700 | 60 | 1000 | 35 | 310 | 3000 | 2000 | 2000 | 3500 | 40 | 40 | 600 | 400 | 8 | 900 | 3.5 | 11 |
| 孕妇（中） | 3000 | 50 | 700 | 60 | 1000 | 35 | 310 | 3000 | 2000 | 2000 | 3500 | 40 | 40 | 600 | 400 | 8 | 900 | 3.5 | 11 |
| 孕妇（晚） | 3000 | 50 | 700 | 60 | 1000 | 35 | 310 | 3000 | 2000 | 2000 | 3500 | 40 | 40 | 600 | 400 | 8 | 900 | 3.5 | 11 |
| 乳母 | 3000 | 50 | 700 | 60 | 1000 | 35 | 310 | 3000 | 2000 | 2000 | 3500 | 40 | 40 | 600 | 400 | 8 | 900 | 3.5 | 11 |

1. 未制定参考值者用"—"表示；2. 有些营养素未制定可耐受最高摄入量，主要是因为研究资料不充分，并不表示过量摄入没有健康风险。

引自《营养学报》2014年第4期

附录四

# 《中国居民膳食指南》2016 版关键推荐

## 中国营养学会

## 第一部分 一般人群膳食指南

**推荐一：食物多样，谷类为主**

1. 每天的膳食应包括谷薯类、蔬菜水果类、畜禽鱼蛋奶类、大豆坚果类等食物。

2. 平均每天摄入 12 种以上食物，每周 25 种以上。

3. 每天摄入谷薯类食物 250～400 克，其中全谷物和杂豆类 50～150 克，薯类 50～100 克。

4. 食物多样、谷类为主是平衡膳食模式的重要特征。

**推荐二：吃动平衡，健康体重**

1. 各年龄段人群都应天天运动，保持健康体重。

2. 食不过量，控制总能量摄入，保持能量平衡。

3. 坚持日常身体活动，每周至少进行 5 天中等强度身体活动，累计 150 分钟以上；主动身体活动最好每天 6000 步。

4. 减少久坐时间，每小时起来动一动。

**推荐三：多吃蔬果、奶类、大豆**

1. 蔬菜水果是平衡膳食的重要组成部分，奶类富含钙、大豆富含优质蛋白质。

2. 餐餐有蔬菜，保证每天摄入 300～500 克蔬菜，深色蔬菜应占 1/2。

3. 天天吃水果，保证每天摄入 200～350 克新鲜水果，果汁不能代替鲜果。

4. 吃各种各样的奶制品，相当于每天液态奶 300 克。

5. 经常吃豆制品，适量吃坚果。

**推荐四：适量吃鱼、禽、蛋、瘦肉**

1. 鱼、禽、蛋和瘦肉摄入要适量。

2. 每周吃鱼 280～525 克，畜禽肉 280～525 克，蛋类 280～350 克。

3. 优先选择鱼和禽。

4. 吃鸡蛋不弃蛋黄。

5. 少吃肥肉、烟熏和腌制肉制品。

**推荐五：少盐少油，控糖限酒**

1. 培养清淡饮食习惯，少吃高盐和油炸食品。成人每天食盐不超过 6 克，每天烹调油 25～30 克。

2. 控制添加糖的摄入量，每天摄入不超过 50 克，最好控制在 25 克以下。

3. 每日反式脂肪酸摄入量不超过 2 克。

4. 足量饮水，成年人每天 7～8 杯（1500～1700 毫升），提倡饮用白开水和茶水，不喝或少喝含糖饮料。

5. 儿童少年、孕妇、乳母不应饮酒。成人如饮酒，男性一天饮用酒的酒精量不超过 25

克，女性不超过 15 克。

**推荐六：杜绝浪费，兴新食尚**

1. 珍惜食物，按需备餐，提倡分餐不浪费。
2. 选择新鲜卫生的食物和适宜的烹调方式。
3. 食物制备生熟分开，熟食二次加热要热透。
4. 学会阅读食品标签，合理选择食品。
5. 回家吃饭，享受食物和亲情。
6. 传承优良文化，兴饮食健康新风。

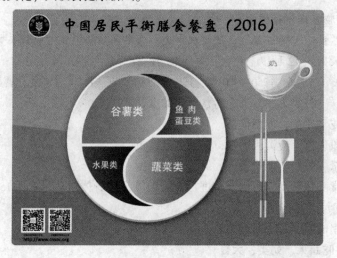

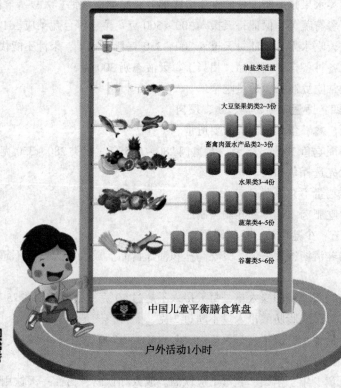

http://www.cnsoc.org

# 第二部分 特定人群膳食指南

## 一、中国孕妇、乳母膳食指南

### （一）备孕妇女膳食指南

1. 调整孕前体重至适宜水平。

2. 常吃含铁丰富的食物，选用碘盐，孕前 3 个月开始补充叶酸。

3. 禁烟酒，保持健康生活方式。

### （二）孕期妇女膳食指南

1. 补充叶酸，常吃含铁丰富的食物，选用碘盐。

2. 孕吐严重者，可少量多餐，保证摄入含必要量碳水化合物的食物。

3. 孕中晚期适量增加奶、鱼、禽、蛋、瘦肉的摄入。

4. 适量身体活动，维持孕期适宜增重。

5. 禁烟酒，愉快孕育新生命，积极准备母乳喂养。

### （三）哺乳期妇女膳食指南

1. 增加富含优质蛋白质及维生素 A 的动物性食物和海产品，选用碘盐。

2. 产褥期食物多样不过量，重视整个哺乳期营养。

3. 愉悦心情，充足睡眠，促进乳汁分泌。

4. 坚持哺乳，适度运动，逐步恢复适宜体重。

5. 忌烟酒，避免浓茶和咖啡。

## 二、中国婴幼儿喂养指南

### （一）6 月龄内婴儿母乳喂养指南

推荐一　产后尽早开奶，坚持新生儿第一口食物是母乳

1. 分娩后尽早开始让婴儿反复吸吮乳头。

2. 婴儿出生后的第一口食物应该是母乳。

3. 生后体重下降只要不超过出生体重的 7% 就应坚持纯母乳喂养。

4. 婴儿吸吮前不需过分擦拭或消毒乳头。

5. 温馨环境、愉悦心情、精神鼓励、乳腺按摩等辅助因素，有助于顺利成功开奶。

推荐二　坚持 6 月龄内纯母乳喂养

1. 纯母乳喂养能满足婴儿 6 月龄以内所需要的全部液体、能量和营养素，应坚持纯母乳喂养 6 个月。

2. 按需喂奶，两侧乳房交替喂养；每天喂奶 6~8 次或更多。

3. 坚持让婴儿直接吸吮母乳，尽可能不使用奶瓶间接喂哺人工挤出的母乳。

4. 特殊情况需要在满 6 月龄前添加辅食的，应咨询医生或其他专业人员后谨慎做出决定。

推荐三　顺应喂养，培养良好的生活习惯

1. 母乳喂养应从按需喂养模式到规律喂养模式递进。

2. 饥饿引起哭闹时应及时喂哺，不要强求喂奶次数和时间，但一般每天可喂奶的次数可能在 8 次以上，生后最初会在 10 次以上。

3. 随着婴儿月龄增加，逐渐减少喂奶次数，建立规律哺喂的良好饮食习惯。

4. 婴儿异常哭闹时，应考虑非饥饿原因，积极就医。

推荐四　婴儿生后数日开始补充维生素 D，不需补钙。

1. 婴儿生后数日开始每日补充维生素 $D_3$ 10μg（400 IU）。

2. 纯母乳喂养的婴儿不需要补钙。

3. 新生儿出生后应及时补充维生素 K。

推荐五　婴儿配方奶是不能纯母乳喂养时的无奈选择

1. 任何婴儿配方奶都不能与母乳相媲美，只能作为母乳喂养失败后的无奈选择，或母乳不足时对母乳的补充。

2. 以下情况很可能不宜母乳喂养或常规方法的母乳喂养，需要采用适当的配方奶喂养，具体患病情况、母乳喂养禁忌和适用的喂养方案，请咨询营养师或医生：a. 婴儿患病；b. 母亲患病；c. 母亲因各种原因摄入药物；d. 经过专业人员指导和努力后，乳汁分泌仍不足。

3. 不宜直接用普通液态奶、成人奶粉、蛋白粉、豆奶粉等喂养 6 月龄内婴儿。

推荐六　监测体格指标，保持健康生长

1. 身长和体重是反映婴儿喂养和营养状况的直观指标。

2. 6 个月龄前婴儿每半月测量一次身长和体重，病后恢复期可增加测量次数。

3. 出生体重正常婴儿的最佳生长模式是基本维持其出生时在群体中的分布水平。

4. 婴儿生长有自身规律，不宜追求参考值上限。

### （二）7~24 月龄婴儿喂养指南

推荐一　继续母乳喂养，满 6 月龄起添加辅食。

1. 婴儿满 6 月龄后仍需继续母乳喂养，并逐渐引入各种食物。

2. 辅食是指除母乳和/或配方奶以外的其他各种性状的食物。

3. 有特殊需求时须在医生的指导下调整辅食添加时间。

4. 不能母乳喂养或母乳不足的婴幼儿，应选择配方奶粉作为母乳的补充。

推荐二　从富含铁泥糊状食物开始，逐步添加达到食物多样。

1. 随母乳量减少，逐渐增加辅食量。

2. 首先添加强化铁的婴儿米粉、肉泥等富铁的泥糊状食物。

3. 每次只引入一种新的食物，逐步达到食物多样化。

4. 从泥糊状食物开始，逐渐过渡到固体食物。

5. 辅食应适量添加植物油。

推荐三　提倡顺应喂养，鼓励但不强迫进食。

1. 耐心喂养，鼓励进食，但决不强迫喂养。

2. 鼓励并协助婴幼儿自己进食，培养进餐兴趣。

3. 进餐时不看电视、玩玩具，每次进餐时间不超过 20 分钟。

4. 进餐时喂养者与婴幼儿应有充分的交流，不以实物作为奖励或惩罚。

5. 父母应保持自身良好的进食习惯，成为婴幼儿的榜样。

推荐四　辅食不加调味品，尽量减少糖和盐的摄入。

1. 婴幼儿辅食应单独制作。

2. 保持食物原味，不需要额外加糖、盐及各种调味品。

3. 1 岁以后逐渐尝试淡口味的家庭膳食。

推荐五 注重饮食卫生和进食安全。

1. 选择安全、优质、新鲜的食材。

2. 制作过程始终保持清洁卫生，生熟分开。

3. 不吃剩饭，妥善保存和处理剩余食物。

4. 饭前洗手，进食时应有成人看护，并注意进食环境安全。

推荐六 定期检测体格指标，追求健康生长。

1. 体重、身长是反映婴幼儿营养状况的直观指标。

2. 每 3 个月一次，定期测量身长、体重、头围等体格生长指标。

3. 平稳生长是最佳的生长模式。

## 三、中国儿童少年膳食指南

### （一）学龄前儿童膳食指南

1. 规律就餐，自主进食不挑食，培养良好饮食习惯。

2. 每天饮奶，足量饮水，正确选择零食。

3. 食物应合理烹调，易于消化，少调料，少油炸。

4. 参与食物选择与制作，增进对食物的认知与喜爱。

5. 经常户外运动，保障健康生长。

### （二）学龄儿童膳食指南

1. 认识食物，学习烹饪，提高营养科学素养。

2. 三餐合理，规律进餐，培养健康饮食行为。

3. 合理选择零食，足量饮水，不喝含糖饮料。

4. 不偏食节食，不暴饮暴食，保持适宜体重增长。

5. 保证每天至少活动 60 分钟，增加户外活动时间。

## 四、中国老年人膳食指南

1. 少量多餐细软；预防营养缺乏。

2. 主动足量饮水；积极户外活动。

3. 延缓肌肉衰减；维持适宜体重。

4. 摄入充足食物；鼓励陪伴进餐。

## 五、素食人群膳食指南

1. 谷类为主，食物多样；适量增加全谷物。

2. 增加大豆及其制品的摄入，每天 50～80g；选用发酵豆制品。

3. 常吃坚果、海藻和菌菇。

4. 蔬菜、水果应充足。

5. 合理选择烹调油。

# 中国居民平衡膳食宝塔简介

## 中国营养学会

中国居民平衡膳食宝塔（以下简称膳食宝塔）是根据《中国居民膳食指南》的核心内容，结合中国居民膳食的实际状况，把平衡膳食的原则转化成各类食物的重量，便于人们在日常生活中实行。

### 膳食宝塔结构

膳食宝塔共分五层，包含我们每日应吃的主要食物种类。膳食宝塔各层位置和面积不同，这在一定程度上反映出各类食物在膳食中的地位和应占的比重。新的膳食宝塔图增加了水和身体活动的形象，强调足量饮水和增加身体活动的重要性。

### 膳食宝塔建议的食物量

膳食宝塔建议的各类食物摄入量都是指食物可食部分的生重。各类食物的重量不是指某一种具体食物的重量，而是一类食物的总量，因此在选择具体食物时，实际重量可以在互换表中查询。

### 中国居民平衡膳食宝塔的应用

**1. 确定适合自己的能量水平**

膳食宝塔中建议的每人每日各类食物适宜摄入量范围适用于一般健康成人，在实际应用时要根据个人年龄、性别、身高、体重、劳动强度、季节等情况适当调整。

**2. 根据自己的能量水平确定食物需要**

膳食宝塔建议的每人每日各类食物适宜摄入量范围适用于一般健康成年人，按照 7 个能量水平分别建议了 10 类食物的摄入量，应用时要根据自身的能量需要进行选择。

**3. 食物同类互换，调配丰富多彩的膳食**

应用膳食宝塔可把营养与美味结合起来，按照同类互换、多种多样的原则调配一日三餐。

**4. 要因地制宜充分利用当地资源**

我国幅员辽阔，各地的饮食习惯及物产不尽相同，只有因地制宜充分利用当地资源才能有效地应用膳食宝塔。

**5. 要养成习惯，长期坚持**

膳食对健康的影响是长期的结果。应用于平衡膳食的膳食宝塔需要自幼养成习惯，并坚持不懈，才能充分体现其对健康的重大促进作用。

# 中国居民平衡膳食宝塔(2016)

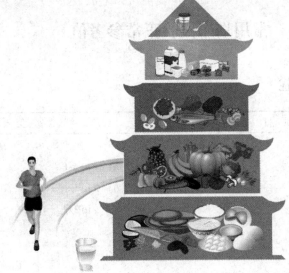

每天活动6000步

http://www.cnsoc.org

| 盐 | <6克 |
|---|---|
| 油 | 25~30克 |
| 奶及奶制品 | 300克 |
| 大豆及坚果类 | 25~35克 |
| 畜禽肉 | 40~75克 |
| 水产品 | 40~75克 |
| 蛋类 | 40~50克 |
| 蔬菜类 | 300~500克 |
| 水果类 | 200~350克 |
| 谷薯类 | 250~400克 |
| 全谷物和杂豆 | 50~150克 |
| 薯类 | 50~100克 |
| 水 | 1500~1700毫升 |

中国居民平衡膳食宝塔

# 常用临床检验正常参考值

## 一、血液一般检验

| 检 测 项 目 | 正常参考值 |
|---|---|
| 红细胞计数（RBC） | |
| 成年男性 | $(4.0 \sim 5.5) \times 10^{12}/L$ |
| 成年女性 | $(3.5 \sim 5.0) \times 10^{12}/L$ |
| 新生儿 | $(6.0 \sim 7.0) \times 10^{12}/L$ |
| 血红蛋白测定（Hb） | |
| 成年男性 | $120 \sim 160\,g/L$ |
| 成年女性 | $110 \sim 150\,g/L$ |
| 新生儿 | $170 \sim 200\,g/L$ |
| 白细胞计数（WBC） | |
| 成年人 | $(4.0 \sim 10.0) \times 10^9/L$ |
| 儿童 | $(5.0 \sim 12.0) \times 10^9/L$ |
| 新生儿 | $(15.0 \sim 20.0) \times 10^9/L$ |
| 白细胞分类计数（DC） | |
| 中性粒细胞杆状核 | $0.01 \sim 0.05$ |
| 中性粒细胞分叶核 | $0.5 \sim 0.7$ |
| 嗜酸性粒细胞 | $0.005 \sim 0.05$ |
| 嗜碱性粒细胞 | $0 \sim 0.01$ |
| 淋巴细胞 | $0.20 \sim 0.40$ |
| 单核细胞 | $0.03 \sim 0.08$ |
| 嗜酸性粒细胞直接计数（EOS） | $(0.05 \sim 0.3) \times 10^9/L$ |
| 红细胞比积（HCT） | |
| 男性 | $0.42 \sim 0.49$ |
| 女性 | $0.37 \sim 0.43$ |
| 红细胞平均体积（MCV） | $82 \sim 95\,fl$ |
| 红细胞平均血红蛋白含量（MCH） | $27 \sim 31$ |
| 红细胞平均血红蛋白浓度（MCHC） | $320 \sim 360\,g/L$ |
| 红细胞平均直径（MCD） | $6 \sim 9\,\mu m$ |
| 红细胞平均厚度（MCT） | $1.7 \sim 2.5\,\mu m$ |
| 红细胞体积分布宽度（RDW） | $0.115 \sim 0.145$ |

| 检　测　项　目 | 正常参考值 |
| --- | --- |
| 网织红细胞计数（RET） | |
| 　成人 | $0.005 \sim 0.015$ |
| 　新生儿 | $0.03 \sim 0.06$ |
| 网织红细胞绝对值 | $(24 \sim 84) \times 10^9/L$ |
| 嗜碱性点彩红细胞计数（BASO） | $< 0.0001$ |
| 血小板计数（PLT） | $(100 \sim 300) \times 10^9/L$ |
| 血小板平均体积（MPV） | $7 \sim 11$ fl |
| 血小板体积分布宽度（PDW） | $0.15 \sim 0.17$ |
| 红细胞沉降率（ESR） | |
| 　Westergren 法：男性 | $0 \sim 15$ mm/h |
| 　　　　　　　女性 | $0 \sim 20$ mm/h |

## 二、溶血性贫血检验

| 检　测　项　目 | 正常参考值 |
| --- | --- |
| 红细胞渗透脆性试验 | |
| 开始溶血 | $3.8 \sim 4.6$ g/L |
| 完全溶血 | $2.8 \sim 3.4$ g/L |
| 红细胞渗透脆性孵育试验 | |
| 中间脆性（50% 溶血度） | $4.65 \sim 5.9$ g/L |
| 自体溶血及纠正试验 | |
| 48 小时内不加纠正物溶血度 | $< 0.035$ |
| 加葡萄糖溶血度 | $< 0.010$ |
| 加 ATP 溶血度 | $< 0.010$ |
| 酸溶血试验（Hams test） | 阴性 |
| 蔗糖溶血试验（溶血度） | $< 0.01$ |
| 热溶血试验 | 阴性 |
| 胎儿血红蛋白碱变性试验 | |
| 新生儿 | $0.31 \sim 0.96$ |
| 两周岁以后 | $< 0.02$ |
| 变性珠蛋白小体形成试验 | 阴性 |
| 热变性试验 | 阴性 |
| 异丙醇沉淀试验 | 阴性 |
| 抗人球蛋白试验（Coombs） | 阴性 |
| 冷溶血试验 | 阴性 |
| 血浆游离血红蛋白（PFH） | $< 40$ mg/L |
| 高铁血红蛋白还原试验 | |
| 　目测法 | 阴性 |
| 　光电比色法（还原率） | 0.75 |
| 　细胞化学洗脱法（空影细胞） | 0.02 |

## 三、止血与凝血功能检验

| 检 测 项 目 | 正常参考值 |
|---|---|
| 血块收缩时间（CRT）（普通试管定性法） | |
| 开始收缩 | 30~60min |
| 完全收缩 | 18~24h |
| 血小板黏附试验（PadT） | |
| 转动法 | 0.58~0.75 |
| 玻珠法 | 0.20~0.60 |
| 血小板聚集试验（PagT） | |
| 玻片法 | <15s |
| 聚集仪法 | 0.50~0.79 |
| 血小板表面相关抗体 | |
| 酶联免疫法 PAIgG | $0~78.8\,ng/10^7$ 血小板 |
| PAIgA | $0~2\,ng/10^7$ 血小板 |
| PAIgM | $0~7\,ng/10^7$ 血小板 |
| 血小板第3因子有效性（PF3aT） | <5s |
| 血小板第4因子（PF4） | $3.2\pm2.3\,\mu g/L$ |
| 血小板β球蛋白（β-TG） | $16.4\pm6.8\,\mu g/L$ |
| 凝血时间（CT） | |
| 试管法 | 4~12min |
| 活化凝血时间（ACT） | 1.14~2.05min |
| 硅管法（SCT） | 15~32min |
| 复钙时间（RT） | 1.5~3.0min |
| 凝血酶原消耗时间（PCT） | >25s |
| 部分凝血活酶时间（APTT） | 35~45s |
| 简易凝血活酶生成试验（STGT） | 10~14s |
| 凝血活酶生成试验（TGT）Bigg法 | 9~14s |
| 因子Ⅷ活性测定（Ⅷ:C） | |
| 一期法 | $1.03\pm0.257$ |
| 二期法 | 0.50~2.0 |
| 因子Ⅸ活性测定（Ⅸ:C） | |
| 一期法 | $0.98\pm0.30$ |
| 因子Ⅷ相关抗原测定（FⅧR:Ag） | |
| 免疫火箭电泳法 | $0.94\pm0.37$ |
| 单抗酶联吸附法 | $0.08\pm0.30$ |
| 血浆凝血酶原时间（PT） | 11~14s |
| 凝血酶时间（TT） | 19~21s |

| 检 测 项 目 | 正常参考值 |
|---|---|
| 肝促凝血活酶试验（HPT） | 0. 672 ~ 1. 336 |
| 蝰蛇毒时间 | 13 ~ 14s |
| 血浆硫酸鱼精蛋白副凝试验（3P） | 阴性 |
| 纤维蛋白降解产物（FDP）（胶乳法） | <5 μg/ml |
| D – 二聚体（D – Dimer） | <0. 5 μg/ml |
| 纤维蛋白原 | 2 ~ 4 g/L |
| 组织纤溶酶原激活物（t – PA） | |
|     t – PA 抗原量 | 1 ~ 12μg/L |
|     t – PA 活性 | 300 ~ 500IU/L |
| 血栓调节素（TM） | |
| TM 抗原量 | 1906 ± 6. 05μg/L |
| 抗凝血酶（AT – ）抗原量 | <0. 272 ~ 0. 329μg/L |
| 纤溶酶 – 纤溶酶抑制物复合物（PIC） | <0. 0001 g/L |
| 纤溶酶原活性（PLA） | |
| 产色基质法 | 0. 855 ± 0. 278 |
| 纤维蛋白 A（FPA） | <2 μg/L |
| 凝血酶 – 抗凝血酶Ⅲ复合物（TAT） | 1. 2 ~ 5. 4 μg/L |

## 四、血液流变学检验

| 检 测 项 目 | | 正常参考值 |
|---|---|---|
| 全血低切黏度（mPa·s） | 男 | 7. 51 ~ 10. 09 |
| | 女 | 5. 84 ~ 8. 05 |
| 全血高切黏度（mPa·s） | 男 | 5. 63 ~ 6. 67 |
| | 女 | 4. 74 ~ 5. 86 |
| 血浆高切黏度（mPa·s） | 男 | 0. 85 ~ 1. 99 |
| | 女 | 0. 82 ~ 1. 84 |
| 红细胞聚集指数 | 男 | 1. 28 ~ 1. 58 |
| | 女 | 1. 15 ~ 1. 47 |
| 红细胞变形指数 | 男 | 0. 9 ~ 1. 06 |
| | 女 | 0. 9 ~ 1. 06 |
| 红细胞刚性指数 | 男 | 3. 07 ~ 3. 95 |
| | 女 | 3. 07 ~ 3. 95 |
| K 值方程 | 男 | 0 ~ 93 |
| | 女 | 0 ~ 120 |
| 全血还原黏度（mPa·s） | 男 | 14. 5 ~ 25 |
| | 女 | 12. 4 ~ 23 |

## 五、骨髓检验

| 检 测 项 目 | 正常参考值 |
| --- | --- |
| 原粒细胞 | 0 ~ 0.018 |
| 早幼粒细胞 | 0.004 ~ 0.039 |
| 中性中幼粒细胞 | 0.022 ~ 0.122 |
| 嗜酸性中幼粒细胞 | 0 ~ 0.014 |
| 嗜碱性中幼粒细胞 | 0 ~ 0.002 |
| 中性晚幼粒细胞 | 0.035 ~ 0.132 |
| 嗜酸性晚幼粒细胞 | 0 ~ 0.018 |
| 嗜碱性晚幼粒细胞 | 0 ~ 0.003 |
| 中性杆状核粒细胞 | 0.164 ~ 0.321 |
| 嗜酸性杆状核粒细胞 | 0.002 ~ 0.039 |
| 嗜碱性杆状核粒细胞 | 0 ~ 0.004 |
| 中性分叶核粒细胞 | 0.042 ~ 0.212 |
| 嗜酸性分叶核粒细胞 | 0 ~ 0.042 |
| 嗜碱性分叶核粒细胞 | 0 ~ 0.002 |
| 原红细胞 | 0 ~ 0.019 |
| 早幼红细胞 | 0.002 ~ 0.026 |
| 中幼红细胞 | 0.026 ~ 0.107 |
| 晚幼红细胞 | 0.052 ~ 0.175 |
| 原单核细胞 | 0 ~ 0.003 |
| 幼稚单核细胞 | 0 ~ 0.006 |
| 单核细胞 | 0.01 ~ 0.062 |
| 原淋巴细胞 | 0 ~ 0.004 |
| 幼淋巴细胞 | 0 ~ 0.021 |
| 淋巴细胞 | 0.107 ~ 0.431 |
| 原浆细胞 | 0 ~ 0.001 |
| 幼浆细胞 | 0 ~ 0.007 |
| 浆细胞 | 0 ~ 0.021 |
| 巨核细胞 | 0 ~ 0.003 |
| 组织嗜酸粒细胞 | 0 ~ 0.005 |
| 脂肪细胞 | 0 ~ 0.001 |
| 吞噬细胞 | 0 ~ 0.004 |
| 网状细胞 | 0 ~ 0.01 |
| 粒红比值 | 2:1 ~ 4:1 |

## 六、蛋白质测定

| 检 测 项 目 | 正常参考值 |
| --- | --- |
| 血清蛋白电泳法测定 | |
| 白蛋白 | 0.60 ~ 0.71 |
| $\alpha_1$-球蛋白 | 0.03 ~ 0.04 |
| $\alpha_2$-球蛋白 | 0.06 ~ 0.10 |
| β-球蛋白 | 0.07 ~ 0.11 |
| γ-球蛋白 | 0.09 ~ 0.18 |
| 转铁蛋白（Tf）（免疫比浊法） | 2 ~ 4 g/L 肌红蛋白 |
| 男 | 20 ~ 52 μg/L |
| 女 | 18 ~ 42 μg/L |

## 七、糖及其代谢产物检验

| 检 测 项 目 | 正常参考值 |
| --- | --- |
| 葡萄糖 | |
| 成人 | 3.9 ~ 6.1 mmol/L |
| 足月新生儿 | 2.8 ~ 4.5 mmol/L |
| 糖化血红蛋白（GHB）（层析法） | 5.3% ~ 7.5% |
| 葡萄糖耐量试验 | |
| 空腹 | 6.1 ~ 7.0 mmol/L |
| 0.5 小时 | 9.5 ~ 10.6 mmol/L |
| 1 小时 | 8.9 ~ 10.0 mmol/L |
| 2 小时 | 6.9 ~ 7.8 mmol/L |
| 3 小时 | 6.1 ~ 7.0 mmol/L |
| 血乳酸 | 0.76 ~ 1.25 mmol/L |
| 血 β-羟丁酸 | 0.03 ~ 0.3 mmol/L |

## 八、脂及脂蛋白测定

| 检 测 项 目 | 正常参考值 |
| --- | --- |
| 血清总胆固醇（TC） | |
| 儿童 | 3.1 ~ 5.2 mmol/L |
| 成人 | 2.9 ~ 6.0 mmol/L |
| 血清三酰甘油（TG） | 0.56 ~ 1.7 mmol/L |
| 高密度脂蛋白胆固醇（HDL - C） | |
| 男 | 1.14 ~ 1.76 mmol/L |

| 检 测 项 目 | 正常参考值 |
|---|---|
| 女 | 1. 22 ~ 1. 91 mmol/L |
| 低密度脂蛋白胆固醇（LDL - C） | 2. 1 ~ 3. 1 mmol/L |
| 载脂蛋白 A -I（ApoA -I） | |
| 男 | 0. 96 ~ 1. 76 g/L |
| 女 | 1. 03 ~ 2. 03 g/L |
| 载脂蛋白 B（ApoB） | |
| 男 | 0. 43 ~ 1. 28 g/L |
| 女 | 0. 42 ~ 1. 12 g/L |
| 脂蛋白 a（免疫比浊法） | 146 ± 109 mg/L |

## 九、肝功能测定

| 检 测 项 目 | 正常参考值 |
|---|---|
| 血清总胆红素（TB） | 5. 1 ~ 17. 2 mol/L |
| 直接胆红素（DB） | 1. 7 ~ 6. 8 μmoL/L |
| 总蛋白 | 60 ~ 85 g/L |
| 白蛋白 | 35 ~ 55 g/L |
| 球蛋白 | 20 ~ 35 g/L |
| 血清丙氨酸氨基转移酶（ALT） | <40U/L（37℃） |
| 血清天冬氨酸氨基转移酶（AST） | <45U/L（37℃） |
| 血清-谷氨酰转移酶（$\gamma$-GT） | |
| 男 | <50 U/L（37℃） |
| 女 | <30 U/L（37℃） |
| 血清碱性磷酸酶（ALP） | 40 ~ 160 U/L |
| 血氨（BA） | 13 ~ 57 μmol/L |
| 血清总胆汁酸（TBA） | 0 ~ 10 μmol/L |

## 十、肾功能测定

| 检 测 项 目 | 正常参考值 |
|---|---|
| 血尿素氮（BUN） | 1. 8 ~ 7. 1 mmol/L |
| 血清尿酸（UA） | |
| 男 | 150 ~ 420 μmol/L |
| 女 | 90 ~ 360 μmol/L |
| 血清肌酐（Cr） | |
| 男 | 53 ~ 106 μmol/L |
| 女 | 44 ~ 97 μmol/L |
| 内生肌酐清除率（Ccr） | 110 ~ 148 L/（24h · 1. 73 m$^2$） |
| 血清 $\beta_2$ -微球蛋白 | 0. 91 ~ 2. 2 mg/L |

## 十一、酶学检查

| 检 测 项 目 | 正常参考值 |
| --- | --- |
| 血清前列腺酸性磷酸酶（PAP） | 0 ~ 3 U/L |
| 淀粉酶（AMY）（PNP 法） | |
| 　血清 | < 90 U/L |
| 　尿液 | < 490 U/L |
| 脂肪酶 | < 40 U/L |
| 胆碱酯酶 | 4000 ~ 6000 U/L |
| 单胺氧化酶 | 0.2 ~ 0.9 U/L |

## 十二、心脏疾病相关检验

| 检 测 项 目 | 正常参考值 |
| --- | --- |
| 血清肌酸激酶（CK）（速率法） | |
| 　男 | 38 ~ 174 U/L |
| 　女 | 26 ~ 140 U/L |
| 肌酸激酶同工酶（琼脂糖凝胶电泳法） | |
| 　CK-MM | > 0.95 |
| 　CK-MB | < 0.05 |
| 肌酸激酶-MB 同工酶（CK-MB） | < 16 U/L |
| 血清乳酸脱氢酶（LDH）（速率法） | 100 ~ 240 U/L |
| 乳酸脱氢酶同工酶（醋酸纤维薄膜法） | |
| 　LDH1 | 0.24 ~ 0.34 |
| 　LDH2 | 0.35 ~ 0.44 |
| 　LDH3 | 0.19 ~ 0.27 |
| 　LDH4 | 0 ~ 0.05 |
| 　LDH5 | 0 ~ 0.02 |
| 血清 α-羟丁酸脱氢酶（α-HBDH） | 90 ~ 220 U/L |

## 十三、无机元素测定

| 检 测 项 目 | 正常参考值 |
| --- | --- |
| 钾（K） | |
| 　血清钾 | 3.5 ~ 5.5 mmol/L |
| 　尿钾 | 25 ~ 100 mmol/L |
| 钠（Na） | |
| 　血清钠 | 136 ~ 145 mmol/L |
| 　尿钠 | 40 ~ 220 mmol/L |

续表

| 检 测 项 目 | 正常参考值 |
|---|---|
| 氯化物（Cl） | |
| 　血清氯化物 | 95～106 mmol/L |
| 　尿液氯化物 | 140～250 mmol/L |
| 　脑脊液氯化物 | 120～130 mmol/L |
| 钙（Ca） | |
| 　血清总钙 | 2.25～2.75 mmol/L |
| 　血清离子钙 | 1.10～1.32 mmol/L |
| 　尿钙 | 2.5～7.5 mmol/L |
| 无机磷 | |
| 　成人血清无机磷 | 0.97～1.62 mmol/L |
| 　儿童血清无机磷 | 1.29～2.10 mmol/L |
| 　成人尿液无机磷 | 22～48 mmol/24h |
| 　儿童尿液无机磷 | 16～48 mmol/24h |
| 镁（Mg） | |
| 　血清镁 | 0.65～1.05 mmol/L |
| 　尿镁 | 3～5 mmol/24h |
| 血清铜（Cu） | |
| 　成年男性 | 11～22 μmol/L |
| 　成年女性 | 12.6～24.3 μmol/L |
| 儿　童 | 14.1～29.9 μmol/L |
| 　尿铜 | 0.05～0.55 mol/24h |
| 锌（Zn） | |
| 　血清锌 | 10.7～22.9 μmol/L |
| 　尿锌 | 2.3～18.3 μmol/24h |
| 血清铁 | |
| 　成人 | 13.5～34.0 μmol/L |
| 　新生儿 | 27～39 μmol/L |

## 十四、血气分析

| 检 测 项 目 | 正常参考值 |
|---|---|
| pH | 7.35～7.45 |
| 二氧化碳分压（$PaCO_2$） | 4.65～6.0 kPa |
| 氧分压（$PaO_2$） | 9.97～13.3 kPa |
| 碱剩余（BE） | −2.3～+2.3 mmol/L |
| 缓冲碱（BB） | 45～55 mmol/L |

续表

| 检　测　项　目 | 正常参考值 |
|---|---|
| 二氧化碳结合力（$CO_2CP$） | 22～31 mmol/L |
| 二氧化碳总量（$TCO_2$） | 24～32 mmol/L |
| 标准碳酸氢盐（SB）实际碳酸氢盐（AB） | 22～27 mmol/L |
| 氧饱和度（$SaO_2$） | 95%～98% |
| 氧含量（$CaO_2$） | 7.6～10.3 mmol/L |
| 血氧饱和度50%时的氧分压（P50） | 3.19～3.72 kPa |
| 阴离子隙（AG） | 8～16 mmol/L |

# 十五、激素检测

| 检　测　项　目 | 正常参考值 |
|---|---|
| 皮质醇（Cortisol） | |
| 　血　8:00 | 138～635 nmol/L |
| 　　16:00 | 83～441 nmol/L |
| 尿 | 27.6～276 nmol/24h |
| 　尿17-羟类固醇（17-OH）（化学法） | |
| 　　0～1岁 | 1.4～2.8 μmol/24h |
| 　　儿童 | 2.8～15.5 μmol/24h |
| 　　成人男性 | 8.2～27.6 μmol/24h |
| 　　成人女性 | 5.5～22.1 μmol/24h |
| 　尿17-酮类固醇（17-KS）（化学法） | |
| 　　2～6岁 | ≤7 μmol/24h |
| 　　6～10岁 | 3.5～14 μmol/24h |
| 　　10～12岁 | 3.5～21 μmol/24h |
| 　　12～14岁 | 10～35 μmol/24h |
| 　　14～16岁 | 17～42 μmol/24h |
| 　　成年男性 | 28～76 μmol/24h |
| 　　成年女性 | 21～52 μmol/24h |
| 　尿香草扁桃酸（VMA）（化学比色） | 20～50 μmol/24h |
| 去甲肾上腺素 | |
| 　血浆 | 615～3240 pmol/L |
| 　尿 | 89～473 nmol/24h |
| 肾上腺素 | |
| 　血浆 | <480 pmol/L |
| 　尿 | 0～109 nmol/24h |

| 检 测 项 目 | 正常参考值 |
|---|---|
| 多巴胺 | |
| 　　血浆 | <880 pmol/L |
| 　　尿 | 425~2610 nmol/24 h |
| 促甲状腺素释放激素 | 42~378 pmol/L |
| 血清促甲状腺素（TSH） | |
| 　　新生儿 | <20 mIU/L |
| 　　成人 | <10 mIU/L |
| 血清总甲状腺素（TT4） | |
| 脐血 | 95~168 nmol/L |
| 　　1~3 日 | 152~292 nmol/L |
| 　　1~2 周 | 126~214 nmol/L |
| 　　1~4 月 | 93~186 nmol/L |
| 　　4~12 月 | 101~213 nmol/L |
| 　　1~5 岁 | 94~194 nmol/L |
| 　　5~10 岁 | 83~172 nmol/L |
| 　　成人 | 65~155 nmol/L |
| 血清游离甲状腺素（FT4） | 10~26 pmol/L |
| 血清总三碘甲状腺原氨酸（TT3） | |
| 　　脐血 | 0.23~1.16 nmol/L |
| 　　新生儿 | 0.49~3.33 nmol/L |
| 　　5~10 岁 | 1.45~3.71 nmol/L |
| 　　10~15 岁 | 1.28~3.28 nmol/L |
| 　　成人 | 1.54~3.08 nmol/L |
| 血清游离三碘甲状腺原氨酸（FT3） | 2.5~8 pmol/L |
| 抗甲状腺球蛋白抗体（抗 TGAb） | 阴性 |
| 抗甲状腺微粒体抗体（抗 TMAb） | 阴性 |
| 甲状旁腺素 | |
| 　　N 测定 | 8~24 ng/L |
| 　　C 测定 | 50~330 ng/L |
| 降钙素 | <14.3 pmol/L |
| 血管紧张素 I | 11~88 ng/L |
| 血管紧张素 II | |
| 　　普食卧位 | 16~64 ng/L |
| 　　普食立位 | 25~145 ng/L |
| 促红细胞生成素（EPO） | 12.5~34.5 U/L |
| 血清胰岛素 | |
| 　　成人 | 5~25 μIU/ml |
| 　　>60 岁 | 6~35 μIU/ml |

续表

| 检 测 项 目 | 正常参考值 |
| --- | --- |
| 血清胰岛素释放曲线 | |
| 空腹 | 5 ~ 25 μIU/ml |
| 1h | 30 ~ 150 μIU/ml |
| 2h | 20 ~ 95 μIU/ml |
| 3h | 2 ~ 40 μIU/ml |
| 血清 C 肽 | 0. 26 ~ 0. 62 nmol/L |
| 血清胰高血糖素 | 30 ~ 210 n g/L |
| 胃泌素 | 15 ~ 105 n g/L |
| 醛固酮 | |
| 血浆普食立位 | 180 ~ 830 pmol/L |
| 普食卧位 | 165 ~ 475 pmol/L |
| 尿 | 5. 5 ~ 37 μmol/24h |
| 卵泡刺激素（FSH） | |
| 成年男性 | 1 ~ 7 IU/L |
| 成年女性卵泡期 | 1 ~ 9 IU/L |
| 排卵期 | 6 ~ 26 IU/L |
| 黄体期 | 1 ~ 9 IU/L |
| 绝经期 | 30 ~ 118 IU/L |
| 黄体生成素（LH） | |
| 成年男性 | 1 ~ 8 IU/L |
| 成年女性卵泡期 | 1 ~ 12 IU/L |
| 月经中期峰期 | 16 ~ 104 IU/L |
| 黄体期 | 1 ~ 12 IU/L |
| 绝经期 | 16 ~ 66 IU/L |
| 催乳素（PRL） | |
| 成年男性 | < 0. 8 nmol/L |
| 成年女性卵泡期 | < 0. 92 nmol/L |
| 黄体期 | 0. 2 ~ 1. 6 nmol/L |
| 妊娠期最初 3 月 | < 3. 4 nmol/L |
| 第二个 3 月 | 0. 72 ~ 12. 2 nmol/L |
| 第三个 3 月 | 1. 36 ~ 15. 4 nmol/L |
| 绝经期 | 0. 12 ~ 0. 8 nmol/L |
| 人绒毛膜促性腺激素（HCG） | |
| 正常女性 | < 5 IU/L |
| 妊娠 1 ~ 2 周 | 50 ~ 500 IU/L |
| 2 ~ 4 周 | 100 ~ 10000 IU/L |
| 4 ~ 6 周 | 1000 ~ 100000 IU/L |

| 检 测 项 目 | 正常参考值 |
| --- | --- |
| 6~8周 | 15000~200000 IU/L |
| 8~12周 | 10000~100000 IU/L |
| 人绒毛膜促性腺激素β-亚基（β-HCG） | |
| 正常女性 | <20 IU/L |
| 妊娠1周 | >20 IU/L |
| 4周 | >100 IU/L |
| 6周 | >2000 IU/L |
| 10周 | 50000~100000 IU/L |
| 14周 | 10000~20000 IU/L |
| 血雌二醇（E2） | |
| 女性卵泡期 | 37~330 pmol/L |
| 排卵期 | 370~1850 pmol/L |
| 黄体期 | 180~888 pmol/L |
| 绝经期 | 54~150 pmol/L |
| 成年男性 | 70~190 pmol/L |
| 血总雌三醇（E3） | |
| 成人 | <7 nmol/L |
| 妊娠24~28周 | 104~590 nmol/L |
| 28~36周 | 139~972 nmol/L |
| 36~40周 | 278~1215 nmol/L |
| 血浆孕酮（PP） | |
| 成年女性卵泡期 | 0.6~2.9 nmol/L |
| 黄体期 | 9.5~111.3 nmol/L |
| 妊娠期 | 63.6~1272 nmol/L |
| 绝经期 | 0.1~0.95 nmol/L |
| 成年男性 | 0.4~3.1 nmol/L |
| 血浆睾酮（PT） | |
| 男性 | |
| 脐血 | 0.45~1.91 nmol/L |
| 青春前期 | 0.35~0.70 nmol/L |
| 成人 | 10.4~34.7 nmol/L |
| 女性 | |
| 脐血 | 0.17~1.56 nmol/L |
| 青春前期 | 0.35~0.7 nmol/L |
| 成人 | 0.7~3.1 nmol/L |

## 十六、体液免疫、补体免疫及细胞免疫

| 检　测　项　目 | 正常参考值 |
| --- | --- |
| IgG（免疫比浊法） | 7. 23 ~ 16. 85 |
| IgM（免疫比浊法） | 0. 63 ~ 2. 77 g/L |
| IgA（免疫比浊法） | 0. 69 ~ 3. 82 g/L |
| 血清补体 | |
| 　补体 3（C3） | 0. 8 ~ 1. 6 g/L |
| 　补体 4（C4） | 0. 43 ~ 0. 64 g/L |
| C 反应蛋白（CRP） | |
| 　单项免疫扩散法 | <10 mg/L |
| 　胶乳凝集法 | <10 mg/l |
| 　免疫比浊法 | <8 mg/L |
| E 玫瑰花环形成试验（E-RFT） | |
| 　总花环（EtRFC） | 0. 644 ± 0. 067 |
| 　活性花环（EaRFC） | 0. 236 ± 0. 035 |
| 　稳定性花环（EsRFC） | 0. 033 ± 0. 026 |
| T 淋巴细胞转化试验（LTT） | |
| 　形态学检测法 PHA 转化率 | 0. 60 ~ 0. 75 |
| T 细胞亚群（免疫荧光法） | |
| 　CD3 | 0. 715 ± 0. 062 |
| 　CD4 | 0. 457 ± 0. 053 |
| 　CD5 | 0. 279 ± 0. 050 |
| 类风湿因子（RF） | |
| 　乳胶凝集法 | 阴性（<1∶10） |
| 　ELISA | 阴性 |
| 　免疫比浊法 | <30 kIU/L |
| 抗核抗体（ANA）（间接免疫荧光法） | 阴性 |
| 抗双链 DNA 抗体（ds-DNA-Ab） | 阴性 |
| 可提取核抗原（ENA）多肽抗体谱 | |
| 　免疫印迹法 | 阴性 |
| 抗甲状腺球蛋白抗体（ATGA） | 阴性 |
| 抗甲状腺微粒抗体（ATMA） | 阴性 |
| 抗精子抗体（ASA） | 阴性 |
| 甲型肝炎病毒抗体 IgM、IgG | 阴性 |
| 乙型肝炎表面抗原（HbsAg） | 阴性 |
| 乙型肝炎表面抗体（HbsAb） | 阴性 |
| 乙型肝炎 e 抗原 | 阴性 |

| 检 测 项 目 | 正常参考值 |
| --- | --- |
| 乙型肝炎 e 抗体 | 阴性 |
| 乙型肝炎核心抗体 IgM 和 IgG | 阴性 |
| 丙型肝炎病毒抗体 IgM、IgG | 阴性 |
| 戊型肝炎病毒抗体 IgM、IgG | 阴性 |
| 人类轮状病毒抗体 | 阴性 |
| 单纯疱疹病毒抗体（HSV） | 阴性 |
| 巨细胞病毒抗体（CMV） | 阴性 |
| 人类免疫缺陷病毒抗体（HIV – Ab） | 阴性 |
| 抗链球菌溶血素"O"（ASO） | |
| 　　乳胶凝集法 | <400U |
| 　　免疫比浊法 | <200kU/L |
| 肥达反应凝集试验 | |
| 　　伤寒 O 凝集价 | <1:80 |
| 　　H 凝集价 | <1:160 |
| 　　副伤寒甲、乙、丙 H 凝集价 | <1:80 |
| 梅毒螺旋体血细胞凝集试验（TPHA） | 阴性 |
| 沙眼衣原体抗体 IgM、IgG | 阴性 |
| 血吸虫环卵沉淀反应 | 阴性 |
| 嗜异性凝集反应（直接凝集法） | 阴性（<1:8） |
| 冷凝集试验（直接凝集试验） | 阴性（<1:32） |

# 十七、肿瘤标志物检验

| 检 测 项 目 | 正常参考值 |
| --- | --- |
| 血清甲胎蛋白（a–FP） | |
| 　　ELISA 定性 | 阴性 |
| 　　ELISA 定量　成人 | $0 \sim 25 \mu g/L$ |
| 　　　　　　　　新生儿 | $0 \sim 39 \mu g/L$ |
| 血清癌胚抗原（CEA） | $<5.0 \mu g/L$ |
| 癌抗原 125（CA125） | $<35 kU/L$ |
| 癌抗原 15 – 3（CA15 – 3） | $<25 kU/L$ |
| 碳水化合物抗原 19 – 9（CA19 – 9） | $<37 kU/L$ |
| 前列腺特异性抗原（PSA） | $<4.0 \mu g/L$ |
| 前列腺特异性酸性磷酸酶（PAP） | $<2.7 \mu g/L$ |

## 十八、尿液检验

| 检 测 项 目 | 正常参考值 |
|---|---|
| 尿量　成人 | 1.0~2.0 L/24h |
| 　　　7~12 岁儿童 | 0.5~1.5 L/24h |
| 　　　1~6 岁儿童 | 0.3~1.0 L/24h |
| 比密 | 1.015~1.025 |
| 尿渗量 | 600~1000 mOsm/(kg·$H_2O$) |
| 乳糜尿 | 阴性 |
| 尿蛋白 | 20~80 mg/24h |
| 本-周蛋白 | 阴性 |
| 血红蛋白 | 阴性 |
| 含铁血红素 | 阴性 |
| 肌红蛋白 | <4 mg/L |
| T-H 蛋白　24h 尿 | 36.86±7.08 mg/24h |
| 　　　　　随机尿 | 11.58±3.16 μg/mg 肌酐 |
| 尿纤维蛋白降解产物 | <0.25 mg/L |
| 胆红素 | 阴性 |
| 尿胆原 1:20 | 阴性 |
| 尿免疫球蛋白及补体 | |
| 　IgG | <3 ng/24h |
| 　IgA | <1 ng/24h |
| 　IgM | 0 |
| 　C3 | 0 |
| 尿糖　定性 | 阴性 |
| 　　　定量 | 0.56~5.0 mmol/24h |
| 尿酮 | 阴性 |
| 尿 HCG | 阴性 |
| 尿溶菌酶 | 0~2 mg/L |

## 十九、脑脊液检验

| 检 测 项 目 | 正常参考值 |
|---|---|
| 压力 | 0.69~1.76 kPa |
| 比密 | 1.005~1.007 |
| pH | 7.31~7.34 |
| 糖定性 | 弱阳性 |
| 糖定量　成人 | 2.5~4.5 mmol/L |
| 　　　　儿童 | 2.8~4.5 mmol/L |

续表

| 检 测 项 目 | 正常参考值 |
| --- | --- |
| 蛋白定性 | 阴性 |
| 蛋白定量 | 0.15 ~ 0.45 mg/L |
| 氯化物 | 120 ~ 130 mmol/L |
| 白细胞　成人 | $(0 ~ 8) × 10^6/L$ |
| 　　　　儿童 | $(0 ~ 15) × 10^6/L$ |
| 免疫球蛋白 | |
| 　IgG | 10 ~ 60 mg/L |
| 　IgA | 1 ~ 6 mg/L |
| 　IgM | 0 |

# 二十、胃液检验

| 检 测 项 目 | 正常参考值 |
| --- | --- |
| 量（空腹） | 50 ~ 70 ml |
| 外观 | 无色清晰或灰白混浊 |
| pH | 0.8 ~ 1.8 |
| 空腹游离酸 | 0 ~ 30 单位 |
| 总酸 | 10 ~ 50 单位 |
| 基础胃酸排泌量 | 1.92 ~ 5.88 mmol/h |
| 最大胃酸排泌量 | 3 ~ 23 mmol/h |
| 高峰胃酸排泌量 | 12.23 ~ 28.97 mmol/(L·h) |
| 隐血试验 | 阴性 |
| 红细胞 | 少或无 |
| 白细胞 | 少或无 |

**附录七**

# 营养科外来营养食品举例摘录

营养科外来营养食品必须符合于国家或地方企业认证标准。

- 天光盐藻津食药证字【2012】第 120000—J00011 号

执行标准：Q/16A0204S

- 植物乳酸杆菌发酵饮品生产许可证 QA121106010155

产品标准号：Q/14A11485 – 2012

- 食盐定点生产企业编号：SD – 001 汉沽盐场

通过 ISO9001；2008 质量标准

- 食用盐：GB5461 – 2000

- 低钠盐：QB2019 – 2005

- 自然食用盐：QB2446 – 99

- 低钠盐：QB2019 – 2005

- 沛可全营养素：食品生产许可证编号：QS440206016871

产品标代号：Q/BD0005S

# 参考文献

［1］蔡东联. 营养师必读［M］. 北京：人民军医出版社，2006.

［2］蔡东联. 实用营养师手册［M］. 北京：人民卫生出版社，2009.

［3］查良锭，崔月荣. 实用营养治疗手册［M］. 北京：中国标准出版社，1988.

［4］葛可佑. 中国营养科学全书［M］. 北京：人民卫生出版社，2004.

［5］顾景范，杜寿玢，郭长江. 现代临床营养学［M］. 北京：科学出版社，2011.

［6］管文贤，李开宗. 临床活体肝移植学［M］. 北京：人民军医出版社，1999.

［7］何志谦. 疾病营养学［M］. 北京：人民卫生出版社，1997.

［8］蒋朱明. 肠内营养［M］. 北京：人民卫生出版社，2002.

［9］蒋朱明. 危重症患者的营养支持［M］. 北京：人民卫生出版社，2008.

［10］蒋朱明，于康，蔡威. 临床肠外与肠内营养［M］. 2版. 北京：科学技术文献出版社，2010.

［11］焦广宇，蒋卓勤. 临床营养学［M］. 北京：人民卫生出版社，2010.

［12］Moore M C. 营养评估与营养治疗手册［M］. 北京：人民军医出版社，2009.

［13］Lubos Sobotka，蔡威. 临床营养基础［M］. 上海：复旦大学出版社，2009.

［14］石汉平. 肿瘤营养学［M］. 北京：人民卫生出版社，2012.

［15］苏祖斐. 实用儿童营养学［M］. 3版. 北京：人民卫生出版社，2009.

［16］王卫平. 临床儿科营养［M］. 北京：人民卫生出版社，2009.

［17］韦军民. 老年临床营养学［M］. 北京：人民卫生出版社，2011.

［18］吴国豪. 实用临床营养学［M］. 上海：复旦大学出版社，2006.

［19］姚裕家. 早产儿营养基础与实践指南［M］. 北京：人民卫生出版社，2008.

［20］于康. 临床营养医师速查手册［M］. 北京：科学技术文献出版社，2001.

［21］于康. 实用临床营养手册［M］. 北京：科学出版社，2010.

［22］袁伟杰，叶志斌，金惠敏. 肾脏病营养治疗学［M］. 北京：中国医药科技出版社，2000.

［23］赵法伋，蔡东联. 实用营养师手册［M］. 北京：人民卫生出版社，2009.

［24］郑树森. 肝脏移植［M］. 北京：人民卫生出版社，2001.

［25］中国医师协会. 临床营养科分册［M］. 北京：人民军医出版社，2011.

［26］中国营养学会. 中国居民膳食指南2007版［M］. 西藏：西藏人民出版社，2008.

［27］中国营养学会. 中国居民膳食营养素参考摄入量速查手册［M］. 北京：中国标准出版社，2013.

［28］中华医学会. 临床诊疗指南肠外肠内营养学分册［M］. 北京：人民卫生出版社，2007.

［29］王卫平. 儿科学［M］. 8版. 北京：人民卫生出版社，2013.

［30］谢幸，苟文丽. 妇产科学［M］. 8版. 北京：人民卫生出版社，2013.

［31］葛均波，徐永健. 内科学［M］. 8版. 北京：人民卫生出版社，2014.

［32］陈孝平，汪建平. 外科学［M］. 8版. 北京：人民卫生出版社，2013.

［33］李兰娟，任红. 传染病学［M］. 8版. 北京：人民卫生出版社，2013.

［34］贾建平，陈生弟. 神经病学［M］. 7版. 北京：人民卫生出版社，2013.

［35］北京协和医院. 北京协和医院医疗诊疗常规营养科诊疗常规［M］. 2版. 北京：人民卫生出版社，2012.

［36］韦军民. 老年临床营养学［M］. 北京：人民卫生出版社，2011.

［37］汤钊猷. 现代肿瘤学［M］. 上海：复旦大学出版社，2011.

［38］杨月欣. 中国食物成分表2002［M］. 北京：北京大学医学出版社，2003.

［39］杨月欣. 中国食物成分表2004［M］. 北京：北京大学医学出版社，2005.

［40］杨慧霞. 妊娠合并糖尿病临床实践指南［M］. 2版. 北京：人民卫生出版社，2013.

［41］顾奎琴，沈卫，葛声．孕产妇饮食调养［M］．北京：人民军医出版社，2007.

［42］南京营养学会．母婴营养与健康实用技术研修班资料汇编［M］．南京：南京医科大学附属南京妇幼保健院，2014.

［43］首都医科大学附属北京妇产医院．全国围产营养及代谢疾病管理新进展研讨会［M］．北京：首都医科大学附属北京妇产医院，2012.

［44］郭姣．中医营养治疗学［M］．北京：人民卫生出版社，2009.

［45］倪世美．中医食疗学［M］．北京：中国中医药出版社，2009.

［46］李小鹰，郑秋甫．老年医学与保健（内科卷）［M］．北京：人民军医出版社，2013.

［47］吴蔚然，韦军民，许甫媛．老年临床营养学［M］．北京：人民卫生出版社，2011.

［48］葛可佑．中国营养科学全书［M］．北京：人民卫生出版社，2004.

［49］于康．实用临床营养手册［M］．北京：科学出版社，2010.

［50］蔡威．临床营养基础［M］．上海：复旦大学出版社，2007.

［51］陈伟．营养评估与营养治疗手册［M］．北京：人民军医出版社，2009.

［52］于文硕，王国林，于泳浩．临床输液手册［M］．天津：天津科学技术出版社，2007.

［53］马方，于康，李凤英．营养科诊疗常规［M］．北京：人民卫生出版社，2004.

［54］陈伟，何仲．老年营养师实务培训［M］．北京：中国社会出版社，2014.

［55］曹志友，李伟，王爽．高血压与胰岛素抵抗关系的临床研究［J］．中国地方病防治杂志，2012，27（5）：335.

［56］金珏，郑良荣．血清游离脂肪酸与老年高血压早期肾损害的相关性［J］．中国老年学杂志，2014，34：784.

［57］刘梦兰，黄琼，李璐，等．血尿酸水平与老年代谢相关疾病的作用关系研究［J］．南京医科大学学报（自然科学版），2014，34（2）：172.

［58］李浩，吴敏，姚明江，等．老年轻度认知功能障碍与氧自由基代谢、乙酰胆碱酯酶、血脂及炎性介质的关系［J］．临床神经病学杂志，2008，21（3）：203.

［59］彭岱．高血压脑出血患者围手术期营养支持的研究进展［J］．肠外与肠内营养，2013，20（3）：181－183.

［60］舒惠瑄，沈群．女性更年期冠心病患者的临床护理观察［J］．健康研究，2013，33（5）：373－375.

［61］谭敏豪，卢展宏．老年高血压病与代谢异常的关系［J］．中国煤炭工业医学杂志，2010，12：1765－1766.

［62］唐遇春，张涛，杜从云，等．老年单纯性收缩期高血压患者的代谢因素临床观察［J］．中国实用医药，2013，8（8）：86.

［63］王利刚．深静脉营养在慢性阻塞性肺疾病合并难治性气胸中的临床应用［J］．临床医学，2010，30（11）：12－13

［64］中国康复医学会心血管病专业委员会，中国营养学会临床营养分会，中华预防医学会慢性病预防与控制分会，等．心血管疾病营养处方专家共识［J］．中华内科杂志，2014，53（2）：151－158.

［65］Gold BD. Gastroesophageal reflux disease：could intervention in childhood reduce the risk of later complications［J］. Am J Med，2004，117：S24－S29.

［66］Koletzko B，Goulet O，Hunt J，Krohn K，Shamir R. For the Parenteral Nutrition Guidelines Working Group：Guidelines on Paediatric Parenteral Nutrition of the European Society of Paediatric Gastroehterology，Hepatology and Nutrition（ESPGHAN）and the European Society for Clinical Nutrition and Metabolism（ESPEN），Supported by the European Society of Paediatric Research（ESPR）［J］. J Pediatr Gastroenterol Nutr，2005，41（suppl 2）：S1－S87.

［67］Kondrup J，Allison SP，Elia M，Vellas B，Plauth M. Educational and Clinical Practice Committee，European Society of Parenteral and Enteral Nutrition（ESPEN）［J］. ESPEN guidelines for nutrition screening 2002. Clin Nutr，2003，22（4）：415－421.

［68］Lochs H，Allison SP，Meier R，Pirlich M，Kondrup J，Schneider S，van den Berghe G，Pichard C. Introductory to the ESPEN Guidelines on Enteral Nutrition：Terminology，definitions and general topics［J］. Clin Nutr，2006，25（2）：180－186.